Medizin unterm Hakenkreuz

MEDIZIN UNTERM HAKENKREUZ

Herausgegeben von
Achim Thom
Genadij Ivanovič Caregorodcev

Mit 45 Abbildungen und 15 Tabellen

VEB Verlag Volk und Gesundheit
1989

Autoren

Caregorodcev, Genadij Ivanovič Prof. Dr. phil.
Akademie der Medizinischen Wissenschaften der UdSSR

Decker, Natalia Dr. phil.
Karl-Marx-Universität Leipzig, Bereich Medizin,
Karl-Sudhoff-Institut für Geschichte der Medizin
und der Naturwissenschaften

Fahrenbach, Sabine Dr. phil.
Karl-Marx-Universität Leipzig, Bereich Medizin,
Karl-Sudhoff-Institut für Geschichte der Medizin
und der Naturwissenschaften

Grau, Günter Dr. phil.
Karl-Marx-Universität Leipzig, Bereich Medizin,
Karl-Sudhoff-Institut für Geschichte der Medizin
und der Naturwissenschaften

Hahn, Susanne Dr. sc. med. Dr. phil.
Staatliche Arztpraxis Wintersdorf

Herber, Friedrich Dr. med.
Karl-Marx-Universität Leipzig, Bereich Medizin,
Institut für Gerichtliche Medizin

Hommel, Andrea Dr. phil.
Karl-Marx-Universität Leipzig, Bereich Medizin,
Karl-Sudhoff-Institut für Geschichte der Medizin
und der Naturwissenschaften

Kästner, Ingrid Doz. Dr. sc. med.
Karl-Marx-Universität Leipzig, Bereich Medizin,
Karl-Sudhoff-Institut für Geschichte der Medizin
und der Naturwissenschaften

Karbe, Karl-Heinz Dr. sc. med.
Karl-Marx-Universität Leipzig, Bereich Medizin,
Karl-Sudhoff-Institut für Geschichte der Medizin
und der Naturwissenschaften

Kratz, Doris Dr. med.
Poliklinik Leipzig-Schönefeld

Kratz, Hans-Michael Dr. med.
Poliklinik Leipzig-Schönefeld

Lemmens, Franz Dr. phil.
Karl-Marx-Universität Leipzig, Bereich Medizin,
Karl-Sudhoff-Institut für Geschichte der Medizin
und der Naturwissenschaften

Nickol, Thomas Dipl.-Stom.
Karl-Marx-Universität Leipzig, Bereich Medizin,
Karl-Sudhoff-Institut für Geschichte der Medizin
und der Naturwissenschaften

Nowak, Kurt Prof. Dr. sc. theol. Dr. phil.
Karl-Marx-Universität Leipzig, Sektion Theologie

Schenkel, Susanne Dr. med.
Karl-Marx-Universität Leipzig, Bereich Medizin,
Sektion Stomatologie

Schröder, Christina Dr. sc. phil.
Karl-Marx-Universität Leipzig, Bereich Medizin,
Karl-Sudhoff-Institut für Geschichte der Medizin
und der Naturwissenschaften

Thom, Achim Prof. Dr. sc. phil.
Karl-Marx-Universität Leipzig, Bereich Medizin,
Karl-Sudhoff-Institut für Geschichte der Medizin
und der Naturwissenschaften

Inhaltsverzeichnis

Zur Einführung *(A. Thom)* 7

I.
Wissenschaft und Medizin im Faschismus — die Voraussetzungen ihrer Indienstnahme für die Machtabsicherung und Kriegsvorbereitung eines reaktionären Regimes 15

1. Die Wesensmerkmale des Faschismus — der Faschismus in Deutschland und sein Verhältnis zur Wissenschaft *(A. Thom)* 17
2. Die Durchsetzung des faschistischen Herrschaftsanspruches in der Medizin und der Aufbau eines zentralistisch organisierten Medizinalwesens *(A. Thom)* 35

II.
Die praktische Umsetzung der faschistischen Rassenhygiene — von den Zwangssterilisierungen bis zum Massenmord an chronisch psychisch Kranken 63

3. Die rassenhygienischen Leitideen der faschistischen Gesundheitspolitik — die Zwangssterilisierungen als Beginn ihrer antihumanen Verwirklichung *(A. Thom)* 65
4. Die Verfolgung und »Ausmerzung« Homosexueller zwischen 1933 und 1945 — Folgen des rassenhygienischen Konzepts der Reproduktionssicherung *(G. Grau)* 91
5. Entwicklungstrends der Betreuung chronisch Kranker im Rahmen der faschistischen Gesundheitspolitik in Deutschland *(S. Hahn)* 111
6. Die Entwicklung der Psychiatrie und die Schicksale psychisch Kranker sowie geistig Behinderter unter den Bedingungen der faschistischen Diktatur *(A. Thom)* 127
7. Sterilisation, Krankenmord und Innere Mission im »Dritten Reich« *(K. Nowak)* 167

III.
Leistung um jeden Preis — die Pervertierung der Gesundheitsförderung durch inhumane Wertgebung 181

8. Der Mißbrauch des Leistungsgedankens in der Medizin unter der faschistischen Diktatur und die Folgen für die Gesundheits- und Sozialpolitik *(J. Kästner)* 183
9. Entstehung und Ausbau des faschistischen Betriebsarztsystems und dessen Funktion bei der Ausbeutung der deutschen Arbeiter und ausländischen Zwangsarbeiter *(K.-H. Karbe)* 205
10. Ein gescheitertes Reformkonzept — Naturheilkunde, »Neue Deutsche Heilkunde« und Laientherapie in der faschistischen Gesundheitspolitik *(C. Schröder; D. Kratz; H.-M. Kratz)* 251

IV.
Die Auswirkungen der faschistischen Ideologie und Gesundheitspolitik auf einzelne Fachgebiete der Medizin 281

11. Programm und Wirksamkeit der »Neuen deutschen Seelenheilkunde« *(C. Schröder)* 283
12. Zur Entwicklung der Zahnheilkunde in Deutschland von 1933 bis 1945 *(T. Nickol; S. Schenkel)* . 307
13. Gerichtsmedizin: Belege und Gedanken zur Entwicklung eines medizinischen Sonderfaches in der Zeit des Faschismus *(F. Herber)* 337

V.
Von der Begrenzung humaner Wirkungsmöglichkeiten der Medizin bis zur verbrecherischen Praxis der Humanexperimente und des Genozids unter den Bedingungen der faschistischen Kriegsführung 361

14. Zur Entwicklung und Wirksamkeit des Wehrmachtssanitätswesens in den Jahren von 1933 bis 1945 *(F. Lemmens; A. Thom)*. 363
15. Verbrecherische Experimente in den Konzentrationslagern — Ausdruck des antihumanen Charakters einer der faschistischen Machtpolitik untergeordneten medizinischen Forschung *(A. Hommel; A. Thom)*. 383
16. Die Auswirkungen der faschistischen Okkupation auf das Gesundheitswesen Polens und den Gesundheitszustand des polnischen Volkes *(N. Decker)* 401
17. Zu den Folgen der faschistischen Politik für das Gesundheitswesen und den Gesundheitszustand der Bevölkerung in den zeitweilig okkupierten Gebieten der Sowjetunion *(G. J. Caregorodcev; N. Decker)* 417

VI.
Antifaschistischer Widerstand und humanistische Bewährung aus persönlicher Verantwortung — die Lehren der Geschichte für medizinethische Fragen unserer Zeit 431

18. Erscheinungsformen und Motive progressiver Haltungen deutscher Ärzte in der Zeit des Faschismus *(S. Fahrenbach)*. 433
19. Die grundlegenden Merkmale der faschistischen Deformierung des humanen Sinnes der Medizin — die Lehren der Geschichte für die soziale Verantwortung des ärztlichen Berufes und die medizinische Ethik in unserer Zeit *(A. Thom)* 455

Anhang 465
Vorbemerkungen 467
Abkürzungsverzeichnis 468
Zeitschriftenverzeichnis 470
Literaturverzeichnis 474
Personenregister 498

Zur Einführung

Die Auseinandersetzung mit dem Faschismus als politischem System und mit dessen antihumaner Ideologie besitzt in unserer Republik eine stabile Tradition, bildete sie doch eine der entscheidenden Voraussetzungen für die Errichtung der antifaschistisch-demokratischen Ordnung nach der Befreiung von der faschistischen Diktatur und für den nachfolgenden Aufbau der sozialistischen Gesellschaft. Vielfältig gewandelt haben sich dabei naturgemäß im Laufe der Entwicklung seit dem Jahre 1945 die Anlässe und die Formen dieser Auseinandersetzung. Sie wurden von unterschiedlichen Bedingungen der gesellschaftlichen Entwicklungsdynamik ebenso geprägt wie von Akzentverschiebungen in den Erkenntnisinteressen der verschiedenen mit dem historischen Geschehen jeweils neu konfrontierten Generationen. Zu den bemerkenswerten Kennzeichen dieser Entwicklungsgeschichte der wissenschaftlichen Bearbeitung des Themas »Faschismus« gehört es, daß sich das Spektrum der Fragestellung in bezug auf die Auswirkungen der faschistischen Gewaltherrschaft in Deutschland auf die verschiedensten Seiten des gesellschaftlichen Lebens und der geistigen Kultur erheblich erweitert hat. Typisch ist auch, daß bei den heutigen Versuchen der Erklärung der fortschreitenden Dehumanisierung der sozialen Lebenspraxis differenzierter und tiefgründiger nach jenen Vermittlungen gefragt wird, die eine massenwirksame Aufnahme der faschistischen Ideologie bei großen Teilen des deutschen Volkes und speziell den Intellektuellen ermöglicht haben. In diesem Zusammenhang erfolgte in den letzten Jahren eine deutliche Zuwendung der wissenschaftshistorischen Forschung zu Themen, die die Existenzbedingungen und die Funktion der Wissenschaft in Deutschland in den Jahren von 1933 bis 1945 betreffen. Wissenschaft wird dabei sowohl als Moment sozialer Machtstrukturen als auch als Gegenstand politischer Lenkung sowie als Feld geistiger Auseinandersetzungen um den vertretbaren Gebrauch spezieller fachlicher Kompetenz betrachtet. Die damit verbundenen Probleme besitzen einen deutlichen Bezug zu einer Vielzahl aktueller Entwicklungsfragen der Wissenschaft und finden deshalb ein lebhaftes Interesse, bei dem es oft sogar weniger um die objektive historische Urteilsbildung als um die Selbstverständigung zur sozialen Verantwortung des wissenschaftlichen Schaffens geht.

Die Medizin spielt dabei für die wissenschaftshistorische Auseinandersetzung mit dem Faschismus eine besonders herausragende Rolle, da sie in umfassender Weise der Praxis des Mißbrauchs wissenschaftlicher Kompetenz für antihumane Zwecke unterworfen war, beispielsweise durch die direkte Einbeziehung in Massenmordaktionen an psychisch Kranken und geistig Behinderten sowie die Mitwirkung an verbrecherischen Formen der humanexperimentellen Forschung. Die Medizin erwies sich dabei als eine bedeutsame soziale Macht, die in beachtlichem Umfange auch zur Steuerung wichtiger sozialer Prozesse eingesetzt worden ist, beispielsweise des Reproduktionsverhaltens oder der maximalen Ausbeutung physischer Leistungsressourcen im Arbeitsprozeß. Diese Geschehnisse muten besonders befremdlich an, da gerade der antihumane Gebrauch medizinischen Wissens in einem direkten Gegensatz zu den früher anerkannten ethischen Prinzipien ärztlichen Verhaltens stand, von denen angenommen worden ist, daß sie derartige Entwicklungen auszuschließen vermögen.

Die bislang zur Stellung der Medizin in der Zeit der faschistischen Diktatur in Deutschland und zu deren Teilhabe an der Etablierung und Erhaltung der damaligen Machtstruktur im Verlaufe von nun bereits mehr als vierzig Jahren vorgelegten Untersuchungen und Stellungnahmen beinhalten eine spezielle Entwicklungsdynamik, die Wandlungen der Fragestellungen ebenso einschließt wie Modifizierungen der Erklärungen und Wertungen (THOM 1985; THOM; SPAAR 1985; KATER 1987b). Obwohl im Laufe der Jahre solide Veröffentlichungen entstanden sind, in denen wichtige Seiten des Geschehens ausführlich und differenziert dargestellt wurden, etwa die weit über die Medizin hinaus bekannt gewordenen Monographien von KAUL (1968a; 1973) und NOWAK (1977), wurde zu Beginn der 80er Jahre spürbar, daß der bis dahin erreichte Reflexionsstand den vielseitiger gewordenen Interessen nicht mehr entsprach. Mit der Absicht, den damals erreichten Erkenntnisstand bilanzierend zu werten und weiter zu bearbeitende Forschungsthemen zu definieren, wurde deshalb im Jahre 1983 in Leipzig ein Symposium organisiert, das weitaus größere Mitwirkungsbereitschaft fand, als zunächst erwartet, und den erwähnten Aufgaben auch dank der großzügigen Unterstützung durch das Ministerium für Gesundheitswesen und die Zentralleitung des Komitees der Antifaschistischen Widerstandskämpfer der DDR weitgehend gerecht werden konnte. Bei dieser Veranstaltung entstand auch die Idee, dieses Buch zu erarbeiten, mit dem einerseits die zu vielen wichtigen Teilaspekten des Gesamtthemas bereits existierenden Erkenntnisse aufgearbeitet werden sollten und das andererseits zu einer Reihe bislang noch unzureichend oder gar nicht bearbeiteter Themen neue Einsichten erbringen sollte, um das Gesamtbild des historischen Geschehens zu vervollständigen. Bestärkt wurde dieses Vorhaben durch die außerordentlich lebhafte Resonanz auf das noch im gleichen Jahr mit Unterstützung der Akademie für Ärztliche Fortbildung publizierte Protokoll des Symposiums (Medizin im Faschismus 1983), das innerhalb kürzester Zeit vergriffen war, sowie durch den »Wissenschaftlichen Beirat Medizin und Gesellschaft« dieser Akademie, in dessen Schriftenreihe dann eine Buchfassung dieses Protokolls (Medizin im Faschismus 1985) erscheinen konnte und dessen Vorsitzender sich durch sachkundige und kameradschaftliche Beratung in vielen Fragen als engagierter Förderer des Projekts erwiesen hat.

Um eine angemessene Auswertung der auch in anderen sozialistischen Staaten zu den Folgewirkungen der faschistischen Diktatur für die Medizin und das Gesundheitswesen entstandenen Arbeiten zu sichern, wurden als Mitherausgeber und Mitautor ein sachkundiger Kollege aus der UdSSR gewonnen und eine Reihe von Kontakten zu Wissenschaftlern der Volksrepublik Polen ausgebaut. Die meisten der in diesen beiden von der faschistischen Okkupation am härtesten betroffenen Ländern entstandenen Untersuchungen betreffen dabei Geschehnisse, die im unmittelbaren Zusammenhang mit dem Germanisierungsprogramm des faschistischen Systems standen; sie sind deshalb in speziellen Kapiteln dieses Buches dargestellt worden. Überaus beeindruckend ist dabei die Vielzahl der seit dem Jahre 1945 in der Volksrepublik Polen entstandenen Veröffentlichungen, da sich hier eine große Zahl von Ärzten im Rahmen des Auschwitz-Komitees und anderer Organisationen an der Auswertung von Erlebnisberichten und zeitgenössischen Dokumenten beteiligt und relevante Arbeiten regelmäßig in jedem Jahr in einem Heft der Zeitschrift »Przegląd lekarski« publiziert werden; die letzte, 1987 vorgelegte Bibliographie dieses Schrifttums weist 899 Arbeiten aus, von denen nur eine Auswahl in unserer Darstellung berücksichtigt werden konnte (Inhalt 1987). Den Forschungsstand zu diesen Fragen in der ČSSR und in der Volksrepublik Ungarn genauer kennenzulernen und entsprechende Arbeiten mit einzubeziehen, war uns leider nicht möglich, was zu bedauern ist und eine Aufgabe der Zukunft bleibt.

Großes Gewicht erlangte im Prozeß der Arbeit an diesem Buch die Auswertung eines breiten Schrifttums aus der Bundesrepublik Deutschland. Seit einer Reihe von Jahren ist hier eine bemerkenswerte Erweiterung der entsprechenden wissenschaftlichen Untersuchungen zu beobachten, wobei auch besonders wichtige Quellen aus dem Bundesarchiv in Koblenz und anderen Archiven nach und nach eine Auswertung erfahren. Dieser Prozeß ist allerdings auch mit scharfen Kontroversen um die Wertung der durch den Faschismus bedingten Wandlungen in der sozialen Funktion der Medizin verbunden, wobei die historische Urteilsbildung von sehr unterschiedlichen politischen Interessen und Parteinahmen geprägt wird. Eine Aktivierung entsprechender Forschungsbemühungen setzte dabei bereits in den 60er Jahren ein. In dieser Zeit waren es vor allem durch neue wissenschaftlich-technische Entwicklungen hervorgerufene ethische Problemsituationen, die historische Rückgriffe auf Wandlungen im Verständnis des ärztlichen Bewahrungsauftrages herausforderten und dabei auch Veranlassung boten, die überaus problematischen Formen des Umgangs mit als unheilbar und leistungsunfähig geltenden Menschen in der Zeit der faschistischen Diktatur nochmals kritisch zu durchdenken. Die Resonanz auf einige der dazu veröffentlichten Arbeiten, in denen sowohl eine klare kritische Haltung zur antihumanen Praxis der faschistisch deformierten Medizin als auch eine Rückführung dieser Praxis auf die Interessen der den Faschismus tragenden sozialen Kräfte eingenommen worden ist, etwa in einer ausgezeichneten Studie von DÖRNER (1967), blieb jedoch damals noch gering. Auch Beiträge zu solchen Fragen aus der Medizingeschichte waren zu dieser Zeit sehr selten.

Ab der Mitte der 70er Jahre hat sich die Situation jedoch sukzessive gewandelt, da nun in zunehmendem Maße Wissenschaftler mit antiimperialistisch-demokratischen Grundeinstellungen die historische Kritik der in der Zeit des Faschismus entstandenen Organisationsformen der medizinischen Versorgung und der aus dieser Zeit nachwirkenden Denkhaltungen als wichtiges Mittel zur Förderung der von ihnen angestrebten Reformen im Gesundheitswesen nutzten. Die in diesem Zusammenhang entstandenen Arbeiten folgen zumeist einer sozialkritischen Konzeption, d. h., sie sind bestimmt von der Absicht, die unmittelbaren sozialen Auswirkungen der Gesundheitspolitik des faschistischen Regimes klarzustellen, die dieser Gesundheitspolitik zugrunde liegenden Interessen aufzudecken und jene Motive bzw. Bedingungen zu charakterisieren, die einen großen Teil der deutschen Ärzteschaft zur aktiven Mitgestaltung vieler fragwürdiger und ausgesprochen antihumaner Praktiken veranlaßt haben. Typisch für diese Stellungnahmen ist auch, daß sie ausdrücklich öffentliche Wirksamkeit anstreben und sich in der Konfrontation mit der standespolitischen Taktik des Verschweigens problematischer Traditionen artikulieren. Interessante Ergebnisse solcher kritischen Analysen sind dabei im Zusammenhang mit der 1979 durchgeführten Tagung zum Thema »Holocaust und Psychiatrie« der »Deutschen Gesellschaft für soziale Psychiatrie« der BRD und mit dem Forum »Medizin und Nationalsozialismus« bei dem im Jahre 1980 in Westberlin veranstalteten »Gesundheitstag« entstanden (Der Krieg gegen die psychisch Kranken 1980; Medizin und Nationalsozialismus 1980). Aus der Vielzahl weiterer inzwischen entstandener Veröffentlichungen mit einer solchen kritischen Intention und einem breiten thematischen Profil verdienen u. E. vor allem die Arbeiten von WUTTKE-GRONEBERG (Medizin im Nationalsozialismus 1980) von BROMBERGER; MAUSBACH; THOMANN (1985) sowie von KUDLIEN (1985b) Erwähnung, in denen Strukturmerkmale des faschistisch organisierten Gesundheitswesens und Probleme der historischen Kontinuität eingehender behandelt worden sind. Das letztgenannte Buch repräsentiert dabei auch einen inzwischen eingetretenen Wandel in der medizinhistorischen Forschung, die sich gegenwärtig intensiver mit der Entwicklung der Medizin in den Jahren von 1933 bis 1945 befaßt, wobei vor allem die Fachinstitute in Mainz, in Münster und in Kiel sowie das Institut an der Universität von Berlin (West) zahlreiche Einzeluntersuchungen veranlaßt und z. T. bereits abgeschlossen haben. Interessant ist in diesem Zusammenhang, daß von den für den Zeitraum von 1981 bis 1986 für die Bundesrepublik, für Österreich und die Schweiz erfaßten 1 230 wissenschaftshistorischen Dissertationen, von denen die überwiegende Mehrheit als medizinhistorische Qualifizierungsarbeiten in der Bundesrepublik entstanden ist, lediglich 16 Probleme der Entwicklung der Medizin in der Zeit des Faschismus behandelt haben (IWD 1987), während von den derzeit ermittelten 1 075 vergebenen bzw. in Arbeit befindlichen Dissertationen bereits 38 solchen Themen gewidmet sind (LWD 1987).

Sehr wichtig für den kontinuierlichen Ausbau der Forschungsarbeiten auf diesem Gebiet ist jedoch vor allem, daß inzwischen in der Bundesrepublik auch spezielle Gremien und Interessengemeinschaften entstanden sind, die solche Untersuchungen initiieren, fördern und zunehmend besser koordinieren sowie eine kooperative Zusammenarbeit der beteiligten Ärzte und Gesellschaftswissenschaftler ermöglichen. Vorrangig zu nennen sind dabei der »Verein zur Erforschung der nationalsozialistischen Gesundheits- und Sozialpolitik«, die Arbeitsgemeinschaft »Psychiatrie im Faschismus« der »Deutschen Gesellschaft für soziale Psychiatrie« und der 1986 gegründete »Verein demokratischer Ärztinnen und Ärzte«, der in seinem Programm u. a. formuliert hat:

»Die Erfahrungen der Zeit von 1933 bis 1945 müssen in die Maßstäbe einer humanen Ärztepolitik einfließen. Dabei geht es nicht um die Rolle und Beurteilung einzelner Personen, sondern um die geschichtlichen Lehren. Ohne sie werden wir keine Medizin entwickeln können, die dagegen gesichert ist, von nationalistischen und rassistischen menschenfeindlichen Tendenzen beeinflußt und mißbraucht zu werden.« (Verein [1986]).

Die vielen genannten Beispiele produktiven Bemühens um die kritische und konstruktive Analyse einer der problematischsten Entwicklungsphasen der neueren Medizin haben leider noch keine ausreichend breite Wirksamkeit im historischen Selbstverständnis der großen Mehrheit der Ärzte und Zahnärzte der Bundesrepublik erlangt, für das vielmehr die Tendenz zur Verdrängung und z. T. sogar zur bewußten Verharmlosung des realen Geschehens dominierend geblieben ist. An den meisten medizinischen Ausbildungsstätten wird auf die Periode der faschistischen Diktatur und deren Folgen nicht explizit eingegangen; die meisten der renommierten medizinischen Fachzeitschriften veröffentlichen keine Arbeiten zu diesen Fragen, und bei den häufig stattfindenden Würdigungen von Personen und Institutionen, die in den fraglichen Jahren in antihumane Praxisformen verstrickt waren, lassen sich kritische differenzierende Wertungen nur sehr selten finden. Profilierte sozialkritische Positionen zu dieser Thematik begegnen verbreiteten vorurteilsvollen Mißtrauenshaltungen, hinter denen sich oft das Motiv verbirgt, möglichst keine Informationen in die öffentliche Debatte gelangen zu lassen, die möglicherweise dem Ansehen des ärztlichen Standes schaden könnten, oder gar direkten massiven Abwehrreaktionen der Vertreter der großen standespolitischen Organisationen, deren politische Grundeinstellungen konservativ, antikommunistisch und feindselig-abwehrend gegenüber allen demokratischen Bewegungen in der Ärzteschaft selbst sind (SPAAR 1984; CZARNIKOW; ROHLAND 1984). Als charakteristischer Ausdruck dieser Einstellungen kann dabei eine der jüngsten Stellungnahmen des derzeitigen Präsidenten der Bundesärztekammer, K. VILMAR (1987), zu einem Beitrag gelten, der von H. HANAUSKE-ABEL zunächst auf dem Internationalen Kongreß der IPPNW (International Physicians for the Prevention of a Nuclear War) in Köln im Jahre 1986 gehalten worden ist und kurz darauf im Ausland publiziert wurde (1986). Mit der These, die »Vergangenheitsbewältigung« dürfe die deutsche Ärzteschaft »nicht kollektiv diffamieren«, wird dabei versucht, das hohe Maß der politischen Mitverantwortung und den verbreiteten Opportunismus zu verniedlichen und ein moralisches wie auch politisches Versagen nur für jene relativ kleine Zahl von Ärzten zuzugestehen, die in den von 1945 an durchgeführten Strafverfahren der Teilnahme an Verbrechen gegen die Menschlichkeit überführt worden sind. Zurückgegriffen wird dabei wieder einmal auf eine Passage aus der 1949 veröffentlichten zweiten Fassung der bedeutenden und anerkannten Arbeit von MITSCHERLICH und MIELKE zu den Ergebnissen des Nürnberger Ärzteprozesses, in der es u. a. hieß, »...daß nur ein verschwindend geringer Teil der Standesangehörigen die Gebote der Menschlichkeit und der ärztlichen Sitte verletzt hat... Von den etwa 90000 in Deutschland tätigen Ärzten haben etwa 350 Medizinverbrechen begangen... Die Masse der deutschen Ärzte hat unter der Diktatur des Nationalsozialismus ihre Pflichten getreu den Forderungen des hippokratischen Eides erfüllt, von den Vorgängen nicht gewußt und mit ihnen nicht im Zusammenhang gestanden.« (MITSCHERLICH; MIELKE 1949, S. 47f.). Ausgesprochen demagogisch ist dabei das Verschweigen der Tatsache, daß gerade diese Aussagen dem seinerzeit von der Arbeitsgemeinschaft der westdeutschen Ärztekammern diesem Buch beigegebenen Vorwort entstammen und ebenso, daß hier mit Zahlen operiert wird, die durch nachfolgende Untersuchungen seit langem als völlig unzutreffend ausgewiesen sind, waren doch allein mehr als 1000 Ärzte im Sanitätsdienst der SS und mehr als 2000 in dem der SA tätig, wirkten mehr als 1000 Ärzte als Leiter der für die rassistische Gesundheitspolitik der Nazis verantwortlichen Gesundheitsämter und annähernd 1000 in den Erbgesundheitsgerichten, ganz abgesehen von denen, die im Wehrmachtsdienst oder an anderen Stellen — etwa der Reichsärztekammer — an der Errichtung und Erhaltung der Machtstrukturen der faschistischen Ordnung unmittelbar beteiligt waren. 16 führende Vertreter der Medizingeschichte der Bundesrepublik haben in einer sehr kritischen öffentlichen Stellungnahme gegen die von K. Vilmar vertretenen Verharmlosungen betont: »Alle Fachleute, die über das Problem der Ärzte im Nationalsozialismus gearbeitet haben, lehnen die Ansicht, daß die große Mehrheit der deutschen Ärzteschaft von nationalsozialistischer Ideologie und Praxis nicht wesentlich infiltriert gewesen sei, in dieser vereinfachenden Pauschalität als unzutreffend ab. Das Problem Ärzte und Nationalsozialismus kann nach dem Stand heutiger Erkenntnis nicht einfach mit dem Hinweis auf eine kleine verbrecherische Clique von Ärzten abgetan werden. Diese Schwarzweißmalerei übertüncht die Tatsache, daß die geistig-ideologische Haltung, die zur verbrecherischen Sterilisation und Tötung von Kranken und rassisch oder sozial Diskriminierten führte, weit über die Kreise der eigentlichen ärztlichen Täter hinaus verbreitet war und ein geistiges Klima geschaffen hat, in dem die Täter erst gedeihen und von einer schweigenden Mehrheit gedeckt oder geduldet werden konnten.« (Sich der Wahrheit stellen 1987). Mit dem Argumentationsmuster der Schuldzuweisung alleine an die kleine Zahl gerichtlich abgeurteilter Personen wird das wichtige Thema der historischen Mitverantwortung der deutschen Ärzteschaft für eine im Wesen reaktionäre und Humanität destruierende Gesundheitspolitik aus der historischen Besinnung ausgeblendet und gleichzeitig damit die für die Gegenwart wichtige Einsicht, daß die besondere Verantwortung des ärztlichen Berufes für die Erhaltung und Bewahrung menschlichen Lebens mit der Anerkennung und Unterstützung solcher gesellschaftlichen Verhältnisse unvereinbar ist, in denen Menschen aus politischen oder rassistischen Gründen sowie wegen utilitaristischer Wertungen der Nützlichkeit ihres Daseins fundamentale Lebensrechte verweigert werden. Dies klargestellt zu haben, ist ein bedeutendes Verdienst auch der von H. HANAUSKE-ABEL (1987) veröffentlichten Auseinandersetzung mit Vilmar's Interpretationen.

Erfreulicherweise wird diese aktuelle Dimension der Auseinandersetzung mit der faschistischen Vergangenheit von einer sich inzwischen auch innerhalb der Standesorganisation formierenden Opposition als wichtig anerkannt. Diese hat dem 1987 in Karlsruhe abgehaltenen »Ärztetag« eine Entschließung abgerungen, die den Vorstand der Bundesärztekammer auffordert, das Thema »Medizin und Nationalsozialismus« in geeigneter Weise zu diskutieren und weiter aufzuarbeiten. Unzweifelhaft ist jedoch, daß der bislang in den Standesorganisationen dominierende Konservatismus erheblichen Einfluß darauf gehabt hat, daß die seit langer Zeit anstehende radikale Aufdeckung des immensen Umfangs der Dehumanisierung der Medizin in den Jahren von 1933 bis 1945 und deren Ursachen bis heute unterblieben ist. Dies hat über einen längeren Zeitraum hinweg dazu beigetragen, Personen mit nachweisbarer Schuld vor Strafverfolgung und dem Ausschluß aus der ärztlichen Praxis zu bewahren, worauf auch M. H. KATER (1987b) in einer kritischen Bewertung des bisherigen Diskussionsstandes hingewiesen hat. Da die Standespolitik der Ärzte in der Bundesrepublik über lange Jahre hinweg in entscheidendem Maße von Personen bestimmt worden ist, die selbst in der Zeit der faschistischen Diktatur in deren Medizinalverwaltung bedeutende Positionen einnahmen, ist die Blockierung kritischer Besinnungen nach dem Abschluß der zunächst durch die Gesetzgebung der Siegermächte erzwungenen Aburteilung gravierender Formen des moralischen Versagens auch nicht verwunderlich (CZARNIKOW 1985a; 1985b). Auf jeden Fall beweist die hier nur angedeutete widerspruchsvolle Geschichte der Auseinandersetzung mit dem Thema »Medizin im Faschismus« in der Bundesrepublik, daß Stellungnahmen zum historischen Geschehen sowie bereits die Bereitschaft, Fragen dazu zu stellen, in starkem Maße von politischen Haltungen geprägt sind und daß eine wertungsfreie Positionsbildung zu diesem Themenkreis ebenso unmöglich ist wie zum Faschismus generell (MAUSBACH; MAUSBACH-BROMBERGER 1985).

Die bei der Erarbeitung dieses Buches verfolgte Zielstellung besteht zunächst darin, die Lage der Medizin und die Eigenarten der ärztlichen Praxis in der Zeit der faschistischen Diktatur in Deutschland in ihrem Zusammenhang mit dem sozialen und politischen Charakter dieses Regimes darzustellen und als Ergebnis einer gezielten Indienstnahme der medizinischen Wissenschaft und der Ärzteschaft für die in diesem System dominierenden Herrschaftsinteressen zu begreifen. Dementsprechend wurde großer Wert darauf gelegt, die Besonderheiten der faschistischen Machtausübung, die Vorgehensweisen bei der Nutzung der Wissenschaft und deren Zwecksetzungen im Bereich der Sozial- und Gesundheitspolitik klarzustellen und jene Verdeckungen aufzuhellen, die bei der ideologischen Rechtfertigung solcher Zwecke zum Einsatz kamen. Diesen Zusammenhängen wurde ein Einführungskapitel gewidmet; ihnen wird aber auch bei der Behandlung spezieller Problembereiche durch den Versuch nachgegangen, die jeweils bedeutsamen sozialen und politischen Hintergründe für die in der Medizin verfolgten Orientierungen und neu geschaffenen Wirkungsformen herauszuarbeiten. Ein weiteres wichtiges Moment der in unserem Forschungsprogramm verfolgten Ziele besteht in der Absicht, möglichst viele der durch den Faschismus beeinflußten Arbeitsgebiete und Wirkungsbereiche der Medizin zu beleuchten und vor allem auch solche in die Analyse einzubeziehen, die bislang weniger Beachtung fanden, weil in ihnen die real vollzogene Dehumanisierung weniger offenkundig zutage trat. Bei manchen der in diesem Zusammenhang behandelten Problembereiche — etwa dem der Betreuung chronisch Kranker oder dem der betriebsärztlichen Versorgung — und einigen der besprochenen Fachgebiete der Medizin — etwa der Zahnheilkunde oder der Gerichtsmedizin — erwies sich der bisherige Bearbeitungsstand als noch weitgehend unzureichend, so daß bei ihnen nur auf wenige bereits vorliegende Arbeiten Bezug genommen werden konnte und vor allem eigene Wertungen der Autoren zur Geltung kommen; bei anderen Teilgebieten dagegen ergab die Möglichkeit der Auswertung einer größeren Zahl bereits vorliegender Detailanalysen die Chance, relativ geschlossene Übersichtsdarstellungen zu erarbeiten, die das Geschehen doch bereits weitgehend vollständig überschaubar werden lassen. Obwohl bislang Übersichtsdarstellungen mit einer vergleichbaren thematischen Breite nicht vorliegen, ließ sich auch für dieses Buch Vollständigkeit nicht erreichen und mußten durchaus wichtige Themen noch unbearbeitet bleiben; weiterführende Untersuchungen zur Entwicklungsgeschichte einer Reihe von theoretischen und klinischen Fachgebieten der Medizin sowie zu solchen übergreifenden Themen wie der Krankenpflege, der Organisation der Fürsorgepraxis oder der Organisation und Lenkung der medizinischen Forschung werden erforderlich sein, um das Gesamtbild zu vervollständigen.

Eine sehr wichtige Aufgabe wurde bei der Bearbeitung aller Teilthemen darin gesehen, die Widersprüchlichkeit der medizinischen Praxis in jener Zeit zu erfassen. Diese bestand u. a. darin, daß tradierte Organisationsformen neben neu geschaffenen Institutionen und Strukturen bestehen blieben, daß es neben engagierter Parteinahme für die reaktionäre faschistische Ordnung auch Widerstand und Verweigerungshaltungen gab, daß trotz gravierender Eingriffe in die medizinische Forschung produktive Leistungen der Erkenntniserweiterung erreicht werden konnten und daß sich im unmittelbar patientenbezogenen ärztlichen Wirkungsfeld Diskriminierungen und repressive Umgangsformen mit bestimmten Gruppen von Menschen durchaus mit hingebungsvoller Einsatzbereitschaft und Fürsorge für andere verbinden konnten. Gerade in bezug auf das letztgenannte Phänomen sind unsere Einsichten derzeit allerdings noch sehr begrenzt, wie auch die genaue Kennzeichnung der Auswirkungen der faschistischen Herrschaft auf Umfang und Qualität der medizinischen Versorgung noch Schwierigkeiten bereitet, solange genügend genaue und repräsentative Detailanalysen etwa für die Bedingungen der stationären Versorgungspraxis vor und während der Kriegsjahre noch ausstehen und Versuche zur statistischen Aufarbeitung relevanter Daten angesichts nur sehr lückenhaft überlieferter Quellen bislang noch kaum zu befriedigenden Ergebnissen geführt haben.

Schließlich gehörte zu den von uns verfolgten Intentionen bei der Arbeit an diesem Buch auch die Absicht, die über alle Brüche und rasch erfolgten Wandlungen hinaus wirksamen Momente der Kontinuität in der erfolgten Entwicklung aufzuzeigen, die sich in der Fort- und Durchsetzung konservativer Denkweisen und von vornherein begrenzter Wirkungsformen der Medizin ausdrücken, aber auch darin, daß ärztliches Handeln trotz der verschiedenen ihm aufgezwungenen Neuorientierungen einen humanen Wirkungsbereich behielt, dessen totale Abschaffung die Aufgabe der Medizin als sozialer Institution vorausgesetzt hätte. In methodischer Hinsicht hat diese Absicht dazu geführt, den einzelnen Kapiteln kurze Einführungsabschnitte voranzustellen, in denen die bereits vor 1933 existierenden Strukturmerkmale und Problemsituationen eine wenigstens knappe Kennzeichnung erfahren.

Die Sicherung einer weitgehend einheitlichen Darstellungsform und die Vermeidung von Wiederholungen oder Überschneidungen erwies sich bei der Vielzahl der behandelten Themen als nicht ganz einfach zu lösende Aufgabe. Eines der Mittel, mit deren Hilfe eine bessere Abstimmung zwischen den Autoren erreicht werden sollte, war die Durchführung von kollektiven kritischen Beratungen von Kapitelentwürfen und Teilausarbeitungen, zu denen auch interessierte und kompetente Wissenschaftler aus verschiedenen Einrichtungen unserer Republik und z. T. des Auslandes hinzugezogen werden konnten. Die bei diesen »Expertenberatungen« in den Jahren 1985 und 1986 stattgefundenen Debatten waren für das Autorenkollektiv überaus anregend und produktiv, insbesondere dadurch, daß sie Gelegenheit zur kritischen Prüfung verallgemeinernder Wertungen boten, in die neben Vertretern der Medizingeschichte auch Kollegen anderer gesellschaftswissenschaftlicher Arbeitsgebiete einbezogen waren. Einen besonderen Dank haben wir dabei auch Wissenschaftlern aus der Bundesrepublik Deutschland abzustatten, vor allem Herrn Prof. H. Mausbach und Frau Dr. B. Mausbach-Bromberger aus Frankfurt a. M. und Dr. G. Aly aus Hamburg, die uns wesentlich geholfen haben, den aktuellen Forschungsstand in ihren Wirkungsbereichen rasch kennenzulernen und die jeweils neuesten Arbeitsergebnisse und Erkenntnisse dort tätiger Gruppen in unsere Überlegungen einbeziehen zu können.

Ausgezeichnet war die Unterstützung unserer Arbeit durch solche Einrichtungen wie die Bibliothek der Akademie der Medizinischen Wissenschaften der UdSSR, das Zentrale Staatsarchiv der DDR in Potsdam, die Dokumentationsstelle der Staatlichen Archivverwaltung der DDR, die Staatsarchive in Leipzig und in Dresden sowie die häufiger um Unterstützung gebetenen Universitätsarchive der Karl-Marx-Universität in Leipzig und der Humboldt-Universität zu Berlin, deren Leitern und Mitarbeitern auch an dieser Stelle ein herzlicher Dank ausgesprochen wird.

Um eine für den Leser u. E. effektive Form des Ausweises der genutzten Quellen und der jeweils verfügbaren Forschungsliteratur zu bieten, haben wir uns entschlossen, die zu jedem Kapitel verwendeten archivalischen Quellen, Dokumente und zeitgenössischen Veröffentlichungen aus der Zeit vor dem 8. Mai 1945 in den einzelnen Kapiteln unmittelbar zugeordneten Anmerkungsteilen anzugeben, die darüber hinaus auch ergänzende Informationen für den an einem Thema ganz speziell interessierten Leser beinhalten. Auf diese Anmerkungen wird im laufenden Text durch hochgestellte Ziffern verwiesen. Alle sonstigen ab 1945 erschienenen und von uns genutzten Veröffentlichungen wurden in einem zusammenfassenden Literaturverzeichnis erfaßt, das alle Titel ausweist, die im Text durch Verfassernamen oder Kurztitelangaben gekennzeichnet werden. Als äußerst schwierig erwies sich die Beschaffung von informativen und drucktechnisch nutzbaren Abbildungsvorlagen, weshalb Abbildungen nur in geringer Zahl und dann im Buch Eingang fanden, wenn sie die Sachangaben sinnvoll ergänzen oder belegen. In den Anhang aufgenommen wurden weiterhin ein Verzeichnis aller Zeitschriften, aus denen Arbeiten zitiert worden sind, sowie ein Personenregister; auf die Gestaltungsprinzipien dieser Teile des Buches verweist eine kurze Einführung zum Anhangsteil. Die überaus aufwendige Arbeit der redaktionell-technischen Bearbeitung des Gesamtmanuskripts sowie der Zusammenstellung des Literaturverzeichnisses und der Register wurde von Frau Dr. S. Fahrenbach mit Unterstützung durch Frau U. Camphausen besorgt, denen die Herausgeber für die erwiesene Einsatzbereitschaft ebenso herzlich danken wie allen weiteren Mitarbeitern des Karl-Sudhoff-Instituts, die technische Teilaufgaben übernommen und bewältigt haben.

Eine ebenso herzliche Danksagung gilt nicht zuletzt dem für dieses Projekt verantwortlichen Lektor, Herrn Heinz-J. Deimel, und dem um eine gute typographische Gestaltung des Werkes sich engagiert einsetzenden Grafiker, Herrn Frank Schneider, Berlin.

Trotz einer weitgehenden Übereinstimmung aller Autoren in den grundlegenden Intentionen und der erwähnten intensiven Beratung von Zwischenergebnissen und Erstausarbeitungen bleibt die Verantwortung für die Sachdarstellungen und Wertungen bei den Verfassern der einzelnen Kapitel, deren Sichtweisen sich nicht in allen Detailfragen vollständig decken. Wir hoffen, daß solche Eigenständigkeit und die deshalb auch nicht durchweg gleichartige Darstellungsform anregend für die Nutzer dieses Buches sein werden.

Wissenschaft und Medizin im Faschismus — die Voraussetzungen ihrer Indienstnahme für die Machtabsicherung und Kriegsvorbereitung eines reaktionären Regimes

I.

1. Die Wesensmerkmale des Faschismus – der Faschismus in Deutschland und sein Verhältnis zur Wissenschaft

1.1. Zur historischen Einordnung des Faschismus

Die Entstehung faschistischer Bewegungen und faschistischer Diktaturen ist nach der Auffassung der marxistisch-leninistischen Geschichtswissenschaft eine notwendige Folge der bereits während des ersten Weltkrieges einsetzenden allgemeinen Krise des kapitalistischen Systems. Im Zuge der Ausprägung der imperialistischen Entwicklungsphase der kapitalistischen Wirtschaftsordnung erfolgte dabei eine immer stärkere Zentralisation der ökonomischen Machtposition beim Monopol- und Finanzkapital, welches die gegebenen Herrschaftsverhältnisse durch die sich machtvoll entwickelnde revolutionäre Arbeiterbewegung und die in der UdSSR neu entstandene sozialistische Ordnung zunehmend gefährdet sah. Zugleich bewirkte die Verschärfung der Ausbeutung der Werktätigen, das Auftreten tiefgreifender und weltweite Auswirkungen zeitigender Wirtschaftskrisen und die Unfähigkeit der Bourgeoisie zur Lösung drängender sozialer Notlagen eine enorme Zuspitzung der sozialen und politischen Widersprüche, deren Beherrschung mit den Mitteln der bürgerlich-parlamentarischen Machtausübung immer schwieriger wurde. Unter diesen neuen Bedingungen, deren Ausprägung in verschiedenen Ländern naturgemäß unterschiedlich war, entstanden neue politische Organisationen faschistischen Typs, denen eine radikale Gegnerschaft zur revolutionären Arbeiterbewegung eigen war, die an die Stelle der bürgerlich-demokratischen Ordnung diktatorische Herrschaftsformen setzen wollten und die mit demagogischen Programmen vorgaben, die Masse der Werktätigen an eine kapitalistische Ordnung binden zu können. Diese fanden bald die Unterstützung der reaktionärsten Gruppen des Monopol- und Finanzkapitals, denen sie geeignet erschienen, dem wachsenden Einfluß des Marxismus entgegenzuwirken, der mit dem Einsatz von Unterdrückungsmethoden traditioneller Art auf die Dauer nicht aufgehalten werden konnte.

In den verschiedenen Ländern Europas, in denen faschistische Bewegungen nach 1918 entstanden, eine stärkere Resonanz fanden und schließlich auch relativ früh zur Machtausübung gelangten – in Ungarn, Bulgarien, Italien und Polen –, waren solche ihrer Eigenheiten wie ihr Masseneinfluß, ihr Verhältnis zu den früher die politische Macht ausübenden Kräften (der Aristokratie, dem Militär, der staatlichen Bürokratie) und auch die zur diktatorischen Herrschaft eingesetzten Mittel recht unterschiedlich. Als die ihnen gemeinsame Tendenz trat vor allem die radikale Unterdrückung des Marxismus und der offene Bruch mit den Ideen der parlamentarischen Demokratie in den Vordergrund (GOSSWEILER 1980). In dem Maße, in dem faschistische Bewegungen sich auch in solchen Ländern zu formieren begannen, in denen die Konzentration der ökonomischen Macht weit vorangeschritten war und in denen starke und politisch einflußreiche Arbeiterparteien bestanden, wurde sichtbar, daß sie nicht nur neue Formen der politischen Repression anstrebten, sondern ihr Ziel darin sahen, die Massen der Werktätigen für eine direkte Unterstützung der bestehenden Herrschaftsverhältnisse zu gewinnen (GOSSWEILER 1978). Typisch für die unter solchen Bedingungen agierenden faschistischen Organisationen war deren maßlose soziale und politische Demagogie, der Umstand, daß sie den Massen die Behebung aller ihrer Nöte versprachen, die bestehenden bürgerlichen Regierungen als korrupt und unfähig angriffen und mit der Losung von einer zu schaffenden sozial-gerechten »volksgemeinschaftlichen« Ordnung der Sehnsucht vieler Menschen nach einer Aufhebung der Klassenspaltung der Gesellschaft entgegenzukommen suchten (PETZOLD 1980).

Auf diese wichtigen Zusammenhänge verwies auch Georgi Dimitroff in seinem 1935 auf dem VII. Kongreß der Kommunistischen Internationale vorgetragenen Referat, in dem er den Faschismus an der Macht als »die offene terroristische Diktatur der reaktionärsten, am meisten chauvinistischen, am meisten imperialistischen Elemente des Finanzkapitals« bezeichnete und ausführte: »Der Faschismus kommt zur Macht als Partei des Angriffs gegen die revolutionäre Bewegung des Proletariats, gegen die in Gärung befindlichen Volksmassen, er gibt aber seinen Machtantritt als eine ›revolutionäre‹ Bewegung gegen die Bourgeoisie im Namen der ›ganzen Nation‹ und zur ›Rettung‹ der Nation aus.« (DIMITROFF 1957, S. 91).

Bei der Konstruktion eines ideologischen Systems, welches dem Zweck der Massengewinnung und der Verdeckung der eigentlichen Machtverhältnisse zugleich dienen sollte, war der Spielraum der Wahlmöglichkeiten für die faschistischen Parteien nicht sonderlich groß. Die für ein solches System unerläßliche Idee einer natürlichen Ordnung des gesellschaftlichen Lebens, die sowohl die bestehende soziale Ungleichheit zu rechtfertigen wie auch die Möglichkeit des sozialen Aufstiegs des einzelnen durch seine eigene Leistung zu begründen hatte, fand sich in der sozialdarwinistischen Interpretation der gesellschaftlichen Verhältnisse, die überdies den Vorzug hatte, mit der Berufung auf die Autorität der Wissenschaft glaubhaft zu wirken. Gleichsam nebenbei lieferte dieses Konzept ein weiteres strukturell bedeutsames Moment jeder Art von faschistischer Denkhaltung, nämlich die Forderung nach der totalen Unterordnung der individuellen Interessen und Rechte der Menschen unter die vorgeblichen Erhaltungserfordernisse des »Volkes«, der »Nation« oder der »Rasse«. Schwieriger zu definieren und deshalb auch rascher wechselnd waren die für ein solches System ebenfalls erforderlichen Bestimmungen eines Gegners, gegen den sich die Bewegung richten und dem sie die Verantwortung für alle als Übel bewerteten sozialen Gegebenheiten anlasten konnten. Unscharf und nebulös blieben diese Gegnerschaftsbestimmungen dort, wo es um reale ökonomische Mächte ging, die bestenfalls unter den Schlagworten von der »Plutokratie« oder vom »raffenden jüdischen Kapital« in der Propaganda eine Rolle spielten; genauer bestimmt und maßlos verteufelt wurden die Gegner dort, wo sie in konkreten politischen Organisationen oder in der Gestalt mißliebiger sozialer Gruppen als Bedrohung der angestrebten neuen Ordnung gesehen worden sind. Für den Faschismus ebenso nutzbar wie für die ihm vorangehenden oder noch neben ihm existierenden konservativen politischen Parteien war der Nationalismus, ein probates Instrument zur Förderung der inneren Harmonie wie der nach außen gewendeten Aggressivität, dessen Untermauerung mit rassistischen Theoremen sich für die faschistische Bewegung in Deutschland als ein besonders wirksames Mittel erwies, eine große Zahl von Menschen für die Hinnahme und Unterstützung auch offenkundig brutaler Formen der Unterdrückung anderer Völker zu gewinnen (PETZOLD 1980).

Obwohl es das erklärte und mit Nachdruck verfolgte Ziel faschistischer Bewegungen war, die Arbeiterklasse vom Einfluß des Marxismus zu »befreien« und für sich zu gewinnen, erlangten sie massenwirksamen Einfluß in erster Linie im Kleinbürgertum und in den Mittelschichten (GOSSWEILER 1977), deren Lage sich unter den neuen ökonomischen Bedingungen durch ein hohes Maß an Existenzunsicherheit auszeichnete, denen revolutionäre Bestrebungen zur Aufhebung der kapitalistischen Ordnung fernlagen und die in Stabilisierung der politischen Verhältnisse mit neuen Möglichkeiten der Teilnahme an der Macht erstrebenswerte Ziele sahen. Diese Beziehungen hat BROSZAT (1986) sehr treffend charakterisiert, indem er schrieb: »Sowohl vor 1933 wie später auch im Dritten Reich gründete die Massenbasis des Nationalsozialismus nicht oder nur in geringem Maße in der Übereinstimmung mit dem Kern der Weltanschauung Hitlers, die den Zeitgenossen von damals gar nicht voll erkennbar und vor allem im Hinblick auf ihre

Konsequenzen nicht absehbar war. Sie gründete vielmehr auf den gleichzeitigen, logisch und politisch zwar widersprüchlichen, aber real nebeneinander existierenden Protektions- und Mobilisationsbedürfnissen gerade im Mittelstand, für die der Nationalsozialismus mit seiner Mischung von Aufstiegs-, Wiedergesundungs- und Erneuerungsparolen instinktsicher zugleich eine sozialkonservative Legitimation und dynamisierende Evokation lieferte.« (S.168f.). Neben verschiedenen Gruppen des Mittelstandes sind allerdings auch Teile der Arbeiterklasse der sozialen Demagogie der NSDAP erlegen, insbesondere solche, die keine oder nur geringe Bindungen zu den tradierten Parteien der Arbeiterbewegung besaßen. Daß unter den Bedingungen der bereits installierten faschistischen Machtausübung auch große Teile der politisch organisierten Arbeiterklasse gezwungenermaßen in die neu geschaffenen nationalsozialistischen Organisationen eintraten, steht auf einem anderen Blatt, zumal dies zumeist keine freiwilligen Entscheidungen für das politische Programm der NSDAP waren und alternative Möglichkeiten zur Vertretung gemeinsamer Interessen dann nicht mehr existierten. Wie stark gerade in der organisierten Arbeiterbewegung die Ablehnung der faschistischen Ideologie und Politik war, kann daran gemessen werden, daß einzig deren Parteien und Gewerkschaftsorganisationen es waren, die einen offenen und viele Opfer fordernden Kampf gegen die aufkommenden faschistischen Bewegungen führten und daß gerade diese im Zuge erfolgter »Machtergreifungen« zuerst verboten und zerschlagen worden sind. Wo es der Arbeiterbewegung gelang, unter Zurückstellung innerer politischer Meinungsverschiedenheiten die Aktionseinheit zur Verteidigung der demokratischen Ordnung zu begründen, wie etwa in Spanien oder Frankreich, blieb den Faschisten der Weg zur Macht aus eigener Kraft versperrt.

Der Umstand, daß die faschistischen Bewegungen sich in ihrer Programmatik wie auch in ihren Tätigkeitsformen auf die Stimmungen, Sehnsüchte und Hoffnungen der Massen einstellen mußten, die sie zu gewinnen suchten, bedarf besonderer Beachtung für das Verständnis der Beziehungen, die sie zu den ökonomisch herrschenden Mächten unterhielten. Während dabei auf der einen Seite die Führungsgruppen dieser Parteien und Organisationen durch die Abhängigkeit von finanziellen Zuwendungen, durch die Gewährung von Machtstellungen im Staate oder auch durch persönliche Beteiligungen am Profit kapitalistischer Unternehmen von den ökonomisch Herrschenden abhängig blieben und deren Interessen zu verwirklichen suchten, erlangten sie auf der anderen Seite vor allem nach der Etablierung der politischen Herrschaft eine außerordentliche Machtfülle und die Möglichkeit, auch solche radikalen Umsetzungen ihrer Ideologie in Gang zu setzen, die der Logik des Kapitalinteresses widersprachen. Einige der mit dieser relativen Selbständigkeit und Eigendynamik politischer Bewegungen verbundenen Momente wie etwa die Bindung außerordentlicher Machtbefugnisse an einzelne Persönlichkeiten oder die Aufhebung von Einrichtungen zur Kontrolle der neuen staatlichen Machtorgane schufen für die subjektive Willkür bei politischen Entscheidungen einen derart großen Spielraum, daß die damit verbundene Unkalkulierbarkeit der politischen Machtausübung schließlich auch erhebliche Risiken für die Systemerhaltung mit sich brachte – in Deutschland beispielsweise spätestens von dem Moment an, als sich die militärische Niederlage im Kriege deutlich abzeichnete.

Die relative Eigenständigkeit der Machtausübung faschistischer Parteien, der von ihnen z. T. erreichte Masseneinfluß und auch die ihnen eigentümliche irrationale politische Ideologie, die die entscheidenden Ziele des politischen Handelns wesentlich verdeckte, haben bewirkt, daß zur Erklärung und historischen Einordnung des Faschismus verschiedene und auch einander widersprechende Theorien entwickelt worden sind. Auf die Vielzahl dieser unterschiedlichen Interpretationen hier einzugehen ist unmöglich; verwiesen werden kann auf eine instruktive Übersichtsdarstellung zu einigen der in der bürgerlichen Geschichtswissenschaft bis zu den 70er Jahren dominierenden Trends, die von GOSSWEILER (1974) erarbeitet worden ist. Für die Richtigkeit der aus marxistisch-leninistischer Sicht entscheidenden These, daß der Faschismus trotz der Unterschiedlichkeit seiner verschiedenen Erscheinungsformen und im Gegensatz zu den von ihm propagierten politischen Ideen letzten Endes nichts anderes darstellt als die im Interesse des Monopol- und Finanzkapitals ausgeübte politische Diktatur, mit deren Hilfe die revolutionäre Arbeiterbewegung endgültig zerschlagen und eine neue wirksame Form der Bindung der Masse der Werktätigen an die kapitalistische Gesellschaftsordnung erreicht werden sollte, sind derart viele und überzeugende Beweise beigebracht worden, daß sie für uns den Ausgangspunkt der Bewertung des historischen Phänomens Faschismus bildet. Die Orientierung an dieser Grundeinschätzung schließt jedoch nicht aus, daß zur Erklärung vieler spezieller Momente der realen Geschichte des Faschismus, beispielsweise zu dessen Funktionsmechanismen und internen Widersprüchen, zu dessen Anziehungskraft für verschiedene Gruppen der Bevölkerung und auch zu dessen Beziehungen zur Wissenschaft und zur wissenschaftlichen sowie zur künstlerischen Intelligenz weitere besondere Gesichtspunkte beachtet werden, darunter auch solche, die die sozialpsychologischen Bedingungen des Geschehens eingehender beleuchten.

1.2. Die Voraussetzungen der faschistischen »Machtergreifung« und die Wirkung der NSDAP-Ideologie auf die deutschen Intellektuellen

Den organisatorischen Ausgangspunkt der Entwicklung der faschistischen Bewegung in Deutschland bildete die im Januar 1919 in München gegründete »Deutsche Arbeiterpartei«, die im Februar 1920 in einem 25-Punkte-Programm ihr nationalistisches und antisemitisches Konzept ausdrücklich auch als Kampfansage an die bürgerlich-parlamentarische Herrschaftsform formuliert hatte. Diese Partei unternahm im November 1923 ihren ersten Putschversuch gegen die bayerische Regierung, der jedoch wegen der damals noch fehlenden Massenbasis und des entschiedenen Eingreifens der Reichswehr kläglich scheiterte (PÄTZOLD; WEISSBECKER 1982). Das danach erlassene Verbot der inzwischen zur Nationalsozialistischen Deutschen Arbeiterpartei umbenannten Organisation blieb bis Januar 1925 in Kraft; unmittelbar danach erfolgte die Neubegründung der NSDAP, deren Führer Adolf Hitler sich nun noch intensiver um die Unterstützung durch das Großkapital bemühte und auch zunehmend finanzielle Zuwendungen von verschiedenen Industriellen-Vereinigungen erhielt, mit deren Hilfe der Propagandaapparat der Partei und deren paramilitärische Organisationen ausgebaut werden konnten (HÖRSTER-PHILLIPPS 1981).

In den letzten Jahren der Weimarer Republik war das politische Geschehen in Deutschland in starkem Maße von den Auswirkungen der seit dem Jahre 1928 andauernden Weltwirtschaftskrise bestimmt, in deren Gefolge die sozialen und politischen Widersprüche des imperialistischen Systems eine extreme Zuspitzung erfuhren. Unter den Folgewirkungen dieser Krise hatte vor allem die Arbeiterklasse zu leiden, deren Lebensbedingungen sich fortwährend verschlechterten; 1932 betrug der Anteil der Arbeitslosen an der erwerbstätigen Bevölkerung bereits 44%, waren die Einkommen für die Masse der Werktätigen weit unter das Existenzminimum gesunken und hatten radikale Einschränkungen der staatlichen Aufwendungen für Fürsorgeleistungen stattgefunden. Erhebliche Beeinträchtigungen ihrer Lebensmöglichkeiten erfuhren dabei auch die kleinen und die mittleren Gewerbetreibenden sowie die Bauern, die für ihre Produkte keine Abnehmer mehr fanden und sich zunehmend von den rasch einander abwechselnden und mit Notverordnungen operierenden bürgerlichen Regierungen und den sie tragenden Parteien enttäuscht sahen und abwandten.

Eine zwangsläufige Folge dieser Bedingungen war die Zuspitzung der politischen Auseinandersetzungen um die künftige gesellschaftliche Ordnung in Deutschland. In der Arbeiterklasse führte die offenkundige Unfähigkeit des kapitalistischen Systems zur Lösung der sozialen Probleme zu einem Aufschwung der revolutionären Handlungsbereitschaft, der sich u. a. in machtvollen politischen Protestaktionen gegen den weiter forcierten Abbau der Sozialleistungen, im wachsenden Einfluß der KPD, die bei den Reichstagswahlen im November 1932 fast 6 Millionen Wählerstimmen erhielt, und in der wachsenden Bereitschaft der Massen zum Zusammenwirken der beiden großen Arbeiterparteien ausdrückte. Zugleich erlangte aber auch die NSDAP mit ihrem demagogischen Programm der »nationalen Erneuerung« und großzügigen Versprechungen für alle Gruppen der Bevölkerung wachsenden Einfluß und einen erheblichen Zuwachs an Wählerstimmen vor allem aus dem Kreise derer, die sich in ihren Hoffnungen von den bürgerlichen Parteien enttäuscht sahen. Im Ergebnis dieses Prozesses der Umschichtung der Wählerinteressen gelang es der NSDAP bei den im November 1932 durchgeführten Reichstagswahlen, mit rund

11 Millionen Wählerstimmen die mit 196 Abgeordneten stärkste Fraktion zu bilden, die sich fortan mit ihren politischen Forderungen als Repräsentation des Volkswillens ausgab und ihre Angriffe gegen das parlamentarische Regierungssystem noch verschärfte. Zu diesem Zeitpunkt galt Hitlers Partei den politisch einflußreichsten Vertretern des deutschen Monopolkapitals bereits als verläßlicher Garant für die von ihnen angestrebte Neuordnung der politischen Machtverhältnisse. Von ihnen ging deshalb die in einer Denkschrift an den damaligen Reichspräsidenten Hindenburg am 19. November 1932 ausgesprochene Forderung aus, Hitler zum Reichskanzler zu ernennen und ihm weitgehende Vollmachten zu erteilen, um die revolutionäre Bewegung der Arbeiterklasse niederzuhalten. Nach nur kurze Zeit dauernden internen Absprachen über die Beteiligung weiterer bürgerlicher Parteien an einer neuen Regierung wurde Hitler dann auch am 30. Januar 1933 zum Reichskanzler ernannt, in dessen Kabinett weitere einflußreiche Positionen seinen Vertrauten Frick und Göring zufielen. Diese neue Regierung löste den eben gewählten Reichstag wieder auf, schrieb für den 5. März 1933 Neuwahlen aus, deren Vorbereitung unter beispiellosem Terror der SA gegen die Organisationen der Arbeiterklasse stattfand, und inszenierte schließlich Ende Februar den Reichstagsbrand, der den Vorwand für weitere Notverordnungen abgab, die die politischen Gegner des neuen Regimes endgültig entrechteten. Trotz des massiven Terrors, in dessen Eskalation auch die berüchtigten Konzentrationslager entstanden, hatten sich bei den Reichstagswahlen im März noch fast 5 Millionen Wähler für die KPD entschieden, deren Vertreter jedoch ihre parlamentarischen Rechte nicht mehr wahrnehmen konnten. Als schließlich am 23. März 1933 der neugewählte Reichstag mit den Stimmen der Abgeordneten der konservativen bürgerlichen Parteien ein von Hitler gefordertes »Ermächtigungsgesetz« beschloß, das dem Kabinett die Verabschiedung von Gesetzen ohne Zustimmung des Parlaments möglich machte, war die parlamentarische Herrschaftsform endgültig beendet. Die ihm scheinbar legal zugebilligte Machtfülle nutzte Hitler in den folgenden Monaten dazu, alle noch existierenden demokratischen Kräfte und Institutionen gewaltsam auszuschalten. Ein im April erlassenes Gesetz »Zur Wiederherstellung des Berufsbeamtentums« wurde beispielsweise zu dem Zweck geschaffen, Staatsbeamte mit demokratischer Gesinnung aus ihren Stellungen zu entlassen und solche »nichtarischer Abstammung« in den Ruhestand zu versetzen. Anfang Mai wurde der »Allgemeine Deutsche Gewerkschaftsbund« gewaltsam aufgelöst und die »Deutsche Arbeitsfront« gegründet, mit deren Hilfe sich die NSDAP die unmittelbare Einflußnahme auf die Masse der Arbeiter und Angestellten zu sichern suchte. Im Juni wurde die Sozialdemokratische Partei verboten und eine neuerliche Terrorwelle gegen deren Funktionäre ausgelöst; diesem Schritt folgten dann die Selbstauflösungserklärungen aller anderen bis dahin noch existierenden Parteien, bis schließlich ein im Juli verabschiedetes »Reichsgesetz gegen die Neubildung von Parteien« die NSDAP zur einzigen in Deutschland zugelassenen politischen Partei erklärte. Parallel zu diesen Repressionsmaßnahmen wurde mit der Neustrukturierung der staatlichen Machtorgane begonnen, was u. a. bereits im April zur Ernennung von Gauleitern der NSDAP zu »Reichsstatthaltern« mit diktatorischen Vollmachten gegenüber den Länderregierungen geführt hatte, den Aufbau neuer Gewaltinstitutionen wie der »Geheimen Staatspolizei« einschloß und auch eine Neuordnung der Machtpositionen innerhalb der NSDAP zur Folge hatte, deren Reichsleitung neu gegliedert und um verschiedene Ämter erweitert wurde, die bestimmten Bereichen der staatlichen Organisation vorgeordnet worden sind.

Diese innerhalb eines halben Jahres vollzogene Etablierung einer totalen Diktatur verlief deshalb erfolgreich, da sie Widerstand aus demokratischer Opposition gewaltsam unterband und dabei die wohlwollende Duldung sowohl der Justiz als auch der Reichswehr erfuhr, die Hitlers Regime begrüßten. Zu diesem raschen »Erfolg« trug aber sicher auch bei, daß bei allen Maßnahmen zur Beseitigung der bürgerlichen Demokratie der Schein der Legalität gewahrt wurde, u. a. auch dadurch, daß sie über Regierungsverordnungen veranlaßt worden sind. Die zur Millionenpartei angewachsene NSDAP wurde scheinbar zur neuen und vom Vertrauen der Massen getragenen Verfechterin der »völkischen Revolution«, deren geschickt inszenierten Zustimmungsbekundungen zu jedem neuen Willkürakt den brutalen Terror verdeckten, mit dem gegen reale und angebliche Gegner der neuen Ordnung vorgegangen wurde (FREI 1987).

In der besonders raffinierten Verbindung des Einsatzes von Mitteln der Gewalt und des Terrors einerseits und der Nutzung des Legalitätsanscheins andererseits kann sicher ein Spezifikum des deutschen Faschismus bei der Durchsetzung seiner diktatorischen Herrschaft gesehen werden; ein weiteres bestand in dem extremen Antisemitismus, der bei allen politischen Entscheidungen des neuen Regimes von Anfang an zur Geltung kam und eine fortwährende radikalisierende Eskalation erfuhr (Kennzeichen J 1981; HILBERG 1982; Verfolgung 1983). Dieser für rationale Urteilsweisen schwer begreifliche Antisemitismus hatte dabei von vornherein eine politische Funktion, die darin bestand, den »Bolschewismus«, den Marxismus, jede Ausdrucksweise von revolutionärer Haltung und auch liberale sowie demokratische Bewegungen als eng miteinander verbundene Ausdrucksformen jüdischen Weltherrschaftsstrebens zu etikettieren, um den Kreis der mit Gewalt aus dem politischen Leben auszuschaltenden Gruppen und Personen möglichst weit fassen zu können (PÄTZOLD 1980).

Im Hinblick auf diese und weitere Besonderheiten der faschistischen Bewegung in Deutschland, die sie bei der sogenannten »Machtergreifung« und während der dann folgenden Jahre ausprägte — beispielsweise auch in Gestalt der maßlos werdenden rassistischen Ideologie und der mit ihr »begründeten« extremen Aggressivität gegenüber den östlichen Nachbarstaaten —, sind sicher besonders historische Ursachen in Rechnung zu stellen, auf die hier nicht näher eingegangen werden kann. Der Verfahrensweise jener mit dem Faschismus befaßten Historiker zu folgen, die es im Hinblick auf diese Eigenart der faschistischen Bewegung in Deutschland vorziehen, von der ganz eigenständigen Diktatur des »Nationalsozialismus« zu sprechen, wollen wir dennoch nicht folgen, da eine solche Charakteristik in der Gefahr steht, die in politischer und historischer Hinsicht entscheidenden Merkmale dieser Herrschaftsform randständig werden zu lassen. Genaugenommen war die faschistische Bewegung weder in Deutschland noch anderswo »national« oder »sozialistisch« und die Verknüpfung dieser für Massen von Menschen stark mit Wertungen besetzten Worte überaus demagogisch und hinterhältig. Obwohl es für bestimmte Zwecke der Kennzeichnung des Selbstverständnisses der NSDAP angemessen sein kann, vom »Nationalsozialismus« zu sprechen, sollte eine kritische historische Wertung dazu beitragen, die Illusion zu zerstören, Hitler und seinen Gefolgsleuten sei es um einen »nationalen Sozialismus« gegangen.

Die im Gefolge der Weltwirtschaftskrise stattfindende Verschlechterung der Lebensbedingungen der Bevölkerung und die im Zuge der Zuspitzung der politischen Auseinandersetzungen erfolgende Destabilisierung der staatlichen Ordnung betraf auch die deutsche Intelligenz und deren im Wissenschaftsbetrieb tätige Angehörige in vielfältiger Weise. Die finanziellen und sonstigen gesellschaftlichen Aufwendungen für die Forschung und die Hochschulentwicklung wurden eingeschränkt; ein großer Teil der nach dem Studienabschluß auf sinnvolle Tätigkeiten hoffenden jungen Menschen fand keine Arbeitsmöglichkeiten und sah sich einer ungewissen Zukunft gegenüber. Unter diesen Bedingungen mußte der in der Intelligenz unter imperialistischen gesellschaftlichen Verhältnissen ohnehin unvermeidliche Prozeß der Differenzierung und Polarisierung der politischen Standpunktbildung weitere Verschärfungen erfahren und die wesentlichen politischen Widersprüche der gegebenen Gesellschaft in der Gestalt der Herausbildung kontroverser politischer Gruppierungen widerspiegeln. Diese Entwicklung wurde von den um die politische Macht kämpfenden Parteien selbst gefördert, die sich darum bemühten, Teile der Intelligenz für sich zu gewinnen. Der NSDAP gelang es dabei nach und nach, ihren programmatischen Ideen auch unter Intellektuellen eine Anhängerschaft zu sichern, wobei sie insbesondere in tradierten nationalistischen Einstellungen und in der wachsenden Unzufriedenheit mit der krisenhaften ökonomischen Entwicklung günstige Ausgangsbedingungen für ihr propagandistisches Wirken fand. Die wichtigsten Erscheinungsformen dieses zunehmenden Einflusses der faschistischen Ideologie in der Intelligenz waren

a) die Bildung spezieller Organisationen der NSDAP für bestimmte Gruppen der akademisch gebildeten Geistesschaffenden,

b) die Gewinnung namhafter Vertreter der deutschen Wissenschaft für öffentliche Vertrauensbekundungen zur NSDAP und A. Hitler sowie

c) die Eroberung der Mehrheit der Studenten für die Idee der »nationalen Erneuerung« und eine rasche Veränderung der politischen Lebensformen der Gesellschaft.

Zu den speziellen politischen Organisationen, die die NSDAP für bestimmte Gruppen der Intelligenz und als Medien zur Verbreitung ihrer politischen Vorstellungen geschaffen hat, gehörte beispielsweise der seit 1929 unter der Leitung von Alfred Rosenberg existierende »Kampfbund für Deutsche Kultur«, der vor allem Schriftsteller und Künstler ansprechen und an die Partei binden sollte, sowie der bereits 1927 gegründete »Nationalsozialistische Lehrerbund«, in dem es auch eine Arbeitsgemeinschaft für an den Hochschulen tätige Wissenschaftler gab (FEITIN 1981). Diese und weitere ähnliche Organisationen erfaßten vor dem Januar 1933 zwar jeweils nur zahlenmäßig geringe Teile der jeweiligen Zielgruppen, erlangten jedoch durch eine umfangreiche propagandistische Aktivität einen allmählich wachsenden Einfluß und bildeten vor allem jenen Stamm von zuverlässigen Kadern aus, denen nach der sogenannten »Machtergreifung« einflußreiche Positionen in staatlichen Funktionen und Parteiämtern anvertraut worden sind. Öffentliche Vertrauensbekundungen für die NSDAP sind mehrfach, vor allem im Rahmen der unmittelbaren Vorbereitung von Reichstagswahlen, von seiten namhafter Hochschullehrer abgegeben worden, u. a. die »Erklärung deutscher Universitäts- und Hochschullehrer« vom 29. 7. 1932 und die im November 1932 abgegebene Deklaration »Deutsche Hochschullehrer für Adolf Hitler«, wobei jedoch auch hier die Zahl der sich in dieser Weise für die NSDAP engagierenden Persönlichkeiten gering blieb und mit insgesamt 87 Unterzeichnern solcher Aufrufe im Jahre 1932 bei über 7000 Hochschullehrern im Deutschen Reich nur etwas mehr als 1% von solchen »Bekennern« ausweist (BLEUEL 1968; FAUST 1980). Ausgesprochen starken Einfluß gewann die NS-Ideologie in der unter schweren Bedingungen lebenden und sich weitgehend perspektivlos erlebenden Studentenschaft, wobei etwa ab dem Jahre 1931 in den Allgemeinen Studentenausschüssen der einzelnen Hochschulen und auch in der Führung der »Deutschen Studentenschaft« als deren übergreifender Gesamtorganisation der »Nationalsozialistische Deutsche Studentenbund« tonangebend wurde und mit ausgeprägt antisemitischen Wendungen eine Reform der Hochschulausbildung und eine Erneuerung des deutschen Geisteslebens propagierte (KATER 1975; NIESSEN 1983). In dieser Bewegung war die Neigung zu extremen Urteilen und Aktionen besonders stark, weshalb sie auch von der Leitung der NSDAP gezielt für die terroristische Unterdrückung progressiver Organisationen und die Einschüchterung liberal denkender Hochschullehrer eingesetzt worden ist.

Eine zwangsläufige Folge der sozialökonomischen Bedingungen in der Weimarer Republik war jedoch auch, daß Angehörige der Intelligenz kritische Einstellungen zum System der kapitalistischen Ordnung gewannen, sich von den politischen Zielen der revolutionären Arbeiterbewegung angesprochen fühlten und aus humanistischer Verantwortung aktiv in politische Auseinandersetzungen eingriffen. Ausdrücklich gefördert wurden solche Entwicklungen auch durch die beiden großen Arbeiterparteien und vor allem durch die Kommunistische Partei Deutschlands, die spätestens seit 1923 eine auf die Gewinnung von Intellektuellen gerichtete systematische Bündnispolitik anstrebte und viele Initiativen unternahm, um auch angemessene organisatorische Formen für die Einbeziehung demokratisch gesinnter Wissenschaftler und Kulturschaffender in den antiimperialistischen Kampf zu schaffen (ALTNER; LAITKO 1986). Von derartigen Organisationen können hier vor allem genannt werden: der im Rahmen der »Internationalen Arbeiterhilfe« gebildete »Klub der Geistesarbeiter«, die »Gesellschaft der Freunde des neuen Rußlands«, in der u. a. der Physiker Albert Einstein und der Biologe Julius Schaxel mitwirkten, und der »Verein sozialistischer Ärzte«, auf den an anderer Stelle nochmals eingegangen wird. Als besonders dringendes Anliegen galt der auf diese Organisationen behutsam einwirkenden KPD die Entwicklung aufgeschlossener Haltungen gegenüber der UdSSR, wobei die Herstellung und Festigung einer Vielzahl von Kontakten gerade unter Wissenschaftlern nicht nur politische Einsichten in die neuen Möglichkeiten einer sozialistischen Gesellschaftsordnung für die Förderung der Wissenschaft erbrachte, sondern auch dazu beitrug, die staatlichen Wissenschaftsbeziehungen Deutschlands zur Sowjetunion auszubauen und konstruktiv zu gestalten (LANGE; RICHTER 1986). Als sich zum Ende der 20er Jahre deutlicher abzuzeichnen begann, daß das Monopolkapital entschiedenere Anstrengungen unternahm, um durch die Förderung der faschistischen Bewegungen und den Ausbau der militärischen Machtpotentiale einen neuerlichen Angriff auf die Arbeiterbewegung und auf das erste sozialistische Land der Welt vorzubereiten, erlangte die Entwicklung einer breiten Massenbewegung gegen die Gefahr eines imperialistischen Weltkrieges und für die Herstellung einer antifaschistischen Einheitsfront aller demokratischen Kräfte eine zentrale Bedeutung für die Politik der kommunistischen Parteien. In die vielfältigen Aktivitäten zur Mobilisierung einer breiten Abwehrfront gegen diese sich neu abzeichnenden Gefahren wurden auch Künstler und Wissenschaftler einbezogen. Besonders deutlich wurde dabei die Bereitschaft auch namhafter Intellektueller zur Unterstützung der Antikriegsbewegung der Arbeiterklasse bei der Vorbereitung und Durchführung des 1932 in Amsterdam organisierten großen Weltkongresses gegen den imperialistischen Krieg, für dessen Gelingen sich in Deutschland u. a. Bertold Brecht, Heinrich Mann, Albert Einstein und Felix Boenheim besonders engagiert einsetzten (SCHUMANN 1985). Relativ gering blieb in dieser Bewegung in Deutschland allerdings der Anteil von Vertretern der naturwissenschaftlichen und der technischen Intelligenz. Diese Konstellation zeigte sich auch bei der Zusammensetzung des nach dem Amsterdamer Kongreß im September 1932 in Berlin gegründeten »Kampfkomitees gegen den imperialistischen Krieg«, das seine Aufgabe in der Propagierung der in Amsterdam gefaßten Beschlüsse sah und ebenfalls hauptsächlich von Schriftstellern und Ärzten getragen worden ist. Ein herausragendes Beispiel aktiven demokratischen, politischen Wirkens findet sich allerdings bei dem Statistiker Emil Gumbel, der sich während der gesamten Dauer der Weimarer Republik mit Entschiedenheit gegen die Tätigkeit nationalistischer und faschistischer Geheimbunde und deren inoffizielle Förderung durch die deutsche Justiz wandte und dafür vielfältige Verfolgungen und Diskriminierungen erfuhr (BENZ 1983).

Obwohl der derzeitige Stand der Forschung es noch nicht erlaubt, einigermaßen zuverlässige Aussagen zu den quantitativen Dimensionen der angedeuteten Hauptrichtungen bei der politischen Aktivierung der Intelligenz zu treffen, zeichnet sich doch relativ deutlich ab, daß die engagierten Verfechter sowohl »linker« als auch »rechter« politischer Intentionen nur Minderheiten repräsentierten und sich als zahlenmäßig kleine Gruppen von der verunsicherten und abwartenden großen Mehrheit abhoben. Die Einstellung der übergroßen Mehrheit der Angehörigen der Intelligenz in Deutschland blieb geprägt durch ein für die bürgerliche Gesellschaft wohl typisches Selbstverständnis ihrer gesellschaftlichen Position, in der die elitäre Bedeutsamkeit der erworbenen speziellen Qualifikation, die Verpflichtung zur Respektierung der Autorität des Staates und die Ablehnung politischer Betätigung als nicht zur eigentlichen Berufsverpflichtung gehörend eine maßgebliche Rolle spielten. Da die tradierte akademische Ausbildung der fachspezifischen Vermittlung von technologisch bedeutsamem Wissen verpflichtet blieb und keine hinreichenden Vorraussetzungen für die Aneignung von Kompetenz zur Beurteilung sozialer und politischer Zusammenhänge bot, ist diese Grundhaltung nicht verwunderlich, sondern eher als Produkt einer gezielten Sozialisation für die zumeist begrenzt bleibenden Berufsrollen zu begreifen. Jene Gruppen der akademisch gebildeten Intelligenz, bei denen die übergroße Mehrheit staatsabhängige berufliche Tätigkeitsfelder fand — etwa die der Juristen oder der Pädagogen —, ließen nur in Ausnahmefällen kritische Haltungen zu den real gegebenen politischen und sozialen Verhältnissen entstehen; eher entfalteten sich solche Potentiale sowohl der Kritik am Bestehenden als auch der Konfrontation zu gefährlich erscheinenden politischen Entwicklungen in der künstlerischen Intelligenz und in der Ärzteschaft. Die Erwartung, daß ein höheres Bildungsniveau und die Bindung an tradierte humanistische Wertorientierungen die Mehrheit der deutschen Intelligenz gegen die faschistische Demagogie und repressive politische Praxis der NSDAP hätte immunisieren oder gar mobilisieren können, erwies sich als eine Illusion.

1.3. Die Schwerpunkte und Formen der faschistischen Wissenschaftspolitik bei der Ausnutzung der Intelligenz für die Machtausweitung und die Kriegsführung

Die unmittelbar nach der sogenannten »Machtergreifung« vom 30. Januar 1933 von seiten der NSDAP veranlaßten staatlichen und sonstigen politischen Maßnahmen zur Sicherung ihres Einflusses im Bereich der Kultur, der Wissenschaft und des

Hochschulwesens zielten zunächst darauf ab, die Vertreter marxistischer, sozialistischer und dem neuen Regime gefährlich scheinender liberaler Ideen aus ihren Stellungen zu vertreiben, zu diskriminieren und einzuschüchtern, um auf diese Weise eine wirkungsvolle Opposition gegen die diktatorische Machtausübung zu unterbinden (SCHLICKER; GLASER 1983). Diese Repressionspolitik traf zunächst solche Angehörige der Intelligenz besonders hart, die sich der revolutionären Arbeiterbewegung angeschlossen oder sonst öffentliche Kritik am aufkommenden Faschismus vertreten hatten; sie wurden ebenso in die »Schutzhaft«- bzw. Konzentrationslager gebracht wie die aktiven Funktionäre der Kommunistischen Partei und der dieser nahestehenden Organisationen. Zu einer systematischen Kampagne ausgebaut wurden dann nach dem Reichstagsbrand vom 5. März 1933 die Angriffe auf weitere wegen ihrer politischen Einstellungen unerwünschte Persönlichkeiten auch im Hochschul- und sonstigen Wissenschaftsbetrieb, wobei die antisemitische Doktrin der faschistischen Bewegung bereits in stärkerem Maße als Mittel der Legitimation solcher Willkürmaßnahmen zur Geltung kam und die extremen Anhänger der NS-Ideologie in der deutschen Studentenschaft als Träger dieser Verfolgungspolitik fungierten. Typisch für dieses Vorgehen waren die Boykottaktionen gegen jüdische Hochschullehrer, die der Nationalsozialistische Deutsche Studentenbund an fast allen Hochschulen initiierte, wobei die umfassendste dieser Aktionen am 1. April 1933 stattfand und mit der Forderung verbunden wurde, sämtliche jüdische Hochschullehrer und Assistenten von Hochschulen zu entfernen (vgl. Kennzeichen J 1981, S. 42f.). Auf Initiative des bereits im März geschaffenen Reichspropagandaministeriums organisierte die Führung des Studentenbundes über ihr »Hauptamt für Presse und Propaganda« danach eine stufenweise aufgebaute weitere Aktionsfolge gegen Vertreter progressiver Ideen an den deutschen Hochschulen, die mit der Veröffentlichung von »Zwölf Thesen wider den undeutschen Geist« am 12. April 1933 begann, die Erfassung des als »undeutsch« geltenden Schrifttums und dessen Entfernung aus den öffentlichen Bibliotheken einschloß und in die am 10. Mai 1933 an fast allen Hochschulorten inszenierten öffentlichen Bücherverbrennungen einmündete (STRÄTZ 1983). Die Diffamierung wissenschaftlicher und literarischer Werke als »undeutsch« betraf dabei in erster Linie das marxistische Schrifttum und die Repräsentanten pazifistischer Ideen, des weiteren aber auch viele andere bedeutende Leistungen des kritischen Realismus und der damaligen Sexualforschung — bei den zentral herausgegebenen »Feuersprüchen«, mit denen am 10. Mai herausragende Werte der Weltkultur den Flammen übergeben wurden, stand die Verurteilung der Schriften von Karl Marx und Karl Kautsky, von Heinrich Mann und Erich Kästner, von Sigmund Freud, von Erich Maria Remarque, von Alfred Kerr sowie von Kurt Tucholsky und Carl von Ossietzky im Mittelpunkt. Obwohl es für die von Studentengruppen vorgenommenen Beschlagnahmungsaktionen in den privaten und öffentlichen Bibliotheken keinerlei gesetzliche Grundlage gab, wurden sie durchweg widerstandslos und aus Angst vor Repressalien geduldet. Ein besonders makabres Zeichen des an den Hochschulen herrschenden Opportunismus und der Anbiederei an die neuen Machthaber kann darin gesehen werden, daß bei fast allen der durchgeführten Bücherverbrennungen Germanisten in offiziellen Reden diesen im Ausland als Ausdruck der geistigen Barbarei gewerteten Akt zu rechtfertigen suchten. Erreicht wurde mit dieser Aktion vor allem eine massive Einschüchterung der Hochschulintelligenz und die fortan stillschweigende Duldung einer bald darauf staatlich organisierten umfassenden Zensurpolitik, zu deren perfekter Durchsetzung ab 1935 der »Reichsschrifttumskammer« eine Reihe von Instrumenten zur Verfügung standen wie die jedes Jahr neu zusammengestellten Listen des »schädlichen und unerwünschten« Schrifttums u. a. (DAHM 1983).

Die Repressionsmaßnahmen gegen politisch mißliebige und rassistischer Abwertung ausgesetzte Wissenschaftler wurden bereits im April 1933 durch staatliche Gesetze und Verordnungen zementiert, wobei vor allem das am 7. April verkündete »Gesetz zur Wiederherstellung des Berufsbeamtentums« eine zentrale Rolle spielte. Dieses Gesetz erzwang die fristlose Entlassung aller in staatlichen und kommunalen Diensten tätigen Beamten, die kommunistischer oder sonstiger staatsfeindlicher Gesinnung verdächtigt wurden, insbesondere aller ehemaligen Mitglieder der KPD oder ihr nahestehender Organisationen, sowie die vorzeitige Pensionierung der als Juden geltenden Personen mit

Ausnahme einer kleinen Minderheit, die besondere Verdienste im ersten Weltkrieg nachzuweisen vermochte. Da Hochschullehrer und verantwortliche Mitarbeiter sonstiger staatlicher wissenschaftlicher Institutionen als Beamte galten, war ein großer Teil von ihnen von diesen Maßnahmen unmittelbar betroffen. Weitere Verschärfungen erfuhr die Auslegung dieser Gesetzgebung nach dem Erlaß des »Reichsbürgergesetzes« am 15. September 1935. Vielen der von diesen ganz abrupt einsetzenden Diskriminierungen Betroffenen blieb kaum eine andere Wahl als die Emigration, wobei vor allem ältere Personen keine Chance hatten, in Deutschland selbst oder im Ausland angemessene Beschäftigungen zu finden. Die menschliche Tragik derartiger Konsequenzen hat die neuen Machthaber ebensowenig interessiert wie die für ihre eigene Perspektive doch ganz beachtlichen Auswirkungen auf die Situation der deutschen Wissenschaft, deren personelles Potential eine starke Einbuße erfuhr. Immerhin sind im Gefolge der zwangsweisen Entlassungen und Pensionierungen bis zum Jahre 1936 annähernd 1000 Professoren und etwa 1300 Dozenten und andere habilitierte Mitarbeiter aus dem Wissenschaftsbetrieb ausgeschieden, d. h. etwa 20 bis 25% des erfahrenen und fachlich bereits ausgewiesenen Lehr- und Forschungspersonals. Zu den aus rassischen Gründen Diskriminierten und Entlassenen gehörten dabei auch solche weltbekannten Naturwissenschaftler und Nobelpreisträger wie Albert Einstein, James Franck, Erwin Schrödinger, Viktor Hess, Otto Meyerhof und Otto Loewi. Diese Vertreibungen jüdischer Gelehrter betrafen alle Wissenschaftsdisziplinen und darüber hinaus auch die Bereiche der Kunst und der Kultur, da auch die künstlerischen Hochschulen, die Museen und die bedeutenden wissenschaftlichen Bibliotheken von diesen Eingriffen nicht verschont blieben. Typisch für die neu entstandene Lage in Deutschland war dabei, daß die mit der Durchsetzung dieser Maßnahmen beauftragten Rektoren, Dekane und Kuratoren der Hochschuleinrichtungen nur in seltenen Ausnahmefällen für den Verbleib von Wissenschaftlern in ihren Stellungen eintraten und im allgemeinen rasch und mit bürokratischer Gründlichkeit die ihnen übertragenen Aufgaben erfüllten (KAISER 1983). Als besonders verläßliche Erfüllungsgehilfen bei der faschistischen Politik der »Entjudung« der Hochschulen erwiesen sich die Vertrauensleute des NS-Studentenbundes, denen durch ein am 22. April 1933 erlassenes »Gesetz über die Bildung von Studentenschaften an den wissenschaftlichen Hochschulen« Mitspracherechte bei den Leitungsentscheidungen eingeräumt und die Verantwortung für die Erziehung der studentischen Jugend übertragen worden sind.

Nur in wenigen Fällen haben von dieser antisemitischen Politik selbst Betroffene in Deutschland von Kollegen spürbare öffentliche Unterstützung erfahren, da derartige Bekundungen das Risiko der eigenen Verfolgung beinhalteten. In mutiger und wirksamer Form hat sich Albert Einstein gegen diese mit allen wertvollen Traditionen der Wissenschaft brechende Praxis des Nazi-Regimes gewandt, der Ende März 1933 seinen Austritt aus der Akademie der Wissenschaften erklärte und nicht nach Deutschland zurückkehrte (HERNECK 1985a); von seinen vielen namhaften in Deutschland bleibenden Kollegen hat nur der Physiker Max von Laue den Mut aufgebracht, Einsteins herausragende wissenschaftliche Leistungen nachdrücklich zu verteidigen (HERNECK 1985b).

Da es der NSDAP und den neuen staatlichen Machtorganen zunächst vor allem darum ging, die Hochschulen als Stätten der Reproduktion des wissenschaftlichen Nachwuchses zu erobern und hier die Bedingungen für eine ihrer Ideologie und Politik entsprechende Ausbildung zu schaffen, blieben andere wissenschaftliche Einrichtungen, etwa die Berliner Akademie der Wissenschaften oder die Forschungsinstitute der »Kaiser-Wilhelm-Gesellschaft zur Förderung der Wissenschaften« in der gleichen Zeit weniger hart von solchen Repressionen betroffen. Das Interesse der Großindustrie an der Erhaltung besonders leistungsfähiger wissenschaftlicher Potentiale in den von ihnen mitfinanzierten Einrichtungen bot hier mehr Möglichkeiten, für einzelne Personen Ausnahmegenehmigungen für die Weiterführung begonnener Arbeiten zu erreichen (HOFFMANN; SCHLICKER 1987).

Obwohl die terroristische Machtausübung der faschistischen Regierung, deren offenkundige Mißachtung der Menschenrechte bei der Unterdrückung ihrer politischen Gegner und deren weitreichende Eingriffe in den Wissenschaftsbetrieb im Sommer des Jahres 1933 deutlich zutage traten, erfuhr das Regime von vielen der in einflußreichen Positionen verbliebenen oder in solche neu berufenen Wissenschaftler öffentliche Anerkennung und Unterstützung. Ein charakteristisches Beispiel dafür stellt das von etwa 800 namhaften Hochschullehrern unterzeichnete »Bekenntnis der Professoren an den deutschen Hochschulen zu Adolf Hitler und dem nationalsozialistischen Staat« vom 11. November 1933 dar, das bei einer Großkundgebung in Leipzig verabschiedet worden ist und anschließend als Buch mit den Hauptreden dieser Veranstaltung in mehrere Sprachen übersetzt in aller Welt verbreitet wurde. Im Mittelpunkt dieser Vertrauensbekundung stand dabei die vorbehaltlose Zustimmung zu Hitlers Programm der Erringung einer Vormachtstellung Deutschlands in Europa und die Verniedlichung der terroristischen Formen seines Machtgebrauchs, die als Erfindungen einer bösartigen Greuelpropaganda bezeichnet worden sind.

Um die für ihr Anliegen einer straffen zentralistischen Führung der Wissenschaftseinrichtungen erforderlichen staatlichen Instrumente einsetzen zu können bzw. aufzubauen, begann nach dem 30. Januar 1933 auch die zielstrebig vorangetriebene Neubesetzung derartiger Institutionen mit als politisch verläßlich angesehenen Wissenschaftlern und Verwaltungsbeamten. Dies betraf vor allem die für die Hochschulen und sonstigen wissenschaftlichen Einrichtungen zuständigen Hochschulabteilungen der Länderministerien für Kultur bzw. für Volksbildung, wobei in Preußen mit dem bedeutendsten Wissenschaftspotential im März 1933 der dem Faschismus treu ergebene Mathematiker Theodor Vahlen zum Leiter der Hochschulabteilung des Kultusministeriums berufen worden ist (SIEGMUND-SCHULTZE 1984). Um die Durchsetzung einheitlicher Vorgehensweisen bemühten sich dabei zunächst Parteidienststellen der NSDAP, bis der starke Drang zu weiteren Zentralisierungen der staatlichen Machtkompetenzen zur Errichtung des »Reichsministeriums für Wissenschaft, Erziehung und Volksbildung« führte, mit dessen Leitung ab Mai 1934 Bernhard Rust beauftragt wurde. Vorrangig vorangetrieben wurde mit Hilfe dieser neuen Instanz die faschistische Personalpolitik im Hochschulbereich, die Durchführung einer weitreichenden Studienreform und die Lenkung der verschiedensten wissenschaftlichen Vereinigungen und Gesellschaften. Im Bereich der Personalpolitik, wo es u. a. um die Besetzung von leitenden Stellungen und um die Ersatzberufungen für die Vielzahl ausgestoßener und zur Emigration getriebener Wissenschaftler ging, galt politische Zuverlässigkeit mehr als fachliche Kompetenz, wobei jedoch auch die Mitwirkung verschiedener Parteidienststellen, etwa der im Juli 1934 beim Stellvertreter des Führers Rudolf Hess geschaffenen »Hochschulkommission« oder der Gauvertretungen des Nationalsozialistischen Dozentenbundes die Einheitlichkeit der Urteilsbildung erschwerte und manche Möglichkeiten bot, derartige Instanzen gegeneinander auszuspielen (KELLY 1980; ZOMACK 1985). Sehr schwer zu beurteilen ist dabei, wie sich die Wissenschaftler an den Hochschulen und vor allem in den nach wie vor bei Berufungen zu Vorschlägen und Stellungnahmen berechtigten Fakultäten mit den neuen Bedingungen auseinandersetzten oder auch arrangierten, wobei wohl gerade von hier auch in vielen Fällen Impulse zur Aufwertung des Leistungsaspekts ausgegangen sein dürften. Eingehende Analysen der in diesen Prozessen dann für ganze Fachdisziplinen bedeutsamen Wandlungen des Hochschullehrerbestandes liegen bislang nur in Ansätzen vor und dürften noch interessante Einsichten erbringen (BEYERCHEN 1980). Außerordentlich großen Wert legten die neuen Machthaber auf jeden Fall auf die systematische und umfassende Ausbildung des wissenschaftlichen Nachwuchses im Sinne ihrer Ideologie und Politik, wozu ebenfalls neue Formen und rechtliche Reglungen geschaffen worden sind. Bereits in den Jahren 1934 und 1935 wurde den Fakultäten das Recht der Erteilung der »venia legendi« und der Zulassung zur Habilitation entzogen und dem neuen Ministerium übertragen und über die am 13. Dezember 1934 erlassene »Reichshabilitationsordnung« überdies die Trennung der Habilitation von der Erteilung der Lehrbefugnis verfügt, wobei für die letztere der Nachweis der Eignung für eine Lehrtätigkeit im Geiste des nationalsozialistischen Staates zu erbringen war. In den von 1934 an regelmäßig durchgeführten »Dozentenlagern« bzw. »Habilitationslagern«, die sowohl der nationalsozialistischen Schulung als auch der wehrsportlichen Ertüchtigung dienten, waren solche Nachweise zu erwerben, sofern sie nicht durch länger dauernde Tätigkeit in Funktionen der NSDAP erbracht werden konnten (LOSEMANN 1980).

Das wesentliche Ziel der angestrebten grundlegenden Reform des Studiums wurde darin gesehen, den akademischen Nachwuchs politisch fest an die neue Ordnung zu binden und zur Ausübung sogenannter »Führungsfunktionen« zu befähigen. Faktisch ging es dabei vor allem um die Einführung einer breiten wehrpolitischen und »rassenhygienischen« Grundausbildung, die in den einzelnen Fachdisziplinen in unterschiedlicher Weise realisiert worden ist. Die Zulassungen zum Hochschulstudium wurden 1933 zunächst wesentlich reduziert, da angeblich für eine große Zahl von Absolventen keine Beschäftigungsmöglichkeiten bestanden. Während 1933 und 1934 noch eine kleine Zahl von jüdischen Studenten zur Hochschulausbildung zugelassen worden ist, erfolgten danach weitere radikale Einschränkungen für derartige Ausbildungen.

Die sogenannte »Gleichschaltung« der wissenschaftlichen Vereinigungen und Gesellschaften erfolgte ab 1933 zunächst in der Weise, daß nichtarische Wissenschaftler aus den Vorständen und dann auch aus diesen Organisationen generell ausgeschlossen, daß die Vorstände bzw. Leitungen vom Reichsministerium für Wissenschaft überprüft, z.T. neu strukturiert oder eingesetzt und daß übergreifende neue Vereine mit einer nach dem Führerprinzip gestalteten Leitung begründet wurden, wie etwa die dem Zusammenschluß aller technisch-wissenschaftlichen Vereine dienende »Reichsgemeinschaft der technisch-wissenschaftlichen Arbeit« oder der »Nationalsozialistische Bund Deutscher Technik« (WEINGART 1985).

Innerhalb eines verhältnismäßig kurzen Zeitraums von annähernd drei Jahren hatte die faschistische Wissenschaftspolitik in Deutschland eine völlig neuartige Situation für die Wissenschaft hervorgebracht, die vor allem gekennzeichnet war:
a) durch die Ausschaltung fast aller Möglichkeiten zur Äußerung von Opposition und Kritik am gegebenen System der politischen Verhältnisse;
b) durch die Ausprägung einer umfassenden zentralen staatlichen und politischen Kontrolle der wissenschaftlichen Institutionen und
c) durch die weitgehend erzwungene Bereitschaft der Wissenschaftler, ihre Tätigkeit in der Lehre und in der Forschung nach den Interessen und Orientierungen der neuen Machthaber zu gestalten.

Dem massiven Druck von oben kam dabei eine stark ausgeprägte Anpassungsbereitschaft entgegen. Damit waren die wichtigsten Voraussetzungen dafür entstanden, daß die deutsche Wissenschaft auch in der folgenden Phase der unmittelbaren Kriegsvorbereitung für die Zwecke der faschistischen Diktatur nutzbar gemacht werden konnte.

Diese nächste Phase der Entwicklung begann 1936 mit der im Oktober dieses Jahres erfolgten Verkündung des Vierjahresplanes, mit dessen Hilfe die wirtschaftlichen und militärischen Potentiale des Deutschen Reiches rasch ausgebaut und zu einer weitgehend autarken Leistungsstruktur geführt werden sollten. Für die Wissenschaft bedeutete dies in erster Linie die Forderung nach einer stärkeren Orientierung auf die für die Industrie und das Militär vorrangig wichtigen Aufgaben. Zum Zwecke der strengeren staatlichen Lenkung und Kontrolle wurden dabei auch neue Instrumente der Wissenschaftssteuerung geschaffen, etwa der 1937 gebildete »Reichsforschungsrat«, zu dessen Präsidenten der Artilleriegeneral und Dekan der »Wehrtechnischen Fakultät« der Technischen Universität Berlin, Becker, berufen wurde, und die »Abteilung Forschung und Entwicklung« des 1938 eingerichteten »Reichsamtes für Wirtschaftsaufbau«, deren Leitung dem IG-Farben-Direktor Krauch übertragen worden ist. Die Bereitstellung umfangreicher staatlicher Mittel für die Forschungsförderung in den als besonders wichtig geltenden Bereichen der Rohstoffablösung, der Treibstoffentwicklung, der Nachrichten- und der Waffentechnik sowie des Flugzeug-, des Schiffs- und des Kraftfahrzeugbaus ermöglichte den raschen Ausbau von Forschungs- und Entwicklungseinrichtungen in der Industrie und im Militärwesen, die einer großen Zahl junger Wissenschaftler technisch interessante Arbeitsmöglichkeiten boten und den Eindruck einer wissenschaftsfreundlichen Haltung des Regimes hervorriefen (MEHRTENS 1980). Ein besonderes Gewicht erlangten dabei die zentral gesteuerten Einrichtungen der Luftfahrtforschung – die bereits 1936 wegen ihres Vorranges bei den Aufrüstungsbestrebungen durch die Bildung einer Akademie für Luftfahrtforschung in Berlin einen weiteren Ausbau erfuhren –, die Technischen Hochschulen und die Industrieforschungslabors der großen Konzerne. In diesen Jahren gelang es deutschen Wissenschaftlern auch noch, in durchaus bemerkenswertem Umfange bedeutende Entdeckungen und Erfindungen zu machen, die allerdings überwiegend im Bereich der Industrieforschung realisiert wurden. Dazu gehörten u. a. die Entwicklung leistungsfähiger Elektronenmikroskope, der technischen Voraussetzungen der elektronischen Bildübertragung und des Baus leistungsfähiger rechentechnischer Systeme sowie eine große Zahl neuer Verfahren zur chemischen Stoffumwandlung. Die wichtigste Leistung der naturwissenschaftlichen Grundlagenforschung dieser Jahre war die Entdeckung der Urankernspaltung im Jahre 1938 am Kaiser-Wilhelm-Institut für Chemie durch Otto Hahn und Lise Meitner, deren Bedeutung für neue Verfahren zur Energiefreisetzung erst später begriffen wurde. Für die staatliche Wissenschaftspolitik waren derartige Leistungen weitgehend irrelevant, was seinen Ausdruck auch darin fand, daß die als Jüdin geltende Lise Meitner noch 1938 zur Emigration gezwungen wurde; das vorrangige Interesse galt unmittelbar technisch nutzbaren und möglichst umgehend für die Produktion oder das Militär einsetzbaren Ergebnissen (HOFFMANN; SCHLICKER 1987). Von solchen pragmatischen Zielstellungen bestimmt wurden auch weitere wissenschaftliche Arbeitsfelder wie die Landwirtschaftswissenschaften, die Veterinärmedizin oder auch die Psychologie. Bei letzterer stand das Interesse im Vordergrund, neue Mittel und Methoden zur Steigerung des individuellen Leistungsvermögens der Menschen in der Produktion und in einem künftigen Kriegseinsatz zu gewinnen, weshalb auch vorrangig solche Gebiete ausgebaut worden sind wie die Arbeitspsychologie und die Eignungsdiagnostik für Kadereliten, u. a. für das im raschen Ausbau befindliche Offizierskorps der Wehrmacht (GEUTER 1984; Psychologie 1985).

Welchen ungeheuer großen Preis die deutsche Wissenschaft für diese ihr scheinbar großzügig gewährten Entwicklungsmöglichkeiten zahlen mußte, wurde offensichtlich, als das faschistische Regime die unmittelbare Umsetzung seiner aggressiven Eroberungspolitik begann und mit der Auslösung des zweiten Weltkrieges auch die endgültige und totale Unterordnung aller wissenschaftlichen Tätigkeiten unter seine Herrschaftsinteressen erzwang. Diese Unterordnung umfaßte die Unterbrechung aller längerfristig angelegten Entwicklungsprojekte zugunsten der direkt als kriegsentscheidend angesehenen Vorhaben durch Verfügung von Göring und Speer aus den Jahren 1940 und 1942, die fortlaufende weitere Einschränkung des Lehrbetriebes an den Hochschulen und auch erhebliche Verschärfungen der politischen Kontrollen und Eingriffe durch die Sicherheitsdienste des Staates. Zu den unmittelbaren Auswirkungen der ersten Kriegsjahre gehörten dabei:
- die Einberufung eines erheblichen Teils der wissenschaftlichen Kader zum Militärdienst,
- die Kürzung der Forschungsmittel und
- die Reduzierung des Lehrbetriebes an den Hochschulen.

Vor allem ab dem Jahre 1943 erfuhren diese Restriktionen weitere Verschärfungen, wobei die Zerstörung vieler wissenschaftlicher Einrichtungen durch die Ausweitung der Luftangriffe die Bedingungen für die Fortführung von Forschungs- und Lehraufgaben weiter verschlechterte. Die Neukonstituierung des Reichsforschungsrates im Juni 1942, bei der Göring das Amt des Präsidenten übernahm, und eine 1943 eingeleitete Aktion zur Rückbeorderung wissenschaftlicher Kader aus dem Wehrmachtsdienst sollten diesen Verfallsprozessen zwar entgegenwirken; diese genannten Maßnahmen mußten jedoch angesichts der schon eingetretenen Verluste und zunehmend enger werdenden Spielräume für wirksame Investitionen bereits ohne Erfolg bleiben.

In welch starkem Maße es dem faschistischen Regime unter diesen Bedingungen dennoch gelang, Wissenschaftler für ausgesprochen antihumane Wirkungsformen zu gewinnen, belegen die zahlreichen Beispiele der bedenkenlosen Mitwirkung von Intellektuellen an den von dieser Diktatur veranlaßten Verbrechen gegen die Menschlichkeit. Diese Mitwirkung betraf ebenso die Staats- und Rechtswissenschaften wie etwa Wirtschaftswissenschaften und Statistik, deren Vertreter im Justiz- und Polizeiapparat oder bei der Erarbeitung der Planungsunterlagen für die Germanisierung eroberter Territorien an der Umsetzung der faschistischen Weltherrschaftspläne mitarbeiteten. Eine besondere Rolle spielten dabei die in den Kriegsjahren in den okkupierten Territorien Polens geschaffenen Ostforschungsinstitute, über deren unmittelbare Mitwirkung bei der Planung und Organisation der wirtschaftlichen Ausplünderung und der Menschenvernichtung uns erst wenige aufschlußreiche Untersuchungen vorliegen (GOGUEL 1964; HEIM; ALY 1986). In dem Maße allerdings, in dem die Kriegserfahrungen deutlich werden ließen, daß das faschistische System dem weltweiten Widerstand der Anti-Hitler-Koalition nicht standhalten konnte, traten auch Besinnungsprozesse ein, die Wissenschaftler häufiger zögern ließen, ihre Sachkenntnisse vorbehaltlos und uneingeschränkt in den Dienst des Regimes zu stellen. Die unmittelbare Beteiligung an Aktionen des antifaschistischen Widerstandes blieb auch zu dieser Zeit bei Wissenschaftlern die seltene, aber hoch anzuerkennende Ausnahme; wachsendes Gewicht erlangten jedoch im Ausland die von Emigranten getragenen Vorbereitungen auf eine demokratische Erneuerung Deutschlands nach der Zerschlagung der faschistischen Diktatur (SCHLICKER 1986).

Da viele Aspekte der Entwicklung der Wissenschaft in Deutschland unter dem direkten Einfluß der Kriegsbedingungen, sowohl die der Wandlungen staatlicher Eingriffsmodalitäten als auch die der inhaltlichen Ausrichtung der Forschung und der dabei erreichten Ergebnisse, noch einer weiteren eingehenden Untersuchung bedürfen oder für die Medizin in den folgenden Kapiteln dargestellt werden, kann der Überblick über die wesentlichen Entwicklungstrends an dieser Stelle abgeschlossen werden.

1.4. Die destruktiven Auswirkungen der faschistischen Diktatur auf die Wissenschaftsentwicklung

Von einer Wissenschaftspolitik des faschistischen Herrschaftssystems in Deutschland kann genaugenommen nur insofern gesprochen werden, als dieses zielstrebig und massiv in das historisch gewachsene Wissenschaftssystem eingriff, um seine politisch motivierten Machtansprüche durchzusetzen. Die entscheidenden Komponenten dieser Art von Eingriffen betrafen die Ausschaltung der wegen ihrer politischen Überzeugungen oder wegen ihrer rassischen Herkunft verfemten Gruppen von Wissenschaftlern, die Durchsetzung der faschistischen Ideologie als Basis der Aus- und Weiterbildung des wissenschaftlichen Nachwuchses, die Umverteilung wissenschaftlicher Potentiale zugunsten der für das System vorrangig wichtig erscheinenden Aufgabenbereiche der Forschung und die Errichtung eines zentralistischen staatlichen Systems der Steuerung und Kontrolle dieser Momente der Wissenschaftsentwicklung. In diesen Bereichen erwies sich die faschistische Wissenschaftspolitik auch durchaus als effizient und wirksam, wobei die Radikalität des Vorgehens der neuen Machthaber und die dadurch erzwungene Anpassungsbereitschaft eines großen Teils der Wissenschaftler die Realisierung der angestrebten Ziele innerhalb eines sehr kurzen Zeitraums ermöglichte. Kaum ausgeprägt waren demgegenüber Vorstellungen, Methoden oder auch Erprobungsmöglichkeiten für weiterreichende inhaltliche Umgestaltungen des gesamten Wissenschaftssystems, die es dem Selbstverständnis der faschistischen Diktatur gemäß eigentlich hätte geben müssen. Die von einigen besonders fanatischen Parteigängern der NS-Ideologie unternommenen Versuche zur weltanschaulichen Neubegründung von Wissenschaftsdisziplinen — etwa zur Konstituierung einer »deutschen« bzw. »arischen« Physik oder Mathematik — mußten ebenso kläglich scheitern wie die Bemühungen um den Aufbau gesamtstaatlicher Instrumentarien zur Forschungsleitung, denen ab 1936 zunehmendes Interesse galt, zu denen jedoch weder klare Konzepte für ihre Funktion noch angemessene Methoden relevanter Planung und Kooperationsförderung geschaffen werden konnten. Die eindeutige Dominanz machtpolitischer Interessen und der Orientierung auf die rasche Stabilisierung der neuen Herrschaftsform auch im Wissenschaftsbereich hat — da sie in einem grundlegenden Widerspruch zu den für eine kapitalistische Gesellschaft typischen und wesentlichen Erfordernissen der relativen Freiheit und Autonomie des Wissenschaftsbetriebes stand — vorwiegend destruktive Folgewirkungen gehabt. Dazu gehörten auch solche, die sicher nicht beabsichtigt worden sind und die vorrangig zu Leistungsbeeinträchtigungen statt zu einem höheren Leistungsvermögen der Wissenschaft für das gegebene gesellschaftliche System geführt haben. Besonders tiefgreifend waren dabei die negativen Auswirkungen der rigorosen Vertreibung eines bedeutenden Anteils des personellen Potentials der deutschen Wissenschaft, die nicht einfach nur den Verlust einer bestimmten Anzahl gut ausgebildeter Personen bedeutete, sondern auch den Zerfall bedeutender wissenschaftlicher Schulen zur Folge hatte, zum Niveauabfall der akademischen Lehre und in vielen Fällen zum Abbruch bedeutender Entwicklungslinien in der Forschung führte. Die Hoffnung der in grundlegende wissenschaftliche Belange großzügig hineinregierenden Vertreter des faschistischen Machtapparates, diese Verluste an personellen Kapazitäten relativ rasch durch den Einsatz von weltanschaulich und politisch als verläßlich geltenden Nachwuchskadern ausgleichen zu können, waren illusionär und zeugten davon, daß die komplizierten Bedingungen der Entwicklung wissenschaftlich produktiver Kräfte, die lange Zeit erfordern und konstruktives Denken fördernde Anforderungsstrukturen in den wissenschaftlichen Institutionen selbst voraussetzen, nicht in Rechnung gestellt worden sind.

Weitreichende negative Folgen hatte auch die ebenfalls vorrangig von machtpolitischen Bestrebungen geleitete Umgestaltung der Aus- und Weiterbildung des wissenschaftlichen Nachwuchses, zu der neben der Einschränkung der Studentenzahlen vor allem auch eine immense Beeinträchtigung der Vermittlung spezieller fachlicher Kompetenzen zugunsten eines steten Ausbaus der rassenhygienischen, wehrpolitischen und wehrsportlichen Schulung gehörte. Die Vielfalt der dabei vor allem auf Disziplinierung und Indoktrination ausgerichteten Einflußnahmen bewirkte, daß die Bewertungskriterien für den Erfolg der akademischen Qualifizierung fortlaufend Verschiebungen zugunsten wissenschaftlich bedeutungsloser Parameter erfuhren, wodurch kreatives Leistungsvermögen und eine gehaltvolle Wahrnehmung sozialer Verantwortung nur noch bei einer Minderheit der Studierenden Entwicklungschancen besaßen. Insbesondere die nach dem Jahre 1936 in die Hochschulausbildung eingetretenen jungen Menschen sind dabei weitgehend um eine solide fachliche Qualifikation betrogen worden und haben nur in seltenen Ausnahmefällen innerhalb dieses Systems die Voraussetzungen für späteres konstruktives wissenschaftliches Leistungsvermögen erwerben können.

Weitere, die Wissenschaftsentwicklung in eine destruktive Richtung drängende Bedingungen, die hier nur genannt werden können, waren:

a) die starke Beschränkung der internationalen Kontakte für deutsche Wissenschaftler, die diese zunehmend in die Isolierung drängten und von der Teilnahme an andernorts entstandenen Innovationen ausschlossen;

b) die erhebliche Einschränkung der Selbstbestimmungsmöglichkeiten der Wissenschaftler über die zu bearbeitenden Probleme und die einzusetzenden Methoden der Forschung und

c) die unzureichende Bereitstellung und disproportionale Verteilung materieller Ressourcen für das Wissenschaftssystem, wobei angesichts der enormen Aufwendungen für die Kriegsvorbereitung und -führung ab 1939 keine Möglichkeiten mehr existierten, die Überalterung der Ausstattung der wissenschaftlichen Institutionen und die direkten Kriegsverluste zu kompensieren.

Die Vielzahl der durch restriktive Eingriffe in das Wissenschaftssystem provozierten langfristig wirksam werdenden Leistungs- bzw. Effizienzbeeinträchtigungen lassen die Frage nach den dafür maßgeblichen Ursachen entstehen, zu der hier nur einige Überlegungen skizziert werden können. Unter den Bedingungen einer von den Gesetzen der kapitalistischen Produktion bestimmten Gesellschaft verkörpert der Staat vor allem das politische Machtinstrument der ökonomisch herrschenden Klasse. Dabei fällt seinen Repräsentanten und Institutionen auch die nicht immer einfach zu lösende Aufgabe zu, das Gesamtinteresse des Kapitals an der Sicherung der Stabilität der gegebenen gesellschaftlichen Ordnung gegenüber den auseinanderstrebenden Partialinteressen seiner verschiedenen Fraktionen und Gruppen zur Geltung zu bringen. Insofern dieses Gesamtinteresse auf bestimmten Entwicklungsstufen der Gesellschaft auch die Förderung, Steuerung und Nutzung der Wissenschaft mit umfaßt — sei es zum Zwecke der hinreichenden Ausbildung von vielseitig einsetzbaren Arbeitskräften, zur Vermeidung hoher Risiken der physischen Existenzbedingungen der Bürger oder auch anderen Erfordernissen —, wird es durch die zunehmende Ausprägung entsprechender staatlicher Instrumentarien mit wissenschaftspolitischen Funktionen wahrgenommen. Eine zentrale Rolle für den Ausbau eines staatlich organisierten Wissenschaftssystems spielen dabei naturgemäß die zur Reproduktion des Wissenschaftspotentials unerläßlichen höheren Bildungseinrichtungen und solche für die Forschung geschaffenen Institutionen, in denen übergreifenden Aufgaben der Erkenntnisentwicklung nachgegangen werden kann. Bis zum Ende der Weimarer Republik war dabei unter spezifischen historischen Bedingungen ein relativ breitgefächertes, gut organisiertes, leistungsfähiges und z. T. mit staatlichen, z. T. mit Zuwendungen der Industrie finanziertes Wissenschaftssystem entstanden, das den gesellschaftlichen Erfordernissen weitgehend zu entsprechen vermochte. Ein wichtiges Moment der effizienten Funktion dieses Systems bestand dabei darin, daß inhaltlich bedeutsame Entwicklungsfragen, beispielsweise die der Probeauswahl für die Forschung, die der fortlaufenden Anpassung der Hochschulausbildung an den sich verändernden Erkenntnisstand oder auch die der Nachwuchsgewinnung für die wichtigsten wissenschaftlichen Einrichtungen, in der Entscheidungskompetenz der Wissenschaftler selbst verblieben. Diese besaßen für die Konsensbildung zu den die eigenen Institutionen übergreifenden Fragen auch in der Gestalt von wissenschaftlichen Vereinigungen und Beratergremien zweckmäßige Einrichtungen, mit deren Hilfe sie den staatlichen Instanzen gegenüber ihre Interessen und Standpunkte nahebringen konnten. Allerdings blieb die mit diesen »Mechanismen« gesteuerte Entwicklung hinsichtlich der Erfordernisse einigermaßen proportionaler Strukturbildungen und der Sicherung der materiellen Bedingungen immer nur in einem labilen und oft bedrohten Gleichgewichtszustand und war überaus kräfteverschleißend in bezug auf die Aufwendungen für die Beschaffung von Mitteln und die Gewinnung staatlicher Zustimmungen zu den angestrebten Regelungen.

Mit dem Übergang zur diktatorischen Handhabung der staatlichen Macht im Interesse der ökonomisch stärksten und innen- wie außenpolitisch aggressivsten Kräftegruppen des Monopolkapitals begann ein neuartiges System der Lenkung und Indienstnahme der Wissenschaft, das auf Stabilisierung abzielte, jedoch faktisch zur Zuspitzung und Verschärfung latenter Widersprüche führte. Das tradierte institutionelle System der staatlich organisierten Sektoren der Wissenschaft blieb dabei zunächst erhalten, erfuhr jedoch weitgehende inhaltlich bedeutsame Modifizierungen durch den Ausbau der für die Kriegsvorbereitung und die innere Machtabsicherung als vorrangig wichtig geltenden Bereiche der Forschung und Ausbildung, was angesichts der nur begrenzt verfügbaren Mittel für das Ganze zu Einschränkungen und Stagnationen in anderen Arbeitsfeldern führen mußte. Die Verschärfung der Eingriffe staatlicher und parteipolitischer Instanzen in den Wissenschaftsbetrieb, die einerseits der politischen Intention der Eliminierung aller das System gefährdenden Potentiale und andererseits der Absicht folgten, die erwünschten Leistungen zu stimulieren, schränkte die Wirksamkeit sonst in der Wissenschaft lebendiger Triebkräfte der Entwicklung, insbesondere der individuellen Motive der Wahrheitsfindung und der humanen Nutzung von Erkenntnissen erheblich ein. Mit Bezug auf die Naturwissenschaften ist dieser Zusammenhang sehr treffend von BERNAL charakterisiert worden, der in einer speziell den Auswirkungen des Faschismus auf die Wissenschaft gewidmeten Studie schrieb: »Wir haben gesehen, daß sich die Naturwissenschaft überall mit der Industrie entwickelt und daß sie in immer engere Verflechtung mit dem Monopolkapitalismus und der Wirtschaft der Länder gerät. Bisher war dies ohne drastische Eingriffe in das innere Wachstum der Wissenschaft vonstatten gegangen, ohne Angriffe auf ihre Grundprinzipien der freien Forschung und Veröffentlichung. Dieser Zustand ist nun nicht mehr universell. Mit dem Aufkommen des Faschismus begann ein direkter Angriff auf diese Prinzipien, der, läßt man ihn sich ausbreiten, den Fortschritt selbst und die Existenz der Wissenschaft bedroht.« (BERNAL 1986, S. 220).

Mit diesen Eingriffen staatlicher Machtorgane in den Wissenschaftsbetrieb wuchs darüber hinaus aber auch das Risiko, aus momentanen pragmatischen Interessenkonstellationen, subjektiven Sichtweisen und rücksichtslosem egoistischen Machtgebrauch von kleinen Gruppen oder einzelnen Personen erwachsende Entscheidungen zur Geltung zu bringen, deren Auswirkungen auf die Wissenschaftsentwicklung unzureichend bedacht worden sind und z. T., vor allem in den Kriegsjahren, ausgesprochen chaotische Verhältnisse hervorriefen. Eine besondere Rolle hat dabei sicher auch der Umstand gespielt, daß in einem diktatorischen Regime vom faschistischen Typ partielle Verselbständigungen der politischen Machtausübung stattfanden, in deren Gefolge auch solche Momente wie der fanatische Wille zur Durchsetzung ideologischer Prinzipien (etwa des zur Staatsdoktrin erhobenen Antisemitismus), das Streben nach der Ausweitung von Kompetenzen und Einflußphären von Instanzen und Organisationen oder auch ganz triviale persönliche Beziehungen für wissenschaftspolitische Entscheidungen wie die Institutionenbegründung oder Mittelzuweisungen enormes Gewicht erlangen konnten. In ihrer Gesamtheit waren diese neuen Bedingungen zunehmend schwerer nach rationellen Gesichtspunkten überschaubar, von den

Wissenschaftlern selbst nur noch in begrenztem Umfange und in bestimmten Bereichen zu beeinflussen sowie wesentlich von Willkür geprägt. Angesichts der zentralistischen Formen der Wissenschaftslenkung erscheint diese Entwicklung paradox; sie entsprach jedoch genau der Logik der diktatorischen Machtausübung in einem imperialistischen System, in dem die Partialinteressen bestimmter Gruppen des Monopolkapitals gegenüber den Erfordernissen der Systemstabilisierung endgültig und ausschließlich bestimmend geworden sind.

Unübersehbar ist allerdings auch, daß eine solche Wissenschaftspolitik nicht in dieser Radikalität und in dem tatsächlich erreichten Tempo hätte durchgesetzt werden können, ohne in der Hinnahmebereitschaft eines wesentlichen Teils der Wissenschaftler und durch die aktive Unterstützung bestimmter Gruppen der Intelligenz günstige Bedingungen zu finden. Die historische Verantwortung für das Geschehen liegt demnach zu einem erheblichen Teil auch bei den in Deutschland verbliebenen Intellektuellen selbst und vor allem bei jenen, die sich in das staatliche und parteipolitische System der Steuerung der Wissenschaft widerstandslos einordneten oder es selbst mit zu tragen bereit waren. Wieweit dieser Eigenanteil der Wissenschaftler an der Destruktion der Wissenschaft, speziell in der Medizin, reichte, welche Gruppen ihn vor allem realisierten und welche Motive dabei eine maßgebliche Rolle spielten, soll jedoch erst nach der Darstellung der für die Medizin relevanten Formen und Ergebnisse dieser Entwicklung, das heißt zum Abschluß dieses Buches, besprochen werden. Auch dabei können die anzubietenden Erklärungen weder vollständig noch ausreichend sein, solange nicht auch für andere große Wissenschaftsbereiche noch eingehendere Analysen erarbeitet sein werden und die Basis für übergreifende Verallgemeinerungen liefern.

2.
Die Durchsetzung des faschistischen Herrschaftsanspruchs in der Medizin und der Aufbau eines zentralistisch organisierten Medizinalwesens

2.1. Zur Situation der Gesundheitsfürsorge und der Ärzteschaft in der Weimarer Republik – unbewältigte Widersprüche und deren Widerspiegelung in den politischen Strömungen in der Ärzteschaft

Zu Beginn der Weimarer Republik besaß Deutschland mit einer wissenschaftlich hochstehenden Medizin, einer gut ausgebildeten Ärzteschaft, einem differenzierten System der Kranken-, Unfall- und Rentenversicherung sowie einem engen Netz von Krankenhäusern und Hygieneinstitutionen unter kommunaler und Landesverwaltung an sich günstige Voraussetzungen für eine effektive Gesundheitsfürsorge. Die nach der Verhinderung der mit der Novemberrevolution angestrebten sozialistischen Umgestaltung einsetzende Stabilisierung der kapitalistischen Herrschaft, der das neu geschaffene System der parlamentarischen Demokratie den Schein einer Teilnahme des Volkes an der politischen Machtausübung verlieh, ließ jedoch die Nutzung dieser Voraussetzungen für die Verbesserung der medizinischen Betreuung der Masse der Werktätigen und den Aufbau einer prophylaktisch orientierten Gesundheitsfürsorge nicht zu. Die Lasten der nach dem Kriege unumgänglich gewordenen Modernisierung der Industrie und der aufzubringenden Reparationsleistungen wurden alleine den Werktätigen aufgebürdet, die bei erhöhtem Leistungsdruck infolge der rasch vorangetriebenen kapitalistischen Rationalisierung unter elenden Einkommens- und Versorgungsbedingungen leben mußten. Die staatlichen und kommunalen Aufwendungen für das Gesundheits- und Sozialwesen reichten in den Jahren der Nachkriegskrise bei weitem nicht aus, um den Betreuungserfordernissen zu entsprechen, zumal Millionen von Opfern des Weltkrieges versorgt werden mußten. Die von den Werktätigen selbst aufgebrachten Mittel der Sozialversicherung waren durch den Krieg und die Inflation derart begrenzt, daß Erweiterungen der Betreuungsleistungen damit nicht finanziert werden konnten. Die überwiegende Mehrheit der in Deutschland im Jahre 1919 registrierten rund 33 000 Ärzte war nicht imstande, die wesentlichen sozialökonomischen Ursachen der widerspruchsvollen Situation der Medizin in dieser Zeit zu begreifen; sie neigte vielmehr dazu, die Schuld für die auch ihre eigenen Existenzbedingungen beeinträchtigenden Gegebenheiten dem verlorenen Krieg, der Unfähigkeit der zunächst vor allem von der Sozialdemokratie gestellten Regierungen oder den Sonderinteressen der Sozialversicherung anzulasten. Die feindselige Haltung gegenüber den Einrichtungen der Sozialversicherung beruhte dabei darauf, daß diese bei der Festlegung der Honorare für die ärztlichen Leistungen in der Kassenpraxis und bei der Bereitstellung der Mittel für die Krankenhausbehandlung der Versicherten auf Sparsamkeit und Kostensenkung orientiert waren und den von ihnen abhängigen Ärzten deshalb als ausbeutende Institutionen erschienen. Diese Einstellung war über einen längeren Zeitraum hinweg von den führenden standesärztlichen Organisationen, insbesondere von dem seit dem Jahre 1901 als wirtschaftliche Interessenvertretung der niedergelassenen Ärzte fungierenden »Verband der Ärzte Deutschlands — Hartmannbund«, gefördert worden, die in demagogischer Weise die ökonomische Machtposition der Versicherungen als den eigentlichen Effekt aller in der Medizin vertretenen Sozialisierungsbestrebungen ausgaben und die Idee einer Vergesellschaftung medizinischer Einrichtungen auf diese Weise mit den Merkmalen der Abhängigkeit und der Verarmung des ärztlichen Standes verknüpften. Für solche Vorstellungen gab es damals offenbar eine spezifische Aufnahmebereitschaft in der deutschen Ärzteschaft, die auf Grund ihrer Herkunft und im Gefolge ihrer Erziehung in starkem Maße von konservativ-nationalen Denkweisen geprägt worden ist und deren weitgehende Einbeziehung in den militärischen Dienst in den Jahren 1914 bis 1918 ein elitäres Standesbewußtsein gefestigt hat (KATER 1985c; SCHMIEDEBACH 1980). Die verbreitete antisozialistische und antidemokratische Grundeinstellung dieser Mehrheit der Ärzteschaft fand ihren Ausdruck auch darin, daß die Niederschlagung der revolutionären Bewegung der Arbeiterklasse deren Billigung und nicht selten auch die aktive Unterstützung, etwa durch die Mitwirkung in den Freikorps, erfuhr (PARLOW 1984). Die unmittelbare Erfahrung der leidvollen Auswirkungen des Krieges hat leider nur eine verschwindend geringe Zahl von Ärzten zu entschiedenen politischen Stellungnahmen gegen den imperialistischen Krieg veranlaßt oder an die Seite der revolutionären Arbeiterbewegung geführt, wobei die wenigen namhaften demokratischen Pazifisten, u. a. etwa Georg Friedrich Nicolai, von den eigenen Standesgenossen abgelehnt worden sind (RUPRECHT 1986). Eine nicht unerhebliche Gruppe von etwa 2000 noch während der Kriegsjahre zum Studienabschluß gelangten und zum Kriegsdienst eingesetzten Ärzte blieb in den Nachkriegsjahren ohne eine gesicherte Beschäftigung. Sie bildete im Verein mit weiteren stellungslos bleibenden Absolventen ein allmählich wachsendes Potential für die Ausbildung extrem antirepublikanischer und antisozialistischer Einstellungen, an die später die faschistische Ideologie unmittelbar anknüpfen konnte.[1]

In den Jahren der relativen Stabilisierung der kapitalistischen Wirtschaftsordnung und des ökonomischen Aufschwungs, d. h. im Zeitraum von etwa 1924 bis 1929, gelang es der sich rasch formierenden und entschieden um eine Verbesserung der Lebensbedingungen der Werktätigen kämpfenden revolutionären Arbeiterbewegung, einige bedeutsame Fortschritte auch bei der Erweiterung der medizinischen Versorgung durchzusetzen. In dieser Zeit mußte jede Erhöhung der finanziellen Fonds, die von der Reichsregierung, den Ländern oder den Kommunen für das Gesundheitswesen bereitgestellt worden sind, und jede Neuerung in der Medizinalorganisation jedoch in harten Auseinandersetzungen mit den konservativen Parteien und z. T. auch gegen den Widerstand der ärztlichen Standesorganisationen erkämpft werden. Zu nennen sind:

• die ersten reichsgesetzlichen Regelungen von Fürsorgeverpflichtungen des Staates, zu denen das »Reichsfürsorgegesetz« und das »Gesetz zur Bekämpfung der Geschlechtskrankheiten« gehörten,[2]
• die Erweiterung der prophylaktischen Wirkungsmöglichkeiten der Medizin durch den auf kommunaler Ebene erfolgenden Ausbau der Schulgesundheitsfürsorge und der systematischen Schulzahnpflege,[3]
• der Ausbau von Beratungs- und Fürsorgediensten für Tuberkulose, Geisteskrankheiten und Körperbehinderte[4] und
• die punktuell erfolgende Einrichtung von Ambulatorien und Polikliniken der Krankenkassen, die auf den besonders hartnäckigen Widerstand der standesärztlichen Organisationen stieß.

Die entschiedensten Forderungen auf gesundheitspolitischem Gebiet wurden dabei von der Reichstagsfraktion der KPD gestellt (BÜTTNER; MEYER 1984). Diese fand ihrerseits Unterstützung bei einer allmählich wachsenden Zahl von politisch progressiven Ärzten, die im Ausbau von Momenten der Vergesellschaftung der Medizin durch die Übernahme der staatlichen Sicherung der medizinischen Versorgung die einzige perspektivische Möglichkeit sahen, die gewaltig wachsenden Leistungspotenzen der medizinischen Wissenschaft für die Masse der Menschen nutzbar werden zu lassen. Eine besonders herausragende Rolle bei der Förderung des Zusammenschlusses von Ärzten mit solchen Grundeinstellungen spielte dabei der 1924 gegründete »Verein sozialistischer Ärzte«, der als überparteiliche Organisation sowohl Mitgliedern der KPD und der SPD als auch Parteilosen die Möglichkeit bot, sich an der Diskussion gesundheitspolitischer Grundsatzfragen zu beteiligen und in der Öffentlichkeit für erforderliche Reformen der Gesundheitsfürsorge einzutreten (WINTER 1964).[5] Dieser Vereinigung gehörten zum Ende der 20er Jahre annähernd 1 500 Ärzte und Zahnärzte an, die überwiegend in Berlin und anderen Großstädten bzw. industriellen Ballungszentren wirksam waren (SCHMIDT 1987). Neben der engagierten Unterstützung solcher politischen Massenbewegungen der Werktätigen wie den Aktionen gegen die Fürstenabfindung oder den Panzerkreuzerbau traten die Mitglieder des Vereins für die Erweiterung der prophylaktischen Wirkungsmöglichkeiten der Medizin ein, unterstützten die Abschaffung des § 218 des Strafgesetzbuches, der den Schwangerschaftsabbruch aus sozialer Indikation unter Strafe stellte, propagierten als Zukunftsideal die weitgehende Verstaatlichung der Gesundheitseinrichtungen und förderten auch objektive Darstellungen des Aufbaus des sozialistischen Gesundheitswesens in der UdSSR. Welchen realen Einfluß diese Aktivitäten auf die politische Urteilsbildung der deutschen Ärzteschaft erlangte, ist nur schwer abzuschätzen; die Führungen der großen standesärztlichen Organisationen (des Ärztevereinsbundes und des Hartmannbundes im besonderen) standen der politischen Haltung des Vereins eindeutig feindlich gegenüber und versuchten dessen Wirksamkeit mit allen Mitteln zu behindern. Daß ihre antisozialistische Argumentation bei der Masse der niedergelassenen Ärzte Wirkungen zeitigte, läßt sich u. a. daran ablesen, daß ärztliche Schriften mit einer entschiedenen Betonung der elitären Sonderstellung des ärztlichen Berufes und mit der Forderung nach der Abschaffung der Krankenversicherung eine enorme Resonanz fanden. Als typisches Beispiel eines solchen Werkes kann dabei Erwin Lieks Buch »Der Arzt und seine Sendung. Gedanken eines Ketzers« genannt werden, das von 1925 bis 1927 fünf Auflagen erlebte.[6] Neben durchaus berechtigten Forderungen, beispielsweise der, in der ärztlichen Praxis auch der Persönlichkeit des Kranken Aufmerksamkeit zu widmen und stets den erkrankten und leidenden Menschen in den Mittelpunkt zu stellen, wurde hier die Sozialversicherung als Institution der bürokratisch bewirkten »Entseelung« des ärztlichen Berufes und als Einrichtung verteufelt, die zur Verweichlichung des Volkes und zu einer untragbaren Forderungsideologie führe. Liek formulierte diese Kritik in den Thesen: »Zwischen das natürliche Vertrauensverhältnis Arzt — Kranker schiebt sich ein störendes Drittes, eine bürokratisch geleitete Verwaltung«; »Die Krankenversicherung untergräbt die Mannhaftigkeit, führt notwendig zu körperlicher und seelischer Verweichlichung ...« und »Die Krankenversicherung führt nicht nur zur körperlichen Verweichlichung ..., sondern auch zu moralischer Entartung.«[7] Mit diesen Wertungen, die völlig außer acht ließen, daß der Versicherungsschutz auf der Grundlage der von den Werktätigen selbst erarbeiteten Mittel für Millionen von Menschen die einzige Möglichkeit der Inanspruchnahme ärztlicher Leistungen im Notfalle darstellte, wurde nicht nur die tradierte Krankenkassenfeindlichkeit der Standespolitik bekräftigt, sondern auch jenen konservativen Kräften in der Gesellschaft Argumentationshilfe geboten, die generell für die Begrenzung der staatlichen Aufwendungen für das Gesundheitswesen eintraten. Neben Liek trat auch eine große Zahl anderer Ärzte in der Öffentlichkeit in gleicher Weise auf, was belegt, daß in den Jahren der Weimarer Republik die überwiegende Mehrheit der Ärzte konservativen und elitären Ideen verbunden blieb (SEEMANN 1963).

Unter diesen hier nur angedeuteten Bedingungen fand die sich allmählich formierende faschistische Bewegung in Deutschland Anhänger unter den Ärzten, deren Zahl von dem Zeitpunkt an rasch zunahm, als die beginnende Weltwirtschaftskrise eine Verschärfung der sozialen und politischen Widersprüche bewirkte und die NSDAP selbst gezielter unter der Intelligenz Bündnispartner zu gewinnen suchte. Erste eingehende Untersuchungen zur Beteiligung von Ärzten am Aufbau der faschistischen Partei und deren paramilitärischen Organisationen haben ergeben, daß bereits in den Jahren von 1919 bis 1922, als die Partei noch den Namen »Deutsche Arbeiterpartei« trug, von den insgesamt 3 241 Mitgliedern 72 Ärzte und Zahnärzte bzw. Studierende der Medizin und der Zahnheilkunde waren, was mit 2,24 % des Mitgliederbestandes noch einen geringen Anteil repräsentierte (KUDLIEN 1982; 1985a; KATER 1987c). Nach der Neugründung der Partei als NSDAP im Jahre 1925 gehörten Ärzte bereits zum engeren Führungskreis, u. a. auch als Gauleiter der Partei und als Leiter der Sanitätsabteilungen der regionalen SA-Formationen.[8] Typisch für die politische Entwicklungsgeschichte dieser frühen ärztlichen NSDAP-Anhänger war dabei deren Herkunft aus dem Kreis von Frontoffizieren und Freikorpskämpfern mit radikalen antisozialistischen Einstellungen, wobei nicht wenige davon zunächst nur in die SA eintraten, wo sie ihren militärischen Ambitionen noch am ehesten nachgehen konnten, und erst später die Parteimitgliedschaft erwarben.[9] Bis zum Jahre 1929 blieb die Zahl der der NSDAP angehörenden Ärzte gering, denn als auf dem vierten Reichsparteitag dieser Partei am 3. August 1929 in Nürnberg der »Nationalsozialistische Deutsche Ärztebund« gegründet worden ist, gehörten ihm zunächst nur etwa 50 Mitglieder an.[10] Nach den zur Entwicklung und Wirksamkeit des Bundes inzwischen vorliegenden Übersichtsdarstellungen von LILIENTHAL (1985b) und KATER (1986a) gewann diese Organisation dann jedoch rasch an Einfluß auf die Ärzteschaft, wobei die sich bald deutlicher abzeichnenden Momente der ökonomischen und politischen Krisensituation der quasirevolutionären Demagogie der faschistischen Bewegung einen günstigen Boden bereiteten. Bei der 1. Reichstagung des Ärztebundes, die am 7. und 8. Dezember 1930 in Nürnberg stattfand, waren bereits 300 Delegierte von einer großen Zahl inzwischen entstandener Ortsgruppen und Gauvereinigungen entsandt worden; hier wurden seine Satzung – nach der auch Tierärzte und Apotheker die Mitgliedschaft erwerben konnten – und sein Programm beschlossen.[11] Nach diesem Programm sollte der Bund als Fachberater der Partei in allen das Gesundheitswesen und die Rassenbiologie betreffenden Fragen fungieren, das ärztliche Berufsethos im nationalsozialistischen Sinne erneuern helfen und die Führung des Ärztestandes im künftigen neuen Reich übernehmen. Einen zentralen Schwerpunkt der propagandistischen Wirksamkeit des Ärztebundes bildete die Verbreitung rassistischer Ideen und rassenhygienischer Vorschläge, die auf den Reichstagungen der Jahre 1931 und 1932 im Mittelpunkt der Beratungen der Mitglieder standen.[12] Eindeutig ausgeprägt war zu diesem Zeitpunkt auch bereits der für die faschistische Bewegung in Deutschland typische Antisemitismus, der bei den genannten Tagungen u. a. darin seinen Ausdruck fand, daß Beschränkungen der Zulassung nichtarischer Ärzte und Beschneidungen der staatsbürgerlichen Rechte für Nichtarier gefordert wurden. Bei der 2. Reichstagung des Bundes im Jahre 1931 in Leipzig trat in diesem Sinne beispielsweise Staemmler mit dem Vorschlag auf, ein »Gesetz zur Scheidung der Rassen« zu erlassen, dessen Grundideen das neue Regime erst nach der weitgehenden Stabilisierung seiner Machtpositionen im Jahre 1935 verwirklichte.[13] Dieser Antisemitismus bei den der faschistischen Bewegung verbundenen Ärzten war stark von Konkurrenzinteressen geprägt und hatte insofern auch eine politische Motivation, als gerade sozialpolitisch progressive Ideen in starkem Maße von Ärzten vertreten worden sind, die mosaischen Glaubens waren oder aus jüdischen Familien stammten. Im Frühjahr 1933 fand er seinen Niederschlag in einer später noch genauer zu beschreibenden Aktion zur Verdrängung jüdischer Ärzte aus ihren beruflichen Positionen.

Bis zum Ende Januar 1933 hatten sich dem Nationalsozialistischen Deutschen Ärztebund 2786 Vollmitglieder (die zugleich der NSDAP angehörten) und 344 Anwärter angeschlossen, von denen die überwiegende Mehrzahl Ärzte waren. Aus dem Kreis der Aktivisten dieser Vereinigung wurden dann jene Ärzte ausgewählt, die nach der sogenannten Machtergreifung in den Länderregierungen als »Staatskommissare für das Gesundheitswesen«, als Kommissare der standesärztlichen Vereinigungen oder als Leiter der Ärztekammern eingesetzt worden sind, wobei in der Regel die »Gauobmänner« des Bundes alle diese Funktionen übernahmen. Diese Organisation erwies sich damit nicht nur als wichtiges propagandistisches Instrument der NSDAP, sondern auch als deren Kaderorganisation innerhalb der Medizin. Von erheblicher Bedeutung für den allmählich wachsenden politischen Einfluß des NSDÄB auf die Ärzte in Deutschland war dabei neben der neuen rassenbiologischen Doktrin die sozialpolitische Demagogie der Nazipartei, die seit langem erhobenen standespolitischen Forderungen nachzukommen versprach und die Existenzberechtigung der tradierten Standesorganisationen zunächst nicht direkt in Frage stellte (PARLOW 1984).[14] Zu diesen Versprechungen gehörte auch die Zusage, eine das soziale Ansehen der Ärzteschaft fördernde »Reichsärzteordnung« zu schaffen und die Notlage der stellungslosen Ärzte durch die Begrenzung der Wirkungsmöglichkeiten für Juden in der Medizin sowie durch die radikale Beschränkung der Zulassungen zum Medizinstudium zu beheben. Obwohl viele der damals häufigen öffentlichen Bekundungen eines materiellen Notstandes der deutschen Ärzte überzogen gewesen sein mögen, hatten derartige Zusagen eine beachtliche Wirkung in einer Zeit, in der die durch die Weltwirtschaftskrise ausgelöste Spar- und Notverordnungspolitik fortlaufend Einschränkungen der finanziellen Mittel für das Gesundheitswesen und die Sozialfürsorge mit sich brachte und die beruflichen Zukunftsaussichten für einen nicht unbedeutenden Teil der Ärzteschaft nicht gerade günstig erschienen (KATER 1986b).[15]

Alternative Standpunkte zu diesen wichtigen Perspektivfragen für das Sozial- und Gesundheitswesen, die vor allem die Verantwortung des Staates und der ökonomisch herrschenden Klasse für die bessere finanzielle Absicherung der Gesundheitsversorgung betonten und den Ausbau der Gesundheitsdienste entsprechend den Bedürfnissen der Werktätigen forderten, sind dagegen von den Arbeiterparteien und vor allem auch vom »Verein sozialistischer Ärzte« vertreten worden, der sich ab 1930 zunehmend entschiedener mit den faschistischen Ideen gesundheitspolitischer Art auseinandersetzte (GASPAR 1985). Neben entsprechenden Veröffentlichungen in der Monatsschrift dieser Vereinigung, die vor allem die Angriffe gegen das System der Sozialversicherung als dem angeblich entscheidenden Schuldfaktor für die Krise des ärztlichen Berufsstandes zurückwiesen und die rassistische Ideologie der faschistischen Bewegung kritisch beurteilten, führten engagierte Vertreter der sozialistischen Ärzteschaft eine Vielzahl von öffentlichen Kundgebungen zur Auseinandersetzung mit den Leitgedanken einer faschistischen gesundheitspolitischen Konzeption durch.[16] Diese kritischen Einwände und Warnungen blieben jedoch unter dem wachsenden Druck der militanten nationalsozialistischen Propaganda ohne Breitenwirkung; die kompromißlose antifaschistische Haltung des »Vereins sozialistischer Ärzte« hatte zur Folge, daß er im Februar 1933 verboten wurde und seine Mitglieder in besonders starkem Maße der politischen Verfolgung unterlagen.

Die zu Beginn der 30er Jahre in der Ärzteschaft in Deutschland existierenden politischen Strömungen repräsentierten eine durch den Zwang zur Auseinandersetzung mit den gegebenen widerspruchsvollen Entwicklungsbedingungen des Gesundheitswesens hervorgerufene politische Aktivierung, die von einer Polarisierung in der politischen Standpunktbildung begleitet war, welche in modifizierter Form die alternativen Positionen der um die Macht ringenden Hauptklassen und deren Parteien widerspiegelte. Die für eine sozialistische und antiimperialistisch-demokratische Alternative in der Gesundheitspolitik eintretende Gruppierung bildete dabei ebenso eine Minderheit gegenüber der der tradierten Standespolitik folgenden Masse der Ärzte und Zahnärzte wie jener zunächst noch zahlenmäßig kleine Teil unter den Medizinern, der sich direkt der faschistischen Bewegung anschloß. Da die gesundheitspolitischen Ideen der NSDAP nur eine spezifische Version imperialistischer Herrschaftsinteressen verkörperten, konnten sie in entscheidenden Punkten bei der auf die Erhaltung des Status quo ausgerichteten Standespolitik Anerkennung und Unterstützung finden. Die entschiedene Gegnerschaft der faschistischen Bewegung galt deshalb den Vertretern sozialistischer Ideen im Gesundheitswesen, deren gnadenlose Verfolgung in dem Moment einsetzte, als die NSDAP scheinbar legal politische Machtpositionen im Staat übernahm. Eine Besonderheit dieser Unterdrückungspraxis bestand darin, daß sie in einer engen Verflechtung mit den durch den ausgeprägten Antisemitismus dieser Partei bedingten Maßnahmen zur Verdrängung jüdischer Bürger aus wichtigen politischen und wissenschaftlichen Positionen und auch aus bedeutsamen ärztlichen Tätigkeitsfeldern stattfand. Auf diese, ein wichtiges Moment der Etablierung der faschistischen Diktatur darstellenden Prozesse, wird im folgenden eingegangen, wobei aus methodischen Gründen zugleich alle wesentlichen Folgewirkungen des faschistischen Antisemitismus in der Medizin besprochen werden sollen.

2.2. Die faschistische Praxis der Unterdrückung progressiver Ärzte und die Auswirkungen der antisemitischen Repressionsmaßnahmen im Gesundheitswesen

Nachdem Hitler Ende Januar 1933 zum Reichskanzler ernannt worden war, veranlaßten die neuen Machthaber für das gesamte Reich eine Welle terroristischer Verfolgungsmaßnahmen vor allem gegen Funktionäre und Mitglieder der Kommunistischen Partei. Ein großer Teil dieser entschiedenen Gegner der faschistischen Gewaltherrschaft wurde mittels der sogenannten »Schutzhaft« in eilends errichtete Konzentrationslager eingekerkert, wo sie von SA-Angehörigen in brutaler Weise mißhandelt wurden. Diese Verfolgungswelle traf auch die der Kommunistischen Partei angehörenden Ärzte oder solche, die sich offen für deren Ziele eingesetzt hatten, wie etwa Georg Benjamin, Felix Boenheim, Max Hodann u. a. In vielen anderen Fällen wurden politisch progressiv eingestellte Mediziner, vorwiegend die Mitglieder des »Vereins sozialistischer Ärzte«, die der Sozialdemokratischen Partei oder Sozialistischen Arbeiterpartei angehörten, aus ihren staatlichen Stellungen entlassen, ohne daß dafür gesetzliche Grundlagen bestanden. Initiiert wurden solche willkürlichen Entscheidungen zumeist von den zu »Staatskommissaren für das Gesundheitswesen« ernannten Gauobmännern des Nationalsozialistischen Deutschen Ärztebundes. Diese übten entsprechenden Druck auf staatliche Verwaltungsstellen aus und veranlaßten dabei auch die Entlassung jüdischer Ärzte aus beamteten Stellungen.[17] Viele der davon Betroffenen wählten dann den Weg in die Emigration, z. T. auch mit der Absicht, vom Ausland aus gegen das faschistische Terrorregime wirksam zu werden (BAADER 1984b).

Einen breiteren Umfang nahm die im April 1933 einsetzende Terrorkampagne gegen jüdische Ärzte ein, die ebenfalls mit Repressionsmaßnahmen gegen politisch mißliebige Personen verbunden worden ist. Den Auftakt dazu bildete der am 1. April diesen Jahres von der SA organisierte reichsweite »Judenboykott« gegen Firmen, Geschäfte, Arzt- und Anwaltspraxen, der vor allem zur öffentlichen Kennzeichnung der zu diskriminierenden Personen genutzt wurde. Die systematische Erfassung und Verdrängung politisch und rassisch verfemter Ärzte und Zahnärzte begann dann mit dem am 7. April verabschiedeten »Gesetz zur Wiederherstellung des Berufsbeamtentums«, nach dem Beamte nichtarischer Abstammung in den Ruhestand zu versetzen waren und solche, »...die nach ihrer bisherigen politischen Betätigung nicht die Gewähr dafür bieten, daß sie jederzeit rückhaltlos für den nationalen Staat eintreten...«, entlassen werden mußten.[18] Betroffen waren davon zunächst alle fest angestellten ärztlichen Mitarbeiter staatlicher Institutionen und der Hochschulen und bald darauf auch die aller kommunalen Verwaltungen und Gesundheitseinrichtungen, auf die der Geltungsbereich des Gesetzes durch weitere Verordnungen ausgedehnt wurde. Im April und im Mai mußten dabei alle in solchen Einrichtungen tätigen Beamten »Fragebogen zur Feststellung der Auswirkungen des Beamtengesetzes« ausfüllen, in denen die frühere Mitgliedschaft in Parteien und politischen Organisationen ebenso anzugeben war wie die »Rassenzugehörigkeit« der Eltern und der Großeltern. Die Kriterien, nach denen die politische Zuverlässigkeit beurteilt wurde, waren dabei äußerst unscharf und boten damit die Möglichkeit zu ausgesprochen willkürlichen Auslegungen; bei der nächsten großen Kampagne zur Überprüfung des Beamtenbestandes, die im Jahre 1936 im Gefolge der neuen Reichsbürgergesetzgebung stattfand, wurden in ähnlichen Fragebogen jene Parteien und Organisationen direkt benannt, die als antinational und staatsfeindlich galten.[19] Als nichtarisch bzw. jüdisch galt 1933, wer sich selbst zum mosaischen Glauben bekannte oder von Eltern abstammte, die dieser Glaubensrichtung angehörten. Eine Kontrolle über diese Angaben wurde dem faschistischen Staat durch die Unterlagen der im Juni 1933 durchgeführten Volkszählung möglich, bei der bereits für die sogenannten »Glaubensjuden« bsondere Zählkarten ausgefüllt werden mußten (ALY; ROTH 1984) (Abb. 1).

Die Gesamtzahl der im Jahre 1933 im Gefolge der Beamtengesetzgebung aus ihren Stellungen entlassenen Ärzte und Zahnärzte ist nicht genau bekannt. Sie muß jedoch schon deshalb beträchtlich gewesen sein, da der Anteil jüdischer Ärzte an der Gesamtheit der Ärzteschaft bei etwa 15 % lag und gerade Juden häufig in Fürsorgediensten oder in kommunalen Krankenhäusern tätig waren. Nach den nicht völlig gleichen zahlenmäßigen Angaben zum Anteil jüdischer Ärzte dürfte ihre Gesamtzahl zwischen 8000 und 9000 bei etwa 52000 insgesamt registrierten Ärzten gelegen haben.[21] Die Mehrheit davon hatte sich im Zuge der gerade in der Intelligenz verbreiteten Emanzipationsbewegung von der Bindung an die jüdischen Glaubensgemeinschaften gelöst und stand revolutionären politischen Überzeugungen durchaus fern.

Besonders hart betroffen waren von diesen Repressionsmaßnahmen die als Juden geltenden Hochschullehrer der medizinischen Fakultäten, die

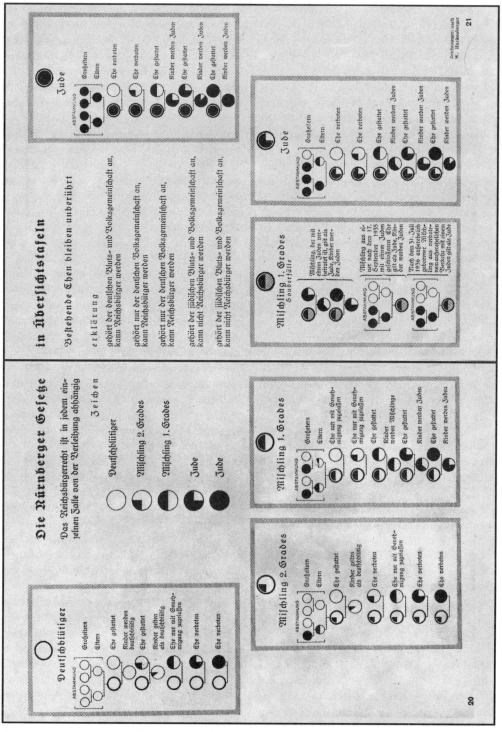

Abb. 1 Die sogenannten »Nürnberger Gesetze«[20]

Quelle: Neues Volk. – **4** (1936)5. – S. 20

der Beamtengesetzgebung unterlagen. Deren Vertreibung von den Hochschulen war u. a. von dem bereits 1933 extrem antisemitisch ausgerichteten »Nationalsozialistischen Deutschen Studentenbund« nachdrücklich gefordert worden, der auch den schon genannten allgemeinen »Judenboykott« am 1. April 1933 an den Hochschulen organisierte.[22] An den wenigen Universitäten, die jüdische Wissenschaftler weitgehend gleichberechtigt hatten wirken lassen, war die Zahl der vorzeitig in den Ruhestand versetzten oder fristlos entlassenen Hochschullehrer der Medizin beträchtlich; an der Berliner Universität waren dies 145 Personen, von denen die Mehrzahl in den Fachgebieten Innere Medizin, Chirurgie und Neurologie/Psychiatrie tätig war (SCHNECK 1987). In einigen Fachgebieten und Instituten waren diese von den neu besetzten Universitätsleitungen mit besonderem Eifer vorangetriebenen Entlassungen so gravierend, daß der Lehrbetrieb nur noch in eingeschränktem Umfange weitergeführt werden konnte.[23]

Auch für diesen Bereich rassistisch motivierter Entlassungen von Gelehrten liegen vollständige zahlenmäßige Übersichten bislang nicht vor. Nach den Angaben von ESCHWEGE (vgl. Kennzeichen J 1981, S. 98) betrugen die »Emigrationsverluste« deutscher Universitäten für die Jahre 1931 bis 1938 im Gebiet der Medizin 802 Personen; nach den von SCHNECK (1985) zusammengetragenen Daten sind von den in den Jahren von 1933 bis 1936 auf Grund der Berufsverbotspolitik des faschistischen Regimes emigrierten 1 639 Wissenschaftlern deutscher Hochschulen 458 aus medizinischen Fakultäten entlassen worden. Die Gesamtzahl der von den Repressionsmaßnahmen Betroffenen lag jedoch wesentlich höher, da vor allem ältere Wissenschaftler in Deutschland verblieben. Von den in die Emigration Gegangenen fand nur ein kleiner Teil angemessene berufliche Stellungen im Ausland.[24]

Im Sommer 1933 wurden dann die Ausbildungsmöglichkeiten für junge Menschen durch das am 25. April 1933 erlassene »Gesetz gegen die Überfüllung deutscher Schulen und Hochschulen« erheblich eingeschränkt; dieses Gesetz sah neben Reduzierungen der Zulassungszahlen für das Hochschulstudium generell vor, daß der Anteil der zum Studium zuzulassenden jüdischen Bürger nur 1,5 % der jeweils bestätigten amtlichen Zulassungszahlen betragen durfte.[25] Nichtarische Studenten waren ab 1933 auch von allen Vergünstigungen einer Studienförderung durch Stipendien oder Gebührenbefreiungen ausgeschlossen. Weitere Verordnungen machten dann im Jahre 1935 die Zulassung zu den Prüfungen von der Erbringung eines »Ariernachweises« abhängig und untersagten 1937 die Verleihung des Doktorgrades an Juden.[26] Die überwiegende Mehrheit der jungen Menschen, die trotz der rassistischen Stigmatisierung das begonnene Medizinstudium 1933 weiterzuführen versuchten, konnte ihre Ausbildung in Deutschland nicht mehr abschließen und hat auch im Falle der Auswanderung kaum eine Chance gehabt, die begonnene berufliche Entwicklung in anderen Ländern zu Ende zu führen.

Eine weitere Aktion zur Ausschaltung von Juden aus der ärztlichen Wirkungssphäre begann im April 1933 mit der vom Reichsarbeitsministerium erlassenen »Verordnung über die Zulassung von Ärzten zur Tätigkeit bei den Krankenkassen«. Durch diese wie eine am 2. Juni 1933 folgende Verordnung über die Tätigkeit von Zahnärzten und Zahntechnikern wurde verfügt, daß Personen, die sich im kommunistischen Sinne betätigt hatten, und Nichtariern die Zulassung zur Kassenpraxis zu entziehen sei.[27] Die Entscheidung über diese Zulassungsentziehungen ist dabei den regionalen kassenärztlichen Vereinigungen übertragen worden, die ihre Festlegungen dem Vorstand des Verbandes der Ärzte Deutschlands zur Kontrolle und Bestätigung zuzuleiten hatten; das Entscheidungsrecht über Einsprüche der Betroffenen behielt sich dagegen das Reichsarbeitsministerium vor. Charakteristisch für die politische Situation unter der Ärzteschaft war, daß in sehr vielen Fällen Ausschlüsse von der Kassenpraxis durch ärztliche Gremien ausgesprochen worden sind, die über die Festlegungen der genannten Verordnungen hinausgingen und überaus leichtfertig gerade bei der Beurteilung politischer Haltungen waren. Da ein großer Teil der Betroffenen beim Reichsarbeitsministerium Einspruch erhob und dieses auch die Einhaltung der in den Verordnungen festgelegten Kriterien anstrebte, sind verhältnismäßig viele dieser Entscheidungen aufgehoben worden, was die beigegebene Tabelle (Tabelle 1) aus dem Abschlußbericht zu diesen Überprüfungen ausweist.[28] Auch für diesen Geschehensbereich sind die Gesamtzahlen der betroffenen Ärzte, Zahnärzte und Zahntechniker nicht mehr genau zu ermitteln, zumal die vom Reichsarbeitsministerium mitgeteilten Daten sich nur auf jene Gruppe bezogen, die gegen die Entscheidungen Einspruch erhoben hatte. Nach der Schätzung KÜMMELS (1985) dürften mehr als 2 000 Ärzte, rund 400 Zahnärzte und etwa 140 Dentisten bis zum Frühjahr 1934 von der Kassenpraxis ausgeschlossen worden sein, wodurch der Anteil der nichtarischen Ärzte an der Gesamtzahl der Kassenärzte von 16,5 % auf 11,4 % sank.[29] Der Umstand, daß zunächst noch mehr als 10 % der Kassenzulassungen jüdischen Ärzten belassen wurden, ist darauf zurückzuführen, daß diese in bestimmten Territorien und Fachgebieten für die Sicherung der ärztlichen Versorgung dringend gebraucht wurden und nicht sofort durch andere Kräfte ersetzt werden konnten. Die Verdrängung dieser Ärzte erfolgte dann in den folgenden Jahren, zum Teil durch weitere Verschärfungen der Zulassungsbestimmungen und zum Teil durch Boykottmaßnahmen, die die wirtschaftlichen Existenzmöglichkeiten der Betroffenen gravierend beeinträchtigten.[30] Am Abschluß dieser Entwicklung stand dann die mit der berüchtigten »Vierten Verordnung zum Reichsbürgergesetz« vom 25. Juli 1938 verfügte Aufhebung der Approbationen jüdischer Ärzte. Von diesem Zeitpunkt an konnten als Juden geltende Ärzte nur noch mit Sondergenehmigungen als »Krankenbehandler« für Juden tätig sein.[31] Innerhalb von fünf Jahren war damit etwa 8 000 deutschen Ärzten wegen ihrer politischen Überzeugungen oder wegen ihrer angeblichen Fremdrassigkeit die Ausübung ihres Berufes unmöglich gemacht worden.

Die persönlichen Schicksale der Betroffenen waren dabei in jedem Falle schwer und tragisch. Jene Ärzte, die die zunächst noch gegebenen Möglichkeiten zur Auswanderung nutzten, sahen sich in vielen Ländern, in denen sie Aufnahme fanden, strengen und von Konkurrenzinteressen geprägten Zulassungsbedingungen gegenüber, die ihnen in vielen Fällen die Weiterführung einer ärztlichen Praxis unmöglich machten. Das galt vor allem für die Vereinigten Staaten von Amerika, in die von 1933 bis 1942 aus Deutschland und Österreich etwa 6 000 Ärzte gelangten und wo in vielen Bundesstaaten erst die Staatsangehörigkeit erworben werden mußte und zusätzliche Prüfungen zu absolvieren waren, ehe eine oft nur begrenzte Zulassung zur ärztlichen Praxis ausgesprochen wurde (PEARLE 1984).[32]

Um die berufliche Unterbringung und finanzielle Unterstützung der in Deutschland verbliebenen und von den Berufsverboten betroffenen Ärzte bemühte sich vor allem die »Ärztliche Vermittlungs- und Beratungsstelle« bei der Reichsvertretung der Juden in Deutschland, die aber nur in seltenen Fällen Tätigkeiten in den wenigen noch existierenden Krankenhäusern und Fürsorgeeinrichtungen der jüdischen Gemeinden vermitteln konnte. Nach den dann 1938 einsetzenden Radikalisierungen der Judenverfolgung sind fast alle der damals noch in Deutschland lebenden 3 000 Ärzte und Zahnärzte jüdischer Herkunft in die Konzentrationslager im Osten verschleppt worden, wo die meisten von ihnen umkamen. Allein in dem von den Nazis für Angehörige der jüdischen Intelligenz eingerichteten

Tabelle 1 Entscheidungen des Reichsarbeitsministeriums über die Beschwerden auf Grund der Verordnungen vom 22. 4./2. 6. 1933

	Ärzte	Zahnärzte	Zahntechniker
1. Kassenärztliche Vereinigungen haben verfügt			
– Ausschluß wegen nichtarischer Abstammung	1 030	206	79
– Ausschluß wegen kommunistischer Betätigung	338	37	13
– Ausschluß aus sonstigen Gründen	9	3	3
	1 377	246	95
...			
3. Entscheidungen des Reichsarbeitsministeriums			
– nicht zugelassen	827	174	52
– darunter wegen kommunistischer Betätigung	(91)	(16)	(3)
– zugelassen wegen Ausnahmebestimmungen	124	29	13
– zugelassen, weil kommunistische Betätigung nicht erwiesen	231	19	10

(Quelle: Karstedt: Die Durchführung der Arier- und Kommunistengesetzgebung bei den Kassen-Ärzten und -Zahnärzten. – In: Dtsch. Ärztebl. – **64** (1934). – S. 593)

Konzentrationslager Theresienstadt sind mehr als 1 000 Ärzte interniert gewesen, von denen ebenfalls nur ein kleiner Teil überlebte. Bewundernswerte Haltungen haben jene Persönlichkeiten bewiesen, die trotz des ihnen angetanen Unrechts bereit waren, nach der Befreiung am Wiederaufbau des Gesundheitswesens in Deutschland mitzuwirken; als Beispiele dafür seien hier nur genannt der Gynäkologe Felix Skutsch, der sich 1945 nach der Rückkehr aus Theresienstadt bereitwillig zur Verfügung stellte, um den Lehrbetrieb an der Universitätsfrauenklinik der Leipziger Universität zu sichern, der Serologe und Pädiater Alfred Wolff-Eisner, der nach dem gleichen Leidensweg an der Neurologischen Klinik der Münchner Universität arbeitete, und der Gynäkologe Herbert Lewin, der die Deportation in das Ghetto Łódź überlebte und nach 1945 in Köln, Offenbach und Frankfurt a. M. tätig war.[33]

Neben den genannten antisemitischen Repressionsmaßnahmen gab es noch weitere Entscheidungen des faschistischen Machtapparates zur Ausschaltung von als Juden geltenden Bürgern aus den für das Gesundheitswesen zuständigen Diensten und Institutionen, beispielsweise aus den Krankenkassenverwaltungen, die in der ausgezeichneten Übersichtsarbeit zur faschistischen Berufsverbotspraxis von LEIBFRIED; TENNSTEDT (1979) dargestellt worden sind, auf die hier jedoch nicht eingegangen werden kann, da sie nicht nur Ärzte und Zahnärzte betrafen.[34]

Diese entsetzliche Geschichte der antisemitischen Verfolgungsmaßnahmen auch und gerade in der Medizin läßt immer wieder die Frage nach den diesen Repressionen zugrundeliegenden Motiven und nach den Bedingungen entstehen, die sie in dieser Breite und Perfektion ermöglicht haben. Die bei allen speziellen Maßnahmen dabei zu beachtende enge Verflechtung von ausgesprochen rassistischen Argumenten mit solchen der Abwehr und Ausschaltung bestimmter politischer Haltungen und Überzeugungen spricht dafür, daß die alle diese Schritte initiierenden neuen Machthaber tief verwurzelte antijüdische Einstellungen in der Bevölkerung und auch in der Intelligenz für ihre politischen Zielstellungen auszunutzen bemüht waren und in diesem Sinne die für sie potentielle Gefährdungen darstellenden Träger liberaler und demokratischer Ideen gleichsam doppelt und damit um so sicherer treffen wollten. Die konkrete Praxis, in der dieser Antisemitismus in der Medizin zur Geltung gebracht worden ist, läßt darüber hinaus erkennbar werden, daß in sehr vielen Fällen die scheinbar weltanschaulich begründete Feindseligkeit gegenüber Juden von Neid und Kokurrenzhaltungen geprägt war und ein besonders wirksames Mittel darstellte, unliebsame Mitbewerber um Patienten oder Karrieren aus dem Wege zu schaffen. Darüber hinaus zeugt die Leichtfertigkeit, mit der gerade auch Intellektuelle dem Mythos von der Existenz einer jüdischen oder auch einer arischen Rasse aufsaßen, und die Skrupellosigkeit, mit der Kollegen Fremdrassigkeit oder kommunistische Gesinnung zugeschrieben worden ist, von einem insgesamt doch recht niedrigen Niveau der sozialen Kompetenz und moralischen Qualifikation des ärztlichen Standes oder doch seiner Mehrheit, die den damaligen Bedingungen der beruflichen Sozialisation geschuldet waren.

2.3. Der Aufbau neuer faschistischer Lenkungsorgane und Institutionen der Medizinalverwaltung und das Programm der „Gesundheitsführung des deutschen Volkes"

Zu Beginn der faschistischen Diktatur existierte in Deutschland ein differenziertes und von stabilen Traditionen geprägtes System der Organisation des öffentlichen Gesundheitswesens und der Ärzteschaft, das eine einheitliche Lenkung der mit der medizinischen Versorgung zusammenhängenden Fragen nur bedingt ermöglichte und dem Anspruch der neuen faschistischen Führung auf eine zentralistische Leitung aller relevanten Prozesse nicht gerecht werden konnte. Auf der Ebene des Reiches war für die Grundsatzfragen der medizinischen Versorgung die relativ kleine Medizinalabteilung des Reichsministeriums des Inneren zuständig; als Beratungsinstanz der Reichsregierung für alle das Gesundheitswesen betreffenden Fragen fungierte dagegen das »Reichsgesundheitsamt«, dem u. a. die Vorbereitung von Gesetzesvorlagen und die Kontrolle der Hygieneinstitutionen oblag. Die wesentlichen Entscheidungskompetenzen für die Organisation der öffentlichen Gesundheitsfürsorge lagen bei den Länderregierungen, die diese zumeist im Rahmen ihrer Kultus- bzw. Erziehungsministerien verwalten ließen und die sich spezielle Systeme für diese Gesundheitsfürsorge in ihren Territorien geschaffen hatten. Die Aufsicht über die Sozialversicherung und die Krankenkassen war zu dieser Zeit dem Reichsarbeitsministerium übertragen, das jedoch den Krankenkassenverwaltungen weitgehend eigenständige Entscheidungsbefugnisse über die Verwendung der finanziellen Mittel und die Vertragsabschlüsse mit den Ärzteorganisationen überließ.

Die für die Ärzteschaft maßgeblichen Organisationen waren die tradierten Standesvertretungen, in erster Linie der Deutsche Ärztevereinsbund, dem auch die regionalen Ärztekammern mit einer eigenständigen Berufsgerichtsbarkeit unterstanden, sowie der Verband der Ärzte Deutschlands (Hartmannbund) für alle niedergelassenen Ärzte, der seit dem Jahre 1931 auch die kassenärztlichen Vereinigungen auf regionaler Ebene organisiert hatte, die die Vertragsabschlüsse über die Kassenzulassung vermittelten und die Honorarverrechnungen zwischen den Kassenärzten und den verschiedenen Krankenkassen regelten.[35] In struktureller Hinsicht war dieses System durch ein hohes Maß an Uneinheitlichkeit, das Auseinanderfallen des staatlichen und des privatwirtschaftlich organisierten Sektors der medizinischen Versorgung sowie durch die Steuerung der Beziehungen der Ärzte zu den Krankenkassen über marktwirtschaftliche Auseinandersetzungen geprägt.

Da für die von der NSDAP und der faschistischen Regierung angestrebte Neuorganisation des Gesundheitswesens zunächst noch kein klares Programm vorlag, jedoch eine zentralistische Führung aller Prozesse der als vordringlich angesehenen rassenbiologischen Umorientierung der Medizin die einheitliche Lenkung der Ärzteschaft erforderte, begann die faschistische Umgestaltung mit der sogenannten »Gleichschaltung« der ärztlichen Standesorganisationen (CLEVER 1980; MAUSBACH 1983). Eine führende Position nahm dabei der von Rudolf Heß zum Beauftragten der NSDAP-Führung für alle Fragen des Gesundheitswesens ernannte Vorsitzende des Nationalsozialistischen Deutschen Ärztebundes, Gerhard Wagner, ein, der mit der kommissarischen Leitung der beiden Spitzenorganisationen der Ärzteschaft betraut wurde. Die in diesem Zusammenhang am 24. März 1933 getroffene Vereinbarung mit den Leitungen des Ärztevereinsbundes und des Hartmannbundes brachte deren Anerkennung Wagners als Kommissar zum Ausdruck und ebenso die Bestätigung der weiteren Geschäftsführung für diese Organisationen durch die bisherigen Vorstände, aus denen allerdings die nichtarischen Mitglieder ausscheiden mußten.[36] Wenige Wochen später konnte Wagner feststellen, daß die Zusammenarbeit mit diesen Vorständen reibungslos verlaufe, daß die Entlassung der Juden und der Marxisten aus den Leitungen und Ausschüssen ohne Schwierigkeiten erfolgt sei und daß die Arbeit an einer die soziale Stellung des Ärztestandes fördernden Reichsärzteordnung begonnen habe.[37] Bei einer Berichterstattung Wagners und der Vertreter der Vorstände beider Vereine bei Hitler am 5. April 1933 wurde diesem versichert, daß die deutsche Ärzteschaft entschlossen sei, Ordnung und Dienstbereitschaft zu erhalten. Dieser nutzte die Gelegenheit, seine antisemitischen Parolen zu erläutern und empfahl, die materielle Notlage eines Teils der deutschen Ärzte durch die Einschränkung der Betätigungsmöglichkeiten für Nichtarier in der Heilkunde zu beheben.[38] Beide Organisationen brachten ihre Bereitschaft zur nachdrücklichen Förderung der rassenhygienischen Bestrebungen des faschistischen Regimes bald darauf dadurch zum Ausdruck, daß sie in Zusammenarbeit mit dem NSDÄB ein »Aufklärungsamt für Bevölkerungspolitik und Rassenpflege« in München gründeten, das zunächst als Propagandainstrument der deutschen Ärzteschaft fungierte, bis die NSDAP-Reichsleitung auf diesem Gebiet die alleinige Führung beanspruchte.[39] Bereits im Juni 1933 trat dann der Vorsitzende des Ärztevereinsbundes, Dr. Stauder, von seinem Amt zurück, was den Anlaß dafür bot, G. Wagner auch diese Funktion zu übertragen und dessen Machtbereich noch weiter auszudehnen.[40] Unter Wagners Leitung und bei strikter Anwendung des nun überall geltenden »Führerprinzips« haben beide Organisationen dann noch bis zum März des Jahres 1936 existiert und maßgeblich dazu beigetragen, die Unterdrückungsmaßnahmen gegen progressiv gesinnte Ärzte und Nichtarier durchzusetzen sowie praktische Fragen der Organisation der ambulanten medizinischen Versorgung mit Hilfe der allmählich einflußreicher werdenden kassenärztlichen Vereinigungen zu lösen.[41] Mit dem Inkrafttreten der Reichsärzteordnung und der Schaffung der Reichsärztekammer verloren sie dann ihre Existenzberechtigung für das faschistische System und wurden demzufolge aufgelöst. Zwischenzeitlich sind auch die Ärzte in die »Deutsche Arbeitsfront« eingegliedert worden, wo im Mai 1934 für Ärzte, Zahnärzte, Apotheker u. a. Gruppen der im Gesundheitswesen Beschäftigten eigene Fachschaften gegründet wurden.[42]

Für die von 1933 an klar ausgeprägte Anpassungsbereitschaft der Funktionäre der großen ärztlichen Standesorganisationen gegenüber den politischen Forderungen der faschistischen Diktatur gab es sicher verschiedene Motive — die dabei auch mitspielende Hoffnung, die tradierten Verbände als Mittel zur Erhaltung einer partiellen Eigenständigkeit der Ärzteschaft bewahren zu können, erwies sich als illusionär (PARLOW 1974).

Erstaunlich groß waren die Erwartungen, die die Verfechter der Standesideologie in die bereits seit 1931 geforderte »Reichsärzteordnung« setzten; diese sollte u. a. den deutschen Arzt aus der Reichsgewerbeordnung herauslösen, dessen rechtliche Stellung und berufliche Eigenverantwortung dem Staate gegenüber neu fixieren und eine Förderung des Standesbewußtseins bewirken.[43] In der Fassung, in der diese »Ordnung« dann am 13. Dezember 1935 verkündet worden ist, erwies sie sich jedoch vor allem als Mittel zur dirigistischen Lenkung und Disziplinierung der Ärzteschaft, als ein Instrument, mit dessen Hilfe dem Arzt weit strengere Reglementierungen seiner beruflichen Entwicklung und Tätigkeit oktroyiert worden sind, als es sie je zuvor gegeben hat.[44] Zwar wurde im § 1 der Reichsärzteordnung ausdrücklich festgestellt, daß der ärztliche Beruf kein Gewerbe darstelle, zugleich aber auch der Ausgangspunkt für eine Fülle von Anforderungen an den Arzt mit der Aussage geschaffen: »Der Arzt ist zum Dienst an der Gesundheit des einzelnen Menschen und des gesamten Volkes berufen. Er erfüllt eine durch dieses Gesetz geregelte öffentliche Aufgabe.«[45] Die Hauptpunkte der neuen Ordnung waren die »Bestallungsordnung« mit der Definition der zur Erteilung der Approbation zu erbringenden Ausbildungsnachweise,[46] die Bestimmung der Funktion der neu geschaffenen »Reichsärztekammer«,[47] der die Aufgabe zukommen sollte, »... für das Vorhandensein eines sittlich und wissenschaftlich hochstehenden Ärztestandes Sorge zu tragen« sowie »über die Wahrung der ärztlichen Berufsehre und die Erfüllung der Berufspflichten zu wachen ...«, die Kennzeichnung der Stellung und der Funktion der Berufsgerichte der Ärzteschaft sowie die Grundsätze der »Reichsgebührenordnung«. Einzelfragen regelten dann eine Reihe nachfolgender Verordnungen und »Bekanntmachungen« des »Reichsärzteführers«, u. a. eine Verordnung des Jahres 1937 zur Tätigkeit der ärztlichen Berufsgerichte,[48] eine als »Anordnung« des Reichsärzteführers bezeichnete »Berufsordnung für die deutschen Ärzte« aus dem gleichen Jahr[49] sowie eine »Disziplinarordnung der Reichsärztekammer« aus dem Jahre 1940.[50]

In inhaltlicher Hinsicht zielten sämtliche in der Reichsärzteordnung festgeschriebenen und später aus ihr abgeleiteten Aufgabenstellungen und Pflichtzuweisungen für die Ärzte darauf ab, diese fest an die gesundheitspolitischen Zielstellungen des faschistischen Regimes zu binden. Vor allem sollte dem Prinzip Rechnung getragen werden, stets die Erhaltung und Stärkung des deutschen Volkes als einer rassischen Gemeinschaft in den Mittelpunkt des eigenen Tuns zu stellen. Der Preis, der für die öffentliche Anerkennung einer elitären Sonderstellung des ärztlichen Berufes gezahlt werden mußte, war hoch; zu zahlen war durch bedingungslose Unterordnung und Anpassung an die politischen Entscheidungen des Systems. Praktische Erfordernisse zwangen die neuen Institutionen der nun total organisierten Ärzteschaft jedoch auch dazu, wichtige Aufgaben zur Sicherung der fachlich einigermaßen qualifizierten ärztlichen Tätigkeit wahrzunehmen und beispielsweise auch die berufliche Weiterbildung planmäßig zu gestalten, worauf im folgenden noch einzugehen sein wird. Ein wichtiges Ziel hatte das faschistische Regime mit der Reichsärzteordnung auf jeden Fall erreicht — es war ihm die Schaffung eines Instrumentariums zur einheitlichen Lenkung und Disziplinierung der Ärzteschaft mit geradezu perfekter Organisation gelungen.

Nachdem die sogenannte »Gleichschaltung« der ärztlichen Organisationen erfolgt war und die als politisch unzuverlässig geltenden Personen mittels der bereits skizzierten Praktiken aus einflußreichen Positionen im Gesundheitswesen »ausgeschaltet« worden waren, stellte sich für das faschistische Regime die Aufgabe, eigene neue Institutionen und Formen der Lenkung aller die Gesundheitsfürsorge betreffenden Prozesse innerhalb der Partei und auf der staatlichen Ebene zu schaffen. Diese in der »...-

zweiten Phase des Kampfes um die Durchsetzung der neuen Weltanschauung ...« in den Vordergrund rückende Absicht brachte G. Wagner bei der »Arbeitstagung des Sachverständigenbeirats für Volksgesundheit« vom 3. und 4. März 1934 in München zum Ausdruck, die die bis zu diesem Zeitpunkt erreichten Positionen bilanzieren und die Aufgaben der nächsten Entwicklungsetappe abstekken sollte.[51] Wagner bekräftigte bei dieser Gelegenheit den Führungsanspruch der NSDAP in allen gesundheitspolitischen Grundsatzfragen und die Entschlossenheit der neuen Machthaber, eine reichseinheitliche Planung und Leitung des Gesundheitswesens durchzusetzen. Der bereits im August 1933 als Beratungsorgan Wagners und des Stellvertreters des Führers geschaffene »Sachverständigenbeirat« sollte demnach in seiner Beraterposition bestehen bleiben und als eine Art Generalstab für die Reichsleitung der NSDAP fungieren. Für die unmittelbare politische Leitung des Gesundheitswesens wurde daneben das »Amt für Volksgesundheit« geschaffen, dessen Leitung ebenfalls wieder Wagner übernahm. Die spezifische Funktion dieser später zu einem »Hauptamt« bei der NSDAP-Reichsleitung avancierten Institution sollte die »Gesundheitsführung des Volkes« sein. Die dabei angestrebte Aufgabenverteilung charakterisierte Wagner bei dieser Tagung mit den Aussagen: »Der Staat übt die Gesundheitspolizei, die Gesundheitsversicherung und die Aufklärungsarbeit aus, die Partei dagegen behält die Gesundheitsführung des Volkes im Bereiche ihrer weltanschaulich-politischen Erziehungsarbeit in der Hand ...«; die Partei habe die Aufgabe, »... über die staatliche Sicherung und Betreuung hinaus jeden Einzelnen und die Gesamtheit der biologisch Wertvollen zur Höchstentwicklung erb- und rassenbiologischer Anlangen zu führen.«[52] Die dem Nationalsozialistischen Deutschen Ärztebund zugeschriebene Aufgabe blieb demgegenüber stark begrenzt; er sollte jene Institution bleiben, »... die sich innerhalb der Ärzteschaft und darüber hinaus innerhalb des deutschen Volkes mit Bevölkerungs- und Rassenpolitik zu befassen hat ...«[53] — eine maßgebliche Mitwirkung bei der Entscheidung gesundheitspolitischer Fragen wurde ihm nicht zugebilligt. Diese weitgehende Ausschaltung von Parteigliederungen aus den maßgeblichen Entscheidungsprozessen entsprach dem entschiedenen Antidemokratismus der faschistischen Bewegung, die jedoch, um wirksame Institutionen zur Umsetzung ihrer politischen Aufgabenstellungen zu besitzen, eine Erweiterung des Mitgliederbestandes und eine disziplinierte Tätigkeit ihrer Organisationen anstrebte. Der NSDÄB hatte im Oktober 1933 bereits 11 000 Mitglieder, und deren Zahl wuchs auch in den folgenden Jahren stetig an. Im Jahre 1942 gehörten dieser Vereinigung schließlich 46 000 Personen an, von denen die überwiegende Mehrheit Ärzte und Zahnärzte waren. Da die Mitgliedschaft im NSDÄB mit der in der NSDAP verbunden war, dürften nach den Berechnungen von LILIENTHAL (1985b, S. 117) 1935 etwa 22% aller Ärzte und 1938 bereits 39% der Ärzte und Zahnärzte der NSDAP angehört haben.[54]

Weitere Erscheinungsformen des 1934 einsetzenden Ausbaus des Parteieinflusses in der Medizin und im Gesundheitswesen waren die Umwandlung des 1933 geschaffenen »Aufklärungsamtes für Bevölkerungspolitik und Rassenpflege« in ein direkt der NSDAP-Reichsleitung unterstehendes »Rassenpolitisches Amt der NSDAP« und die rasche Erweiterung der weitgehend eigenständigen Gesundheitsdienste der SA, der SS und der Hitlerjugend. Ebenfalls als Parteiinstitution fungierte das »Hauptamt für Volkswohlfahrt«, das unter der Leitung von Dr. Erich Hilgenfeldt tätig war und den umfänglichen Apparat der NS-Volkswohlfahrt organisierte und steuerte (VORLÄNDER 1986). Die zentrale politische Intention in diesem Bereich der fürsorgerischen Arbeit ist ebenfalls bei der bereits genannten Tagung im März 1934 eindeutig im faschistischen Sinne definiert worden, wo es u. a. hieß: »Der Nationalsozialismus lehnt den Wohlfahrtsstaat ab, weil er das Volk verweichlicht, Ansprüche erweckt und Verantwortungsgefühl untergräbt. An seiner Stelle fordert der nationalsozialistische Erziehungsstaat von allen Volksgenossen den Einsatz ihrer Kräfte.«[55] Als selbstverständlich galt dabei auch in diesem Bereich der Fürsorgepraxis die Orientierung auf die Unterstützung der »biologisch wertvollen Elemente«.[56]

Auf der Ebene der staatlichen Organisation des Gesundheitswesens wurde die angestrebte Vereinheitlichung der Strukturen und der Leitung durch das am 3. Juli 1934 verabschiedete »Gesetz über die Vereinheitlichung des Gesundheitswesens« verwirklicht.[57] Wagner hatte es bereits im März dieses

Jahres als wichtigste Neuerung für das Gesundheitswesen der Zukunft angekündigt. Mit diesem erst vom 1. April des Jahres 1935 an in Kraft tretenden Gesetz wurden den von staatlich bestellten Amtsärzten geleiteten Gesundheitsämtern der Kreise neben den bereits früher amtsärztlich wahrgenommenen Aufgaben der Kontrolle von Medizinal- und Hygienediensten auch die Wirkungsbereiche der Erb- und Rassenpflege (einschließlich der Eheberatung und der Führung erbbiologischer Karteien), der Schulgesundheitspflege, der Mütterberatung sowie der öffentlichen Fürsorge (u. a. für Tuberkulose- und Geschlechtskranke, für Körperbehinderte und für Süchtige) zugeordnet. Faktisch bedeutete dies eine organisatorische Vereinigung der bereits früher geschaffenen Amtsarztfunktionen mit den in den Jahren der Weimarer Republik zumeist unter kommunaler Regie aufgebauten verschiedenen Einrichtungen der öffentlichen Gesundheitsfürsorge, die deren einheitliche Lenkung nach den neuen Schwerpunktsetzungen der Rassenhygiene ermöglichen sollte, inbesondere nach dem Prinzip, »... daß der Wert der Einzelperson nur nach dem Grade ihres Nutzens für das Volksganze bemessen werden kann ...«.[58] Der organisatorische Aufbau und die personelle Besetzung der neuen Einrichtungen dauerte eine geraume Zeit; 1935 waren insgesamt 694 solcher Gesundheitsämter gebildet worden, an denen über 1 000 angestellte Ärzte tätig waren, deren Pflichtbewußtsein G. Wagner durch eine öffentliche Hervorhebung ihrer besonderen Verantwortung und auch durch eine Erhöhung der Besoldung zu fördern versuchte.[59]

Vorangegangen war dieser Entwicklung jedoch eine längerdauernde interne Auseinandersetzung um die für das neue Regime zweckmäßigste Form der staatlichen Organisation des Gesundheits- bzw. Medizinalwesens, in deren Verlauf beispielsweise vorgeschlagen worden war, einen »Reichskommissar für Volksgesundheit« mit dieser Aufgabe zu betrauen (LABISCH; TENNSTEDT 1984). Das nun geschaffene staatliche System der rassenbiologisch ausgerichteten Gesundheitsfürsorge verblieb unter der Leitung des Reichsministeriums des Inneren, dessen Medizinalabteilung erst im Jahre 1939 nach dem Tode des »Reichsärzteführers« einen höheren Rang erhielt. Dessen Nachfolger Leonardo Conti, dem auch der Titel »Reichsgesundheitsführer« verliehen worden ist, wurde als Staatssekretär mit der Führung dieser Abteilung beauftragt, wodurch eine personelle Vereinigung der parteiamtlichen und der staatlichen Lenkungsfunktionen entstand.[60] Der Medizinalabteilung nachgeordnet blieb weiterhin das Reichsgesundheitsamt unter der Leitung von H. Reiter, dessen Hauptaufgabe neben der Vorbereitung von gesetzlichen Maßnahmen auf dem Gebiete des Gesundheitswesen die wissenschaftliche Bearbeitung von Problemen der Erb- und Rassenpflege wurde.[61] Mit Hilfe des Reichsgesundheitsamtes erfolgte auch die staatliche Lenkung der medizinisch-wissenschaftlichen Gesellschaften, wozu im Oktober 1934 eine dem Präsidenten dieses Amtes unterstehende Arbeitsgemeinschaft dieser Gesellschaften geschaffen wurde.[62]

Neu eingerichtet wurde bei der Medizinalabteilung des Reichsinnenministeriums schließlich im Jahre 1934 die F. Bartels unterstehende »Reichszentrale für Gesundheitsführung«. In diesem Gremium waren eine ganze Reihe von inzwischen zu »Reichsarbeitsgemeinschaften« erhobenen Beraterkommissionen vereinigt, u. a. die »Reichsarbeitsgemeinschaft für Mutter und Kind«, der »Reichs-Tuberkulose-Ausschuß« und die »Reichsarbeitsgemeinschaft für Volksernährung«, deren Aufgabe sowohl in der Erarbeitung von Empfehlungen für staatliche Entscheidungen als auch in der Propagierung von gesundheitsfördernden Verhaltensweisen in der Öffentlichkeit bestand.[63] Mit dem Begriff der »Gesundheitsführung« verband sich dabei ein für die Zukunft als besonders bedeutsam angesehenes Konzept der Erweiterung der tradierten und vorrangig kurativ ausgerichteten Gesundheitsfürsorge zu einem umfassenden System von Einflußnahmen auf die Gesundheitsförderung im Sinne der Entwicklung der Leistungsfähigkeit der Menschen. Da zu diesem Zeitpunkt bereits eine Fülle von gesicherten medizinischen Erkenntnissen über reale Möglichkeiten der Vermeidung von Erkrankungen, über eine sinnvolle Lebens- und Arbeitsgestaltung sowie über Wege zur Förderung der individuellen Entwicklungspotenzen vorlag, enthielt diese Zielstellung durchaus rationale Momente, wie sie auch in bestimmter Weise an die Interessen der Menschen anzuknüpfen verstand. Die spezifisch faschistische Prägung und damit auch Pervertierung der Idee einer zielstrebigen Gesundheitsförderung bestand darin, daß hier die Leistungssteigerung der Individuen im Interesse der Systemerhaltung eine geradezu ausschließliche Vorrangstellung zugewiesen erhielt und darin, daß die Ansprüche an die Individuen mit einer vergewaltigenden und deren Entscheidungskompetenz ausblendenden Intention vertreten worden sind.

Größeres Gewicht erlangte das Programm einer zielstrebigen »Gesundheitsführung« in der faschistischen Gesundheitspolitik faktisch jedoch nur für den Zeitraum von etwa 1936 bis 1941, d. h. für jene Periode der Existenz dieses Systems, in der die ihm eigenen neuen Organe und Instrumentarien bereits herausgebildet waren und noch relativ normal, d. h. ohne gravierende Beeinflussung durch das Kriegsgeschehen funktionieren konnten. Nach WUTTKE-GRONEBERG (Medizin im Nationalsozialismus 1980) begann die entschiedenere Zuwendung zu den Aufgaben der »Gesundheitsführung« mit einer Sondertagung des »Hauptamtes für Volksgesundheit« im Jahre 1936 in Nürnberg, bei der sowohl die Pflicht des deutschen Menschen zur Gesunderhaltung betont worden ist als auch vor allem die Aufgabe, die individuellen Leistungspotenzen des einzelnen für die Arbeit und den Wehrdienst zu stärken. Der sich zu diesem Zeitpunkt bereits abzeichnende Zusammenhang dieser Orientierungen mit dem zielstrebigen Ausbau der für den geplanten Eroberungskrieg erforderlichen Potentiale wurde noch deutlicher sichtbar, als im Jahre 1939 die Kriegsvorbereitungen bereits auf Hochtouren liefen. Als Beispiel dafür kann eine der großen propagandistischen Reden herangezogen werden, die der stellvertretende Leiter des Hauptamtes, Kurt Blome, zu Beginn dieses Jahres zum Thema »Gesundheitsführung als Aufgabe nationalsozialistischer Menschenführung« hielt. Danach stand »... die Forderung nach der Steigerung der Leistungskraft des deutschen Menschen —« ganz im Vordergrund aller gesundheitspolitisch zu lösenden Aufgaben, sei es die Pflicht der Gesellschaft, »— alles zu tun, damit dieser deutsche Mensch trotz seiner höheren Leistung gesund bleibt und als gesunder Soldat seinen Wehrdienst erfüllen kann —«, stehe die »Rassenpolitik immer noch an erster Stelle«, sei die Gesundheitsführung »eine ausschließlich menschenführende Aufgabe ...« und müsse sich der Arzt dabei immer als Offizier sehen.[64]

Zu den praktischen Konsequenzen dieser Grundorientierung gehörten dann u. a. der Ausbau der sog. leistungsmedizinischen Forschung (vgl. Kap. 8), die Schaffung eines weitverzweigten Betriebsarztsystems und die verstärkte Einbeziehung der Deutschen Arbeitsfront in die Gesundheitspropaganda, eine relativ umfassende gesundheitliche Betreuung der Jugend, die vor allem zum Ausbau ärztlicher Untersuchungen und Schulungen in der Hitlerjugend führte, und solche Aktionen wie der Kampf gegen den Genußmittelmißbrauch und für eine gesunde Ernährung, wobei letztere vor allem durch eine Reduzierung des Fett- und des Fleischverbrauchs erreicht werden sollte. In allen den genannten und weiteren Tätigkeitsfeldern waren die realen Handlungsmöglichkeiten für die Medizin jedoch eng begrenzt, da das Regime keineswegs bereit war, die für eine gesunde Lebensführung und Leistungsförderung entscheidenden Voraussetzungen, etwa Verkürzungen der Arbeitszeit, Verringerungen der physischen Belastungen bei der Arbeit, wesentlich bessere Entlohnungen u. a. m., in größerem Umfange zu gewähren oder sonstige nennenswerte Erweiterungen der medizinischen Ressourcen in Aussicht zu nehmen. Lediglich eine begonnene Erhöhung der Urlaubstage ließ in diesen Jahren Ansätze zu sozialpolitischen Verbesserungen erkennen. Unter diesen Bedingungen liefen alle unter dem Namen der »Gesundheitsführung« in Angriff genommen Maßnahmen letztlich darauf hinaus,

a) die Ärzte mit zusätzlich zu erbringenden und gar nicht oder schlecht bezahlten Leistungen im Bereich von Vorsorgeuntersuchungen und der Gesundheitspropaganda zu belasten, was insbesondere die mehr als 25 000 beim Hauptamt für Volksgesundheit registrierten und als besonders verläßlich geltenden Praktiker betraf, und

b) an die Eigenverantwortung und den Gesundheitswillen der Werktätigen zu appellieren und diesen eine Pflicht zum Gesundsein aufzuerlegen.[65]

Natürlich gab es dabei von der Mitwirkungsbereitschaft der Ärzteschaft getragene wertvolle Leistungen, beispielsweise einen zeitweilig doch erheblichen Ausbau der Vorsorgeuntersuchungen zum Zwecke der Früherkennung von Erkrankungen oder Erweiterungen der Schutz- und Unterstützungsmaßnahmen für werdende Mütter und die Kleinkinderbetreuung, die jedoch auch nur den als biologisch wertvoll geltenden Bürgern zugute kamen und bald darauf wieder erhebliche Einschränkungen erfuhren. Nach den ersten genaueren Untersuchungen der Relationen zwischen den hohen Ansprüchen des Programms der »Gesundheitsführung« und der realen Entwicklung der gesundheitlichen Lage der Bevölkerung in Deutschland, die ab 1939 und vor allem ab 1941 durch die sich rasch verschlechternden Ernährungsbedingungen, fortlaufend zunehmende Arbeitsbelastungen und den bald einsetzenden Mangel an medizinischen Versorgungsmöglichkeiten bestimmt worden ist, weisen aus, daß die erreichten Ergebnisse weit unter den Erwartungen lagen. Faktisch mußte dieses Programm im Jahre 1941 aufgegeben werden, um die vorrangig gewordenen Probleme der Kriegsführung bewältigen zu können (KATER 1982; 1983).[66]

Die Bedingungen des Krieges waren es schließlich auch, die den Einfluß der NSDAP auf das Geschehen im Gesundheitswesen erheblich begrenzten und dem 1939 zum »Reichsgesundheitsführer« ernannten L. Conti weitaus weniger Machtpositionen ließen, als sie vorher G. Wagner besaß.[67] Ein äußeres Kennzeichen dieser neuen Situation bestand darin, daß die Tätigkeit des Nationalsozialistischen Deutschen Ärztebundes im Januar 1943 für die Dauer des Krieges gänzlich eingestellt wurde. Die sich ab 1941 verschärfenden Widersprüche zwischen den Ansprüchen und Erfordernissen der verschiedenen Teilbereiche des zivilen und des militärischen Gesundheitswesens veranlaßten Hitler dann noch zu weiteren Lösungsversuchen durch die Änderung der Leitungskompetenzen und -strukturen, die jedoch die angestrebten Entlastungen respektive Optimierungen nicht erbringen konnten. Hitlers Erlaß vom Juli 1942, in dem Karl Brandt zum »Generalkommissar des Führers für das Sanitäts- und Gesundheitswesen« bestellt worden ist, mußte in bezug auf diese Abstimmungen weitgehend wirkungslos bleiben, da diesem ein geeignetes Instrumentarium für die Erfüllung seiner Aufgabe nicht zur Verfügung stand.[68] Als Hitler schließlich im August 1944 Brandt zum »Reichskommissar für das Sanitäts- und Gesundheitswesen« ernannte und ihn mit äußerst weitgehenden Entscheidungsvollmachten ausstattete, waren die sachlichen Voraussetzungen für eine geordnete Lenkung und Leitung des Gesundheitswesens nicht mehr gegeben und das Chaos kriegsbedingter rein pragmatischer Teillösungen bereits ausgeprägt.

2.4 Die faschistische Indienstnahme der medizinischen Hochschuleinrichtungen und der Aufbau eines neuen Fortbildungssystems

Eine der entscheidenden Voraussetzungen für die praktische Umsetzung der gesundheitspolitischen Vorhaben des faschistischen Systems bestand in der Gewinnung der im Gesundheitswesen Tätigen und insbesondere der Ärzteschaft für deren Unterstützung, was eine politische, weltanschauliche und fachliche Erziehung und Ausbildung dieser Kader im Geiste der neuen Ordnung erforderte. Die medizinischen Ausbildungsstätten an den Hochschulen, die den ärztlichen und zahnärztlichen Nachwuchs für das »Dritte Reich« heranzubilden hatten, galten deshalb vom Beginn der nationalsozialistischen Umgestaltung an als besonders wichtige Bereiche der politischen Einflußnahme. Wie im Hochschulwesen generell (KRAUS 1981) ging es auch bei der faschistischen Hochschulpolitik im Bereich der Medizin vor allem darum, politisch und rassisch mißliebige Lehrkräfte und Studenten möglichst rasch zu vertreiben, ein zentralistisches Leitungssystem aufzubauen, mit dessen Hilfe jederzeit staatliche und parteipolitische Eingriffe in die Entwicklung gewährleistet werden konnten, sowie die Ausbildungs- und Erziehungspraxis nach den Bedürfnissen der faschistischen Machthaber umzugestalten (KATER 1985a).

Relativ rasch und weitgehend problemlos für das neue Regime verlief dabei der Prozeß der Ausschaltung nichtarischer Lehrkräfte und Studierender, auf dessen Formen und Auswirkungen bereits eingegangen worden ist, da hier durch Gesetzesvorschriften und einen tradierten Antisemitismus günstige Voraussetzungen für die Unterstützung der geforderten Maßnahmen auch an Medizinischen Fakultäten bestanden. In diesem Prozeß gewannen dem Faschismus besonders nahestehende Hochschullehrer und Nachwuchswissenschaftler zwar an Einfluß und Macht, blieben aber zunächst noch eine Minderheit, deren politischem Radikalismus viele Angehörige der alten Hochschullehrergeneration noch keineswegs in jedem Punkte zu folgen bereit waren. Dies zeigte sich u. a. bei der Durchsetzung der politischen Anforderungen des Berufsbeamtengesetzes darin, daß z. T. sehr weitreichende Forderungen nach der Entlassung angesehener

Hochschullehrer weder bei deren Kollegen noch bei den übergeordneten staatlichen Instanzen Unterstützung fanden.[69] Die Einstellungen zur neuen Regierung und zu den Repräsentanten der NSDAP blieben zunächst auch noch deshalb differenziert und z.T. auch distanziert, da deren Eingriffe in das Hochschulgeschehen dem historisch gewachsenen Ideal von der sich autonom verwaltenden Stätte der Forschung und der freien Lehre widersprachen und Befürchtungen weiterer Einschränkungen der eigenen Kompetenzen auslösten. Dennoch fanden sich auch unter namhaften Medizinern genügend Persönlichkeiten, die sich öffentlich und nachdrücklich zur faschistischen Diktatur bekannten und deren Politik auch dem Ausland gegenüber verteidigten. Dies betraf beispielsweise den zum Rektor der Berliner Universität berufenen Eugen Fischer wie auch den international bekannten Chirurgen Ferdinand Sauerbruch, die bei der bereits im ersten Kapitel erwähnten »Großkundgebung deutscher Hochschullehrer für Adolf Hitler und den nationalsozialistischen Staat« am 11. November 1933 in Leipzig auftraten, oder solche bekannten Ordinarien wie den Internisten Alfred Schittenhelm und den Hygieniker Wilhelm Pfannenstiel, die Mitglieder der SS wurden und in diesen Stellungen auch öffentlich agierten. F. Sauerbruch hatte überdies bereits am 30. September 1933 einen »Offenen Brief an die Ärzteschaft der Welt« veröffentlichen lassen, in dem er der neuen Regierung sein Vertrauen ausdrückte und um Verständnis für »... die harten und schweren Eingriffe, die jede revolutionäre Tat begleiten ...«, warb.[70]

Trotz dieser Positionsgewinne erschien den NSDAP-Instanzen das Maß des im ersten Jahr ihrer Machtausübung erreichten Einflusses gerade an den medizinischen Ausbildungsstätten noch unzureichend. Bei einer Beratung der von G. Wagner eingesetzten Vertrauensleute der Partei an den Medizinischen Fakultäten am 14. Juni 1934 wurde deshalb eine »Kampfansage an Liberalismus und Reaktion auf den Hochschulen« beschlossen, da es sich gezeigt habe, »... daß an den Hochschulen noch keineswegs der Geist lebendig ist, der das Entstehen des Dritten Reiches bewirkt hat«, und deutlich zu beobachten sei, »daß eine ausgesprochene Reaktion sich an den Universitäten und in ihrem Lehrkörper breitzumachen versucht.«[71] Insbesondere wurde den Hochschullehrern der medizinischen Einrichtungen vorgeworfen, daß sie sich erst sehr spät der nationalsozialistischen Bewegung angeschlossen hatten, daß sie zu wenig Bereitschaft zeigten, der Rassenhygiene in der Lehre angemessene Stellungen zu sichern, und daß sie die Integration der Naturheilkunde in die medizinische Wissenschaft behinderten. Dieser letztgenannte Punkt betraf dabei eine tatsächlich existierende erhebliche Differenz zwischen den Vorstellungen der neuen Führung von der zu schaffenden »Neuen Deutschen Heilkunde« und der naturwissenschaftlich-experimentellen Forschungsorientierung der Hochschulmedizin, die diesen Bestrebungen skeptisch und z.T. offen ablehnend gegenüberstand. Vorgeworfen wurde den Hochschullehrern weiterhin, daß sie dem wissenschaftlichen Nachwuchs zu wenig Entwicklungschancen einräumten und in Berufsfragen zu stark persönliche Beziehungen zur Geltung kommen ließen, was zu einer »Autokratie« der Ordinarien führe, die die Wissenschaftsentwicklung behindere. Sehr weitgehend und beleidigend war die aus allen diesen Vorwürfen schließlich abgeleitete Feststellung, daß den Hochschullehrern ein Recht auf Meinungsäußerung zu politischen und weltanschaulichen Fragen gar nicht zukomme und sie sich auf ihre rein fachwissenschaftlichen Aufgaben beschränken sollten.[72]

Zu den Konsequenzen, die mit dieser »Kampfaktion« gegen den Liberalismus verbunden worden sind, gehörten u.a. die Verschärfung der Eingriffe in das Berufsgeschehen und die Intensivierung der Bemühungen um eine Reform des Medizinstudiums. Um größeren Einfluß auf die Berufungspolitik der Hochschulen zu erlangen, war bereits im Juli 1934 durch eine Verfügung von R. Heß eine Hochschulkommission der NSDAP berufen worden, der die Aufgabe zukommen sollte, alle Berufungsanträge unter politischen Gesichtspunkten zu prüfen und die Ministerien bei deren Entscheidung zu beraten. Für die Medizin wurde wiederum G. Wagner in diese Kommission aufgenommen.[73] Auf der staatlichen Ebene wurde den Fakultäten das Recht zur selbständigen Verleihung der Habilitation entzogen und durch eine im Dezember 1934 fixierte neue »Reichs-Habilitations-Ordnung« verfügt, daß für Berufungen eine Reihe weiterer politischer und weltanschaulicher Bewährungsnachweise zu erbringen sind.[74] Den Fakultäten blieb zwar die Möglichkeit der Einflußnahme auf die Nachwuchsentwicklung durch die Einreichung von Berufungsvorschlägen und die wissenschaftliche Beurteilung von Habilitationsarbeiten; in vielen Fällen wurden in den folgenden Jahren jedoch auch Besetzungen freiwerdender Ordinariate mit vor allem politisch bevorzugten Kandidaten durch Entscheidungen der Ministerien auch gegen die Absichten der Fakultäten durchgesetzt.[75] Wesentlich gefördert wurde durch diese neuen Verfahrensweisen die politische Anpassungsbereitschaft der jüngeren Wissenschaftlergeneration, die den neuartigen Bewährungsforderungen nachkommen mußte, wenn sie Stellungen an den Hochschulen anstrebte. Die Abhängigkeit der Hochschullehrer vom Wohlwollen staatlicher und politischer Instanzen nahm ebenfalls generell zu, denn diese verlangten weitaus stärker als früher für die Bereitstellung von personellen oder finanziellen Ressourcen den Nachweis der Nützlichkeit vorgesehener wissenschaftlicher Arbeiten und institutioneller Entwicklungen für die Zwecke des Systems.

Die Grundlinien der erwähnten Reform des Medizinstudiums sind ebenfalls noch während des Jahres 1934 festgelegt worden, wobei davon ausgegangen wurde, daß in der Medizin wie generell im Hochschulwesen die politische Erziehung und Schulung der Studierenden in der Verantwortung der NSDAP und des von ihr angeleiteten Nationalsozialistischen Deutschen Studentenbundes verbleiben sollte.[76] Diese politische Erziehung war mit einem umfänglichen System von Schulungsveranstaltungen, wehrsportlichen Übungen und Arbeitseinsätzen verbunden, die einen hohen Zeitaufwand erforderten, aber auch in der Form so gestaltet waren, daß sie die zumeist noch unkritischen jungen Menschen, die Kameradschaft und Idealbildungen schätzten, in starkem Maße an die nationalsozialistische Ideologie zu binden vermochten. Die angestrebten Neuerungen in der eigentlichen medizinischen Ausbildung betrafen vor allem die Stärkung der Positionen der faschistischen Rassenkunde und des Lehrfaches »Rassenhygiene«, die entschiedenere Betonung der Ideen der »Neuen Deutschen Heilkunde«, deren »Ganzheitsdenken« in allen Fachgebieten zur Geltung kommen sollte, die Aufnahme der Naturheilkunde als Lehrfach sowie eine Erweiterung der Praxiskomponenten des Studiums vor allem im Bereich der Krankenpflege. Daneben wurde für die Ausbildung in kleineren Gruppen, für die Vereinfachung der Prüfungen und schließlich auch für eine deutlichere Ausrichtung der Lehre auf die Ausprägung von Fähigkeiten zum Umgang mit Menschen plädiert. Auch in diesem Bereich standen ausgesprochen faschistische Zielsetzungen neben Vorhaben, die durchaus sinnvoll im Hinblick auf Erfordernisse des ärztlichen Berufes waren und die auch wesentlich dazu beitrugen, daß dieses Reformkonzept die Zustimmung vieler Hochschullehrer fand (MERSMANN 1978). Obwohl durch das bereits an anderer Stelle genannte »Gesetz gegen die Überfüllung deutscher Schulen und Hochschulen« für 1933 und die nächstfolgenden Jahre eine Reduzierung der Neuzulassungen zum Studium der Medizin und der Zahnheilkunde erfolgte, ließ die insgesamt hohe Zahl der Studierenden an den medizinischen Fakultäten die Verwirklichung der neuartigen methodischen Aspekte der Ausbildung kaum zu.[77] Weitaus langsamer als beabsichtigt entwickelten sich auch die Einrichtungen für die rassenkundliche und rassenhygienische Lehre, da trotz deren spezifischer politischer Bewertung die Mittel für die Neugründung von Instituten nur zögernd bereitgestellt wurden, so daß diese Lehraufgaben häufig von den tradierten Hygieneinstituten oder durch besondere Lehrbeauftragte aus ursprünglich anderen Fachgebieten wahrgenommen worden sind.[78] Die im Medizinstudium im speziellen existierende Struktur der Ausbildungsfächer und Prüfungsanforderungen ist z. T. im Hinblick auf dieses Reformprogramm, z. T. auch im Zusammenhang mit den Kriegsbedingungen mehrfach geändert worden. Gegenüber der seit 1924 geltenden Prüfungsordnung für Ärzte mit insgesamt 14 Fachdisziplinen wurde die Zahl der zu absolvierenden Prüfungsfächer auf 19 erhöht, wobei die Lehrgebiete »Rassenhygiene« und »Naturgemäße Heilmethoden« völlig neu waren. Entscheidend für das faktische Niveau der medizinischen und zahnärztlichen Hochschulausbildung blieb, daß die Gesamtbeanspruchung der Studenten mit peripheren oder gänzlich außermedizinischen Ausbildungskomponenten erheblich zunahm, die Voraussetzungen für eine intensive ärztliche Ausbildung in institutioneller und personeller Hinsicht nicht geschaffen worden sind und mit Beginn des Krieges eine fortwährende Beschränkung der Ausbildungsmöglichkeiten stattfand, die die Qualität des Kenntnis- und Fähigkeitserwerbs sukzessive beeinträchtigte und herabdrückte.

Bedeutendes Gewicht wurde in den Jahren der faschistischen Diktatur auch dem Aufbau eines neuen, umfassenden und zur Ideologiebildung nutzbaren Systems der ärztlichen Fortbildung beigemessen. Dessen Aufgabe sollte darin bestehen, der Masse der Ärzte und Zahnärzte neue diagnostische Methoden und therapeutische Vorstellungen nahe zu bringen, sie mit den Aufgaben auf dem Gebiete der Rassenhygiene und der sog. »Gesundheitsführung« vertraut zu machen und sie zugleich für eine aktive Unterstützung der faschistischen Gesundheitspolitik zu gewinnen (GREGER 1984; ROHLAND 1985). Am Beginn dieses Prozesses stand die Umgestaltung bereits früher geschaffener zentraler Fortbildungseinrichtungen und deren personelle Neubesetzung. Die am 31. 12. 1933 in Berlin eröffnete »Berliner Akademie für ärztliche Fortbildung« erhielt eine zentrale Funktion für die Fortbildung von Fachärzten verschiedener Disziplinen, und die »Staatsmedizinische Akademie« in Berlin-Charlottenburg wurde zum Zentrum für die Ausbildung der Amtsärzte bzw. Leiter der staatlichen Gesundheitsämter erklärt.[79]

Wesentlich erweitert und neu strukturiert wurde das Fortbildungssystem dann im Herbst des Jahres 1935 in Zusammenhang mit der endgültigen Vorbereitung der neuen Reichsärzteordnung, in deren Gefolge ab 1936 die bislang freiwillige Teilnahme an Fortbildungsveranstaltungen allen Ärzten zur Pflichtaufgabe gemacht wurde.[80] Um alle Ärzte einmal innerhalb von fünf Jahren einen dreiwöchigen Kurs zu allgemeinmedizinischen Fragen absolvieren zu lassen, wurden zunächst für die Land- und Kleinstadtärzte Fortbildungsorte bzw. Fortbildungskrankenhäuser festgelegt, an denen solche Kurse von besonders erfahrenen Ärzten bzw. Wissenschaftlern der Hochschulen regelmäßig abzuhalten waren. Die Delegierung zu diesen Kursen erfolgte über die regionalen Vertretungen der Kassenärztlichen Vereinigungen; über die Zulassung der »Fortbildungsleiter« entschied die Reichsärztekammer, und die Kursgestaltung erfolgte unter Internatsbedingungen ohne Gebührenerhebung. Da in diesen Fortbildungsveranstaltungen neben rassenhygienischen Erörterungen und der Propagierung »natürlicher Heilmethoden« auch wichtige neue Arbeitsmethoden vorgestellt, Exkursionen durchgeführt und gesellige Beziehungen gefördert worden sind, fanden sie zumeist bei praktischen Ärzten große Resonanz und Anerkennung. Ab dem Jahre 1936 erfolgte dann auch eine ähnlich straffe Organisation der Fortbildung der Ärzte in den Großstädten, die jedoch die für sie bestimmten Kurse zumeist in Abend- und Wochenendveranstaltungen absolvieren mußten. Ab 1937 erlangten in diesen Fortbildungskursen Themen zunehmend an Gewicht, die die begonnenen Kriegsvorbereitungen betrafen, u. a. über mögliche Schutzmaßnahmen in einem Gaskrieg und über die Auswirkungen neuer Waffen im Kriegseinsatz.

Ausgebaut wurde ab 1936 auch das spezielle System der Fortbildung der Fachärzte, wozu die Gründung weiterer Fortbildungsakademien mit besonderen Fachprofilen erfolgte. Dazu gehörten u. a. ab 1938 die Dresdner Akademie, die vor allem die Integration der Naturheilkunde in die Medizin fördern sollte, und eine »Akademie der ärztlichen Fortbildung für Schiffahrts- und Tropendienst« in Hamburg, die 1940 eröffnet worden ist. Auch diese Institutionen fanden in der Regel Unterstützung in der Ärzteschaft und Anerkennung, was vor allem seinen Ausdruck darin fand, daß der in Berlin im Jahre 1937 durchgeführte »III. Internationale Kongreß für ärztliche Fortbildung« eine breite internationale Beteiligung aufwies und die Bildung einer »Internationalen Akademie für ärztliche Fortbildung« initiierte, die ab 1938 ihren ständigen Sitz in Berlin hatte und viele Ärzte aus anderen Staaten an Weiterbildungseinrichtungen in Deutschland führte.[81]

Die Vielzahl der im Bereich der systematischen ärztlichen Weiterbildung getroffenen Maßnahmen, die durch analoge Schritte bei der Ausgestaltung der Fortbildung der Zahnärzte, der Dentisten und der Apotheker ergänzt wurden, entsprangen zwar vorwiegend der Absicht der neuen politischen Führungsinstanzen, die Ärzte mit allen zur Verfügung stehenden Mitteln für die Gesundheitspolitik des Regimes zu gewinnen und zu aktivieren. Sie kamen aber offensichtlich auch Bedürfnissen der Ärzteschaft nach effektiven Formen der Kenntniserweiterung entgegen und wurden durch die Bereitschaft vieler Spezialisten und Hochschulwissenschaftler ermöglicht, ihre Fähigkeiten in den Dienst einer solchen Fortbildungspraxis zu stellen.

Für die Zwecke der Schulung und Verläßlichkeitsprüfung von Nachwuchskadern für bedeutende Funktionen im System der faschistischen Medizinalverwaltung sind neben den genannten Fortbildungseinrichtungen noch weitere spezielle Institutionen geschaffen worden, unter denen die seit 1933 im Aufbau befindliche und 1935 offiziell eröffnete »Führerschule der deutschen Ärzteschaft« in Alt-Rhese bei Neustrelitz eine besonders herausragende Rolle spielte (HAUG 1985). An dieser Schulungsstätte, deren Kurse unter fast militärischen Bedingungen stattfanden, traten die Spitzenfunktionäre der faschistischen Instanzen mit zumeist nicht für die Öffentlichkeit bestimmten Orientierungen auf, und die hier ein Bewährungszeugnis erhaltenden Teilnehmer zählten zur potentiellen Führungselite der Ärzteschaft.

Bislang leider immer noch unzureichend untersucht und deshalb hier nicht ausführlicher darzustellen ist das ebenfalls differenzierter und umfassend gestaltete System der Ausbildung und politischen Schulung der verschiedenen Gruppen von in der Krankenpflege und medizinischen Betreuung tätigen nichtärztlichen Personengruppen während der Zeit des Faschismus in Deutschland. Aus den außerordentlich wenigen bisher dazu vorliegenden Arbeiten ist jedoch ersichtlich, daß in den Jahren von 1933 bis 1936 vor allem damit begonnen worden ist, für eine relativ große Anzahl von Berufsverbänden grundsätzlich neue Organisations- und Leitungsformen zu schaffen, insbesondere durch deren Einordnung in die Deutsche Arbeitsfront. Als Dachorganisation der nationalsozialistischen Ideologie in der Schwesternschaft fungierte dabei die 1934 geschaffene »NS-Schwesternschaft«, die vor allem im Bereich der Gemeindefürsorge der NS-Volkswohlfahrt eingesetzt worden ist (STEPPE 1986). Einheitlich geordnet wurden die Ausbildungsanforderungen und Schulungsformen für den Bereich der Krankenpflege erst im Jahre 1938 im Zusammenhang mit dem zu diesem Zeitpunkt erlassenen »Gesetz zur Ordnung der Krankenpflege« (WEISBROD-FREY 1986).[82]

Die Grundtendenz der damit angestrebten Entwicklung war auch in diesem medizinischen nichtärztlichen Betreuungssektor neben der Sicherung einer einheitlichen staatlichen Leitung und ständigen parteipolitischen Einflußnahme die Durchsetzung der rassenhygienischen Ideen und der Gewinnung der in der Krankenpflege Tätigen für die politischen Ziele des NS-Regimes.

2.5. Strukturbestimmende Merkmale und übergreifende Entwicklungstrends der faschistischen Neuorganisation des Gesundheitswesens

Die Indienstnahme der Medizin durch die faschistische Diktatur und die damit verbundene Neuorganisation der Medizinalverwaltung sowie der Institutionen des Gesundheitswesens erfolgten im wesentlichen nach dem gleichen Schema und mit den gleichen Methoden, die auch sonst durch dieses Regime im Verhältnis zur Wissenschaft, zur Volksbildung und zur Kultur praktiziert worden sind. Am Anfang dieses Prozesses stand die Unterdrückung jener Organisationen und Personen, die eine deutlich kritische Haltung gegenüber der faschistischen Bewegung eingenommen hatten, sowie in enger Verbindung damit die Verdrängung der »Nichtarier« aus wichtigen Positionen im Gesundheitswesen und in der medizinischen Wissenschaft. Der Antisemitismus erwies sich dabei sowohl als Konsequenz der Ideologie des Nationalsozialismus wie auch zugleich als ein probates Mittel, potentiell gefährlich scheinende Träger liberaler Auffassungen und sozialkritischen Denkens aus dem geistigen Leben auszuschalten. An die Stelle der durch Terror und Gewalt Vertriebenen wurden politisch verläßliche Parteigänger der NSDAP in verschiedenste Leitungsfunktionen lanciert, um deren Gewinnung und politische Ausrichtung sich diese Partei auch in der medizinischen Intelligenz mit durchaus beachtlichem Erfolg bereits vor der sogenannten Machtergreifung intensiv bemüht hatte. In dieser ersten, den Zeitraum etwa eines Jahres in Anspruch nehmenden Phase der personellen Absicherung der neuen Machtverhältnisse auch im Gesundheitswesen wurden alle maßgeblichen Entscheidungen durch die NSDAP getroffen, die durch die Zuweisung von Entscheidungskompetenzen an neu geschaffene Instanzen, durch die Entsendung ihrer Anhänger in übernommene Verwaltungsorgane und durch politischen Druck auf die Ärzteschaft die Voraussetzungen für weitergehende Umgestaltungen zu schaffen bemüht war. Eine wichtige Bedingung für den Erfolg dieser Politik war die Anpassungsbereitschaft der Mehrheit der Ärzte Deutschlands, deren Konservatismus auch dazu führte, daß ein Teil ihrer Selbstverwaltungsorgane an den Verfolgungs- und Verdrängungsmaßnahmen aktiv teilnahm.

Von strukturbestimmender Bedeutung bei den dann im wesentlichen im Jahre 1934 einsetzenden Maßnahmen zur faschistischen Neugestaltung der Medizinalverwaltung und des Gesundheitswesens war zunächst die Schaffung einer reichseinheitlichen und straffen Organisationsform für alle Teilbereiche des Gesundheitswesens und der Medizin, deren entscheidende Intention darin bestand, alle Schritte zur praktischen Umsetzung des gesundheitspolitischen Programms über einen autoritär wirksamen Staatsapparat zu lenken und eine möglichst weitgehende Disziplinierung und Kontrolle der Ärzteschaft zu garantieren. Besonders wichtige Schritte auf diesem Wege waren die Neuorganisation des sogenannten öffentlichen Gesundheitswesens, die Ersetzung der ärztlichen Standesorganisationen durch die Reichsärztekammer und die Kassenärztlichen Vereinigungen sowie die Zentralisierung der Leitung des Hochschulwesens. Trotz des Ausbaus der staatlichen Entscheidungs- und Eingriffskompetenzen blieb dieses neue System der zentralistischen Steuerung unvollkommen, da parteipolitische Erwägungen einer ganzen Reihe von politischen Gremien Einflußmöglichkeiten auf das Gesundheitswesen und die Hochschulpolitik einräumten und wichtige Bereiche, etwa der der Fürsorgepraxis, fast gänzlich an nichtstaatliche Organisationen übergeben wurden, um den Staat von finanziellen Aufwendungen zu entlasten. Die personellen und sonstigen Aufwendungen für die Verwaltung des Gesundheitswesens sind in diesem Zusammenhang erheblich gewachsen; die ärztliche Tätigkeit in den unterschiedlichsten Wirkungsbereichen des Gesundheitswesens erfuhr strengere Reglementierungen und strikte Ausrichtungen auf die Verwirklichung des rassenhygienischen Konzepts der Förderung ausschließlich der »erbbiologisch wertvollen« Bevölkerungsteile, und bedeutende Leistungspotenzen der Medizin wurden dazu genutzt, die angeblich »Minderwertigen« zu erfassen, die so Deklarierten von der Fortpflanzung auszuschließen und an den Rand des sozialen Lebens zu stellen. Einzelne Momente des Ausbaus einer an sich notwendig gewordenen gesamtstaatlichen Organisation des Gesundheitswesens und der ärztlichen Aus- und Weiterbildung blieben in diesem Kontext lediglich Mittel zur Umsetzung eines im Kern antihumanen gesundheitspolitischen Konzepts.

Das mit hohen Erwartungen an den Ausbau prophylaktischer Wirkungen und insbesondere an die Förderung der Leistungsfähigkeit der Menschen verbundene Programm einer »Gesundheitsführung« verkörperte ein weiteres für die faschistische Neuorganisation des Gesundheitswesens bedeutsames Moment. Der Übergang von einer vorwiegend kurativ orientierten medizinischen Versorgung zu einer zielstrebigen Nutzung medizinischer Kenntnisse für die Gesunderhaltung der Werktätigen war zu diesem Zeitpunkt sowohl möglich als auch gesellschaftlich notwendig und ist deshalb von progressiven Teilen der Ärzteschaft auch schon vor 1933 angestrebt worden. Typisch für die faschistische Wendung bei der Inangriffnahme einer solchen Umorientierung war jedoch deren inhaltliche Begrenzung auf Aufgaben der Erhöhung des physischen Leistungsvermögens in der Arbeit und deren fast ausschließliche Ausrichtung auf die Mobilisierung von Verantwortungen und Mitwirkungspotenzen der Individuen, die im appellativen Charakter der stark ausgebauten Gesundheitspropaganda und in der moralischen Diskreditierung von Schwäche und Kranksein ihren deutlichen Ausdruck fand. In diesem Bereich befand sich das faschistische System in einer nicht lösbaren Widerspruchssituation, da es auf der einen Seite danach strebte, die Medizin als Instrument zur Leistungssteigerung und Krankheitsvermeidung weitgehend zu nutzen, auf der anderen Seite nicht gewillt und imstande war, die dafür entscheidenden Verbesserungen in der realen Lebenssituation der Masse der Werktätigen zu gewährleisten, deren Einordnung in ein System verstärkter Ausbeutungspraxis eine gesundheitsfördernde Lebensweise faktisch nicht zuließ. Einige der in diesem Zusammenhang veranlaßten Maßnahmen, beispielsweise die Einführung oder der Ausbau von Vorsorgeuntersuchungen bei bestimmten Gruppen oder die Gewährung von sozialen Vergünstigungen für Mütter und Kleinkinder, haben sicher Nutzen für die Betroffenen gehabt und sind deshalb auch als positive Leistungen anerkannt worden. Die Fülle der damals bereits gegebenen Möglichkeiten einer konstruktiven Gesundheitsfürsorge wurde dabei jedoch bestenfalls in wenigen Ansätzen praktisch genutzt, und auch diese Nutzung war nur so lange möglich, bis die Bedingungen des Krieges eine weitgehende Einschränkung der medizinischen Leistungen im zivilen Bereich erzwangen und eine solche Verschlechterung der Lebensverhältnisse mit sich brachten, daß der Raubbau an der Gesundheit der Menschen zur alltäglichen Lebenspraxis wurde.

Obwohl die zentralistische Organisation und die dirigistische Lenkung des Gesundheitswesens und der medizinischen Wissenschaft hervortretende Merkmale der faschistischen Ordnung repräsentieren, gelang es dem neuen Regime auch innerhalb dieser Strukturen, eine weitreichende aktive Mitwirkung von Ärzten und Vertretern der medizinischen Wissenschaft an der Planung und Leitung zu erreichen, der für die Einschätzung der erfolgten Wandlungen ebenfalls eine besondere Bedeutung zukommt. Die Tatsache, daß es Ärzte waren, die in allen nennenswerten Entscheidungsgremien das Gesundheitswesen dirigierten und daß Ärzte in einer überaus großen Zahl von Beratungsorganen daran mitwirkten, die Empfehlungen für die verschiedensten Maßnahmen zu erarbeiten und deren Umsetzung zu ermöglichen, bewirkte, daß in Angriff genommene Maßnahmen rasch und effizient verwirklicht werden konnten und daß es fast in allen Fällen komplikationslos gelang, die Masse der Ärzteschaft zu den geforderten Verhaltensweisen zu veranlassen oder für diese zu engagieren. Diese gleiche Tatsache belegt aber auch, daß den Ärzten selbst ein hohes Maß an Verantwortung für alle in diesem Bereich stattgefundenen Entwicklungen zukommt — für jene, in denen ansatzweise und partiell sinnvolle und nützliche Leistungen erbracht werden konnten, aber auch für jene zutiefst unmenschlichen Vorhaben, in denen perfekte Regelungen der Ausgliederung und Benachteiligung der Menschen zur Geltung kamen und der eigentliche humane Sinn ärztlichen Handelns vollständig verlorenging.

Weiterführende Untersuchungen der bislang noch unvollständig und z. T. erst ansatzweise erfaßten Prozesse der Formierung der dem faschistischen Herrschaftssystem eigenen Formen der Nutzung der Medizin werden es erlauben, die strukturell bestimmenden Merkmale des Gesundheitswesens jener Zeit schärfer und vielseitiger zu definieren; die aus unserer Sicht derzeit möglichen Verallgemeinerungen dazu sollen als erste Versuche einer solchen Bestimmung gelten und erheben auf keinen Fall den Anspruch, das System in allen seinen wichtigen Merkmalen zu charakterisieren.

Anmerkungen

[1] Die erwähnte Gruppe der weitgehend stellungslos bleibenden und sich um eine Anerkennung ihres Kriegseinsatzes betrogen erlebenden sogenannten Jungärzte schloß sich 1926 zur »Reichsnotgemeinschaft deutscher Ärzte« zusammen und geriet besonders rasch unter faschistischen Einfluß. Vgl. dazu Ackermann, W.: Der ärztliche Nachwuchs zwischen Weltkrieg und nationalsozialistischer Erhebung. — Greifswald 1940 (Arb. d. deutsch-nordischen Ges. f. Gesch. d. Med., Zahnmed. u. d. Naturwiss.; 25). 1924 dürfte die Zahl der stellungslosen Jungärzte bereits etwa 4000 betragen haben. Die Gesamtzahl der ausgebildeten Ärzte wuchs in den Jahren der Weimarer Republik rasch an. Während 1919 beim Reichsgesundheitsdienst 33230 approbierte Ärzte registriert waren, betrug deren Zahl im Jahre 1925 bereits 47904 und im Jahre 1928 49152. Vgl. dazu Meerwarth, R.: Bedarf und Nachwuchs an Ärzten. — Berlin: Struppe & Windeler, 1932. — S. 8.

[2] Das erwähnte »Gesetz zur Bekämpfung der Geschlechtskrankheiten« fand auch deshalb die Zustimmung der konservativen Parteien, da die statistischen Daten zur weiten Verbreitung und ständigen Zunahme der Geschlechtskrankheiten Befürchtungen vor einer erheblichen Beeinträchtigung des Reproduktionsgeschehens hervorriefen; es enthielt neben der Möglichkeit des progressiven Ausbaus der Beratung und der Therapie ebenso repressive Bestimmungen zur Überwachung und Freiheitsbegrenzung, die jedoch sehr unterschiedlich ausgelegt werden konnten und zunächst eine vorwiegend liberale Handhabung erfuhren. Vgl. Breger, J.: Die Auswirkung des Reichsgesetzes zur Bekämpfung der Geschlechtskrankheiten vom gesundheitspolitischen Standpunkt. — In: Dtsch. Ärztebl. — **62** (1933). — S. 207–211.

[3] Der Ausbau der Schulgesundheitsfürsorge erfolgte in vielen Städten und Gemeinden durch die feste Anstellung von Schulärzten, die regelmäßige Untersuchungen vornahmen und Hilfe bei der Vermittlung von Behandlungen und sonstigen sozialen Fürsorgemaßnahmen erwiesen. Die Schulzahnpflege erfuhr nur in wenigen Fällen eine stabile organisatorische Absicherung durch die kommunale Finanzierung von Schulzahnkliniken.

[4] Der Ausbau von Beratungs- und Fürsorgediensten für Tuberkulosekranke, psychisch Kranke oder Körperbehinderte erfolgte durch die Schaffung von zumeist kommunal finanzierten Fürsorgestellen. Erforderliche reichseinheitliche gesetzliche Regelungen sind nicht zustande gekommen, obwohl dies dringend erforderlich war, da die Krankenkassen bei chronischen Erkrankungen und Leidenszuständen für die Behandlung nicht zuständig waren. Auf einige spezielle Probleme der Entwicklung und der Grenzen dieser Fürsorgepraxis wird in den Kapiteln 5 und 6 dieses Buches eingegangen. Informationen zu den Traditionen

und Schwierigkeiten der sog. »Krüppelfürsorge« enthält die Arbeit von PAUL (1985).

[5] In dem 1929 für den »Verein sozialistischer Ärzte« verabschiedeten Organisationsstatut hieß es u. a.: »Der Verein bezweckt den Zusammenschluß aller sozialistischen Ärzte unabhängig von ihrer Zugehörigkeit zu einer der sozialistischen Parteien. Er nimmt Stellung zu allen das Heil- und Gesundheitswesen betreffenden Fragen vom sozialistischen Standpunkt aus. Er will Gesetzgebung und Verwaltung in Staat und Gemeinde in seinem Sinne beeinflussen. Ebenso will er die sozialistischen Parlamentsfraktionen und die Arbeitsorganisationen in allen sozialhygienischen Fragen beraten.« Der Verein sozialistischer Ärzte. – In: Sozialist. Ärzt. – **8** (1931) 10. – S. 292. Vorsitzender des Vereins war von 1924 bis 1933 Dr. med. Ernst Simmel, der auch zusammen mit dem 1. Schriftführer, Dr. med. Ewald Fabian, das Vereinsorgan »Der sozialistische Arzt« redigierte. Die zentralen Reichstagungen des Vereins fanden 1923, 1928, 1929, 1931 und 1932 statt. Bei der 4. Reichstagung 1931 in Karlsbad erfolgte auch die Gründung der »Internationalen Vereinigung sozialistischer Ärzte«. Von seiten der KPD waren besonders aktive Mitglieder des Vereins die Ärzte Georg Benjamin, Fritz Fränkel, Erwin Marcusson, Martha Ruben-Wolf und Richard Schmincke. Die in diesen Jahren nicht komplikationslosen Beziehungen zwischen den beiden großen Arbeiterparteien hatten naturgemäß zur Folge, daß auch im »Verein sozialistischer Ärzte« Meinungsverschiedenheiten und politische Auseinandersetzungen auftraten, die zeitweilig zum Ausschluß von Mitgliedern der KPD führten.

[6] Vgl. Liek, E.: Der Arzt und seine Sendung. – München: J. F. Lehmanns Verlag, 1925. Liek war praktischer Arzt mit chirurgischer Orientierung, dessen Ideen von der faschistischen Bewegung weitgehend assimiliert worden sind, zumal er auch ein entschiedener Befürworter der Rassenidee und der Rassenhygiene war.

[7] Ebenda. – 5. Aufl. – 1927. – S. 57; 58; 61.

[8] Die Angaben dazu finden sich in der Studie von KUDLIEN (1982); Gauleiterfunktionen in der NSDAP hatten ab 1925 u. a. die Ärzte L. Haase (Hannover-Süd); G. Schmischke (Anhalt); W. Ernst (Halle-Merseburg) und O. Hellmuth (Unterfranken) inne.

[9] Zu diesem Kreis gehörten beispielsweise auch Gerhard Wagner, der der NSDAP erst im Jahre 1929 beitrat, und Leonardo Conti, der seit 1923 der SA, jedoch erst ab 1927 der NSDAP angehörte.

[10] Bei der Gründung des »Nationalsozialistischen Deutschen Ärztebundes« wurde Dr. Ludwig Liebl zum 1. Vorsitzenden bestellt; als 3. Vorsitzender und Kassierer fungierte Gerhard Wagner, der dann auf der 3. Reichstagung des Bundes im Jahre 1932 den Vorsitz übernahm. Das Organ des Bundes wurde die Zeitschrift »Ziel und Weg«. Wichtige Daten zur Organisationsgeschichte des Bundes finden sich in der Arbeit von ZAPP (1979).

[11] Nach der Satzung des NSDÄB konnten Ärzte, Zahnärzte, Veterinärmediziner und Apotheker im Bund auch mitarbeiten, ohne Mitglieder der NSDAP zu sein; sie erhielten den besonderen Status von »Anwärtern«. Die Satzung des Bundes ist mehrfach publiziert worden, u. a. in: Ziel und Weg. – **4** (1934). – S. 189–191.

[12] Die 2. Reichstagung des NSDÄB fand am 6. und 7. Dezember 1931 in Leipzig statt; die 3. Reichstagung vom 15.–19. September 1932 in Braunschweig; die letztgenannte Veranstaltung war mit einem speziellen rassenbiologischen Schulungsprogramm verkoppelt, bei dem mehr als 1 000 Ärzte mit dem faschistischen Programm der »Aufnordung« und der »Ausmerze« vertraut gemacht wurden.

[13] Staemmler hatte auf der erwähnten Tagung des Bundes in seinem Referat »Rassenhygiene im 3. Reich« ein »Gesetz zur Scheidung der Rassen« gefordert, nach dem als »fremdrassig« gelten sollte, wer »wenigstens zur Hälfte fremdes Blut« hat, sowie ein »Gesetz zur Reinhaltung der Rasse«, nach dem die Eheschließung von Ariern mit »Fremdrassigen« ebenso verboten werden sollte wie der Geschlechtsverkehr. Vgl. ebenda. – **1** (1932). – S. 14–20, bes. S. 19.

[14] Ein typisches Beispiel für die demagogischen Positionen der NSDAP, die eigentlich ein streng zentralistisches System der staatlichen Lenkung auch der ärztlichen Tätigkeit anstrebte, bildet deren Beantwortung von im Jahre 1930 allen politischen Parteien vom Hartmannbund vorgelegten Fragen zur Sicherung der Freiheit der ärztlichen Berufsausübung, bei der betont wurde, daß Beschränkungen der Vortragsfreiheit der ärztlichen Organisationen und der Selbständigkeit in der Wahl der ärztlichen Behandlungsmethoden in der Kassenpraxis von seiten der NSDAP nicht beabsichtigt seien. Vgl. PARLOW 1985, S. 80.

[15] Ab 1930 nahm die Zahl von Mitteilungen in den standespolitischen Organen drastisch zu, in denen Einkommensminderungen, zunehmende Belastungen durch die Anforderungen der Krankenkassen und fehlende Beschäftigungsmöglichkeiten für den ärztlichen Nachwuchs beklagt wurden. Vgl. u. a. Haedenkamp, K.: Ärztetum in Not. – In: Ärztl. Mitt. – **31** (1930). – S. 40ff.; Hadrich, J.: Der Hartmannbund im Kampf gegen die Überfüllung der Hochschulen. – In: Ebenda. – **32** (1931). – S. 485f. Ende 1932 waren im Deutschen Reich 52 518 Ärzte registriert (d. h. etwa 8 auf je 10 000 der Bevölkerung), von denen ca. 10 000 als angestellte Ärzte in Krankenhäusern, Heil- und Pflegeanstalten tätig waren. Nach den damals sehr hohen Immatrikulationszahlen für das Medizinstudium wurden dabei für das Jahr 1936 etwa 60 000 approbierte Ärzte erwartet, für die bei dem damaligen System der Organisation der medizinischen Versorgung Beschäftigungsmöglichkeiten nicht in Aussicht standen. Vgl. »Ärztestatistik«. – In: Dtsch. Ärztebl. – **62** (1933). – S. 148. Die Einschränkung der Hochschulaus-

bildung von Ärzten und die Beseitigung der Freiheit der nichtärztlichen Heilbehandlung durch die sogenannten Kurpfuscher galten den Standesfunktionären als die wichtigsten Maßnahmen zur sozialen Absicherung des ärztlichen Berufes. Vgl. Vollmann: Die Ärzte im Drang der Zeit. – In: Ebenda. – S. 1–5.

[16] Beispiele solcher mutiger antifaschistischer Stellungnahmen bilden die Artikel von Frankenthal, K.: Ärzteschaft und Faschismus. – In: Sozialist. Arzt. – **8** (1932). – S. 101–107, und von Simmel, E.: Nationalsozialismus und Volksgesundheit. – In: Ebenda. – S. 162 bis 172.

[17] Beispielsweise veranlaßte der als »Staatskommissar für das Berliner Gesundheitswesen« eingesetzte Leonardo Conti bereits zum 31. 3. 1933 die Entlassung aller jüdischen Wohlfahrtsärzte; zum gleichen Zeitpunkt wurden in Preußen und in Bayern alle jüdischen Schulärzte entlassen.

[18] RGBl. – Teil I. – 1933. – Nr. 34. – S. 175. Beamte nichtarischer Abstammung, die im ersten Weltkrieg Frontdienst geleistet hatten oder deren Eltern und Kinder während dieses Krieges im Militärdienst gefallen waren, konnten zunächst noch von dieser erzwungenen vorzeitigen Pensionierung ausgenommen werden.

[19] Bei diesen 1936 zum Nachweis der Zuverlässigkeit und der arischen Abstammung von allen Beamten auszufüllenden Fragebogen waren u. a. auch die vor 1933 liegende Mitarbeit in solchen Organisationen wie der Liga für Menschenrechte, dem Republikanischen Lehrerbund und in sozialistischen Schülervereinigungen anzugeben.

[20] 1933 wurden bei der erwähnten Volkszählung rund 500 000 Bürger als »Glaubensjuden« erfaßt, d. h. etwa 0,8 % der Gesamtbevölkerung. Durch die erste Verordnung zum »Reichsbürgergesetz« vom November 1935 wurde eine erweiterte Definition des »Juden« fixiert, nach der als Jude galt, ». . . wer von mindestens drei der Rasse nach jüdischen Großeltern abstammt.« Da objektive Merkmale eines ständig postulierten »Rassejudentums« jedoch nicht angegeben werden konnten, galt faktisch die Zugehörigkeit zur jüdischen Glaubensgemeinschaft als maßgeblicher Beweis des Judentums. Nach dem Jahre 1935 wurden dann auch die Kategorien »Halb-« und »Vierteljuden« eingeführt, für die ebenfalls verschiedene Beschränkungen der staatsbürgerlichen Rechte festgelegt worden sind.

[21] Nach einer 1934 publizierten Arbeit gab es im März 1933 in Deutschland 6488 niedergelassene Ärzte, die im Sinne der faschistischen Gesetzgebung als Juden galten; nicht erfaßt waren dabei die angestellten Ärzte und die im Hochschulbereich tätigen Mediziner. Vgl. Hadrich: Die nichtarischen Ärzte in Deutschland. – In: Dtsch. Ärztebl. – **64** (1934). – S. 1243 bis 1245.

[22] Am 1. April 1933 verhinderten Posten der Studentenschaft an den Hochschulen den Besuch von Vorlesungen und Seminaren jüdischer Gelehrter. Deren »restlose Entfernung« von den deutschen Hochschulen forderte der Aufruf des NSDStB vom 29. 3. 1933 zu diesem Boykott (vgl. Kennzeichen J 1981, S. 42f.).

[23] Ein Beispiel dafür bildet das Hygiene-Institut der Berliner Charité, wo neben dem Direktor, dem international bekannten Prof. Dr. Martin Hahn, weitere 10 wissenschaftlich ausgewiesene Mitarbeiter ihre Stellungen aufgeben mußten. Die Leitung dieses Institutes übernahm Heinrich Zeiss, der 1934 auch Vertrauensmann der Reichsleitung der NSDAP für die Berliner Medizinische Fakultät wurde (SCHULZ 1986).

[24] Vgl. dazu die differenzierte Aufstellung bei SCHNECK (1985), nach dessen Ermittlungen 50,4 % der emigrierten deutschen Wissenschaftler medizinischer Fakultäten im Ausland völlig ohne Anstellung blieben und weitere 29,4 % lediglich vorübergehend Beschäftigungsmöglichkeiten fanden. Für die in Deutschland verbleibenden Gelehrten gab es nach 1933 kaum noch Möglichkeiten, eine ihrer fachlichen Qualifikation entsprechende andere Arbeit zu finden, so daß die meisten von ihnen unter bescheidensten Bedingungen ihr Leben fristen mußten.

[25] Vgl. RGBl. – Teil I. – 1933. – S. 225.

[26] Eine weitgehend vollständige Übersicht dieser für jüdische Bürger erlassenen diskriminierenden Gesetze und Verordnungen findet sich in der von WALK herausgegebenen Zusammenstellung (Das Sonderrecht 1981). Danach wurde die »Verordnung über die Änderung der Prüfungsordnung für Ärzte und Zahnärzte« am 5. Februar 1935 erlassen. Das Verbot der Verleihung des Doktorgrades an jüdische Studenten ist durch einen Erlaß des Reichserziehungsministeriums vom 15. Juli 1937 ausgesprochen worden. Eine gute Übersicht über die Gesamtheit solcher Maßnahmen und deren Umsetzung an einer Hochschule bietet die Untersuchung von ADAM (1977) zur relevanten Praxis an der Universität Tübingen. Der endgültige Ausschluß aller Juden vom Studium an deutschen Hochschulen ist danach durch eine Weisung des Reichserziehungsministeriums vom 11. November 1938 verfügt worden.

[27] Vgl. »Verordnung über die Zulassung von Ärzten zur Tätigkeit bei den Krankenkassen« vom 22. 4. 1933. – In: RGBl. – Teil I. – 1933. – S. 222 und »Verordnung über die Tätigkeit von Zahnärzten und Zahntechnikern bei den Krankenkassen« vom 2. 6. 1933. – In: Ebenda. – S. 350.

Das Reichsarbeitsministerium war für die Aufsicht über die Sozialversicherung und damit auch über die Normen der Zulassung zur Krankenkassenpraxis zuständig und deshalb in diesem Sektor Initiator der Entlassungs- bzw. Verdrängungsaktion.

²⁸ Der 1934 publizierte Abschlußbericht des mit diesen Einspruchsüberprüfungen beauftragten Mitarbeiters des Reichsarbeitsministeriums betont sehr deutlich, daß die Bestimmung des »Ariertums« und die genaue Kennzeichnung jener Leistungen, die Ausnahmen hinsichtlich der Kassenzulassung von Nichtariern legitimieren konnten, insbesondere der ärztlichen Dienste während des ersten Weltkrieges, auf erhebliche Schwierigkeiten stieß und deshalb willkürliche Entscheidungen begünstigte. Vgl. Karstedt: Die Durchführung der Arier- und Kommunistengesetzgebung bei den Kassen-Ärzten und -Zahnärzten. – In: Dtsch. Ärztebl. – **64** (1934). – S. 591–596. Zu den im Reichsarbeitsministerium angelegten politischen Beurteilungsmaßstäben wurde in diesem Bericht vermerkt: die entscheidende Stelle ging davon aus, ». . . daß der Wortlaut der Verordnungen nicht nur diejenigen Personen ausschließen wollte, die Mitglieder der Kommunistischen Partei oder kommunistischer Nebenorganisationen waren. Dementsprechend ist unter Betätigung im kommunistischen Sinne jede öffentliche oder private Tätigkeit oder Duldung verstanden worden, die geeignet war, kommunistischen Tendenzen Vorschub zu leisten oder sie zu fördern . . .«. Ebenda. – S. 595.

²⁹ Nach den Angaben von Karstedt waren zum 1. Januar 1933 in Deutschland 35 000 Ärzte zur Kassenpraxis zugelassen, ebenso 8 000 Zahnärzte und 12 000 Zahntechniker.

³⁰ Zu solchen weiteren Verschärfungen der Zulassungsbedingungen gehörte auch eine Verordnung des Reichsarbeitsministeriums vom 17. Mai 1934, die auch Ärzte mit nichtarischen Ehegatten von der Kassenzulassung ausschloß. Der neue »Reichsärzteführer« G. Wagner hatte darüber hinaus im August dieses Jahres angeordnet, daß sich arische Ärzte nur durch Arier vertreten lassen und nur Überweisungen von Patienten an arische Ärzte vornehmen durften. Vgl. dazu die Angaben bei KÜMMEL 1985, S. 70ff.

³¹ Vgl. 4. Verordnung zum Reichsbürgergesetz vom 25. 7. 1938. – In: RGBl. – Teil I. – 1938. – S. 969. Analoge Regelungen für Zahnärzte und Zahntechniker enthielt die 8. Verordnung . . . vom 17. 1. 1939. Von den im Juli 1938 in Deutschland noch registrierten 3 152 jüdischen Ärzten erhielten lediglich noch 709 die Genehmigung zur Tätigkeit als »Krankenbehandler« (KÜMMEL 1985).

³² Nach den Ermittlungen von PEARLE (1984) sind zwischen 1933 und 1945 etwa 1 500 der eingewanderten Ärzte aus Deutschland und Österreich in den USA in angemessene Stellungen vermittelt worden. 1939 wurde das »National Comittee for Resettlement of Foreign Physicians« geschaffen, das sich um solche Vermittlungen und auch um die Unterstützung stellungsloser Ärzte bemühte. Nach einer brieflichen Mitteilung von Prof. Dr. Eric D. Kohler vom Dezember 1985 muß die Zahl der beruflich integrierten Mediziner jedoch höher gelegen haben, da er alleine für den Staat New York 1 189 solcher Zulassungen für den genannten Zeitraum nachweisen konnte.

³³ Über F. Skutsch liegt bislang noch keine zusammenfassende Arbeit vor; über das Wirken von Alfred Wolff-Eisner informiert eingehend P. VOSWINCKEL in einem Vortrag von 1986, der uns freundlicherweise vom Autor zur Verfügung gestellt worden ist; den Lebensweg von Herbert Lewin hat W. WUTTKE (1986) eingehend dargestellt.

³⁴ Gesetze »Über Ehrenämter in der sozialen Versicherung und der Reichsversorgung« (vom 19. Mai 1933) und »Über den Aufbau der Sozialversicherung« (vom 5. Juli 1934) schlossen die Mitwirkung von Nichtariern und politisch als unzuverlässig geltenden Personen in den Krankenkassenverwaltungen und Fürsorgeverwaltungen aus, was neben der weitgehenden Aufhebung der Selbstverwaltung der Krankenkassen auch zur Folge hatte, daß 1933 etwa 2 500 Angestellte aus ihren Stellungen entlassen worden sind (vgl. LEIBFRIED; TENNSTEDT 1979, S. 140).

³⁵ Die Bildung der genannten »Kassenärztlichen« Vereinigungen« erfolgte im Zuge der Notverordnungspolitik der Weltwirtschaftskrise auf den Druck des Hartmannbundes hin, der sich um die Auswirkungen der Machtkompetenzen der eigenen Organisation vor allem deshalb bemühte, um den Krankenkassen die Bedingungen für die Honorierung der ärztlichen Leistungen diktieren zu können.

³⁶ Vgl. Dtsch. Ärztebl. – **62** (1933). – S. 133.

³⁷ Vgl. den Bericht über die Sitzung des Geschäftsausschusses des Deutschen Ärztevereinsbundes vom 2. April 1933. – In: Ebenda. – S. 141–143.

³⁸ Vgl. »Die Vertreter der Ärzteschaft beim Reichskanzler«. – In: Ebenda. – S. 153f.

³⁹ Vgl. dazu die Mitteilung zur Sitzung des Vorstandes des Ärztevereinsbundes vom 15. Mai 1933. – In: Ebenda. – S. 217f.

⁴⁰ Vgl. den Brief Stauders mit dem Rücktrittsgesuch sowie die Mitteilung über die Wahl Wagners zum neuen Vorsitzenden des Ärztevereinsbundes. – In: Ebenda. – S. 263–265.

⁴¹ Die Kassenärztlichen Vereinigungen, die zunächst nur regionale Bedeutung besaßen, wurden durch eine Verordnung des Reichsarbeitsministeriums vom 2. August 1933 zu einer »Körperschaft öffentlichen Rechts« erhoben, was ihre reichseinheitliche Organisation mit einer eigenen zentralen Leitung ermöglichte; für zur Kassenpraxis zugelassene Ärzte wie auch für Apotheker bestand von diesem Zeitpunkt an ein Zwang zur Mitgliedschaft; diese neue Regelung machte faktisch die Funktion des Hartmannbundes hinfällig.

⁴² Die Berufsverbände der Ärzte, Zahnärzte, Apotheker und Dentisten wurden im Mai 1934 allerdings nur vor

⁴³ übergehend in die DAF eingegliedert, wo sie spezielle Fachschaften der Abteilung »Gesundheit« bilden sollten. Über die sich daraus ergebenden sozialen und berufspolitischen Konsequenzen speziell auch für die Ärzte und über deren dann bald erfolgende Ausgliederung liegen leider bislang noch keine genaueren Analysen vor.

⁴³ Vgl. dazu den Beitrag des damaligen Vorsitzenden des Preußischen Ärztekammernausschusses A. de Bary. Bary, A. de: »Gedanken zur Reichsärzteordnung«. – In: Ebenda. – S. 7f.

⁴⁴ Diesen ausgesprochen disziplinierenden Charakter der zum 1. April 1936 in Kraft tretenden »Reichsärzteordnung« betonte auch G. Wagner in einem Grundsatzartikel zu Beginn diesen Jahres. Vgl. Wagner, G.: Die Reichsärzteordnung, ein Instrument nationalsozialistischer Gesundheitspolitik. – In: Ziel und Weg. – **6** (1936). – S. 2–4.

⁴⁵ Reichsärzteordnung vom 15. Dezember 1935. – In: RGBl. – Teil I. – 1935. – S. 1433ff., zit. S. 1433.

⁴⁶ Die in die Reichsärzteordnung integrierte »Bestallungsordnung« regelte von nun an faktisch auch die Struktur der medizinischen Hochschulbildung. In den Folgejahren aus verschiedenen Gründen vorgenommene Änderungen dieses Ausbildungssystems erfolgten dann über Erlasse des Reichsministeriums des Inneren als Änderung der genannten Bestallungsordnung, z. B. im Jahre 1939. Durch die Bestimmungen der Bestallungsordnung wurde auch die Zulassung von Juden zur ärztlichen Tätigkeit endgültig unterbunden, und zwar mit der im § 3 enthaltenen Formel: die Bestallung ist zu versagen, ». . . 5. wenn der Bewerber wegen seiner oder seines Ehegatten Abstammung nicht Beamter werden könnte . . .«. Reichsärzteordnung. – Vgl. Anm. 45. – S. 1433.

⁴⁷ Die Bildung der Reichsärztekammer ging auf das Bemühen G. Wagners zurück, den Einfluß der NSDAP auf die Ärzteschaft und die Leitung des Gesundheitswesens zu verstärken. Da Hitler nicht bereit war, Wagner in seiner Funktion als Leiter des »Hauptamtes für Volksgesundheit« der NSDAP-Reichsleitung die beim Reichsinnenministerium, beim Reichsarbeitsministerium und beim Reichsministerium für Wissenschaft, Erziehung und Volksbildung bestehenden Medizinal-Ressorts zu unterstellen, dessen politischen Einflußbereich jedoch erweitern wollte, wurde ihm mit der Reichsärzteordnung und der Reichsärztekammer, deren Leitung er dann als »Reichsärzteführer« übernahm, ein Instrument zur autoritären Führung der Ärzteschaft in die Hand gegeben. Vgl. Akten der Parteikanzlei 1983. – Ziffer 10644.

⁴⁸ Vgl. die 2. Verordnung zur Durchführung und Ergänzung der Reichsärzteordnung vom 8. Mai 1937. – In: RGBl. – Teil I. – 1937. – S. 585.

⁴⁹ Diese »Berufsordnung für die deutschen Ärzte«, die G. Wagner am 5. November 1937 erließ, regelte u. a. die Handhabung der Fortbildungs- und der Schweigepflicht, die gutachterliche Tätigkeit u. a. m. Vgl. Dtsch. Ärztebl. – **67** (1937). – S. 1031ff.

⁵⁰ Vgl. »Disziplinarordnung der Reichsärztekammer gemäß § 53, Abs. 2 der Reichsärzteordnung.« Bekanntmachung des Reichsärzteführers vom 20. Juni 1940. – In: Sammlung Deutscher Gesundheitsgesetze. – Bd. II: Gesundheitsverwaltung des Großdeutschen Reiches/ Hrsg.: Reiter, H.; Möllers, B. – Leipzig: F. A. Wordel-Verlag, 1941. – Abschn. II B b: Ärztliche Standesangelegenheiten: Reichsärzteordnung und Reichsärztekammer. – S. 61–63.

⁵¹ Vgl. »Arbeitstagung des Sachverständigenbeirats für Volksgesundheit. Bericht zur Tagung vom 3. und 4. März 1934 in München«. – In: Dtsch. Ärztebl. – **64** (1934). – S. 253–261; 282–285; 310–314.

⁵² Vgl. das gesondert veröffentlichte Eröffnungsreferat Wagners auf der vorstehend genannten Tagung zum Thema »Gesundheitsdienst der Partei und des Staates«. – In: Ebenda. – S. 757–759, zit. S. 758. In der amtlichen Mitteilung über die Errichtung des Amtes für Volksgesundheit im Mai 1934 hieß es: »Das Amt für Volksgesundheit ist für sämtliche Parteigliederungen einschließlich der betreuten Organisationen – mit Ausnahme der SA und SS – in volksgesundheitlichen Belangen die allein zuständige Stelle. Der Sachverständigenbeirat bleibt lediglich als beratendes Gremium bei Dr. Wagner bestehen.« Ebenda. – S. 671f.

⁵³ Anm. 51. – S. 255.

⁵⁴ Nach M. H. KATER (1987b) kann angenommen werden, daß ». . . annähernd 45 % aller Ärzte in der Zeitspanne von 1925 bis 1945 in der Partei waren« (S. 311). Diese Angaben stützen sich wesentlich auf die Ergebnisse einer Stichprobenanalyse zur Parteimitgliedschaft von Ärzten aus den Unterlagen (Kartei der registrierten Ärzte) der Reichsärztekammer.

⁵⁵ Anm. 51. – S. 312.

⁵⁶ Vgl. Anm. 52. – S. 759.

⁵⁷ Vgl. Gesetz über die Vereinheitlichung des Gesundheitswesens vom 5. Juli 1934. – In: RGBl. – Teil I. – 1934. – S. 531 und in: Sammlung Deutscher Gesundheitsgesetze. – Vgl. Anm. 50. – Abschn. II A a: Organisation des Gesundheitswesens: Gesetz und Verordnungen über die Vereinheitlichung des Gesundheitswesens. – S. 5–7.

⁵⁸ Begründung des Reichsministers des Inneren zum Gesetz über die Vereinheitlichung des Gesundheitswesens vom 5. Juli 1934. – In: Ebenda. – S. 7–10, zit. S. 7f.

⁵⁹ Vgl. Wagner, G.: Stellung und Aufgaben des beamteten Arztes im neuen Reich. – In: Dtsch. Ärztebl. – **64** (1934). – S. 778–780.

⁶⁰ In der Medizinalabteilung des Reichsinnenministeriums war der ehemalige Kreisarzt Dr. Arthur Gütt, der seit 1932 der NSDAP angehörte und im Mai 1933 in das Ministerium berufen wurde, um die Neuorganisation des

Gesundheitswesens vorzubereiten, der entschiedenste Verfechter der neuen gesetzlichen Regelung (LABISCH; TENNSTEDT 1984).

⁶¹ Vgl. dazu Möllers, B.: Das Reichsgesundheitsamt in den 60 Jahren seines Bestehens 1876–1936. – In: Wege und Ziele des Reichsgesundheitsamtes im Dritten Reich/ Hrsg.: Reiter, H. – Leipzig: J. A. Barth-Verlag, 1936. – S. 3–16; Reiter, H.: Die Entwicklung des Reichsgesundheitsamtes nach der Machtübernahme durch den Nationalsozialismus. – In: Ebenda. – S. 16–27.

⁶² Vgl. Rott: Die deutschen medizinischen wissenschaftlichen Gesellschaften und Vereine. – In: Ebenda. – S. 104–110.

⁶³ Vgl. Mitteilung über den Aufbau der Reichszentrale für Gesundheitsführung. – In: Dtsch. Ärztebl. – **64** (1934). – S. 70

⁶⁴ Blome, K.: Gesundheitsführung als Aufgabe nationalsozialistischer Menschenführung. – In: Ziel und Weg. – **9** (1939). – S. 337–339.

⁶⁵ Ein besonders makabres Beispiel dieser Argumentation war die häufige Verwendung des Begriffs der »Gesundheitspflicht«. Dazu hieß es in einem verbreiteten Handbuch der Gesundheitserziehung: »Dieser Begriff muß immer und immer wieder den Jugendlichen und auch den Erwachsenen eingehämmert werden. Jeder Deutsche hat die Pflicht, so zu leben, daß er gesund und leistungsfähig bleibt. Krankheit ist Versagen. Wer krankheitshalber häufig am Arbeitsplatz fehlt, ist ein schlechter Arbeiter.« Kitzing, E.: Erziehung zur Gesundheit: Ein Handbuch für Jugendliche und Eltern. – Berlin; Wien: Reichsgesundheitsverlag, 1941. – S. 326.

⁶⁶ Im Zeitraum vom September 1941 bis zum Januar 1942 ist dann nochmals ein vom Reichsorganisationsleiter der DAF, Ley, erarbeitetes Programm eines »Gesundheitswerkes« des deutschen Volkes« in den Führungsorganen des Regimes diskutiert worden, das u. a. eine in mehrjährigen Abständen erfolgende Gesundheitsüberprüfung der Werktätigen und einige verbesserte Sozialleistungen vorsah. Neben Kompetenzrangeleien waren es dabei vor allem die Kriegsbedingungen, die zur Zurückstellung solcher Reformvorhaben zwangen. Vgl. dazu FREI 1987, S. 95f.; vgl. auch Akten der Parteikanzlei. – Vgl. Anm. 47. – Ziffer 15277.

⁶⁷ Zu Contis Karriere und Wirksamkeit als »Reichsgesundheitsführer« liegt inzwischen eine spezielle und sehr interessante Arbeit vor, auf die hier nur verwiesen werden kann (KATER 1985a).

⁶⁸ Vgl. den Erlaß des Führers vom 28. Juli 1942 »Generalkommissar des Führers für das Sanitäts- und Gesundheitswesen«. – In: RGBl. – Teil I. – 1943. – S. 515. Danach wurde die Leitung der Sanitätsdienste der Teilstreitkräfte der Wehrmacht und der SS der einheitlichen Leitung durch den Heeressanitätsinspekteur unterstellt, und Conti erhielt alle Leitungsvollmachten für den Bereich des zivilen Gesundheitswesens zugesprochen. Im Punkt 3 dieses Erlasses hieß es dann: »Für Sonderaufgaben und Verhandlungen zum Ausgleich des Bedarfs an Ärzten, Krankenhäusern, Medikamenten usw. zwischen dem militärischen und dem zivilen Sektor des Sanitäts- und Gesundheitswesens bevollmächtige ich Prof. Dr. med. Karl Brandt, der nur mir persönlich unterstellt ist und von mir unmittelbar Weisung erhält.« Brandt war bis zu diesem Zeitpunkt Begleitarzt Hitlers und von diesem mit der Bearbeitung der an anderer Stelle dargestellten Euthanasie-Fragen beauftragt.

⁶⁹ Beispiele dafür sind in verschiedenen inzwischen vorliegenden Untersuchungen zum relevanten Geschehen an einzelnen Hochschulen benannt, u. a. bei KAISER; VÖLKER (1985). In Leipzig betrafen solche auch noch in den Jahren 1934 und 1935 ausgesprochenen Forderungen des Leiters der Hochschulgruppe Leipzigs des Nationalsozialistischen Studentenbundes, Dr. Koeppen, die Entlassung der sehr bekannten Gelehrten P. Morawitz, E. Payr und H. Sellheim wegen mangelnder Einsatzbereitschaft für die Ziele des neuen Staates. In diesen wie in anderen Fällen wurde solchen Ersuchen von der neuen Staatsbürokratie nicht stattgegeben, da ein Ersatz für diese Hochschullehrer nicht gestellt werden konnte.

⁷⁰ Klin. Wochenschr. – **12** (1933). – S. 1551. Sauerbruchs widerspruchsvolle, im Prinzip den Faschismus fördernde Haltung ist inzwischen eingehender untersucht und dargestellt worden (KUDLIEN; ANDREE 1980; TUTZKE 1986).

⁷¹ Vgl. den Bericht zu der genannten Tagung »Kampfansage an Liberalismus und Reaktion auf den Hochschulen«. – In: Dtsch. Ärztebl. – **64** (1934). – S. 59–64, zit. S. 59.

⁷² vgl. dazu den vorgenannten Bericht, in dem es u. a. hieß: »Der Nationalsozialismus spricht der heutigen Professorenschaft in ihrer Allgemeinheit das Recht und den Anspruch auf die politische und weltanschauliche Führung der Nation ab. Er verlangt, daß eine klare Trennung erfolgt zwischen der Betätigung auf dem Gebiete des reinen Fachwissens und der Stellungnahme zu den großen Fragen der Politik und der Weltanschauung.« (Ebenda. – S. 61).

⁷³ Dieser »Hochschulkommission der NSDAP« gehörten weiter der »Beauftragte des Führers für die Überwachung der weltanschaulichen Erziehung«, A. Rosenberg, der Leiter des NS-Lehrerbundes u. a. an; Wagner ließ sich in diesem Gremium zumeist vom Vorsitzenden der Vertrauensmänner der NSDAP an den Medizinischen Fakultäten, Prof. Wirz, vertreten.

⁷⁴ Die »Reichs-Habilitations-Ordnung«, die durch einen »Runderlaß des Reichs- und Preußischen Ministers für Wissenschaft, Erziehung und Volksbildung« vom 15. Dezember 1934 bekanntgegeben wurde, trennte die Habilitation, durch die die rein wissenschaftliche Befähigung auszuweisen war, von der Erteilung der Lehrbefugnis bzw. der Berufung zum Dozenten. In diesem Erlaß hieß es: »Die Erteilung der Dozentur setzt neben der durch die Habilita-

tion ausgewiesenen wissenschaftlichen Befähigung eine eingehende und strenge Beurteilung der didaktischen Fähigkeiten sowie vor allem der persönlichen und charakterlichen Eignung als Lehrer an den Hochschulen des nationalsozialistischen Staates voraus.« Sammlung Deutscher Gesundheitsgesetze. — Vgl. Anm. 50. — Abschn. II B a: Ärztliche Standesangelegenheiten: Ärztliche Aus- und Fortbildung, Prüfungswesen. — S. 61.

[75] Nach den aus zeitgenössischen Quellen abgeleiteten Angaben von KATER (1985b) sind in den Jahren von 1933 bis 1938 etwa 45 % aller beamteten Stellen an den deutschen Hochschulen neu besetzt worden.

[76] Als Auftakt-Veranstaltung zur Reform des Medizinstudiums galt die Tagung der Vertrauensmänner der NSDAP bei den medizinischen Fakultäten vom 31. Oktober 1934 in Jena. Vgl. den ausführlichen Bericht dazu in: Dtsch. Ärztebl. — **64** (1934). — S. 1194—1198.

[77] Im Wintersemester 1933/1934 betrug die Zahl der Medizinstudenten trotz der neu eingeführten Zulassungsbegrenzungen 23 899 und die der Studenten der Zahnheilkunde 5864. Vgl. Tornau: Medizinstudium und Berufsüberfüllung. — In: Ebenda. — S. 1096ff.; 1201—1204.

[78] Vgl. dazu Kranz, H. W.: Zur Entwicklung der rassenhygienischen Institute an unseren Hochschulen. — In: Ziel und Weg. — **9** (1939). — S. 286—290. In diesem wie auch in anderen Bereichen scheiterten manche der großzügigen Planungen daran, daß die finanziellen Mittel des Staates zunächst für den sich stetig erweiternden Verwaltungs- und Unterdrückungsapparat sowie für die Aufrüstung genutzt worden sind und daß Versuche, die ohnehin bescheidenen Mittel für das Hochschulwesen anders zu verteilen, auf den entschiedenen Widerstand der Vertreter bereits existierender wissenschaftlicher Einrichtungen stießen.

[79] Die Leitung der Berliner Akademie für ärztliche Fortbildung wurde Prof. Dr. Curt Adam übertragen; den Vorsitz des wissenschaftlichen Ausschusses übernahm L. Conti; die »Staatsmedizinische Akademie« in Berlin-Charlottenburg, die der Medizinalabteilung des Reichsinnenministeriums unterstand, ersetzte 1934 die früheren Akademien sozialhygienischen Profils in Düsseldorf und Breslau, an denen 1933 und z. T. auch noch 1934 in großem Umfange rassenhygienische Fortbildungskurse durchgeführt worden sind. Eine weitere zentral geleitete »Staatsmedizinische Akademie« wurde kurz darauf in München geschaffen.

[80] Vgl. dazu Blome, K.: Die Neuordnung der ärztlichen Fortbildung. — In: Dtsch. Ärztebl. — **66** (1936). — S. 2—11; ders.: Neue Richtlinien über ärztliche Fortbildung — ärztliche Pflichtfortbildung. — In: Ebenda. — **65** (1935). — S. 773—775. K. Blome ist 1935 zum Beauftragten des »Reichsärzteführers« für die ärztliche Fortbildung ernannt worden und nahm diese Funktion dann auch in der neuen »Reichsärztekammer« wahr, die formell die Verantwortung für die Organisation des Fortbildungswesens trug.

[81] Vgl. Kittler, E.: Der III. Internationale Kongreß für das ärztliche Fortbildungswesen vom 21. — 25. August in Berlin. — In: Ebenda. — **67** (1937). — S. 813—823; 841—843; 899—902. Der hier erfolgte Prestigegewinn für das faschistische Regime kam darin zum Ausdruck, daß die 1938 in Budapest beschlossene »Internationale Akademie für ärztliche Fortbildung« ihren Sitz in Berlin erhielt. C. Adam wurde deren Generalsekretär und Blome Präsident des wissenschaftlichen Beirats.

[82] Vgl. Gesetz zur Ordnung der Krankenpflege vom 28. September 1938. — In: RGBl. — Teil I. — 1938. — S. 1309. Danach setzte die Tätigkeit im Bereich der Krankenpflege neben dem Nachweis der arischen Abstammung und der politischen Zuverlässigkeit eine spezielle staatliche Erlaubnis zur Berufsausübung voraus, die in der Regel erst nach Absolvierung einer staatlich anerkannten Ausbildungsform erteilt worden ist. Eine zu diesem Gesetz erlassene Verordnung gleichen Datums verfügte die Errichtung und den Status von Krankenpflegeschulen, die nunmehr nach reichseinheitlichen Vorgaben und unter staatlicher Aufsicht arbeiten mußten.

Die praktische Umsetzung der faschistischen Rassenhygiene – von den Zwangssterilisierungen bis zum Massenmord an chronisch psychisch Kranken

II.

3.
Die rassenhygienischen Leitideen der faschistischen Gesundheitspolitik — die Zwangssterilisierungen als Beginn ihrer antihumanen Verwirklichung

3.1. Die historischen Quellen und die Entwicklungsgeschichte der eugenisch-rassenhygienischen Bewegung in Deutschland bis zum Jahre 1933

Auf dem Reichsparteitag der NSDAP im Jahre 1934, nach der nun bereits erfolgten Stabilisierung der politischen Machtpositionen des neuen faschistischen Regimes, fiel dem inzwischen zum »Reichsärzteführer« avancierten G. Wagner die Aufgabe zu, die für die nächsten Jahre maßgeblichen gesundheitspolitischen Zielstellungen seiner Partei und des Staates darzustellen und zu begründen. In seiner »Rasse und Volksgesundheit« betitelten Rede nannte er drei vorrangig zu lösende Aufgaben, die die Kerngedanken der »rassenhygienischen« Ausrichtung der Gesundheitspolitik repräsentierten:
Erstens sei es notwendig, die zahlenmäßige Vermehrung der eigenen arischen Rasse zu fördern, deren Zukunft durch Geburtenrückgang und zunehmende Kinderlosigkeit der Familien gefährdet sei.
Zweitens müßten die Auslesevorgänge in eine neue Richtung gelenkt werden, da die bisherige Sozialpolitik die rasche Vermehrung der Zahl erb- und anlagebedingter Erkrankungen begünstigt habe und es nun darauf ankomme, »Erbuntüchtige von der Fortpflanzung auszuschalten«.
Drittens sei der Vermischung der arischen Rasse mit Trägern artfremden Blutes entgegenzuwirken, da die »Überfremdung des Deutschtums« durch die Juden katastrophale Dimensionen angenommen habe.[1] (Abb. 2)

Die Vorstellung, mit einer Umorientierung sozialpolitischen und medizinischen Wirkens in die genannte Richtung eine Gesundung des sozialen Lebens erreichen zu können, wie auch die Annahme, daß gesicherte wissenschaftliche Erkenntnisse dazu ein stabiles Fundament bieten würden, war dabei keine originäre Erfindung der nationalsozialistischen Ideologie, sondern das Produkt einer bereits lange vor 1933 einsetzenden eugenisch-rassenhygienischen Bewegung, an deren Forderungen die NSDAP in vielen Punkten unmittelbar anknüpfen konnte. Die Entwicklungsgeschichte dieser Bewegung, die bereits in der zweiten Hälfte des 19. Jahrhunderts begann, kann hier nicht nachgezeichnet werden, da sie in verschiedenen Ländern unterschiedliche Formen annahm und in sich in hohem Maße differenziert war. Neuere Übersichtsdarstellungen orientierender Art liegen inzwischen jedoch vor, die dem speziell interessierten Leser doch relativ geschlossene Überblicke ermöglichen (MANN 1973; SCHNECK 1984; THOMANN 1985b). Zu skizzieren sind im folgenden einige der wichtigsten Erscheinungsformen dieser Bewegung, ohne deren Kenntnis die gerade auch in der deutschen Medizin existierende Aufnahmebereitschaft für die faschistische Rassenhygiene nicht zu erklären ist.

Die Grundgedanken der Eugenik als der Lehre von der gezielten Einflußnahme auf das Reproduktionsverhalten in sozialen Gemeinschaften zum Zwecke der Erhöhung des Anteils begabter und leistungsfähiger Individuen sind von Francis Galton, einem Vetter Darwins, begründet worden. Galtons Hauptwerk »Hereditary Genius« erschien erstmals 1869, die Bezeichnung »Eugenik« für die neue Wissenschaft schlug er 1883 vor; eine nennenswerte gesellschaftliche Resonanz fanden seine Ideen jedoch erst zu Beginn unseres Jahrhunderts (MANN 1978).[2] Die zentralen Elemente des Werkes von Galton waren:

- die Idee von der erblichen Bedingtheit der Intelligenz und des physischen Leistungsvermögens von Individuen,
- die Lehre von der ungleichen Verteilung der als erblich fixiert angenommenen Begabungen innerhalb der Population, die er als Rasse bezeichnete, und
- die Auffassung, daß der zivilisatorische Fortschritt die Reproduktion gerade der leistungsfähigen Mitglieder der Gesellschaft hindere und daß deshalb spezielle Maßnahmen zur Förderung der Fortpflanzung insbesondere dieser Personen notwendig seien.

Diese Annahmen beruhten weitgehend auf soziologischen Beobachtungen und auf der genealogischen Rekonstruktion der Weitergabe von Begabungen in bestimmten Tätigkeitsfeldern (bei Juristen, Ärzten u. a.), bei deren Interpretation der Einfluß sozialer Bedingungen nicht berücksichtigt worden ist.

Den Hintergrund für die Herausbildung der eugenischen Ideen bildete die sukzessive Verschärfung sozialer Widersprüche und Notlagen in der kapitalistischen Gesellschaft, für deren Erklärung und künftige Lösung nun auch auf Vorstellungen aus der Naturwissenschaft und vor allem aus der Biologie zurückgegriffen wurde. Solche Widersprüche und Notsituationen, beispielsweise die geringe soziale Anerkennung intellektueller Leistungen, eine enorm hohe Säuglingssterblichkeit, die Zunahme bereits in der Kindheit einsetzender chronischer Erkrankungen oder die Verbreitung von Alkoholismus und Prostitution wurden dabei in erster Linie als Gefährdungen der naturhaften Voraussetzungen der sozialen Gemeinschaft gesehen, deren zunehmender Verfall befürchtet worden ist. Derartige Überlegungen fanden auch außerhalb der Eugenik in verschiedenen Theorien von der durch die moderne Zivilisation bedingten »Degeneration« ihren Ausdruck, der zu begegnen die bürgerliche Sozialpolitik unfähig erschien, zumal angenommen wurde, daß die soziale Fürsorge gerade dazu beitrage, die Erhaltung und Fortpflanzung der Schwachen und Leistungsunfähigen zu begünstigen (MANN 1985).

Von großer Bedeutung für die Verbreitung eugenischer Lehren erwies sich die ebenfalls zum Ende des 19. Jahrhunderts einsetzende Formierung einer neuartigen biologistischen Interpretation sozialer Entwicklungsprozesse, die an bestimmte Momente der Darwinschen Evolutionstheorie anknüpfte und vor allem das Prinzip der natürlichen Auslese als ausschlaggebend für die Entwicklung sozialer Gemeinschaften ansah. Diese unter verschiedenen Namen auftretenden Konzepte sind unter dem Begriff des »Sozialdarwinismus« zu subsumieren, dessen einheitliche Intention darin bestand, gesellschaftliche Lebensprozesse mit den Kategorien der biologischen Entwicklungstheorie zu erfassen und an den Erfordernissen einer naturhaften Evolution zu messen. Im Unterschied zu solchen Bezugnahmen auf Darwins wissenschaftliches Werk, die das Prinzip der Evolution als zusätzliche Legitimation für soziales Veränderungsstreben aufgriffen, entwickelte sich der Sozialdarwinismus zu einer Rechtfertigungsideologie für die kapitalistische Ordnung, mit dessen Hilfe die faktisch bestehende Ungleichheit als naturhaft bedingt und unveränderbar ausgegeben werden konnte und die zugleich den Kampf ums Dasein als bedeutsame Voraussetzung sozialer Höherentwicklung ausgab. Diese politische Ausdeutung der Evolutionslehre kann Darwin selbst natürlich nicht angelastet werden und ist auch nicht eine zwangsläufige Konsequenz jedes Versuchs, soziales Geschehen aus einer naturwissenschaftlichen Perspektive zu verstehen; sie repräsentiert vielmehr ein spezifisches Produkt der Suche nach alternativen Konzepten zu der von der sich rasch formierenden Arbeiterbewegung vertretenen wissenschaftlichen Gesellschaftstheorie (BAYERTZ 1982). Diese Stoßrichtung der sozialdarwinistischen Lehren fand ihren Ausdruck auch darin, daß jene sich fast durchweg als antisozialistisch artikulierten, was jedoch spezielle Formen der Kritik an den gegebenen kapitalistischen Lebensformen durch einige ihrer Vertreter nicht ausschloß. Die ersten namhaften Verfechter sozialdarwinistischer Ideen in Deutschland waren dabei Otto Ammon und Alexander Tille, deren Arbeiten bereits vor der Jahrhundertwende erschienen und mit der Berufung auf die Förderung der Tüchtigen utopische Vorstellungen von der Züchtung neuer leistungsfähiger

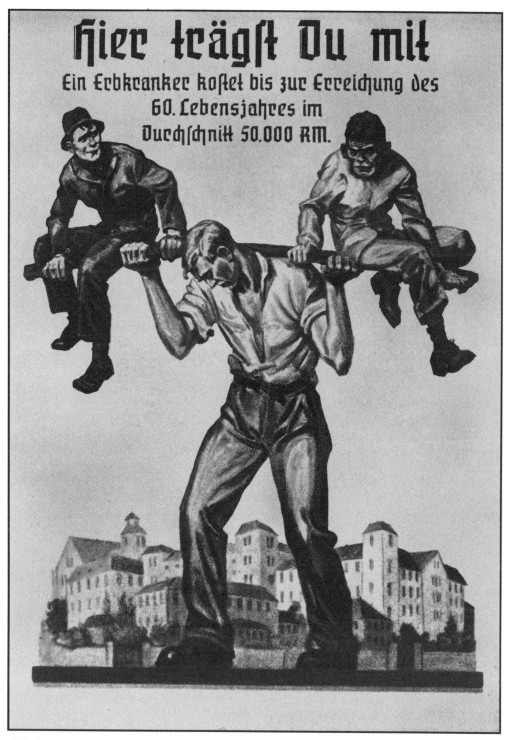

Abb. 2 Demagogische Einstimmung der Bevölkerung auf die Radikalisierung der sog. »Ausmerze«
Quelle: Volk und Rasse. – **11** (1936)8. – S. 335

Generationen beinhalten (MANN 1977; SCHUNGEL 1980).

In der Medizin fanden diese neuen Ideen naturgemäß besonders rasch Interesse und Widerhall, waren Ärzte doch am nachhaltigsten mit den unter dem Sammelnamen der »Degeneration« erfaßten Phänomenen konfrontiert. Die ersten umfassenderen Positionen dazu legten die Ärzte Wilhelm Schallmayer und Alfred Ploetz vor, die als Begründer der deutschen Rassenhygiene gelten können und zugleich die eugenische Bewegung in Deutschland auch institutionell zur Wirksamkeit brachten.[3] Der Terminus »Rassenhygiene« ist dabei von A. Ploetz eingebürgert worden; er verstand darunter die Gesamtheit aller Maßnahmen, mit denen eine Population gesunderhalten und zur Vervollkommnung ihrer Leistungsfähigkeit geführt werden kann und unterschied ihre Aufgaben von denen der ihm untergeordnet erscheinenden Individualhygiene.[4] Ausdrücklich gefördert wurde diese eugenisch-rassenhygienische Bewegung in Deutschland auch von Repräsentanten der Großindustrie, u. a. durch ein im Jahre 1900 von der Firma Krupp finanziertes Preisausschreiben zum Thema »Natur und Staat oder: Was lernen wir aus den Prinzipien der Deszendenztheorie in Beziehung auf die innerpolitische Entwicklung und Gesetzgebung der Staaten?« Von den 60 dazu eingegangenen Arbeiten sind 10 in monographischer Form in den folgenden Jahren publiziert worden; den ersten Preis erhielt W. Schallmayer (WINAU 1983).[5] Weitere frühere Arbeiten mit dem Wesen nach rassenhygienischen Intentionen sind von dem Gynäkologen Alfred Hegar und dem Anthropologen Ludwig Woltmann veröffentlicht worden.[6]

Durch die stete Verbreitung des rassenhygienischen Schrifttums und die Unterstützung der neuen Ideen durch einflußreiche soziale Kräfte waren zum Beginn unseres Jahrhunderts die Voraussetzungen für die institutionelle Etablierung der eugenischen Bewegung entstanden, die dann im Jahre 1904 durch die Gründung der Zeitschrift »Archiv für Rassen- und Gesellschaftsbiologie« und ein Jahr darauf durch die Konstituierung einer »Gesellschaft für Rassenhygiene« Gestalt annahm.[7] Der erste Internationale Kongreß für Eugenik fand bereits im Jahre 1912 in London statt; zu diesem Zeitpunkt hatten sich in allen ökonomisch entwickelten kapitalistischen Staaten einflußreiche Vereinigungen von Verfechtern rassenhygienischer Konzepte formiert. Über die anzustrebenden praktischen Ziele gab es einen weitgehenden Konsens. Dieses damals als gültig angesehene Aufgabenspektrum der »praktischen Rassenhygiene« ist von A. Ploetz 1910 in übersichtlicher Form mit folgenden Punkten charakterisiert worden:

»a) Bekämpfung des Zweikindersystems, Begünstigung der vielkindrigen Familien tüchtiger Individuen, Bekämpfung des Luxus, Wiederaufrichtung des Mutterideals, Stärkung des Familiensinnes;
b) Herstellung eines Gegengewichts gegen den Schutz der Schwachen durch Schaffung von Hindernissen für die Fortpflanzung Minderwertiger durch Isolierung, Eheverbote und ähnliche Mittel. Begünstigung der Fortpflanzung Tüchtiger durch wirtschaftliche Ermöglichung ihrer Frühehe (besonders in den höheren Klassen) und wirtschaftliche Begünstigung ihrer vielkindrigen Ehen;
c) Bekämpfung der Keimgifte, wie besonders der Syphilis, der Schwindsucht und des Alkohols;
d) Verhütung minderwertiger Einwanderung und Ansiedlung tüchtiger Bevölkerungselemente in den Gegenden, die durch mindertüchtige besetzt sind, eventuell durch Anwendung von Enteignungsgesetzen;
e) Erhaltung und Vermehrung des Bauernstandes;
f) Schaffung günstiger individualhygienischer Bedingungen für die industrielle und Großstadtbevölkerung;
g) Erhaltung der kriegerischen Wehrhaftigkeit der höchstentwickelten Völker.« (MANN 1973, S. 85.)

Die hier genannten Maßnahmen zur Förderung »Tüchtiger« sollten fortan die sogenannte »positive Eugenik«, die zur Beschränkung der Fortpflanzung der weniger Tüchtigen die »negative Eugenik« repräsentieren.

Einen verhängnisvollen Einfluß auf die Ausprägung der ausgesprochen reaktionären Momente der eugenischen Bewegung erlangte von der Jahrhundertwende an die rassistische Ideologie von der Ungleichwertigkeit der als anthropologische Gebilde aufgefaßten menschlichen Rassen, die ebenfalls bereits im 19. Jahrhundert entstanden war, jedoch damals noch keine engere Beziehung zur Eugenik besaß. Der Begründer dieser rassistischen Lehre war der Franzose Graf Joseph Arthur de Gobineau, dessen »Essai sur l'inégalité des races humaines« in den Jahren 1853 bis 1855 veröffentlicht worden ist.[8] Radikalisiert und mit sozialdarwinistischen Auffassungen verknüpft wurden Gobineaus rassistische Ideen von Georges Vacher de Lapouge (SEIDLER; NAGEL 1973); in Deutschland wurden beide Werke vor allem von Ludwig Schemann propagiert, der zu diesem Zweck in Freiburg eine »Gobineau-Vereinigung« gegründet hatte (SEIDLER 1984).[9] Der Aufschwung rassistischer Ideen erfaßte zwar nicht alle Anhänger der Rassenhygiene – für viele von diesen blieb der Terminus »Rasse« ein beschreibender Begriff für die Kennzeichnung beliebiger durch die natürliche Herkunft und Blutsverwandtschaft verbundenen sozialen Gemeinschaften –, jedoch wuchs die Zahl jener Wissenschaftler innerhalb der eugenischen Bewegung, die rassistischen Wertungsmustern folgten. Die praktischen Ziele der Eugenik boten genügend Raum, mit den verfolgten regelnden Eingriffen in die Reproduktion auch spezifisch rassistische Ziele anzustreben; beide Konzepte wurden für das öffentliche Bewußtsein weitgehend identisch und schienen sich wechselseitig ihren wissenschaftlichen Charakter zu bestätigen.

Nach dem ersten Weltkrieg erfuhren eugenische und rassenhygienische Vorstellungen eine weitere Belebung, wobei nun auch staatliche Instanzen mit ihren besonderen Interessen an einer langfristigen Strategie zur Senkung der Fürsorgekosten und am Aufbau einer sog. »qualitativen« Bevölkerungspolitik führenden Einfluß auf diese Bewegung nahmen (WEINDLING 1985a) und deren akademische Anerkennung als neue wissenschaftliche Disziplin durch die Errichtung des ersten Lehrstuhles für »Rassenhygiene« im Jahre 1923 in München ermöglichen. Rasch ausgebaut wurden dabei neue Forschungsinstitute, die mittels empirischer Erhebungen die rassische Zusammensetzung des deutschen Volkes ebenso ermitteln sollten wie die angenommene unterschiedliche Verteilung und »Sippenbindung« von Begabungen und »Minderwertigkeiten« innerhalb der Population. Ein besonderes Gewicht erlangte dabei die unter der Leitung von Ernst Rüdin arbeitende genealogische Abteilung der »Deutschen Forschungsanstalt für Psychiatrie«, die 1917 in München gegründet wurde, und das im Jahre 1927 eröffnete »Kaiser-Wilhelm-Institut für Anthropologie, menschliche Erblehre und Eugenik«, dessen leitende Mitarbeiter wenig später aktive Anhänger des Faschismus wurden (WEINDLING 1985b).[10] Neben diesen Einrichtungen beteiligten sich auch andere Vereinigungen wie etwa die »Kriminalbiologische Gesellschaft« an derartigen Erfassungen vor allem der sogenannten »Minderwertigen«. Von den tradierten medizinischen Fachgebieten waren es vor allem die Hygiene, die Gynäkologie und die Psychiatrie, in denen rassenhygienisches Gedankengut zunehmend an Einfluß gewann. In nicht wenigen Fällen wurden dabei auch sehr verdienstvolle Wissenschaftler zu unkritischen Verfechtern der neuen eugenischen Lehren, etwa der Begründer der Sozialhygiene in Deutschland, Alfred Grotjahn, der zum Ende der 20er Jahre auch die eugenische Sterilisation befürwortete.[11] Die Zuwendung zur Sterilisation als einem Mittel der eugenischen Steuerung des Reproduktionsgeschehens war dabei in dieser Zeit zu einem zentralen Moment der Bemühungen um praktische Wirkungsformen der Rassenhygiene geworden, u. a. wohl auch deshalb, weil für andere sozialpolitische Maßnahmen keine Mittel zur Verfügung gestellt wurden und gerade mittels der Sterilisierungen Asylierungen vermieden und damit auch Fürsorgekosten eingespart werden konnten (Abb. 3). Die Zahl der Befürworter einer gesetzlichen Regelung der Sterilisierung in der Medizin wuchs dabei sehr schnell an, wobei es vor allem sozial abgewertete Gruppen von als störend angesehenen und wenig leistungsfähigen Menschen waren, die durch medizinische Eingriffe von der Fortpflanzung ausgeschlossen werden sollten. Wie weitreichend die dabei verfolgten Ziele der »Reinigung« des Volkes abgesteckt waren, kann eine programmatische Rede des Psychiaters R. Gaupp aus dem Jahre 1925 verdeutlichen, in der es u. a. hieß: »Spricht man von der Bekämpfung der Entartung eines Volkes durch Ausmerzung seiner minderwertigen Glieder auf dem Wege der Sterilisation, so denkt man wohl in erster Linie ... an das Gros der Degenerierten und Psychopathen, die in der Freiheit leben, viel Unheil stiften und auch dann, wenn sie sittlich nicht minderwertig sind, doch für Staat und Volk eine schwere Belastung darstellen. Sie können die Träger der Vererbung geistiger Erkrankung sein, ohne je selber geisteskrank zu sein; ohne ihre Sterilisierung wird der eugenische Gedanke einer Reinigung des ganzen Volkes von seinen minderwertigen Elementen niemals verwirklicht werden können.«[12]

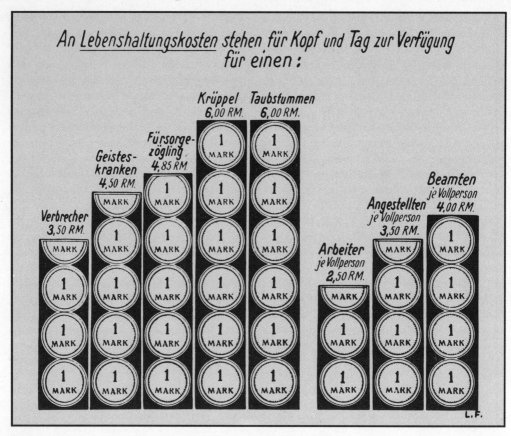

Abb. 3 Scheinbar untragbar hohe Fürsorgekosten für »Erbkranke«
Quelle: Volk und Rasse. − **8** (1933)6. − S. 203

Ab der Mitte der 20er Jahre sind wiederholt von verschiedenen Anhängern der Rassenhygiene Versuche unternommen worden, landes- und reichsgesetzliche Regelungen der Sterilisation zu erwirken, über die auch im Rahmen der Arbeiten an einer Strafrechtsreform mehrfach intensiv beraten worden ist; sie scheiterten jedoch am Widerstand der Juristen. Eine Übersicht über die erstaunliche Vielfalt solcher Initiativen, bei denen oft Berufungen auf in anderen Staaten inzwischen entstandene Gesetze erfolgten, vermittelt eine interessante Analyse von MÜLLER (1985).[13] Der Sinn aller dieser Bemühungen bestand jedoch weniger darin, Ärzten für relevante Eingriffe Straffreiheit zu garantieren, da mit der Berufung auf eine medizinische Indikation und das Einverständnis der Betroffenen oder deren Vormundschaftsträger Strafverfolgungen jederzeit aus dem Wege gegangen werden konnte; vielmehr ging es darum, eine Pflicht zur eugenisch intendierten Sterilisation zu begründen, diese gleichsam sozialpolitisch zur anerkannten Notwendigkeit innerhalb der Gesellschaft zu erheben.

Günstige Voraussetzungen für die Verwirklichung dieser Zielstellung boten sich dann schließlich in den Jahren der Weltwirtschaftskrise an, wobei die zunehmenden Schwierigkeiten staatlicher Instanzen und der Kommunen zur Finanzierung von Fürsorgeaufgaben die Bereitschaft förderte, ein Sterilisierungsgesetz zu akzeptieren. Entsprechende Vorstöße im Jahre 1931 im Preußischen Staatsrat und 1932 im preußischen Landesgesundheitsrat leiteten nochmals eine breite Diskussion von Sachverständigen ein, in deren Gefolge dann schließlich im Juli 1932 der Entwurf eines Gesetzes über die eugenische Sterilisierung ausgearbeitet vorlag, allerdings bei den mit anderen, vordringlicher erscheinenden Fragen befaßten rasch wechselnden Regierungen nicht mehr zur offiziellen

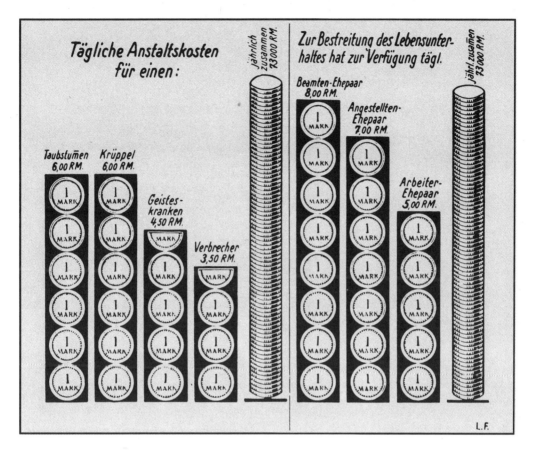

Verabschiedung kam. Zustimmung fand dieser Entwurf sowohl bei Ärzten wie auch bei den Vertretern der Fürsorgeorganisationen; Kritik an ihm richtete sich bis zum Sommer des Jahres 1933 vor allem auf die geforderte Freiwilligkeit der Entscheidung und den Ausschluß der Schwangerschaftsunterbrechung aus eugenischer Indikation.[14]

Zum Zeitpunkt der faschistischen »Machtübernahme« war damit in Deutschland bereits eine Situation entstanden, für die eine weitgehende Anerkennung der eugenisch-rassenhygienischen Bewegung als Basis einer Neuorientierung der Sozialpolitik ebenso typisch war wie die ausgeprägte Bereitschaft, die Sterilisierung von Erbkranken und von als »minderwertig« geltenden Menschen als sozial nützlichen und ethisch vertretbaren Eingriff zu akzeptieren. Obwohl hinreichend sichere Erkenntnisse über die Erblichkeit bei den in Frage stehenden Erkrankungen und sozialen Verhaltensweisen nicht vorlagen, hatte die Praxis der eugenischen Sterilisierungen in kleinerem Maßstab bereits begonnen, ebenso die Erfassung jener Gruppen von Menschen, die Opfer dieser Eingriffe werden sollten. Um die nächstfolgende Etappe der Erhebung der Zwangssterilisierungen zum maßlos werdenden Mittel sozialer Repressionen einzuleiten, bedurfte es nur der Anknüpfung an die schon festgefahrenen Denkmuster und einiger weniger Radikalisierungen, die dann im Jahre 1933 einsetzten.

3.2. Willkür und Repression in der Praxis der faschistischen Zwangssterilisierungen

Wenige Monate nach der »Machtübernahme« begann die neue faschistische Reichsregierung mit der praktischen Umsetzung des eugenisch-rassenhygienischen Konzepts im Bereich des Gesundheitswesens. Gegenüber den als erblich bedingt angesehenen Formen psychischer Erkrankungen und sonstigen Behinderungen wurde das Mittel der zwangsweisen Sterilisierung dazu auserseen, die Weiter-

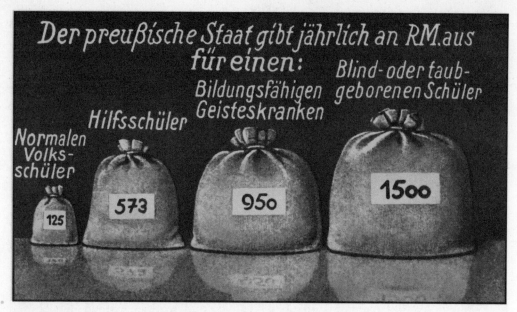

Abb. 4 Falsche Zahlen – verzerrte Relationen – Mittel der Vorurteilsbekräftigung
Quelle: Volk und Rasse. – **8** (1933)4. – S. 156

gabe der angenommenen erblichen Anlagen zu unterbinden. Das staatliche Instrument dazu wurde mit dem »Gesetz zur Verhütung erbkranken Nachwuchses« geschaffen. Die Vorlage für dieses Gesetz erarbeitete der Ende Juni neu konstituierte »Sachverständigenbeirat für Bevölkerungs- und Rassenpolitik«, der sich dabei auf die bereits 1932 geschaffenen Entwürfe stützen konnte.[15] Verabschiedet wurde das Gesetz in der Kabinettssitzung vom 14. Juli 1933 mit dem Einsetzen der Geltung vom 1. Januar 1934 an. Entscheidende Festlegungen beinhalteten die Paragraphen 1 und 12.

»§ 1: (1) Wer erbkrank ist, kann durch chirurgischen Eingriff unfruchtbar gemacht (sterilisiert) werden, wenn nach den Erfahrungen der ärztlichen Wissenschaft mit großer Wahrscheinlichkeit zu erwarten ist, daß seine Nachkommen an schweren körperlichen oder geistigen Erbschäden leiden.

(2) Erbkrank im Sinne dieses Gesetzes ist, wer an einer der folgenden Krankheiten leidet: 1. angeborenem Schwachsinn, 2. Schizophrenie, 3. Zirkulärem Irresein, 4. Erblicher Fallsucht (Epilepsie), 5. Erblichem Veitstanz, 6. Erblicher Blindheit, 7. Erblicher Taubheit, 8. Schwerer körperlicher Mißbildung.

(3) Ferner kann unfruchtbar gemacht werden, wer an schwerem Alkoholismus leidet.«

»§ 12: (1) Hat das Gericht die Unfruchtbarmachung endgültig beschlossen, so ist sie auch gegen den Willen des Unfruchtbarzumachenden auszuführen...«.[16]

Weitere Festlegungen betrafen die Bildung der Erbgesundheitsgerichte, die Anzeigepflicht für Ärzte und Anstaltsleitungen und die Kostenregelungen. Die Durchführung der Eingriffe war nur Ärzten in speziell dafür ausgewählten Kliniken, vornehmlich solchen chirurgischen und gynäkologischen Profils, gestattet. Ein ausführlicher Kommentar zu diesem Gesetz mit verbindlichen Auslegungen seiner Forderungen erschien 1934 von A. Gütt, E. Rüdin und F. Ruttke.[17] Als maßgebliche Rechtfertigungsgründe für die vorgesehenen Sterilisierungen galten die Hoffnung auf eine so erreichbar erscheinende Reduzierung der Gesamtzahl der Kranken und Fürsorgebedürftigen und die angestrebte Einsparung von Fürsorgekosten für die Anstaltsbetreuung, da in größerem Umfange mit der Entlassung der Patienten nach erfolgten Sterilisierungen gerechnet wurde.

Maßlos und diskriminierend war dabei die im Zuge der Propagierung des neuen Gesetzes erfolgende Aufrechnung der angeblich überstarken finanziellen Belastung des Sozialhaushaltes durch die Unterhaltskosten für Erbkranke, denen damit

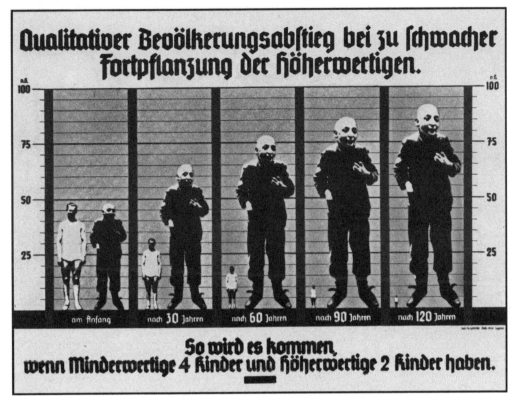

Abb. 5 Geistige Manipulierung durch willkürliche statistische Konstruktionen
Quelle: Volk und Rasse. — 11 (1936)8. — S. 322

das Stigma von Volksschädlingen aufgezwungen wurde (Abb. 4). In der bereits erwähnten Rede G. Wagners vor dem Reichsparteitag der NSDAP im Jahre 1934 wurde die wirtschaftliche Belastung des Reiches durch die Fürsorge für Erbkranke auf jährlich 1,2 Mrd. Reichsmark beziffert, was in keiner Weise den realen Aufwendungen entsprach und aus pauschalisierenden Hochrechnungen abgeleitet worden ist.[18] Als typisch für die demagogische Argumentation kann beispielsweise die folgende Aussage M. Staemmlers bei der ersten propagandistischen Großveranstaltung des 1933 geschaffenen »Aufklärungsamtes für Bevölkerungspolitik und Rassenpflege« vom 8. Juli 1933 in Berlin gelten: »Die Gefahr der Erbkrankheiten ist bei uns deshalb so groß, weil die Vermehrung der Erbkranken doppelt so hoch ist, wie die der Vollwertigen. Besonders spielen dabei Geisteskranke, Schwachsinnige, Kriminelle, Trinker, Epileptische usw. eine Rolle. Deshalb muß das Ziel sein, die Erbkranken möglichst zurückzuhalten und so weit es geht, völlig von der Fortpflanzung auszuschalten. Das erspart dem Staat hunderte von Millionen Mark, die für die Versorgung der Minderwertigen ausgegeben werden und schafft so für das Vollwertige neuen Lebensraum.«[19] (Abb. 5).

Obwohl zu diesem Zeitpunkt gesicherte Erkenntnisse über die erbliche Bedingtheit der meisten der im Gesetz benannten psychischen Erkrankungen und geistigen Behinderungen ebensowenig vorlagen wie über die biotischen oder erblichen Voraussetzungen sozial auffälliger Verhaltensweisen, unterstellten alle relevanten öffentlichen Behandlungen derartige Einsichten als gegebene Gewißheiten. Die völlig undifferenzierte Verwendung der Termini »vollwertig« bzw. »minderwertig« trug dabei ebenso zur moralischen und sozialen Abwertung der »Erbkranken« bei wie die zumeist verwendete Nebeneinanderstellung von Krankheiten mit verschiedenen Formen problematischen sozialen Verhaltens. Dieser

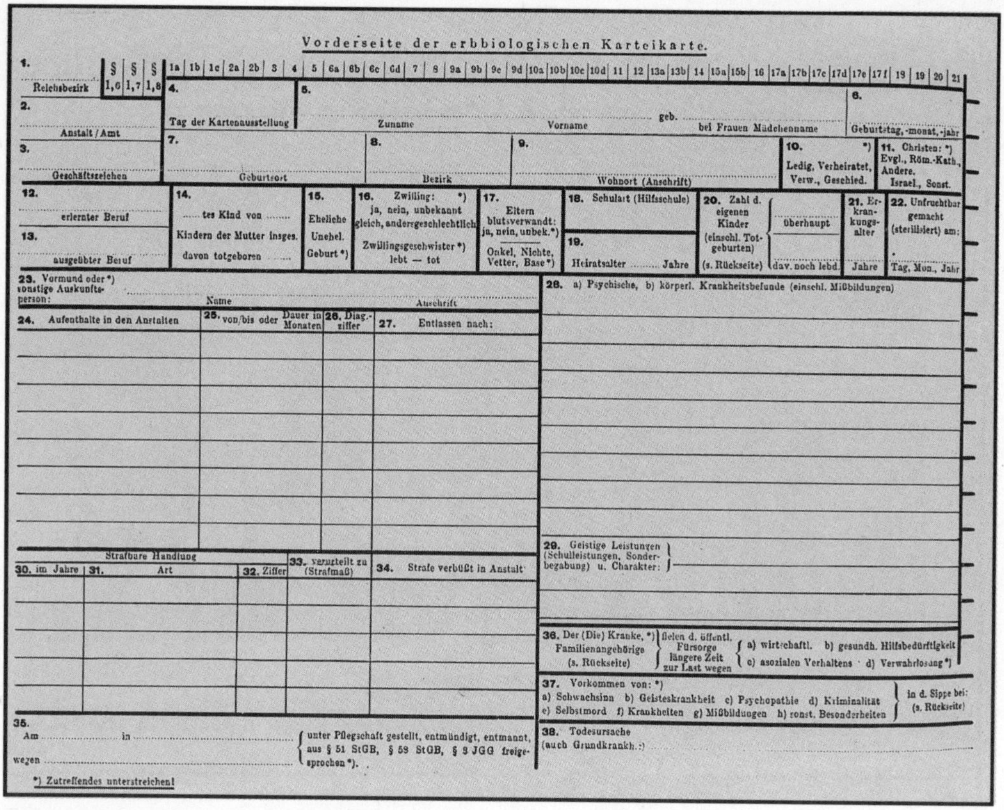

Abb. 6 Muster der karteimäßigen Erfassung zur Vernichtung
Quelle: Erbarzt.' – 1 (1934)4. – S. 110

Linie der propagandistischen Rechtfertigung der Sterilisierungspraxis folgte eine in den nächsten Jahren systematisch ausgebaute Schulungs- und Öffentlichkeitsarbeit, die von den »rassenpolitischen« Ämtern der NSDAP-Leitungen organisiert und von der NSDAP angehörenden Ärzten gestaltet worden ist. Dabei wurden speziell zu diesem Zweck geschaffene Filme eingesetzt, etwa die 1935 gedrehten Kurzfilme »Die Sünden der Väter« und »Abseits vom Wege«, der 1936 entstandene Kurzfilm »Erbkrank« oder der 1937 dann bereits in allen Filmtheatern gezeigte Film »Opfer der Vergangenheit«, die sämtlich unter Leitung des »Rassenpolitischen Amtes der NSDAP« gestaltet worden sind.[20]

Interessante Zeugnisse für die breite Unterstützung der Sterilisierungsgesetzgebung in der Ärzteschaft bilden die zahlreichen Beispiele des Aufbaus von verschiedenen Systemen zur Erfassung »Erbkranker« bereits im Jahre 1933, als verbindliche Regelungen dafür von staatlicher Seite noch ausstanden. Schon in einem der ersten Hefte des »Deutschen Ärzteblattes« von 1933 wurde ein Preisausschreiben des Deutschen Ärztevereinsbundes, der Dachorganisation aller damals noch bestehenden standesärztlichen Vereinigungen, zum Thema »Auf welchem Wege können sich praktizierende Ärzte an erbbiologischer und eugenischer Forschung und Materialbeschaffung beteiligen?« angekündigt.[21] In den nachfolgenden Heften und in der neu gegründeten Zeitschrift »Der Erbarzt« erschienen zahlreiche Berichte über solche Erfassungsinitiativen, nach denen insbesondere auch Archive mit Krankengeschichten der kassenärztlichen Ambulatorien und der Einrichtungen der sog. Offenen Geisteskrankenfürsorge für diese Zwecke mit ausgenutzt worden sind.[22] Besonders umfangreiche Systeme zur erbbiologischen Erfassung entstanden z. T. in Gaustellen für Erb- und Rassenpflege, wobei die unter der Leitung von K. Astel für Thüringen im »Landesamt für Rassewesen« und unter der Leitung von H. W. Kranz in Gießen für den Gau Hessen-Nassau aufgebauten erbbiologischen Datensammlungen als vorbildlich galten.[23] Das über verschiedene Institutionen und in immer stärkerem Maße auch von den Gesundheitsämtern getragene Netz zur Ermittlung solcher Personen, die der Sterilisierung zugeführt werden sollten, wurde in den ersten Jahren der faschistischen Diktatur immer enger und dichter geknüpft, wobei mehrfach Ansätze zur reichseinheitlichen Regelung unternommen worden sind, die jedoch wegen des enormen technischen Aufwandes relativ rasch scheiterten (ROTH 1984c).[24] (Abb. 6) Allerdings gibt es aus diesen Jahren auch Hinweise darauf, daß vor allem praktische Ärzte bei der Meldung von Erbkranken Zurückhaltung zeigten, was jedoch sofort zunehmenden Druck und spezielle Kontrollmechanismen entstehen ließen, die auf die Dauer ihre Wirkung sicher nicht verfehlt haben.[25]

In großem Umfange und beinahe perfekt organisiert begann dann die zum Schwerpunkt der praktischen Gesundheitspolitik avancierte Sterilisierungspraxis im Januar 1934, wobei die große Zahl der bei den neu geschaffenen Erbgesundheitsgerichten eingehenden Anträge diese Instanzen zu raschen und oft oberflächlichen Entscheidungen veranlaßten. Nach den in den »Generalakten des Reichsjustizministeriums betreffend Erbgesundheitspflege« ermittelten Daten, die allerdings nur für die Jahre 1934 bis 1936 auf exakten statistischen Meldungen beruhen, war die Zahl der Sterilisierungsentscheide enorm hoch. In den Akten der vorhandenen Jahresberichte stellt sich das folgendermaßen dar:

	1934	1935	1936
eingegangene Anträge	84525	88193	86254
Anzahl der angeordneten Sterilisierungen	62463	71760	64646
Anzahl der abgelehnten Anträge	4878	6967	11619[26]

Da für 1937 und 1938 noch mit ähnlich hohen Zahlen gerechnet werden muß und mit Kriegsbeginn zwar eine Einschränkung, jedoch keine Einstellung der Sterilisierungen erfolgte, kann der in der Literatur zumeist angegebene Schätzwert von etwa 350 000 durchgeführten Sterilisierungen als wahrscheinlich zutreffend angesehen werden.[27] Die Veröffentlichung von statistischen Angaben zum Sterilisierungsgeschehen im Reichsmaßstab ist 1935 vom Reichspropagandaministerium untersagt worden, da durch die hohen Zahlen eine Beunruhigung der Öffentlichkeit befürchtet wurde. Erweiterungen der staatlichen Eingriffsmöglichkeiten zur Bekämpfung der sogenannten Erbkrankheiten wurden 1935 und 1936 durch Änderungsgesetze zum »Gesetz über die Verhütung erbkranken Nachwuchses« geschaffen. Das erste dieser Änderungsgesetze vom 26. Juni 1935 ließ die Schwangerschaftsunterbrechung aus eugenischer Indikation bis zum Ende des 6. Schwangerschaftsmonats bei Zustimmung der Frau zu und war vor allem auf Initiative des inzwischen zum Leiter des »Hauptamtes für Volksgesundheit« der NSDAP ernannten G. Wagner zustandegekommen.[28] Ein zweites solches Änderungsgesetz vom 4. Februar 1936 ermöglichte die Sterilisierung, die bis dahin ausschließlich auf operativem Wege vorgenommen werden durfte, auch durch Röntgenbestrahlungen.[29] Das Motiv für diese Methodenerweiterung kann in der Absicht gesehen werden, die Sterilisierung auch in jenen Fällen zu ermöglichen, wo schwere körperliche Erkrankungen die operativen Eingriffe mit einem hohen Risiko für nachfolgende Komplikationen belasteten. Die operative Vorgehensweise war dabei für die Betroffenen durchaus belastend und führte überdies in nicht wenigen Fällen wegen fehlender Sorgfalt im Umgang mit den zumeist als »minderwertig« Geltenden auch zu letalen Ausgängen.[30]

Gravierender als diese Auswirkungen war für die ganze Zwangssterilisierungsaktion der Umstand, daß bei dem unzureichenden erbbiologischen Erkenntnisstand und im Gefolge mangelnder Qualifiziertheit der diagnostischen Urteilsfindung in großer Zahl Fehlentscheidungen auftreten mußten, insbesondere bei jenen Zuständen, für deren Beurteilung objektive Mittel der Diagnostik weitgehend fehlten. Da die statistischen Unterlagen unvollständig geblieben bzw. überliefert worden sind, kann der Anteil jener Krankheitsformen bzw. Zustände, die nach dem Gesetz in die Sterilisierungspraxis einbezogen waren, an den tatsächlich ausgeführten Eingriffen nicht mehr exakt angegeben werden. In den bereits genannten Unterlagen taucht eine solche aufgliedernde Übersicht nur

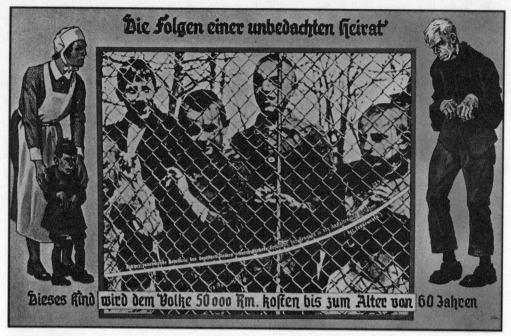

Abb. 7 Die Kostenlüge propagandistisch eingesetzt
Quelle: Volk und Rasse. – **11** (1936)0. – S. 326

für das Berichtsjahr 1935 auf, nach der die Sterilisierungsentscheide u. a.
41 457 Personen mit »angeborenem Schwachsinn«,
14 012 Personen mit »Schizophrenie«,
9 014 Personen mit »erblicher Fallsucht« (Epilepsie) und
1 955 Personen mit »schwerem Alkoholismus« betrafen;
die anderen Diagnosegruppen waren mit weitaus kleineren Anteilen vertreten.[31] Nach diesen Angaben und den auch weitere relevante Informationen aus der zeitgenössischen Literatur berücksichtigenden Ermittlungen von MEIXNER; SCHWERDTNER (1985a) kann angenommen werden, daß der Anteil der »Schwachsinnigen« an der Gesamtheit der Sterilisierungsfälle mit etwa 60 % am höchsten lag (Abb. 7). Gerade für diese Gruppe war die Unsicherheit der Entscheidung über die »Erblichkeit« im Einzelfall wie auch über das Ausmaß der vorhandenen Behinderung jedoch am stärksten ausgeprägt, ganz abgesehen davon, daß gerade als »schwachsinnig« angesehene Menschen einer beachtlichen negativen Vorurteilsbildung ausgesetzt waren. Eine objektive Betrachtung dieser zu bedenkenden Voraussetzungen für die definitive Urteilsbildung hätte die Mediziner jener Jahre eigentlich zu größter Zurückhaltung bei der Festlegung von Sterilisierungsentscheidungen veranlassen müssen – leider wurde im Gegenteil die problematische Situation zu einer unvertretbaren fortwährenden Ausweitung der Zugriffe auf Personen genutzt, die den damals dominierenden Erwartungshaltungen an normgerechtes und sozial gefordertes Verhalten nicht entsprechen konnten oder wollten. Dieser Trend ist ganz deutlich auch in der damaligen fachwissenschaftlichen Literatur ablesbar, die auf die Erfassung möglichst aller Ausprägungsgrade von »Schwachsinn« und auf die vorrangige Berücksichtigung moralisch oder sozial wertender Leistungsbeurteilungen orientierte. Als Beispiel sei hierzu der bereits erwähnte offizielle Gesetzeskommentar in der Fassung von 1935 genannt, in dem es hieß: »Zu verstehen ist hier unter angeborenem Schwachsinn jeder im medizinischen Sinne eben noch als deutlich abnorm diagnostizierbare Grad von Geistesschwäche, also von Fällen der Idiotie . . . über die große Variationsbreite der Imbezillität bis hinauf zur Debilität. Dabei ist . . . nicht bloß auf die intellektuellen Fehlleistungen zu achten, welche in mangelhaften Schul- und Berufslei-

stungen und schlechter Begriffs- und Urteilsbildung zutage treten, sondern auch auf die Gefühls- und Willenssphäre sowie die Entwicklung der ethischen Begriffe und Regungen, da dies alles mitgestört ist.«[32] In dem gleichen Kommentar wurde auch ausgeführt: »Bei zahlreichen asozialen und antisozialen, schwer erziehbaren, stark psychopathischen Debilen wird man die Unfruchtbarmachung ... für zulässig erklären können, selbst wenn sie in ihrer Intelligenzentwicklung nicht übermäßig zurückgeblieben sind.«[33] Mit solchen Stellungnahmen, die sich in ähnlicher Form in der zeitgenössischen psychiatrischen Literatur zum Schwachsinnsproblem in großer Zahl nachweisen lassen, wurde den »Erbgesundheitsrichtern« die Möglichkeit eröffnet, von völlig subjektiven Normen aus »Abnormität« zu konstatieren und Sterilisierungen auf Grund sozialer Werturteile anzuordnen, wenn der leicht zu bewerkstelligende »Ausschluß« exogener Faktoren für den einzelnen Fall erfolgt war. Diese Möglichkeiten sind leider auch in großem Umfange genutzt worden, was durch eine Reihe eingehender Analysen der Entscheidungspraxis von Erbgesundheitsgerichten anhand erhalten gebliebener Aktenbeständen mit den relevanten »Kranken«-Geschichten und Gutachten u. a. von BRÜCKS; ROTHMALER (1984), BACH (1985) sowie von BRÜCKS (1986) und ROTHMALER (1986) nachgewiesen worden ist. Ein zutiefst erschütterndes Bild der rigiden Vorurteilshaltungen, die vor allem gegenüber Frauen mit als moralisch fragwürdig angesehenen Lebensformen dabei zur Geltung kamen, ergeben die von BOCK (1986) durchgeführten Einzelfallanalysen, wobei diese umfassende und überaus sorgfältig vorgenommene Untersuchung der Zwangssterilisierungspraxis als Moment der faschistischen Rassen- und Frauenpolitik besondere Anerkennung verdient. Nicht zu verstehen ist, warum den seinerzeit oft vorurteilsvoll und hart urteilenden Juristen und Ärzten die schwerwiegenden und tragischen Folgen für die Betroffenen völlig gleichgültig bleiben konnten; diese Folgen bestanden für die zumeist noch jüngeren Frauen in der Verurteilung zur Kinderlosigkeit, im Verzicht auf stabile Partnerbeziehungen, in der Hinnahme weiterer diskriminierender Abwertungshaltungen aus der sozialen Gemeinschaft sowie auch oft darin, daß sie Objekte sexueller Gewalt und Ausbeutung wurden. Nur wenige der in solche Schicksale hineingestoßenen Menschen haben über ihre Erlebnisse und Frustrationen im Zusammenhang mit den Sterilisierungen zu sprechen oder zu schreiben gewagt; soweit solche Zeugnisse vorliegen, sind sie vor allem bedrückend wegen der Vereinsamung und der erlittenen Demütigungen, die aus ihnen erkenntlich werden (CLAASEN 1987).

Die weitgehende Nutzung des »Gesetzes zur Verhütung erbkranken Nachwuchses« für die repressive Behandlung als problematisch angesehener Verhaltensweisen ohne jeden eigentlichen Krankheitswert fand auch von staatlicher Seite aus nachdrückliche Unterstützung. Zeugnis davon legt ein Schreiben des Reichsministers für Justiz an alle Oberlandesgerichtspräsidenten vom 22. April 1936 ab, in dem neben anderen Empfehlungen zur Tätigkeit der Erbgesundheitsgerichte ausgeführt wurde: »Die von den Erbgesundheitsgerichten ... ausgebildete Rechtssprechung, daß, wenn die Unfruchtbarmachung wegen angeborenen Schwachsinns beantragt worden ist, nicht allein die Leistungen ... auf intellektuellem Gebiete entscheidend sind, daß vielmehr auch der Bewährung im Leben eine ausschlaggebende Bedeutung zukommt, ist zu billigen.«[34] Im Januar 1937 wurde dann zum Zwecke der Erweiterung subjektiver Urteilsmöglichkeiten ein in den ersten Jahren für die »Schwachsinns-Diagnose« verwendeter, an sich völlig naiver und unzureichender Testbogen mit vorgegebenen Fragen mittels eines Erlasses des Reichsministeriums des Inneren durch einen »offenen« Fragespiegel ersetzt, der vor allem zur Feststellung dieser ominösen Lebensbewährung dienen sollte und es den Richtern freistellte, zu den Kategorien »Schulwissen«, »Allgemeines Lebenswissen« und »Urteilsfähigkeit« beliebige Fragen zu stellen und deren Beantwortung nach eigenem Ermessen zu interpretieren.[35] Diese Verfahrensweise war nicht nur willkürlich, sondern auch widerspruchsvoll in bezug auf die sozialen Folgewirkungen, denn sie ermöglichte es, in dem einen Falle einen wirklichen »Schwachsinnigen« mit starken Beeinträchtigungen der intellektuellen Leistungspotenzen bei entsprechend günstigen Beurteilungen durch Arbeitgeber oder sonstige soziale Organisationen von der Sterilisierung auszunehmen, wie auch im anderen Falle jemanden für »schwachsinnig« zu erklären und sterilisieren zu lassen, wenn dessen Lebenshaltung und Einstellungen den Gutachtern nicht genehm waren. Unter diesen Bedingungen entstanden immer wieder Konflikte zwischen den Erbgesundheitsgerichten und der NSDAP, da auch Mitglieder dieser Partei und der ihr angeschlossenen Organisationen in das Netz zur Erfassung und gerichtlichen Aburteilung von »Erbkranken« gerieten, die dann die Hilfe der Partei forderten, um Ausnahmeregelungen oder günstige Bewährungs-Beurteilungen zu erlangen. Dieses in den beteiligten Ministerien mehrfach erörterte Thema fand erst 1936 eine partielle Lösung durch die von Hitler selbst festgelegte Weisung, in Fällen der beabsichtigten Sterilisierung bewährter Parteigenossen die NSDAP bereits an den Vorverfahren zu beteiligen und dazu den »Reichsärzteführer« Wagner als Entscheidungsinstanz anzuerkennen.[36] Gegen dessen Einsprüche oder auch Verzögerungen bei einzelnen laufenden Verfahren opponierten dann allerdings wieder die sich in ihren Kompetenzen bedroht fühlenden Erbgesundheitsgerichte beim Reichsjustizministerium, was schließlich zur Vorbereitung der Errichtung eines «Reichserbgesundheitsgerichtes» im Jahre 1937 führte, dessen Gründung jedoch nicht mehr erfolgte.[37]

Weniger stark von Subjektivismus und sozialen Vorurteilen geprägt war sicher die Entscheidungspraxis bei der Beurteilung psychotischer Erkrankungen und neurologischer Krankheitsformen, da hierzu klarere diagnostische Kriterien existierten. Auf die dennoch vorgekommenen Vernachlässigungen der Sorgfaltspflicht auch bei solchen Erkrankungen wird in dem der Psychiatrie gewidmeten Kapitel besonders eingegangen. Zu den Problemen der Sterilisierungsentscheide bei erblicher Taubheit und erblicher Blindheit liegen bislang noch zu wenig Untersuchungen vor; erste Analysen deuten darauf hin, daß hier weitaus vorsichtiger vorgegangen worden ist (SCHWANN; WILKE 1985).

Nicht unberücksichtigt bleiben sollte der Umstand, daß die jeweils mit einem Berufsrichter, einem beamteten Arzt und einem als in Erbgesundheitsfragen besonders sachkundig geltenden zweiten Arzt besetzten Erbgesundheitsgerichte wegen der Mitwirkung der ja nur nebenamtlich hier tätigen Ärzte in der Regel höchstens einmal in der Woche für einen halben Tag zusammentraten und dabei wegen der hohen Zahl der zu bearbeitenden Anträge oft nur oberflächliche Prüfungen der vorliegenden Unterlagen vornahmen. Beispielsweise mußten die 205 im Jahre 1935 existierenden Erbgesundheitsgerichte bei der erfolgten Behandlung von 78 727 Anträgen jeweils durchschnittlich 330 Verfahren im Jahr abschließen, was bei max. 50 Sitzungen im Jahr etwa 6 bis 7 definitive Entscheidungen pro Sitzung bedeutete.[38] Für die vor die Gerichte bestellten Personen gab es nur geringfügige Chancen, sich gegen die getroffenen Entscheidungen zu wehren. Zwar war die Möglichkeit des Einspruchs bei den Erbgesundheitsgerichten gegeben; diese setzte jedoch bereits die Kenntnis der Rechtsmittel voraus und hatte dann wenig Erfolgsaussichten, wenn die ärztlichen Gutachter für die Sterilisierung plädierten. Viele von den Zwangssterilisierungen bedrohte Menschen haben versucht, sich durch Verlagerung des Wohnsitzes, durch Eingaben verschiedenster Art − oft auch mit der Erklärung des Verzichts auf sexuelle Betätigung − oder durch besondere Anpassung an Leistungsforderungen der Arbeit den Eingriffen zu entziehen; nur sehr wenigen ist es gelungen, sich gegen den Druck der Rechtsorgane mit ihren Intentionen durchzusetzen.

Der bereits bei der Durchsetzung des »Gesetzes zur Verhütung erbkranken Nachwuchses« deutlich werdende Trend zur Diskriminierung und Ausgrenzung von Menschen, die den rassistischen Idealen der faschistischen Machthaber wegen ihrer naturhaften Ausstattung oder wegen ihrer besonderen Lebensformen nicht entsprachen, fand seine Fortsetzung auch in anderen Repressionsmaßnahmen, bei denen ebenfalls Ärzte und die Machtmittel der Medizin zum Einsatz gelangten. Die Breite derartiger Unterdrückungstechniken ist kürzlich von MÜLLER-HILL (1984) in einer Übersichtsdarstellung charakterisiert worden, wobei die postulierte Erblichkeit rassischer Eigenarten wie auch sozialer Verhaltensmerkmale jeweils den Punkt fixiert, an dem die medizinische Kompetenz zur Geltung gebracht oder beansprucht worden ist.

Die ausgesprochen rassistische Wendung des »eugenisch« konzipierten Kampfes um die Begrenzung der Fortpflanzung der sog. »Minderwertigen« fand ihren besonders krassen Ausdruck im Verhältnis des faschistischen Systems zu rassischen Minderheitsgruppen, zu denen u. a. die sog. »Rheinlandbastarde« und die Angehörigen der Sinti und Roma gehörten, die damals als Zigeuner bezeichnet worden sind. Unter den »Rheinlandbastarden« verstand man die zumeist farbigen Personen, die aus Verbindungen von Angehörigen der französischen Armee afrikanischer Herkunft mit deutschen Frauen aus der Zeit der Besetzung des Rheinlandes nach dem ersten Weltkrieg stammten. Diese waren bereits 1933 unter »rassenbiologischen« Gesichtspunkten gesondert registriert worden und galten als Gefährdungspotential für die angestrebte Rassereinheit im neuen Staat. Im Jahre 1937 wurden alle dieser Gruppe angehörenden Personen von der Gestapo vorübergehend inhaftiert und einer durch kein Gesetz legitimierten zwangsweisen Sterilisierung unterworfen (POMMERIN 1979). Noch härter verfolgt wurden durch den faschistischen Staatsapparat einschließlich der Organe der Gesundheits- und Sozialfürsorge die Sinti und Roma, die wegen ihrer ungebundenen Lebensweise und fehlenden Bereitschaft zur totalen Unterordnung unter die staatliche Autorität als ordnungsgefährdende Elemente angesehen wurden und überdies aus rassistischen Gründen Ablehnung erfuhren. Die scheinwissenschaftliche Rechtfertigung der vor allem in den Kriegsjahren radikalen Verfolgung dieser Gruppe hatte der Tübinger Psychiater R. Ritter mit einem breiten rassenhygienisch orientierten Forschungsprogramm zu liefern versucht, dessen Ziel darin bestand nachzuweisen, daß bei Zigeunern Asozialität, Schwachsinn und Prostitution besonders stark verbreitet und erblich bedingt seien. Ein solcher Nachweis ist ihm nicht gelungen, jedoch die karteimäßige Erfassung von annähernd 30 000 in Deutschland lebenden Personen, die auf Grund ihrer Abstammung oder ihrer Lebensweise als Zigeuner angesehen wurden. Diese Kartei, die viele anthropologische und soziale Daten enthielt, die bei direkten Untersuchungen von Familien und größeren Gemeinschaften erhoben worden sind, gehörte zum Bestand der Forschungsstelle für »Rassenhygiene und Bevölkerungspolitik« des Reichsgesundheitsamtes, die Ritter von 1936 an leitete.[39] Im Jahre 1939 begann unter Nutzung dieser Unterlagen die Vorbereitung der zunächst geplanten Umsiedlung in die okkupierten Territorien Polens; die große Mehrheit der Betroffenen wurde dann jedoch in den Jahren 1940 und 1941 in die Konzentrationslager im Osten verbracht und dort ermordet (DÖRING 1959; WÖLFFLING 1965). In diese Vernichtungsaktionen sind auch längst assimilierte Personen einbezogen worden, darunter solche, die sich ohne genauere Kenntnis ihrer Abstammung in der Wehrmacht oder in anderen Stellen für das faschistische Regime eingesetzt hatten (KAWCZYNSKI 1984). Deren Identifizierung war ebenso wie die Einbeziehung von Sinti und Roma in den Jahren bis 1939 in die Sterilisierungspraxis unter den Diagnosen »Schwachsinn« und »Alkoholismus« eine unmittelbare »Leistung« der damaligen rassenhygienisch orientierten Medizin.

Bisher noch unzureichend kritisch analysiert sind die vielgestaltigen Formen der Mitwirkung von Ärzten an der Repressionspolitik gegen verschiedene Gruppen von Personen mit problematischem Verhalten, die damals unter dem diffusen Begriff der »Asozialität« subsumiert worden sind. In allen diesen Fällen der Verfolgung von Bettlern und Obdachlosen (AYASS 1986), von Prostituierten (ZÜRN 1986) sowie von sog. »Gewohnheitsverbrechern« gab es bereits vor 1933 eine Tradition der Zuordnung zur Kategorie der erblich Belasteten, die nach der Etablierung der faschistischen Diktatur zu einer Fülle von Bemühungen um spezielle rechtliche Regelungen für die angestrebte Asylierung und Sterilisierung der Betroffenen führte. Seit dem Jahre 1928 bemühte sich dabei vor allem die »Kriminalbiologische Gesellschaft«, der insbesondere im Strafvollzug eingesetzte beamtete Ärzte angehörten, um die Sammlung von Beweisen für die erbliche Veranlagung zu verbrecherischem Verhalten und um die systematische Erfassung von Personen, die mehrfach mit dem Strafgesetz in Konflikt geraten waren und als asozial angesehen worden sind, u. a. durch die Schaffung »Kriminalbiologischer Karteien« für die einzelnen deutschen Staaten und Provinzen. Das vom faschistischen Regime am 24. November 1933 verabschiedete »Gesetz gegen gefährliche Gewohnheitsverbrecher und über die Maßregeln der Sicherung und Besserung« folgte mit seinen harten Strafbestimmungen den Forderungen der auf diesem Gebiet tätigen Eugeniker. Mit diesem Gesetz, das ausschließlich »rassenhygienischen« Intentionen zur Verhinderung der Fortpflanzung der betroffenen Menschen folgte, wurde es den Justizorganen ermöglicht, sog. »Gewohnheitsverbrecher« nach Verbüßung der Haftstrafe für bestimmte Vergehen in zeitlich unbegrenzte »Sicherungsverwahrung« zu nehmen oder zur »Besserung« in die Konzentrationslager zu überstellen. Dieses Gesetz erlaubte es auch, als erblich belastet angesehene Gefangene zwangsweise zu sterilisieren und bei bestimmten Sittlichkeitsdelikten zu kastrieren. Insbesonders im Strafvollzug tätige Ärzte traten dabei für eine breite Anwendung der Sterilisierung ein. Über den Umfang der realen Praxis dieser Art sind derzeit keine verläßlichen Angaben möglich; aus einer statistischen Übersicht des Reichsjustizministeriums geht jedoch hervor, daß bereits bis zur Mitte des Jahres 1935 insgesamt 2 036 Sterilisierungen und 854 Kastrationen gegen Strafgefangene verfügt worden sind.[40]

Intensive Bemühungen um die scheinbar wissenschaftliche Rechtfertigung einer solchen Politik der willkürlichen Unterdrückungsmaßnahmen gegenüber den sog. Asozialen haben auch noch in den Kriegsjahren stattgefunden, wobei weitere Vorstöße unternommen worden sind, neue Gesetze gegen »Gemeinschaftsunfähige« zu veranlassen (REICHENBACH 1985).[41] Eine besonders extreme Haltung zu diesen Fragen brachte eine mehrbändige Arbeit der Psychiater H. W. Kranz und S. Koller aus den Jahren 1940/41 zum Ausdruck, deren Titel »Die Gemeinschaftsunfähigen« bereits die Absicht bekundete, einen noch diffuseren Terminus mit ausschließlich diskriminierender Wertung zur Geltung zu bringen.[42] Als »gemeinschaftsunfähig« sollte danach angesehen werden, wer nicht in der Lage war, den Mindestanforderungen der sog. Volksgemeinschaft an »völkisches« Verhalten zu genügen; Gruppen, denen dieses Etikett auferlegt wurde, waren dabei u. a. Prostituierte, Suchtkranke bzw. Drogenabhängige, »Rassenschänder« und »Landesverräter«. Nach der Schätzung dieser beiden Autoren gäbe es in Deutschland etwa 1,6 Millionen »Gemeinschaftsunfähige«, von denen die »erblich Belasteten« durch Eheverbote, Sterilisierung und Zwangseinweisungen in Arbeitslager von der Weitergabe ihrer »Erbanlagen« ausgeschlossen werden sollten. Da die Erfordernisse der Kriegführung ab 1941 jedoch den Einsatz aller verfügbaren personellen Ressourcen in der Rüstungsindustrie und im Wehrmachtsdienst erzwangen, blieb die Praxis der Verfolgung vorrangig auf solche Personen beschränkt, die in die Gewalt der Justizorgane gerieten.[43]

Eine weitere besonders hart verfolgte Gruppe bildeten die Homosexuellen, deren Andersartigkeit in bezug auf die sexuelle Betätigung nicht nur aus sozialen Moralauffassungen heraus Ablehnung erfuhr, sondern auch als Faktor der Gefährdung der biologischen Reproduktion galt und deshalb verurteilt wurde. Da die Schicksale dieser Gruppe unter den Bedingungen der faschistischen Diktatur und die Mitwirkung auch der Medizin an der Prägung von Urteilsmustern und Diskriminierungsmaßnahmen relativ gut erforscht sind, wird darauf im folgenden Kapitel gesondert eingegangen.

Zu erwähnen ist schließlich, daß Ärzte auch im Zuge der »rassenhygienischen« Profilierung der Aufgabenbereiche der Medizin in den Jahren von 1933 bis 1945 im Rahmen ihrer Mitarbeit in solchen Einrichtungen wie dem »Rassenpolitischen Hauptamt« der NSDAP oder in den staatlichen Sicherheitsdiensten mit völlig unqualifizierten Methoden an der Bestimmung der Rassenzugehörigkeit von Menschen, d. h. an der Identifizierung der sog. »Rassejuden« beteiligt waren und mit ihren Urteilen schwerwiegende Folgen für Lebensschicksale von Menschen bewirkten, die dann den Vernichtungspraktiken des faschistischen Systems verfielen. Die bislang einzige zusammenhängende Darstellung dieser Tätigkeitsbereiche, die auf der Auswertung der Gutachterunterlagen für das Gauamt für Sippenforschung der NSDAP in Wien beruht und die Durchsetzung der antisemitischen Politik des deutschen Faschismus ab 1938 in Österreich eingehender charakterisiert, ist von SEIDLER; RETT (1982) vorgelegt worden.

3.3. Ansätze zur sogenannten »positiven« Eugenik im faschistischen Herrschaftssystem

Eine der grundlegenden Forderungen der traditionellen Eugenik war die nach der staatlichen Förderung des Kinderreichtums der als »hochwertig« angesehenen »erbgesunden« Familien, wozu u. a. die Steuererleichterung und die Gewährung von finanziellen Beihilfen vorgeschlagen wurden. In der rassistischen Version der Eugenik, die die »Rassenhygiene« während der faschistischen Diktatur verkörperte, galten dabei als »hochwertig« allerdings nur solche Eltern, die neben der »Erbgesundheit« auch Merkmale aufwiesen, die dem Idealbild der »arischen« bzw. »nordischen« Rasse entsprachen oder die besondere Nachweise einer solchen »arischen« Abstammung beibringen konnten. Maßnahmen, die eine rasche Zunahme der Bevölkerung über die Erhöhung der Geburtenzahlen gerade bei solchen Eltern ermöglichen sollten, sind in den sozial- und gesundheitspolitischen Programmen der NSDAP und des faschistischen Staates ständig vorgesehen worden, ergaben aber insgesamt nur bescheidene Resultate, da hinreichende soziale Sicherungen dafür letzten Endes aus verschiedenen Gründen nicht geschaffen worden sind.

Typisch für die faschistische Strategie der Suche nach möglichst billigen Lösungen dieses letztlich sozialen Problems war dabei zunächst die Orientierung auf moralische Appelle, wobei der seit der Reichsgründung 1871 bis zum Jahre 1932 konstatierte stete Rückgang der Geburtenzahlen auf den fehlenden Willen zum Erbringen materieller Opfer bzw. das zunehmende »Wohlfahrtsstreben« zurückgeführt wurde. Dementsprechend sollte zunächst eine Sinnesänderung der Menschen herbeigeführt werden, denen der Gedanke an die Pflicht gegenüber der eigenen Rasse höher stehen sollte als das Verlangen nach Genuß, wie es in einem Grundsatzartikel zu den Aufgaben der Bevölkerungspolitik 1933 verkündet wurde.[44] Ebenso wichtig schien den Verfechtern der neuen Rassenhygiene die Erziehung der Frau zur Mutterfunktion und die Absicherung der Eheschließung nur zwischen »Erbgesunden« und »Rassereinen« durch die Einführung von Gesundheitszeugnissen, die vor der Eheschließung bei den Standesämtern vorgelegt werden sollten. Die Folgenlosigkeit derartiger Appelle in einer Bevölkerung, die zu Beginn der faschistischen Diktatur noch in großem Maße an den Auswirkungen der vorhergehenden Weltwirtschaftskrise zu leiden hatte und der auch in den Jahren 1933 und 1934 noch keine Beseitigung der Arbeitslosigkeit gesichert werden konnte, veranlaßte die neuen Machthaber dann allerdings bald, nach wirksameren Instrumentarien für die Umsetzung ihrer bevölkerungspolitischen Intentionen bzw. der sog. »fördernden Erbpflege« zu suchen, die in verschiedenen Formen von finanziellen Unterstützungen bei Eheschließung und der »Geburtenfreudigkeit« gefunden worden sind. Ab 1934 gehörte zu diesen Mitteln die Gewährung von »Ehestandsdarlehen« für zur Eheschließung bereite junge Menschen, die jedoch nur bei Vorlage entsprechender Gesundheitszeugnisse erfolgte und insofern den Staat kaum belastete, als die in Anspruch genommenen Kredite zurückgezahlt werden mußten. Ausgesprochen demagogisch war das 1934 bei einer zentralen Tagung des »Sachverständigenbeirates für Volksgesundheit« bei der Reichsleitung der NSDAP entwickelte Programm für weitere Unterstützungsmaßnahmen kinderreicher arischer Familien, da es innerhalb eines sog. »Lastenausgleichs« realisiert werden sollte, der den Staatshaushalt völlig von Zuwendungen befreit hätte. Im Kern liefen die dort von Gütt und Müller vorgetragenen Vorschläge darauf hinaus, innerhalb jeder sozialen Schicht eine Umverteilung der Einkommen in der Weise vorzunehmen, daß kinderlose oder in Ehen mit nur einem Kind lebende Bürger Lohn- bzw. Gehaltsreduzierungen erfahren sollten, mit denen die Finanzierung von Zuwendungen für Familien mit drei oder mehr Kindern hätten abgesichert werden können.[45] Für den Staat hätte dies die Befreiung von Zusatzleistungen zur Folge gehabt, und zugleich wäre eine solche Praxis ein ständiges Druckmittel auf jene Teile der Bevölkerung gewesen, die aus den verschiedensten Gründen ihren »völkischen Zeugungspflichten« nicht folgen wollten oder konnten. Das genannte Programm ließ sich aus verschiedenen Gründen in dieser Form nicht realisieren. Die hierin zum Ausdruck kommende Intention fand ihren Niederschlag aber in der späteren Durchsetzung sehr gravierender Besteuerungsdifferenzen bei den Lohn- bzw. Gehaltssteuern, wobei der Staat nicht umhin konnte, Kindergeldzahlungen aus den Sozialetats zu übernehmen. Bei der praktischen Gewährung derartiger Unterstützungen entschied jedoch dann nicht schlechthin die Bedürftigkeit bzw. die Einkommenshöhe der Eltern, sondern der Aspekt der Würdigkeit der Antragsteller hinsichtlich ihrer Fähigkeit, zur Stärkung des deutschen Volkstums beizutragen; rassisch unerwünschte oder »asoziale« Personen blieben von solchen Zuwendungen ausgeschlossen. In allen Fällen, da Unterstützungsangebote des Staates für die Familiengründung, für die Erziehung und Ausbildung der Kinder, für den Eigenheimbau oder andere Zwecke in Anspruch genommen wurden, mußten sich die Bewerber entwürdigender Prozeduren der Beibringung von »Ariernachweisen«, »Erbgesundheitszeugnissen« und sonstigen Ausweisen ihrer politischen Zuverlässigkeit unterziehen.

Bislang leider noch völlig unzureichend untersucht und deshalb nicht hinreichend sicher zu bewerten ist die Entwicklung und Funktion der 1932 als Organisation der NSDAP geschaffenen »Nationalsozialistischen Volkswohlfahrt«, die mit einem großen Potential an hauptamtlichen Mitarbeitern und ehrenamtlichen Helfern ab 1933 die Mehrheit der früher existierenden freien Wohlfahrts- und Fürsorgeverbände ersetzte und dann zunehmend auch Aufgabenbereiche der staatlich finanzierten Fürsorgedienste übernahm.[46] In dieser der NSDAP nur angeschlossenen Organisation wirkten im Jahre 1935 bereits über 4 Millionen Parteimitglieder mit, die sowohl Spendenmittel beizubringen hatten als auch bei der Verteilung der materiellen und finanziellen Zuwendungen an verschiedene Gruppen von »förderungswürdigen« Bedürftigen eingesetzt wurden. Mit den Mitteln dieser Institution ist u. a. ein spezielles Hilfswerk »Mutter und Kind« aufgebaut worden, das mit der Unterhaltung und Betreuung von Kindertagesstätten, durch die Verschickung werdender Mütter in Kurheime oder andere unmittelbare Unterstützungsleistungen für kinderreiche Familien dazu beitrug, das bevölkerungspolitische Programm des Staates zu fördern. Die Vielzahl der Hilfs- und Unterstützungsaktionen der angedeuteten Art hat sicher bei vielen Menschen den Eindruck von einer breiten Fürsorgetätigkeit des faschistischen Staates bewirkt, wobei jedoch zumeist vergessen worden ist, daß die erforderlichen Mittel zum überwiegenden Teil von den Werktätigen selbst aufgebracht werden mußten, daß sie nur jenen zugute kamen, die als vollwertige Mitglieder der »Rassengemeinschaft« galten, und daß die Verantwortung für die oft völlig unzureichenden Lebensbedingungen gerade von kinderreichen Arbeiterfamilien beim faschistischen Regime lag.

In welch starkem Maße gerade auch die Tätigkeit der »NS-Volkswohlfahrt« in die praktische Realisierung einer rassistischen Sozialpolitik einbezogen war, ist an deren Einsatz in den Kriegsjahren zu erkennen, wo sie u. a. die Betreuung und Versorgung der als »deutschstämmig« geltenden Bevölkerungsteile in den okkupierten Gebieten Polens und der UdSSR übernahm und dazu beschlagnahmten »jüdischen« Besitz nutzte. Darüber hinaus nahm sie auch an der Auslese und Verschleppung von Kindern teil, die ihrer äußeren Merkmale wegen als »eindeutschungsfähig« galten und den durch die Kriegsereignisse bewirkten Bevölkerungsverlust ausgleichen sollten.

Als ein besonders krasses Beispiel für die rassistische Intention der »positiven« eugenischen Bemühungen im Rahmen der faschistischen Sozialpolitik kann an dieser Stelle die Organisation »Lebensborn« genannt werden, deren Wirksamkeit und Funktion inzwischen eine bemerkenswert eingehende Darstellung durch LILIENTHAL (1985a) erfahren hat. Diese Institution gehörte zur SS und war im Dezember 1935 zu dem Zweck gegründet worden, Familien von SS-Angehörigen mit Kindern eine spezielle Unterstützung zu gewähren.[47] Die Hauptaufgaben dieses Vereins waren nach dessen Statut: »1. rassisch und erbbiologisch wertvolle, kinderreiche Familien zu unterstützen; 2. rassisch und erbbiologisch wertvolle werdende Mütter unterzubringen und zu betreuen, bei denen nach sorgfältiger Prüfung der eigenen Familie und der Familie des Erzeugers durch das Rasse- und Siedlungshauptamt-SS anzunehmen ist, daß gleich wertvolle Kinder zur Welt kommen; 3. für diese Kinder zu sorgen; 4. für die Mütter der Kinder zu sorgen.« (LILIENTHAL 1985a, S. 38f.). In den vom »Lebensborn« gegründeten Entbindungsheimen konnten verheiratete und unverheiratete Frauen, die »rassisch« förderungswürdigen Nachwuchs erwarteten, ihre Kinder gebären. Diese Organisation übernahm in bestimmten Fällen auch die Versorgung solcher Kinder in anderen Heimen, wo sie im Sinne der Ideale der sich als auserlesene rassische Elite verstehenden SS erzogen wurden. Die Bedingungen für die Aufnahme in solche Betreuungseinrichtungen war die Feststellung der erbbiologischen Unbedenklichkeit und rassischen Eignung, wozu Ariernachweise, erbbiologische Gesundheitszeugnisse und spezielle rassische Gutachten, die z. T. vom Reichssippenamt der SS erstellt wurden, beizubringen waren. Der Umfang der erbrachten Betreuungs- und Förderungsleistungen blieb im ganzen gering — in den »Lebensborn«-heimen sollen zwischen 8000 und 9000 Kinder zur Welt gekommen sein. Nach 1939 war der »Lebensborn« auch damit beauftragt, die als rassisch wertvoll geltenden Mütter und Kinder aus den besetzten Ländern im Norden (Norwegen, Dänemark) und im Westen

(Belgien, Holland, Frankreich) zu betreuen, die Verbindungen mit SS- und Wehrmachtsangehörigen eingegangen waren. Seit 1942 waren sowohl der »Lebensborn« als auch andere Organisationen, u. a. die bereits erwähnte »NS-Volkswohlfahrt«, darum bemüht, sog. »fremdvölkische Kinder« mit als positiv angesehenen Rassenmerkmalen zu erfassen und auf eine »Eindeutschung« vorzubereiten. Die Auswahl solcher Kinder erfolgte in erster Linie aus dem Kreis von Kriegswaisen, die in Polen und den besetzen Gebieten der UdSSR erfaßt wurden, und betraf außerdem auch solche Kinder, die von SS- oder Wehrmachtsangehörigen gezeugt worden sind. Faktisch handelte es sich dabei um eine gänzlich willkürliche und an äußerlichen Kennzeichen ansetzende »Auslese« und um Akte der rechtswidrigen Verschleppung, zumal in vielen Fällen solche Verbringungen von Kindern ins »Reich« gegen den Willen der Mütter oder sonstiger Verwandter erfolgten (BROMBERGER 1985). Kinder, die sich nicht den Erwartungen gemäß entwickelten, sind dann in schlecht ausgestattete Erziehungslager gegeben worden, in denen viele das Ende des Krieges nicht mehr erlebten.

Interessant sind die von LILIENTHAL im Zusammenhang mit den Untersuchungen zum »Lebensborn« ermittelten Daten über die in den Kriegsjahren einsetzenden verstärkten Bemühungen zur Sterilitätsbekämpfung und zur Entwicklung von Verfahren der künstlichen Befruchtung, an denen auch der SS angehörige Ärzte, beispielsweise der Gynäkologe Clauberg, beteiligt waren. Eine zentrale ärztliche Arbeitsgemeinschaft »Hilfe bei Kinderlosigkeit in der Ehe« ist danach im Jahre 1942 durch den »Reichsgesundheitsführer« L. Conti ins Leben gerufen worden, deren Aufgabe auch in der Errichtung und Anleitung von Beratungsstellen bestand und die schon 1944 die künstliche Befruchtung unter bestimmten Voraussetzungen ermöglichen konnte.[48] Spezielle »Beratungsstellen bei Kinderlosigkeit« für SS-Angehörige und deren Frauen ließ Himmler 1943 einrichten.

Die genannten Maßnahmen und andere, etwa die strenge Bestrafung der nicht ausdrücklich medizinisch indizierten Schwangerschaftsunterbrechung oder die Verleihung äußerer Anerkennungen, beispielsweise des »Mutterkreuzes«, für Frauen mit größerer Kinderzahl, konnten nicht erreichen, daß die Geburtenzahl wesentlich anwuchs; maßgeblich für das faktische Reproduktionsverhalten blieben die sozialen Lebensbedingungen der Masse der Werktätigen, die auch in den Jahren der faschistischen Diktatur bis zum Beginn des Krieges keine durchschlagenden Verbesserungen erfuhren und in den Kriegsjahren fortwährend Einschränkungen erlitten.

Typisch für die Bevölkerungspolitik des faschistischen Regimes blieb die vorrangige Orientierung auf die »ausjätende« Erbpflege, die unzureichende Bereitstellung von finanziellen Mitteln für die wirksame Verbesserung der Lebensbedingungen von Familien mit Kindern, die Ungerechtigkeit in der Verteilung von Fürsorge- und Unterstützungsleistungen nach rassenhygienischen Gesichtspunkten und damit auch die Randstellung der Maßnahmen der sog. »positiven Eugenik« gegenüber den zur Perfektion geführten Techniken und organisatorischen Formen der Ausgrenzung und repressiven Behandlung der erbbiologisch »Minderwertigen«.

3.4. Zur historischen Wertung des »rassenhygienischen« Denkens und seiner faschistischen Umsetzung

Die Ideen der Eugenik — wie auch die der Rassenhygiene — waren zur Zeit ihrens Entstehens einseitige und stark vereinfachende Interpretationen einer Reihe noch nicht genügend genau erforschter biologischer und sozialer Phänomene, Irrtümer, die fast zwangsläufig im Entwicklungsprozeß der Erkenntnis auftreten und die normalerweise meist auch rasch überwunden werden. Die besonders nachhaltige Wirkung, die diese Vorstellungen auf die Wissenschaft und das politische Denken dann tatsächlich auszuüben vermochten, hing davon ab, daß sie sehr komplexe und sich in bedrohlicher Weise zu entwickeln scheinende soziale Prozesse auf einfache Art zu erklären schienen und daß diese Erklärungen sich zwanglos in die herrschende Ideologie der imperialistischen Gesellschaft einordnen ließen, zum Teil sogar direkte Legitimierungen reaktionärer sozialpolitischer Forderungen enthielten. Besonders verlockend mußte dabei die Aussicht wirken, mit scheinbar relativ geringfügigen Eingriffen in das soziale Leben, etwa der strengeren Asylierung oder der Sterilisierung von Menschen mit als erblich bedingt angesehenen Erkrankungen, eine von Krankheit und Leid freie Gesellschaft auserlesen leistungsfähiger Individuen schaffen zu können und die gesellschaftliche Relevanz und das Gewicht der naturwissenschaftlichen Forschung dadurch auszuweisen, daß mit deren Mitteln nun auch die Lösung drängender sozialer Fragen in Angriff genommen werden könne. Allzu schnell wurde dabei vergessen, daß soziale Ungerechtigkeit und massenhafte Ausprägung menschlichen Elends primär soziale Ursachen haben und daß derartige Eingriffe die Tendenz zur ständigen Radikalisierung in sich bergen, da die Wissenschaft einer willkürlichen und mißbräuchlichen Handhabung ihrer Empfehlungen durch reaktionäre gesellschaftliche Kräfte keine wirkungsvollen Grenzen zu setzen vermag. Der Kernpunkt, an dem Willkür und politischer Mißbrauch jederzeit ansetzen konnten, war dabei nicht die hypothetische Annahme der biotischen Bedingtheit vieler Erkrankungen oder als problematisch angesehener Lebensformen von Menschen, sondern die allen diesen Konzepten eigene Bewertung des individuellen Lebens von Menschen nach dessen angeblichem Nutzen für die soziale Gemeinschaft, eine Bewertung, die Kranken, Behinderten und sozial diskriminierten Gruppen zwangsläufig eine Außenseiterposition zusprach und für die willkürlichen Interpretationen dieses »Nutzens« jederzeit offen blieb.

Sicher haben keineswegs alle der vor 1933 in Deutschland oder in anderen Ländern auf den Gebieten der Anthropologie, der Eugenik oder der Rassenhygiene wirkenden Wissenschaftler unmittelbar und direkt die faschistische Ideologie befürwortende Positionen eingenommen oder gar die Konsequenzen übersehen können, die ein diktatorisches und menschenverachtendes politisches Herrschaftssystem aus ihren Vorstellungen einmal ableiten wird. Jedoch haben sie an der Ausbildung von Denkmustern mitgewirkt, aus denen der Faschismus seine Argumente und seine scheinbar wissenschaftliche Legitimation für eine ausgesprochen rassistische Politik hernahm. Von einer unmittelbaren Mitverantwortung für die verschiedensten Formen einer antihumanen Repressionspraxis gegenüber sozial oder rassisch diskriminierten Gruppen während der faschistischen Diktatur können jene Vertreter des rassenhygienischen Konzepts nicht freigesprochen werden, die in diesem System selbst lehrten, publizierten, relevante Entscheidungen anregten oder beeinflußten oder gar an der Identifizierung, Aussonderung und Schädigung von Menschen teilnahmen, die solche Repressionen erdulden mußten. Selbst für jene Fälle, in denen sich mit der Rassenhygiene befaßte Gelehrte und Ärzte nicht unmittelbar an solchen Verfolgungspraktiken beteiligten, gilt eine Aussage Lilienthals, der feststellt, daß sie dann die Funktion »wissenschaftlicher Akklamanten« erfüllten und den Nährboden bereiteten, »... auf dem die Saat einer unbarmherzigen Rassenpolitik zwölf Jahre gedeihen konnte ...« (LILIENTHAL 1979, S. 128).

In den Jahren von 1933 bis 1939 war die Zwangssterilisierungspraxis jener dominierende Bereich innerhalb der faschistischen Gesundheitspolitik, in dem die eugenisch-rassenhygienische Zielsetzung des Regimes ihren entschiedensten und massenwirksamsten Ausdruck fand. Diese Praxis erfuhr die bereitwillige Zustimmung und Unterstützung eines außerordentlich großen Teils auch der deutschen Ärzteschaft, wobei der Eifer, der bei der Erfassung der zu Sterilisierenden, beim Aufbau des Systems der individuellen Verurteilung und bei der praktischen Absicherung im operativen Handlungsfeld der klinischen Medizin an den Tag gelegt wurde, den nachträglichen Betrachter des Geschehens immer wieder überrascht. Dieser Aktivismus legt die Vermutung nahe, daß hier auch die praktische Machterweiterung der ärztlichen Kompetenz und der damit verbundene Zuwachs an gesellschaftlicher Anerkennung und Wertschätzung des eigenen Berufs eine beträchtliche Rolle gespielt haben. Ein bedrückendes Zeugnis unzureichend ausgebildeter moralischer Qualifikationen eines beträchtlichen Teils der an der Zwangssterilisierungspraxis beteiligten Ärzte ist es, daß diese mit einem hohen Maß an Subjektivismus bei der Entscheidungsfindung belastet war und soziale Vorurteile wirksam werden ließ, ganz abgesehen davon, daß sie von einem gravierenden Verlust an menschlichem Verständnis für die Lage der Betroffenen begleitet wurde.

Obwohl die formelle Rechtmäßigkeit der Sterilisierungen durch das vom Reichskabinett verabschiedete »Gesetz zur Verhütung erbkranken Nachwuchses« und die vorgeschriebene Prozedur der Entscheidung durch speziell für diesen Zweck geschaffene Gerichte gesichert schien, hätte die Fragwürdigkeit des ganzen Vorgehens kritischer Beurteilung zugänglich sein müssen. Sie ergab sich daraus, daß

a) verläßliche wissenschaftliche Erkenntnisse über die Erblichkeit gerade der hauptsächlich von der Sterilisierung betroffenen Krankheiten und Zustände nicht vorlagen;
b) zureichend sichere Methoden der diagnostischen Differenzierung erblich bedingter und anders verursachter Erscheinungsformen von einbezogenen Erkrankungen weitgehend fehlten;
c) die rassistische Intention der Gesetzgebung unverkennbar war und
d) derart weitgehende Eingriffe in die körperliche Integrität gegen den Willen der Betroffenen auch nicht zwingend erforderlich waren, um den Zweck einer Vermeidung der Geburt von behinderten Menschen zu erreichen.

Das »Gesetz zur Verhütung erbkranken Nachwuchses« war genaugenommen ein vom faschistischen Rassismus geprägtes Sondergesetz, in dessen Namen vielen Menschen Unrecht angetan wurde und dessen zugrundeliegendes Prinzip der Mißachtung der Rechte und Interessen der Person gegenüber den vorgeblichen Erfordernissen der Entwicklung der Gemeinschaft Willkür und leichtfertige Vorgehensweisen zwangsläufig forderte (BOCK 1984; 1986; BAADER 1984c). Im Gesamtzusammenhang der Entwicklung der faschistischen Gesundheitspolitik bereitete es insofern den Boden für die mit Kriegsbeginn einsetzenden noch extremeren Formen der Verfolgung und Vernichtung der sog. »Minderwertigen« vor, als es half, gewaltsame Umgangsformen mit ihnen einzuüben und zur Alltagsroutine auch des ärztlichen Handelns werden zu lassen.

Die Fragwürdigkeit der Sterilisierungspraxis in wissenschaftlicher Hinsicht und deren moralische Unvertretbarkeit sind nach dem Untergang der faschistischen Diktatur in der Medizin nicht gründlich genug erörtert und begriffen worden. Zwar unterblieben entsprechende Eingriffe ab Mai 1945, die offizielle Aufhebung des »Gesetzes zur Verhütung erbkranken Nachwuchses«, die von den Organen der Besatzungsmächte in den einzelnen Zonen 1946 verfügt worden ist, fand jedoch nur in wenigen Fällen eine Ergänzung durch kritische Stellungnahmen aus ärztlicher Sicht, in denen auch grundsätzliche Lehren hinsichtlich des Einsatzes von Gewalt im medizinischen Wirkungsraum ihren Ausdruck hätten finden müssen.[49] SCHMACKE und GÜSE (1984) haben für die Entwicklung in den westlichen Besatzungszonen und in der späteren Bundesrepublik eine Fülle von Belegen dafür zusammengetragen, wie aus ärztlicher Sicht nicht nur Rechtfertigungen der Zwangssterilisierungspraxis stattfanden, sondern auch erneut Versuche unternommen worden sind, neue Sterilisierungsgesetze zu begründen, die auf den gleichen Voraussetzungen aufbauten, die 1933 zur Begründung des Gesetzes geführt worden sind.[50]

Natürlich soll nicht übersehen werden, daß die eindeutige Ablehnung rassistisch motivierter und mit Gewaltanwendung verbundener Unfruchtbarmachung nicht notwendig auch die konsequente Ablehnung von in Einzelfällen denkbaren medizinisch indizierten relevanten Eingriffen einschließen muß, wie auch nicht zu bestreiten ist, daß die humane Lenkung von vertretbaren Formen sexueller Betätigung bei schwer Schwachsinnigen eine schwierige Aufgabe für die Medizin und die Rehabilitationspraxis darstellt.[51] Die in diesen Problemfeldern zu findenden Lösungen dürfen jedoch in keinem Falle mit den gravierenden Konsequenzen verbunden sein, die der faschistischen Gesetzgebung notwendig eigen waren. Da das Risiko des im Einzelfall erfolgenden Versagens von anleitender und befürsorgender Hilfe gegenüber Individuen weniger gefährliche gesellschaftliche Folgen beinhaltet als die Zulassung von zwangsweisen Eingriffen, werden in der Deutschen Demokratischen Republik Sterilisierungen von geistig Behinderten in keinem Falle gesetzlich gebilligt oder praktisch ausgeführt, da bei ihnen die Grundvoraussetzung der Zulässigkeit irreversibler Eingriffe, die auf Sachkenntnis beruhende eigene freie Entscheidung, nicht gewährleistet werden kann.

In den letzten Jahren hat die berechtigte Empörung von für demokratische Ideale eintretenden Ärzten und Sozialwissenschaftlern der Bundesrepublik über die lange Zeit fehlende kritische Auseinandersetzung mit den verschiedensten Formen des faschistischen Mißbrauchs der Medizin und speziell auch über die bislang überwiegend unkritische Haltung zum damaligen Sterilisierungsgeschehen zu engagierten Protesten gegen das Verschweigen und zu entschiedenen Forderungen nach der Anerkennung der Betroffenen als Opfer der faschistischen Gewaltpolitik geführt. Eine interessante Dokumentation der verschiedenen Erscheinungsformen solcher Protestbekundungen und der auf sie erfolgenden Reaktionen staatlicher Instanzen, politischer Organisationen und kirchlicher Institutionen hat DÖRNER (Gestern minderwertig 1985; 1986) zusammengestellt, dessen Materialsammlung auch die unterschiedlichen sozialpolitischen Grundeinstellungen verdeutlicht, die in dieser Auseinandersetzung wirksam werden.[52]

Die heute aus wissenschaftshistorischen Untersuchungen ableitbaren Erkenntnisse über das politische und soziale Wesen der faschistischen rassenhygienischen Praxis und speziell über die wissenschaftliche Fragwürdigkeit und den antihumanen Charakter der Sterilisierungen wie auch anderer Formen der Ausgrenzung und Beeinträchtigung von Lebensrechten diskriminierter Gruppen belegen die Rechtmäßigkeit einer entschieden kritischen Bewertung des Geschehens und der Forderung, alle von diesen Maßnahmen Betroffenen als Opfer der faschistischen Barbarei zu sehen. Die in ethischer Hinsicht wichtigste Lehre aus dieser Geschichte ist in der Feststellung zu sehen, daß von der Wissenschaft ausgehende Vorschläge zur Lösung sozialer Probleme stets eine sorgsame Prüfung der mit ihnen verbundenen Folgen für die Individuen erfordern. Diese Verpflichtung gilt besonders und vor allem für die Medizin, die aus der Geschichte zu lernen hat, daß gerade Infragestellungen der fundamentalen Lebensrechte von Kranken und Behinderten verheerende Konsequenzen für die Wahrnehmung ihrer entscheidenden Funktionen des Heilens und des Helfens haben können.

Anmerkungen

[1] Vgl. Wagner, G.: Rasse und Volksgesundheit. — In: Dtsch. Ärztebl. — **64** (1934). — S. 917—923.

[2] Vgl. zu Galtons Wirken in England MANN 1978. Danach wurden das erste nationale Forschungsinstitut und die erste Professur für Eugenik 1907 in London geschaffen; im gleichen Jahr enstand auch die »Eugenics Educational Society« und deren erstes Publikationsorgan, die »Eugenic Reviews«.
Eine deutsche Ausgabe des Hauptwerkes von F. Galton erschien erstmals 1910. Vgl. Genie und Vererbung / Von Francis Galton. Autorisierte Übersetzung von Dr. Otto Neurath und Dr. Anna Schapiro. — Leipzig: Neurath-Verlag von Dr. Werner Klinkhardt, 1910.

[3] Vgl. Schallmayer, W.: Über die drohende körperliche Entartung der Kulturmenschheit und die Verstaatlichung des ärztlichen Standes. — Berlin; Neuwied: Heuser, 1891; ders.: Vererbung und Auslese im Lebenslauf der Völker. Eine staatswissenschaftliche Studie auf Grund der neueren Biologie. — Jena: Fischer, 1903; Ploetz, A.: Grundlinien einer Rassenhygiene. — 1. Teil: Die Tüchtigkeit unserer Rasse und der Schutz der Schwachen. — Berlin: S. Fischer, 1895.

[4] Vgl. Ploetz, A.: Vgl. Anm. 3. Dort heißt es u. a.: »Äußere Eindrücke, Erziehung, Übung von Funktionen können nur gegebene Anlagen bis zu einem bestimmten Punkt entfalten, so daß sie für das betreffende Individuum besser funktionieren, aber die Steigerung der guten Anlagen bei der Vererbung auf die nächste Generation, also die wirkliche Vermehrung des Kapitals menschlicher Glückseligkeit, ist ein Problem des Gattungslebens und fällt daher vollkommen in die Sphäre der Rassenhygiene.« (S. 13).

[5] An der Organisierung dieses Preisauschreibens und der Förderung der relevanten Arbeiten war auch Ernst Haeckel maßgeblich beteiligt. Die ausgezeichneten Arbeiten erschienen in einer von E. Ziegler herausgegebenen Reihe unter dem Titel: Natur und Staat. Beiträge zur naturwissenschaftlichen Gesellschaftslehre. — Jena 1903—1918.

[6] Vgl. Hegar, A.: Der Geschlechtstrieb. Eine socialmedicinische Studie. — Stuttgart: F. Enke-Verlag, 1884; Woltmann, L.: Politische Anthropologie. Eine Untersuchung über den Einfluß der Descendenztheorie auf die Lehre von der politischen Entwicklung der Völker. — Eisenach; Leipzig: Thüringische Verlagsanstalt, 1905.

[7] Die im Juni 1905 gegründete »Gesellschaft für Rassenhygiene« hatte zunächst nur etwa 30 Mitglieder. Ab 1907 nahm diese Gesellschaft den Namen »Internationale Gesellschaft für Rassenhygiene« an und förderte die Bildung eugenischer Vereinigungen auch in Norwegen, Schweden, Holland u. a. Staaten. Vgl. dazu die interessanten Angaben bei SCHNECK 1984, S. 40f.

[8] Eine vierbändige deutsche Übersetzung dieses Werkes von Gobineau erschien unter dem Titel »Versuch über die Ungleichheit der Menschenrassen« in den Jahren von 1898 bis 1901 in Stuttgart.

[9] Ludwig Schemann war auch ein aktiver Anhänger des »Alldeutschen Verbandes« und mit seinen Übersetzungen der Schriften von Gobineau und de Lapouge sowie eigenen Arbeiten als Propagandist der Lehre von der Überlegenheit der arischen Rasse wirksam. Seine Verdienste um die Vorbereitung der faschistischen Rassendoktrin würdigte Hitler durch die Verleihung der Goethe-Medaille im Jahre 1937. Entschiedene Kritik an der Förderung der Rassenforschungen Schemanns durch die »Deutsche Forschungsgemeinschaft« hatte der sozialdemokratische Arzt und Reichstagsabgeordnete Julius Moses geübt (NEMITZ 1983).

¹⁰ Mit der faschistischen Partei eng verbunden waren der Direktor des Kaiser-Wilhelm-Instituts für Anthropologie, menschliche Erblehre und Eugenik, Eugen Fischer, dem im Mai 1933 auch das Amt des Rektors der Berliner Universität übertragen worden ist (SCHLICKER 1985), sowie der Leiter der Abteilung für menschliche Erblehre dieses Instituts, Otmar Freiherr von Verschuer (THOMANN 1985b).

¹¹ Die Stellung Alfred Grotjahns in diesem Entwicklungsprozeß ist in der Literatur noch umstritten, wobei neben extremen Beurteilungen seines Wirkens als Integrationsfigur einer nationalsozialistischen Rassenhygiene (ROTH 1984a) ausgewogenere Wertungen vorliegen, die seine Leistungen für die Sozialmedizin würdigen (WEINDLING 1984; TUTZKE 1979).

¹² Gaupp, R.: Die Unfruchtbarmachung geistig und erblich Kranker und Minderwertiger; Vortrag auf der Jahresversammlung des Deutschen Vereins für Psychiatrie im September 1925 in Kassel. − Berlin: Verlag J. Springer, 1925. − S. 35f.

¹³ Zu den radikalsten Verfechtern der Sterilisation sogenannter Minderwertiger und zu den Kämpfern für deren gesetzliche Regelung gehörte der Zwickauer Amtsarzt Gustav Boeters, der bereits 1923 den Entwurf eines Sterilisierungsgesetzes zur Diskussion gestellt hatte. Im März 1933 bekanntte er, im Zeitraum der letzten 10 Jahre 250 Personen, die als erblich minderwertig galten, der Sterilisierung zugeführt zu haben. Vgl. Boeters, G.: Die eugenische Sterilisierung nach geltendem Recht. − In: Dtsch. Ärztebl. − **62** (1933). − S. 93.

¹⁴ Für die Einbeziehung der Schwangerschaftsunterbrechung aus eugenischer Indikation plädierte u. a. der Gynäkologe L. Seitz. Vgl. Seitz, L.: Über eugenische Sterilisierung. − In: Ebenda. − S. 89−92; ders.: Abänderungsvorschläge zum eugenischen Sterilisierungsgesetz. − In: Ebenda. − S. 155−159.

¹⁵ Die Berufung des »Sachverständigenbeirats« als Beratungsorgan des Reichsministers des Inneren erfolgte am 2. Juni 1933; er trat an die Stelle des damaligen »Reichsausschusses für Bevölkerungsfragen«. Ihm gehörten neben G. Wagner und anderen Vertretern der NSDAP auch namhafte Rassenhygieniker an, z. B. H. F. K. Günther, F. Lenz, A. Ploetz und E. Rüdin. Vgl. Sachverständigenbeirat für Bevölkerungs- und Rassenpolitik berufen. − In: Ebenda. − S. 253.

¹⁶ Das »Gesetz zur Verhütung erbkranken Nachwuchses« vom 14. Juli 1933 wurde veröffentlicht in: RGBl. − Teil I. − 1933. − S. 529ff. Die »Erste Verordnung zur Ausführung des Gesetzes zur Verhütung erbkranken Nachwuchses« wurde am 5. Dezember 1933 erlassen (vgl. ebenda. − S. 1021); weitere Verordnungen zum Gesetz sind dann 1934, 1935 und 1936 erschienen.

¹⁷ Dieser Kommentar ist in den folgenden Jahren mehrfach ergänzt und in steten Neuauflagen verbreitet worden. Er gehörte zur Standardliteratur der ärztlichen Praxis. A. Gütt vertrat dabei die Medizinalabteilung des Reichsinnenministeriums, E. Rüdin den Standpunkt der Rassenhygiene und erbbiologisch orientierten Psychiater, F. Ruttke trat als Jurist für die rechtliche Verfahrensprobleme beinhaltenden maßgeblichen Positionen des Reichsjustizministeriums ein. Vgl. Gesetz zur Verhütung erbkranken Nachwuchses vom 14. Juli 1933 / Bearb. und hrsg. v. Gütt, A.; Rüdin, E.; Ruttke, F. − München: J. F. Lehmann-Verlag, 1934.

¹⁸ Vgl. Wagner, G.: Vgl. Anm. 1. Hier hieß es: »Eine erblich belastete Person bedarf bis zu einem Lebensalter von rund 60 Jahren ohne Anstaltsbehandlung einen Aufwand von über 50 000 RM.« (S. 921), was nicht einmal für die extremen Fälle dauernder Fürsorgebedürftigkeit galt, geschweige denn für die große Mehrheit der in das Erwerbsleben integrierten betroffenen Personen.

¹⁹ Das erwähnte Aufklärungsamt ist von den ärztlichen Spitzenverbänden gegründet worden, um für die Idee der Rassenpflege zu werben. Über die Schaffung dieser Institution und den genannten Vortrag von M. Staemmler erschien ein ausführlicher Bericht in: Dtsch. Ärztebl. − **62** (1933). − S. 255−257, zit. S. 256.

²⁰ Vgl. dazu die detaillierte inhaltliche Analyse dieses Films bei ROTH (1985a), der auch auf die maßgebliche Mitarbeit des Augenarztes und Schriftstellers Helmuth Unger an der Gestaltung dieser Machwerke verweist, die sämtlich extreme Fälle von Behinderungen vorstellten, eine luxuriöse Fürsorge für derartige Kranke vorspiegelten und die vorgeblich immensen Kosten für den Betreuungsprozeß als untragbar nachweisen sollten.

²¹ Vgl. Dtsch. Ärztebl. − **62** (1933). − S. 13.

²² Vgl. Eberhardt: Aufgaben der Abteilung für Erb- und Rassenpflege des Verbandes der Krankenkassen im Bereich des Obersicherungsamtes Berlin. − In: Ebenda. − **64** (1934). − S. 746−748; Sachse, P.: Die Erbkrankenkartei der Stadt Leipzig. − In: Erbarzt. − **1** (1934). − S. 109.

²³ Vgl. Astel, K.: Zur Frage der erbbiologischen Bestandsaufnahme. − In: Ebenda. − S. 78−80; Kranz, H.W.: Die Erbkartei des Gaues Hessen-Nassau. − In: Ebenda. − S. 57f.

²⁴ Vgl. Kresiment, M.: Die karteimäßige Erfassung der Erbkranken. − In: Ebenda. − S. 110f. Kresiment war Mitarbeiter der medizinischen Abteilung des Reichsgesundheitsamtes und hatte eine zunächst zu erprobende umfängliche Karteikarte entwickelt, mit deren Hilfe eine zu schaffende zentrale Sammelstelle »... den Ausbreitungsbereich erbkranker Sippen innerhalb des gesamten Reichsgebietes ...« feststellen sollte. Eine zweite von ihm entwickelte Karteikarte wurde speziell bei den Erbgesundheitsgerichtsverfahren ab 1934 eingesetzt, wobei die Gerichte alle Unterlagen zum Ende eines Jahres an das Reichsgesundheitsamt zu übersenden hatten, das mit

einem speziellen Mitarbeiterstab die Übertragung der Daten auf diese einheitliche Karte auch für einige Jahre vornahm, dann jedoch aus technischen Gründen einstellte. Aus der Sicht des Reichsgesundheitsamtes hat E. Schütt diese Arbeiten als bedeutendes Moment der erbbiologischen Forschung gewertet. Vgl. dazu Schütt, E.: Die Abteilung für Erb- und Rassenpflege. – In: Wege und Ziele des Reichsgesundheitsamtes im Dritten Reich / Hrsg.: Reiter, H. – Leipzig: J. A. Barth, 1936. – S. 71–76. Zur allgemeinen Einordnung der Tätigkeit des Reichsgesundheitsamtes in die rassenhygienisch orientierte Gesundheitspolitik des faschistischen Systems kann auf THOMANN (1983) verwiesen werden.

[25] Als Beispiel dafür kann eine öffentliche Mitteilung der Ärztekammer Dresden-Bautzen aus dem Jahre 1934 gelten, nach der von den in deren Bereich tätigen Ärzten pro Arzt durchschnittlich nur 2 Meldungen bis zum April 1934 abgegeben worden seien, was bedeutete, »... die Ärzteschaft im Bereich Dresden-Bautzen hat ihre Verpflichtungen gegenüber Staat und Volk nicht erfüllt ...« (Dtsch. Ärztebl. – **64** (1934). – S. 776). Unter Androhung des Ausschlusses von der Kassenpraxis wurden die Ärzte hier verpflichtet, spezielle Kartotheken relevanter Verdachtsfälle anzulegen und für Stichprobenprüfungen verfügbar zu halten.

[26] Vgl. Zentrales Staatsarchiv Potsdam (im folgenden: ZStA Potsdam). – Generalakten des Reichsjustizministeriums betreffend Erbgesundheitspflege. – Bd. 1935. – Bl. 157; Bd. 1936. – Bl. 200; Bd. 1937. – Bl. 180. Die Differenzen zwischen den Zahlen der angeordneten und abgelehnten Sterilisierungen zur Gesamtzahl der vorliegenden Anträge resultiert dabei daraus, daß ein Teil der Anträge jeweils erst im folgenden Jahr zur Bearbeitung gelangte.

[27] Die in der Literatur genannten Schätzzahlen differieren angesichts der ungünstigen Quellenlage für den Zeitraum ab 1937. Eine für die Bundesregierung tätige Arbeitsgruppe, die am 1. Februar 1961 ihren »Bericht zur Frage einer Entschädigung von Personen, die in der Zeit von 1933 bis 1945 sterilisiert worden sind« vorgelegt hat, geht davon aus, daß etwa 350000 Sterilisierungen durchgeführt worden sind. Eine weitere von der Bundesregierung eingesetzte »Arbeitsgruppe zur Ermittlung der Zahl der während des NS-Regimes zu Unrecht Sterilisierten« hat nach dem am 2. Juni 1967 vorgelegten Bericht die Zahl von ca. 320000 solcher Eingriffe als sehr wahrscheinlich angegeben. Nach diesem Material soll der Anteil der zu Unrecht, d. h. auch entgegen den als geltendes Recht gewerteten Bestimmungen und Normen des »Gesetzes zur Verhütung erbkranken Nachwuchses« durchgeführten Sterilisierungen 26% der Gesamtzahl betragen, d. h. etwa 83200 Personen betreffen. Vgl. Gestern minderwertig 1986 (Wiedergabe beider Dokumente).

[28] Vgl. Gesetz zur Änderung des Gesetzes zur Verhütung erbkranken Nachwuchses vom 26. Juni 1935. – In: RGBl. – Teil I. – 1935. – S. 773. G. Wagner hatte dabei bereits 1934 eine interne Weisung des Reichsinnenministeriums zur Aussetzung von strafrechtlichen Verfolgungen bei aus eugenischen Gründen vorgenommenen Schwangerschaftunterbrechungen erwirkt und sich dabei auf die ausdrückliche Zustimmung Hitlers berufen. Das Rundschreiben ist veröffentlicht in: Medizin und Nationalsozialismus (Autonomie) 1980, S. 35.

[29] Vgl. Zweites Gesetz zur Änderung des Gesetzes zur Verhütung erbkranken Nachwuchses vom 4. Februar 1936. – In: RGBl. – Teil I. – 1936. – S. 119.

[30] In einer Untersuchung aus dem Jahre 1938 wurden bei 1000 Eingriffen 41 postoperative Komplikationen, darunter 4 Todesfälle, mitgeteilt. Vgl. Hilbert, W.: Die ersten 1000 eugenischen Sterilisationen an der Universitätsfrauenklink zu Leipzig. – Med. Diss. – Leipzig 1938. – S. 28. Eine genaue Rekonstruktion der Sterilisierungspraxis an der Frauenklinik in Bremen weist für den Zeitraum 1934 und 1935 11 Todesfälle bei 234 operierten Frauen, d. h. eine Mortalität von 4,7% aus. Vgl. SCHMACKE; GÜSE 1984, S. 125. Die großen Unterschiede in bezug auf solche postoperativen Komplikationen weisen auf sehr verschiedene Grade der Wahrnehmung der ärztlichen Sorgfaltspflicht hin.

[31] Vgl. ZStA Potsdam. – Vgl. Anm. 26. – Bd. 1936. – Bl. 136.

[32] Gesetz zur Verhütung erbkranken Nachwuches / Bearb. und erl. v. Rüdin, E.; Gütt, A.; Ruttke, F. – München: Lehmann-Verlag, 1936. – S. 91f.

[33] Ebenda. – S. 94.

[34] ZStA Potsdam. – Vgl. Anm. 26. – Bd. 1936. – Bl. 144.

[35] Vgl. ebenda. – Bl. 150.

[36] Bei einer Beratung im April 1936 hatte der Vertreter des »Stellvertreters des Führers« vom Reichsinnen- und vom Reichsjustizministerum gefordert, »... neben der Stellung und Bewahrung der betreffenden Personen im Leben auch die Bewertung der angeblich Erbkranken durch Verbände und Organisationen (Partei, Militär, SA, SS u.a.) bei der Beschlußfassung zu berücksichtigen.« Am 25. Mai 1936 wurde bei beiden Ministern durch den Leiter der Reichskanzlei, Dr. Lammers, die definitive Entscheidung des Führers in dieser Frage mitgeteilt; sie lautete: »In Fällen der beabsichtigten Sterilisierung bewährter Parteigenossen ist die NSDAP, nötigenfalls der Führer selbst, bereits am Vorverfahren zu beteiligen.« Ebenda. – Bl. 117; 184.

[37] Den ersten Entwurf eines »Dritten Gesetzes zur Änderung des Gesetzes zur Verhütung erbkranken Nachwuchses«, mit dem die Einrichtung eines »Reichsgesundheitsgerichts« als oberste Entscheidungsinstanz bei Einsprüchen und als Mittel zur Sicherung einer einheitlichen Rechtssprechung verbunden sein sollte, legte die Medizinalabteilung des Reichsministeriums des Inneren im Janu-

ar 1937 vor. Da die NSDAP-Führung darin eine zu große Machtbegrenzung erblickte, wurde dem Projekt nicht zugestimmt und die Bearbeitung resp. Entscheidung entsprechender Einsprüche bzw. Beschwerden der Kanzlei des Führers übetragen. Vgl. ebenda. – Bd. 1937. – Bl. 27–29.

[38] In dem bereits erwähnten Schreiben des Reichsministers für Justiz an die Oberlandesgerichtspräsidenten vom 22. April 1936 zur Durchführung des »Gesetzes zur Verhütung erbkranken Nachwuches« wurde davor gewarnt, die Erbgesundheitssachen nur noch als schriftliche Verfahren ohne Anhörung der Betroffenen zu gestalten. Ebenfalls wurde hier gefordert, die Termine der Gerichtssitzungen nicht zu stark zu belasten, wobei jedoch der Satz: »Die Zahl der in einer Sitzung verhandelten Sachen soll durchschnittlich bei den Erbgesundheitsgerichten 15 bis 20 und bei den Erbgesundheitsobergerichten 12 bis 15 nicht übersteigen« kaum geeignet gewesen sein dürfte, der Oberflächlichkeit des Vorgehens Grenzen zu setzen. Vgl. ebenda. – Bd. 1936. – Bl. 137.

[39] Diese Forschungsstelle ist 1941 als »Kriminalbiologisches Institut« in den Apparat des »Reichssicherheitshauptamtes« eingebaut worden. Die gesamten über die Sinti und Roma in Deutschland von Ritter und seinen Mitarbeitern gesammelten Unterlagen befinden sich noch heute im Archiv der Universität Tübingen, sind jedoch der wissenschaftlichen Nutzung bisher nicht zugänglich gemacht worden.

[40] Vgl. ZStA Potsdam. – Vgl. Anm. 26. – Bd. 1935. – Bl. 146. Typisch für die drängenden Forderungen nach weitgehenden und neuen gesetzlichen Regelungen des Vorgehens gegen »erbbedingtes« Verbrechertum ist ein Antrag eines in der Strafanstalt Celle tätigen Arztes an das Reichsministerium der Justiz vom April 1935, in dem ein »Gesetz zur Verhütung des Nachwuchses von Verbrechern« vorgeschlagen wurde. Wie unscharf und rein formal dabei die Kriterien definiert werden sollten, erhellt eine der folgenden Passagen dieses Beitrages: »Als Verbrecher wird sich der darstellen, der sich innerhalb eines gewissen Zeitraumes Strafen von gewisser Dauer und Schwere zuzog, einen verhältnismäßig großen Teil seiner Lebenszeit ... hinter den Mauern der Strafanstalt zubrachte, jedoch ingesamt mindestens eine gewisse Anzahl von Jahren (etwa 3–4) bei mehr als einmaliger Bestrafung. Der Nachweis der Veranlagung aber würde sich zu decken haben mit dem Nachweis der Psychopathie des einzelnen Verbrechers.« (Ebenda. – Bl. 141f.).

[41] Noch im Frühjahr 1944 ist im Reichskriminalpolizeiamt der Text eines »Gesetzes über die Behandlung Gemeinschaftsfremder« erarbeitet worden, dessen Verabschiedung im August stattfinden sollte, dann aber durch den Kriegsverlauf verhindert wurde. In der Begründung zu diesem Gesetz, das für bestimmte Personengruppen eine ständige polizeiliche Überwachung, die Einweisung in Polizeilager zur Resozialisierung oder die zeitlich unbegrenzte Verurteilung zur Konzentrationslagerhaft vorsah, hieß es u. a.: »Dem Nationalsozialismus gilt der Einzelne nichts, wenn es um die Gemeinschaft geht.« Als »gemeinschaftsfremd« wurden dabei drei Personengruppen benannt:
»1. Die Versagergruppe; Menschen, die nach ihrer Persönlichkeit und Lebensführung, insbesondere infolge von außergewöhnlichen Defekten des Intellekts oder des Charakters erkennen lassen, daß sie nicht imstande sind, aus eigener Kraft den Mindestanforderungen der Volksgemeinschaft zu genügen.
2. Die Gruppe der Arbeitsscheuen und Liederlichen; Menschen, die bald als Taugenichtse oder Schmarotzer ein nichtsnützes, unwirtschaftliches oder ungeordnetes Leben führen ...
3. Die Verbrechergruppe; Menschen, die nach ihrer Persönlichkeit und Lebenserfahrung erkennen lassen, daß ihre Sinnesart auf die Begehung von Straftaten gerichtet ist.« (FREI 1987, S. 205).

[42] Vgl. Kranz, H. W.: Die Gemeinschaftsunfähigkeiten: Ein Beitrag zur wissenschaftlichen und praktischen Lösung des sog. »Asozialenproblems«. – Teil. 1. – Gießen: K. Christ, 1940; ders.; Koller, S.: Die Gemeinschaftsunfähigen. – Teil 2 und 3. – Gießen: K. Christ, 1941.

[43] Ab 1943 wurden auf der Grundlage einer direkten Vereinbarung des Reichsjustizministeriums mit Himmler als asozial geltende Gefangene nach der Verbüßung der Haftstrafen oder auch während der Haftzeit in Konzentrationslager »überstellt«, wo sie besonders grausamer Behandlung ausgesetzt waren (ROTH 1984b).

[44] Vgl. Krauß, W.: Aufgaben der Bevölkerungspolitik. – In: Dtsch. Ärztebl. – **62** (1933). – S. 195–198.

[45] Vgl. Arbeitstagung des Sachverständigenbeirats für Volksgesundheit: Bericht (3./4.3. 1934, München). – In: Ebenda. – **64** (1934). – S. 253–261, bes. S. 257.

[46] Während dabei solche Vereinigungen wie der Blindenverband u. a. bestehen blieben und der Oberleitung durch die NSV unterstellt wurden, sind andere, z. B. die »Internationale Arbeiterhilfe« oder der »Arbeitersamariterbund« verboten worden. Der Leitung der NSV unterstellt wurden später auch die Gemeindeschwesternstationen (1941 gab es mehr als 5 000 solcher Stationen) und die der »Nationalsozialistischen Schwesternschaft« angehörenden Krankenschwestern, die überwiegend in der Gemeindefürsorge eingesetzt worden sind.

[47] Der »Lebensborn« war ein SS-eigener Verein, dessen Statut und Personal unmittelbar von H. Himmler bestimmt worden sind; er unterstand zunächst dem »Rasse- und Siedlungshauptamt« der SS und ist 1936 dem »Persönlichen Stab des Reichsführers SS« unterstellt worden, da Himmler selbst an der rassischen Beurteilung der vom »Lebensborn« unterstützten Frauen von SS-Angehörigen teilnehmen wollte und auch teilnahm.

⁴⁸ Nach den Angaben von LILIENTHAL ist die deutsche Ärzteschaft im Juli 1944 durch ein geheimes Rundschreiben des Reichsärzteführers über die Zulassung der künstlichen Befruchtung in speziellen Einrichtungen informiert worden, wobei für den Fall der Befruchtung einer verheirateten Frau durch den Samen eines Fremdspenders vorgesehen war, die Zeugungsunfähigkeit des Ehemannes ärztlich nachzuweisen, das schriftliche Einverständnis beider Ehepartner einzuholen und den Samenspender nicht zu benennen (vgl. LILIENTHAL 1985a, S. 144f.).

⁴⁹ Für die sowjetisch besetzte Zone Deutschlands erfolgte die Aufhebung des genannten Gesetzes durch den Befehl Nr. 6 des Obersten Chefs der Sowjetischen Militäradministration vom 8. Januar 1946. Dieser Befehl lautete: »Unter Berücksichtigung des antidemokratischen Charakters und des faschistisch-tendenziösen Vortrages der Lehre über die Vererbung von Krankheiten befehle ich die Aufhebung 1. des Gesetzes vom 14. Juli 1933 (RGBl. I, S. 529) »Gesetz zur Verhütung erbkranken Nachwuchses«,
2. der Zirkular-Verfügung des Ministeriums des Inneren vom 18. Juli 1940 über die Anwendung des genannten Gesetzes auf die sogenannten »asozialen Gruppen«,
3. alle übrigen Instruktionen und Verfügungen über die Durchführung des Gesetzes vom 14. Juli 1933.« (Befehle 1976, S. 34).

⁵⁰ Vgl. dazu den Abschnitt 5b »Initiativen für ein neues Gesetz zur Regelung der Sterilisierung aus den Jahren 1941 bis 1948« bei SCHMACKE; GÜSE (1984) sowie Kapitel 6 »Der Schoß ist fruchtbar noch...«. Ein andernorts mitgeteiltes interessantes Beispiel mangelnder kritischer Reflexionsbereitschaft bildet eine offizielle Stellungnahme der Medizinischen Fakultät der Universität Köln vom März 1946 zur Frage der Aufrechterhaltung des Zwangssterilisierungsgesetzes, in der es heißt: »Es ist für die Volksgesundheit der künftigen Geschlechter sehr wichtig, die Fortpflanzung erbkranker Menschen zu verhindern ... Die Zwangssterilisierung ist jedoch die einzige Methode, die durchgreifenden Erfolg hat ... Die Fakultät empfiehlt, das Erbgesundheitsgesetz nicht aufzuheben, sondern durch ein Ergänzungsgesetz die Durchführung ruhen zu lassen, bis das deutsche Volk sich in ruhigeren Zeiten ...« erneut zur praktischen Durchsetzung entscheiden kann (Heilen und Vernichten im Nationalsozialismus 1985, S. 133).

⁵¹ Die Haltlosigkeit vieler Versuche zur Rechtfertigung von Sterilisierungen bei Schwachsinnigen, darunter auch einer solchen Begründung durch das Diakonische Werk aus dem Jahre 1975, wird in einem Beitrag zu aktuellen Fragen der Behindertenpolitik in der Bundesrepublik von W. JANTZEN (1985) herausgearbeitet, der mit Recht betont, daß die dabei fortwährend beschworene Gefahr des Mißbrauchs Behinderter durch andere Menschen dann ja aber die Sterilisierung der Normalen erfordern würde.

⁵² Die erwähnte Dokumentation von DÖRNER läßt dabei auch erkennen, daß die offensichtliche Zurückhaltung der Bundesregierung in bezug auf die geforderte eindeutige Feststellung des Unrechtscharakters der NS-Gesetzgebung auf diesem Gebiet nicht finanziellen Sorgen um die eventuellen Entschädigungszahlungen geschuldet ist, sondern politische Motive hat, die mit fehlender Konsequenz bei der Beurteilung des faschistischen Herrschaftssystems im ganzen verflochten sind. Diese Zusammenhänge hat gleichfalls eine Studie von ROMEY (1986) zur Geschichte der Anerkennung und Entschädigung von Opfern des Faschismus in der Bundesrepublik nachgewiesen, auf die hier nur ergänzend hingewiesen werden kann. Den neueren Standpunkt der inzwischen auch auf parlamentarischer Ebene geführten Auseinandersetzung um die Anerkennung des Unrechts an »Erbkranken«, geistig Behinderten und psychisch Kranken in der Zeit der faschistischen Diktatur enthält eine Übersichtsdarstellung von DÖRNER (1986). Interessant und begrüßenswert ist dabei auch die in Anträgen der Fraktionen der SPD und der »Grünen« an den Bundestag 1985 und 1986 erhobene Forderung, den als Kriegsgefangene oder sogenannte »Fremdarbeiter« zur Arbeit zwangsweise in Deutschland eingesetzten Personen Entschädigungen für erlittene Schädigungen und für die geleistete Arbeit zu gewähren, wozu die seinerzeit von dieser Ausbeutungspraxis profitierenden Unternehmen die Entschädigungsmittel bereitstellen sollten. Vgl. Antrag des Abgeordneten Ströbele und der Fraktion »Die Grünen« im Deutschen Bundestag, 17. Oktober 1985, Drucksache 10/4040 und Antrag der Fraktion der SPD vom 14. Januar 1986, Drucksache 10/4638, in: Gestern minderwertig 1986.

4.
Die Verfolgung und »Ausmerzung« Homosexueller zwischen 1933 und 1945 – Folgen des rassenhygienischen Konzepts der Reproduktionssicherung

4.1. Medizinische Urteilsbildungen zum Thema Homosexualität und die soziale Stellung Homosexueller in den Jahren der Weimarer Republik

Die Homosexualität wurde in den Jahren der Weimarer Republik zu einem bedeutsamen Thema medizinischer Stellungnahmen zur Strafrechtsreform und zur Sexualreformbewegung. Die Diskussionen konzentrierten sich auf die Abschaffung des seit 1871 gültigen § 175 des Strafgesetzbuches (RStGB). Danach waren beischlafähnliche Handlungen (die sog. widernatürliche Unzucht), begangen »zwischen Personen männlichen Geschlechts . . .« mit Gefängnis (nicht unter 6 Monaten) zu bestrafen.

Der genannte Paragraph war bereits seit seiner Einführung in das Strafgesetzbuch umstritten.[1] Die widersprüchlichen Auffassungen erhielten neue Nahrung, als sich mit dem Aufkommen der Sexualwissenschaft in zunehmendem Maße auch Mediziner und Nervenärzte mit der »umgekehrten« Sexualempfindung beschäftigten. Die Diskussionen wurden dabei äußerst kontrovers geführt. Sie beschränkten sich keinesfalls nur auf wissenschaftliche Publikationsorgane, sondern erreichten bald einen großen Öffentlichkeitsgrad. Petitionen an den Reichstag, Skandale über »sittliche Verfehlungen« führender Politiker und Industrieller, Zeitungsmeldungen über Urteile in Sittlichkeitsprozessen hatten zur Folge, daß sich auch namhafte Mediziner in die Diskussion einschalteten. Ihr Engagement ergab sich zunächst aus der Annahme – so wie sie von der gerade im Aufbau begriffenen jungen Wissenschaftsdisziplin Sexologie vertreten wurde –, daß Homosexualität eine biologische Anlage sei; insofern wären Homosexuelle nicht schuldhaft für ihr Tun verantwortlich zu machen. Mit der Anerkennung der Tatsache ihrer Geburt und des »Angeborenseins« ihrer sexuellen Orientierung könnten sie für sich auch das Recht der Befriedigung ihres »Triebes« verlangen. Der § 175 RStGB sei deshalb im Zuge einer beabsichtigten Reform des Strafrechts zu streichen.[2] Ihr Eintreten für die Aufhebung der strafrechtlichen Verfolgung wollten sie allerdings nicht als Plädoyer für die sittliche Legitimierung gleichgeschlechtlicher Liebes- und Sexualbeziehungen gewertet wissen. Nach ihrem Selbstverständnis sollte die Wissenschaft lediglich dort Hilfe bringen, wo der Gesetzgeber bisher versagte. Entsprechend zahlreich waren Überlegungen und Angebote zur Therapie wie zum Schutz der Gesellschaft vor der »Krankheit« Homosexualität.

Nach dem ersten Weltkrieg flammten die Diskussionen erneut auf. Im Streit um die Notwendigkeit eines neuen Strafgesetzbuches für die junge bürgerliche Republik spitzten sich auch die Auseinandersetzungen um eine Reform des Sexualstrafrechts zu. Die widersprüchlichen Auffassungen in der Frage der Beibehaltung oder Streichung des § 175 blieben dabei erhalten. Im Streit der Meinungen wurden sowohl konservative Positionen in der Beurteilung normabweichender Formen der Sexualität aktiviert wie auch jene reformerischen Ideen und Bewegungen neu belebt, die sich bereits zum Ende des 19. Jahrhunderts für ein neues Sexualstrafrecht ausgesprochen hatten.

Konservative Autoren hatten die Orientierung auf Partner des gleichen Geschlechts als Ausdruck einer pathologischen Anlage bewertet. Ein »krankhafter Defekt« hindere den Betreffenden, seine Sexualität in den »Dienst der Naur« zu stellen, d. h. zur Fortpflanzung beizutragen. Maßgeblich beeinflußt worden war diese Auffassung durch das Werk des Psychiaters Richard von Krafft-Ebing. Er hatte Homosexualität als »Entartung« (Degeneration) der Persönlichkeit bestimmt, sie den sexuellen Perversionen zugeordnet und mit dieser Auffassung für Jahrzehnte eine tragende Richtung in der wissenschaftlichen Forschung und Diskussion um die Homosexualität begründet. Auch wenn in seiner Nachfolge von einzelnen Sexuologen unterschiedliche Begründungszusammenhänge angeboten, wenn die Ursachen für die »sexuelle Entartung« auf morphologische Veränderungen im Gehirn, auf Störungen im Nervensystem oder im Hormonhaushalt zurückgeführt wurden, es herrschte insofern weitgehend Übereinstimmung, als stets die sie verursachenden Faktoren in einer organo-pathologischen Genese gesucht und gesehen wurden. Zugleich waren alle Bestrebungen zur Aufdeckung der Ursachen begleitet von der Erwartung nach kausal wirkenden Therapieverfahren. Begriffen als »Kranke«, sollten Homosexuelle nicht (mehr) strafrechtlich verfolgt, vielmehr geheilt, wie auch der Ausbreitung der »Krankheit« durch Ansteckung (= Verführung) vorgebeugt werden.

Die Zentralfigur der reformerischen Bewegung war Magnus Hirschfeld. Mit der von ihm weiterentwickelten Zwischenstufentheorie versuchte er den Nachweis zu führen, daß Homosexualität eine Evolutionsbesonderheit sei, eine naturhafte Anlage. Die Annahme von der biologischen Andersartigkeit Homosexueller entzog deren strafrechtlicher Verfolgung auf andere, auch Nichtmedizinern einleuchtende Weise jede Legitimation. Zugleich entlastete sie die Betroffenen von dem Vorwurf der sittlichen Verwilderung, von den Anschuldigungen des Verführers wie dem des nicht minder ehrenrührigen, des Verführten (vgl. STÜMKE; FINKLER 1981, S. 39ff.).

Insgesamt blieb aber auch in den 20er Jahren die Bewertung der Homosexualität aus medizinischer Sicht umstritten. Weitgehend mit Hirschfeld teilte noch der Berliner Nervenarzt Siegfried Placzek die Auffassung von der Gleichgeschlechtlichkeit als Ausdruck einer »primär angeborenen Anlage«.[3] Auch Albert Moll war ein Anhänger der Anlagetheorie. Anders als Hirschfeld sah er jedoch eine soziale Gefahr vor allem in der erbmäßigen Weitergabe der homosexuellen »Veranlagung« und empfahl deshalb eine Vielzahl von Maßnahmen gegen die »Entwicklung des homosexuellen Triebes«.[4] Es gab aber auch – vor allem unter den Klinikern – nicht wenige Gegner dieser Auffassungen. Neben Karl Bonhoeffer war es vor allem Emil Kraepelin, der Nestor der deutschen Psychiatrie, der sich mit aller Entschiedenheit gegen Hirschfeld und sein Konzept vom Angeborensein der Homosexualität wandte. »Für die Annahme, daß die Homosexualität auf einer angeborenen, nur ihr eigenen Hirnorganisation beruhe, gibt es keinen einzigen überzeugenden Beweis«, schrieb er 1918. Vielmehr seien ihre Ursachen die »Onanie ..., ferner die Anknüpfung frühzeitiger lebhafter geschlechtlicher Regungen an gleichgeschlechtliche Beziehungen, endlich die Verführung.«[5]

Die mit großem Engagement, teilweise auch mit einem beträchtlichen Öffentlichkeitsgrad geführten Auseinandersetzungen um die Strafwürdigkeit der sogenannten einfachen Homosexualität (beischlafähnliche Handlungen zwischen erwachsenen Männern) hatten wenigstens zwei Auswirkungen.

1. Homosexuelle und deren Rechte anerkennende Gruppen suchten verstärkt nach Formen für ihre soziale Anerkennung. Im Hinblick auf die dafür wichtigste Voraussetzung, den Fortfall der Diskriminierung und Verfolgung ihrer sexuellen Verkehrs- und Partnerschaftsformen durch das Strafrecht, konnten sie – auch außerhalb von Medizin und Rechtswissenschaft – mit der Fürsprache namhafter Persönlichkeiten und politischer Gruppierungen rechnen. Darüber hinaus schlossen sie sich in speziellen Organisationen und Vereinen zusammen. In den Großstädten, und hier vor allem in Berlin und Hamburg, entstand nach 1918 eine besondere homosexuelle Freizeit- und Begegnungskultur, deren weitgehende Duldung in der Öffentlichkeit auf die Liberalität in der Auslegung einschlägiger Strafbestimmungen schließen ließ. Einen bedeutenden Aufschwung erfuhren auch die Aktivitäten der speziell für Homosexuelle bestimmten Presse und des von Hirschfeld bereits 1897 gegründeten Wissenschaftlich-Humanitären Komitees; 1919 kam das in Berlin gegründete Institut für

Sexualwissenschaft hinzu. Die beiden zuletzt genannten Einrichtungen traten besonders nachdrücklich für die Aufhebung der strafrechtlichen Verfolgung und die gesellschaftliche Gleichberechtigung Homosexueller ein. Die Beibehaltung der Strafbestimmungen und die in der öffentlichen Meinung vorherrschenden, abwertenden Vorurteile bewirkten jedoch, daß Homosexuelle auch in der Weimarer Republik zu den am nachhaltigsten stigmatisierten und benachteiligten sozialen Gruppen gehörten.

2. Die Sensibilisierung der Öffentlichkeit für die Lösung der Homosexuellenfrage — mit diesem Begriff wurde die angestrebte Reform der strafrechtlichen Bestimmungen des § 175 umschrieben — hatte zur Folge, daß sich in zunehmendem Maße auch politische Parteien zur Stellungnahme herausgefordert sahen. Deren unterschiedliche Haltung wurde besonders deutlich, als 1929 der Strafrechtsausschuß des Reichstages erneut über den Entwurf eines Allgemeinen Deutschen Strafgesetzbuches beriet und u. a. auch die Streichung der einschlägigen Bestimmung empfahl.[6]

Die bürgerlichen Mitte-Rechts-Parteien, und hier vor allem das katholische Zentrum und die rechte Deutschnationale Volkspartei (DNVP), hatten sich entschieden für die Beibehaltung der Strafwürdigkeit ausgesprochen. In ihrer klerikalen und bürgerlich-konservativen Auffassung von Sexualität diente jeder homosexuelle Akt einer »niederen Befriedigung der Sinneslust«, müsse also als grob unsittlich und strafbar verworfen werden. Die sogenannten liberalen Parteien, insbesondere die Deutsche Volkspartei (DVP) und die Deutsche Demokratische Partei (DDP), plädierten dagegen für die Streichung der Strafverfolgung, da einerseits das Strafrecht keine präventive Wirkung gehabt (also versagt) habe, andererseits mit der Aufhebung des Paragraphen den Tragödien der Erpressung ein Ende gesetzt werden müsse. Einig waren sie sich mit allen bürgerlichen Abgeordneten im Ausschuß darüber, daß Homosexualität sowohl angeboren wie auch durch »Verführung« erworben sein könne. Außerdem herrschte Einigkeit darüber, daß sie mindestens unsittlich sei und ihrer Verbreitung entgegengearbeitet werden müßte (vgl. EISSLER 1980, S. 55). Die Sozialdemokratische Partei (SPD) hatte der Streichung zugestimmt (auch wenn sie in den zurückliegenden drei Jahrzehnten nicht selten ihre Position in dieser Frage politischer Opportunität geopfert hatte). Am entschiedensten traten die Abgeordneten der KPD für die Aufhebung der diskriminierenden Strafrechtsbestimmung ein.[7]

Die NSDAP (im Rechtsausschuß von 1927 noch nicht vertreten) hatte in der Parlamentarischen Diskussion im Plenum keinen Zweifel an ihrer Haltung aufkommen lassen. Ihr Abgeordneter, der spätere Reichsinnenminister Frick betonte 1927 während der Reichstagsdebatte, zu den Sozialdemokraten gewandt: »Einen Beitrag zur sittlichen Erneuerung des deutschen Volkes glaubte ihr Parteitag in Kiel dadurch leisten zu wollen, daß er die Aufhebung des § 175 und die Aufhebung der Strafe für Ehebruch verlangt hat. Wir dagegen sind der Ansicht, daß diese Leute des § 175 . . . mit aller Schärfe verfolgt werden müssen, weil solche Laster zum Untergang des deutschen Volkes führen müssen.« (BIEDERICH 1951, S. 41). Im »Völkischen Beobachter«, dem parteioffiziellen Organ der NSDAP, wurde im August 1930 angekündigt, was mit Homosexuellen unter einer faschistischen Regierung geschehen würde: Da in der Homosexualität ». . . alle boshaften Triebe der Judenseele« vereinigt seien, müsse man sie »als das gesetzlich kennzeichnen, was sie sind, als ganz gemeine Abirrungen von Syriern, als allerschwerste, mit Strang oder Ausweisung zu ahndende Verbrechen . . .« (zit. nach STÜMKE; FINKLER 1981, S. 96).

Bis zum Jahre 1933 blieb eine juristische Lösung der Homosexuellenfrage aus,[8] da sich ein von maßgeblichen gesellschaftlichen Kräften getragener Kompromiß nicht erzielen ließ. Übereinstimmung herrschte lediglich in der Ansicht, daß die praktische Lösung der Homosexuellenfrage eigentlich in den Kompetenzbereich der Medizin gehöre — obwohl dafür die wissenschaftlichen Voraussetzungen äußerst unzureichend waren. Diese Auffassung ließ in den Folgejahren die Frage nach den sozialen Ursachen der Homosexuellendiskriminierung zunehmend in den Hintergrund treten.

Die »Medizinalisierung« der Homosexuellenfrage hatte bereits vor 1933 zu überwiegend negativen und klischeehaften Etikettierungen der Homosexuellen geführt. Im einzelnen waren es vier Aspekte, mit denen ihre vermeintliche soziale

Minderwertigkeit und Gefährlichkeit begründet wurde:

1. die Unfähigkeit (bzw. Verweigerung) zur Zeugung von Nachkommen. Mit jedem Homosexuellen ginge dem Volk ein potentieller Erzeuger von Kindern verloren,
2. die Gefahr der »Verführung« Jugendlicher und die Möglichkeit zu einer gleichsam »seuchenartigen« Ausbreitung,
3. die Neigung zur Cliquenbildung. Bedingt durch strafrechtliche Verfolgung und Ablehnung in der Bevölkerung, seien die Bindungen Homosexueller untereinander enger als die des einzelnen zum Staat. In jedem Homosexuellen müsse also ein »potentieller Oppositioneller« vermutet und damit »ein Feind des bürgerlichen Gemeinwesens« gesehen werden,
4. die Gefährdung der »öffentlichen Sittlichkeit«. Sexuelle Beziehungen zwischen Menschen gleichen Geschlechts verletzten das »natürliche« Schamgefühl, würden die »Sittlichkeit untergraben« und damit zum »Verfall der sozialen Gemeinschaft« beitragen.

Zugleich waren in diesem Zusammenhang von konservativen Vertretern der Medizin Lösungsvorschläge propagiert worden, die entweder insgesamt oder zu Teilen auch in die politischen Programme einflußreicher Parteien der Weimarer Republik Aufnahme gefunden hatten. Sie enthielten Forderungen nach einer Verschärfung des Strafrechts, den Ruf nach staatlichem Zwang zur Heilbehandlung Homosexueller, deren zwangsmäßiger Kastrierung oder Sterilisierung bis hin zur Sicherheitsverwahrung.

Es waren sowohl die durch die Medizin bereitgestellten Theorien als auch die in der Bevölkerung vorhandenen Vorurteile gegenüber Homosexuellen, an die die Faschisten anknüpfen konnten und die ihren politischen Forderungen zugleich den Anschein gaben, als würden sie wissenschaftlichen Einsichten entsprechen. Das freilich war nicht der Fall. Was in der Weimarer Republik an Erkenntnissen von Sexuologen zum Phänomen Homosexualität zusammengetragen worden war, wurde ab 1933 harsch als »Entgleisung der Systemzeit« verworfen. An ihre Stelle traten rassenhygienische Hypothesen von der Notwendigkeit zur optimalen Ausnutzung der »Zeugungskraft« des männlichen Teils der Bevölkerung. Sie lieferten die ideologische Rechtfertigung aller beabsichtigten und schließlich auch durchgesetzten Formen der Verfolgung und offen antihumanen Behandlung Homosexueller. Die »eugenische« Intention, die Bereinigung des »Erbstromes« durch die Ausschaltung des Ungesunden, Nichterwünschten, die Verhinderung der Fortpflanzung erbbiologisch »Minderwertiger« war der Grundtenor der auch gegen Homosexuelle geplanten und schließlich durchgesetzten Maßnahmen.

4.2. Die Praxis der Verfolgung von Homosexuellen in der Zeit des Faschismus

Das erklärte Ziel des NS-Regimes lautete: »Ausmerzung« der Homosexualität. Um es zu erreichen, wurden Homosexuelle ergriffen, registriert, strafrechtlich verfolgt und abgesondert, sollten sie umerzogen und geheilt oder im Fall des Mißerfolgs vernichtet werden. In den zwölf Jahren der faschistischen Diktatur wurde das Arsenal der aus bevölkerungspolitischen Gründen zur repressiven Behandlung der Homosexuellen ersonnenen Maßnahmen immer umfangreicher. Im einzelnen gehörten dazu:

- die Anordnung und Durchführung von Polizeiaktionen und Terrormaßnahmen,
- die Verschärfung der strafrechtlichen Bestimmungen,
- die Schaffung spezieller administrativer Instanzen zur Verfolgung und Absonderung,
- die Verschleppung und Isolierung in Konzentrationslager,
- die Ausweitung der Indikation zur Kastration sowie der Ausbau paramedizinischer Behandlungsversuche bis zur »hormonellen Umpolung« Homosexueller.

Mit den Unterdrückungs- und Verfolgungsmaßnahmen wurde bereits wenige Monate nach der Etablierung der faschistischen Diktatur begonnen. In den folgenden Jahren nahm der auf die Betroffenen ausgeübte Druck an Intensität und Radikalität zu, eskalierten die gegen sie mit Hilfe staatlicher Gewalt und im Rahmen einer umfassend betriebenen ideologischen Manipulierungspraxis ergriffenen Maßnahmen. Die persönlichen Schicksale der von dieser Politik betroffenen Männer (und auch Frauen) waren tragisch. Sie waren selbst dann voller Schwierigkeiten und Belastungen, wenn es ihnen gelang, nicht in den Sog der Verfolgung zu geraten.[9]

Im zeitlichen Ablauf lassen sich deutlich drei Phasen im Vorgehen des NS-Regimes gegenüber Homosexuellen abgrenzen.

Die **erste Phase** reicht von der Errichtung der faschistischen Diktatur bis zum Jahre 1935. Sie ist gekennzeichnet durch:
- die Zerschlagung der in den sexualpolitischen Reformbewegungen der Weimarer Republik aktiven wissenschaftlichen Institutionen und Gesellschaften,
- die erste umfangreiche und mit großem propagandistischen Aufwand betriebene Antihomosexualitätskampagne in der Öffentlichkeit,
- den individuellen Terror wie gezielte Aktionen von Polizei und Gestapo gegen Homosexuelle, deren Treffpunkte, gesellschaftliche Vereine und Verbände sowie
- die Verschärfung der strafrechtlichen Bestimmungen (§ 175 RStGB).

Die Veränderung der Strafrechtssituation markiert eine Zäsur. In der Folgezeit nahmen die gegen Homosexuelle beschlossenen Maßnahmen an Intensität zu.

Die **zweite Phase** datiert von 1936 bis zum Ausbruch des zweiten Weltkrieges.
Sie brachte:
- die Einrichtung spezieller administrativer Instanzen zur Verfolgung und Absonderung der Homosexuellen,
- die drastische und quantitative Zunahme der wegen § 175 Verurteilten sowie die Verschärfung der Strafmaßnahmen,
- die massenhafte Einweisung von Homosexuellen in die Konzentrationslager sowie
- die zweite, an Umfang und demagogischem Eifer massivste Antihomosexualitätskampagne im »Dritten Reich«.

Die **dritte Phase** reicht vom Kriegsbeginn bis zur Niederlage der Faschisten und ist bestimmt durch:
- die Ausweitung des physischen Terrors und die Radikalisierung der Vernichtung,
- die Einführung der Todesstrafe gegen Homosexuelle in »besonders schweren Fällen« sowie
- die Ausweitung der Indikation zur Kastration.

In allen Etappen waren auch Mediziner aktiv an der Durchsetzung dieser Politik beteiligt und haben allein damit Rechtfertigungen für staatliche Repressionen geliefert.

4.2.1. Die Vorbereitung zur systematisch betriebenen Verfolgung Homosexueller in den Jahren von 1933–1935

Die Zerschlagung der in den sexualpolitischen Reformbewegungen der Weimarer Republik aktiven wissenschaftlichen Institutionen und Gesellschaften signalisierte den Beginn der verschärften Verfolgung Homosexueller. Bereits im Mai 1933 wurde das von Hirschfeld begründete Institut für Sexualwissenschaft, die einzige bedeutende sexualwissenschaftliche Einrichtung Deutschlands, vom faschistischen Mob geplündert und zerstört und das »Wissenschaftlich-Humanitäre Komitee« aufgelöst. Die »Weltliga für Sexualreform« mußte ihre Arbeit einstellen, sie löste sich 1935 auf. Namhafte Wissenschaftler wie Magnus Hirschfeld, Wilhelm Reich, Max Marcuse, waren zur Emigration gezwungen, andere wurden verhaftet (Abb. 8). Die Sexualwissenschaft erfuhr das gleiche Schicksal wie auch alle anderen Wissenschaftsdisziplinen in Deutschland: sie wurde von den Faschisten gleichgeschaltet und in Dienst genommen.

Von Anfang an verstanden es die Initiatoren der geplanten Ausrottung, emotional tief verwurzelte und in der Bevölkerung weit verbreitete Vorurteile gegenüber Homosexualität und Homosexuellen in ihre Pläne einzubeziehen. Einem politischen Gegner Homosexualität vorzuwerfen, war — durchaus auch schon vor dem »Dritten Reich« — ein beliebtes und politisch höchst wirksames Mittel, ihn auszuschalten. Eine staatspolitisch perfide Aktion dieser Art war bekanntlich der Fall Röhm. Um Tendenzen der Machtverselbständigung und der Unzufriedenheit in der SA politisch auszuschalten, wurde auf die homosexuelle Orientierung von SA-Chef Röhm zurückgegriffen. Der Führungsspitze der NSDAP war diese bereits vor 1933 bekannt, denn politische Gegner hatten Affären Röhms mit Männern verschiedentlich in der Presse der Weimarer Republik angeprangert. Am 30. Juni 1934 wurden er und seine Anhänger von SS-Truppen in einer Nacht- und Nebelaktion entmachtet und ohne Gerichtsverfahren erschossen. Offiziell wurden 85 To-

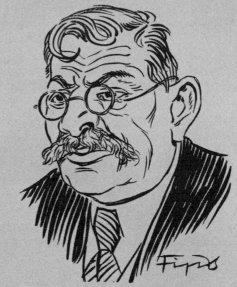

Abb. 8   Magnus Hirschfeld — verleumdet, verfemt, verfolgt
Quelle: Der Stürmer. — (1929)8. — Titelblatt

te angegeben; Schätzungen sprechen von der Ermordung von etwa 150 bis 200 Anhängern (vgl. STÜMKE; FINKLER 1981, S. 175ff.). Das war politischer Mord. Die Berichterstattung in der Presse, gelenkt vom Propagandaministerium, begann unverzüglich, die politische Zielstellung der Morde zu verschleiern. Hitler selbst ließ verlautbaren, jede Mutter solle fortan »... ihren Sohn in SA, Partei und HJ geben« können, »ohne Furcht er könne dort sittlich oder moralisch verdorben werden...« (zit. nach DOMARUS 1962, S. 401).

Mit einer auf diese Weise bewirkten Mobilisierung von Aggressionen und Antipathien gegenüber Homosexuellen wurde im »gesunden Volksempfinden« der Boden für eine Legitimierung der gegen diese Bevölkerungsgruppen geplanten Aktionen bereitet. Es war durchaus kein Zufall, daß die erste Welle organisierter Aktionen gegen Homosexuelle zeitlich unmittelbar nach der sogenannten Röhm-Affäre einsetzte.[10] Ab Juni/Juli 1934 kam es zu massenhaft durchgeführten Razzien von Polizei und Gestapo. Lokale und Bars, die als Treffpunkte Homosexueller in Großstädten bekannt waren, wurden geschlossen, Verbände und Vereine zerschlagen, ihre Funktionäre und Mitglieder verfolgt und verhaftet.

Am 24. Oktober 1934 ordnete der Reichsführer SS und Chef der Politischen Polizei, Himmler, an, bis zum 1. Dezember 1934 namentliche Listen sämtlicher Personen, die sich homosexuell betätigt hatten, sowie Abschriften vorhandener Karteien bei den Abteilungen der Kriminalpolizei dem Sonderdezernat der Abteilung II beim Geheimen Staatspolizeiamt Berlin (also der Gestapo) einzureichen. Am 1. November wurde diese Aufforderung spezifiziert, gemeldet werden sollten nur Männer unter Voransetzung der politischen Organisationen, denen sie angehörten. Auch alle Dienststellen der Gestapo hatten Materialien zur Verfügung zu stellen, soweit sie Auskünfte über homosexuelle Verfehlungen, insbesondere von seiten politischer Persönlichkeiten enthielten (vgl. VISMAR 1977, S. 318).

Knapp achtzehn Monate nach der »Machtergreifung« wurden die bis dahin verbindlichen juristischen Grundlagen zur Strafverfolgung homosexueller Handlungen nach § 175 RStGB verschärft, u. a. durch die Verabschiedung der Strafrechtsnovelle vom 28. Juni 1935. Bei ihrer Begründung standen staatspolitische Gesichtspunkte im Vordergrund. Der Hauptakzent lag auf dem Schutz »der gesunden Kraft des Volkes«. Die Verschärfung der Strafnorm sollte den durch die Homosexualität angeblich gefährdeten Fortbestand des Volkes sichern helfen. Diese Intentionen bestimmten auch die Erörterungen in der Strafrechtskommission des Reichstages, der u. a. die NS-Juristen Freisler und Thierack angehörten. Neben der Notwendigkeit zur »Reinhaltung des öffentlichen Lebens« müsse beachtet werden, daß der Mann bei der »widernatürlichen Unzucht« Zeugungskraft vergeude und »zumeist für die Fortpflanzung« ausscheide.[11] Die amtliche Begründung zur Strafrechtsnovelle argumentierte in Artikel 6 in eben diesem Sinne.[12] Das Strafmaß wurde drastisch verschärft.[13] In der Absicht, »... jedes Element zu bekämpfen, das das deutsche Volk schwächt...«, wurde die strafrechtliche Fixierung der Homosexuellenverfolgung zu einem politischen Instrument. Sie wurde in den Dienst der Durchsetzung faschistischer Ziele in der Bevölkerungspolitik gestellt. Für den einzelnen Homosexuellen bedeutete dies, daß er nunmehr vom Kriminellen zum inneren Staatsfeind, zum »Volksschädling« geworden war. Es ist diese Umbewertung der Homosexualität, die in der Folgezeit eine eskalierende Radikalität im Vorgehen gegen Homosexuelle bestimmte. Typisch dafür waren zunehmende Forderungen nach »Härte«.

Der Rechtshistoriker Karl-August Eckardt, Lehrstuhlinhaber und Herausgeber der Zeitschrift »Deutsche Rechtswissenschaft«, wollte sogar die Todesstrafe eingeführt wissen.[14] Auch Rudolf Klare plädierte in einer bei Erich Schwinge in Marburg 1937 verteidigten Dissertation für ein schonungsloses Vorgehen. Notwendig sei der Ausschluß Homosexueller von bestimmten Berufen, die restlose Säuberung aller Erziehungsgemeinschaften, heißen sie »... nun Heer, Wehr- oder Jugendverband, Schule usw. von Invertierten ... Nur erbarmungslose Härte kann hier Sauberkeit erzielen!« In den Homosexuellen sei »ein Feind zu bekämpfen, der infolge seiner festen Bindungen untereinander nur mit den allerschärfsten Mitteln niederzuringen ist«.[15] Und der Münchner Mediziner Deussen stellte fest: »Das uns beherrschende Interesse für erbbiologische, bevölkerungspolitische und rassenhygienische Tatsachen stellt auch der Sexualwissenschaft besondere Aufgaben ... Zum Schutz der erbbiologischen Gesundheit der Völker sind die schärfsten Maßnahmen notwendig ...«.[16]

4.2.2. Die Intensivierung der Homosexuellenverfolgung von 1936–1939

Gestützt auf eine Neufassung der strafrechtlichen Bestimmungen und auf eine durch Propaganda und Demagogie manipulierte Öffentlichkeit, nahm die Verfolgungsintensität nach 1936 erheblich zu. Dies fand seinen Ausdruck sowohl in einer quantitativen Zunahme der Verfolgungsmaßnahmen und einer intensiveren Erfassungspraxis als auch in einer Verschärfung der Repressionsmaßnahmen. Nicht allein die Strafzumessung durch die Gerichte war – verglichen mit der Urteilssprechung vor 1933 – ungewöhnlich hart, vielmehr bestimmten von nun an auch zunehmend willkürliche Terrormaßnahmen der Polizei, Verhaftungen durch die Gestapo und Einweisungen in die Konzentrationslager das Vorgehen gegen Homosexuelle. »Diese in keiner notwendigen und festen, zum ordentlichen Verfahren vielmehr in willkürlicher und gesetzloser (in doppeltem Sinne) Beziehung stehenden Maßnahmen sind der charakteristische Ausdruck der Homosexuellenbekämpfung durch den Nationalsozialismus und weder dem gegen die Homosexualität gerichteten Gesetz noch einer anderen Norm der staatlichen Strafrechtspflege zu entnehmen.« (HURST 1949, S. 93).

Maßgeblich für die Intensivierung von Verfolgungsmaßnahmen waren im wesentlichen zwei Umstände: die Neuorganisation der Kriminalpolizei und die Schaffung einer speziellen administrativen Instanz als verfolgende Behörde.

Die Neuorganisation der Kripo wurde mit der am 17. Juni 1936 erfolgten Berufung des Reichsführers-SS Himmler zum Chef der gesamten Polizei eingeleitet und fand ihren Abschluß in dem Erlaß des Innenministers vom 20. September 1936, wonach sie zu einer selbständigen, von einem Reichskriminalpolizeiamt (RKPA) geleiteten Organisation wurde. Mit der Herauslösung der Kripo aus den örtlichen Polizeiverwaltungen wurde es möglich, sie nunmehr schnell und einheitlich entsprechend den von den faschistischen Machthabern als staatspolitisch notwendig angesehenen Erfordernissen einzusetzen, so auch bei der Verfolgung der Homosexualität.

Am 10. Oktober 1936 nahm auf Initiative Himmlers eine spezielle Institution, die »Reichszentrale zur Bekämpfung der Homosexualität und der Abtreibung« ihre Arbeit auf (vgl. BUCHHEIM 1958, S. 308f.). Generell sollte die Einrichtung derartiger Zentralen der Bekämpfung von nach faschistischer Lesart als besonders gefährlich geltenden Verbrechensarten dienen.[17] Alle Dienststellen der Polizei waren nunmehr zur Meldung erkannter Homosexueller an diese Zentrale verpflichtet. Hier wurden sie listenmäßig erfaßt. Im Jahre 1937 waren bereits 32360 einschlägige Personen registriert.[18] Formal gehörte die Reichszentrale zum Reichskriminalpolizeiamt, wurde de facto aber vom Geheimen Staatspolizeiamt (Gestapa) aus geleitet, wo zusätzlich zur Reichszentrale noch das Sonderdezernat Homosexualität bestehen blieb (Leiter beider Stellen: Josef Meisinger). Nach Ausbruch des zweiten Weltkrieges ließ Himmler sämtliche Sicherheitsdienste – sowohl die staatlichen wie Gestapo und Kripo als auch die NSDAP-internen – zu einer riesigen Terrorzentrale zusammenfassen, dem Reichssicherheitshauptamt (RSHA). Seit jener Zeit gehörte die Reichszentrale zum RKPA, dem Amt V des RSHA. Bis Ende 1940 leitete sie Meisinger (vgl. WUTTKE 1987, S. 24), danach ein gewisser Erich Jakob (seit 1935 Leiter des Abtreibungsdezernats bei der Berliner Kripo). Dazu kam im Juni 1943 als »wissenschaftlicher Referent für sexualpsychologische Fragen« der SS-Sturmbannführer Dr. Carl-Heinz Rodenberg, später ernannt zum wissenschaftlichen Leiter der Reichszentrale (Mitteilung von C. SCHOPPMANN 1987).

Die Reichszentrale zur Bekämpfung der Homosexualität und Abtreibung war die maßgeblich verfolgende Behörde. Freilich blieb sie nicht die einzige mitwirkende Institution. Nach LAUTMANN berechtigen alle bisher vorliegenden Untersuchungen, die sich mit der Situation Homosexueller während des Faschismus beschäftigen, zu der Annahme, daß die beteiligten Verfolgungsinstanzen eine Kette mit folgenden Gliedern bildeten: Kripo/Gestapo – Strafjustiz – Strafvollzug – Gestapo – KZ (SS) (vgl. LAUTMANN; GRIKSCHAT; SCHMIDT 1977, S. 328). Wer in das Visier einer dieser Institutionen geriet, für den gab es kaum ein Entrinnen.[19]

Die nunmehr zentral gesteuerte wie nachdrücklich betriebene Verfolgung der Homosexuellen ließ die Zahl der Personen, die wegen §§ 175, 175a und b von der NS-Rechtssprechung verurteilt wurden, sprunghaft ansteigen. Waren es 1934 erst 984, so sind es 1936 bereits 5310, zwei Jahre später weist die Statistik 8562 Urteile aus (vgl. BAUMANN 1968, S. 61). Polizei und Staatsanwaltschaft gingen gegen »...diese für die Volkskraft besonders schädlichen sittlichen Verirrungen mit ständig steigendem Nachdruck...« vor, hieß es im turnusmäßigen Kommentar zur Kriminalstatistik durch den zuständigen Sachbearbeiter Stolzenburg im Reichsjustizministerium.[20] Und Generalstaatsanwalt Wagner hob hervor, was als Ergebnis des propagandistischen Aufwandes gar nicht anders zu erwarten war: »...auch die Bevölkerung (unterstützt)...durch vermehrte Anzeigen die Bekämpfung dieser Delikte. Im großen und ganzen werden...nicht mehr homosexuelle Handlungen als früher begangen, sie werden nur in viel weitergehenderem Umfang als früher strafrechtlich erfaßt und verfolgt...«.[21] Wurden in den Jahren 1931 bis 1933, also vor der Durchsetzung faschistischen Gedankengutes in der Rechtssprechung, insgesamt 2319 Personen wegen § 175 RStGB von ordentlichen Gerichten verurteilt, so hatte sich diese Zahl bereits in den ersten drei Jahren nach der Verschärfung der einschlägigen Strafbestimmungen knapp verzehnfacht. In den Jahren 1936 bis 1938 wurden 22143 Personen rechtskräftig verurteilt.[22] Für die Kriegsjahre nach 1939 läßt sich aus der faschistischen Kriminalstatistik kein zuverlässiges Bild mehr gewinnen. Das lag weniger an absichtlicher Verschleierung als einerseits am Krieg und andererseits an willkürlichen Verhaftungen und KZ-Einweisungen, über die es bis heute keinerlei zuverlässige Angaben gibt (BLEUEL 1976). WUTTKE schätzt, daß zwischen 1933 und 1944 im Deutschen Reich insgesamt etwa 50000 Männer wegen Homosexualität verurteilt wurden, wesentlich mehr sollen noch von der Gestapo erfaßt worden sein, allein von 1937 bis 1939 über 90000 (vgl. WUTTKE 1987, S. 29).

Die qualitative Verstärkung der Verfolgung fand ihren Ausdruck auch darin, daß die Zahl der gerichtlichen Freisprüche nach 1933 stetig abnahm. 1936 betrug sie lediglich noch 25 Prozent der 1918 auf Freispruch lautenden Urteile (dem Jahr mit den meisten auf Freispruch lautenden Urteilen). Der gleiche Sachverhalt traf auch auf gerichtlich verhängte Geldstrafen zu. Demgegenüber kam es zur Zunahme der Gefängnis- und Zuchthausstrafen. Mit besonderer Härte hatten einschlägig Vorbestrafte zu rechnen (vgl. HURST 1949, S. 101ff.).

Die Einweisung Homosexueller in die Konzentrationslager war die unmenschlichste und brutalste Maßnahme des NS-Regimes; hier sollten sie nach der den Faschisten eigenen Logik abgesondert, umerzogen oder vernichtet werden. Zunächst erfolgte die Einweisung im Rahmen der gegen »Asoziale« und sogenannte Gewohnheitsverbrecher erlassenen Anordnungen. Im Hinblick auf Homosexuelle ging das NS-Regime davon aus, daß bei ihnen der Hang zum Verbrechen von vornherein gegeben sei. Insofern lassen sich schon zu Beginn der faschistischen Gewaltherrschaft Aktionen nachweisen, die »die polizeiliche Vorbeugungshaft« (so konnte ein offiziell genannter Grund für die KZ-Einweisung lauten) anordneten. Ein Erlaß des Reichsministers des Inneren von Anfang 1935 legte fest, daß »...auch Personen in polizeiliche Vorbeugehaft genommen werden können, die, ohne vorbestrafte Berufsverbrecher zu sein, künftig einen...verbrecherischen Willen durch Handlungen offenbaren, welche die Voraussetzungen eines bestimmten strafbaren Tatbestandes noch nicht erfüllen, den Begehr aber als eine Gefahr für die öffentliche Sicherheit kennzeichnen.«[23] Damit war der Willkür im Vorgehen von Polizei und Gestapo Tür und Tor geöffnet. Die Bestimmungen legten weiterhin fest, daß die Haft »...in geschlossenen Besserungs- und Arbeitslagern, oder auf Anordnung des Reichskriminalpolizeiamtes in sonstiger Weise vollstreckt...« werde. »Sie dauert so lange, wie ihr Zweck es erfordert.«[24]

Nach 1936 nahmen die Willküraktionen ein größeres Ausmaß an. Auf Grund der Erlasse Himmlers vom 25. Februar und 14. November 1937, vom 26. Januar 1938 und der Erlasse von Heydrich vom 1. Juni 1938 (enthalten in der vertraulichen Erlaßsammlung »Vorbeugende Verbrechensbekämpfung« von 1941) wurden Tausende »Asoziale« und »Gewohnheitsverbrecher«, »Arbeitsscheue«, Zigeuner, Land- und Stadtstreicher, Bettler, Sittlichkeitsverbrecher und Zuhälter in Konzentrationslager verschleppt. Im Hinblick auf Homosexuelle hatten einschlägige Anweisungen des Reichskriminalpolizeiamtes und der SS-Verwaltungsspitze vom 4. April 1938 ausdrücklich festgelegt, wann jemand in »polizeiliche Vorbeugungshaft« zu nehmen sei. Danach war sie bei einschlägig Verurteilten nach §§ 175a und b sowie 176 sofort zulässig, d. h. nach Verbüßung der Strafe erfolgte die Einweisung in das KZ zur »Umerziehung«. Eine spätere Anweisung vom 12. Juli 1940 verfügte, daß »nur« Homosexuelle, die mehr als einen Partner »verführt« haben, nach ihrer Entlassung aus dem Gefängnis in polizeiliche Vorbeugungshaft zu nehmen sind (vgl. LAUTMANN; GRIKSCHAT; SCHMIDT 1977, S. 329).

Die Einweisung in die KZ erfolgte sowohl neben, an Stelle wie auch ohne Zusammenhang mit einem Gerichtsverfahren. Nicht selten erfolgte »...die Korrektur gerichtlicher Urteile dadurch, daß der Verurteilte nach der Strafverbüßung, daß Angeschuldigte nach der Entlassung aus der Untersuchungshaft und daß Freigesprochene von der Gestapo anschließend in Schutzhaft genommen und in die Konzentrationslager gebracht wurden...« (HOCKERTS 1971, S. 31).

Über das Schicksal der Homosexuellen in den Konzentrationslagern ist bisher äußerst wenig bekannt. Was an Datenmaterial vorliegt, ist spärlich; es erlaubt weder Aussagen über die Zahl der insgesamt in die Konzentrationslager zwangseingewiesenen Homosexuellen noch Rückschlüsse auf die Zahl der dort Umgekommenen. Die mitunter zu lesenden Angaben von mehreren Hunderttausend ums Leben gekommenen Homosexuellen sind mit Vorsicht zu bewerten; sie stützen sich lediglich auf Vermutungen. »In der Periode von 1933 bis 1939, als die Lager noch nicht ausgebaut waren, fiel der Anteil der Homosexuellen-Häftlinge stärker auf; sie können damals bis zu 1% der Gesamtzahl ausgemacht haben. In der Kriegsperiode wachsen die KZL gewaltig an; selbst in den reichsdeutschen Lagern findet man jetzt nur einen oder einige Rosa-Winkel je Tausend übriger Häftlinge.« (LAUTMANN; GRIKSCHAT; SCHMIDT 1977, S. 332). Bei zurückhaltender Interpretation aller bisher zutage geförderten Unterlagen schätzen LAUTMANN und Mitarbeiter die Gesamtzahl derer, die wegen Homosexualität in KZ inhaftiert gewesen sind, auf eine »...Größenordnung von 10000 (es können 5000 aber auch 15000 gewesen sein)...« (ebenda, S. 333).

Was den Alltag der Rosa-Winkel-Häftlinge in Konzentrationslagern betrifft, so steht auch hier die Forschung erst am Anfang und ist daher nur von geringer Aussagekraft. Nach KOGON sollen »...diejenigen, die in diese Teufelsmühle gerieten, fast alle zugrunde gegangen...« sein (KOGON 1946, S. 263). Derartige Aussagen sind anhand bisher bekannter Materialien nicht zu belegen. LAUTMANNS Feststellungen zum Ausmaß der Verbrechen an Homosexuellen in Konzentrationslagern scheinen zutreffender zu sein. Er faßt die von ihm angestellten Recherchen mit folgenden Worten zusammen: »Unter den verschiedenen Häftlingskategorien von nicht rassisch-ethischer Definition wurden sie wohl am schärfsten behandelt; so hatten sie, verglichen beispielsweise mit Politischen und Zeugen Jehovas, den geringsten Zugang zur Selbstverwaltung, die härtesten Arbeitsbedingungen und mit 60% die höchste Todesrate.« (LAUTMANN 1984, S. 158).

Alle Maßnahmen, die in der Zeit nach 1936 zur Intensivierung der Verfolgung und Aussonderung von Homosexuellen ergriffen wurden, fielen zeitlich zusammen mit der zweiten, im Hinblick auf Umfang und Einsatz der propagandistischen Mittel größten Antihomosexualitätskampagne der Nationalsozialisten. Wiederum war die Zielstellung eindeutig politisch motiviert. Diesmal richtete sie sich gegen die katholische Kirche. Mit der Aufdeckung einer angeblichen Sittenlosigkeit von Geistlichen und kirchlichen Laien hofften die Faschisten deren Widerstand gegen bestimmte Maßnahmen in der Erziehung zu brechen. Eine Welle von Prozessen wegen »widernatürlicher Unzucht« lief gegen katholische Priester, Mönche und Laienbrüder an. Die Nationalsozialisten setzten alle verfügbaren Massenmedien ein, um einen möglichst breitgefächerten und nachhaltigen Propagandaeffekt zu erreichen. Spezielle Broschüren wurden verfaßt und herausgegeben, die NS-Presse berichtete in riesengroßer Aufmachung, und Reichspropagandaminister Goebbels behauptete auf einer eigens diesem Thema gewidmeten Massenkundgebung am 28. Mai 1937, daß Tausende von Geistlichen und Ordensbrüdern der sittlichen Verwilderung verfallen seien.[25] Zwei Monate später bereits sahen sich die Nazis gezwungen, die Prozesse einzustellen. Die Ergebnisse waren zu kläglich, von 21000 Priestern wurden 57, von 4000 Ordensbrüdern 7 und von 3000 Laienbrüdern 170 verurteilt (vgl. HOCKERTS 1971, S. 72ff.).

4.2.3. Die weitere Radikalisierung der Verfolgung und der Versuch zur Ausrottung der Homosexuellen während des zweiten Weltkrieges

Die in diesem Zeitraum gegen Homosexuelle ergriffenen Maßnahmen waren eingebettet in einen Prozeß zunehmender Radikalität menschenverachtenden Handelns der faschistischen Machthaber. Bekanntlich ist es eine allgemeine Erscheinung in Kriegszeiten, daß mit der Trennung Tausender Männer von ihren Familien, ihrer Isolierung in Kasernen und Kriegsunterkünften die Sexualnot die Möglichkeiten zu sexuellen Annäherungen und Handlungen zwischen Männern vergrößert, ohne daß hier von Homosexualität gesprochen, noch dadurch Homosexualität dauerhaft fixiert werden könnte. In ihrer hysterischen Angst vor der »Seuche Homosexualität« haben faschistische Führungsorgane bereits im ersten Kriegsjahr das Vorgehen gegen Homosexuelle weiter verschärft. Die Kriminalpolizei und andere Verfolgungsbehörden wurden angehalten, die Gelegenheitskriminalität zugunsten einer scharfen Bekämpfung der für einen »Kriegszustand besonders gefährlich gehaltenen Kriminalität« zu vernachlässigen und dies besonders, »...wenn das Verbrechen die Wehrkraft des deutschen Volkes« mindert oder »seinen Kampfeswillen angreift... Auch gewisse Sittlichkeitsverbrecher, die bisher nicht mehr in Erscheinung getreten waren, z. B. Homosexuelle, versuchen da und dort erneut tätig zu werden.«[26]

Neben der intensiven Bekämpfung von als besonders gefährlich angesehenen Verbrechensarten während des Krieges, also auch der Homosexualität, wurde die verschärfte Behandlung Straffälliger bzw. der KZ-Häftlinge in Vorschlag gebracht. Insbesondere der Strafvollzug sollte so geregelt sein, »...daß nicht der Anreiz gegeben wird, das kleinere Übel einer solchen Straftat dem größeren Übel der Kampfhandlungen vorzuziehen...«.[27] Abschreckend sollten vor allem wirken: die nunmehr amtliche Verfügung zur Einweisung einschlägig straffällig Gewordener in Konzentrationslager, die Verhängung der Todesstrafe gegen Angehörige von SS und Polizei und die Ausweitung der Indikation zur Kastration. Am 12. Juli 1940 ordnete Himmler an: »Ich ersuche, in Zukunft Homosexuelle, die mehr als einen Partner verführt haben, nach der Entlassung aus dem Gefängnis in polizeiliche Vorbeugehaft zu nehmen.« Wenige Monate später sollte diese Maßnahme spezifiziert werden: Ausgenommen wurden jene Homosexuelle, die »entmannt« worden waren, sofern »...nach ärztlicher Begutachtung der Geschlechtstrieb bereits vollkommen im Abklingen und ein Rückfall in homosexuelle Verfehlungen nicht zu befürchten ist...« (VISMAR 1977, S. 323).

Am 15. November 1941 verfügte Hitler, daß »zur Reinhaltung von SS und Polizei« deren der Homosexualität überführte Angehörige mit dem Tode zu bestrafen sind (vgl. ebenda). Die Todesstrafe wurde aber nicht nur im unmittelbaren Zuständigkeitsbereich der SS eingeführt. Durch das Gesetz zur Änderung des Strafgesetzes vom 4. September 1941 wurde sie auch »in schweren Fällen« generell anwendbar und auch vollzogen. 1943 erließ die Wehrmacht entsprechende Richtlinien für ihren Zuständigkeitsbereich (vgl. WUTTKE 1987, S. 26; COCKS 1988, S. 27). Bereits im Jahre 1942 wurde unter Hinweis auf neue psychiatrische Gutachten und unter politischem Druck festgelegt, daß »... jede widernatürliche Unzucht mit mehr oder weniger großer Sicherheit auf eine widernatürliche Anlage hindeute ...« und Gnadenerweise gegenüber Homosexuellen »als gemeinschaftsschädliche Elemente« unangebracht seien (SEIDLER 1977, S. 229).

In der Tat: Als gnadenlos hatten sich alle bisher betrachteten Repressionsmaßnahmen der Faschisten gegen Homosexuelle erwiesen. Eine besonders inhumane Maßnahme bei der praktischen Realisierung der Forderung nach ihrer »Ausmerzung« bildete die Kastration. Bis zum Ausbruch des Krieges war die amtlich angeordnete chirurgische Kastration bei Homosexuellen nur auf wenige Indikationen beschränkt, auch die »freiwillige« war nicht ohne weiteres möglich.[28] Ab 1938 konzentrierten sich die Anstrengungen auf die Erweiterung zwangsweiser Eingriffe sowie auf Empfehlungen an Homosexuelle, den Eingriff »freiwillig« vornehmen zu lassen. Die Herausnahme der Homosexuellen aus den bis dahin gültigen Rechtsvorschriften für die Kastration war darauf zurückzuführen, daß dieser Eingriff im Hinblick auf die beabsichtigte Prävention von nicht wenigen Ärzten als ein weithin unzureichendes Mittel angesehen wurde. Mediziner wie Juristen waren sich noch vor 1933 weitgehend darüber einig, daß sie beim Betreffenden keinesfalls die Richtung des sexuellen Verlangens auslöscht, sie »dämpft nur« dessen Stärke. Als Folge des irreversiblen und verstümmelnden Eingriffs mußte in der Mehrzahl der Fälle mit schweren Depressionen und neurotischen Zuständen gerechnet werden. Bedenken in dieser Richtung ließen die Vertreter der faschistischen Rassenpolitik und -hygiene jedoch nicht gelten.

Bereits 1937 gab Puvogel in seiner Arbeit über »Die leitenden Grundgedanken bei der Entmannung gefährlicher Sittlichkeitsverbrecher« unmißverständlich zu erkennen, worum es ging: »Bedenkt man..., daß der Gesetzgeber sich die Förderung einer gesunden Rasse durch Ausmerzung minderwertiger und verbrecherischer Elemente im hohen Maß angelegen sein läßt, so glauben wir mit vollem Recht, die Behauptung aufstellen zu dürfen, daß die Entmannung als weiteres Mittel neben der Sterilisation im Kampf um die rassischen Belange unseres Volkes eingesetzt werden soll. Die Entmannung beraubt den Verbrecher seiner Zeugungsfähigkeit und verhindert auf diese Weise eine weitere Verseuchung des Volkes mit dieser Verbrechensneigung.« Und weiter: »Ob das Volk für eine Ausscheidung des Minderwertigen durch Tötung bereits Verständnis aufzubringen vermag, mag dahingestellt bleiben, sicher aber begrüßt es heute zumindest die Ausrottung des Sittlichkeitsverbrechers und damit die Verhütung einer asozialen Nachkommenschaft. Der rassischen Aufartung aber hat das gesamte Recht zu dienen...«.[29] Und im Hinblick auf die praktische Durchführung meinte Herbert Linden, Leiter der Gesundheitsabteilung des Reichsinnenministeriums, auf einer Fortbildungsveranstaltung 1938, es sei unbedingt notwendig, die angestrebte Wirkung der Kastration durch eine entsprechende »psychotherapeutische« Beeinflussung des »Sittlichkeitsverbrechers« zu sichern, »... in dem man ihn darauf hinweist, daß er durch den Eingriff von seinem Triebe befreit wird und daß er es der Kastration zu verdanken hat, daß er überhaupt wieder in die Volksgemeinschaft entlassen wird.«[30]

Zur Unterstützung und Rechtfertigung dieser Vorgehensweisen haben sich nicht wenige Mediziner bedenkenlos zur Verfügung gestellt — ein Umstand, auf den noch zurückzukommen sein wird. Mit ihren Stellungnahmen haben sie mit dazu beigetragen, daß noch im Februar 1944 eine Tagung der Strafrechtspflegeabteilung des Reichsjustizministeriums die Kastration als »bestes Mittel zur Ausmerzung der Homosexualität« befürwortete. Es hieß dort weiter: »Das Schutzgut der Strafbestimmungen gegen die Homosexualität ist in erster Linie der Zeugungswille des deutschen Mannes... Besonders Jugendverführer und männliche Prostituierte verdienen erbarmungslose Bekämpfung. In schweren Fällen wird die Entmannung nur in seltenen Fällen und bei ganz sicheren Erfolgsaussichten gestatten, von der Anwendung des § 1 des Änderungsgesetzes (= Todesstrafe) abzusehen; die vom Reichsgericht entwickelten Grundsätze über die Selbstachtung der kämpfenden Volksgemeinschaft werden in aller Regel diesen Ausweg verbieten.« (zit. nach SEIDLER 1977, S. 229).

Im Hinblick auf die juristische Absicherung der Kastration hatte Himmler bereits am 13. 12. 1942 in einer Besprechung über das Gemeinschaftsfremdengesetz mit dem Justizminister vereinbart, eine »Ausdehnung der Entmannung« in Fällen qualifizierter »homosexueller Straftaten... in Aussicht« zu nehmen, und am 25. 2.1943 wurde vom RKPA zusätzlich der »Wunsch« geäußert, daß die Kastration auch in Fällen einfacher Homosexualität »zugelassen werde«. Dem wurde entsprochen. Das »Gesetz zur Behandlung Gemeinschaftsfremder«, das am 1. 1. 1945 in Kraft treten sollte, sah vor, daß bei »Unzucht zwischen Männern« der Richter die Kastration anordnen konnte (vgl. WUTTKE 1987, S. 28f.).

Über das Ausmaß der an Homosexuellen insgesamt vorgenommenen Kastrationen gibt es keine genauen Angaben. Aktenunterlagen wurden vermutlich von den 76 kriminalbiologischen Untersuchungsstellen (Stand 1938) bei den Haftanstalten geführt, zumindest stammen entsprechende Veröffentlichungen von den Leitern derartiger Einrichtungen oder stützen sich auf dort geführte Sammelstatistiken.[31] Eine abschließende Beurteilung in dieser Frage ermöglichen sie allerdings nicht. Im Jahr 1944 veröffentlichte Jensch seine »Untersuchungen an entmannten Sittlichkeitsverbrechern«: Von 693 Entmannten waren 265 als Homosexuelle (§ 175) verurteilt und in der Haft kastriert worden. Für diese Personengruppe stellte er weiterhin fest, daß sie »... ungleich häufiger als andere Entmannte... einschlägig rückfällig (wird)«, so daß »die

Prognose der Entmannung ... am ungünstigsten bei Homosexuellen (ist) ...«.[32]

Die sich hier andeutende Kritik an der Praxis der Kastration kam für die Homosexuellen zu spät – und es ist müßig, darüber zu spekulieren, ob sich das Regime tatsächlich zu einer Änderung seiner politischen Strategie in der Homosexuellenfrage hätte bewegen lassen. Schließlich waren alle in den verschiedenen Phasen angewandten Maßnahmen zur gewaltsamen Unterdrückung, Aussonderung und Vernichtung Homosexueller eindeutig von politischen Interessen der faschistischen Machthaber bestimmt.

4.3. Zur Mitwirkung der Medizin an der Legitimierung und Durchsetzung der faschistischen Lösung der Homosexuellenfrage

Im Jahr 1938 führte der bereits erwähnte Linden vor Staatsanwälten und Strafrichtern zu dem Problem »Bekämpfung von Sittlichkeitsverbrechen mit ärztlichen Mitteln« aus: »Der Gedanke der Sicherung der Volksgemeinschaft vor den Taten des Verbrechers ermöglicht es heute, daß Arzt und Jurist sich zu gemeinsamer Arbeit auf dem Gebiet der Bekämpfung der Sittlichkeitsverbrechen zusammenfinden können.« Medizinern wies er die Aufgabe zu, »die Ursachen des Verbrechertums zu erforschen, zu beurteilen, ob bei einer straffällig gewordenen Person mit der Begehung weiterer Straftaten zu rechnen ist und in Fällen, in denen der Hang zur Begehung von Straftaten durch ärztliche Mittel verhindert werden kann, diese rechtzeitig anzuwenden.«[33]

Damit waren wesentliche Gebiete umrissen, auf denen Mediziner in akademischen Einrichtungen, als Gutachter vor Gerichten, als Sachverständige in Strafvollzugsanstalten, in rassenhygienischen Einrichtungen sowie als Ärzte in den Konzentrationslagern bei der Entwicklung effizienter Methoden zur Erkennung und »Ausmerzung« der Homosexualität wirksam wurden.

Im einzelnen waren sie maßgeblich beteiligt oder wirkten mit

- in der Grundlagenforschung zu den Ursachen der Homosexualität,
- im Gutachterwesen der Strafverfolgungsbehörden,
- in der Praxis der Kastration sowie
- bei einer Reihe von als Therapie drapierten paramedizinischen Versuchen an Homosexuellen.

Das Interesse an der Erforschung der Ursachen der Homosexualität ergab sich aus dem ungerechtfertigt hohen Stellenwert, den die Faschisten dem Phänomen innerhalb ihres bevölkerungsbiologischen, staatspolitischen Konzepts beimaßen. Ihre besondere Aufmerksamkeit galt dabei vor allem jenen Theorien, die als Ursache der Homosexualität einen biologischen »Defekt« annahmen. Ein solcher »Defekt« mache es dieser Personengruppe letztlich unmöglich, ihren Geschlechtstrieb »auf natürliche Weise« zu befriedigen; gleichzeitig signalisiere er aber die Gefahr, daß diese Anlage auch noch weitervererbt werde, falls Homosexuelle tatsächlich heirateten und Kinder zeugten.

Die Annahme einer biologischen Veranlagung zur Homosexualität war nicht neu. Sie hatte gerade in der deutschen Sexualforschung eine lange Tradition. Zu einem bestimmten Zeitpunkt der wissenschaftlichen Erkenntnisentwicklung war sie eine logische Folge aus dem vorhandenen Sachwissen, die auch die Zurückweisung bestimmter reaktionärer und Homosexuelle diskriminierender Auffassungen (so beispielsweise der Homosexualität als Degenerationserscheinung, als lasterhafte Gewohnheit, als Ergebnis von Verführung) erlaubte. Zur Ideologie wurde sie erst in dem Moment, als sie zum einen einseitig verabsolutiert wurde, um die beabsichtigte Ausrottung einer Menschengruppe zu rechtfertigen, und zum anderen, als die angenommene biologische Andersartigkeit Homosexueller zur »Abartigkeit« umgedeutet wurde.

In der Zeit zwischen 1933 und 1945 wurde die Grundlagenforschung hauptsächlich in diese Richtung vorangetrieben. Den biologischen (präziser: biologistischen) Erklärungsversuchen der Homosexualität, deren Herleitung allein aus genetischen oder endokrinologischen Störungen galt die Hauptaufmerksamkeit. Noch ist der Umfang der mit diesen Intentionen betriebenen Forschung nicht in allen Einzelheiten bekannt (vgl. hierzu auch HERZER 1987). Neben Jensch, Schultz und Schröder ist vor allem Lang mit einer Anzahl von Untersuchungen und Beiträgen hervorgetreten.[34] Als Schüler von Rüdin betrieb er im Auftrag der Deutschen Forschungsanstalt für Psychiatrie München über einige Jahre genealogische Studien an mehreren

Tausend Homosexuellen, die ihm von der Kriminalpolizei bzw. den kriminalbiologischen Sammelstellen in Hamburg und München »überstellt« worden waren. Der Ansatz war streng biologistisch. Ausgehend von den Untersuchungen Goldschmidts zu Vererbungsmechanismen bei Schmetterlingen und der von ihm begründeten Valenztheorie, versuchte Lang nachzuweisen, daß auch der Homosexuelle (im Sinne Goldschmidts) ein Umwandlungsmännchen, d. h. ein verkapptes, nämlich genetisch weibliches Individuum sei.[35]

Lemke knüpfte bei seinen Untersuchungen zu den Ursachen der Homosexualität an eine andere Traditionslinie, die der Endokrinologie, an. Für ihn ist die Störung endokriner Verhältnisse die »... Voraussetzung zur abwegigen Triebentwicklung.« Die hormonalen Störungen wiederum gingen möglicherweise auf Veränderungen zentraler Hirngebiete (Zwischenhirn, Hypothalamus) zurück, so daß »... die gestörte Richtung des Sexualtriebes mit Veränderungen des zentralen Hirngebietes in Zusammenhang ...« zu bringen sei.[36] Im Hinblick auf Erwartungen nach einer Verhinderung der Homosexualität merkte er an: »... wir müssen uns im klaren sein, daß es eine eigentliche ursächliche Behandlung der Homosexualität, eine Umstimmung der endokrinen Verhältnisse, noch nicht gibt.«[37]

Von welchen unterschiedlichen Ansätzen die Grundlagenforschung auch betrieben wurde, in der Absicht ihrer Auftraggeber lag es, mittels jener Einsichten Möglichkeiten zu erhalten, die Homosexualität endgültig zu verhindern bzw. die von ihr noch Befallenen zu heilen. Derartige Bemühungen scheiterten jedoch weitgehend. Bereits 1939 stellte Linden fest, daß die These einer »erbminderwertigen Veranlagung« zur Homosexualität nicht mehr unangefochten sei. Nach den Erfahrungen der Psychotherapeuten ließen sich »... bei fast allen Homosexuellen frühe, wenn auch verschüttete heterosexuelle Tendenzen nachweisen.«[38] Auch »... alle Strafmaßnahmen (sind) ohne erkennbaren Erfolg geblieben ...«, stellte 1940 der damalige Ordinarius für Psychiatrie der Universität Leipzig, Schröder, fest. Im Sinne eines wirksameren Vorgehens und mit deutlicher Kritik an dem biologistischen Deutungskonzept forderte er: »Erfolg kann nur erwartet werden von dem Abbau und der Zerstörung des ... Aberglaubens an ein angeborenes drittes Geschlecht ... Dafür ist sorgfältige wissenschaftliche Einzelarbeit erforderlich, die aber nicht bloß, wie bisher fast ausschließlich nach den Gründen und Erklärungen der angeblichen Tatsache des Homosexuellseins vieler Menschen forscht.«[39]

Die Mitwirkung von Medizinern im Gutachterwesen ist heute nur noch schwer zu rekonstruieren. Daß Ärzte als Gutachter bei Vergehen und Verbrechen im Rahmen des Sexualstrafrechts hinzugezogen werden, gehört zu den Traditionen der Gerichtspraxis und ist eine allseits geübte Verfahrensweise. In der Zeit der faschistischen Gewaltherrschaft waren sie jedoch bei dieser Gutachterpraxis beteiligt an der Identifizierung Homosexueller als »Sittenstrolche«, »bevölkerungspolitische Blindgänger«, hatten in Prozessen vor dem Strafrichter über die angebliche Gefährlichkeit für »Rasse und Volk« zu befinden und beeinflußten damit die Höhe des Strafmaßes, die Entscheidung über »Sicherheitsverwahrung« im KZ, über Kastration sowie im Einzelfall über die Verhängung der Todesstrafe. Als Leiter kriminalbiologischer Untersuchungsstellen, als Ärzte im Strafvollzug und in den Konzentrationslagern hatten sie ein Mitsprache- und Mitentscheidungsrecht, das im Hinblick auf ihre Beteiligung an der Durchsetzung der zutiefst antihumanen Homosexuellenpolitik der Nazis nicht unterschätzt werden sollte.

Besonders deutlich wird dies bei der Diskussion über die Ausweitung der Indikation zur Kastration Homosexueller. Die Absicht eines radikaleren Vorgehens fand bei Teilen der Ärzteschaft durchaus ein positives Echo. Bereits 1935 sprach sich der Leiter der kriminalbiologischen Forschungsstelle Köln, Kapp, für eine »... generelle Erweiterung der Entmannungsmöglichkeiten« aus. Mit der Kastration solle zugleich die Sicherheitsverwahrung verhängt werden. »Diese Forderung ergibt sich einerseits aus der Tatsache, daß die Entmannung nicht in allen Fällen hilft, ferner braucht die Umstellung des Körpers und der Psyche eine geraume Zeit, mitunter sogar Monate und Jahre«.[40] Auch Bunsmann und Bonk argumentierten in die gleiche Richtung. Ihrer Meinung nach übertrafen die Erfolge der Entmannung bei weitem die Erwartungen,[41] was der Gesetzgeber durchaus als Ermunterung zur Erweiterung der Indikation auffassen sollte.

Den Jahresberichten des »Deutschen Institutes für Psychologische Forschung und Psychotherapie«, Berlin, (auf dessen Stellung auch im Kapitel zur Psychotherapieentwicklung in diesem Buch eingegangen wird) ist zu entnehmen, daß es nicht an Versuchen gemangelt hat, Homosexuelle sexuell umzupolen.[42] Der Mitarbeiter Fritz Mohr resümierte 1941 in einem Vortrag die Erfahrungen des Instituts wie folgt: ». . . der Staat (hat) durch sein scharfes Vorgehen gegen die Homosexualität unserer psychotherapeutischen Arbeit insofern vorgearbeitet, als durch die äußerst ungemütliche Lage, in die die Homosexuellen heutzutage gebracht sind, der eigene Wunsch aus dieser Situation herauszukommen, bei einer größeren Zahl solcher Menschen und in stärkerem Maße als früher hervorgetrieben und damit die Behandlungsbereitschaft ihnen nähergelegt wird. Staat und Psychotherapie gehen also hier vollkommen Hand in Hand.«[43] Nach einer Umfrage bei den Mitgliedern des Institutes im Frühjahr 1938 wurden in den letzten 15 Jahren von 60 deutschen Psychotherapeuten 510 homosexuelle Patienten und Patientinnen behandelt.[44] Nach ROTH hat die Kriminalpsychologische Abteilung des Institutes ab 1939 und in den Folgejahren ein »Forschungswerk zum Homosexuellenproblem« betreut. Dessen Patienten bestanden überwiegend aus jugendlichen Homosexuellen. »Die meisten dieser Delinquenten hatte die Kripo erfaßt und dann die jeweils zuständigen NS-Massenorganisationen – HJ, BDM und NS-Volkswohlfahrt – eingeschaltet. Im Rahmen der ›jugendärztlichen Betreuung‹ abweichenden Verhaltens seitens der HJ[45] beispielsweise war seit 1941 die Überweisung von Sexualdelinquenten zum Psychotherapeuten Routineprogramm.« (ROTH, H. 1985, S. 28). Auch in den Konzentrationslagern wurden Versuchsreihen an Homosexuellen vorgenommen (vgl. KOGON 1946, S. 188f.; SCHERF 1987, S. 136ff.). »Im Sommer 1943 schloß der Reichsarzt SS und geschäftsführende Präsident des DRK, Dr. Grawitz, einen Vertrag mit dem dänischen SS-Sturmbannführer und Hormonforscher Carl Vaernet, der sich anheischig machte, Homosexuelle durch den Einbau einer ›künstlichen Drüse‹ kurieren zu können. ›Eine Sexualhormon-Therapie, die den Blutspiegel des männlichen Sexualhormons auf die normale Höhe heben kann, hilft . . . diesen Menschen über ihre Schwierigkeiten hinweg . . . Eine solche Therapie befreit sie von einem kranken Schicksal, Zuchthäuser u. a. von zahlreichen Gästen, und macht diese Menschen zu wirksamen und wertvollen Mitgliedern der Allgemeinheit.‹ Ab Juli 1944 durfte Vaernet im KZ Buchenwald seine Thesen an homosexuellen Versuchsopfern erproben. Zuvor kastrierten, aber auch unkastriert gebliebenen Männern pflanzte er einen ›Geschlechtshormon-Preßling‹ ein, um durch die Dauer-Abgabe von zusätzlichen Testosteronen ins Blut ihre ›Verhaltensdefekte‹ zu normalisieren. Natürlich blieben die ›Erfolge‹ nicht aus. Wußten die Versuchsopfer doch genau, daß ihre Überlebenschancen stiegen, wenn sie ihre heterosexuelle ›Umstimmung‹ irgendwie unter Beweis stellten.« (ROTH, H. 1985, S. 28). Die Niederlage des Regimes verhinderte die breitere Anwendung derart »erfolgversprechender« Methoden.

4.4. Zur historischen Einordnung und Wertung der faschistischen Praxis in der Homosexuellen-Verfolgung

Nach den von der neueren Sexualforschung erarbeiteten Einsichten kann der seit Jahrzehnten weitgehend gleichbleibende Anteil von Menschen mit stark ausgeprägten homosexuellen Neigungen in der Gesamtbevölkerung auf annähernd 5 Prozent geschätzt werden. Wie weit und in welchen Formen sich dabei Personen mit solchen von der Mehrheit abweichenden sexuellen Orientierungen zu ihren Neigungen bekennen und um deren gesellschaftliche Akzeptierung ringen, hängt von den soziokulturellen Kontextbedingungen ab, die dafür mehr oder weniger große Spielräume bieten bzw. relevantes Verhalten abwerten, diskriminieren oder auch kriminalisieren. Obwohl in der neueren Kulturgeschichte gerade auch der kapitalistischen Gesellschaftsformation seit der Jahrhundertwende eine deutliche Tendenz zur Auflockerung und Überwindung tradierter Vorurteilshaltungen wirksam geworden ist, die durch progressive Vertreter der Sexualforschung ebenso gefördert wurde wie durch weitsichtige Repräsentanten der organisierten Arbeiterbewegung, blieb in dieser Gesellschaft die lebenspraktisch bedeutsame Einstellung der Öffentlichkeit und des Staates zur Homosexualität in den ersten Jahrzehnten unseres Jahrhunderts weitgehend von Abwehrhaltungen geprägt. Diese Konstellation erwies sich auch in den Jahren der Weimarer Republik in Deutschland für das Homosexuellenproblem als bestimmend. Liberalisierungsbemühungen auf der staatlichen Ebene der Gesetzgebung fanden wenig Resonanz. Sie vermochten nicht, die prinzipielle Kriminalisierung der Homosexualität durch das Strafrecht aufzuheben.

Mit dem Beginn der faschistischen Diktatur in Deutschland begann auch in diesem Problembereich ein von der biologistischen Staatsdoktrin des Primats des Reproduktionsinteresses und der absoluten Unterordnung der Individuen unter die vorgeblichen Lebensinteressen der Rasse und der Nation geprägte Politik der Verschärfung kriminalisierender, ausgrenzender und endlich auch vernichtender Maßnahmen gegenüber Homosexuellen. Sie hatte verheerende und tragische Folgen für die persönlichen Schicksale vieler Tausender Menschen, deren einzige »Schuld« darin bestand, einer nicht willentlich steuerbaren Andersartigkeit der sexuellen Interessen unterworfen zu sein. Charakteristisch für diese Politik war dabei die eskalierende Radikalität der Verfemungen und Repressionsmaßnahmen, die bürokratische Perfektion der zur wichtigen Staatsaufgabe erklärten Erfassung und Bestrafung Homosexueller, die weit über den Rahmen der ohnehin fragwürdigen gesetzlichen Regelungen angewandte Willkür der Repressionspraxis und die endgültige Aufgabe der Rücksichtnahme auf die schwierige Lebenssituation Betroffener. Pseudowissenschaftlich waren dabei die zur Legitimation der Unterdrückungs- und Verfolgungsmaßnahmen vorgetragenen Argumente, insbesondere dort, wo eine stete Gefahr der Einschränkung der Reproduktionsmöglichkeiten der sozialen Gemeinschaft behauptet worden ist und wo Homosexualität mit der Neigung zu asozialem und gesellschaftsgefährdendem Verhalten vergemeinschaftet dargestellt wurde. Antihuman war diese Praxis der Homosexuellenverfolgung, da sie eine totale Mißachtung fundamentaler Persönlichkeitsrechte repräsentierte und hinsichtlich ihrer praktischen Auswirkungen zu unmenschlichen Formen des Umgangs mit Betroffenen geführt hat. Sowohl bei der Rechtfertigung als auch bei der praktischen Umsetzung ihres repressiven Konzepts der angestrebten »Ausmerzung« der Homosexualität fanden die faschistischen Machthaber bei einer Reihe von Vertretern der Medizin Unterstützung. Dabei spielten vor allem rassenhygienisch-eugenische Intentionen eine maßgebliche Rolle. Die unkritische Anpassung an das vorgebliche Staatsinteresse gab den Nährboden für die Mitwirkung an verschiedensten Repressionsformen ab.

Es gehört zu den bedeutsamen historischen Lehren dieser Entwicklung, daß biologische Erklärungskonzepte für homosexuelle Neigungen und Verhaltensweisen ebenso wie auch therapeutische Handlungsbereitschaften in antihumane Wertungen und Praxisformen umschlagen können, wenn sie als einziger Zugang zum Verständnis und als auch mit Zwang anzustrebender Weg zur Änderung von Menschen angesehen werden. Unabhängig davon, welche wissenschaftlichen Erklärungen sich letztlich für das Phänomen der Homosexualität durchsetzen, und allen Angeboten therapeutischer Hilfeleistung übergeordnet, muß der Grundsatz Geltung finden bzw. behalten, daß homosexuelle Männer und Frauen mit ihrer von der Mehrheitsnorm abweichenden sexuellen Orientierung die gleichen sozialen und politischen Rechte als Persönlichkeiten besitzen, die für alle gelten.

Anmerkungen

[1] In einer Reichstagsdebatte im Jahre 1898 sprach sich August Bebel scharf gegen den § 175 aus. Das von Magnus Hirschfeld gegründete »Wissenschaftlich-Humanitäre Komitee« drängte seit 1897 in mehreren Petitionen an Reichstag und Bundesrat auf Aufhebung der Strafbestimmung. Diese Eingaben waren von Tausenden von Ärzten, Juristen, Lehrern, Dichtern und Künstlern unterschrieben.

[2] Erneut beschäftigte sich der Reichstag in seiner Sitzung vom 31. 5. 1905 ausführlich mit dem Problem, durch Mehrheitsbeschluß aber ohne Erfolg. Anläßlich der Debatten um den Vorentwurf zu einem Deutschen Strafgesetzbuch vom Jahre 1909 tauchte dann die Frage erneut auf. Damals fertigten die bedeutendsten Strafrechtler Deutschlands Kahl, v. Liszt, Lilienthal und Goldschmidt einen Gegenentwurf an, der 1911 vorlag und grundsätzlich von einer Bestrafung homosexueller Handlungen absah, aber die sog. qualifizierten Fälle (Verführung Minderjähriger, Ausnutzung eines Abhängigkeitsverhältnisses und gewerbsmäßige Unzucht) bestraft wissen wollte. Der sog. Kommissionsentwurf von 1913 hielt die Strafbarkeit in vollem Umfang aufrecht. Auf diesen Entwurf ging in der Weimarer Zeit sowohl die Ausarbeitung von 1919 zurück als auch der Amtliche Entwurf zum Deutschen Strafgesetzbuch von 1925 (vgl. BIEDERICH 1951, S. 40).

[3] Vgl. Placzek, S.: Das Geschlechtsleben des Menschen. – 2., wesentl. bearb. Aufl. – Leipzig: Thieme, 1922.

[4] Vgl. u. a. Moll, A.: Die conträre Sexualempfindung. – 3. Aufl. – Berlin: Fischers Medicinische Buchhandlung, 1899.

[5] Kraepelin, E.: Geschlechtliche Verirrung und Volksvermehrung. – In: Münch. med. Wochenschr. – **65** (1918) 5. – S. 117–120, zit. S. 120.

[6] Der § 296 des Entwurfs sah vor: »Ein Mann, der mit einem anderen Mann eine beischlafähnliche Handlung vornimmt, wird mit Gefängnis bestraft.« Am 16. Oktober 1929 lehnte der 21. Ausschuß des Reichstages unter Vorsitz von Prof. Dr. W. Kahl mit 15 gegen 13 Stimmen den § 296 ab. Diesem Beschluß vorausgegangen war eine Umfrage bei Direktoren deutscher Universitätskliniken und Institute, die sich mit überragender Mehrheit für die Streichung der strafrechtlichen Verfolgung der Homosexualität ausgesprochen hatten. Durch die in den Folgejahren einsetzende politische Entwicklung wurde dieser Beschluß aber nicht mehr Gesetz. Die gesamte Strafrechtsreform blieb unerledigt liegen (vgl. BIEDERICH 1951, S. 40).

[7] Ein Versuch, die Differenzen in den unterschiedlichen politischen Programmen der einzelnen Parteien genauer darzustellen, würde den Rahmen dieses Beitrages sprengen. Instruktive Details sind der Studie von EISSLER (1980) zu entnehmen.

[8] Resigniert schrieb Hirschfeld 1931: »Eine Regelung des Sexualstrafrechts scheint der werktätigen Bevölkerung vorbehalten zu bleiben, deren Interessen an der Umgestaltung des Sexualstrafrechts . . .« deutlich sind. Hirschfeld, M.: Vorwort zu Halle, F.: Geschlechtsleben und Strafrecht. – Berlin: Mopr Verlag, 1931. – S. XII.

[9] Instruktive Arbeiten, die versuchen, den bisher weitgehend verborgen gebliebenen Alltag homosexueller Männer und Frauen während des Faschismus aufzuhellen, stammen von Rüdiger LAUTMANN (1984) und Richard PLANT (1986).

[10] Zwar hatte bereits 1933 der preußische Justizminister Kerrl gegen Homosexuelle gewettert, sie der »Zersetzung der moralischen Volkskraft« beschuldigt; Razzien von Polizei und Gestapo in bekannten Treffpunkten von Homosexuellen begannen in großem Umfang aber erst ab Mitte 1934. Vgl. Kerrl, H.: Nationalsozialistisches Strafrecht: Denkschrift des Preußischen Justizministers. – Berlin: v. Decker's Verlag, 1933. – S. 23.

[11] v. Gleispach, W.: Angriffe auf die Sittlichkeit. – In: Das kommende deutsche Strafrecht. Besonderer Teil. Bericht über die Arbeit der amtlichen Strafrechtskommission/Hrsg.: Gürtner, F. – 2. Aufl. – Berlin: Franz-Vahlen-Verlag, 1936. – S. 203f.

[12] »Der neue Staat, der ein an Zahl und Kraft starkes, sittlich gesundes Volk erstrebt, muß allem widernatürlichen Treiben mit Nachdruck begegnen. Die gleichgeschlechtliche Unzucht zwischen Männern muß er besonders scharf bekämpfen, weil sie erfahrungsgemäß die Neigung zu seuchenartiger Ausbreitung hat und einen verderblichen Einfluß auf das ganze Denken und Fühlen der betroffenen Kreise ausübt.« Die Strafrechtsnovelle vom 28. Juni 1935 und die amtlichen Begründungen zu diesen Gesetzen. – Berlin: v. Decker's Verlag, o. J. (1935). – S. 38 (Amtl. Sonderveröffentlichungen der deutschen Justiz; 10).

[13] Die Verschärfung bezog sich auf zwei Aspekte:
1. Der Begriff »widernatürliche Unzucht« wurde durch »Unzucht« ersetzt, was eine Ausweitung des Strafbestandes auf jegliche sexuelle bzw. als sexuell gewertete (!) Handlung bedeutete.
2. Bei sog. qualifizierten Fällen (d. h. bei Nötigung, Ausnutzung eines Abhängigkeitsverhältnisses und sexuellen Beziehungen zu Jugendlichen unter 21 Jahren) wurde als Regelstrafe nun Zuchthaus bis zu 10 Jahren statt – wie bisher – Gefängnis nicht unter 6 Monaten festgelegt.

[14] Vgl. Eckardt, K. A.: Widernatürliche Unzucht ist todeswürdig. – In: Das schwarze Korps v. 22. 5. 1937. Der Beitrag wurde um bibliographische Angaben ergänzt und veröffentlicht als: Widernatürliche Unzucht. – In: Dtsch. Rechtswiss. – **3** (1938) 2. – S. 170–175, zit. S. 175.

[15] Klare, R.: Homosexualität und Strafrecht. – Hamburg: Hanseatische Verlagsanstalt, 1937. – S. 117f. (siehe dazu auch eine zeitgenössische Rezension von Graf zu Dohna. – In: Mon.-Schr. Kriminalbiol. – **29** (1938). – S. 55–57). Klare setzte sich auch vehement für eine strafrechtliche Verfolgung der weiblichen Homosexualität ein. Ihre Strafwürdigkeit war im Zusammenhang mit der Verabschiedung der Strafrechtsnovelle vom 28. Juni 1935 mit folgenden Argumenten abgelehnt worden: »Bei Männern wird Zeugungskraft vergeudet, sie scheiden zumeist aus der Fortpflanzung aus, bei Frauen ist das nicht oder zumindest nicht im gleichen Maß der Fall. Das Laster ist unter Männern stärker verbreitet als unter Frauen, entzieht sich auch bei Frauen viel mehr der Beobachtung, ist unauffälliger, die Gefahr der Verderbnis durch Beispiel also geringer.« (v. Gleispach, W.: Vgl. Anm. 11. – S. 204). Klare hielt dem entgegen: »Die Gefahr für das Familienleben ist die gleiche. Es liegt daher im Interesse der Sittlichkeit und der allgemeinen Wohlfahrt, daß die Strafbestimmung auch auf Frauen ausgedehnt wird.« (Klare, R.: Das Problem der weiblichen Homosexualität. – In: Dtsch. Recht. – **8** (1938) 23/24. – S. 503–507). Vgl. zum Problem der weiblichen Homosexualität unter dem Faschismus auch Jenne: Soll der § 175 auf Frauen ausgedehnt werden? – In: Ebenda. – **6** (1936) 21/22. – S. 469f.; Erdle, Th. W.: Angriffe auf die Sittlichkeit Jugendlicher und Angriffe Jugendli-

cher auf die Sittlichkeit: Gedanken zum Problem der Homosexualität im kommenden Strafrecht. — Jur. Diss. — Köln 1939. — bes. S. 48 f. Vgl. zu den Intentionen des NS-Regimes gegenüber lesbischen Frauen die ausführliche Darstellung von Claudia SCHOPPMANN (1989).

[16] Deussen, J.: Sexualpathologie. — In: Fortschr. Erbpathol. — **3** (1939) 2. — S. 100 f.

[17] Vor SS-Führern referierte Himmler 1937 über »die Frage der Homosexualität« und »ein natürliches Verhältnis zu den Geschlechtern«. Die bereits angelaufene Ausrottungspolitik rechtfertigte er u. a. mit folgendem Rechenexempel: Unter den damals 67 bis 68 Millionen Deutschen befänden sich 20 Millionen ». . . an geschlechtsfähigen Männern« über 16 Jahren. Zwei Millionen Homosexuelle seien ungefähr »7—8—10 % der Männer in Deutschland«, zusammen mit den 4 Millionen Weltkriegs-Gefallenen fielen »für den Geschlechtshaushalt Deutschlands« also sechs Millionen Männer aus. Das werde — falls es das Regime nicht ändere — »zu einer Katastrophe führen . . .« (Himmler 1974, S. 93 f.). Und ». . . die Aufgabe wurde angepackt«, hieß es rückblickend in einem Leitartikel der SS-Zeitung »Das Schwarze Korps« (Ausgabe vom 4. März 1937), »zunächst ohne Rücksicht auf das Für und Wider der Gelehrten, die sich die Köpfe über das Wesen der Seuche zerbrachen . . .«. Die »sog. anomal Veranlagten« würden in der ». . . Gesamtheit der behandelten Fälle überhaupt keine Rolle spielen. Von hundert Homosexuellen gehören noch nicht zwei zu jener Sorte, mit der sich die zukünftige Wissenschaft bisher ausschließlich beschäftigt hat! Das gibt der Mitleidstheorie von den armen, kranken Leuten, ›die doch nichts dafür können‹, ein anderes Gesicht.« Und in bezug auf die als haltlose Geschöpfe dargestellten Homosexuellen der zweiten Gruppe hieß es: »Hält man sie dann zu systematischer Arbeitsleistung an — was den meisten unter ihnen zum ersten Mal in ihrem Dasein widerfährt —, schließt man sie von dem ›normalen‹ Menschen unter strenger Bewachung ab, hindert man sie daran, anderen die selbstgefällige Rolle ihres Krankseins vorzuspielen, zwingt man sie, im Mitgenossen stets den Spiegel der eigenen Unmöglichkeit zu sehen, so tritt mit erstaunlicher Pünktlichkeit die Wandlung ein. Der ›Kranke‹ wird gesund. Der ›Anomale‹ erweist sich als durchaus normal. Er macht lediglich eine Entwicklungsphase durch, die durchzumachen er in der Jugend versäumt hat, und übrig bleiben lediglich die zwei Prozent der wirklichen Anomalen die, ebenso wie sie draußen im Leben die Seuchenherde bildeten, nun zu Kristallisationspunkten des Ekels werden, der die Spreu vom immer noch brauchbaren Weizen scheidet . . .« (zit. nach VISMAR 1977, S. 316).

[18] Vgl. Die Kriminalität im Deutschen Reich. — In: Dtsch. Justiz. — **100** (1938) 20. — S. 801.

[19] Verschont blieben allenfalls »Deviante in herrschaftsnahen Positionen« (LAUMANN). Bekannt ist eine Ausnahmevorschrift Himmlers, wonach ». . . jede Inhaftierung eines Schauspielers oder Künstlers wegen widernatürlicher Unzucht seiner vorherigen Genehmigung bedarf.« Davon profitierten neben Theaterprominenten auch bildende Künstler, allerdings mit einer Einschränkung: falls sie bereit waren, sich in den Dienst der faschistischen Kulturpolitik zu stellen. Vgl. LAUTMANN; GRIKSCHAT; SCHMIDT 1977, S. 330.

[20] Vgl. Entwicklung der Kriminalität. — In: Dtsch. Justiz. — **100** (1938) 24. — S. 934.

[21] Die strafrechtliche Fortbildungswoche für Staatsanwälte und Strafrichter in Jena. — In: Ebenda. — **100** (1938) 41. — S. 1639.

[22] Berechnet nach BAUMANN 1968, S. 61. Die Zahlen enthalten alle von den Gerichten ausgesprochenen Urteile, auch die Urteile auf Freispruch. Letztere lassen sich nicht getrennt ausweisen. Es kann jedoch davon ausgegangen werden, daß die auf Freispruch anerkennenden Urteile zahlenmäßig gering gewesen sind.

[23] Staatsministerium des Innern, Nr. 2355a 18 v. 19. 1. 1935 (zit. nach SEIDLER 1977, S. 196).

[24] Der Reichs- und Preußische Minister des Innern Az Pol A Nr. 3 Kr 1602/37-2938 (zit. nach ebenda).

[25] Hauptargumente seiner mehrstündigen Hetzrede waren: »Die Kirche sei ein Ort sittlicher Verderbnis . . . diese Sexualpest müsse mit Stumpf und Stiel ausgerottet werden . . . Dieser Morast ist so abgrundtief, daß jedem Menschen, der die Möglichkeit hatte, auch nur einen dieser Prozesse in seinen Einzelheiten kennenzulernen, eine maßlose Wut und ein heftiger Zorn befallen muß.« Goebbels faselte von der »planmäßigen sittlichen Vernichtung Tausender Kinder und Kranker«, warf sich auf zum Sprecher von »Millionen deutscher Eltern . . ., die es nicht wünschen und die nur mit Angst und Abscheu daran denken, daß ihre unschuldigen Kinder einmal von gewissenlosen Verführern derartig seelisch und körperlich mißbraucht werden könnten.« (Dr. Goebbels antwortet: Der Reichspropagandaminister zu den Sittlichkeitsprozessen. — o. O., o. J. [Wien 1938?]). Vgl. auch Assmus, B.: Klosterleben: Enthüllungen über die Sittenverderbnis in den Klöstern. — Berlin: A. Bock Verlag, 1937.

[26] Werner: Neue Aufgaben der Kriminalpolizei. — In: Krim. Mon.-hefte. — **13** (1939) 12. — S. 234—236; ders.: Die vorbeugende Verbrechensbekämpfung. — In: Ebenda. — **12** (1938) 3. — S. 58—61.

[27] Best, W.: Die Behandlung von Kriminellen im Kriege. — In: Ebenda. — **13** (1939) 9. — S. 194—197; 10. — S. 208 f., zit. S. 208.

[28] Im Grundsatz hatten die Nazis die Kastration durch ihre Gesetzgebung geregelt. Weder vor noch nach der Strafrechtsnovelle vom 28. Juni 1935 bestand jedoch die

Möglichkeit, generell bei Homosexuellen die Kastration von Amts wegen anzuordnen. Nach § 14 des »Gesetzes zur Verhütung erbkranken Nachwuchses« vom 14. Juli 1933 konnten sich zwar »belastete« und »gefährdete« Männer »freiwillig« kastrieren lassen, das galt allerdings nicht generell für Homosexuelle. Das »Gesetz gegen gefährliche Gewohnheitsverbrecher« mit der von den Nazis vorgenommenen Ergänzung zum RStGB (Maßnahmen zur Sicherung und Besserung § 42a bis 42n) fixierte in § 42k zwar die Möglichkeit der Kastration bei »gefährlichen Gewohnheitsverbrechern« (RGBl I, S. 995), knüpfte sie jedoch an bestimmte Voraussetzungen. Nach § 42k, Abs. I, Ziff. 1–2 konnte sie verfügt werden bei: Notzucht, Schändung, Unzucht mit Kindern (§ 176 RStGB), bei Nötigung zur Unzucht (§ 177 RStGB), bei öffentlicher Vornahme unzüchtiger Handlungen (§ 183 RStGB), bei Mord oder Totschlag des Opfers (§§ 223–226 RStGB), falls sie zur Erregung oder Befriedigung des Geschlechtstriebes begangen wurden.

Eine »freiwillige Unterwerfung« zur Kastration war zunächst nicht möglich. Diese Möglichkeit wurde erst mit dem »Gesetz zur Änderung des Gesetzes zur Verhütung erbkranken Nachwuchses« v. 26. Juni 1935 geschaffen. Der dem § 14 eingefügte Abs. 2 erlaubte und regelte nunmehr die »kriminalpolitisch indizierte Kastration« Homosexueller. Notwendige Voraussetzung war jedoch dabei die »Einwilligung« des Betroffenen. Der Eingriff war nur zulässig, wenn bereits einschlägige Verfehlungen vorlagen oder befürchtet werden mußten. Das Gutachten eines Amts- oder Gerichtsarztes war notwendig.

Ein Druck wurde auf Homosexuelle insofern ausgeübt, als mit der Einwilligung zur Kastration Straferlaß oder Nichtverhängung einer »Maßregel« (=KZ) erkauft werden konnte. Diese Motivation war durchaus beabsichtigt. Nach Wiethold ist ». . . schon die Entmannungsandrohung . . . ein ausgezeichnetes Mittel der Abschreckung des einzelnen . . . Wird aber noch zusätzlich Sicherheitsverwahrung angedroht, bedeutet dies eine viel härtere Maßnahme für die Betroffenen . . . Manche Sittlichkeitsverbrecher wünschen deshalb die Entmannung, um einer dauernden Internierung (im KZ — G. G.) zu entgehen.« Wiethold, F.: Zur Frage der Entmannung gemeingefährlicher Sittlichkeitsverbrecher. – In: Dtsch. Z. gesamte gerichtl. Med. – **24** (1935). – S. 135–149, zit. S. 148f.

[29] Puvogel, H.: Die leitenden Grundgedanken bei der Entmannung gefährlicher Sittlichkeitsverbrecher. – Jur. Diss. – Göttingen; Düsseldorf 1937. – S. 12; 34.

[30] Anm. 21. – S. 1638.

[31] Vgl. Kapp, F.: Gedanken über Fragen, die mit der Entmannung von Sittlichkeitsverbrechern zusammenhängen. – In: Dtsch. Z. gesamte gerichtl. Med. – **24** (1935). – S. 236–241; Bonk, F.: Zur Indikation der Entmannung von Sittlichkeitsverbrechern auf Grund von 180 Beobachtungen. – In: Ebenda. – **32** (1940). – S. 339–365; Bunsmann, F.: Beobachtungen am entmannten Sittlichkeitsverbrecher aus dem Zuchthaus Münster i. W. – In: Ebenda. – **33** (1940). – S. 248–253; Rodenberg, C. H.: Zur Frage des kriminaltherapeutischen Erfolges der Entmannung homosexueller Sittlichkeitsverbrecher. – In: Dtsch. Justiz. – **10** (1942) 37. – S. 581–587 (insbes. S. 587).

[32] Jensch, N.: Untersuchungen an entmannten Sittlichkeitsverbrechern. – Leipzig: Georg-Thieme-Verlag, 1944. – S. 50; 53.

[33] Anm. 21. – S. 1637.

[34] Vgl. Jensch, K.: Zur Genealogie der Homosexualität. – In: Arch. Psychiatr. – **112** (1941). – S. 527–540; ders.: Weiterer Beitrag zur Genealogie der Homosexualität. – In: Ebenda. – S. 679–696; Schröder, P.: Homosexualität. – In: Mon.-schr. Kriminalbiol. – **31** (1940). – S. 221–234; Lang, Th.: Bemerkungen zu dem Aufsatz »Homosexualität« von Prof. Dr. P. Schröder. – In: Ebenda. – **32** (1941). – S. 162 bis 168.

[35] Vgl. Lang, Th.: Beitrag zur Frage nach der genetischen Bedingtheit der Homosexualität. – In: Z. gesamte Neurol. – **155** (1936). – S. 702–713; **157** (1937). – S. 557–574; **160** (1937). – S. 804–809; **162** (1938). – S. 625–645; **166** (1939). – S. 255–270; **169** (1940). – S. 564–575; **170** (1940). – S. 663–671; **171** (1941). – S. 651–697; ders.: Ergebnisse neuerer Untersuchungen zum Problem der Homosexualität. – In: Mon.-Schr. Kriminalbiol. – **30** (1939). – S. 401–413.

[36] Lemke, R.: Neue Auffassungen zur Pathogenese, Klinik und strafrechtlichen Verfolgung der männlichen und weiblichen Homosexualität. – In: Med. Klinik. – **36** (1940) 49. – S. 1355–1357, zit. S. 1355f.

[37] Ders.: Über Ursache und strafrechtliche Beurteilung der Homosexualität. – Jena: Fischer Verlag, 1940. – S. 42. Hier führt er auch aus: »Die straffe Anwendung des Gesetzes bewirkt, daß jetzt mehr Homosexuelle als früher zum Arzt kommen, um sich über ihre Triebabweichung beraten zu lassen. Wir sehen uns dann Problemen gegenüber, die der Psychiatrie nicht neu sind, die aber doch in der heutigen Zeit anders gelöst werden müssen als vor einem Jahrzehnt, weil die Psychiatrie damals noch sehr unter jüdischem Einfluß stand (S. 2) . . . In der heutigen Zeit, da rassenhygienische Forderungen vom nationalsozialistischen Staat an erster Stelle vertreten werden, ist die Bekämpfung der Homosexuellen eine dringliche Aufgabe geworden. Wir haben herauszufinden, welcher Weg auf Grund der neueren Forschungen in der Unterdrückung der Homosexualität am erfolgreichsten erscheint (S. 35) . . . Eine wirksame Bekämpfung der Homosexualität ist nicht allein von juristischer Seite möglich, sie kann nur durch Mithilfe des Nervenarztes erfolgen.« (S. 36).

[38] Linden, H.: Bekämpfung der Sittlichkeitsverbrechen mit ärztlichen Mitteln. − In: Allg. Z. Psychiatr. − **112** (1939). − S. 405−423, zit. S. 412.

[39] Schröder, P.: Vgl. Anm. 34. − S. 234.
Schröder gibt hier nur wieder, was auch andere namhafte Psychiater zur angeblich feststehenden Erbbedingtheit der Homosexualität dachten. So meinte beispielsweise der Frankfurter Psychiater Kurt Kolle: ». . . eine Erbanlage zur Homosexualität läßt sich nicht feststellen.« (Kolle, K.: Psychiatrie. − 2. verb. Aufl. − Berlin; Wien: Urban und Schwarzenberg, 1943. − S. 125). Auch H. Bürger-Prinz ist dieser Auffassung (vgl. dazu die Kontroversen im zeitgenössischen Schrifttum, u. a.: Bemerkungen zu dem Aufsatz von Prof. Dr. med. Paul Schröder, von Th. Lang mit den sich anschließenden Entgegnungen von Schröder, Lemke und Bürger-Prinz. − In: Mon.-schr. Kriminalbiol. − **32** (1941) 5. − S. 162−171; 241−250; Bürger-Prinz, H.: Gedanken zum Problem der Homosexualität. − In: Ebenda. − **30** (1939). − S. 430−438).

[40] Kapp, F.: Anm. 31. − S. 239.

[41] Vgl. Bonk, F.: Vgl. ebenda. − S. 363ff.; Bunsmann, F.: Vgl. ebenda. − S. 252.

[42] Vgl. Jahresberichte 1940 und 1941 des Deutschen Institutes für Psychologische Forschung und Psychotherapie. − In: Zent.-bl. Psychother. − **14** (1942) 1/2. − S. 38f.; 70f.

[43] Mohr, F.: Einige Betrachtungen über Wesen, Entstehung und Behandlung der Homosexualität. − In: Ebenda. − **15** (1943) 1/2. − S. 1−20, zit. S. 16. Vgl. zu dem psychotherapeutischen Konzept der NS-Forschungsszene ausführlich COCKS 1985, S. 202ff.

[44] Boehm, F.: Rezension zu Lemke, R.: Über Ursache und strafrechtliche Beurteilung der Homosexualität. − In: Zent.-bl. Psychother. − **14** (1942) 1/2. − S. 123.

[45] Den Leitern faschistischer Jugendorganisationen müssen die entwicklungsbedingt auftretenden gleichgeschlechtlichen Kontakte unter Jugendlichen als eine permanente Bedrohung des »Geschlechtshaushaltes der Nation« (Himmler) erschienen sein. Was pseudowissenschaftlich, aber mit durchaus gefahrvoller Dummheit daraus für Schlußfolgerungen gezogen wurden, belegt u. a. die von einem führenden HJ-Funktionär 1940 verteidigte Dissertation.
Gauhl, K. W.: Statistische Untersuchungen über Gruppenbildung bei Jugendlichen mit gleichgeschlechtlicher Neigung unter besonderer Berücksichtigung der Struktur dieser Gruppen und der Ursache ihrer Entstehung. − Phil. Diss. − Marburg 1940.

5.
Entwicklungstrends der Betreuung chronisch Kranker im Rahmen der faschistischen Gesundheitspolitik in Deutschland

5.1. Die Ausgangsbedingungen und methodologischen Probleme der Urteilsbildung

Die Intensität der medizinischen und sozialen Betreuung chronisch Kranker, insbesondere solcher, die für lange Zeit oder auf Dauer nicht mehr arbeitsfähig sind und ständiger Behandlung und Fürsorge bedürfen, ist ein besonders bedeutsames Bewährungsfeld der in einer bestimmten Gesellschaft praktizierten Humanität. Selbstverständlich ist die Art und Weise der Behandlung dabei von dem sich wandelnden medizinischen Erkenntnisstand abhängig; dessen praktische Nutzung wird jedoch weitgehend von den Haltungen der jeweils gesellschaftlich herrschenden Kräfte geprägt.

In der Weimarer Republik waren die sozialökonomischen und organisatorischen Bedingungen für die Sicherung der Betreuung chronisch Kranker widersprüchlich und derart beschaffen, daß die durch den medizinischen Erkenntnisfortschritt möglich gewordenen Verbesserungen nur zögernd und ansatzweise Wirksamkeit erlangen konnten. Während dabei auf der einen Seite die demokratische Staatsform und die partielle Mitwirkung auch von Interessenvertretungen der Werktätigen an der Gesetzgebung und praktischen Gestaltung der Sozialpolitik einige Voraussetzungen bot, Verbesserungen zu erreichen, bewirkten auf der anderen Seite die ökonomischen Machtpositionen der imperialistischen Kräfte und deren maßgeblicher Einfluß auf die Politik eine stete Begrenzung der für soziale und medizinische Zwecke einsetzbaren Ressourcen wie auch eine Orientierung auf solche Maßnahmen, die die Verbreitung der vor allem als bevölkerungspolitisch bedrohlich beurteilten Entwicklungen eindämmen oder verhindern sollten. Viele bedeutsame Initiativen der an progressiven sozialpolitischen Regelungen interessierten Kräfte, insbesondere solche der Parteien der Arbeiterbewegung (HAHN 1985b), reichsgesetzliche Regelungen für dringend notwendige Verbesserungen der Behandlung und Betreuung, zum Beispiel für die große Zahl der an Tuberkulose Erkrankten, zu erreichen, scheiterten am Widerstand der konservativen Parteien im Reichstag, deren ständig vorgebrachtes Argument lautete, daß die Mittel für umfangreiche Hilfsmaßnahmen nicht aufgebracht werden könnten (vgl. BÜTTNER; MEYER 1984, S. 162–164). Soweit dennoch unter diesen Bedingungen vereinzelt Fortschritte beim Ausbau der Versorgungsleistungen durch den Staat oder die Krankenversicherung erreicht werden konnten — etwa durch die im Mai 1925 im Reichstag beschlossene »Verordnung über die Ausdehnung der Unfallversicherung auf gewerbliche Berufskrankheiten« (MOSCHKE 1982) —, blieben derartige Regelungen auf relativ kleine Gruppen begrenzt und hinsichtlich der praktischen Umsetzung von den sich krisenhaft gestaltenden ökonomischen Bedingungen abhängig. Das einzige in der Weimarer Republik nach mehrjährigen Auseinandersetzungen zustande gekommene Reichsgesetz zur Bekämpfung der Geschlechtskrankheiten verdankte seine Verabschiedung weniger humanistischen Erwägungen als vor allem der Furcht vor gravierenden bevölkerungspolitischen Auswirkungen einer weiter ungeregelt bleibenden Betreuung der enorm hohen Zahl von Erkrankten, zumal eine im Jahre 1927 durchgeführte Erhebung des Reichsgesundheitsamtes für das Erfassungsjahr 372000 Neuzugänge ausgewiesen hatte.[1]

Für die große Gruppen der Bevölkerung hart belastenden chronischen Erkrankungen mit langer oder dauernder Arbeitsunfähigkeit, insbesondere für die Tuberkulosekranken, blieb die medizinische Betreuung den Leistungsmöglichkeiten und -bereitschaften der Krankenkassen überlassen. Diese übernahmen die finanziellen Absicherungen in der Regel nur für die ersten sechs Monate einer akuten Erkrankung und bewilligten Heilstättenbehandlungen nur dann, wenn noch günstige Aussichten auf Ausheilung bestanden. Die Fürsorge für jene Kranken, die keinen Versicherungsschutz mehr besaßen und bereits als unheilbar angesehen wurden, oblag den von den Kommunen finanzierten Wohlfahrtspflegediensten oder karitativen Hilfsorganisationen (BOCHALLI 1953; HAHN 1982).

Den gleichen Bedingungen ungesicherter Rechtsansprüche und unzureichender staatlicher Unterstützung war auch die große Zahl der schwer Körperbehinderten unterworfen. Vorwiegend für Kranke mit erheblichen Bewegungseinschränkungen im Gefolge von Poliomyelitis, Knochentuberkulose oder traumatischen Schädigungen war ein besonderes System der »Krüppelfürsorge« ebenfalls bereits zu Beginn unseres Jahrhunderts entstanden und während der Weimarer Republik hauptsächlich über karitative Institutionen ausgebaut worden (PAUL 1985; THOMANN 1985c).

Widerspruchsvoll und im ganzen unzureichend blieben in dieser Zeit auch die Fürsorgebedingungen für geistig Behinderte, deren Betreuung fast ausschließlich karitativen Diensten der beiden großen christlichen Kirchen überlassen blieb, sowie für Patienten mit langdauernden und zu Chronifizierungen führenden psychischen Erkrankungen. Für die letzteren bestand zwar ein staatliches System der Versorgung in Gestalt der Provinzial-Heil- und Pflegeanstalten seit langem, das jedoch ebenfalls mit bescheidenen Mitteln unterhalten werden mußte und wenig Möglichkeiten bot, moderne Vorstellungen von einer offenen Fürsorge zu verwirklichen oder neue Verfahren einer aktiven Therapie wirksam zur Geltung zu bringen. Auf diesen Problembereich wird in dem der Entwicklung der Psychiatrie gewidmeten Kapitel dieses Buches näher eingegangen.

Auf den wichtigen Gebieten der Früherkennung, Behandlung und Betreuung von Krebskranken oder Diabetikern, die zahlenmäßig einen erheblichen Anteil der auf soziale Unterstützung angewiesenen chronisch Kranken ausmachten und deren Versorgung auch nach 1933 zunehmend als Problem gesehen worden ist, lagen in den Jahren der Weimarer Republik noch keine nennenswerten eigenständigen Betreuungssysteme vor. Dies lag zum Teil an den damals noch bescheidenen Möglichkeiten des Einsatzes wirksamer therapeutischer Verfahren sowie gleichfalls daran, daß auch für diese Patientengruppen die auf kommunaler Ebene entstandenen Wohlfahrtspflegeinstitutionen verantwortlich blieben (PANZER; WILDNER 1984).

Unter diesen hier nur in groben Umrissen charakterisierten Bedingungen erwuchsen in den letzten Jahren der Weimarer Republik, in denen die Sicherung von dringenden Aufgaben der medizinischen Betreuung und der sozialen Fürsorge ohnehin durch die Auswirkungen der Weltwirtschaftskrise zunehmend erschwert worden ist, verstärkt sowohl sozialkritische als auch konservativ-antihumane programmatische Vorstellungen zur Lösung der unbewältigten Probleme. Die sozialkritische Haltung wurde dabei durch jene von Ärzten initiierten und getragenen Organisationen verkörpert, die im Zusammenwirken mit der revolutionären Arbeiterbewegung eine grundlegende Reform der Gesundheitsversorgung über die Vergesellschaftung der medizinischen und sozialen Dienste anstrebten, wie etwa der »Verein sozialistischer Ärzte« oder die »Ärztesektion der Internationalen Arbeiterhilfe« (SCHUMANN 1986).

Im Zentrum der konservativ-antihumanen Bestrebungen stand dagegen die bereits in den vorhergehenden Kapiteln charakterisierte sozialdarwinistische Doktrin, derzufolge eine Ausbau von Betreuungs- und Fürsorgeleistungen für große Gruppen chronisch Kranker eine »kontraselektorische« Wirkung auf die biologischen Prozesse der Reproduktion der Bevölkerung haben sollte. Verknüpft mit antikommunistischen und rassistischen Ideen, gewannen diese Vorstellungen zunehmend Einfluß. Die überaus leichtfertige Etikettierung vieler erblich bedingter oder als erblich bedingt angesehener Erkrankungen als Formen »minderwertigen«

menschlichen Daseins trug dazu bei, sozial diskriminierende Vorurteile aufzubauen. Betroffen waren davon in erster Linie die körperlich und geistig Behinderten sowie die psychisch Kranken. Jedoch wurden ähnliche Einstellungen auch gegenüber infektiösen Krankheiten mit chronischen Verläufen, insbesondere auch gegenüber den Geschlechtskrankheiten und der Tuberkulose nach und nach wirksam (HAHN 1982). An diesen Trend knüpfte die faschistische Wendung in der Gesundheitspolitik an, innerhalb derer die Absicherung der Betreuungs- und Fürsorgeleistungen der Medizin in erster Linie jenen zugute kommen sollte, die noch als heilbar oder wenigstens zu partiellen Arbeitsleistungen fähig angesehen worden sind.

Als überaus schwierig erweist sich die Bewertung der unter den Bedingungen der faschistischen Diktatur verfolgten Strategien der Behandlung der genannten Erkrankungen hinsichtlich der dabei erreichten Ergebnisse. Hierbei ist zu bedenken, daß dieses Herrschaftssystem nur in dem relativ kurzen Zeitraum von 1933 bis 1939 neue und für seine Intentionen charakteristische Formen der medizinischen Betreuungspraxis schaffen konnte und in den folgenden Jahren bis 1945 bereits unter den Bedingungen des von ihm selbst ausgelösten Krieges medizinische Betreuungsaufgaben sichern mußte.

Erhebliche Schwierigkeiten für die historische Urteilsbildung ergeben sich weiterhin aus dem Umstand, daß die bereits in den Jahren der Weimarer Republik wegen diagnostischer Unschärfen nur bedingt aussagefähigen medizinalstatistischen Daten für die faschistische Herrschaftsperiode vollends unzuverlässig wurden oder für die letzten Kriegsjahre gar nicht mehr zusammengetragen worden sind.[2] Diese Unzuverlässigkeit ergibt sich dabei vor allem daraus, daß die bereits seit 1933 einsetzenden Formen der repressiven Ausgrenzung politisch und rassisch verfolgter Gruppen, verbunden mit deren sich rapid verschlechternden Lebensbedingungen und mangelnder medizinischer Betreuung, zu hohen Sterblichkeitsziffern durch Unterernährung, Pneumonie und Tuberkulose geführt haben muß, die in die offiziellen medizinalstatistischen Daten überhaupt nicht eingegangen sind — oder wenn doch, dann mit verfälschten Primärangaben. Die gesundheitlichen Verhältnisse der seit 1939 in wachsender Zahl zur Erhaltung der deutschen Wirtschaft in Deutschland lebenden »Fremdarbeiter« und Kriegsgefangenen, deren Lebensbedingungen und medizinische Betreuung besonders schlecht waren, wurden ebenfalls in den statistischen Angaben zum Gesundheitszustand der deutschen Bevölkerung nicht berücksichtigt.

Das angesichts der angedeuteten Umstände derzeit zu zeichnende Bild der Entwicklung der medizinischen und sozialen Betreuungsbedingungen für chronisch Kranke in der Zeit von 1933—1945 ist deshalb notwendig noch unvollständig und lückenhaft, wobei wohl nur nach und nach vorzunehmende Teilanalysen für einzelne Krankheitsgruppen oder für ausgewählte Territorien dazu beitragen könnten, genauere Rekonstruktionen des Geschehenen zu sichern.

5.2. Programmatische Vorhaben und konkrete Maßnahmen zur Betreuung chronisch Kranker unter den Bedingungen der faschistischen Diktatur

Die Bekämpfung der Geschlechtskrankheiten und anderer Seuchen, des Krebses und der Tuberkulose galten als wesentliche Elemente des Gesundheitsprogrammes der faschistischen Führung.[3] Wenngleich auch zuweilen Bedenken aufkamen, »... ob das Ziel der ›völligen Ausrottung‹ der Tuberkulose erstrebenswert wäre, weil wir dadurch einer natürlichen Auslese entgegenarbeiten würden...«,[4] legte Baer bereits 1933 einen Plan zur Tuberkulosebekämpfung vor: »Die straffe und einheitliche Führung der neuen Staatsregierung wird sich auch auswirken auf die gesamte Organisation der Tuberkulosebekämpfung. Das Prinzip der neuen Regierung, daß Volkswohl oberstes Gesetz und über den Sonderwünschen des einzelnen steht, ist die Grundlage auch für jede erfolgversprechende Bekämpfung der Tuberkulose als Volksseuche... Das bisher herrschende System der Tuberkulosebekämpfung, das ein Spiegelbild des Durcheinanders und Nebeneinanders, wie es in den einzelnen Staaten der Fall war, gibt, muß einem straffen zentralen Willen weichen, der rücksichtslos dem Gedanken zum Durchbruch verhilft, daß die Tuberkulose als Volksseuche nur durch staatsautoritative Maßnahmen besiegt werden kann.«[5] Er forderte ein Reichstuberkulosegesetz und die Schaffung eines Reichstuberkulosefonds. Als Grundsätze der Tuberkulosebekämpfung sah er Meldepflicht für Tuberkulose, Spuckverbot auf den Straßen, Zwangsasylierung asozialer ansteckungsfähiger Kranker, Eheverbot für Offentuberkulöse, ausschließlich ärztliches Behandlungsrecht bei Tuberkulose und ein Reklameverbot für sogenannte Tuberkuloseheilmittel an. Die Tuberkulosebehandlung sollte staatlich unterstützt werden, beispielsweise durch ein Wohnungsbauprogramm und die Realisierung des Siedlungsgedankens sowie Aufklärung und Gesundheitspropaganda. Die Fürsorgestellen müßten behördlichen Charakter annehmen. Vor allem für Personen, die beruflich mit Kindern zu tun hätten, darüber hinaus für die Reichswehr, die Polizei und die studentische Jugend seien Vorsorgeuntersuchungen zu gewährleisten.

Wenn auch in Details differente Vorstellungen bestanden, wurde die Tuberkulosebekämpfung ab 1933 im wesentlichen mit einer derartigen Grundorientierung betrieben. Das »Gesetz über die Vereinheitlichung des Gesundheitswesens« vom 3. 7. 1934 trat am 1. 4. 1935 in Kraft. Aus seinem § 3 ergaben sich folgende Anforderungen: »1. Erfassung der Tuberkulosekranken, 2. Feststellung der Diagnose, 3. laufende ärztliche Überwachung, Beratung und Belehrung der Kranken, 4. Vermittlung zweckmäßiger Heilbehandlung, 5. Überwachung an Tuberkulosegefährdeten, 6. Nachfürsorge für Entlassene aus dem Heilverfahren und Fürsorge für Schwerstkranke.«[6] Verschiedenste Bestrebungen zur Vereinheitlichung der Tuberkulosebekämpfung (Umwandlung des 1906 aus der Förderungsvereinigung der Heilstättenbewegung hervorgegangenen »Deutschen Zentralkomitees zur Bekämpfung der Tuberkulose« in einen »Reichstuberkuloseausschuß« [RTA]; 1933 Zusammenlegung der »Vereinigung der Lungenanstaltsärzte« und der »Gesellschaft Deutscher Tuberkulose-Fürsorgeärzte« zur »Vereinigung Deutscher Tuberkulose-Ärzte«; 1937 deren Vereinigung mit der »Deutschen Tuberkulose-Gesellschaft«) konnten jedoch Geschlossenheit weder auf wissenschaftlichem noch auf organisatorischem Gebiet in befriedigendem Maße erreichen. Deswegen wurde 1938 zusätzlich zum RTA ein »Reichstuberkuloserat« (RTR) gegründet (KELTING 1974).[7]

Als weitere wichtige Regelung müssen das »Gesetz zur Erhaltung der Leistungsfähigkeit der Invaliden-, der Angestellten- und der knappschaftlichen Versicherung« vom 7. 12. 1933 und das »Gesetz über den Aufbau der Sozialversicherung« vom 5. 7. 1934 betrachtet werden. Sie bildeten die juristische Grundlage für die ebenfalls der Naziideologie untergeordneten und damit insgesamt restriktiven materiellen Versorgungsleistungen für Invaliden und Rentner, wobei Umverteilungen der Versicherungsgelder auf die von der faschistischen Gesundheitspolitik als wichtig angesehenen Gebiete und schließlich die Nutzung des Versicherungsvermögens für die Kriegsvorbereitung und -durchführung nachgewiesen wurden (PIETROWIAK 1985; TEPPE 1977).

Schließlich war die »Verordnung zur Bekämpfung übertragbarer Krankheiten« vom 1. 12. 1938 für die Tuberkulosebekämpfung bedeutsam: »Meldepflicht, Untersuchung des Kranken, Krankheitsverdächtigen und seiner Umgebung, Schutzmaßnahmen einschließlich Zwangsasylierung und Behandlungszwang sind jetzt sichergestellt. Die Röntgenreihenuntersuchungen einzelner Bevölkerungsgruppen sind zum Röntgenkataster der ganzen Bevölkerung auszubauen. Die Fürsorgestätten sind in erster Linie zu Lehrstätten der kommenden Ärztegeneration berufen, da sie allein einen willkommenen Überblick über den Ablauf der Tuberkulose zu vermitteln vermögen. Die Verordnung bringt den Übergang von der Verteidigung gegen die Tuberkulose zum Angriff.«[8]

Dieser Schlag auf Schlag folgende Gesetzesapparat, der nach 1933 eine umfassende Umstrukturierung und damit die Auflösung bestehender Widersprüche und Unzulänglichkeiten auch im Behandlungs- und Betreuungsprozeß vieler anderer chronisch Kranker formal anstrebte, muß für viele Ärzte eine Faszination ausgeübt haben: Diesem Tuberkulosebekämpfungsprogramm eindeutig zugrundeliegende und auch unverhüllt zugegebene ökonomische Interessen[9] wurden von ihnen nicht ausreichend reflektiert oder sogar akzeptiert. So erklärte Dr. Blome, stellvertretender Leiter des Hauptamtes für Volksgesundheit der NSDAP, die »... Steigerung der Leistungskraft des deutschen Menschen ...« als eine der Hauptrichtungen der nationalsozialistischen Medizin.[10] Gesundheit und Leistungsfähigkeit wurden dabei zu Synonyma,[11] und Leistung bedeutete ausschließlich den Nutzen, den der einzelne für die Gesellschaft zu erbringen vermochte. Der Nutzen für die Gesellschaft avancierte zum wichtigsten Wertmaßstab für den Menschen, wurde der vorrangige Parameter für die von ihm zu beanspruchenden und ihm zu gewährenden medizinischen Leistungen und letztlich für sein Lebensrecht überhaupt.[12]

Das Wohl der Volksgemeinschaft über das des einzelnen Kranken zu stellen, wurde als neues ärztliches Ethos propagiert.[13] Doch nicht nur der Arzt, sondern auch jeder einzelne Bürger hatte die moralische Pflicht zum Gesundsein.[14] Folglich verteilte man auch die Leistungen der Sozialversicherung nicht mehr nur nach der Bedürftigkeit der Patienten, sondern auch nach ihrem moralischen Verhalten zum Nutzen der Gemeinschaft und damit nach der Loyalität gegenüber dem faschistischen Staat.[15] Ausdrücklich wurde diese moralische Bewertung auch für die Zuwendungen und Unterstützungen für Patienten im Rahmen des Tuberkulosebekämpfungsprogramms gefordert und praktiziert:

»Die altruistische Einstellung des Kranken ist eine Voraussetzung dafür, daß sich die Allgemeinheit mit öffentlichen Mitteln dieser Kategorie von Patienten (Offentuberkulöse — S. H.) annimmt. Nur der Patient, der sich der Verantwortlichkeit gegenüber seiner Umgebung klar bewußt ist und auch diesen Altruismus in die Tat umsetzt, ist dieser Bevorzugung würdig ... Wir wollen unbedingt wertvolles Volksgut, das heilfähig ist, erhalten, vor allem auch die Kinder weitgehend schützen. Alles, was für die Wohnungsfrage und für die Bekämpfung der Tuberkulose überhaupt geschieht, geschieht in erster Linie nicht für den einzelnen Kranken, sondern für die Wahrung und Besserung der Volksgesundheit und damit zur Sanierung des Volkskörpers überhaupt ...«.[16]

Diese gesundheitspolitischen und -organisatorischen sowie juristischen und ethisch-moralischen Grundorientierungen setzten sich nun in spezifischer Weise in der medizinischen Forschung und ärztlichen Praxis durch:

»Wie der Nationalsozialismus alle Übel an der Wurzel packt, **ursächlich** bekämpft und nicht nur ihre Erscheinungen, Symptome und Folgen beseitigt, so hat für uns auch ganz allgemein die Frage nach der **Ursache** aller Krankheiten erhöhte Beachtung gewonnen, und zwar in siebenfacher Hinsicht: 1. Die Bedeutung der Erbanlagen wird ganz allgemein höher bewertet als **früher**. 2. Die Bedeutung der Erbanlagen wird höher bewertet **im Vergleiche zur Umwelt**. 3. Wir haben erkannt, daß es nicht heißen darf: ›ererbt oder erworben?‹, sondern daß für die meisten Erkrankungen und Leiden **Erbanlagen** und **Umwelteinflüsse** als Ursachen **zusammenwirken**. 4. Wir stellen immer mehr das Zusammenwirken **mehrerer** erblicher Anlagen für **eine Erbkrankheit** fest. 5. Wir beginnen zu erkennen, daß für die Entstehung von Krankheiten auch durch **Umwelteinflüsse** nicht nur **eine** Ursache in Frage kommt, sondern daß **mehrere Ursachen** zusammenwirken. 6. Was uns als **Krankheitsbild** oder **Krankeitszustand** erschienen ist, stellt sich oft als ein Zusammenwirken **mehrerer Krankheiten** heraus, von denen jede wieder mehrere Ursachen haben kann. 7. Es wird mehr und mehr der Versuch gemacht, das Entstehen von Erkrankungen oder Leiden nicht nur mechanisch und materiell zu erklären, sondern **weltanschaulich tiefere** Gründe zu suchen.«[17]

Damit ergaben sich drei Prinzipien medizinischen Vorgehens: »1. Wertvolle erbbiologische Anlagen müssen unverändert, d. h., nicht durch Umwelteinflüsse geschädigt, weitergegeben werden. 2. Schwere minderwertige Anlagen müssen von der Weitergabe ausgeschlossen werden. 3. Es muß versucht werden, aus mittelmäßigen Anlagen durch eine entsprechende Gesundheitsführung das, was an Wertvollem vorhanden ist, nach Möglichkeit zu fördern und nicht durch neue Schädigung weiter zu vermindern.«[18]

Ein wichtiges Gebiet klinischer Forschung bestand deswegen zunächst darin, die Erblichkeit einer breiten Palette von Krankheiten zu prüfen (Tabelle 2).[19] Allerdings divergierten die Meinungen zur Rolle der Erbfaktoren und hinsichtlich der Rassenunterschiede bei den Tuberkuloseforschern und auch in bezug auf andere Krankheiten erheblich.[20] Eine Reihe von Tuberkuloseärzten warnte vor der Überbewertung erbbiologischer Möglichkeiten auf Kosten der Infektionsprophylaxe.[21] In bezug auf die Krebsgenese wies eine fundierte Arbeit von Bauer entscheidende methodische Mängel der erbbiologischen Forschung nach.[22]

Diese zunächst legitimen wissenschaftlichen Untersuchungen zu Erbfragen wurden trotz solcher unterschiedlichen Ergebnisse und Bewertungen durch namhafte Wissenschaftler als Begründung für die sofort nach der faschistischen Machtübernahme einsetzenden restriktiven Maßnahmen hinsichtlich der Lebensrealisierung ernst chronisch Kranker mißbraucht. Nach dem »Gesetz zur Verhütung erbkranken Nachwuchses« vom 14. 7. 1933 mußten mit einer erblichen Krankheit behaftete Personen zur Sterilisierung gemeldet werden. Mit dem »Gesetz über die Förderung der Eheschließungen« vom 1. 6. 1933 — eigentlich eine arbeitsmarktpolitische Maßnahme – wurde erreicht, daß die Eheschließungen schwer chronisch Kranker, z. B. Offentuberkulöser, nicht mit einem Ehestandsdarlehen unterstützt wurden (KELTING 1974.[23] Durch das »Gesetz zum Schutze der Erbgesundheit des deutschen Volkes« vom 18. 10. 1935

Tabelle 2 Übersicht über einige Forschungsarbeiten und deren Ergebnisse

Quelle	erbbiologisch untersuchte Krankheit	Ergebnis
Witteler E. A. MMW 82 (1935) 1981–1985	Ulcus ventriculi et duodeni	erbbiologische Anlage vorhanden, die Störung des vegetativen Systems oder des Säure-Basenhaushaltes betrifft.
Morawitz, P. MMW 83 (1936) 2073–2074	Leukose	allgemeine Bereitschaft des blutbildenden Apparates ist konstitutionell gegeben.
Müller, H. MMW 84 (1937) 1490–1491	Mitralfehler Vorhofflimmern Schenkelblock	kommen gehäuft familiär vor.
Gottlebe, P. MMW 85 (1938) 140–141	Leukämie	hereditär-konstitutionell bedingte, erst im höheren Alter eintretende Knochenmarkerschöpfung.
Lemser, H. MMW 85 (1938) 1657–1661 und MMW 85 (1938) 1811–1815	Diabetes mell.	gibt zwar erbliche Anlage, aber nicht jeder Anlageträger wird diabetisch. Peristatische Faktoren können Manifestierung der diabetischen Erbanlage verhindern.
Haugarter, W. Rezension in MMW 86 (1939) 1171–1172	rheumatische und chronische Gelenkerkrankungen	Spezifisch arthritische Erbanlage, die sich unregelmäßig dominant vererbt.
Umber, F. MMW 86 (1939) 1479–1482	Diabetes mell.	reine Erbkrankheit.
Thums, K. MMW 86 (1939) 1634–1638	multiple Sklerose	im wesentlichen Umweltkrankheit.
Idelberger, K. H. Rezension in MMW 86 (1939) 1787	Klumpfuß	schlechthin ein Erbleiden.
Bauer, K. H. MMW 87 (1940) 474–480	Krebs	überhaupt nicht vererbt.
Lindlau, M. MMW 87 (1940) 1356–1360	Ulcus ventriculi et duodeni	keine Erblichkeit

wurde ein Eheverbot für diese Patienten ausgesprochen.[24] Alle diese Gesetze waren systematisch aufeinander abgestimmt.[25]

Wieviele Patienten von diesen Konsequenzen betroffen waren und mit welchem pseudowissenschaftlichen Eifer sich Ärzte verschiedenster Fachrichtungen an die Auslegung und Realisierung dieser Gesetze machte, verdeutlicht eine Reihe von Arbeiten (BONHOEFFER 1949; NOWAK 1977; DÖRNER 1980; SPÄTE; THOM 1980; BACH 1985; MEIXNER; SCHWERDTNER 1985b; SCHWANN; WILKE 1985).[26]

So sah zwar das »Gesetz zur Verhütung erbkranken Nachwuchses« die an Tuberkulose Erkrankten nicht als sterilisierungspflichtig an; trotzdem bot dieses Gesetz über die Diagnose »angeborener Schwachsinn« auch einen Weg, Tuberkulöse von der Nachkommenschaft »auszuschalten«. Augstein hatte bereits 1930 die Auffassung begründet, daß asoziale Tuberkulöse ohne Gewissensbisse die Tuberkulose absichtlich verbreiten würden, und er schätzte ihre Zahl in Deutschland auf ca. 10 000 jährlich.[27] Da Asozialität als soziale Minderwertigkeit mit einem meist angeborenen »moralischen Defekt« definiert wurde, war die Sterilisierung Tuberkulöser prinzipiell möglich, wurde in diesem Sinne häufig gefordert und wahrscheinlich auch praktiziert.[28]

Dieses Vorgehen stand jedoch zu einem anderen Ziel der faschistischen Gesundheitspolitik, dem seit der Jahrhundertwende einsetzenden Geburtenrückgang entgegenzuwirken, in Widerspruch. Unter diesem Aspekt wurde wiederholt auf eine verantwortungsbewußte Entscheidung der Ärzte bei der Beurteilung des Ehetauglichkeitszeugnisses aufmerksam gemacht oder gar der Vorschlag unterbreitet, die Tuberkulösen Kinder bekommen zu lassen, sie ihnen dann sofort wegzunehmen und in einer gesunden Umgebung zu erziehen.[29] Aus diesen Gründen wurden auch Schwangerschaftsunterbrechungen bei tuberkulösen Frauen theoretisch strikt abgelehnt; praktisch jedoch bildete die Tuberkulose die häufigste medizinische Indikation zum Abbruch einer Schwangerschaft.[30] Auch im Hinblick auf andere Krankheiten schienen allerdings einige Ärzte die Wirkungen dieser rigorosen Auslegungen erbbiologischer Forschungen in der Bevölkerung zu registrieren und begannen, vor ihnen zu warnen.[31]

Da bei vielen gesundheitspolitisch bedeutsamen chronischen Krankheiten eine primäre Prävention und effiziente Therapie auf dem damaligen wissenschaftlichen Erkenntnisstand kaum möglich war — z. B. wurden nach dem Lübecker Impfunglück 1930 (KLEINSCHMIDT 1950) bis 1945 keine BCG-Impfungen mehr durchgeführt —, wurden besondere Anforderungen an die Früherkennung gestellt, wenn noch günstige therapeutische Chancen bestanden.[32] Nachdem so zunächst mit Röntgendurchleuchtungen größere Menschengruppen erfaßt wurden, fanden ab 1938 Röntgenschirmbilduntersuchungen zur Tuberkulosefrüherkennung statt (ANGERSTEIN 1981).[33] Schwerpunkte bildeten dabei außer der SS, in deren Lager während des NSDAP-Parteitages 1938 in Nürnberg das Verfahren erprobt worden war, zunächst die Wehrmacht, die SA, der »Reichsarbeitsdienst« sowie Arbeiter in den Rüstungsbetrieben und staubgefährdeten Berufen. So muß die Einführung der Röntgenreihenuntersuchungen auch als Moment der medizinischen Kriegsvorbereitung gewertet werden.

Reihenuntersuchungen wurden auch für die Krebsvorsorge propagiert (PANZER; WILDNER 1984).[34] Für Diabetiker, Tuberkulosekranke, Herz-Kreislaufpatienten wurde das Netz der Dispensairebetreuung aufgebaut bzw. erweitert.[35] Diese Vorsorgeuntersuchungen und Dispensairebetreuungen wurden vielfach in das der »Deutschen Arbeitsfront« unterstehende Betriebsgesundheitswesen integriert.

Wahrscheinlich ebenfalls im Rahmen der Kriegsvorbereitungen zu werten, wurde die Einrichtung eines Rettungsdienstes für Verunfallte und plötzlich schwer Erkrankte angebahnt. 1941 umfaßte das Berliner Rettungsamt 13 Rettungsstellen mit ununterbrochenem Dienst.[36]

Die Notwendigkeit, für die Kriegsvorbereitungen und den Krieg auch chronisch Kranke und Geschädigte in den Arbeitsprozeß einzubeziehen, war das Hauptmotiv der seit etwa 1937 verstärkt einsetzenden Rehabilitationsbemühungen.[37] (Tabelle 3) Das vertrauensärztliche Kontrollsystem bei längerer Arbeitsbefreiung erfaßte die Kranken und konnte sie in vielen Fällen einem beruflichen Wiedereinsatz zuführen.[38] In der sogenannten Volksgemeinschaft entstand eine Atmosphäre des moralischen Drucks auf die Kranken.[39] Gebauer und Schweder berichten 1940, daß 86,7 % der Diabeti-

Tabelle 3 Die Zahl der invalidisierten und arbeitslosen Schwerbeschädigten (Blinde, Gehörlose, Körperbehinderte, geistig Behinderte) nahm daher relativ ab:

Datum	Schwerbeschädigte (absolut)	davon invalid absolut = %		davon arbeitslos absolut = %	
31. 3. 37	429 536	69 278	16,12	12 004	2,79
31. 3. 38	436 168	67 384	15,43	9 446	2,16
31. 3. 39	444 303	66 991	15,07	6 905	1,55
31. 3. 40	449 692	66 597	14,81	6 117	1,36

Quelle: Statistisches Jahrbuch für das Deutsche Reich 1941/1942/Hrsg. vom Statistischen Reichsamt.-Berlin: Verlag Heimar Hobbing, 1942. – S. 629

ker Berlins mit Anspruch auf Lebensmittelunterstützung in den Arbeitsprozeß eingegliedert waren. Von ihnen waren 37 % insulinpflichtig.[40] Die Alternative der Behandlung mit oralen Antidiabetika gab es noch nicht. Während des Krieges wurde die diätetische Versorgung der Diabetiker schwieriger und ein Mangel an Insulin offenkundig.[41] Zu den gesundheitlichen Folgen der faschistischen Leistungsmedizin für die arbeitenden Menschen wird ausführlich im Kapitel 9 Stellung genommen. Das den Rehabilitationsbemühungen zugrundeliegende, einzelne – besonders dann gegen Kriegsende – an den Rand ihrer physischen und psychischen Existenz treibende Nützlichkeits- und Leistungsprinzip (GRAESSNER 1980a) schloß nicht aus, daß eine Reihe von Ärzten von dem humanistischen Grundanliegen der Rehabilitation überzeugt war, auch kranken und geschädigten Menschen die Arbeit als Quelle von Zufriedenheit, Glück und Sinnhaftigkeit des Lebens zu erschließen.[42]

Eine für die faschistische Medizin problematische Gruppe blieben die Patienten mit besonders schweren Verlaufsformen chronischer Krankheiten oder mit infauster Prognose. Als zum Beispiel die allgemeine Unterbelegung der Heilstätten infolge der Weltwirtschaftskrise einem erhöhten Bedarf an Heilstättenplätzen infolge der Früherfassung vieler Kranker im Rahmen der Reihenuntersuchungen wich, wurden folgende Richtlinien für die Auswahl der zur Behandlung der Tuberkulose in Heilstätten geeigneten Kranken erlassen: »Für ein Heilverfahren scheiden in der Regel aus:

1. Schwere, auch nur einseitige Erkrankungen bei Personen im vorgerückten Alter (etwa ab Anfang des 6. Lebensjahrzehntes),
2. doppelseitige Erkrankungen mit Bildung größerer starrer Höhlen auf beiden Seiten,
3. Fälle von käsiger Lungenentzündung,
4. Fälle, die kompliziert sind, mit nachgewiesener geschwüriger Darmtuberkulose, schwerer Kehlkopftuberkulose oder Diabetes,
5. weil eine Kur unnötig ist, die abgeheilten oder inaktiven Tuberkulosen.«[43]

5.3. Der Entwurf eines »Sterbehilfe«-Gesetzes als Konsequenz der im Faschismus erfolgten Abwertung chronisch und nicht mehr leistungsfähiger Kranker

Bereits vor dem ersten Weltkrieg zeichnete sich die Tendenz ab, lebenseinschränkende und -vernichtende Maßnahmen gegen jene Menschen ergreifen zu wollen, die keiner Leistung mehr fähig und durch chronische Krankheiten und Siechtum weitgehend aus dem gesellschaftlichen Leben ausgeschieden waren. Unter der Ärzteschaft gewannen derartige Anschauungen zunehmend Boden, und sie wurden von ihr genährt, weil die vorwiegend naturwissenschaftlich orientierte Medizin jener Zeit die sich verschärfenden sozialen Widersprüche in der imperialistischen Gesellschaft nur unzureichend und ideologisch verzerrt widerspiegelte. Parallel zu Bemühungen, die Tötung auf Verlangen des Patienten straffrei zulassen zu wollen,[44] begann um die Jahrhundertwende die Abwertung von Menschen mit eingeschränktem oder aufgehobenem Leistungsvermögen im sozialdarwinistischen Sinne durch ihre Gleichsetzung mit den »Schwachen« und »nicht Durchsetzungsfähigen«, die im »Kampf ums Dasein« der »natürlichen Auslese« unterliegen würden, wenn es die moderne Medizin nicht geben würde.[45] Ideologisch so vorbereitet, beeindruckt durch den Tod vieler junger, gesunder Menschen im ersten Weltkrieg und gefördert durch Einblicke in die soziale Not, die sich gerade auch in den Anstalten für chronisch Kranke, Geschädigte und geistig Behinderte ausbreitete,[46] invertierte das soziale Verantwortungsbewußtsein der Mediziner in eine inhumane, reaktionäre Richtung: Medizin und Staat könnten nicht gesunde Menschen auf den Schlachtfeldern opfern und Sieche und Kranke unter hohem materiellen und pflegerischen Aufwand am Leben erhalten; Medizin und Staat dürften mit ihren Maßnahmen nicht dem natürlichen Ausleseprinzip entgegenwirken und so zu einer Verschlechterung der Art beitragen; Medizin und Staat müßten, wenn sie offenbar nicht für ausreichende Lebensbedingungen aller Menschen sorgen könnten, den Mut haben, das Leben der Gesunden und sozial Starken zu fördern, indem »Ballastexistenzen« getötet würden. Programmatisch sind diese Forderungen in der 1920 erschienenen Schrift des Juristen K. Binding und des Psychiaters A. Hoche formuliert.[47]

Die Bestrebung nach straffreier Tötung auf Verlangen des Patienten und nach Freigabe der Vernichtung »lebensunwerten« Lebens mit all ihren philosophischen, ökonomischen, sozialen, medizinischen, ethischen und psychologischen Implikationen bildeten die Eckpfeiler der »Euthanasie«-Debatten bis 1933 (HOFFMANN 1969; REHSE 1969; HAFNER; WINAU 1974; FICHTNER 1976; GIERDE 1980; ALTNER 1981; SCHMIDT, J. 1983; KOCH 1984; HAHN 1985b).

Bei der »Machtübernahme« 1933 konnten die nationalsozialistischen Gesundheitspolitiker nahtlos an dieses Ideengut anknüpfen. Die exponierten Vertreter einer breiten humanistischen Front,[48] die bislang eine Realisierung dieser Praktiken verhindert hatten, wurden zum Schweigen gebracht.

Die praktischen Aktionen zur Tötung »minderwertigen Lebens« richteten sich ab 1939 zunächst gegen psychisch kranke und geschädigte Kinder und Erwachsene (KAUL 1973; MITSCHERLICH; MIELKE 1978; MAUSBACH; MAUSBACH-BROMBERGER 1979; MADER 1982; SICK 1983; MÜLLER-HILL 1984; WINAU 1984; THOM 1985a,b). Darüber hinaus war die sozialdarwinistisch-rassistische Ausmerzepolitik bemüht, noch weitere Gruppen von Menschen zu erfassen, die im Interesse der Einsparung von Fürsorgeleistungen und des Einsatzes aller medizinischen Leistungspotenzen für die Sicherung der Arbeits- und Wehrkrafterhaltung spezieller Bemühungen um die Lebenserhaltung nicht für würdig befunden wurden (ALY 1986; THOM; HAHN 1986). Denn in dem Maße, in dem der Wert des individuellen menschlichen Lebens nur noch nach seinem wirtschaftlichen Nutzen bemessen wurde und »... das Staatsinteresse erlischt, sobald das Individuum hinsichtlich der Erfüllung der staatlichen Zwecke keinen Wert mehr hat ...«,[49] mußten notwendigerweise nicht nur chronisch psychisch Kranke als »Ballastexistenzen« gelten, sondern die auch zu keinen Arbeitsleistungen mehr fähigen Siechen, infaust Kranken und sterbenden Menschen.

Bereits 1933 hieß es dazu im »Völkischen Beobachter«: »Die Sterbehilfe soll unter Anwendung aller ärztlichen und juristischen Vorsichtsmaßregeln die Abkürzung der Leiden unheilbar Kranker durch ein todbringendes Mittel herbeiführen. Für die Laienwelt ist namentlich die unheimliche Ausbreitung der Krebsleiden maßgeblich für die Beschäftigung mit diesem Problem geworden. Die längere Lebenserwartung unserer Generation hat der Verbreitung dieser Volksgeißel Vorschub geleistet und zugleich weiten Kreisen Mitgefühl für die Qualen der im letzten Stadium dieser Krankheit sich befindlichen Mitmenschen eingeflößt. Die rassische Selbstbestimmung des deutschen Volkes wird dazu führen, die juristischen und moralischen Vorurteile früherer Zeiten gegen eine selbstverständliche Nächstenpflicht unter schärfster behördlicher Überwachung zu überwinden.«[50]

Diesen Orientierungen entsprechend erfolgte auch eine Auflockerung juristischer Positionen, wie sie etwa in der Verwischung der vormals strengen Trennlinien zwischen »Sterbebeistand« und »aktiver Tötung« in einer 1934 erschienenen Denkschrift des preußischen Justizministers über das nationalsozialistische Strafrecht erkennbar wird. Hier hieß es, daß »... die Schaffung eines Unrechtsausschließungsgrundes bei dem Unternehmen der Tötung auf Verlangen durch eine zur Beurteilung der Krankheitslage befähigte Person geboten« sei. Soweit solche Tötung ein Mittel sei, »um den schwer leidenden, hoffnungslos Kranken von der Qual seines Leidens zu befreien«, und ein ausdrückliches und ernstliches Verlangen des Kranken oder seiner näheren Angehörigen vorliege, könne Straffreiheit erwogen werden, »wenn der Täter ein staatlich zugelassener Arzt ist, der Kranke unheilbar krank ist und dies durch das Gutachten zweier beamteter Ärzte festgestellt ist.«[51] Dieser Standpunkt war jedoch nicht rechtsverbindlich, da eine Änderung der relevanten Strafrechtsparagraphen, insbesondere des § 216 StGB, nicht erfolgte. Die Denkschrift stellte in demagogischer Weise ebenfalls das Mitleidsmotiv in den Vordergrund, obwohl spätestens seit der 1920 erschienenen Schrift von Binding und Hoche unverhüllt auch die ökonomischen und anderweitig utilitaristischen Aspekte als Argumentationen zusammengetragen worden waren (FICHTNER 1976; NOWAK 1977; SCHMIDT, J. 1983; KOCH 1984; WINAU 1984). In einer dann zunächst noch bis 1936 weitergeführten juristischen Diskussion fanden die genannten Forderungen ebenfalls keine endgültige Sanktionierung, und auch in der medizinischen Literatur blieb das Thema offiziell weitgehend tabuisiert und offen, in Einzelfällen auch noch von Ablehnung bestimmt.[52]

Ab 1938 erfolgte jedoch — offensichtlich im Zuge der beginnenden Einstellung auf die Aggressionspolitik gegenüber anderen Völkern und der generellen Verschärfungen des ökonomischen und politischen Drucks zur Erschließung weiterer Leistungsreserven für die Machtausweitung des Systems — eine neuerliche Intensivierung der Bemühungen einflußreicher Ärzte und Juristen um eine reichsrechtliche Legalisierung der »aktiven Euthanasie«. Sowohl durch den »Reichsausschuß zur wissenschaftlichen Erfassung von erb- und anlagebedingten Leiden«, dem namhafte Rassenhygieniker, Psychiater und Pädiater angehörten, als auch durch die Mitglieder einer Arbeitsgruppe der Strafrechtskommission, die sich mit der Frage der Zulassung einer »Tötung auf Verlangen« im geplanten neuen Strafgesetzbuch befaßte, wurden entsprechende Vorschläge erarbeitet und der für diese Frage zuständigen »Kanzlei des Führers« unterbreitet. Gefördert wurden diese Bestrebungen durch Hitlers Leibarzt Theo Morell, der eine umfangreiche Sammlung aller zur Euthanasiefrage früher publizierten ärztlichen und juristischen Stellungnahmen angelegt hatte und im Sommer 1939 eine »Denkschrift« verfaßte, die vermutlich Hitler zur Niederschrift jener formlosen »Ermächtigung« veranlaßte, auf deren Grundlage dann zunächst die bekannten Kindermorde begannen. Ohne die geringsten fachlichen Voraussetzungen — Morell war Hautarzt und ohne jede Beziehungen zur Psychiatrie — empfahl er in dieser Denkschrift als Grundsatz künftiger Regelungen: »Das Leben von Geisteskranken, die von Geburt an oder mindestens seit dem ... Lebensjahr so schwer körperlich und geistig mißgebildet sind, daß sie nur durch dauernde Pflege am Leben erhalten werden können, daß ihr Anblick durch seine Mißgestalt in der Öffentlichkeit Schauer erregen würde und daß ihre geistigen Beziehungen zu ihrer menschlichen Umwelt auf niedrigster tierischer Stufe stehen, kann nach Maßgabe des Gesetzes über die Vernichtung lebensunwerten Lebens durch ärztlichen Eingriff verkürzt werden.«[53]

Obwohl mit dieser Bestimmung der Ausgangspunkt für die praktischen Tötungsaktionen gegenüber chronisch psychisch Kranken gesetzt war, entsprach sie noch nicht den viel umfassenderen Intentionen der Mehrheit der an einer »Euthanasie«-Gesetzgebung interessierten Mediziner, die deshalb mit leitenden Beamten der Reichskanzlei zusammen weiter um eine entsprechende Gesetzgebung bemüht waren. Im Frühjahr 1940 lag dann auch eine erste ausführliche Entwurfsfassung eines Gesetzes »über die Sterbehilfe für Lebensunfähige« vor, in der es in der Einleitung hieß, »... daß mit und ohne eigenen Willensentschluß die Weiterexistenz von unheilbar Kranken und infolgedessen dauernd arbeitsunfähigen Menschen mit den sittlichen Normen der ›Volksgemeinschaft‹ unvereinbar sei ...« (ROTH; ALY 1984, S. 113). In den insgesamt sechs Paragraphen wurden auch die Einsetzung eines »Reichsbeauftragten« gefordert sowie die Kostenfragen besprochen. Anfang Juli 1940 wurde dieser Entwurf ca. 30 Spitzenvertretern der Medizin und der gesundheitspolitischen Dienste zugeschickt, die kurz darauf noch einen zweiten Entwurf eines Gesetzes »über die Sterbehilfe für Lebensunfähige und Gemeinschaftsfremde« zur Beurteilung zugesandt erhielten, der auf Initiative Heydrichs auch die Aufnahme von »Gemeinschaftsfremden« (insbesondere sogenannten Asozialen) vorsah. Auf der Grundlage der sehr rasch eingehenden Stellungnahmen, von denen nur noch einige erhalten geblieben sind und die vermutlich vor allem die vorgeschlagene Erweiterung des Gesetzes auf die »Gemeinschaftsfremden« ablehnten, entstand in der Reichskanzlei dann eine neue Fassung eines Gesetzes »über die Leidensbeendigung bei unheilbar Kranken und Lebensunfähigen«, die nochmals zur Einholung von Stellungnahmen verschickt und schließlich bei einer im Oktober 1940 durchgeführten abschließenden Beratung der an der Diskussion beteiligten Wissenschaftler in Berlin endgültig verabschiedet wurde. Die aus den Protokollen zu dieser Beratung erfolgte Rekonstruktion der entscheidenden Bestimmungen dieses Gesetzentwurfes ergab den folgenden Text:

»§ 1. Wer an einer unheilbaren, sich oder andere stark belästigenden oder sicher zum Tode führenden Krankheit leidet, kann auf sein ausdrückliches Verlangen mit Genehmigung eines besonders ermächtigten Arztes Sterbehilfe durch einen Arzt erhalten.

§ 2. Das Leben eines Kranken, der infolge unheilbarer Geisteskrankheit sonst lebenslänglicher Verwahrung bedürfen würde, kann durch ärztliche Maßnahmen, unmerklich für ihn, beendet werden.«[54]

Daß das genannte Gesetz nicht erlassen bzw. bestätigt wurde, lag lediglich daran, daß Hitler Protesthaltungen aus kirchlichen Kreisen und aus dem Ausland befürchtete und endgültige Regelungen erst nach dem Kriege treffen wollte. Soweit die Unterlagen erhalten geblieben sind, bestätigen sie die prinzipielle Zustimmung aller Beteiligten und deren Streben nach »effizienten« Regelungen im Detail, d. h., an den befragten Ärzten hat diese »Aussetzung« der »aktiven Euthanasie« nicht gelegen. Es kann allerdings angenommen werden, daß bei einer anderen Zusammensetzung des Beratungsgremiums für diesen Gesetzentwurf über den Kreis der an den »Reichsausschuß«-Aktivitäten Beteiligten hinaus auch wesentliche Einwände zur Geltung gebracht worden wären, hatten sich doch noch in den Jahren 1933 bis 1936 durchaus namhafte Mediziner und Juristen gegen die Tötung sogenannten lebensunwerten Lebens ausgesprochen. Zu diesen Opponenten gehörten u. a. Ulbrich[55], Meltzer[56], der Berliner Chirurg Sauerbruch, der Tuberkuloseforscher Klare sowie die Berliner Internisten Siebeck und Unvericht, deren Stellungnahmen der Jurist Neukamp[57] dargestellt und unterstützt hat. Diese Haltungen entsprachen sehr unterschiedlichen Motiven, wobei christliche Einstellungen zum Lebensrecht eines jeden Menschen eine große Rolle spielten, daneben aber auch die Hoffnung, mit den inzwischen eingeleiteten Schritten zu einer sogenannten »positiven« Eugenik in wenigen Jahren eine erhebliche Reduzierung der Zahl schwer Geschädigter und unheilbar Kranker zu erreichen.

Praktische Auswirkungen hatten diese Einstellungen gegenüber den 1939 begonnenen und geheimgehaltenen Tötungsaktionen jedoch kaum noch, denn diese wurden durch die weitgehende Wahrnehmung der staatlich auferlegten Meldepflichten und den Verzicht auf direkte Proteste aus der Ärzteschaft unterstützt bzw. widerstandslos hingenommen. Als Hitler im August 1941 die zentralisierte Massenmordaktion an psychisch Kranken im Reich einstellen ließ, waren ihr bereits mehr als 70 000 Menschen zum Opfer gefallen, für deren Lebensrechte sich im öffentlichen Protest schließlich nur wenige aufrechte Theologen eingesetzt hatten (Nowak 1977).

Im Rahmen der Entwicklungen nach 1941, die durch zunehmende Einschränkungen von Betreuungsleistungen im Gefolge der Verlagerung fast aller bedeutsamen medizinischen Leistungspotenzen in den Bereich des Wehrmachtssanitätswesens und der Verwundetenversorgung im Reich bestimmt wurden, entstanden schließlich neue Formen der illegalen Tötung Schwerstkranker und als unheilbar geltender Patienten, bei denen das Problem einer eventuellen Einwilligung der Betroffenen im Sinne von ernsthaften Sterbebegehren gar nicht mehr bedacht oder diskutiert worden ist. Die Tötungen von chronisch psychisch Kranken und alten Menschen mit psychischen Störungen erfolgten nunmehr dezentral in einer großen Zahl psychiatrischer Einrichtungen von dazu speziell beauftragten Ärzten (Aly 1985a). Ähnliche Entwicklungen bahnten sich in der Betreuung von Tuberkulosekranken mit infauster Prognose an (Aly 1986). Arbeitsunfähig gewordene und als nicht heilbar geltende »Ostarbeiter« wurden in dieses System ab 1943 ebenfalls einbezogen (Hamann 1985). Die Betreuungsaufwendungen für sonstige chronisch Kranke und schwer Geschädigte außerhalb des Lazarettwesens mußten zwangsläufig auf ein Minimum reduziert werden.

Unter diesen Bedingungen und unter dem Einfluß einer nach 1941 noch verstärkt durchgeführten demagogischen Propaganda für eine Krankentötung aus Mitleid (wie sie etwa ganz gezielt durch den 1941 gedrehten Film »Ich klage an« betrieben worden ist) wurden tradierte moralische Barrieren gegen die Ideologie eines Tötungsrechts der Medizin sicher weiter abgebaut und unwirksam gemacht, was bei einer längerdauernden Machtausübung des faschistischen Herrschaftssystems möglicherweise verheerende Folgen für den Bestand der ärztlichen Moral gezeitigt hätte.

Andererseits existieren für die Betreuung unheilbar Kranker und Sterbender ebenso wie für andere Arzt-Patientenkontakte auch aus der Zeit des Faschismus eine Reihe von Zeugnissen humanistischen ärztlichen Selbstverständnisses.[58]

5.4. Allgemeine Merkmale der faschistischen Gesundheitspolitik gegenüber den chronisch Kranken

Versucht man zusammenfassend eine Bewertung der medizinischen und sozialen Betreuungssituation chronisch Kranker in der Zeit von 1933 bis 1945, ergeben sich folgende charakteristische Merkmale.

Die Medizin knüpfte nach 1933 an den vorhandenen medizinisch-wissenschaftlichen und medizinisch-technischen Entwicklungsstand an, entwickelte ihn weiter und konnte durch eine Reihe staatsautoritativer Maßnahmen Widersprüche, die in der Weimarer Republik eine breitere Umsetzung des hohen medizinischen Erkenntnisniveaus Deutschlands in der Betreuungspraxis verhindert hatten, partiell auflösen. Die so erreichten Fortschritte auf dem Gebiet der primären Prävention, beim Auf- und Ausbau von spezifischen Reihenuntersuchungen im Sinne der sekundären Prävention, beim Auf- und Ausbau von Fürsorgestellen für bevölkerungspolitisch wichtige Erkrankungsgruppen, in bezug auf Rehabilitationsbestrebungen und beim Ausbau des Rettungswesens dauerten jedoch nur bis zum Kriegsbeginn an, waren zum Teil unmittelbar in das Programm der Aufrüstung und Kriegsvorbereitung integriert und fanden nur für jene deutschen Reichsbürger Anwendung, die sich nach den Normen des Systems zu richten bereit waren. So muß die Beurteilung der realen Lage der chronisch Kranken in der Zeit von 1933 bis 1945 in Rechnung stellen, daß Juden aus rassenpolitischen Gründen, die sogenannten Asozialen und Gemeinschaftsfremden (vom politisch Andersdenkenden bis hin zum Kriminellen) und alle in Deutschland arbeitenden ausländischen Zivilarbeiter und Kriegsgefangenen aus diesem Betreuungsprogramm ausgegrenzt wurden und deren sich infolge der miserablen Lebensbedingungen rapid verschlechternde gesundheitliche Lage bei weitem nicht ausreichend medizinisch abgefangen wurde. Aber auch für die deutsche Bevölkerung verschlechterte sich nach Kriegsbeginn die gesundheitliche Lage gravierend — für die chronisch Kranken wurden die Freilenkung von Betreuungskapazitäten für Kriegsdienste, die zunehmende Desorganisation der medizinischen Betreuung und der auftretende Mangel an zum Teil lebenswichtigen Medikamenten bedeutsam.

Als ein weiteres typisches Merkmal bei der Betreuung chronisch Kranker, das in fataler Weise mit den Fortschritte auslösenden staatsautoritativen Maßnahmen gekoppelt ist, muß die Verschärfung der repressiven, Persönlichkeitsrechte einschränkenden Mittel bei der Durchsetzung gesundheitspolitischer Ziele angesehen werden. Sie beinhalteten die Pflicht zur Meldung von Kranken mit verschiedensten Krankheiten, die Absonderung der als gemeingefährlich geltenden ansteckend Kranken und Behandlungszwänge.

Charakteristisch für die Medizin jener Zeit ist weiterhin die Ausrichtung der Forschung auf die ideologisch geprägten erbbiologischen Fragestellungen mit solchen weittragenden praktischen Konsequenzen wie der Sterilisierung vieler chronisch Kranker, der Erzeugung eines moralischen Drucks auf die Bevölkerung, viele und gesunde Nachkommen zu haben, und der abwertenden Haltung all jenen gegenüber, die selbst erbkrank waren oder galten oder kranke Kinder hatten.

Letztlich ist die ausschließliche Bemessung medizinischer Erfolge an der erhaltenen oder wiedergewonnenen Leistungsfähigkeit des Patienten auch für die Betreuung chronisch Kranker ein charakteristisches Merkmal. Rehabilitationen bis zum gesundheitlichen Zusammenbruch des einzelnen auf der einen Seite und Pläne zur Vernichtung der infaust Kranken auf der anderen Seite waren die praktischen Konsequenzen.

Es ist anzunehmen, daß die Mehrzahl der Ärzte diese inhumanen Charakteristika der Medizin in der Zeit von 1933 bis 1945 nicht reflektierte und daher auch nicht nach Auswegen suchte. Mehr oder weniger trugen sie objektiv zur Realisierung dieses inhumanen gesundheitspolitischen Programms bei. Das schließt nicht aus, daß eine Reihe von ihnen mit großem Engagement und subjektiv im Glauben an — wenngleich verzerrte — humanistische Ideale diese Pläne und Aufgaben verwirklichte. Mancher versuchte im Alleingang, für sein spezielles Fachgebiet oder medizinisches Anliegen die Medizin von ideologischen Verzerrungen und deren schwerwiegenden Konsequenzen für die Patienten freizuhalten. Eine sicher nicht unerhebliche Anzahl klinisch-praktisch tätiger Ärzte übertrat die Grenze, Patienten zu töten, nie, wehrte sich still oder offen gegen solche Ansinnen und blieb ihren Patienten auch dann treu, wenn diese, schwerkrank, keiner Leistung mehr fähig waren.

Insgesamt jedoch ist die Medizin der Zeit von 1933 bis 1945 ihrem humanistischen und an dem damaligen Stand der wissenschaftlichen Möglichkeiten orientierten Auftrag der Betreuung chronisch Kranker nicht gerecht geworden, sondern hat in ihrer Verflechtung mit dem gesamten faschistischen Staatsgefüge die Mitschuld an einem gesundheitlichen Chaos der deutschen Bevölkerung und anderer Nationen auf sich geladen, wodurch gesunde Menschen zu Geschädigten oder chronisch Kranken wurden oder gar den Tod fanden. Die Charakterisierung der Medizin in der Zeit des Faschismus als Mittel zur Intensivierung der Ausbeutung von Werktätigen für die Profitmaximierung der monopolkapitalistischen Industrie und als wichtiger Faktor bei der Kriegsvorbereitung und -durchführung trifft auf die Betreuung chronisch Kranker voll und ganz zu.

Anmerkungen

[1] Vgl. Breger, J.: Die Auswirkung des Reichsgesetzes zur Bekämpfung der Geschlechtskrankheiten vom gesundheitspolitischen Standpunkt. — In: Dtsch. Ärztebl. — **62** (1933) 19. — S. 207—211.

[2] Vgl. Moses, J.: Trotz Tempo 1000 ... gesund! Offener Brief an Dr. Friedrich Wolf. — In: Biol. Heilk. — **11** (1930). — S. 565f.; Statistisches Jahrbuch für das Deutsche Reich 1932 und 1941/1942/Hrsg.: Statistisches Reichsamt. — Berlin: Verlag Heimar Hobbing, 1932; 1942.

[3] Vgl. Wiedel: Zukünftige Aufgaben und Ziele des Reichsgesundheitsamtes — Die Humanmedizinische Abteilung. — In: Ziele und Wege des Reichsgesundheitsamtes im Dritten Reich/Hrsg.: Reiter, H. — Leipzig: Barth-Verlag, 1936. — S. 28—36.

[4] Klare, K.: Tuberkulosefragen. — Leipzig: Thieme-Verlag, 1939. — S. 51.

[5] Baer, G.: Vorschläge zur Tuberkulosebekämpfung im neuen Deutschland. — In: Prakt. Tuberk.bl. — **7** (1933) 10. — S. 145—150.

[6] Koester, F.: Zeitgemäße Tuberkulosefragen und ihre Auswirkung für die praktische Tuberkulosebekämpfung. — In : Dtsch. Tuberk.bl. — **12** (1938) 2/3. — S. 25—29; 49—53, zit. S. 29.

[7] Vgl. ders.: Deutsche Tuberkulosetagung in Graz am 2. und 3. Juni 1939 (Bericht). — In: Ebenda. — **13** (1939) 8. — S. 215—218.

[8] Ritschel: Bemerkungen zu Kayser-Petersen, J. E.: Angriff oder Verteidigung? Betrachtungen zur »Verordnung zur Bekämpfung übertragbarer Krankheiten vom 1. Dezember 1938« — In: Med. Klinik. — **35** (1939) 22. — S. 751—753. — In: Dtsch. Tuberk.bl. — **13** (1939) 11. — S. 297.

[9] »Mehr denn je fordert die Tuberkulose den Einsatz aller Kräfte an allen Fronten ... Der End- und Vernichtungskampf gegen die Tuberkulose ist noch nicht eröffnet ... Tatsächlich liegen die Verhältnisse aber noch so, daß sich in Deutschland noch rund 400000 Offentuberkulöse befinden, von denen der größere Teil noch nicht erfaßt ist, daß weiter der jährliche Gesamtschaden, der durch die Tuberkulose verursacht wird, mit 4—5 Milliarden Reichsmark nicht zu hoch geschätzt ist ...« Koester, F.: Vgl. Anm. 6. — S. 25. Vgl. auch Reiter, H.: Das Reichsgesundheitsamt 1933—1939 — Sechs Jahre Nationalsozialistische Führung. — Berlin: Springer-Verlag, 1939.

[10] Blome, K.: Gesundheitsführung als Aufgabe nationalsozialistischer Menschenführung. — In: Ziel und Weg. — **9** (1939) 11. — S. 337—339 (Nachdruck in: Medizin im Nationalsozialismus 1980, S. 53—55).

[11] Vgl. Reiter, H.: Vgl. Anm. 9.

[12] »Aus der Lebensgemeinschaft, aus dem wohlgefügten Plan eines übergeordneten Ganzen leitet sich nicht nur das instinktive ethische Verhalten einer Ameise ab. Die Lebensgemeinschaft gibt auch uns die Weisung unserer Pflicht ... Doch muß es im Sinne einer überpersönlichen Gemeinschaftsordnung verurteilt werden, nach dem Muster der rein charitativen Ethik uneingeschränkt Leben zu erhalten und zu fördern. Die Gemeinschaft hat aufgrund ihres dem Einzelwesen übergeordneten Lebensgesetzes das Recht, unter Umständen gegen ihre Glieder sogar vernichtend vorzugehen ... In all diesen Fällen handelt es sich darum, daß im Interesse des Gedeihens der überpersönlichen Gemeinschaft individuelles Leben, sofern es Schaden zu stiften geeignet ist, beschränkt und in seiner Ausbreitung behindert wird ... Alles Sorgen, Helfen und Heilen, alles ärztliche Verordnen, Bestimmen und Eingreifen hat nicht mehr allein das Wohl des einzelnen -

Kranken, sondern auch das Wohl der übergeordneten Volksgemeinschaft zu bedenken.« Hoffmann, H. F.: Das ärztliche Weltbild. − Stuttgart: Enke, 1937. − S. 46−52 (Nachdruck: Medizin im Nationalsozialismus 1980, S. 31).

[13] Vgl. Reiter, H.: Die Entwicklung des Reichsgesundheitsamtes nach der Machtübernahme durch den Nationalsozialismus. − In: Vgl. Anm. 3. − S. 16−27, bes. S. 18; Berger, H.: Kulturspiegel des heutigen Arzttums. − 1. Bd. − Jena: G. Fischer-Verlag, 1940. − S. 97f.

[14] Vgl. Kitzing, E.: Du hast die Pflicht, gesund zu sein: Abhärtung durch Körperpflege. − Berlin: Arnim-Verlag, 1939.

[15] Vgl. Hollmann, W.: Die Sozialversicherung im nationalsozialistischen Staat. − In: Ziel und Weg. − **3** (1933) 20. − S. 651−654 (Auszugsweiser Nachdruck in: Medizin im Nationalsozialismus 1980, S. 108).

[16] Baer, G.: Vorschläge zur Arbeitsteilung bei der Versorgung Offentuberkulöser. − In: Dtsch. Tuberk.bl. − **12** (1938) 6. − 135−144, zit. S. 141; 143.

[17] Krüger, E.: Der Wandel unserer Begriffe über Krankheitsursachen. − In: Münch. med. Wochenschr. − **87** (1940) 19. − S. 508−511 (Hervorheb. im Original).

[18] Koester, F.: Vgl. Anm. 6.

[19] Vgl. Diehl, K.; Verschuer, O. v.: Erbuntersuchungen an tuberkulösen Zwillingen. − In: Beitr. Klin. Tuberk. − **75** (1930). − S. 215−220; Ickert, F.; Benze, H. P.: Stammbäume mit Tuberkulösen. − Leipzig: Barth-Verlag, 1933; Lenz, F.: Die Bedeutung der Rassenfrage für den praktischen Arzt. − In: Münch. med. Wochenschr. − **81** (1934) 34. − S. 1328f.; Löhne, F.: Wirksame Krebsbekämpfung. − In: Ebenda. − **81** (1934) S. 51. − 1964−1967; Lehmann, W.: Neue Ergebnisse der Erbforschung. − In: Med. Klinik. − **31** (1935) 37. − S. 1211−1214; Stockinger, W.: Erbbiologische Fragen des Diabetes mellitus. − In: Münch. med. Wochenschr. − **90** (1943) 28/29. − S. 424−426.

[20] Vgl. Diehl, K.; Verschuer, O. v.: Vgl. Anm. 19; Ickert, F.; Benze, H.: Vgl. Anm. 19; Dorn, E.: Rassenpflege und Tuberkulose − In: Dtsch. Tuberk.bl. − **8** (1934) S. 42−45; Lenz, F.:Vgl. Anm. 19; Klare, K.: Vgl. Anm. 4

[21] Vgl. Redeker, F.: Tuberkulose und Eugenik. − In: Z. Tuberk. − **62** (1931) 1. − S. 25−34; Rickmann, L.: Wer hat Recht? Ist eine Lungenheilstätte ein Krankenhaus im Sinne der Versicherungsbedingungen der Privatkrankenkassen? − In: Dtsch. Tuberk.bl. − **8** (1934) 12. − S. 238−240; Koester, F.: Vgl. Anm. 6

[22] Vgl. Bauer, K. H.: Krebs und Vererbung. − In: Münch. med. Wochenschr. − **87** (1940) 18. − S. 474−480; vgl. auch Lenz, F.: Vgl. Anm. 19.

[23] Vgl. Seiffert, E.: Ehegesundheitsgesetz und Tuberkulose. In: Dtsch. Tuberk.bl. − **10** (1936) 11. − S. 240−246.

[24] Vgl. Seiffert, E.: Vgl. Anm. 23; Bochalli, R.: Bericht von der Deutschen Tuberkulosetagung in Wiesbaden, 18.−20. III. 1937. − In: Ebenda. − **11** (1937) 5. − S. 127−136.

[25] Vgl. Hoffmann, H. A.: Lungentuberkulose und Ehegesundheitsgesetz. − Med. Diss. − Jena 1940.

[26] Vgl. Benninghof, F.: Unfruchtbarmachung − ein Mittel im Kampf gegen die Tuberkulose? − In: Dtsch. Tuberk.bl. − **8** (1934) 7. − S. 120−123; Bonhoeffer, K.: Die psychiatrischen Aufgaben bei der Ausführung des Gesetzes zur Verhütung erkrankten Nachwuchses. − Berlin: Karger-Verlag, 1934; Dorn, E.: Vgl. Anm. 20; Brunn, W. v.: Erblichkeit, Rassenhygiene und Bevölkerungspolitik: Ein Beitrag zu der Frage: »Wie ist das prozentuale Verhältnis der einzelnen Gruppen Erbkranker, die für eine Unfruchtbarmachung gesetzlich in Frage kommen?« − In: Münch. med. Wochenschr. − **82** (1935) 35. − S. 1399−1401; Schmitz, W.: Zahlen und Rechtsfragen aus der Anwendung des Gesetzes zur Verhütung erbkranken Nachwuchses. − In: Ebenda. − **82** (1935) 40. − S. 1614f.; Lange, M.: Das Ehegesundheitsgesetz und die angeborenen körperlichen Mißbildungen. − In: Ebenda. − **83** (1936) 35. − S. 1420−1426; Marchesani, O.: Über erbliche Blindheit. − In: Ebenda. − **83** (1936) 29. − S. 1167−1171.

[27] Vgl. Augstein, E.: Die Tuberkulose der Asozialen. − In: Beitr. Klin. Tuberk. − **75** (1930). − S. 237−251.

[28] Vgl. Benninghof, F.: Vgl. Anm. 26; Dorn, E.: Vgl. Anm. 20.

[29] Vgl. Seiffert, E.: Vgl. Anm. 23.

[30] Vgl. Koester, F.: Lungentuberkulose und Schwangerschaft. − In: Dtsch. Tuberk.bl. − **13** (1939) 12. − S. 309−317.

[31] »Aus der tatsächlich bewiesenen Zunahme des Diabetes mellitus darf nicht kritiklos der Schluß gezogen werden, daß eine beunruhigende Zunahme der Erbanlagen für den Diabetes stattfinde. Keinesfalls kann sich hieraus die Folgerung ergeben, daß eine ins Gewicht fallende Vermehrung der vererbbaren Anlage zur Minderwertigkeit des Inselorgans festzustellen sei. Eine Überprüfung der bisherigen Kenntnisse von den erbbiologischen Besonderheiten des Diabetes erscheint jedenfalls notwendig. Und dabei wird in erster Linie der Tatsache Rechnung zu tragen sein, daß sich unter dem Sammelbegriff Diabetes mellitus eine ganze Anzahl pathogenetisch grundverschiedener und erbbiologisch ganz verschieden zu bewertender Krankheitszustände verbirgt. ... Maßnahmen, die auf eine Herabminderung der Diabeteshäufigkeit abzielen, werden sich in erster Linie gegen die phänotypischen Krankheitsursachen richten müssen. Für eugenische Maßnahmen käme nur der zahlenmäßig stark zurücktretende juvenile Pankreasdiabetes in Frage. Und hier wirkt sich die Natur trotz der großen Fortschritte der Therapie noch immer sehr rigoros aus durch die Ausmerzung von

mindestens der Hälfte der Anlageträger vor Erreichung des fortpflanzungsfähigen Alters. Ohne den Ernst des Diabetesproblems leichtfertig bagatellisieren zu wollen, sehen wir uns doch veranlaßt, gegen einen übertriebenen und ungerechtfertigten Pessimismus auf diesem Gebiet Stellung zu nehmen, und dies nicht zuletzt auch aus psychologischen Gründen. Denn die allmählich auch in Laienkreisen bekanntgewordenen bisherigen Anschauungen bedeuten ganz zu Unrecht oft eine schwere psychische Belastung für Familien, die sich ihrer volksbiologischen Pflichten bewußt sind. Vor allem aber ist zu erwarten, daß die weiteren Klärungen, die das Diabetesproblem nach der hier angedeuteten Richtung noch nötig hat, neue Grundlagen liefern für die Beratung des einzelnen Kranken wie für gesundheitspolitische Fragestellungen.« Stockinger, W.: Vgl. Anm. 19. – S. 426. Vgl. auch Thums, K.: Das Erblichkeitsproblem bei der multiplen Sklerose. – In: Münch. med. Wochenschr. – **86** (1939) 46. – S. 1634–1638.

[32] Vgl. Wiedel: Vgl. Anm. 3.

[33] Vgl. Holfelder, H.: Der erste Großeinsatz des Röntgenreihenbildners im SS-Lager zu Nürnberg. – In: Münch. med. Wochenschr. – **85** (1938) 38. – S. 1465–1467.

[34] Vgl. Lönne, F.: Vgl. Anm. 19; ders.: Wirksame Krebsbekämpfung. – In: Münch. med. Wochenschr. – **83** (1936) 47. – S. 1935–1937; Läwen, A.: Über die Bedeutung der Reihenuntersuchungen im Kampfe gegen den Krebs, insbesondere den Brustkrebs der Frau. – In: Ebenda. – **83** (1936) 42. – S. 1703–1707; Esch, P.: Erfahrungen über die Krebsbekämpfung in Westfalen – über eine etwaige gesetzliche Regelung der Krebsbekämpfung. – In: Ebenda. – **84** (1937) 10. – S. 373–377; Hinselmann, H.; Köhler: 3 ½ Jahre »Krebssprechstunde« mit dem Kolposkop. – In: Ebenda. – **84** (1937) 28. – S. 1082–1086; Sieveking, H.: Praktischer Arzt und Krebsbekämpfung. – In: Ebenda. – **84** (1937) 47. – S. 1872f.; Schraenen, W.: Die Stellung des praktischen Arztes in der sozialen Krebsbekämpfung. – In: Ebenda. – **85** (1938) 13. – S. 481–483; Läwen, A.: Ergebnisse von Reihenuntersuchungen unbekannter Krebse, namentlich des Brustkrebses der Frau in Ostpreußen. – In: Ebenda. – **86** (1939) 29. – S. 1107f.; Miculicz-Radecki, F. v.: Ergebnisse von Reihenuntersuchungen zur Erfassung unerkannter Genitalkrebse der Frau in Ostpreußen. – In: Ebenda. – S. 1108f.; Eichler, P.: Krebsbekämpfung und Volksaufklärung. – In: Ebenda. – **87** (1940) 14. – S. 370f.; Schröder, W.: Die Früherkennung von Geschwulstkrankheiten in Theorie und Praxis. – In: Ebenda. – **87** (1940) 27. – S. 719–722.

[35] Vgl. Holzmann, M.: Sozial-medizinische Feststellungen und Aufgaben bei Kreislauferkrankungen. – In: Ebenda. – **83** (1936) 20. – S. 812–816; Ritschel: Vgl. Anm. 8.; Die Einrichtungen des Wohlfahrts- und Gesundheitswesens in der Reichshauptstadt Berlin/ Hrsg.: Archiv für Wohlfahrtspflege. – Berlin: Selbstverlag, 1941; Weskott, H.: Fürsorge für den berufstätigen Zuckerkranken im Großbetrieb. – In: Münch. med. Wochenschr. – **88** (1941) 6. – S. 153–159.

[36] Die Einrichtungen. – Vgl. Anm. 35. – S. 229; vgl. auch Hesse, E.: Einrichtung und Durchführung des Rettungswesens in Städten. – In: Münch. med. Wochenschr. – **87** (1940) 25. – S. 676–678.

[37] Vgl. Holzmann, M.: Vgl. Anm. 35; Singer, G.: Wandlungen und soziale Reformen im Diabetesproblem. – In: Ebenda. – **83** (1936) 18. – S. 713–716; Weskott, H.: Vgl. Anm. 35; Ziegler, H. Fr.: Arbeitstherapie, aber richtig. – In: Ebenda. – **88** (1941) 11. – S. 308–310; Arbeitseinsatz von Tuberkulösen. – In: Öffentl. Gesundh.-dienst. – **7** (1941) 13. – S. 409f.; Hollmann, W.; Hantel, E.: Leistungssteigerung durch soziale Therapie. – In: Zent.-bl. Gewerbehyg. – **29** (1942) 4/5. – S. 65–73; 83–97.

[38] Vgl. Haedenkamp, K.: Die Reform der deutschen Sozialversicherung. – In: Münch. med. Wochenschr. – **83** (1936) 51. – S. 2089–2094; ders.: Die Reform der deutschen Sozialversicherung. – In: Ebenda. – **84** (1937) 5. – S. 172–177.

[39] Vgl. Dorn, E.: Die Vermittlung geeigneter Arbeit an Offentuberkulöse. – In: Dtsch. Tuberk.bl. – **13** (1939) 9. – S. 230–235; Fürst, Th.: Konstitutionsmedizin und Reform der deutschen Altersversorgung. – In: Müch. med. Wochenschr. – **88** (1941) 2. – S. 50–52; Goralewski, G.: Das Schicksal der beschränkt arbeitsfähigen Tuberkulösen nach ihrer Rückgliederung in den Arbeitsprozeß. – In: Zent.bl. Gewerbehyg. – **28** (1941) 10. – S. 217–222; Weskott, H.: Vgl. Anm. 35; Ziegler, H. Fr.: Vgl. Anm. 37; Güntz, E.: Ziel und Erfolg bei der Behandlung von Körperbehinderten unter Berücksichtigung ihres späteren Arbeitseinsatzes. – In: Öffentl. Gesundheitsdienst. – **7** (1941/1942). – S. 53–62; Gundel, M.; Trüb, P. C. L.: Die Bekämpfung der Infektionskrankheiten in gewerblichen Betrieben und ihre gesetzlichen Grundlagen. – In: Zent.-bl. Gewerbehyg. – **30** (1943) 6. – S. 113–123.

[40] Vgl. Gebauer, H.: Schweder, G.: Zuckerkranke und Volksgemeinschaft. – In: Münch. med. Wochenschr. – **87** (1940) 50. – S. 1386–1388.

[41] Vgl. Beckert, W.: Die Häufigkeit des Diabetes und die Auswirkungen der Lebensmittelrationalisierung auf dessen Verlauf. – In: Ebenda. – **87** (1940) 48. – S. 1333–1335; Wolenberg, W.: Zur Insulinbehandlung der Zuckerkrankheit. – In: Z. klin. Med. – **139** (1941) 4. – S. 502–521; Dienst, C.: Diabetikerernährung im Kriege. – In: Dtsch. med. Wochenschr. – **68** (1942) 47. – S. 1146–1149; Stockinger, W.: Vgl. Anm. 19.

[42] Vgl. Lange, J.; Lange-Cosack, H.: Arbeitsdienst für Berufsunfähige und Invalide. – In: Münch. med. Wochenschr. – **84** (1937) 28. – S. 1081f.; Nicol, K.: Welche Gesichtspunkte leiten die Beurteilung der Arbeitsfähigkeit bei Lungentuberkulösen und ihre Verwendung im Berufsleben? – In: Dtsch. Tuberk.bl. – **11** (1937) 1 – S. 11–17;

ders.: Der Offentuberkulöse im Arbeitsprozeß. – In: Ebenda. – **12** (1938) 10. – S. 233–241.

[43] Richtlinien für die Auswahl der zur Behandlung in Tuberkuloseheilstätten geeigneten Kranken. – In: Dtsch. Ärztebl. – **69** (1939) 46. – S. 667; vgl. auch Lang: Deutsche Tuberkulosetagung 1938 in Soppot (Tagung des Reichstuberkuloseausschusses – Bericht). – In: Dtsch. Tuberk.bl. – **12** (1938) 8. – S. 198–201.

[44] Diese Diskussionen wurden mit allen dazu beigebrachten Argumenten in der Zeitschrift »Das monistische Jahrhundert«. – **2** (1913/1914). – begonnen: Gerkan, R.: »Euthanasie« – mit einem Geleitwort von Wilhelm Ostwald, S. 169–174; Börner, W.: Euthanasie – Eine Erwiderung, S. 249–254; Wolfsdorf, E.: Euthanasie und Monismus, S. 305–309; Henke, F.: Erwiderung zu Börner, S. 309f.; Ostwald, W.: Euthanasie, S. 337–341; Bozi, A.: Euthanasie und Recht, S. 576–580; Braune, A.: Euthanasie und Arzt, S. 871–873.

[45] Vgl. Schallmayer, W.: Ueber die drohende körperliche Entartung der Kulturmenschheit und die Verstaatlichung des ärztlichen Standes. – Berlin; Neuwied: Heuser-Verlag, 1891.

[46] Kirchner, M.: Der Einfluß des Weltkrieges auf die Tuberkulose. – In: Z. Tuberk. – **34** (1921) 7. – S. 541–549.

[47] Vgl. Binding, K.: Hoche, A.: Die Freigabe der Vernichtung lebensunwerten Lebens. – Leipzig: Meiner-Verlag, 1920.

[48] Vgl. Moll, A.: Ärztliche Ethik. – Stuttgart: Enke-Verlag, 1902; Benjamin, G.: Tod den Schwachen. – Berlin 1926; Moses, J.: Faschisierung der Ärzteschaft. – In: Das freie Wort. – **4** (1932) 2. – S. 4–9.

[49] Pelckmann, zit. bei Leß, E.: Die Sterbehilfe im neuen Strafrecht. – In: Mon.-schr. Kriminalpsychol. – **25** (1934) 8/9. – S. 522–526, zit. S. 524.

[50] Zit. bei Meth, J.: »Sterbehilfe« in Deutschland. – In: Arbeiterschutz. – **44** (1933) 23. – S. 430f., zit. S. 430.

Vgl. auch Hasper, F.: Jurist und Leben. – In: Ethik. – **10** (1933/1934). – S. 90–92; Leß, E.: Vgl. Anm. 49; Bonne, G.: Über Eugenik und Euthanasie im Lichte der nationalsozialistischen Ethik. – In: Ethik. – **11** (1934/1935). – S. 127–132.

[51] Zit. bei Hasper, F.: Vgl. Anm. 50. – S. 92. Vgl. auch Leß, E.: Vgl. Anm. 49.

[52] Vgl. Schmitz, W.; Schramm, G.: Der Sterbende, der Tote und der Arzt. – In: Münch. med. Wochenschr. – **86** (1939) 33. – S. 1274f.; Schläger: Der Sterbende, der Tote und der Arzt. In: Z. ärztl. Fortbild. – **37** (1940) 10 – S. 308–311.

[53] Dokument 2 in: ROTH; ALY 1984, S. 123.

[54] Dokument 7 in: Ebenda, S. 176.

[55] Vgl. Ulbrich, M.: Dürfen wir minderwertiges Leben vernichten? Ein Wort an die Anhänger und Verteidiger der Euthanasie. – Berlin: Wichern-Verlag, 1923; ders.: Nochmals die Frage der Euthanasie bei unheilbar kranken Menschen. – In: Ethik. – **10** (1933/1934). – S. 176–178.

[56] Vgl. Meltzer, E.: Das Problem der Abkürzung »lebensunwerten« Lebens. – Halle: C. Marhold, 1925; ders.: Die Stellung des praktischen Arztes zur Euthanasie. – In: Fortschr. Med. – **51** (1933) 22. – S. 475–482; ders.: Zur Frage der Euthanasie beim normalen Menschen. – In: Ethik. – **10** (1933/1934). – S. 34–40; ders.: Euthanasie auch bei Geisteskranken? – In: Ebenda. – S. 82–90.

[57] Vgl. Neukamp, F.: Das Problem der Euthanasie. – In: Gerichtsaal. – **109** (1937) 56. – S. 403–409.

[58] Vgl. Spangenberg: Antwort auf den Aufsatz »Theorie und Therapie des Sterbens«. – In: Psychiatr.-neurol. Wochenschr. – **40** (1938) 29. – S. 324f.; Magg. F.: Die Betreuung von unheilbar kranken Menschen durch den praktischen Arzt. – In: Münch. med. Wochenschr. – **87** (1940) 27. – S. 713–715; ders.: Was uns bleibt. – In: Ebenda. – S. 1322–1326; Schläger: Vgl. Anm. 52.

6.
Die Entwicklung der Psychiatrie und die Schicksale psychisch Kranker sowie geistig Behinderter unter den Bedingungen der faschistischen Diktatur

6.1. Zur Situation und den Entwicklungstrends der psychiatrischen Erkenntnis und Praxis in Deutschland vor dem Jahre 1933

In den Jahren von 1933–1945 sind psychisch Kranke, insbesondere chronisch Kranke bzw. als »unheilbar« geltende Patienten psychiatrischer Einrichtungen sowie geistig Behinderte und sog. »Gemeinschaftsunfähige« besonders extremen Formen der Repression unterworfen worden, die im wesentlichen innerhalb des Systems der psychiatrischen Betreuung und von dessen Mitarbeitern mit Berufung auf angeblich wissenschaftlich begründete Erfordernisse praktiziert worden sind. Sicher haben dabei die spezifischen politischen Zielsetzungen wie auch die diktatorische Herrschaftsausübung des faschistischen Regimes entscheidend dazu beigetragen, die Betreuung der genannten Personengruppen zur ausschließlich ausgrenzenden Verwahrung und schließlich zur Vernichtung durch Mord geraten zu lassen. Die breite Mitwirkung der Psychiater an diesem Geschehen und der Umstand, daß ein Teil von ihnen eskalierende Schritte der Gewalt im »Krieg gegen die psychisch Kranken« (DÖRNER 1980) selbst begründete und initiierte, erfordert jedoch auf den Entwicklungszusammenhang der Psychiatrie bezogene Erklärungen, die diese Mitwirkungsbereitschaft ebenso verständlich machen können wie die Eignung des historisch gewachsenen psychiatrischen Betreuungssystems auch für eine solche »Ausmerzungspraxis«. Leider gibt es bislang nur wenige Arbeiten, die die neuere Entwicklungsgeschichte der Psychiatrie im ersten Drittel unseres Jahrhunderts unter dem Aspekt der Herausarbeitung jener Vorbedingungen analysieren, die den fast nahtlosen Übergang zu der ab 1933 einsetzenden Repressionspraxis ermöglicht haben; Ansätze dazu bieten jedoch Studien von GÜSE und SCHMACKE (1976), DÖRNER (1984a), PETERS, U. H. (1984) sowie von WINAU (1985) – eine ausgezeichnete Charakteristik der vor allem in den Jahren der Weimarer Republik erfolgten relevanten Wandlungen bietet H. L. SIEMEN (1986).

Zu den dominierenden Merkmalen des um die Jahrhundertwende deutlich ausgeprägten Status der Psychiatrie als einer medizinischen Disziplin gehörten:
- deren Selbstverständnis als eine naturwissenschaftlich fundierte und damit anderen medizinischen Disziplinen gleichwertige Wissenschaft;
- das Streben nach objektivierbaren nosologischen Ordnungen und einheitlichen diagnostischen Urteilsbildungen;
- das Suchen nach kausal wirksamen therapeutischen Eingriffsmöglichkeiten, die am angenommenen pathologischen Substrat des Krankheitsgeschehens ansetzen sollten, sowie
- die enge Verquickung der heilenden Intentionen gegenüber den erkrankten Individuen mit der der Gesellschaft gegenüber anerkannten Verpflichtung zu deren Schutz vor den unkalkulierbar erscheinenden Verhaltensweisen des psychisch Kranken.

Auf dieser Grundlage erfolgte auch die weitgehende gesellschaftliche Anerkennung der therapeutischen Kompetenz der Psychiatrie, die ihren Ausdruck u. a. in einem raschen Ausbau der Kapazitäten der Heil- und Pflegeanstalten fand, in denen eine rasch wachsende Zahl von betreuungsbedürftigen Patienten versorgt wurde und begrenzte Lebensmöglichkeiten geschützter Art finden konnte.[1] Die bis zum Beginn des ersten Weltkrieges konsequent vorangetriebenen Bemühungen der Psychiatrie um die Annäherung der Behandlungsformen an die sonstige Krankenhausbehandlung, einige Fortschritte in der ätiologischen Forschung, beispielsweise die Aufdeckung der syphilitischen Grundlage der progressiven Paralyse, und die noch relativ gute materielle Sicherung der Betreuungsbedingungen in den Anstalten trugen wesentlich dazu bei, den Fortschrittsoptimismus zu fördern und Hoffnungen auf weitere effektive Therapiemethoden zu nähren.

In welch starkem Maße die realen Handlungsmöglichkeiten der Psychiatrie jedoch begrenzt und von den gesellschaftlichen Kontextbedingungen abhängig blieben, erwies sich außerordentlich rasch in den Jahren des ersten Weltkrieges. In dieser Zeit bewirkte der soziale Druck, daß die Lebensbedingungen der Anstaltspatienten fortwährende Verschlechterungen erfuhren und zu völlig desolaten Verhältnissen mit dem Ergebnis einer hohen sog. »Übersterblichkeit« führten.[2] Typisch für diesen Zusammenhang war auch, daß ausgesprochen repressive Behandlungsweisen der »Kriegsneurotiker« und »Psychopathen« im militärmedizinischen Wirkungsfeld in den Vordergrund traten, die zu weitgehenden Vernachlässigungen der Würde und der Persönlichkeitsrechte der Betroffenen führten.

Obwohl die bei der Kriegsneurosenbehandlung eingesetzten psychotherapeutisch-disziplinierenden Verfahren der Mehrheit der Fachvertreter als bedeutsamer Fortschritt und Beweis effizienteren Handlungsvermögens galten, wurde die Psychiatrie in den ersten Nachkriegsjahren in der öffentlichen Meinung weitgehend kritisch bewertet, was u. a. auch in massiven Forderungen nach einem Irrengesetz mit hinreichenden Kontrollmöglichkeiten seinen Ausdruck fand[3] und dazu führte, daß die Anstaltskapazitäten unausgelastet blieben. In dieser Situation traten auch unter den Psychiatern reformfreudige Anstaltsdirektoren mit neuartigen Vorschlägen auf wie etwa G. Kolb, der für den Aufbau eines offenen Fürsorgesystems eintrat und eine freiheitlichere Gestaltung der Lebensformen für Anstaltspatienten für dringend erforderlich hielt.[4]

Nach anfänglich reservierten Haltungen der Mehrheit der Fachvertreter fand dann in den folgenden Jahren vor allem das System der die Anstaltsbetreuung ergänzenden offenen Fürsorge zunehmend Anerkennung, da es den offensichtlichen Vorteil bot, die Anstalten zu entlasten, Resozialisierungen zu fördern und neue Wirkungsräume durch die Erfassung von bislang noch nicht in die Anstaltsbetreuung einbezogenen Gruppen von Patienten zu erschließen.

Einen erheblichen Aufschwung erfuhren diese Modernisierungsbestrebungen in der Irrenbetreuung dann vor allem in den Jahren von 1924 bis 1929, da in diesem Zeitraum die ökonomische Stabilisierung eine bessere finanzielle Absicherung solcher Entwicklungen ermöglichte, beispielsweise durch das 1924 verabschiedete »Reichsfürsorgegesetz«, das Kommunen und Familien mit geringem Einkommen von Kostenerstattungen entlastete. In dieser Zeit nahm die Zahl der den psychiatrischen Heil- und Pflegeanstalten zugewiesenen Patienten wieder zu (sie stieg von 1923 zu 1927 von 185393 auf 271597 und erreichte 1929 einen Gipfel von rund 300000), was eine neuerliche Erweiterung der Zahl der öffentlichen Anstalten um 45 Neugründungen und den Ausbau der Bettenkapazität um mehr als 35000 zur Folge hatte. Diesem Leistungsdruck versuchte die Psychiatrie u. a. mit einer intensiveren Behandlung der neuen Erkrankungsfälle, mit häufigeren Entlassungen im Rahmen der nachsorgenden Fürsorge und mit dem Wiederaufbau der Familienpflege zu begegnen, wobei es auch mit diesen Methoden gelang, die durchschnittliche Verweildauer von 215 Tagen im Jahre 1923 auf 183 Tage im Jahre 1929 zu verkürzen (vgl. SIEMEN 1986, S. 52). Trotz der damit erreichten besseren Ergebnisse bei der Behandlung etwa von exogenen Psychosen oder Grenzzuständen gelang es jedoch nicht, der Zunahme von chronisch Kranken und dauernd pflegebedürftigen Patienten entgegenzuwirken, da für eine erfolgreiche Therapie vor allem der Schizophrenien und der altersbedingten psychischen Störungen keine neuen Mittel gefunden worden sind.[5] Unter diesen Bedingungen mußte die Anstaltsbetreuung die dominierende Wirkungssphäre der praktischen Psychiatrie bleiben und drängte nach neuen Methoden zur Absicherung funktionierender Lebensformen, die z. T. in einem stärkeren Einsatz der damals ausschließlich unspe-

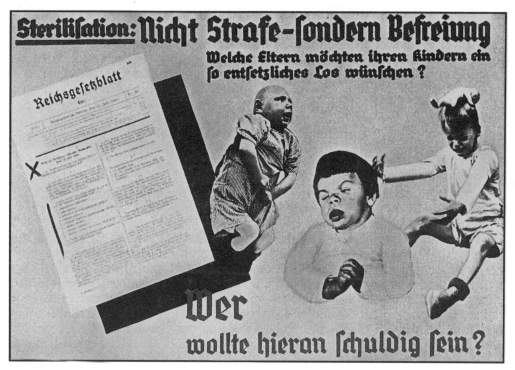

Abb. 9 Moralische Rechtfertigung der Sterilisation durch maßlose Übertreibung erblicher Belastung
Quelle: Volk und Rasse. — 11 (1936)8. — S. 327

zifisch wirksamen Arzneimittel, insbesondere Sedativa, und vor allem in dem von H. Simon begründeten System der sog. »aktiveren Krankenbehandlung« gefunden wurden. Simons Konzept fand dabei besonders rasch Anerkennung, da es auf die Heranziehung aller Patienten zu nützlichen Arbeitstätigkeiten abzielte und durch ein strenges pädagogisches Regiment für die Gestaltung des Anstaltslebens die Sicherung von Ruhe und Ordnung in den Einrichtungen zu fördern versprach.[6] Diesem Programm waren progressive Momente insofern eigen, als es ausdrücklich auf die Bekräftigung der normalen Reaktionsmöglichkeiten der Erkrankten abgestellt war, mit der breiten Anwendung der Arbeitstherapie neue Resozialisierungsmöglichkeiten erschloß und eine Einschränkung des Einsatzes von Zwangsmitteln zur Ruhigstellung von Patienten bewirkte. Dennoch barg es Risiken einer disziplinierenden Nutzung wie auch die der Verfestigung autoritärer sozialer Beziehungen und rigider Einschränkungen der ohnehin sehr begrenzten Freiheitsräume der Patienten in sich (TELLER 1984; 1986).

In diesen Jahren des Aufschwungs der Psychiatrie entstand als ein neues Moment der Erweiterung ihres Wirkungsraumes die Psychohygienebewegung, um deren Aufbau sich vor allem R. Sommer, W. Weygandt und H. Roemer bemühten. Der 1925 konstituierte »Deutsche Verband für psychische Hygiene« schloß dabei eine Vielzahl von mit psychiatrischen Fragen befaßten Vereinigungen zusammen und sah seine hauptsächliche Aufgabe darin, alle Bestrebungen zu einer modernen Gestaltung der offenen und der geschlossenen Fürsorge für Geisteskranke zu fördern, prophylaktisch wirksam zu werden und psychohygienische Kenntnisse zu verbreiten.[7] Im Rahmen des erstgenannten Aufgabenfeldes unterstützte der Verband vor allem den Ausbau der Familienpflege, der Nachsorgetätigkeit und der Arbeitstherapie, indem er auch Hilfsvereine für Geisteskranke und Vertreter von mit psychiatrischen Fragen befaßten staatlichen Instanzen in seine Tätigkeit einbezog. Die prophylaktische Intention bezog sich jedoch dann vorrangig auf das Ziel der vollständigeren Erfassung der »freilebenden psychisch Abnormen« über die Einrichtungen der offenen Fürsorge, mit deren Hilfe dann auch eugenische Programme zur Einschränkung der Fortpflanzung der sogenannten »Minderwertigen« in Angriff genommen werden sollten.[8]

Im Zuge der ab 1929 spürbar werdenden Folgewirkungen der Weltwirtschaftskrise für die staatliche Sozialpolitik wurden die realen Möglichkeiten zur Umsetzung progressiver Reformbemühungen in der Psychiatrie zunehmend eingeschränkt, was u. a. zum Personalabbau in den Einrichtungen der offenen Fürsorge, zur drastischen Reduzierung der Aufwendungen für die Anstaltsversorgung und zur erheblichen Begrenzung von sozialen Wiedereingliederungen infolge fehlender Arbeitsplätze führte. Da die allgemeine Verelendung der werktätigen Bevölkerung u. a. bewirkte, daß pflegebedürftige Kranke in noch größerer Zahl in die Anstaltsverwahrung gegeben wurden, wuchs der Anteil der als »unheilbar« geltenden Patienten in den Heil- und Pflegeanstalten weiter an. Unter diesen bedrückenden Bedingungen sahen sich die Psychiater selbst zur Erschließung weiterer Sparmöglichkeiten veranlaßt, die z. B. in der Erweiterung der Arbeitsleistungen der Patienten für die Erhaltung der Anstaltsbetriebe, in der Verlegung von Pflegefällen in nichtmedizinische Versorgungseinrichtungen und in der weiteren Reduzierung der Aufwendungen für Verpflegung, Kleidung und Heizung gesehen wurden.[9] Bei derartigen Überlegungen wurde unterstellt, daß die Lebensrechte der Kranken denen des Staates unterzuordnen seien, dessen Sparpolitik als legitim galt und selbst keiner Hinterfragung bedürftig erschien.

Typisch für diese neuerliche Krisensituation der psychiatrischen Versorgung war die rasche Zuwendung zu radikalen Ideen der gezielten sog. »Ausmerzung minderwertigen Lebens«, die schon vorher in der eugenisch-rassenhygienischen Bewegung propagiert worden sind, auf deren Entwicklung an anderer Stelle eingegangen wurde. Innerhalb der Psychohygiene-Bewegung erlangten Forderungen nach der Sterilisierung der als erblich belastet angesehenen Kranken und Behinderten, insbesondere der Schwachsinnigen, zunehmend Gewicht und verbanden sich mit der Hoffnung, auf diesem Wege für die Zukunft die Zahl der versorgungsbedürftigen Patienten erheblich reduzieren zu können. J. Lange schrieb 1931 in bezug auf den erblich bedingten Schwachsinn: »Entscheidende Abhilfe kann nur die erbliche Prophylaxe bringen. Wird sie erfolgreich durchgeführt, so werden wir von einem sehr großen Teil menschlichen Ballastes künftig befreit werden.«[10] (Abb. 9) E. Meltzer sah vor allem in leichteren Schwachsinnsfällen »Seuchenherde« der Rassegefährdung erwachsen und schrieb ebenfalls 1931: »Gegen eine Inflation mit solch schwachsinnigen Volksgenossen ... gibt es nur ein Mittel ... das ist die Sterilisierung der in der Erziehungsanstalt als bildungsfähig erwiesenen und erwerbsmäßig und sozial gemachten Schwachsinnigen.«[11] Durch die Sterilisierung sollten die sowohl bislang in Heil- und Pflegeanstalten verwahrten Patienten entlassungsfähig als auch prophylaktische Wirkungen bei der Begrenzung der Fortpflanzung der nicht in Behandlung stehenden Gruppen von als abnorm und sozial untüchtig Geltenden erreicht werden. Diese Radikalisierung der Wirkungsvorstellungen der Psychiatrie schloß viel Utopismus ein, signalisierte aber vor allem eine wachsende Bereitschaft zu repressiven Vorgehensweisen, die einen deutlichen Verlust an humanen Handlungsintentionen gegenüber erkrankten oder aus anderen Gründen gesellschaftlich diskriminierten Personen beinhaltete. Entscheidenden Anteil an diesen Wendungen hatten die seit Jahren intensiv vorangetriebenen erbbiologischen Forschungsbemühungen der genealogischen Abteilung der »Deutschen Forschungsanstalt für Psychiatrie« unter der Leitung von E. Rüdin. Die dort durchgeführten Sippenforschungen hatten zur Aufstellung der sogenannten »empirischen Erbprognosen« für bestimmte psychische Erkrankungen geführt, mit denen auch ohne Kenntnis der biologischen Grundgesetze der Vererbung und der Erbgänge im besonderen eine pragmatische Vorhersage der Erkrankungswahrscheinlichkeiten bei Geschwistern, Kindern und Enkeln von Schizophrenen, manisch-depressiv Erkrankten, Epileptikern und Schwachsinnigen möglich sein sollte.[12] Die methodischen Schwächen der erbbiologischen Sippenforschung und auch die wissenschaftlich völlig unzureichende Begründung prognostischer Aussagen wurden von der Mehrheit der Fachvertreter in dieser Zeit nicht mehr wahrgenommen, obwohl auch einzelne namhafte Gelehrte wie K. Bonhoeffer und O. Bumke bei Sterilisierungsforderungen zur Vorsicht mahnten. Offene Befürwortungen der in den Krisenjahren der Nachkriegszeit von A. E. Hoche und K. Binding propagierten

»Freigabe der Vernichtung lebensunwerten Lebens« traten zwar nur selten auf, extreme Losungen von der erforderlichen »Ausmerze der Minderwertigen« konnten jedoch wieder vorgetragen werden und deuteten ebenfalls darauf hin, daß die Tendenz zur generalisierenden Abwertung psychisch Kranker und geistig Behinderter in der Psychiatrie selbst entschieden an Einfluß gewonnen hatte.[13]

Obwohl die Entwicklung der Psychiatrie in Deutschland im Zeitraum von 1918 bis 1933 viele interessante Ansätze zu Reformen der Versorgungsstrukturen und der Behandlungspraxis aufwies und im Bereich der wissenschaftlichen Reflexion ein breites Spektrum von hier noch gar nicht erwähnten Denkansätzen — etwa im Bereich der Psychopathologie — beinhaltete, die humanistische Intentionen verkörperten und innovative Potentiale für subjektbezogene und sozialkritische Wirkungsformen einschlossen, blieben am Ende dieses Zeitraums sehr problematische Positionen im Fachgebiet dominierend. Es waren dies vor allem:
• die negative soziale Etikettierung der chronisch psychisch Kranken und der geistig Behinderten, für deren angemessene Betreuung das System der Anstaltsverwahrung in Zeiten der ökonomischen Krise keine vertretbaren Lebensbedingungen mehr sichern konnte (STOLZ 1983);
• der mit dem Mangel an effizienten therapeutischen Verfahren gerade bei endogenen Psychosen eng verbundene »Ausweg« ausmerzender eugenischer Programmforderungen, der mit einer generellen Überbewertung biotischer Anlagen einherging;
• die sukzessive vorangetriebene »Medizinalisierung« sozialer Problemgruppen, der sogenannten Psychopathen und Asozialen, für deren Beinflussung der Psychiatrie keinerlei sinnvolle Mittel zur Verfügung standen und die sie dennoch in ihren Kompetenzbereich einzubeziehen bemüht war;
• die kritiklose Orientierung an den als vorrangig geltenden Interessen des Staates, die ein entschiedenes Eintreten für die Rechte und Lebensmöglichkeiten der dem Schutz der Psychiatrie anvertrauten Menschen ausschloß.

In diesen Positionen lagen jene Voraussetzungen bereits weitgehend vor, die weitere Radikalisierungen des Umgangs mit psychisch Kranken und geistig Behinderten unter dem Druck des faschistischen Herrschaftssystems mit Billigung und bei Mitwirkung der Psychiater ermöglicht haben. Die destruktive Kraft der genannten Einstellungen und Handlungsorientierungen konnte ihre volle Ausprägung allerdings erst von dem Moment an erfahren, als sie zu Doktrinen der Staatspolitik wurden und jeder Art von Kritik und direktem Protest entzogen worden sind.

6.2. Zwangssterilisierungen, erbbiologische Erfassung und Verschlechterung der Anstaltsfürsorge – dominierende Momente der Entwicklung der Psychiatrie in den Jahren von 1933 bis 1939

Wie bereits dargestellt worden ist, bildete der mit dem im Juli 1933 verabschiedeten »Gesetz zur Verhütung erbkranken Nachwuchses« eingeleitete Feldzug zur Sterilisierung angeblich Erbkranker ein zentrales Moment der faschistischen Gesundheitspolitik, da mit den hier eingeführten Erfassungsmethoden und irreversiblen Eingriffen eine erhebliche Reduzierung der Zahl der gesellschaftlich zu versorgenden chronisch Kranken und Leistungsunfähigen erreicht werden sollte (vgl. Kap. 3). Das Gesetz definierte dabei als »erbkrank« vorwiegend Personengruppen, die dem Wirkungsfeld der Psychiatrie zugeordnet waren; ausdrücklich als Erbkrankheiten genannt waren u. a.: angeborener Schwachsinn; Schizophrenie; manisch-depressives Irresein; Epilepsie und schwerer Alkoholismus. Die bereits in den vorhergehenden Jahren erfolgte breite Zuwendung der Psychiater zu erbbiologisch-eugenischen Konzepten hat dabei bewirkt, daß dieses Gesetz als notwendige Konsequenz aus einem neuartigen Erkenntnisstand erschien, weshalb es auch im Fachgebiet begeistert begrüßt worden ist und die praktische Unterstützung der überwiegenden Mehrheit der Fachvertreter fand. Als eigentlicher »Wendepunkt« in der Wirksamkeit der Psychiatrie galt nun der Übergang zur »vorbeugenden Bekämpfung der psychischen Erbkrankheiten« mit dem Ziel ihrer gänzlichen »Ausrottung«, wie es H. Roemer zu Beginn des Jahres 1934 in München bei einem ersten großen Lehrgang für Kliniks- und Anstaltsdirektoren zur Vorbereitung auf deren Mitwirkung an der praktischen Erb- und Rassenpflege ausdrückte. Die besondere Rolle des Fachgebietes charakterisierte er dort mit den folgenden Aussagen: »Von ungefähr 400 000 Erbkranken, die in Deutschland nach dem Gesetz für die Unfruchtbarmachung in Frage kommen, sind schätzungsweise 360000, d. h. also etwa 90%, psychiatrische Fälle. Wenn schon der verringerte Lebensraum in Deutschland für die nächste Zeit noch eine gewisse Beschränkung der Fortpflanzung erzwingt, dann darf dieser eingeengte Lebensraum nicht durch die überstarke Zunahme des minderwertigen Nachwuchses, durch ein Überwuchern der Ballastexistenzen für den erbgesunden Nachwuchs versperrt werden. Die Ausmerzung der erbkranken Linien ist somit ein Gebot der Notwehr von Volk und Staat.«[14] (Abb. 10) Weitere gleichartige Stellungnahmen, die das neue Gesetz einschließlich der in ihm geforderten Zwangsmaßnahmen vorbehaltlos und mit deutlichem Bezug auf die künftige Einsparung von Fürsorgekosten begrüßten, sind von H. F. Hoffmann, R. Gaupp und W. Weygandt publiziert worden.[15] Die für den weiteren Umgang mit psychisch Kranken und geistig Behinderten hier erfolgte verhängnisvolle Radikalisierung der wertenden Beurteilung bestand dabei darin, daß deren Persönlichkeitsrechte gegenüber den angeblichen Interessen der Gesellschaft als völlig bedeutungslos galten und daß ihre diskriminierende Beurteilung als »minderwertig« und als »Ballastexistenzen« eine weitere Bekräftigung erfuhr.

Die 1934 in breitem Umfang einsetzende praktische Teilnahme der Psychiatrie an der Durchsetzung der im »Gesetz zur Verhütung erbkranken Nachwuchses« geforderten Maßnahmen umfaßte vor allem die unmittelbare Mitwirkung einer großen Zahl von Psychiatern in den Erbgesundheits- und Erbgesundheitsobergerichten, die Erfassung und Meldung angeblich Erbkranker durch die Einrichtungen der offenen Fürsorge für Geisteskranke sowie die Veranlassung der Sterilisierungen von Anstaltspatienten durch die in Heil- und Pflegeanstalten und Kliniken tätigen Fachvertreter.

Welche Auswirkungen die Mitwirkung von Psychiatern an der Entscheidungsfindung der Erbgesundheitsgerichte hatte, ist nur schwer abzuschätzen, da hier die Unterschiede in der fachlichen Kompetenz und in den wertenden Einstellungen zu den Betroffenen eine große Rolle spielten. Da es objektive Methoden zur Feststellung der erblichen Bedingtheit der die Mehrheit der Sterilisierungsfälle bildenden Schwachsinnszustände nicht gab, unter diesen gerade die leichteren Formen als besonders gefährlich galten und die Beurteilungskriterien weitgehend subjektiv blieben, was oftmals dazu führte, soziale Werturteile zur Geltung zu bringen, dürfte die psychiatrische Begutachtung kaum dazu beigetragen haben, in diesem Bereich objektivierende und begrenzende Funktionen zu erfüllen. Strenger definiert waren dagegen damals die diagnostischen Kriterien für die anderen unter das Gesetz fallenden psychischen Erkrankungen, unter denen die »Schizophrenie« am stärksten von den Eingriffen betroffen war.[16] Sicher haben erfahrene Psychiater die Möglichkeit gehabt und genutzt, in fraglichen Fällen der ohnehin schwierigen diagnostischen Urteilsbildung Patienten vor der Sterilisierung zu bewahren; vereinzelt durchgeführte Nachuntersuchungen zur Verläßlichkeit relevanter Entscheidungen haben jedoch auch gravierende Verstöße gegen die Sorgfaltspflicht bei der Begutachtung und eine Vielzahl leichtfertiger Grundeinstellungen ausgewiesen (SCHWARZ 1950). Die entscheidende Problematik bestand in diesem psychiatrischen Wirkungsbereich jedoch nicht so sehr in der persönlich zu verantwortenden Sorgsamkeit bei der Einschätzung von Behinderungszuständen und Krankheitsbildern, sondern in der grundsätzlich fehlenden wissenschaftlichen und moralischen Legitimation der Sterilisierungsentscheide. Weder vor 1933 noch danach sind hinreichend sichere Beweise für die entscheidende Rolle erblicher Anlagen oder deren spezifisches Gewicht bei den genannten Zuständen und Erkrankungen erbracht worden; die Zuordnung von Krankheitsbildern oder Zuständen zu den »Erbkrankheiten« erfolgte auch nach dem Jahre 1933 nach ganz oberflächlichen und äußerlichen Kriterien,[17] und nicht einmal die naiven »empirischen Erbprognosen« erfuhren in irgendeiner Hinsicht eine partielle wissenschaftliche Qualifikation.[18]

Typisch für die Auswirkungen der Sterilisierungsgesetzgebung war die durch sie bedingte Umfunktionierung der Einrichtungen der offenen Geisteskrankenfürsorge — zu denen die Fürsorgeabteilungen der Heil- und Pflegeanstalten ebenso gehörten wie die in den Jahren der Weimarer Republik geschaffenen kommunalen Fürsorge- und Beratungsstellen für Nervöse und Geisteskranke — in Institutionen zur Erfassung und Begutachtung von »Erbkranken«. Beansprucht wurden die Fürsorgestellen dabei sowohl von den Gesundheitsämtern

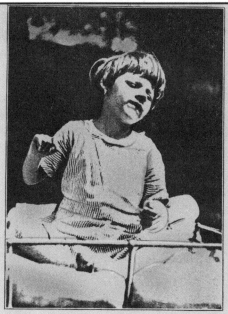
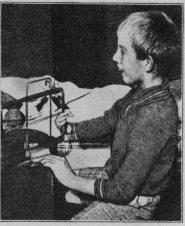

Unschuldige, lebensuntaugliche Kinder. Nie in ihrem Leben werden sie froh sein können, niemals ein rechtes Handwerk erlernen und ihrem Volke nützen. In Krüppelheimen verbringen sie ihr Dasein, dem Staate zur Last.

Vier Jahre altes erbkrankes Mädchen, unehelich geboren. Die Mutter ist Prostituierte und verheiratet.

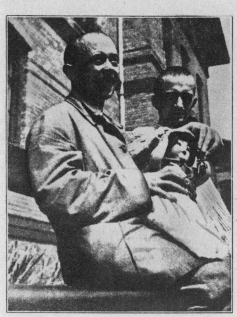
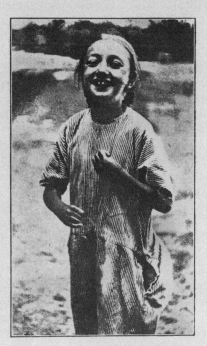

Das sind Geisteskranke. Junge Menschen, die dazu verdammt sind, sich selbst und der Menschheit zum Überdruß zu leben. Generationsweise litten ihre Familienmitglieder an angeborenem Schwachsinn. Sollen etwa auch diese Menschen hier Kinder zeugen, um erneutes Elend in die Welt zu schaffen?

Zehnjähriges, völlig schwachsinniges Mädchen. Die Eltern sind beide bucklig, verwachsen und geistig minderwertig und kümmern sich überhaupt nicht um ihr Kind.

Abb. 10 Dem Volk nichts nutzen – dem Staat zur Last fallen – einziger Maßstab der Wertung!

Quelle: Neues Volk. – **1** (1936)4. – S. 14

als auch von den Erbgesundheitsgerichten, wobei sie zur Meldung in Frage kommender Fälle verpflichtet waren und sich z. T. auch aus eigenem Antrieb um eine möglichst lückenlose Erfassung sog. erbkranker Sippen bemühten.[19] Da zugleich die Mittel für die fürsorgerische Tätigkeit reduziert worden sind, geriet dieser Arbeitsbereich zunehmend und entgegen der ursprünglichen Intention zu einem Instrument der systematischen Repression, zumal auch neue Disziplinierungsmittel, z. B. die Verweisung von als asozial geltenden Personen in Arbeitserziehungsheime oder in bestimmten Fällen auch in Konzentrationslager, zur Verfügung standen und genutzt worden sind. Als Beispiel für die dabei zur Wirkung kommenden Einstellungen kann die folgende Passage aus einem Bericht H. Pfannmüllers zur Fürsorgetätigkeit in Kaufbeuren für das Jahr 1933 dienen: »Dank dem autoritären Aufbau des neuen Staates und entsprechend seinem unbeugsamen Willen, Zucht und Ordnung im Reich wieder zur Geltung zu bringen, hat die Fürsorgestelle ein wesentlich leichteres Arbeiten mit all jenen defekten und geistig auffälligen Menschen, die an der Grenze des psychisch Normalen stehen. Besonders sind es hier asoziale Volkselemente, Trinker, Rentenquerulanten, unbeugsame Volksschädlinge und arbeitsscheue Psychopathen, deren Betreuung im alten Staat stets auf unüberwindliche Hindernisse stieß. In engem Einvernehmen mit dem Amtsarzt und den einschlägigen Polizeistellen ist es der Fürsorgestelle gelungen, eine Auswahl dieser Elemente in Konzentrationslager zu verwahren.«[20]

Ebenso wie im Bereich der offenen Fürsorge begann auch in den Heil- und Pflegeanstalten ab 1934 die systematische Ermittlung der als »erbkrank« geltenden Patienten und die massenhafte Sterilisierung jenes Teiles dieser Population, der noch als fortpflanzungsfähig angesehen worden ist. Einen genaueren Einblick in den Umfang dieser Aktivitäten der deutschen Anstaltspsychiatrie vermitteln die im Bundesarchiv in Koblenz bewahrten Unterlagen der »Erbbiologischen Kommission« des »Deutschen Gemeindetages«, der mit seinen Provinzialverbänden für das Anstaltswesen zuständig war und regelmäßig »erbbiologische Bestandsaufnahmen« für die ihm unterstehenden Einrichtungen vornehmen ließ. Eine den Stand zum 31. 12. 1935 erfassende »Rundfrage zur Durchführung des Gesetzes ...« ergab beispielsweise, daß von den in Provinzialheilanstalten zu diesem Zeitpunkt untergebrachten 82993 Patienten 54717 als »erbkrank« galten. Als bereits in den Jahren 1934 und 1935 sterilisiert wurden 15980 Patienten gemeldet.[21] Nach den auf solchen und anderen Quellen beruhenden Schätzungen dürften etwa 25% der Anstaltspatienten sterilisiert worden sein, wobei ein erheblicher Teil der als erbkrank Erfaßten von der Sterilisierung nur deshalb verschont blieb, weil er als nicht fortpflanzungsfähig oder ohnehin dauernd verwahrungsbedürftig galt (vgl. SIEMEN 1986, S. 135f.). Weitaus geringer als zunächst erwartet blieb die Zahl der Entlassungen aus der Anstaltsverwahrung nach der erfolgten Sterilisierung, was darauf zurückzuführen ist, daß für die bereits längere Zeit in den Anstalten lebenden Patienten kaum noch Arbeitsmöglichkeiten oder Familienaufnahmen gesichert werden konnten, da die generelle öffentlich wirksame Abwertung dieser Menschen als »minderwertige Existenzen« die Aufnahmebereitschaft der Gesellschaft zunehmend einschränkte.[22] (Abb. 11)

Einen rasanten Aufschwung nahm in den Jahren nach 1933 die sog. erbbiologische Forschungstätigkeit der Psychiatrie, in die nun auch in großer Zahl Anstaltspsychiater mit der Gründung »erbbiologischer« Abteilungen an den Heil- und Pflegeanstalten eintraten und mit deren Verbreitung neue zentrale Forschungsstätten entstanden, wie etwa das von K. Pohlisch und F. Panse aufgebaute »Rheinische Provinzialinstitut für psychiatrisch-neurologische Erbforschung« in Bonn, das 1935 offiziell eröffnet worden ist.[23] Da die Arbeitsmethoden dieses Instituts durch eine Reihe von Veröffentlichungen seiner Leiter und die erhalten gebliebenen Arbeitsunterlagen besonders gut dokumentiert sind, kann an ihnen auch das fragwürdige wissenschaftliche Niveau dieser breit angelegten erbbiologischen Erfassungspraxis verdeutlicht werden, über deren vielgestaltige Formen und Funktionen inzwischen auch eine sehr fundierte Übersicht von ROTH (1984c) erarbeitet wurde. Im Mittelpunkt der Arbeit dieses Instituts stand die Anfertigung von Sippentafeln für die sog. erbkranken Sippschaften, wobei von den durch die Heil- und Pflegeanstalten bei der Aufnahme von Patienten auszufüllenden »Erbgesundheitsfragebogen« ausgegangen wurde, in die als erblich bedingt geltende Erkrankungen der Eltern,

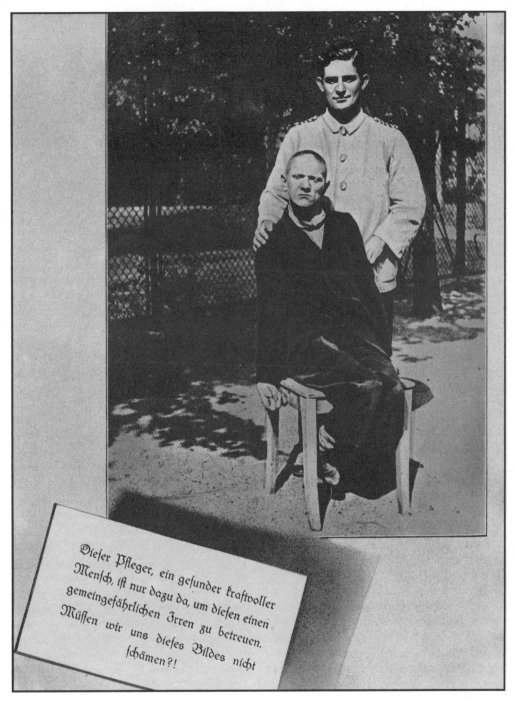

Abb. 11 Stigmatisierung psychisch Kranker in der zeitgenössischen Propaganda
Quelle: Neues Volk. — **2** (1934)1. — S. 16

der Großeltern, der Kinder und der Geschwister jedes Patienten eingetragen wurden. Diese Angaben erfuhren im Regelfall keine Überprüfung und blieben naturgemäß oft äußerst vage, so daß auch Suizidfälle, Alkoholismus, Schulversagen, Aufenthalt in Erziehungsanstalten u. a. Ereignisse sowie unspezifische »Diagnosen« wie »Irrsinn«, »Geistesschwäche« u. a. als Belege erblicher Belastung fungierten. Zur Vervollständigung der Angaben über Eltern und Großeltern wurden Auskünfte von völlig unkompetenten Dienststellen (Bürgermeister, Ortspolizeistellen, Standesämtern u. a.) eingeholt, die ebenso unsicher und ungenau waren und dennoch in die Sippentafeln Eingang fanden. Die Sippentafeln wurden von unzureichend qualifizierten Bürokräften zusammengestellt, wobei vor allem bei der Verwendung von archivierten Krankenunterlagen der Rheinischen Provinzialanstalten völlig unsinnige und unzuverlässige Angaben übernommen worden sind. Eine Personenkartei sollte es ermöglichen, für jede erfaßte Person durch Verweise auf die relevanten Sippentafeln das Maß der erblichen Belastung zu bestimmen und zugleich eine vollständige Übersicht über die gesamte Population der »Minderwertigen« gewährleisten, auf die auch bei Entscheidungen zur Vergabe von Ehestandsdarlehen und bei der Vergabe von Ehetauglichkeitszeugnissen zurückgegriffen werden konnte.[24] Der Anschein der Wissenschaftlichkeit wurde bei dieser Art von »Forschung« einzig noch durch die bürokratische Emsigkeit bei der Registrierung von Daten aufrechterhalten, die von vornherein bis auf die aktuellen Aufnahmediagnosen ungenau und unzuverlässig waren und auch als Lebensereignisse selbst für die angenommene erbliche Bedingtheit der Verbreitung psychischer Erkrankungen nur selten Beweiskraft besaßen. Daß Psychiater in verantwortungsvollen Stellungen als Hochschullehrer derartige Vorgehensweisen als »wissenschaftlich« ansahen und propagierten, ist ein makabres Indiz für den damaligen niedrigen Wissenschaftsanspruch im Fachgebiet. Die verhängnisvolle Folge ihrer Aktivitäten war, daß die vorurteilsvollen Haltungen der Öffentlichkeit und der Staatsbürokratie dadurch bekräftigt worden sind und weitere Maßnahmen der repressiven Ausgrenzung auslösten.

Da die nach 1933 forcierten erbbiologischen Forschungen noch stärker als ihre Vorläuferformen darauf ausgerichtet waren, verschiedenste »Vergesellschaftungen« von psychischen Erkrankungen mit als asozial oder störend beurteiltem Verhalten von Menschen aufzudecken und auch letzteres als erblich bedingt auszuweisen, produzierten sie notwendig einen stetig weiter um sich greifenden Trend, soziale Problemgruppen der psychiatrischen Kontrolle und Verwahrung zuzuführen. Dies betraf beispielsweise den Alkoholismus, der in schweren Fällen als Ausdruck einer krankhaften Persönlichkeitsstruktur gewertet und deshalb auch für sterilisierungsbedürftig angesehen wurde,[25] wie auch die problematische Kategorie der sog. Psychopathen, die einen besonders charakteristischen Spezialfall ausufernder Diskriminierungsbestrebungen von Psychiatern repräsentiert. Vor 1933 wurde der Ausdruck »Psychopathie« vorrangig als Sammelbegriff für verschiedenste Erscheinungsformen »abnormer Persönlichkeiten« verwendet, als diagnostischer Begriff für eine Krankheit von einer großen Zahl von Fachvertretern abgelehnt und gesehen, daß objektive Kriterien für das Umschlagen von »Anormalität« in Krankheit nicht existierten. Soweit Patienten unter einer solchen Diagnose dennoch in Heil- und Pflegeanstalten aufgenommen worden sind, zielte die Betreuung auf soziale Hilfestellung bei der Bewältigung von Lebensproblemen und endete nur in seltenen Fällen mit der Dauerverwahrung wegen dann festgestellten schweren Schwachsinns. Nach 1933 erhielt der Terminus rasch eine eigenständige diagnostische Funktion, wobei den Betroffenen mit einer angeblich erblich bedingten minderwertigen Charakterstruktur auch eine gesellschaftsgefährdende Rolle zugeschrieben wurde, die dann über die Inanspruchnahme von Zusatzdiagnosen häufig zu Sterilisierungen führte.[26]

Ein wesentlich neues Moment zur Förderung repressiver Komponenten in der Praxis der Anstaltsbehandlung wurde mit dem im November 1933 verabschiedeten »Gesetz gegen gefährliche Gewohnheitsverbrecher und über die Maßregeln der Sicherung und Besserung« wirksam, das am 1. Januar 1934 in Kraft trat und in seinen über die Psychiatrie hinaus wirkenden Folgen bereits charakterisiert worden ist (vgl. Kap. 3). Dieses Gesetz führte zu einer Neufassung des § 42 des Reichsstrafgesetzbuches, nach der auch die Unterbringung in einer Heil- und Pflegeanstalt als Sicherungsmaßregel angeordnet werden konnte, wenn die Straftat im Zustand der Zurechnungsunfähigkeit oder bedingten Zurechnungsunfähigkeit begangen worden ist, was die Anstalten zu besonders strengen Formen der Verwahrung solcher »Patienten« veranlaßte.[27] Eine weitere Folge dieser Gesetzgebung bestand darin, daß Psychiater nun verstärkt als Gutachter der Staatsanwaltschaften für die Beurteilung von Menschen als »Gewohnheitsverbrecher« zuständig wurden und daß im Zuge dieser Erweiterung der professionellen Kompetenz erbbiologische Hypothesen massiver zur Geltung gelangten. Vor allem von 1937 an gewann die Debatte im Fachgebiet über die erblichen Grundlagen von »Asozialität« und sog. »gemeinschaftsunfähigem« Verhalten zunehmend an Intensität, wobei Forderungen nach der Erweiterung der Sterilisierungspraxis und nach der Schaffung noch strengerer Formen der Verwahrung sukzessive an Boden gewannen (REICHENBACH 1985).

Zu den Folgewirkungen der vielen Schritte und Maßnahmen zur weiteren sozialen Abwertung der psychisch Kranken und geistig Behinderten sowie zur noch stärkeren Ausprägung des Ausgrenzungs- und Verwahrungscharakters der psychiatrischen Anstaltsfürsorge gehörten weitere Einschränkungen der Lebensbedingungen der Anstaltspatienten. Die bereits während der Weltwirtschaftskrise herabgesetzten Pflegesätze für die aus den Mitteln der öffentlichen Fürsorge zu unterhaltenden Patienten wurden 1935 von 3,– auf 2,70 RM herabgesetzt und die Anstaltsleitungen trotz ständig wachsender Belegungszahlen zur Einsparung von Kosten für Verpflegung, Kleidung und Heizung gedrängt (DAUM 1986). In den Jahren 1937 und 1938 galten die Heil- und Pflegeanstalten bereits als Leistungsbetriebe, die im Rahmen der Sparpolitik des Vierjahresplanes ». . . im Kampf um die Nahrungsfreiheit des deutschen Volkes alle verfügbaren Kräfte auf das äußerste einzuspannen . . .« hatten.[28] Da ab 1937 durch staatliche Verfügungen die Verlegung von Patienten der Heil- und Pflegeanstalten in die z. T. materiell besser ausgestatteten caritativen Pflegeeinrichtungen unterbunden wurde und 1938 auch die ohnehin nur noch bescheidenen Restposten der Familienpflege aufgelöst wurden, gab es für die Anstaltsinsassen keine Möglichkeiten mehr, den zunehmend Asylcharakter annehmenden Lebensformen auszuweichen. Unter diesen Bedingungen wurden therapeutische Aktivitäten weiter eingeschränkt, und repressive Momente im Stil des Umgangs des Pflegepersonals mit den Patienten gewannen zunehmend an Gewicht. Dabei spielte sicher auch eine große Rolle, daß die Ausbildung der Pflegekräfte in der Psychiatrie ebenfalls eine rassenhygienische Profilierung erfuhr, nach 1933 in großer Zahl arbeitslose Mitglieder der NSDAP in Pflegerstellungen untergebracht wurden und daß in den Einrichtungen die Betriebszellen der NSDAP für eine Ausrichtung des Anstaltslebens auf den Verwahrauftrag Sorge trugen (GRAF 1987). Da die fortwährende Einschränkung der für das Anstaltswesen bereitgestellten Mittel auch für das zahlenmäßig unzureichende Pflegepersonal ebenfalls erschwerte Arbeitsbedingungen zur Folge hatte, trat zunehmend an die Stelle von Zuwendung und befürsorgender Anleitung ein von Aggressionen geleitetes autoritäres »Aufseher«-Verhalten (RICHARDZ 1987). Unter diesen Bedingungen waren therapeutische Bemühungen immer schwerer zu realisieren, wobei es durchaus Versuche gegeben hat, neue Heilverfahren zu entwickeln bzw. anzuwenden, die über die tradierte Arbeitstherapie und die unspezifische medikamentöse Behandlung hinausführen sollten. Als solche Verfahren galten vor allem die in den 30er Jahren entwickelten Schock-Therapien, die im Fachgebiet große Aufmerksamkeit fanden und den Anbruch einer »therapeutischen Ära« der Psychiatrie zu verheißen schienen.

Das erste dieser Verfahren war die 1934 von dem in Wien tätigen Manfred Sakel begründete Insulin-Schock-Therapie, bei der über die Zuführung von Insulin hypoglykämische Schockzustände ausgelöst wurden, die über humorale Regulationen pathologische Erregungsbahnungen zwischen den Nervenzellen aufheben sollten. Die Annahmen über derartige Wirkungsmechanismen waren rein hypothetischer Natur; die faktische Basis des Verfahrens bildeten sehr begrenzte empirische Erfahrungen.[29] Nachfolgende breitere Anwendungen der Insulin-Schock-Behandlung in der Schweiz und in Deutschland ergaben unterschiedliche Bewertungen der erreichbaren Effekte, wobei die Bewertungskriterien unscharf blieben, die Belastung der Patienten durch die starken Krampfanfälle wenig Beachtung fanden und vor allem Langzeitwirkungen in dem erhofften Maße nicht auftraten (SCHÖNE; SCHÖNE 1987).

Ein zweites ähnliches Verfahren war die Cardiazol-Schock-Therapie, die von dem Ungarn Ladislaus von Meduna propagiert worden ist, der über seine Erfahrungen mit durch Cardiazol ausgelösten Krampfanfällen bei Schizophrenien erstmals 1935 berichtet hatte.[30] Auch hier handelte es sich um eine Hypothese bzgl. Erklärung der angenommenen therapeutischen Wirkung — sie sollte auf einem angeblichen Antagonismus von Schizophrenie und Epilepsie beruhen und deshalb durch die Auslösung epileptiformer Krämpfe die Schizophrenie verdrängen — und um einen sehr belastenden Eingriff, da Cardiazol vor der Krampfauslösung schwere Angstzustände bei den Patienten bewirkte.

Die schließlich erstmals im Jahre 1938 empfohlene Elektrokrampftherapie, die von den Italienern Ugo Cerletti und Lucio Bini begründet worden ist, fand in Deutschland nur noch geringe Verbreitung und wurde als relativ billiges Verfahren erst in den Kriegsjahren einer weiteren Erprobung unterzogen.[31]

Trotz der fehlenden Sicherheit der Erkenntnisse hinsichtlich der Wirkungsmechanismen der genannten Verfahren, bezüglich ihrer Langzeitfolgen und mit der ihnen verbundenen Risiken für die Patienten betrachteten namhafte Repräsentanten der deutschen Psychiatrie bereits 1937 die bescheidenen Anfangserfolge als Ausdruck einer grundlegenden Wende zu einer nun endlich möglich gewordenen effektiven Behandlung der endogenen Psychosen, wobei noch völlig außer acht gelassen worden ist, daß in den Heil- und Pflegeanstalten die Voraussetzungen für einen breiteren Einsatz der Schocktherapien weitgehend fehlten. Eine 1937 erarbeitete Bilanz zu den überhaupt durchgeführten Insulinkuren wies genauere Angaben nur für 962 Patienten auf, wobei lediglich bei 244 (d. h. ca.25%) eine Vollremission erreicht worden ist, d. h. bei einem Anteil, der dem der auch ohne Behandlung stattfindenden Spontanheilungen bei Schizophrenien annähernd entsprach.[32] Die neuen Behandlungsmethoden erforderten eine intensive ärztliche und pflegerische Betreuung der Patienten in speziellen klinischen Abteilungen, die in den Heil- und Pflegeanstalten nur in Ausnahmefällen geschaffen werden konnten. Obwohl im Jahre 1938 die Kosten für die Insulinkuren durch die Krankenkassen übernommen worden sind, blieb die Zahl der behandelten Patienten sehr gering, zumal die in Heilanstalten geschaffenen Abteilungen z. T. unmittelbar vor Kriegsbeginn 1939 wieder aufgelöst wurden.[33]

Im ganzen haben sich die hochgespannten Erwartungen gegenüber den neuen Schocktherapien nicht erfüllt. Deren wissenschaftliche Fundierung blieb unzureichend, ihr praktischer Einsatz in den Heil- und Pflegeanstalten eng begrenzt; sie verkörperten zwar Heilungsintentionen der Psychiatrie und nach außen auch deren therapeutische Kompetenz, konnten aber eine ernsthafte Verbesserung der Lage des psychisch Kranken nicht bewirken. Stärker wirksam als die Hoffnung auf weitere effiziente somatische Therapiemöglichkeiten blieb die von dem Psychiatern selbst mit Nachdruck geforderte Diskriminierungshaltung der Gesellschaft gegenüber den Insassen der psychiatrischen Asyle, für die lautstarke Bekundungen therapeutischer Effekte in wenigen gut ausgestatteten Universitätskliniken weitgehend irrelevant blieben. Als im Jahre 1939 einige Fachvertreter begannen, die in eine tiefe Krise geratene Anstaltsfürsorge auch mit Forderungen an die Öffentlichkeit aufzuwerten, waren die Weichen für die Fortführung repressiver Formen des Umgangs mit den Patienten bereits durch die unmittelbare Kriegsvorbereitung endgültig gestellt — der Umstand, daß die Bekundungen eines bleibenden Wertes der Geisteskrankenfürsorge in dieser Zeit ohnehin nur sehr verhalten und systemkonform vorgetragen wurden, hat dabei sicher keine wesentliche Rolle mehr gespielt.[34]

Der Niedergang der psychiatrischen Praxis in dem für die übergroße Mehrheit der psychisch Kranken und geistig Behinderten maßgeblichen Sektor der Anstaltsfürsorge war vor allem das Ergebnis der gesundheitspolitischen Zielstellungen und Maßnahmen des faschistischen Regimes, dessen Vorgehensweisen jedoch durch die von der Psychiatrie angebotenen erbbiologisch-rassenhygienischen Erklärungs- und Wertungsmuster legitimiert und gestützt worden ist. Eine große Verantwortung dafür trug die Hochschulpsychiatrie, deren damalige Repräsentanten der Indienstnahme der eigenen Disziplin für reaktionäre soziale Zwecke weitgehend Vorschub leisteten. Bei der personellen Vertretung des Fachgebietes an den Hochschulen gab es dabei sowohl interessante Kontinuitäten als auch politisch motivierte Wandlungen, wobei im Zeitraum bis 1939 auch ein unumgänglich gewordener Generationswechsel ausgenutzt worden ist, um radikalen Anhängern des Faschismus einflußreiche Positionen zu übertragen. Zu der Gruppe von Ordinarien, die bereits vor 1933 übernommene Positionen über die gesamte Zeit der faschistischen Diktatur hinweg und über diese hinaus innehatten, gehörten O. Bumke (München), F. Kehrer (Münster), K. Kleist (Frankfurt a. M.), E. Kretschmer (Marburg) und F. Sioli (Düsseldorf), Wissenschaftler, die trotz divergierender Forschungsinteressen in der Tradition eines naturwissenschaftlichen Fachverständnisses und einer staatsverpflichteten Disziplin standen, die ihnen eine Distanz zur faschistischen Politik allenfalls partiell ermöglichte. Gering war die Zahl der durch die faschistischen Machthaber aus ihren akademischen Stellungen verdrängten Gelehrten in der Psychiatrie; in Heidelberg wurde 1933 K. Wilmanns als »Jude« entlassen, das gleiche Schicksal traf 1934 G. v. Aschaffenburg in Köln, aus eindeutig politischen Gründen wurde E. Forster in Greifswald 1933 zum Suizid getrieben.[35] Durch ohnehin anstehende Emeritierungen bzw. den Tod schieden im Laufe der Jahre von 1933 bis 1939 eine Reihe von namhaften Ordinarien aus, die der eugenisch-rassenhygienischen Umorientierung der Psychiatrie bereits vor 1933 Unterstützung erwiesen hatten, etwa R. Gaupp (Tübingen), A. E. Hoche (Freiburg), J. Lange (Breslau), P. Schröder (Leipzig) und W. Weygandt (Hamburg).[36] Freiwerdende Lehrstühle wurden im Zuge der faschistischen Berufungspolitik, deren Intentionen und Mechanismen u. a. ZOMACK (1985) beschrieben hat, weitgehend mit als politisch zuverlässig geltenden Fachvertretern besetzt, wobei vor allem M. de Crinis (Köln und Berlin), W. Heyde (Würzburg), B. Kihn (Jena), K. Pohlisch (Bonn) und C. Schneider (Heidelberg) als entschiedene Anhänger der faschistischen Ideologie und Politik gelten können.[37] Eine Gesamtübersicht zur Besetzung der Ordinariate für Psychiatrie bzw. Neurologie/Psychiatrie an den deutschen Hochschulen für den Zeitraum von 1933 bis 1945 (Tabelle 4) weist aus, daß auch solche Fachvertreter in verantwortlichen Stellungen bleiben konnten, die direkte Bindungen an die faschistische Bewegung vermieden und sich auf rein fachliche Tätigkeiten konzentrierten, solange sie nicht in eine offene Konfrontation zu den herrschenden politischen Gewalten gerieten. Typisch für die »regulierende« Einflußnahme des faschistischen Staates auf die Organisationsformen und personellen Vertretungen der Wissenschaft war auch die Einsetzung des durch seine erbbiologischen Forschungen für das Regime besonders verdienstvollen E. Rüdin als Reichsleiter der 1935 geschaffenen »Gesellschaft Deutscher Neurologen und Psychiater«, deren Entwicklungsgeschichte und Wirksamkeit noch eine eingehendere Untersuchung erfahren müßte.[38]

Die 1933 einsetzenden Prozesse der Stabilisierung und eskalierenden Ausdehnung des Herrschaftsanspruchs der faschistischen Diktatur, die über den Einsatz von Gewalt und Demagogie ebenso vorangetrieben wurden wie durch rasch aufeinanderfolgende neue rechtliche Bestimmungen, institutionelle Neuordnungen und Veränderungen im personellen Bestand der Medizin, hatten für die Psychiatrie besonders weitreichende und verhängnisvolle Auswirkungen. Die einseitige Orientierung auf erbbiologische Forschung und eugenisch-rassenhygienische Prophylaxe bewirkte eine rasch erfolgende soziale und moralische Diskriminierung psychisch Kranker und geistig Behinderter, die nun nicht mehr nur als Kranke und Fürsorgebedürftige, sondern zugleich auch als Träger biotischer Gefährdungsmomente der gesellschaftlichen Zukunft erschienen. Die Konsequenz der totalitären Ideologie der Unterordnung der Lebensinteressen der Individuen unter die vorgeblichen Zwecke der Lebenssicherung des Volkes, der Rasse oder der Nation bestand darin, daß Menschen im Wirkungsraum der psychiatrischen Fürsorge zunehmend repressiven Behandlungsweisen und Eingriffen ausgesetzt wurden, wobei Zwangssterilisierungen und zunehmende Zwangseinweisungen davon zeugten, daß Persönlichkeitsrechte sukzessive vernachlässigt wurden. Schließlich führte die Sparpolitik des faschistischen Staates und dessen Bestreben zur Erweiterung der für einen geplanten Aggressionskrieg erforderlichen Ressourcen zur fortwährenden Beschränkung der für die psychiatrische Betreuungspraxis verfügbaren Mittel mit dem Resultat der vor allem ab 1937 einsetzenden Tendenz zur Herabdrückung des Niveaus der Lebenssicherung der Anstaltspatienten auf ein gerade noch das Überleben sichernde Minimum. Gegenüber diesen strukturell bestimmenden Merkmalen der Entwicklung blieben verschiedene Versuche zur Erweiterung der therapeutischen Wirkungsmöglichkeiten relativ ergebnislos und ohne durchschlagenden Erfolg. Um radikalere Formen der destruktiven Handlungsmuster in der Psychiatrie zur Geltung zu bringen, bedurfte es nur noch einer weiteren Zuspitzung restriktiver sozialpolitischer Bestrebungen des fa-

Tabelle 4 Besetzungen der Ordinariate für Psychiatrie bzw. Psychiatrie/Neurologie an den deutschen Hochschulen im Zeitraum von 1933–1945[1]

München	O. Bumke (1924–1945)[2]		
Frankfurt(M.)	K. Kleist (1920–1947)		
Heidelberg	C. Schneider (1933–1945)		
Marburg	E. Kretschmer (1926–1946)		
Münster	F. Kehrer (1925–1953)		
Danzig[3]	F. Kauffmann (1934–1945)		
Düsseldorf[4]	F. Sioli (1923–1949)		
Köln	G. Aschaffenburg (1905)–1934)	M. de Crinis (1934–1938)	E. Fünfgeld (1938–1948)
Bonn	A. Hübner (1928–1934)	K. Pohlisch (1934–1945)	
Erlangen	G. Specht (1896–1934)	F. Meggendorfer (1934–1947)	
Göttingen	E. Schultze (1912–1934)	G. Ewald (1934–1949)	
Freiburg(Br.)	A. Hoche (1902–1934)	K. Beringer (1934–1949)	
Greifswald	G. Ewald (1933–1934)	W. Jacobi (1934–1937)	R. Thiele (1938–1946)
Rostock	M. Rosenfeld (1919–1935)	E. Braun (1936–1945)	
Tübingen	R. Gaupp (1906–1936)	H. Hoffmann (1936–1944)	
Halle	A. Hauptmann (1926–1935)	P. Hilpert (1937–1939)	F. Flügel (1939–1949)
Hamburg	W. Weygandt (1908–1935)	H. Bürger-Prinz (1937–1965)	
Kiel	G. Stertz (1926–1937)	H.-G. Creutzfeldt (1937–1953)	
Berlin	K. Bonhoeffer (1919–1938)	M. de Crinis (1938–1945)	
Breslau	J. Lange (1930–1938)	W. Villinger (1938–1945)	
Jena	H. Berger (1919–1938)	B. Kihn (1938–1945)	
Leipzig	P. Schröder (1925–1938)	A. Bostroem (1938–1942)[5]	
Königsberg	A. Bostroem (1932–1938)	F. Mauz (1939–1945)	
Würzburg	M. Reichardt (1925–1939)	W. Heyde (1939–1945)	

(Quellen: KOLLE 1956, S. 267–281; EULNER 1970, S. 510)

Anmerkungen

[1] Die Zusammenstellung erfolgte unter Berücksichtigung der Ordinariatswechsel an den einzelnen Universitäten.

[2] Die in Klammern angegebenen Daten beziehen sich auf die Zeit der Ordinariatsbesetzung.

[3] Die Universitätsnervenklinik der Universität Leipzig wurde 1943 bei einem Bombenangriff total zerstört und danach bis 1946 nur noch kommissarisch geleitet.

[4] Die Medizinischen Akademien in Düsseldorf und Danzig dienten Weiterbildungsaufgaben und wurden seit 1934 vor allem auch für die »rassenhygienische Ausbildung« der beamteten Ärzte genutzt.

[5] In Düsseldorf war die Funktion des Lehrstuhls an der Medizinischen Akademie bis 1949 mit der Leitung der Anstalt Grafenberg verbunden.

Nicht enthalten sind die vom NS-Regime neu geschaffenen »Reichs-Universitäten« Straßburg und Posen, an denen Psychiatrische Kliniken nicht mehr eingerichtet worden sind.

schistischen Regimes, die dann auch mit der unmittelbaren Kriegsvorbereitung zu Beginn des Jahres 1939 einsetzten.

6.3. Die endgültige Dehumanisierung der psychiatrischen Praxis in den Jahren von 1939–1945 durch den organisierten Massenmord

Unter den Bedingungen des vom deutschen Faschismus ausgelösten imperialistischen Eroberungskrieges erfuhren die bereits vor 1939 geschaffenen Formen der Unterdrückung politischer Gegner und der Verfolgung diskriminierter sozialer Gruppen eine weitere Verschärfung. Die Mobilisierung aller Ressourcen der Gesellschaft für die Kriegführung hatte auch für die Medizin und das Gesundheitswesen weitreichende Konsequenzen, wurden doch jetzt deren personelle und institutionelle Kapazitäten in großem Umfange für die Absicherung der medizinischen Betreuung der Wehrmacht beansprucht und eingesetzt. Für die Psychiatrie, die nach den vorangegangenen Entwicklungen ohnehin vorrangig als ein kostenraubendes Unternehmen zur unsinnigen Versorgung »minderwertigen« Lebens angesehen worden ist, hatte diese generelle Inanspruchnahme der Medizin u. a. zur Folge, daß sie erhebliche Teile der Heil- und Pflegeanstalten für die Einrichtung von Reservelazaretten und Kriegsgefangenenlagern zur Verfügung stellen mußte, wobei die Vorbereitungen dafür bereits lange vor Kriegsbeginn durch entsprechende Planungen und Leistungsverträge mit der Wehrmacht getroffen worden sind. Durch diese Beanspruchungen wie auch durch die im Herbst 1939 einsetzende Lebensmittelrationierung und die Einbeziehung von Ärzten und Pflegern zum Militärdienst verschlechterten sich die ohnehin desolaten Betreuungsbedingungen in den Einrichtungen der geschlossenen Fürsorge auf drastische Weise weiter. Geradezu zwangsläufig produzierten sie die Frage, ob denn angesichts der von den Gesunden zu bringenden »Opfer« den unheilbar Kranken überhaupt noch ein Lebensrecht zugesprochen werden könne – eine Frage, die leider gerade von den mit der faschistischen Ideologie und Politik verbundenen Psychiatern selbst zuungunsten der ihnen anvertrauten Patienten entschieden worden ist. Als Beispiel für die nun zur Geltung gelangende Bereitschaft, die schwächsten und hilflosesten unter den Patienten zu opfern, kann eine Stellungnahme eines anerkannten Vertreters der Anstaltspsychiatrie vom November 1939 angeführt werden, in der es mit der Berufung auf die Notwendigkeit einer weiteren Kostensenkung hieß: »Ich erachte es an dieser Stelle für angebracht, einmal offen und mit aller Deutlichkeit auf die Notwendigkeit hinzuweisen, daß wir Ärzte hinsichtlich ärztlicher Betreuung lebensunwerten Lebens auch die letzte Konsequenz im Sinne der Ausmerze ziehen . . . Gerade diese Tage, in denen von unseren wertvollsten Männern die schwersten Opfer an Blut und Leben verlangt werden, lehren uns eindrucksvoll, daß es nicht möglich sein darf – aus wirtschaftlichen Gründen – vermehrt die Anstalten mit lebenden Leichen für einen trotzdem immer noch unverhältnismäßig hohen Pflegesatz zu belegen.«[39] Zu diesem Zeitpunkt waren die planerischen Vorarbeiten für praktische Maßnahmen einer solchen organisierten »Ausmerze« bereits abgeschlossen und die institutionellen Voraussetzungen für deren Durchführung geschaffen. Auf die wichtigsten dieser Vorgänge wird im folgenden eingegangen. Zunächst soll dabei die Vorbereitung und praktische Gestaltung der Kindermordaktion charakterisiert werden, die als ein dauerhaftes Moment der psychiatrischen Fürsorge konzipiert worden ist und damit auch belegt, daß die im Krieg entstandenen Notsituationen zwar den Anlaß für antihumane Praxisformen abgaben, diese jedoch den prinzipiellen Anliegen der faschistischen Auffassung von den Aufgaben der Medizin entsprangen.

6.3.1. Die »Kinderfachabteilungen« des »Reichsausschusses zur wissenschaftlichen Erfassung erb- und anlagebedingter schwerer Leiden«

Aus dem Kreis der besonders nachdrücklich für eine Radikalisierung der sog. Ausmerzepolitik eintretenden Ärzte, die auch bei umstrittenen Sterilisierungsentscheidungen als Gutachter herangezogen worden sind, wurde im Jahre 1937 ein geheimer »Reichsausschuß für Erbgesundheitsfragen« als Beratungsorgan der »Kanzlei des Führers« gebildet, die für die Klärung von persönlichen Anliegen zuständig war, welche A. Hitler als Reichskanzler in großer Zahl unterbreitet worden sind. 1938 wurde dieses Gremium erweitert und in »Reichsausschuß zur wissenschaftlichen Erfassung erb- und anlagebedingter schwerer Leiden« umbenannt. Als Leiter fungierte der in der Kanzlei des Führers tätige Landwirt Hefelmann, zu dessen Mitgliedern gehörten u. a. die Pädiater W. Catel und E. Wentzler sowie die Psychiater M. de Crinis, W. Heyde, P. Nitsche und C. Schneider.[40] Für die beteiligten Psychiater war die neue Institution sicher auch ein Instrument zur Erweiterung des erbbiologischen Erfassungssystems, mit dessen Hilfe behinderte Kinder möglichst frühzeitig ermittelt und in die psychiatrische Betreuung einbezogen werden sollten. In diesem Gremium wurde bereits im Frühjahr 1939 an dem Entwurf eines Gesetzes »Über die Sterbehilfe bei unheilbar Kranken« gearbeitet, auf dessen Intention und Schicksal an anderer Stelle ausführlich eingegangen worden ist (ROTH; ALY 1984). Im Juli 1939 erlangten Vertreter des Reichsausschusses erstmals von Hitler eine zunächst nur mündlich ausgesprochene »Ermächtigung« zur Tötung eines schwer behinderten Kindes, um die dessen Eltern auf Empfehlung des Leipziger Pädiaters W. Catel in der »Kanzlei des Führers« nachgesucht hätten. Obwohl Hitler weder im Jahre 1939 noch danach bereit war, einen der ihm vom Reichsausschuß mehrfach zugeleiteten Entwürfe von »Euthanasie«-Gesetzen zu unterschreiben, sanktionierte er schließlich im Oktober 1939 eine verdeckte Tötungspraxis in der Form, daß er in einer auf den 1. 9. 1939 zurückdatierten »Ermächtigungsurkunde« seinen Begleitarzt Karl Brandt und den Leiter der Kanzlei Philipp Bouhler beauftragte, ». . . die Befugnisse namentlich zu bestimmender Ärzte so zu erweitern, daß nach menschlichem Ermessen unheilbar Kranken bei kritischster Beurteilung ihres Krankheitszustandes der Gnadentod gewährt werden kann.«[41] Diese Verfügung widersprach dem geltenden Strafgesetzbuch und war derart allgemein gehalten, daß ihre Auslegung weitgehend willkürlich erfolgen konnte.

Die Erfassung der den »Reichsausschuß« interessierenden Kinder begann bereits im August 1939 durch einen geheimen Runderlaß des Reichsministeriums des Inneren (vom 18. August 1939), mit dem Ärzten und Hebammen die Pflicht auferlegt wurde, Kinder im Alter bis zu drei Jahren zu melden, die verdächtig waren, ». . . mit folgenden angeborenen schweren Leiden behaftet zu sein:
1. Idiotie sowie Mongolismus (besonders Fälle, die mit Blindheit und Taubheit verbunden sind);
2. Mikrocephalie;
3. Hydrocephalus schweren bzw. fortschreitenden Grades;
4. Mißbildungen jeder Art, besonders Fehlen von Gliedmaßen, schwere Spaltbildungen des Kopfes und der Wirbelsäule;
5. Lähmungen, einschließlich Littlescher Erkrankung.« (KLEE 1985, S. 239).[42]

Weitere diese Meldepflicht bekräftigende und die Altersgrenze erweiternde Erlasse sind 1940 und 1941 herausgegeben worden. Die Ankündigung der Einrichtung besonderer Behandlungsstätten für diese Kinder erfolgte dann im Januar 1940 mit der Mitteilung: »Es ist beabsichtigt, in entsprechenden Fällen mit allen Mitteln der ärztlichen Wissenschaft eine Behandlung der Kinder durchzuführen, um sie davor zu bewahren, dauerndem Siechtum zu verfallen.«[43]

Die Praxis der Erfassung und der nachfolgenden »Behandlung« wies dabei folgende Momente auf: Die von Hebammen, Ärzten, geburtshilflichen Einrichtungen und Kinderkliniken auf vorgeschriebenen Formblättern erstatteten **Meldungen** gingen zunächst an die zuständigen Gesundheitsämter und wurden von diesen nach Berlin an den »Reichsausschuß« weitergeleitet. In der von Hefelmann geleiteten Abteilung IIb der Kanzlei des Führers erfolgte dann durch dort tätige nichtärztliche Mitarbeiter eine **Vorauswahl,** wobei besonders gravierend erscheinende Fälle ausgesondert und zur **Begutachtung** durch Mitglieder des »Reichsausschusses« vorbereitet worden sind. Als Gutachter fungierten dabei der Direktor der Landesanstalt Görden bei Brandenburg, Prof. Hans Bruno Heinze, der Direktor der Universitäts-Kinderklinik in Leipzig, Prof. Werner Catel und der Berliner Kinderarzt Ernst Wentzler, die auch Abteilungen für die Behandlung solcher Kinder leiteten.[44] Diese Gutachter trafen ihre **Entscheidungen** über die Aufnahme der betreffenden Kinder in die Kinderfachabteilungen zum Zwecke der Beobachtung, des Therapieversuchs oder der Tötung ausschließlich anhand der Meldebögen. Waren die unabhängig voneinander getroffenen Urteile der genannten Gutachter widersprüchlich, entschied Hitlers Begleitarzt Brandt endgültig über das Schicksal der Kinder. Die **Einweisungen** erfolgten dann über Anforderungen der Berliner Zentrale des »Reichsausschusses« an die zuständigen Gesundheitsämter, wobei über vorgesehene Tötungen strenge Geheimhaltung gewahrt wurde und die den behandelnden Ärzten zugeleiteten »Ermächtigungen« die Aufforderung zum Mord mit dem Kennwort **»Behandlung«** umschrieben. Die Eltern der Kinder, die nach den bisher vorliegenden Detailuntersuchungen zumeist an den Kindern hingen und deren Befürsorgung übernehmen wollten, sind von den Tötungsabsichten zumeist nicht informiert worden und wurden auch im Falle des Ablebens der Kinder durch falsche Todesursachenangaben getäuscht.

Im Jahre 1940 existierten zunächst 4 solche dem »Reichsausschuß« unterstehenden Spezialabteilungen im sog. Altreich, nämlich in Brandenburg-Görden, in Niedermarsberg, in Eglfing-Haar und in Wiesloch bei Heidelberg sowie eine für das inzwischen annektierte Österreich in Wien. Ab 1941 wurde die Zahl dieser Einrichtungen erweitert, um für jeden »Gau« eine solche Zentrale zu schaffen (s. Abb. 13). Auf dem Territorium unserer Republik entstanden dabei solche Kinderfachabteilungen in den Landesheilanstalten Sachsenberg-Schwerin, Großschweidnitz, Uchtspringe, Leipzig und Stadtroda; über deren Tätigkeit konnten in einer Reihe von nach dem Kriege durchgeführten Prozessen genauere Einsichten gewonnen werden.[45] Als Leiter dieser Kinderfachabteilungen wurden als politisch zuverlässig geltende NSDAP-Mitglieder vom »Reichsausschuß« ausgewählt und von der Berliner Zentrale in ihre Aufgaben eingewiesen, wobei die eingangs erwähnte »Ermächtigung« Hitlers als Beleg für die rechtliche Zulässigkeit des geforderten Handelns genutzt worden ist. In der Regel führten diese ärztlichen Leiter die Tötungen nicht selber aus, sondern verpflichteten ihrerseits Mitarbeiter des Pflegepersonals dazu, die Überdosen von Luminal zu verabreichen bzw. die Morphium-Injektionen vorzunehmen, mit denen die Kinder ermordet worden sind. Aus den zugänglichen Unterlagen über die nach 1945 durchgeführten Prozesse gegen Ärzte und Pflegekräfte, die vor allem in den ersten Jahren noch zu strengen Bestrafungen — auch zu Todesurteilen — führten, geht dabei hervor, daß die Beteiligten sich stets auf die ihnen erteilten Auflagen bezogen und als Hauptmotiv Mitleid mit dem Zustand der angeblich lebensunfähigen Kinder angaben. Die Tötungen trafen jedoch durchaus nicht nur Kinder mit allerschwersten Schädigungen, deren Lebenserwartung ohnehin gering war, sondern in vielen Fällen auch solche, die Entwicklungschancen besaßen und mit angemessener Förderung zu sinnvollen Lebensformen hätten geführt werden können. Zum Ende des Krieges hat dabei die »Großzügigkeit« auch in der Form eigenmächtiger Tötungen zugenommen, wobei in wachsender Zahl Kinder im Alter bis zu 16 Jahren und bei schon nachgewiesener begrenzter Eigenständigkeit in die Tötungsmaschinerie einbezogen worden sind (SCHMIDT, G. 1985).[46] Die Gesamtzahl der Opfer des »Reichsausschusses« kann wegen der 1945 erfolgten Vernichtung der amtlichen Unterlagen und wegen der gefälschten Angaben zu den Todesursachen bei den in den Kinderfachabteilungen Verstorbenen nicht mehr genau rekonstruiert werden; sie dürfte jedoch nach den weitgehend übereinstimmenden Schätzungen, die im Zusammenhang mit den gerichtlichen Untersuchungen vorgenommen worden sind, bei mindestens 5000 liegen. Die Gesamtzahl der geistig behinderten Kinder und Jugendlichen, die im Rahmen der faschistischen Praxis der »Ausmerze lebensunwerten Lebens« ermordet worden sind, liegt wesentlich höher, da ja die (1939) in psychiatrischen Einrichtungen und caritativen Fürsorge versorgten kindlichen und jugendlichen Patienten in die von 1939 bis 1941 durchgeführte Mordaktion der »Reichsarbeitsgemeinschaft Heil- und Pflegeanstalten« mit einbezogen worden sind, sofern sie als unheilbar oder »zu keinen Leistungen fähig« galten.

Ein besonders makabrer Aspekt dieser organisierten Kindermordaktion bestand darin, daß sich mit einem solchen antihumanen Vorgehen auch noch Forschungsinteressen damals namhafter Wissenschaftler verbanden, wobei beabsichtigt worden ist, gerade durch die hirnpathologische Bearbeitung von kindlichen Gehirnen nähere Aufschlüsse über die Ursachen des Schwachsinns und bestimmter Erkrankungsformen zu gewinnen (ALY 1984c). Der Heidelberger Ordinarius für Psychiatrie, Carl Schneider, entwickelte zu Beginn des Jahres 1941 einen »psychiatrischen Forschungsplan«, der u. a. die Erhebung einiger der genannten »Kinderfachabteilungen« in Forschungsabteilungen des »Reichsausschusses« vorsah, in denen vor den Tötungen der als »lebensunwert« erachteten Kinder eingehende physiologische und psychologische Untersuchungen stattfinden sollten, deren Ergebnisse dann mit den später folgenden morphologischen Analysen der entnommenen Gehirne zu vergleichen wären. Die von ihm selbst in Wiesloch bei Heidelberg 1942 eingerichtete »Forschungsabteilung« war dabei auf Untersuchungen der Stoffwechselfunktion ausgerichtet; die hier betreuten Kinder wurden zum Teil dann in der Kinderfachabteilung der Heil- und Pflegeanstalt Eichberg getötet; diese wiederum sandte die bei der Sektion entnommenen Gehirne C. Schneider in Heidelberg zur weiteren Bearbeitung und Untersuchung zu (ALY 1985b).[47]

Eine ähnliche Zusammenarbeit bestand zwischen der ebenfalls als Forschungsabteilung dienenden Kinderfachabteilung in Brandenburg-Görden unter der Leitung von Hans Bruno Heinze und dem Kaiser-Wilhelm-Institut für Hirnforschung, wo Prof. Julius Hallervorden die morphologische Bearbeitung der Gehirne durchführte. Nach Ermittlungen von ALY (1985b), der auch einen Teil der Krankengeschichten und dazugehörenden Sektionsbefunde ausfindig machen konnte, kann sogar angenommen werden, daß in bestimmten Fällen Kinder nicht wegen des Schweregrades ihrer Behinderung, sondern wegen des Interesses an vergleichbaren Gehirnpräparaten für bestimmte Zustandsbilder, Verlaufsformen und Altersgruppen getötet worden sind. Für das von C. Schneider entwickelte Forschungsprogramm, welches für einen Zeitraum von 15 Jahren konzipiert worden ist, wurden vom Reichsministerium des Inneren beträchtliche finanzielle Zuschüsse gewährt, die u. a. die Einrichtung der erwähnten klinischen Abteilung in Wiesloch ermöglichten.[48]

Nach allen bisher vorgenommenen kritischen Überprüfungen des Geschehens kann festgestellt werden, daß die Tötungen von Kindern im Rahmen des beschriebenen Programms in juristischer Hinsicht als Mord zu gelten haben und auch in ethischer Hinsicht keine Rechtfertigung finden können, zumal ein großer Teil der Opfer bei angemessener gesellschaftlicher Förderung durchaus zu einem in Grenzen sinnvollen Leben hätte geführt werden können (»Reichsausschußkinder« 1987).

6.3.2. Der zentral organisierte Massenmord an den als unheilbar geltenden Patienten der Heil- und Pflegeanstalten in den Jahren von 1939–1941

Für die im Herbst des Jahres 1939 begonnene Massenmordaktion an den als unheilbar angesehenen und zu Arbeitsleistungen nicht verwendbaren Patienten der Heil- und Pflegeanstalten sind die wichtigsten Daten des Geschehens auf der Grundlage der Auswertung einer Vielzahl von Prozeßunterlagen bereits mehrfach systematisch dargestellt worden, u. a. in Übersichtsarbeiten von PLATEN-HALLERMUND (1948), KAUL (1973), DÖRNER (1975) und NOWAK (1977); bilanzierende Übersichten zur neueren Forschungsentwicklung stammen von SPÄTE und THOM (1980), KLEE (1983), DEBUS; KALKOWSKY; SCHMIDT v. BLITTERSDORF (1986) sowie von ALY (Aktion T4 1987).

Im Zuge der unmittelbaren Vorbereitung auf den Krieg sind im Frühjahr 1939 auch die Planungen für eine erhebliche Reduzierung der Bettenzahl in den psychiatrischen Einrichtungen begonnen worden, für die das Amt II der Kanzlei des Führers unter der Leitung von V. Brack verantwortlich zeichnete, dem auch zu diesem Zeitpunkt der bereits erwähnte »Reichsausschuß« zugeordnet war.[49] Bei den ersten Schätzungen der Zahl jener Patienten, deren Tötung im Zuge einer zentral organisierten Aktion erfolgen sollte, um eine Entlastung der psychiatrischen Einrichtungen zu erreichen, wurde davon ausgegangen, daß etwa 5 von 10000 Einwohnern stationäre psychiatrische Betreuung benötigen und daß unter diesen 5 wenigstens ein Fall von sog. »lebensunwertem Leben« vorkomme, was bei der damaligen Bevölkerungszahl des Reiches etwa 65 bis 70000 derartiger Fälle ergab. Eine dieser Planungen ist offensichtlich auch durch eine Sondererhebung des Reichsgesundheitsamtes vom Mai 1939 angestrebt worden, die von allen relevanten Einrichtungen Meldungen über den aktuellen Stand der verfügbaren Betten, der derzeitigen Belegung und der Besetzung mit Ärzten und Pflegekräften abforderte. Im Juli des gleichen Jahres wurde dann eine Kommission gebildet, die Details des Vorgehens zu beraten hatte und der neben Brack der Vertreter der Medizinalabteilung des Reichsministeriums H. Linden, die Professoren der Psychiatrie M. de Crinis, B. Kihn, W. Heyde und C. Schneider sowie einige ausgewählte Anstaltsdirektoren angehörten (vgl. LEIPERT 1987b, S. 89). Von dieser Kommission wurde die institutionelle Struktur, der Modus der Vorgehensweise und speziell das Begutachtungssystem festgelegt und auf der Grundlage eines Gutachtens des kriminaltechnischen Instituts beim Reichssicherheitshauptamt als Tötungsart die Vergiftung durch Kohlenmonoxid-Gas gewählt. Zur Bewältigung der organisatorischen Aufgaben wurden drei eng miteinander verbundene und ebenfalls der Kanzlei des Führers unterstehende Institutionen geschaffen:

- die »Reichsarbeitsgemeinschaft Heil- und Pflegeanstalten«, zu deren Verwaltungsdirektor der Jurist Bohne und zu deren ärztlichem Leiter Prof. W. Heyde bestellt wurden und deren Funktion in der Erfassung und Auswahl der zu tötenden Patienten sowie in der unmittelbaren Durchführung des Mordprogramms bestand;
- die »Gemeinnützige Krankentransportgesellschaft«, die die Zusammenführung der ausgewählten Patienten in Zwischenanstalten und in die eigentlichen Tötungseinrichtungen zu besorgen hatte, sowie
- die »Gemeinnützige Stiftung für Anstaltspflege«; die die finanziellen Fragen regelte und das Personal einstellte.

Eine später gegründete »Zentralverrechnungsstelle Heil- und Pflegeanstalten« besorgte dann die weitgehende Selbstfinanzierung des Mordprogramms durch die Kostenerhebung von den Versicherungsträgern oder den Angehörigen der Patienten von dem Zeitpunkt an, da diese durch die »Reichsarbeitsgemeinschaft« von den Heil- und Pflegeanstalten übernommen wurden. Da das Verwaltungszentrum für diesen rasch anwachsenden Apparat, der 1940 bereits annähernd 500 Mitarbeitern beschäftigte, in der Kanzlei des Führers bald keinen Platz mehr fand, wurde es in einer Villa in der Tiergartenstraße 4 in Berlin untergebracht, woraus dann auch die Tarnbezeichnung »T 4« abgeleitet worden ist.

Bereits am 9. Oktober wurden die inzwischen gedruckten Meldebögen mit einem zusätzlichen Merkblatt an eine Reihe großer Heil- und Pflegeanstalten versandt, wobei ein beigefügter Runderlaß des Reichsministeriums die schnellstmögliche Übermittlung der Meldeunterlagen an die »Reichsarbeitsgemeinschaft« forderte; der eigentliche Zweck der Maßnahmen wurde dabei nicht genannt, sondern von der Vorbereitung von Verlegungen im Rahmen kriegsbedingter Erfordernisse gesprochen. Der 1939 verwendete Meldebogen forderte neben den Personalangaben die Angabe der Diagnose, die Kennzeichnung der in der Anstalt erfolgten Beschäftigung, die Mitteilung der Dauer des Krankenhausaufenthaltes sowie Informationen über Staatsangehörigkeit und Rasse. Die Anweisung im »Merkblatt« lautete: »Zu melden sind sämtliche Patienten, die
1. an nachstehenden Krankheiten leiden und in den Anstaltsbetrieben nicht oder nur mit mechanischer Arbeit (Zupfen oder ähnlichem) zu beschäftigen sind: Schizophrenie, Epilepsie (wenn exogen, Kriegsdienstbeschädigung oder andere Ursachen angeben), senile Erkrankungen, therapierefraktäre Paralyse und andere Lues-Erkrankungen, Schwachsinn jeder Ursache, Encephalitis, Huntington und andere neurologische Endzustände, oder
2. sich seit mindestens 5 Jahren dauernd in Anstalten befinden, oder
3. als kriminelle Geisteskranke verwahrt sind, oder
4. nicht die deutsche Staatsangehörigkeit besitzen oder nicht deutschen oder artverwandten Blutes sind.« (ANKERSTEIN u. a. 1985, S. 82).

Das entscheidende Auswahlkriterium war danach die Arbeits- bzw. Leistungsfähigkeit, bei deren Beurteilung die zur Meldung verpflichteten Anstaltsärzte dann auch die Möglichkeit hatten, eigene Gesichtspunkte zur Geltung zu bringen. Ab 1940 wurden die Angaben differenzierter abgefordert. Die nun verwendeten Meldebögen verlangten beispielsweise die Mitteilung der Hauptsymptome, ebenso aber auch neben Mitteilungen zu den eingesetzten Therapien die genaue Charakteristik der den Patienten verbliebenen Arbeitsfähigkeiten, die mit den Durchschnittsleistungen Gesunder verglichen werden sollten.[50] (Abb. 12)

Die in der Berliner Zentrale der »Reicharbeitsgemeinschaft« eingehenden Meldebögen wurden von als Gutachter bestellten Psychiatern im Schnellverfahren ausgewertet, die ihre Entscheidung über die Aufnahme von Patienten in das Tötungsprogramm ausschließlich anhand der Daten in den Meldebögen trafen. Für die zur »Euthanasie« bestimmten Patienten wurden Transportlisten zusammengestellt, wobei man sie zunächst in ausgewählte Zwischenanstalten verbrachte, von denen aus dann die Transporte in die eigentlichen Tötungseinrichtungen abgefordert wurden. Für die Benachrichtigung der Angehörigen gab es einen genau definierten

```
Meldebogen 1                                          Ist mit Schreibmaschine auszufüllen!
Lfde. Nr. 327

        Name der Anstalt: Wittenauer Heilstätten  47
                in: Bln.-Wittenau Oranienburgerstrasse 285

Vor- und Zuname des Patienten: Fritz            geborene:
Geburtsdatum: 3.8.1912   -Ort: Neukölln          Kreis:
Letzter Wohnort: Berlin                          Kreis:
ledig, verh., verw., gesch.:     Konf.: ev    Rasse:*) deutschbl.
Früherer Beruf: Posthelfer   Staatsang.: DR   Wehrdienst, wann?(1914-18 oder ab 1.9.39) nein
Kriegsbesch. (auch wenn nicht mit Geisteskrankh. im Zusammenhang stehend): ja/nein
Wodurch ist Kriegsbesch. erwiesen und worin besteht sie? —
Anschrift d. nächsten Angeh.: Vater: Ernst
Regelmäßig Besuch und von wem (Anschrift): unregelmässig Vater
Vormund oder Pfleger (Name, Anschrift): Berufspfleger Bez.Amt Reinickendorf
Kostenträger: Lichtenberg    Seit wann in dortiger Anstalt: 3.6.1942
Woher und wann eingeliefert: Oberreichskriegsanwalt  Seit wann krank: 1934
In anderen Anstalten gewesen, wo und wie lange: Nov. 34 – März 35) März–Juni 35 Kuranst.
                                                 Wittenau              )              Westend
Zwilling ja/nein    Geisteskranke Blutsverwandte: nein. Bruder hingerichtet
Diagnose: Schizophrenie
Klinische Schilderung (Vorgeschichte, Verlauf, Zustandsbild; in jedem Falle ausreichende Angaben
über Geisteszustand!) 1934 bereits Schizophrenie, 1942 anfangs mutistisch.
Nach kombinierter Insulin-Elektroschockkur gewisse Besserung, doch immer
noch affektstumpf, was u.a. gegenüber der Hinrichtung seines Bruders
besonders hervortritt
sehr unruhig? ja/nein  nein   bettlägerig? ja/nein  nein
Körperl. unheilb. Leiden: ja/nein (welches?) nein
Bei Schizophrenie: Frischfall —     Endzustand ja    gut remittierend ja
Bei Schwachsinn: debil —            imbezill —      Idiot
Bei Epilepsie: psych. verändert —  durchschnittliche Häufigkeit der Anfälle
Therapie: Komb. Elektroschockbehandlung Aug.1942   Dauererfolg: ja/nein
Eingewiesen auf Grund § 51, § 42b StrGB. usw. 42 b durch: Oberreichskriegsanwalt
Delikt: Zersetzung der Wehrkraft   Frühere Straftaten: —
Art der Beschäftigung (ins einzelne gehende Bezeichnung der Arbeit):
                                in der Feldkolonne
Dauernde Beschäftigung; selbständiger Arbeiter ja/nein
Wert der Arbeitsleistung (nach Möglichkeit verglichen mit Durchschnittsleistung Gesunder): 60 %

Dieser Raum ist frei zu lassen.
                                           Bln-Wittenau Ort, Datum 5.2.43.
                                                   [Unterschrift]
                                     Unterschrift des ärztlichen Leiters oder seines Vertreters
                                     (Ärzte, die nicht psychiatrisch-neurologische Fachärzte sind,
                                      haben dies zu vermerken)

*) Deutschen oder artverwandten Blutes (deutschblütig), Jude, jüdischer Mischling I. oder II. Grades, Neger (Mischling).
```

Abb. 12 Meldebogen der Mordaktion »T 4«

Quelle: Krankenblattarchiv der Karl-Bonhoeffer-Nervenklinik (früher Wittenauer Heilstätten).-Berlin (West)

Modus, nach dem die Zwischenanstalten die Aufnahme der ihnen zugeführten Patienten mit dem Verweis auf Anordnungen des »Reichsverteidigungskommissars« anzuzeigen hatten, jedoch bei deren Abholung durch die »Gemeinnützige Kranken-Transport GmbH« den Angehörigen nur mitteilen durften, daß eine Verlegung in eine andere Anstalt erfolgt sei, von der aus zu gegebener Zeit weitere Nachrichten eingehen würden.[51] Fortgesetzt wurde die Täuschung der Angehörigen dann durch die gefälschten Angaben über die Todesursachen und z. T. auch die Sterbedaten, die in den speziell eingerichteten »Standesämtern« bei den eigentlichen Tötungsanstalten in die von dort abgehenden »Trostbriefe« eingetragen worden sind. Das System der Verlegungen von Patienten in die Zwischenanstalten erschwerte es den Angehörigen, Kontakt mit diesen aufzunehmen, zumal die Aufenthalte dort nicht lange dauerten.

Die Tötungseinrichtungen waren besonders abgesicherte Institutionen in oder nahe bei psychiatrischen Kliniken, die als Duschräume getarnte Vergasungsmöglichkeiten, Sektionsräume und speziell errichtete Krematorien besaßen, in denen die Leichen der Ermordeten sofort verbrannt wurden. Die Leitung dieser Anstalten war als zuverlässig geltenden Psychiatern anvertraut worden, deren Aufgabe neben der Sicherung des organisatorischen Ablaufs vor allem darin bestand,

a) die in Transporten anlangenden Patienten nochmals flüchtig zu untersuchen,
b) die in die Trostbriefe einzutragenden Todesursachen festzulegen,
c) eigenhändig das Gas für die Tötungsaktion anzustellen,
d) den Tod der Betroffenen festzustellen und
e) in besonderen Fällen, vorwiegend bei abnormen Schädelbildungen, Sektionen vorzunehmen und die entnommenen Gehirne an das Kaiser-Wilhelm-Forschungsinstitut in Berlin weiterzuleiten.

Tötungsanstalten dieser Art existierten in Brandenburg, in Bernburg, in Grafeneck, in Hadamar, in Pirna und in Hartheim bei Linz.[52] (s. Abb. 13) Die Gesamtzahl der Opfer dieser bis zum August 1941 durchgeführten Mordaktion betrug 70273; eine in Hartheim 1945 aufgefundene statistische Übersicht weist dies ebenso aus wie in einzelnen dieser Tötungsanstalten anhand der Transportlisten vorgenommene Nachprüfungen.[53] Ein besonders trauriges Beispiel des völligen Verlustes humanen Empfindens gegenüber den von dieser Aktion betroffenen Menschen stellt dabei die eingehende Berechnung der durch die Tötungen möglich gewordenen Einsparungen an Pflegekosten dar, die in der oben genannten statistischen Bilanz enthalten ist. Dieser Auszug aus dem Hartheimer Dokument besagt:
»Bis zum 1. September 1941 wurden desinfiziert (d. h. ermordet – A. Th.): Personen 70273.
Diese Zahl
1. verteilt auf die einzelnen Anstalten für die Jahre 1940 und 1941 ergibt folgende Aufstellung:

		1940	1941	Summe
A	Grafeneck	9839	–	9839
B	Brandenburg	9772	–	9772
Be	Bernburg	–	8601	8601
C	Hartheim	9670	8599	18269
D	Sonnenstein	5943	7777	13720
E	Hadamar	–	10072	10072
		35224	35049	70273

Bei einem durchschnittlichen Tagessatz von RM 3,50 ergibt sich hierdurch
1. eine tägliche Ersparnis von RM   245955,50
2. eine jährliche Ersparnis von RM   88543980,00
3. bei einer Lebenserwartung von
   10 Jahren   RM 885439800,00
d.h. diese Summe wird bzw. ist bis zum 1. September 1951 auf Grund der bisher durchgeführten Desinfektion von 73273 (!) Personen erspart worden.« (Medizin im Nationalsozialismus 1980, S. 25).

Rein zahlenmäßig war bis zum Sommer 1941 auch das 1939 ins Auge gefaßte Planziel der Eliminierung von 60000 – 70000 Unheilbaren erreicht. Bis zum Ende des Jahres 1941 wurden 93521 Betten der psychiatrischen Anstalten für andere Zwecke und vor allem für Lazarette abgegeben. Von einer Verbesserung der Versorgungsbedingungen und einer besseren Therapie für die in den Heil- und Pflegeanstalten verbleibenden Patienten, die durch diese Aussonderung der Unheilbaren ermöglicht werden sollte, konnte keine Rede sein.

Die damals und nachträglich von den Verantwortlichen immer wieder strapazierte These, es seien nur schwerste Fälle von Erkrankungen und Behinderungen in diese Tötungen einbezogen worden und die Betroffenen hätten wegen bereits fehlender reflexiver Fähigkeiten gar nicht begriffen, was mit ihnen geschah und deshalb auch nicht leiden können, ist eine reine Zwecklüge. Alle seither sorgsam zusammengetragenen Berichte von Ärzten und Pflegekräften, die die zur »Euthanasie« Verurteilten vorbereiten und zu den Tötungsanstalten begleiten mußten, weisen eindeutig aus, daß ein sehr großer Teil der Patienten trotz der bis zum letzten Augenblick vorgenommenen Täuschungen qualvolle Beängstigungen erlebte, zumal sich nach kurzer Zeit auch in den Anstalten Gerüchte über die Schicksale der zu den Transporten bestimmten Personen verbreiteten. Das gesamte Begutachtungs- und Auswahlverfahren war überdies derart einseitig auf die Bewertung von Leistungsvermögen in der Arbeit ausgerichtet, daß notwendig auch eine große Zahl von Patienten mit erhaltener Reflexionsfähigkeit in die Vernichtung einbezogen werden mußte, was ganz zweifelsfrei auch für Kranke mit neurologischen Diagnosen galt.

Bei einigen Gruppen von Patienten aus Heil- und Pflegeanstalten, die in den Jahren von 1939 bis 1941 ermordet worden sind, ist schließlich auf die Berücksichtigung der Krankheitsbilder und Schweregrade der Erkrankungen völlig oder weitgehend verzichtet worden. Dies betraf u. a. die jüdischen Patienten, deren Diskriminierung in bezug auf die Aufnahme und Versorgung bereits 1938 verschärfte Formen annahm und u. a. die Absonderung von den »arischen« Patienten sowie die besondere Kennzeichnung vorsah.[54] Aus ihnen wurden dann ab Januar 1940 spezielle Transporte zusammengestellt, bei denen Diagnosen oder sonstige Kriterien keine Rolle spielten und die ebenfalls sämtlich in den Tötungsanstalten endeten.[55] Die einzige speziell für Juden bestimmte und von der »Reichsvereinigung der Juden in Deutschland« unterhaltene Heil- und Pflegeanstalt in Sayn wurde schließlich im November 1942 aufgelöst, nachdem die letzten Patienten in Sammeltransporten in das Generalgouvernement verbracht worden sind, wo Spuren ihres Verbleibs nicht mehr zu ermitteln waren (HOSS 1987; FRIEDLANDER 1987).

Medizinische Kriterien dürften ebenfalls bei jener Gruppe von psychiatrischen Patienten keine Rolle für die Auswahl zur Tötung gespielt haben, die bereits im Oktober 1939 auf Weisung des Gauleiters von Pommern zur Gewinnung von Anstaltsgebäuden für die SS und die Wehrmacht nach Westpreußen verbracht und in der Nähe von Neustadt durch eine SS-Einheit erschossen worden ist.[56] Ungeklärt ist, wie bei dieser Massenexekution von über 1000 Personen mit der Benachrichtigung der Angehörigen verfahren worden ist.

Die überwiegende Mehrheit der Anstaltspsychiater, die ab 1940 dann auch über den Zweck der abzugebenden Meldebögen und der einsetzenden Verlegungen unterrichtet worden sind, hat sich der ihnen auferlegten Pflicht gebeugt und allenfalls einzelnen Patienten durch falsche Angaben zur Diagnose oder zum Arbeitsvermögen zu helfen versucht. In den Fällen, da die Bearbeitung der Meldebögen zu lange dauerte oder z. T. auch — beispielsweise in caritativen Einrichtungen — verweigert worden ist, wurden Kommissionen von der Zentrale der »Reichsarbeitsgemeinschaft« entsandt, die die Bearbeitung der Unterlagen in kurzer Zeit erledigten. Der dominierende Opportunismus gegenüber Maßnahmen, die in der Regel als unangenehm und fragwürdig angesehen worden sind, ist durch eine große Zahl von inzwischen vorliegenden Untersuchungen zum Ablauf der Aktion in ausgewählten Einrichtungen und Territorien belegt, u. a. durch Arbeiten von KUHLBRODT (1984), MADER (1982), SUESSE; MEYER (1984), SCHMIDT, G. (1983) und WUNDER (1986). Dennoch gab es auch als mutig anzuerkennenden Widerstand in Form von Protesten bei der Kanzlei des Führers und anderen zentralen Dienststellen, wobei hier u. a. auf eine Denkschrift des Dezernenten für das rheinisch-westfälische Anstaltswesen, Prof. Creutz, verwiesen werden soll, die eindeutig die Unrechtmäßigkeit und Willkürlichkeit des gesamten T-4-Programms anprangerte, ohne jedoch auch für dessen Bereich die Maßnahmen stoppen zu können (LEIPERT 1987a).[57]

Über die Gründe, die Hitler schließlich am 21. August 1941 zum Befehl über die Einstellung der gesamten Aktion veranlaßten, gibt es verschiedene Vermutungen. Wahrscheinlich haben dabei die auch im Ausland bekannt gewordenen öffentlichen Protestaktionen von namhaften kirchlichen Würdenträgern, auf die NOWAK in Kapitel 7 eingeht, eine Rolle gespielt; ebenso sicher aber auch die bereits getroffene Entscheidung über den Überfall auf die UdSSR, die Unruhe in der Bevölkerung besonders lästig erscheinen ließ, zumal die angestrebte Zielsetzung hinsichtlich der Gewinnung von Kapazitäten für Lazarette und Genesungsheime für die Wehrmacht weitgehend erfüllt war.

Kennzeichnend für die außerordentlich enge Verflechtung der die unmittelbar psychiatrische Patienten betreffenden »Ausmerze«-Ideologie mit übergreifenden Intentionen der Rassenhygiene zur Beseitigung auch sonst als »lebensunwert« gedeuteten Daseins von körperlich kranken und rassisch diskriminierten Personen ist es, daß ab 1941 auch weitere Personengruppen in die Vernichtungsanstalten verbracht und dort ermordet worden sind, was offensichtlich jeweils zu dem Zeitpunkt einsetzte, als die für ein bestimmtes Territorium erfaßten psychiatrischen Patienten bereits getötet waren. Das betraf zunächst und vor allem Häftlinge aus den Konzentrationslagern. Diese sog. Aktion »14f13« wurde vom Sanitätsdienst der SS unter der Leitung von Prof. W. Heyde in der Form organisiert, daß spezielle Ärztekommissionen in den Lagern zur weiteren Arbeit nicht mehr fähige Häftlinge mit Extremitätenprothesen, offener Lungentuberkulose, Trachomen und schweren Hungerödemen erfaßten, die unter dem Versprechen, in Sanatorien Erholungsmöglichkeiten zu erhalten, in Sammeltransporten in die Tötungsanstalten Sonnenstein, Bernburg und Hartheim verbracht und dort vergast worden sind. In der Anstalt Sonnenstein wurden solche Häftlingsmorde an aus Auschwitz, Stuthof und Buchenwald überstellten Kranken nur noch vom Juni bis August 1941 durchgeführt.[58] Die Tötungsanstalt in Bernburg führte solche Mordaktionen an Häftlingen aus Ravensbrück, Sachsenhausen u. a. Lagern noch bis zum Februar 1943 durch, und mindestens ebenso lange wurden in Hartheim Häftlinge aus Dachau und anderen Lagern getötet.[59] In allen diesen Fällen entsprachen die Opfer nicht im mindesten dem zur Rechtfertigung der sog. »Euthanasie« dienenden Zerrbild »leerer Menschenhülsen« ohne eigene Aktivität; die meisten von ihnen waren nicht einmal lebensbedrohlich erkrankt und hätten bei bescheidenen Aufwendungen geheilt werden können. Völlig verantwortungslos und oberflächlich war hier auch die Tätigkeit der in den Sonderkommissionen tätigen Ärzte, die die »arischen« Häftlinge allenfalls kurz ansahen und befragten, bei den Juden auf jede Untersuchung verzichteten und lediglich die Verhaftungsgründe auf die Meldebögen übertrugen.

Ein erschütterndes Beispiel der dabei zutage tretenden Charakterlosigkeit in der Abstraktion vom menschlichen Dasein der Betroffenen und bei der ganz und gar oberflächlichen Erledigung von Gutachteraufgaben bieten die erhalten gebliebenen Briefe des in mehreren Lagern eingesetzten Psychiaters Dr. Friedrich Mennecke an seine Frau, von denen unlängst eine Auswahl veröffentlicht worden ist (CHROUST 1987a).[60]

Sowohl die Massenmordaktion an den als unheilbar und leistungsunfähig geltenden Patienten psychiatrischer Heil- und Pflegeanstalten als auch deren Ausdehnung auf körperlich Kranke und rassisch diskriminierte Häftlinge der Konzentrationslager, die von Psychiatern in psychiatrischen Institutionen und mit Berufung auf die spezifische ärztliche Kompetenz realisiert worden sind, weisen eindeutig aus, daß die Psychiatrie vom Herbst des Jahres 1939 an nur noch bedingt als therapeutische Instanz existierte.

6.3.3. Neue Formen der Krankentötungen und der psychiatrischen Repressionspraxis unter den Bedingungen des »totalen Krieges«

Nach der im August 1941 erfolgten Einstellung der zentralisierten Mordaktion an Patienten der Heil- und Pflegeanstalten wurden die 1939 und 1940 geschaffenen Tötungseinrichtungen z. T. für die bereits erwähnte Aktion »14f13« benutzt, z. T. mitsamt dem Personal in die in den besetzten Ostgebieten neu geschaffenen riesigen Massenvernichtungslager verlegt (Abb. 13). Die »Reichsarbeitsgemeinschaft Heil- und Pflegeanstalten« in Berlin mit den ihr angeschlossenen Organisationen blieb weiter bestehen und ließ die »Begutachtungen« von Problemfällen aus den psychiatrischen Einrichtungen gleichsam »auf Vorrat« weiterführen, weshalb diese auch verpflichtet blieben, entsprechende Meldebögen in Berlin einzureichen.[61] Eine weitere Zentralisierung von Entscheidungen über die Verwendung psychiatrischer Einrichtungen wurde durch die Bestellung von H. Linden aus der Medizinalabteilung des Reichsinnenministeriums zum »Reichsbeauftragten für die Heil- und Pflegeanstalten« angestrebt, der seinerseits dafür zu sorgen hatte, daß ein Teil des Anstaltssystems auch für die Nachkriegszeit erhalten blieb,[62] und andererseits sichern

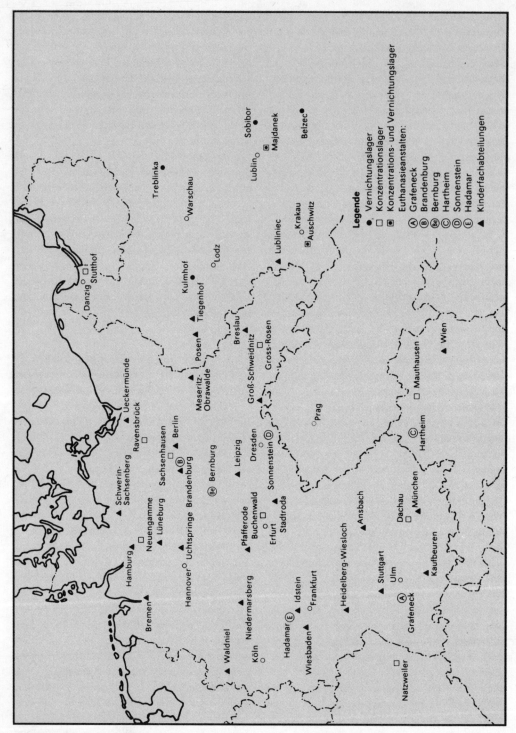

Abb. 13 Stätten der Vernichtung

Quelle: nach Nationalsozialistische Massentötung 1986; Dokumente 1985

sollte, daß dessen Ressourcen für neue kriegsbedingte Erfordernisse eingesetzt werden konnten. Derartige Erfordernisse wurden vor allem ab dem Sommer des Jahres 1942 wirksam, da zu diesem Zeitpunkt wesentlich stärkere Auswirkungen des Krieges für die medizinische Versorgung der Wehrmacht wie der Zivilbevölkerung spürbar wurden, die zu weiteren Einschränkungen der Betreuungsleistungen für chronisch Kranke führten.[63] In Berlin übernahm zu diesem Zeitpunkt Hermann P. Nitsche die ärztliche Leitung der »Reichsarbeitsgemeinschaft«, der nun veranlaßte, daß unter Berufung auf die bereits genannte »Ermächtigung« Hitlers die Krankentötungen in speziell dafür ausgewählten Anstalten durch gesondert beauftragte Ärzte fortgesetzt bzw. mit neuen Mitteln wieder aufgenommen wurden. Von nun an wurden in einer nicht mehr genau bestimmbaren Zahl von Heil- und Pflegeanstalten als unheilbar und nicht mehr arbeitsfähig geltende Patienten, die ohnehin wegen der immer unzureichender werdenden Versorgungsbedingungen gegenüber körperlichen Erkrankungen kaum noch Widerstandskraft besaßen, durch die Verabreichung von Luminal, Scopolamin und z. T. auch durch Morphiuminjektionen getötet. Erprobt wurde diese Verfahrensweise durch Nitsche im Auftrage der Kanzlei des Führers bereits zu Beginn des Jahres 1940 in der Heil- und Pflegeanstalt Leipzig-Dösen.[64]

Die Art und Weise der Ausführung der Tötungen, die 1943 in großem Umfange einsetzten, blieb weitgehend den »ermächtigten« Ärzten überlassen, von denen ein Teil die stark vitalitätsmindernden Medikamente in kleineren Dosen über einige Tage hinweg einsetzte, ein anderer Teil jedoch tödlich wirkende Mengen auf einmal verabreichen ließ. Die unmittelbaren Auswirkungen dieser Praxis zeigten sich an den massiv ansteigenden Sterbefällen in einer Reihe von Heil- und Pflegeanstalten, von denen einige auch dazu ausersehen wurden, Transporte aus den nicht in die Mordpraxis einbezogenen Einrichtungen aufzunehmen. Eingehende Ermittlungen haben dabei ergeben, daß in den in diese Mordaktion einbezogenen Anstalten die Sterberate auf über 50 % anstieg, wobei die quantitativen Dimensionen des Geschehens nur an relevanten Beispielen verdeutlicht werden können, u. a. an einer Sterberate von durchschnittlich 63 % in der Heilanstalt Ueckermünde, wo von Beginn des Jahres 1942 an bis zum 1. 5. 1945 2273 Patienten verstarben.[65] Eine besonders exponierte Stellung als regelrechte Mordstätten für andernorts nicht mehr zu versorgende Patienten gewannen die Anstalten Hadamar und Meseritz-Obrawalde, wobei in Hadamar vom August 1942 bis zum März 1945 von 4817 dorthin verbrachten Patienten 4422 verstarben[66] und die Zahl der Opfer in Meseritz-Obrawalde auf annähernd 10000 geschätzt werden muß.[67] In diesen beiden Einrichtungen erfolgten die Tötungen auf Anweisung der Ärzte durch speziell eingewiesene Pflegekräfte, die den täglich ausgewählten Patienten die in wenigen Stunden zum Tode führenden Dosen von Medikamenten in besonders eingerichteten Sterbezimmern verabreichten und gegebenenfalls noch Morphium injizierten, um den Tod herbeizuführen. Als Selektionskriterien galten dabei neben körperlicher Schwäche und Arbeitsunfähigkeit, störendes Verhalten und fehlende Unterordnungsbereitschaft. Obwohl die zu den Tötungen hinzugezogenen Pflegekräfte ihre Aufgaben in der Regel ungern wahrnahmen und ein Unrechtsbewußtsein besaßen, glaubten sie sich staatlicher und ärztlicher Autorität gegenüber verpflichtet und versuchten, ihr Gewissen durch die Berufung auf Mitleid und eine »schonende« Ausführung der Tötungen zu beruhigen (KOCH 1986).[68] Besonders unglaubwürdig ist diese Berufung auf das Mitleidsmotiv gegenüber angeblich völlig lebensunfähig gewordenen Kranken, wenn in Rechnung gestellt wird, daß neben Kindern und Jugendlichen (SCHOLZ; SINGER 1986) auch psychisch kranke Kriegsgefangene und Zwangsarbeiter sowie von 1943 an zunehmend durch die Bombenangriffe auf Großstädte entwurzelte und vorübergehend verwirrte ältere Menschen in die Vernichtungsaktionen einbezogen worden sind (ALY 1984a; 1985a). Eine große Zahl dieser Patienten entsprach ebensowenig dem später immer wieder beschworenen Bild von »Endzuständen«, wie die zumeist wegen mangelnder Arbeitsleistungen und fehlender Unterordnungsbereitschaft in die Tötungen einbezogenen Anstaltsinsassen, die nach § 42 des Reichsstrafgesetzbuches in die psychiatrischen Einrichtungen eingewiesen waren, nicht als krank im eigentlichen Sinne gelten konnten. Diese letztgenannte Personengruppe ist besonders häufig von den Anstaltsmorden betroffen worden, wobei beispielsweise in Hadamar von den ab 1942 eingewiesenen 82 Personen 71 verstarben (SCHEER 1986).[69] Zu beachten ist allerdings, daß das Ausmaß an repressiven Vorgehensweisen in den Heil- und Pflegeanstalten verschieden ausgeprägt war und seine radikalsten Formen dort fand, wo die Einrichtungen auf Mord spezialisiert waren und als Endstationen für die andernorts Abgeschobenen fungierten. Zu diesen radikalsten Ausuferungen der Tötungspraxis kam es wohl schließlich in der schon mehrfach erwähnten Anstalt Hadamar, wo vom November 1942 an auch als nicht mehr behandlungswürdig geltende körperlich kranke sowjetische und polnische Zwangsarbeiter in besonderen Transporten eingeliefert und durch Giftinjektionen getötet worden sind (KAUFMANN; SCHULMEYER 1986; HAMANN 1985).[70]

Daß diese Vorgehensweisen bei der Masse der Menschen keine Billigung gefunden hätten und deshalb weitgehend verborgen bleiben mußten, war den Planern und Akteuren bewußt, die deshalb auch nur bereits »bewährtes« Personal zu solchen Tötungsvorhaben hinzuzogen (WETTLAUFER 1986). Bekannt waren jedoch die Vorgänge beim größten Teil der im faschistischen Machtapparat im militärischen und Sicherheitssektor Beschäftigten, ebenso bei einer Vielzahl von Verwaltungsangestellten verschiedenster Dienststellen, die die entsprechenden Verlegungen zu organisieren und das wirkliche Geschehen zu vertuschen hatten (Mitmachen 1987). Diese Personengruppen wurden ab 1942 auch deutlicher als in der vorangegangenen Phase der Dehumanisierung der Psychiatrie auf die neuen Formen der »Ausmerze« eingestimmt, u. a. durch einen Propagandafilm zum Thema »Dasein ohne Leben«, der unter Anleitung der T-4-Zentrale angefertigt und ab Dezember 1942 vor Elitekadern aufgeführt wurde. In diesem Film wurden die Bemühungen der Psychiatrie um die Heilung frisch Erkrankter, Zerrbilder vom Leben der nicht mehr Heilbaren und das Recht des Staates auf die Vernichtung der »Ausgebrannten« in den Mittelpunkt gerückt, um die Krankentötungen zu legitimieren (ROTH 1985a).[71] Typisch bei diesen öffentlichen und halböffentlichen Darstellungen war dabei, daß auch den therapeutischen Bemühungen als dem jeweils ersten Schritt im Umgang mit den psychisch Kranken beachtliches Gewicht beigemessen wurde, obwohl die Praxis der Behandlung in den Heil- und Pflegeanstalten für Therapie angesichts der totalen Unterbesetzung mit Ärzten und einer völlig desolaten Versorgung keinen Raum mehr bot. Etwas günstiger gestalteten sich freilich die Verhältnisse in den Kliniken der Universitäten und Medizinischen Akademien, die für eine Minderheit der psychisch Kranken Repräsentationen des zeitgenössischen Standards von medizinischer Behandlung blieben, soweit sie nicht unter dem Druck der Kriegserfordernisse ihre Wirkungsmöglichkeiten einschränken mußten oder zerstört worden sind. Vornehmlich Vertreter der Hochschulpsychiatrie waren es denn auch, die trotz ihrer Mitverantwortung für den bereits in großem Umfange begonnenen Ausrottungsfeldzug wahrzunehmen begannen, daß die eingetretene Entwicklung der Existenzberechtigung der Psychiatrie selbst den Boden entzog und die deshalb 1943 für die Zukunft konzipierte Reformideen propagierten, mit denen ein Wiederaufschwung der Disziplin gewährleistet werden sollte. Eine von namhaften Fachvertretern, u. a. von E. Rüdin, M. de Crinis und C. Schneider initiierte Denkschrift »Gedanken und Anregungen betr. die künftige Entwicklung der Psychiatrie«, die von P. Nitsche bei Brandt eingereicht wurde, betont u. a. die Notwendigkeit, alle Anstalten mit modernen diagnostischen und therapeutischen Mitteln auszustatten, forderte die Einrichtung von Ambulanzen für die Nachbetreuung u. a. m., um für die Nachkriegszeit therapeutische Effizienz zu sichern. Bezeichnend war dabei aber auch die folgende Passage, die keineswegs einen beabsichtigten Verzicht auf die Tötungspraxis ausdrückte, sondern diese besser rechtfertigen sollte; sie lautet: »Aber auch die Maßnahmen der Euthanasie werden um so mehr allgemeines Verständnis und Billigung finden, als sichergestellt und bekannt ist, daß in jedem Fall bei psychischen Erkrankungen alle Möglichkeiten erschöpft werden, um die Kranken zu heilen oder doch so weit zu bessern, daß sie ... volkswirtschaftlich wertvoller Betätigung zugeführt werden.«[72] In den letzten Jahren des Krieges mußte diese Denkschrift angesichts dringender Probleme der notdürftigen Sicherung der medizinischen Versorgung und der in der Anstaltspraxis bereits fest eingeübten Formen der fortwährenden Vernichtung der als aussichtslos angesehenen Fälle psychischer Erkrankungen naturgemäß ohne Resonanz und Wirksamkeit bleiben; Stellungnahmen staatlicher Instanzen dazu konnten bislang nicht aufgefunden werden.

Schwer zu überschauen und bisher nicht ausreichend analysiert worden ist ein spezieller Praxisbereich der Psychiatrie, dem von 1941 ab zunehmend größeres Gewicht zukam, der der wehrmachtspsychiatrischen Tätigkeit. In diesem Wirkungsfeld war eine nicht unerhebliche Zahl von Psychiatern eingesetzt, die u. a. als »Beratende Psychiater« der Armeen, als Leiter von Lazarett-Spezialabteilungen, den sog. »Schleusenlazaretten für Kriegsneurotiker« oder auch bei der ärztlichen Leitung von Heimatlazaretten tätig waren. Da die in den Wehrmachtsdienst einbezogenen Soldaten und Offiziere sowohl wegen der vorangegangenen Tauglichkeitsbeurteilungen als auch wegen der zunächst erfolgten Bewährung im militärischen Einsatz als eine »positive Auslese« galten und das Interesse des Wehrmachtssanitätswesens ohnehin primär darin bestand, Erkrankte und Verwundete möglichst schnell wieder einsatzfähig zu machen, kann angenommen werden, daß in diesem Wirkungsbereich der Psychiatrie die therapeutische Intention bestimmend blieb. Als generelle Regelung galt, daß die im frontnahen Bereich tätigen Truppenärzte Patienten, bei denen »psychogene Überlagerungen« bei neurotischen Reaktionen vermutet wurden, zur fachärztlichen Begutachtung und Behandlung in Spezialabteilungen großer Lazarette zu überweisen hatten (FISCHER 1985). 1942 wurden spezifizierte Richtlinien für die Beurteilung »psychogener Reaktionen« in Kraft gesetzt, in denen die fachärztliche Betreuung auch deshalb nachdrücklich gefordert wurde, um eine zu starke Verbreitung abnormer Reaktionen bei den Truppen zu vermeiden und eine »straffe« Behandlung zu sichern.[73] In den Spezialabteilungen der Lazarette für Patienten mit »abnormen Erlebnisreaktionen« und »psychogenen Funktionsstörungen« wurden vor allem psychotherapeutische Methoden, z. T. auch starke galvanische Reizströme zur Behandlung eingesetzt, was den im ersten Weltkrieg geübten Verfahrensweisen weitgehend entsprach (LOCKOT 1985). Bei mehreren Zusammenkünften der leitenden Armeepsychiater und der im Lazarettbereich tätigen Fachvertreter anläßlich der regelmäßig stattfindenden Arbeitstagungen der Beratenden Fachärzte der Wehrmacht galt die besondere Aufmerksamkeit den »Psychopathen« bzw. »abartigen Charakteren« unter den Kranken, die wegen ihres störenden Verhaltens als besondere Gefahr für die Erhaltung der Disziplin galten und deshalb im Unterschied zu den »Widerstandsschwachen« in Strafeinheiten überführt werden sollten. Besonders nachdrückliche Forderungen nach einer solchen Repressionspraxis vertraten bereits 1940 W. Heyde und Weiler, 1942 und 1944 vor allem C. Schneider,[74] eine Reihe weiterer Ausdrucksformen sehr rigider Haltungen von in der Wehrmacht tätigen Psychiatern sind von RIEDESSER; VERDERBER (1985) sowie von ROTH (1987) dargestellt worden. Sind solche abwertenden Einstellungen auch in psychiatrischen Gutachten zu angezeigten Fällen von angenommener »Simulation« oder »Selbstverstümmelung« zum Tragen gekommen, hatten sie weitreichende Konsequenzen für die Betroffenen, denen bei Schuldbejahung der Einsatz in Strafbataillonen oder gar die Todesstrafe drohte. Da keine hinreichend genauen Erkenntnisse darüber existieren, wie sich die Mehrheit der Wehrmachtspsychiater in der Behandlungspraxis verhielt und in welchem Umfange sie an der Einleitung oder verschärften Durchsetzung von Strafmaßnahmen gegen Wehrmachtsangehörige teilnahmen, die eigentlich als krank hätten gelten müssen, soll nicht generell unterstellt werden, daß auch im militärpsychiatrischen Wirkungsfeld ein weitreichender Verzicht auf Sorgfaltsverpflichtungen und humanitäre Hilfeleistung stattgefunden hat. Selbst wenn hier unter primär ärztlichen Gesichtspunkten entschieden worden ist, bleibt der Tatbestand unbestreitbar, daß auch die Wehrmachtspsychiatrie als Instrument zur Stabilisierung des faschistischen Machtapparates und der Erhaltung militärischer Potentiale fungierte und ebenso wie das gesamte Wehrmachtssanitätswesen unter dem Druck von staatlichen Anforderungen und zunehmend begrenzter werdenden therapeutischen Möglichkeiten stand, worauf im Kap. 14 eingegangen wird.

6.4. Wesensmerkmale, Auswirkungen und Ursachen der Dehumanisierung der Psychiatrie während der faschistischen Diktatur

In den Jahren von 1933–1945 erfuhr die Psychiatrie in Deutschland als medizinische Disziplin und soziale Institution einen tiefgreifenden Wandel, dessen Radikalität bei der sukzessive erfolgenden Einschränkung der Lebensrechte und der Lebensmöglichkeiten psychisch Kranker und geistig Behinderter ebenso historisch einmalig ist wie dessen Auswirkungen durch den schließlich organisiert durchgeführten Massenmord an mehr als 100000 Menschen. Obwohl auch für diese Entwicklung Anknüpfungspunkte und zugespitzte Fortsetzungen bereits früher existierender Forderungen und Ansätze zur diskriminierenden Abwertung, zur Ausgrenzung und zur repressiven Verwahrung nachweisbar sind, hat das historische Geschehen in erster Linie den Charakter eines entschiedenen Bruchs mit der bis 1933 noch dominierenden Tendenz zu einer heilenden und helfenden Intention des psychiatrischen Wirkens, dessen extreme Konsequenzen dann vor allem in den Kriegsjahren spürbar wurden, in denen aus einer vormals therapeutischen Instanz eine Vernichtungsmaschinerie wird.

Der erwähnte Bruch mit der therapeutischen Intention ist entschieden von dem Moment an wirksam, als die Psychiatrie im Zuge der eugenisch-rassenhygienischen Ausrichtung das Hauptgewicht ihrer Aktivität von der individuell-kurativen Tätigkeit auf die Erfassung angeblich erb- und anlagebedingter Erkrankungen verlagerte, um durch die Verhinderung der Weitergabe relevanter Erbanlagen Krankheiten und Behinderungen weitgehend auszuschalten; weitere Ausformungen dieser Umstellung erlangen dann nach und nach Bedeutung und münden schließlich in die Praxis der »Ausmerze« unerwünschter Lebensformen ein. Der Umstand, daß ein Teil der neu auftretenden Erkrankungen nach den damaligen Erfahrungen Heilungschancen besaß, sei es wegen der nur vorübergehenden Wirkung exogener Noxen bei bestimmten Krankheitsformen oder auch durch spontane Remissionen, bewirkte, daß therapeutische Bemühungen nicht total aufgegeben wurden; im Kontext der insgesamt gegebenen Bedingungen verlagern sich diese jedoch zunehmend in die Wirkungssphären der Nervenkliniken der Hochschulen und weniger weiterer spezialisierter Institutionen für die Behandlung von Ersterkrankten bzw. für die Betreuung von sozial privilegierten Patienten.

Der Verlust der therapeutischen Wirksamkeit im Bereich der für die Masse der zu versorgenden Patienten maßgeblich bleibenden Anstaltspsychiatrie, der von der Mehrheit der Psychiater sicher nicht gewollt wurde und ihnen durch die Restriktionen bei der Bereitstellung von Mitteln und Personal aufgezwungen worden ist, hatte die fatale Konsequenz, daß der Anteil an Chronifizierungen und damals sogenannten »Defektausgängen« ständig zunahm. Die durch die fortwährende Minimierung der Lebensbedingungen in den Anstalten erzwungene allseitige Verelendung der Patienten schien die um sich greifende resignierende Erwartung zu bestätigen, daß Besserungen hier ohnehin selten möglich seien. Diese ein zweites charakteristisches Merkmal des Gesamtprozesses repräsentierende sukzessive Verschlechterung der Betreuung in der Anstaltspsychiatrie hatte notwendig dann zur Folge, daß restriktive Formen des Umgangs mit den Patienten um sich griffen, der Verwahrungscharakter der Anstaltsunterbringung noch extremer zur Geltung kam und die Persönlichkeitsrechte der Erkrankten und Behinderten immer weniger Beachtung fanden. Ein in der damaligen Fachsprache häufig benutzter Terminus, die Rede von den »niedergeführten« Patienten, brachte ungewollt zum Ausdruck, was wirklich geschah und in der Theorie fälschlich dann zum Naturgeschehen uminterpretiert worden ist.

In dem Maße, in dem soziale und politische Bedingungen den Druck zur ausgrenzenden Verwahrung der weniger anpassungs- und leistungsfähigen Mitglieder der Gesellschaft verstärkten und offen antihumane Formen des Umgangs mit diesen auf den verschiedensten Ebenen zur Wirkung kamen, mußte die Psychiatrie angesichts der von ihr selbst mitgetragenen Abwertung gerade der psychisch Kranken und geistig Behinderten spätestens an jenem Punkt in eine gravierende Konfliktsituation geraten, als die ohnehin begrenzten Kapazitäten der Anstaltsbetreuung für die Masse der zu Versorgenden nicht mehr ausreichten bzw. aus äußeren Gründen eine weitere erhebliche Einschränkung erfahren sollten. Diese Situation war in den Jahren 1938 und 1939 gegeben und ließ im Prinzip nur zwei Lösungsstrategien zu: einen entschiedenen Kampf um die Erweiterung der Betreuungsmöglichkeiten zugunsten der Patienten und gegen die etablierte staatliche Gewalt oder die Entscheidung zur Erhaltung begrenzter Lebensmöglichkeiten für einen Teil der Kranken durch die Aufgabe und Vernichtung eines anderen Teils, den dann die als unheilbar und arbeitsunfähig zugleich Geltenden abgeben mußten. Mit der Wahl des zweiten Weges, der nun aber nicht mehr nur als Notlösung für eine einmalige Zwangslage angesehen wurde, sondern als dauerhaft wirkendes Moment zur Regulierung von Zustrom und Abgang konzipiert worden ist, war ein drittes und besonders folgenschweres Merkmal der Entwicklung zur Geltung gekommen, dessen praktische Umsetzung dann auch sofort in Angriff genommen wurde und zur Schaffung der Methoden und Institutionen der Selektion und Tötung führte. Zwar wurde diese Entscheidung nicht in einer offenen und demokratischen Diskussion innerhalb der psychiatrischen Profession herbeigeführt und erst recht nicht als solche der Öffentlichkeit mitgeteilt, aber es blieb eine Entscheidung, die von namhaften und Anerkennung besitzenden Repräsentanten des Fachgebietes mit Berufung auf fachwissenschaftliche Kompetenz getroffen wurde, und alle bisher erschlossenen Fakten weisen eindeutig aus, daß sie von diesen mit großem Eifer, mit dem deutlich erkennbaren Streben nach Perfektion und unter Einbringung der eigenen Vorstellungen zur Realisierung eines solchen Programms getragen worden ist. Psychiater waren es demzufolge auch, die maßgeblichen Entscheidungsbefugnisse in den neu geschaffenen Gremien und Apparaten zur Krankentötung besaßen, die die Modalitäten der Selektion festlegten und diese Selektionen vornahmen, die die Arten der Tötung auswählten und die die Tötungen schließlich auch selbst ausführten oder unmittelbar veranlaßten. Mit diesen Feststellungen wird allerdings jenen die Verantwortung nicht abgesprochen, die als politische Sachwalter des faschistischen Regimes oder als dessen ausführende Bürokraten auf diese Mordpraxis hindrängten, sie herausforderten oder auch mitgestalteten und in dieser Verantwortlichkeit deshalb ebenso nach dem Kriege strafrechtlich belangt worden sind wie die in diese Geschehnisse direkt einbezogenen Fachvertreter.[70]

Ob eine klare Verweigerungshaltung gegenüber staatlichem und politischem Druck bei einer größeren Zahl einflußreicher Psychiater die Eskalation der Repressionspraxis in der dann eingetretenen Form hätte verhindern können, ist eine schwer zu beantwortende Frage; die strenge Geheimhaltung der Ereignisse und die gezielte Verdeckung der Vorgänge auch in jedem Einzelfall lassen es wahrscheinlich erscheinen, daß mindestens 1939 das Regime eine solche umfassende Mordaktion in Deutschland mit Rücksicht auf die zu erwartenden Widerstände und Proteste ohne die Kooperation mit der Psychiatrie nicht gewagt hätte (HEINRICH 1985).[76] Hohe Anerkennung verdienen die leider nicht sehr zahlreichen Beispiele von individuellen Verweigerungen der Mitarbeit und des klaren Einspruchs gegen die Krankentötungen durch mutige und humanistischen Idealen treu bleibende Fachvertreter, von denen hier der Göttinger Ordinarius Ewald und der Dezernent für das Anstaltswesen im Rheinland, Creutz, genannt werden sollen.[77] Die überwiegende Mehrheit der in der Anstaltspsychiatrie tätigen Fachvertreter hat jedoch eine anpassungsbereite Haltung eingenommen und auch bei sicher oft auftauchenden inneren Vorbehalten das weitgehend reibungslose Funktionieren des Mordprogramms ermöglicht (FINZEN 1983a; DÖRNER 1984a; BLASIUS 1986b). Spätestens von der Mitte des Jahres 1940 an war auch durchweg bekannt, wie dieses Mordprogramm ablief, so daß spätere vereinzelte Berufungen auf Unkenntnis eindeutig als unglaubhaft angesehen werden können.

Wichtiger als die Frage nach den sicher sehr unterschiedlichen persönlichen Schuldanteilen aller in dieses System direkt und indirekt einbezogenen Ärzte ist die Klarstellung der Ursachen für die verschiedenartigen Formen von Mitwirkungs- und Hinnahmebereitschaften, die allerdings wegen der Vielfalt der dabei zu beachtenden Bedingungen und Faktoren nicht einfach ist und deshalb auch in der relevanten Literatur umstritten bleibt. Eine sicher ganz bedeutende Rolle für den 1933 einsetzenden Funktionswandel der Psychiatrie kommt bereits vorher entstandenen Traditionslinien des Fachgebietes zu, insbesondere jenen, die die soziale Abwertung der psychisch Kranken beförderten, die die Unheilbarkeit und Defektbildung für einen erheblichen Teil relevanter Erkrankungen behaupteten, die die ordnungsstaatliche Funktion der Psychiatrie im Zentrum der Berufsverpflichtung stehen sahen und die als spezifische Version eines eugenischen Utopismus weniger die Therapie als die Verhinderung psychischen Krankseins anzustreben bemüht waren. Diese Denkmuster sind sämtlich mit den für die neuere bürgerliche Gesellschaft typischen Ideologieproduktionen verbunden und bekräftigten mit der Berufung auf psychiatrische Erfahrung und Kompetenz die unter den Bedingungen sich verschärfender sozialer Widersprüche im Imperialismus zunehmenden Ausgrenzungsbestrebungen gegenüber Menschen, deren Einordnung in die sozialen Mechanismen und differenzierten Ausbeutungsformen nicht gelang. Besonders stark betont werden diese über lange Zeit wirkenden ideologischen Besetzungen des psychiatrischen Denkens durch Autoren, die einem sozialkritischen Konzept auch in der Psychiatriegeschichte folgen (GÜSE; SCHMACKE 1980; HAUG 1983; BLASIUS 1986a). Eine sehr radikale Interpretation solcher Beziehungen vertreten ROER; HENCKEL (1986) mit der These, daß die Psychiatrie im Faschismus als qualitativ besondere Ausprägung der bürgerlichen Psychiatrie zu begreifen sei, die ihrerseits als Instrument zur herrschaftssichernden Biologisierung der Irrenfrage, »... zur ideologischen Verdeckung sozialer Ungerechtigkeit und sozial bedingten Leidens« (S. 17), definiert wird. Obwohl es eine solche Sichtweise erlaubt, soziale Funktionen psychiatrischen Denkens und Handelns besonders kritisch zu prüfen, wird sie dem komplexen Phänomen der Existenz psychischer Erkrankungen und geistiger Behinderungen auch außerhalb der bürgerlichen Gesellschaft und als einem anthropologischen Faktum nicht gerecht, wie sie es auch nicht vermag, die produktiven Aspekte medizinischer Zugangsweisen und deren helfende und heilende Potentiale angemessen zu berücksichtigen.

Von anderen Autoren, die die Faktizität des Krankseins und der Behinderung und deren oftmals auch vorliegende Unbeeinflußbarkeit als gegeben voraussetzen, wird sehr stark die praktische Hilflosigkeit der Psychiatrie als ein Faktor thematisiert, der zu ahumanen Wendungen in der Anwendung repressiver Behandlungsweisen hinführen kann und deshalb grundsätzlich Toleranz und Aufnahmebereitschaft auch gegenüber Unheilbaren und Leistungsunfähigen erfordert (MÜLLER-HILL 1983; DÖRNER 1983; SEIDEL 1983; 1984; 1987). In dieser Perspektive ist das Versagen der Psychiatrie im Faschismus ein Produkt der Intention, die angestrebten Einflußnahmen mit Gewalt zu erzwingen, die allerdings erst von dem Moment an zur Massenpraxis werden konnte, als die sozialen und politischen Bedingungen generell den unbegrenzten Einsatz von Gewalt gegen Andersartigkeit, Abweichung von der Norm und Nützlichkeitskriterien nicht mehr entsprechenden Lebensformen ermöglichten.

Aus unserer Sicht sind neben den genannten Momenten, die wichtig scheinen und dennoch zu relativieren sind, vor allem die im Faschismus extrem durchschlagenden neuen antihumanen Wertmaßstäbe gegenüber dem menschlichen Leben und den Persönlichkeitsrechten von Individuen für das Geschehen von maßgeblicher Bedeutung. Diese Wertmaßstäbe sprechen Lebensrechte und Fürsorgeansprüche nur jenen zu, die der elitär konzipierten Gemeinschaft der Arier zugehören sollten und die zugleich die Bereitschaft und Fähigkeit zur Unterordnung eigener Interessen und Bedürfnisse unter die des Regimes besaßen. Diese Wertungen wie die skrupellose Konzentration aller Mittel auf die totale Durchsetzung und Machtausweitung des faschistischen Herrschaftssystems bewirkten für die psychisch Kranken wie für andere Gruppen verschärften Einsatz von Gewalt und Unterdrückung (THOM 1985b). Ohne bereits vorgeprägte Merkmale von struktureller Bedeutsamkeit wäre die Psychiatrie für die vom Faschismus bewirkte Praxis nicht nutzbar gewesen – ohne dessen macht- und gesundheitspolitische Intentionen hätten latente Potentiale zu antihumanen Wirkungsweisen in der Psychiatrie nicht dominierende Stellungen erreichen, geschweige denn soziale Anerkennung finden können. Diesen wesentlichen Zusammenhang drückt auch die folgende treffende Aussage aus: »Die grundlegenden Strukturen und Inhalte der praktischen Psychiatrie stellen nicht die Ursache der grauenhaften Geschehnisse dar. Aber: das Grauen vollzog sich im Rahmen dieser Strukturen und Inhalte. die praktische Psychiatrie als Institution und Wissenschaft war eine der Bedingungen, aus denen heraus sich die ›Vernichtung lebensunwerten Lebens‹ entwickelte.« (SIEMEN 1986, S. 196).

Die geistige Auseinandersetzung mit den in diesem Kapitel charakterisierten Geschehnissen hat inzwischen eine eigene Geschichte, in deren Verlauf zunächst die konkrete Aufdeckung von Verfehlungen und die strafrechtliche Ahndung offensichtlicher Verbrechen gegen die Menschlichkeit im Vordergrund stand. Die in den unmittelbaren Nachkriegsjahren zunächst überwiegend einheitliche und strenge Verfahrensweise bei relevanten Ermittlungen und Urteilsfindungen wurde zu Beginn der 50er Jahre im Zuge der politischen Restauration und bewußten antisozialistischen Konfrontationspolitik in der Bundesrepublik Deutschland abgelöst durch

Großmut und Nachlässigkeit im Umgang mit den Tätern, was auch Tendenzen zur Vereinfachung der historischen Urteilsbildung in der Psychiatrie und zur Verdrängung selbst soweit gefördert hat, daß klare kritische Positionsbildungen gegenüber problematischen Denkhaltungen und Praxisformen längere Zeit völlig ausblieben.[78] Seit den 70er Jahren erzwang die Konfrontation nach praktischen Reformen der psychiatrischen Versorgung drängender progressiver Bewegungen innerhalb der Psychiatrie in der Bundesrepublik Deutschland mit den historisch gewachsenen und festgefügten Strukturen eine radikalere Auseinandersetzung mit der eigenen Fachentwicklung, wobei eine Vielzahl von Arbeiten entstand, die neben wichtigen Sachinformationen auch bedeutsame Anregungen zur Bewertung und zu den zu beachtenden Lehren des Geschehenen beinhalten. Wichtig ist es vor allem, die Erinnerung an die Geschichte mit dem Nachdenken über die Ursachen und Bedingungen für das Umschlagen von helfenden Möglichkeiten einer medizinischen Disziplin in Menschen vergewaltigende und quälende Wirkungsweisen zu verbinden (SPÄTE 1985). Die inzwischen an einigen der früheren Mordeinrichtungen entstandenen Gedenkstätten und Erinnerungsmale sollten gerade auch den neu heranwachsenden Generationen von Psychiatern und in die Psychiatrie eintretenden Schwestern und Pflegern Gelegenheit bieten, die Auseinandersetzung mit einem besonders tragischen Kapitel der Psychiatriegeschichte stets auf neue zu vollziehen.[79]

Für die Forschung zu diesem Thema bleiben trotz einer erheblichen Erweiterung der Erkenntnisbemühungen in den letzten Jahren immer noch viele Fragen offen. Insbesondere bedürfen die »innerpsychiatrischen« Momente der Erkenntniserweiterung in bislang weniger beachteten Bereichen — etwa der Psychopathologie oder der Kinderpsychiatrie — einer vertiefenden Analyse und Bewertung. Die in den unmittelbaren Nachkriegsjahren sich noch umfassend auswirkenden Folgen der weitgehenden Zerstörung und Zweckentfremdung der psychiatrischen Betreuungseinrichtungen sind erst in bescheidenen Ansätzen erfaßt und erfordern eine möglichst rasche Bearbeitung, solange noch Quellen und Zeugen dieser Bedingungen verfügbar sind.[80] Ebenso notwendig ist die schon andernorts erwähnte genauere Untersuchung des Einsatzes der Psychiatrie im Kriege und der damit verbundenen Deformierungen der ethischen Urteilsbildungen.

Die in ethischer Hinsicht bedeutsamen Lehren aus dem Niedergang der Psychiatrie in der Zeit des Faschismus betreffen vor allem die immense sozialpolitische Verantwortung der ärztlichen Urteilsweisen und Entscheidungen in der psychiatrischen Praxis, die zwingende Notwendigkeit einer entschiedenen Ablehnung jeder Form von Befürwortungen der Einschränkung von Lebensrechten psychisch Kranker und geistig Behinderter und schließlich auch die bewußte Anerkennung einer humanen Hilfs- und Fürsorgepflicht gegenüber jenen Menschen, die trotz therapeutischer Bemühungen nicht zur Eigenständigkeit der Lebensgestaltung zu finden vermögen.

Anmerkungen

[1] Die Zahl der öffentlichen Anstalten für Geisteskranke im Deutschen Reich stieg von 93 im Jahre 1877 auf 226 im Jahre 1913, die Zahl der Krankenbetten in diesen Einrichtungen im gleichen Zeitraum von 31297 auf 164708. Während im Jahre 1877 9,5 von 10000 Einwohnern in Heilanstalten versorgt wurden, betrug dieser Anteil 1913 bereits 35,8 von 10000. Vgl. Kolb, H. (G.); Eitner, F.: Die Statistik der Heilanstalten. — In: Handwörterbuch der psychischen Hygiene und der psychiatrischen Fürsorge/Hrsg.: Bumke, O. u. a. — Berlin; Leipzig: W. d. Gruyter-Verlag, 1931. — S. 89–98, zit. S. 93.

[2] Die »Übersterblichkeit« in den psychiatrischen Heil- und Pflegeanstalten während der letzten Kriegs- und der ersten Nachkriegsjahre beruhte auf den völlig unzulänglich gewordenen Ernährungsbedingungen. Während in der Vorkriegszeit in den deutschen Heilanstalten jährlich durchschnittlich 9 % der versorgten Patienten starben, stieg dieser Anteil bis 1917 auf 30,96 %, und erhielt sich in dieser Höhe auch noch bis 1919. Allein in den preußischen Heilanstalten verstarben in diesem Zeitraum mehr als 45000 Patienten über die bei normaler Sterblichkeit zu erwartende Zahl der Todesfälle hinaus. Am 1. 1. 1915 wurden in Preußen 152591 Anstaltsinsassen registriert, zum 1. 1. 1920 gab es nur noch 98814. Vgl. ebenda. — S. 90.

[3] Einen Überblick über die vielfältigen Bemühungen um eine reichsrechtliche Regelung der Irrenfürsorge und die dabei mitwirkenden sehr unterschiedlichen Intentionen vermittelt Rittershaus, E.: Die Irrengesetzgebung in Deutschland nebst einer vergleichenden Darstellung des Irrenwesens in Europa. — Berlin; Leipzig: W. d. Gruyter-Verlag, 1927.

[4] Der in Erlangen tätige Gustav Kolb entwickelte sein Reformkonzept bereits 1919 und begann auch zu diesem Zeitpunkt, in Erlangen ein solches System der offenen Fürsorge aufzubauen, wobei Ärzte und Fürsorger entlassene Patienten betreuten und vor allem Hilfe bei der Lösung sozialer Probleme (Arbeitsvermittlung u. a.) erwiesen. Vgl. dazu Kolb, G.: Reform der Irrenfürsorge. – In: Z. gesamte Neurol. Psychiatr. (Originalien). – **47** (1919). – S. 137–172 und die Übersichtsdarstellung zur praktischen Entwicklung dieses Systems in den folgenden Jahren in: Die offene Fürsorge in der Psychiatrie und ihren Grenzgebieten/Hrsg.: Roemer, H.; Kolb, G.; Faltlhauser, V. – Berlin: Springer, 1927.

[5] Der einzige nennenswerte Fortschritt im Bereich somato-therapeutischer Verfahren blieb die von Julius Wagner Ritter von Jauregg entwickelte Malaria-Behandlung der progressiven Paralyse, die 1927 mit der Verleihung des Nobelpreises gewürdigt worden ist. Diese Methode betraf jedoch eine Krankheitsform, die infolge der Frühbehandlung der Syphilis mit Salvarsan nur noch in bescheidenem Umfange in den Heilanstalten auftrat, und versagte überdies bei bereits ausgeprägten chronischen Verläufen.

[6] Hermann Simon hatte seine Vorstellungen zur »aktiven Krankenbehandlung« auf der Grundlage von Erfahrungen beim Aufbau der Heil- und Pflegeanstalt in Gütersloh entwickelt und ab 1923 in einer Reihe von Vorträgen bei Fachtagungen eingehender erläutert. Eine zusammenfassende Darstellung seiner Prinzipien und der im einzelnen geübten Praxis in Gütersloh publizierte er erst relativ spät. Vgl. Simon, H.: Aktivere Krankenbehandlung in der Irrenanstalt. – Berlin: W. d. Gruyter u. Co., 1929.

[7] Den historischen Ausgangspunkt der Psychohygiene-Bewegung bildete die im Jahre 1908 von dem Amerikaner Clifford Beers ins Leben gerufene Mental-Health-Vereinigung. Die Gründung des deutschen Verbandes wurde bei der Jahresversammlung des »Deutschen Vereins für Psychiatrie« im Jahre 1925 in Kassel beschlossen. 1928 erschien dann die »Zeitschrift für psychische Hygiene« als Organ des Verbandes, der im selben Jahr in Hamburg seine erste Tagung durchführte. An der Tätigkeit des Verbandes beteiligten sich die größeren Vereinigungen der Psychiater, Neurologen und Psychotherapeuten, aber auch die »Deutsche Gesellschaft für Rassenhygiene« u. a. Verbände. Vgl. Roemer, H.: Psychische Hygiene. – In: Handwörterbuch der psychischen Hygiene. – Vgl. Anm. 1. – S. 296–313.

[8] Die Psychohygiene repräsentierte nach H. Roemer einen »... Schritt von der Anstaltsbehandlung ausgesprochen Geisteskranker zur vorbeugenden Wahrnehmung psychisch Gefährdeter ... indem sie ihre Tätigkeit auf dem Wege der offenen Fürsorge über die Anstaltsinsassen hinaus auf die freilebenden psychisch Abnormen ausdehnt.« (Roemer, H.: Vgl. Anm. 7. – S. 310).

[9] Im Jahre 1931 vergab der »Deutsche Verein für Psychiatrie« eine Preisaufgabe zum Thema »Kann die Versorgung der Geisteskranken billiger gestaltet werden und wie?« Den ersten Preis erhielt der Direktor der Heil- und Pflegeanstalt Berlin-Wittenau, E. Bratz, dessen Vorschläge auch öffentlich propagiert worden sind. Vgl. Bratz, E.: Kann die Versorgung der Geisteskranken billiger gestaltet werden? – In: Allg. Z. Psychiatr. – **98** (1932). – S. 1–40.

[10] Lange, J.: Vererbung und Entartung. – In: Handwörterbuch der psychischen Hygiene. – Vgl. Anm. 1. – S. 360–371, zit. S. 367.

[11] Meltzer, E.: Fürsorge für angeborene Schwachsinnige und Epileptiker. – In: Ebenda. – S. 72–77, zit. S. 75.

[12] Die »Deutsche Forschungsanstalt für Psychiatrie« ist auf Initiative von Emil Kraepelin im Jahre 1917 in München mit Hilfe von Spenden aus der Großindustrie gegründet worden und umfaßte neben der genannten »genealogischen« Abteilung sehr produktive und leistungsfähige Einrichtungen auf dem Gebiete der Hirnforschung. Die zeitgenössische Position der psychiatrischen Eugenik hat u. a. H. Luxenburger dargestellt, bei dem sich auch die damalige Definition der empirischen Erbprognose findet. Vgl. Luxenburger, H.: Eugenik, Rassenhygiene (Grundsätzliches). – In: Ebenda. – S. 54–68.

[13] Über das Thema der Legalisierung der Tötung unheilbar psychisch Kranker und geistig Behinderter ist in Deutschland seit der Jahrhundertwende oft reflektiert worden, wobei die extreme Fassung eines solchen Programms für die Psychiatrie in dem berüchtigten Buch von Hoche, A. E.; Binding, K.: Die Freigabe der Vernichtung lebensunwerten Lebens. – Leipzig: Meiner-Verlag, 1920, ihren Ausdruck fand. Über dieses Buch fand bis zum Jahre 1933 eine kontinuierliche Debatte statt, wobei es zwar wenig direkte Befürwortungen aus den Reihen der Psychiater gab, jedoch auch nur selten radikale Ablehnungen mit Berufungen auf unantastbare Lebensrechte auch unheilbar Kranker. Hierzu muß auf die inzwischen erfolgten historischen Rekonstruktionen dieser Diskussion verwiesen werden, insbesondere auf relevante Arbeiten von Schmidt, J. (1983) und Winau (1984). Ein Beispiel für partielle Rückgriffe auf das Konzept von Binding und Hoche in dem hier besprochenen Zeitraum findet sich bei B. Kihn. Vgl. Kihn, B.: Die Ausmerzung der Minderwertigen aus der Gesellschaft. – In: Allg. Z. Psychiatr. – **98** (1932). – S. 387–404.

[14] Roemer, H.: Die rassenhygienischen Aufgaben der praktischen Psychiatrie unter besonderer Berücksichtigung der offenen Fürsorge. – In: Erblehre und Rassenhygiene im völkischen Staat. – München: J. Lehmann, 1934. – S. 120–135, zit. S. 120.

[15] Vgl. Hoffmann, H. F.: Der Psychiater und die neue Zeit. – In: Z. psych. Hyg. – **6** (1933). – S. 161–167;

Gaupp, R.: Die Quellen der Entartung von Mensch und Volk und die Wege der Umkehr. – Stuttgart: F. Enke-Verlag, 1934; Weygandt, W.: Von Erblichkeit, Rassenhygiene und Bevölkerungspolitik: Sterilisation und Kastration als Mittel der Rassenhygiene. – In: Münch. med. Wochenschr. – **80** (1933). – S. 1275–1279.

[16] Genaue Angaben über die Anteile der von den Sterilisierungen betroffenen Erkrankungen an der Gesamtzahl der ausgeführten Unfruchtbarmachungen sind infolge der Lücken in der statistischen Erfassung nicht möglich. Nach einer für das Berichtsjahr 1935 im Januar 1936 ermittelten Übersicht entfielen von den in diesem Jahr angeordneten 71 760 Sterilisierungen 41 457 auf Personen mit »angeborenem Schwachsinn«, 14 012 auf Schizophrenien, 9014 auf »erbliche Fallsucht« (Epilepsie) und 1955 auf »schweren Alkoholismus« – andere Erkrankungen traten mit nur sehr geringen Anteilsziffern auf. Vgl. Zentrales Staatsarchiv Potsdam (im folgenden: ZStA Potsdam). – Generalakten des Reichsjustizministeriums betreffend Erbgesundheitspflege. – Bd. 1936. – Bl. 200. Ähnliche Relationen konnten für andere Jahre auch aus Veröffentlichungen verschiedenster Art rekonstruiert werden. Vgl. dazu MEIXNER; SCHWERDTNER 1985a.

[17] Vgl. Lange, J.: Die eugenische Bedeutung des Schwachsinns. – Berlin; Bonn: Dümmler-Verlag, 1935; Luxenburger, H.: »Paranoia« und Gesetz zur Verhütung erbkranken Nachwuchses. – In: Erbarzt. – **1** (1934). – S. 33–36; Panse, F.: Was ist »schwerer Alkoholismus« im Sinne des Gesetzes zur Verhütung erbkranken Nachwuchses vom 14. Juli 1933. – In: Ebenda. – S. 19–21.

[18] Vgl. Luxenburger, H.: Der heutige Stand der empirischen Erbprognose in der Psychiatrie als Grundlage für Maßnahmen der praktischen Gesundheitspflege. – In: Zent.-bl. gesamte Neurol. Psychiatr. – **81** (1936). – S. 1–30.

[19] Vgl. dazu etwa den von W. Auer zur Tätigkeit der »Fürsorgestelle für Nervöse und Geisteskranke« der Stadt Köln für das Jahr 1935 verfaßten Rechenschaftsbericht, in dem es hieß: »Die Fürsorgestelle ... hat sich im letzten Jahr in ganz gewaltigem Umfange der Erbforschung annehmen müssen ... Nicht nur wurden von ihr ein großer Teil der bei der Abteilung für Erb- und Rassenpflege eingelaufenen Anzeigen betr. Unfruchtbarmachung bearbeitet, sondern in wenigstens gleich großem Maße mußten die Zugänge in den Sprechstunden auf das Vorliegen von Erbkrankheiten untersucht werden ...« (nach ANKERSTEIN u. a. 1985, S. 30).

[20] Pfannmüller, H.: Jahresbericht der Offenen Fürsorge Kaufbeuren, 1933. – In: Psychiatr.-neurol. Wochenschr. – **36** (1934). – S. 274. Weitere Belege für gleichartige Äußerungen und Praxisformen werden u. a. bei SIEMEN (1986, S. 132f.) angegeben.

[21] Vgl. Deutscher Gemeindetag. Ergebnis der Rundfrage III 5696/35 (zit. nach ROTH 1984c, S. 81).

[22] Diese systematische Abwertungskampagne gegenüber »Erbkranken« traf besonders die Geisteskranken, wovon auch ein 1936 vom Reichsministerium des Inneren herausgegebenes Propagandamaterial mit dem Titel »Erbkranker Nachwuchs ist Volkstod« zeugt, in dem es u. a. hieß: »Wir haben in Deutschland ungefähr 230 000 Geisteskranke ... Die Unterhaltung der Geisteskranken kostet in jedem Jahr 336 Millionen RM.«; und: »Es muß streng unterschieden werden zwischen Erbkranken und Geisteskranken. Geisteskranke sind ein Teil der Erbkranken, und zwar derjenigen, die nicht nur körperlich, sondern auch seelisch und geistig als minderwertig angesehen werden müssen.« Aufklärungsheft »Erbkranker Nachwuchs ist Volkstod«/Hrsg.: Reichsministerium des Inneren. – Berlin: Reichsdruckerei, 1935. – S. 1; 5.

[23] Vgl. Rheinisches Provinzialinstitut für psychiatrisch-neurologische Erbforschung, Bonn. – In: ANKERSTEIN u. a. 1985, S. 86ff.

[24] Sämtliche Unterlagen des »Rheinischen Provinzialinstituts« sind 1944 zum Schutz vor Luftangriffen auf das heutige Territorium unserer Republik verbracht worden und wurden vom Zentralen Staatsarchiv Potsdam in Verwahrung genommen. Der Bestand umfaßt neben rund 100 000 Krankengeschichten ca. 60 000 Sippentafeln und die erwähnte Personenkartei sowie eine große Sammlung von Sonderdrucken mit relevanter erbbiologischer Literatur aus dem deutschen und internationalen Schrifttum. Stichprobenartige Durcharbeitungen eines Teils dieses Bestandes waren noch möglich, bevor er im Rahmen des Kulturabkommens mit der BRD 1987 der Landesregierung Nordrhein-Westfalen übergeben worden ist.

[25] Obwohl auch vor 1933 Menschen mit schweren Formen des Alkoholismus in psychiatrischen Einrichtungen zur Behandlung aufgenommen wurden, waren sich die Fachvertreter weitgehend darüber im klaren, daß in solchen Fällen nur eine begrenzte Hilfestellung durch Entwöhnungskuren und soziale Nachsorge gegeben werden konnte. Nach 1933 wurde ein erheblicher Teil der aufgenommenen Alkoholismusfälle Entmündigungen und Zwangssterilisierungen unterworfen, um die Weitergabe der angenommenen erblichen Anlagen zu verhindern. Über das Ausmaß dieser Eingriffe ist bislang wenig bekannt. Die genannte Tendenz konnte jedoch durch eine eingehende Analyse der Behandlungspraxis in der Heil- und Pflegeanstalt Leipzig-Dösen für den Zeitraum von 1926 bis 1936 bestätigt werden (FREUNDEL 1986).

[26] Vgl. dazu eine ebenfalls an den Krankenunterlagen der Heil- und Pflegeanstalt Leipzig-Dösen für den Zeitraum von 1929 bis 1939 vorgenommene Prüfung des therapeutischen Umgangs mit Patienten der Eingangsdiagnose »Psychopathie«, die diese 1933 einsetzenden Restriktionen deutlich hervortreten läßt (GÖHLER 1986).

[27] Vgl. Hürter, F.: Die textliche Bedeutung des Gesetzes gegen gefährliche Gewohnheitsverbrecher und über

die Maßregeln der Sicherung und Besserung. – In: Psychiatr.-neurol. Wochenschr. – **39** (1937). – S. 29–32. Bis zum Jahre 1937 sind ca. 6000 Personen speziellen Sicherungsmaßregelungen unterworfen worden, von denen etwa 2500 in Heil- und Pflegeanstalten eingewiesen wurden. Vgl. Creutz, W.: Psychiatrische Erfahrungen mit §§ 42 b und 42 c des Gesetzes gegen gefährliche Gewohnheitsverbrecher und über Maßregeln zur Sicherung und Besserung vom 24. November 1933. – In: Allg. Z. Psychiatr. – **111** (1939). – S. 137–168. In den Anstalten galt für die nach § 42 eingewiesenen Personen eine strenge Arbeitspflicht und die Forderung nach totaler disziplinarischer Unterordnung (SCHEER 1986).

[28] Möckel, E.; Schweickert, E.: Die wirtschaftlichen Aufgaben der Heil- und Pflegeanstalten im neuen Vierjahresplan. – In: Psychiatr.-neurol. Wochenschr. – **39** (1937). – S. 425–428, zit. S. 425; vgl. Kaminski, J.: Die Heil- und Pflegeanstalten im Vierjahresplan. – In: Ebenda. – **41** (1939). – S. 68–72.
Eine weitere Verschärfung dieser Sparpolitik trat offensichtlich 1939 mit Kriegsbeginn ein, wobei in dem darauffolgenden kurzen Zeitraum bis zum Mai 1940 in Heil- und Pflegeanstalten bereits eine bedeutende Zunahme der Sterblichkeit auftrat. Relevante Daten für die sächsischen Anstalten Hochweitzschen, Großschweidnitz und Arnsdorf hat 1940 Pastor P. G. Braune in seiner mutigen Denkschrift für Adolf Hitler gegen die »Euthanasie«-Aktion zusammengestellt. Die mitgeteilten Zahlen lassen im Durchschnitt eine Verdreifachung der Todesfälle gegenüber 1938 erkennen (BRAUNE 1987).

[29] Manfred Sakel hatte seine 1933 und 1934 gemachten Beobachtungen über die Folgewirkungen des Insulinschocks 1934 erstmals in Zeitschriftenaufsätzen dargelegt. Eine geschlossene Darstellung seines Konzepts erschien erst 1935. Vgl. Sakel, M.: Neue Behandlungsmethode der Schizophrenie. – Wien: Perles-Verlag, 1935. 1938 mußte auch er in die USA emigrieren, da er »nicht-arischer« Abstammung war.

[30] Die erste zusammenfassende Darstellung dieser Behandlungsmethode erschien im Jahre 1937. Vgl. Meduna, L. v.: Die Konvulsionstherapie der Schizophrenie. – Halle: C. Marhold-Verlag, 1937.

[31] Vgl. Fumarola, G.: Eine neue Methode der Krampfbehandlung in der Psychiatrie: Der Elektroschock. – In: Psychiatr.-neurol. Wochenschr. – **41** (1939). – S. 87f. In dem Sammelreferat von EDERLE (1948) wird die Konzentration auf die Cardiazol-Behandlung sehr deutlich. Gar nicht aufgegriffen wurde in Deutschland die 1935 von Egaz Moniz in Portugal erstmals praktizierte »präfrontale Lobotomie«, ein chirurgischer Eingriff in das Stirnhirn, der jedoch irreversible Persönlichkeitsveränderungen bewirkte und keine therapeutische Wirkung besaß.

[32] Vgl. Küppers, E.: Die Insulin- und Cardiazol-Behandlung der Schizophrenie. – In: Allg. Z. Psychiatr. – **112** (1939). – S. 436–445. Nach der Schätzung dieses Autors sind bis 1937 allenfalls 1600 Patienten mit den beiden neuen Verfahren in Deutschland behandelt worden.

[33] Eine solche Entwicklung konnte beispielsweise für die große Heil- und Pflegeanstalt Altscherbitz bei Leipzig bei einer genauen Überprüfung des Einsatzes der neuen Methoden festgestellt werden, wo die 1938 eingerichtete klinische Abteilung, die auch Patienten aus anderen nahegelegenen Anstalten versorgen sollte, zum 26. 8. 1939 aufgelöst worden ist. Bei einer Stichprobenuntersuchung wurden für diese Einrichtung aus insgesamt 1400 Krankengeschichten 479 Fälle mit Schizophrenie ermittelt, von denen im Zeitraum von 1930–1945 lediglich 28 Patienten in die neuen Schocktherapien einbezogen worden sind (SCHÖNE; SCHÖNE 1987).

[34] Der durch eine rege publizistische Tätigkeit und ein Lehrbuch der Geisteskrankenpflege recht bekannte Anstaltspsychiater V. Faltlhauser glaubte den bedeutenden Wert der Heil- und Pflegeanstalten dadurch herausstellen zu können, daß er sie als Schulen der erbbiologisch-rassenhygienischen Erziehung pries. Vgl. Faltlhauser, V.: Irrenanstalten und nationalsozialistische Bevölkerungspolitik. – In: Psychiatr.-neurol. Wochenschr. – **41** (1939). – S. 179–183. Ein offenes Wort zur realen Situation der Bedrohung jeder therapeutischen Leistungsfähigkeit wagte 1939 K. Ernst. Vgl. Ernst, K.: Von der Bedeutung der Irrenanstalten. – In: Ebenda. – S. 251f.

[35] Edmund Forster hatte im Jahre 1918 A. Hitler nach Giftgasschädigungen im Lazarett in Pasewalk behandelt und wurde sowohl wegen der Kenntnis dieses Patienten als auch wegen seines mutigen Eintretens für demokratische Entwicklungen in den Jahren der Weimarer Republik im August 1933 vom Dienst suspendiert. Nach einer brieflichen Mitteilung von F. K. KAUL vom 16. 1. 1979 hat Forster im Juli 1933 in Paris Emigranten von Verfolgungen durch die Gestapo berichtet und sich in Greifswald am 11. September 1933 das Leben genommen, da er eine unmittelbar hervorstehende Verhaftung befürchtete. Die Entlassungen von Wilmanns und Aschaffenburg erfolgten auf der Grundlage des »Gesetzes zur Wiederherstellung des Berufsbeamtentums« aus ausschließlich rassistischen Gründen. Aschaffenburg emigrierte in die USA.

[36] Bislang liegen nur wenige biographische Studien zu den zu dieser Gruppe gehörenden Gelehrten vor. Über A. E. Hoche existiert inzwischen eine Arbeit von SEIDLER, nach der Hoche 1933 selbst um seine Entlassung bat, öffentliche Stellungnahmen zu Fachfragen weitgehend vermied und Distanzhaltungen zu den 1939 einsetzenden Mordaktionen an psychisch Kranken eingenommen hat (SEIDLER 1986).

[37] Max de Crinis war bereits 1931 Mitglied der NSDAP geworden und vor allem wegen seiner politischen

Bindungen 1934 in Köln zum Ordinarius berufen worden. Nach der Übernahme des Lehrstuhles an der Charité im Jahre 1938 wurde de Crinis Mitarbeiter des Reichssicherheitshauptamtes im Range eines SS-Standartenführers und Berater des Reichsministeriums für Wissenschaft, Erziehung und Volksbildung für Berufsfragen in der Medizin. Im Mai 1945 beging de Crinis Selbstmord, da er wegen seiner aktiven Mitwirkung an der Organisation der Mordaktion an psychisch Kranken und wegen anderer Vergehen mit strengen Strafen rechnen mußte. Vgl. Humboldt-Universität Berlin. Universitätsarchiv, Personalakte M. d. Crinis, Nr. 061.

Werner Heyde wurde 1933 Mitglied der NSDAP, »leitender Psychiater« des Sanitätsdienstes der SS und ab 1936 mit der »erbbiologischen Überwachung der Konzentrationslager« sowie mit Gutachtertätigkeit für das Gestapo-Hauptamt in Berlin beauftragt. 1939 wurde ihm die Leitung der ärztlichen Abteilung der »Reichsarbeitsgemeinschaft Heil- und Pflegeanstalten« übertragen, die die Vorbereitung und Durchführung der Massenmorde an psychisch Kranken übernahm. Wegen seiner Verdienste für das Regime wurde er 1940 in Würzburg zum Ordinarius berufen. Heyde konnte sich 1947 der Inhaftierung zunächst entziehen, lebte unter falschem Namen (Dr. Sawade) unbehelligt bis 1959 in der BRD und beging am 13. 2. 1964 während der Haft und kurz vor der Verhandlung Selbstmord (HENNEMANN 1985).

[38] Ernst Rüdin war bereits Vorsitzender des »Deutschen Verbandes für psychische Hygiene«, wurde 1933 in den Vorstand des »Deutschen Verbandes für Psychiatrie« kooptiert und 1935 zum Reichsleiter der neuen Einheits-»Gesellschaft Deutscher Neurologen und Psychiater« bestellt. Diese Gesellschaft hatte mehrere Abteilungen mit jeweils verschiedenen Ausschüssen. Der der »psychiatrischen Abteilung« zugehörende »Ausschuß für praktische Psychiater« wurde von Hermann Paul Nitsche geleitet.

[39] Die zitierten Passagen stammen aus einem von H. Pfannmüller, dem Direktor der Heil- und Pflegeanstalt Eglfing-Haar von 1938–1945, im November 1939 verfaßten »Bericht betreffend Organisations- und Wirtschaftsprüfung bei der Heil- und Pflegeanstalt Eglfing-Haar«, der in der Dokumentation zur Urteilsbegründung zu den 1950 und 1951 gegen Mitarbeiter dieser Einrichtung durchgeführten Strafprozessen aufgenommen worden ist. H. Pfannmüller war Mitglied der NSDAP seit 1922, in der Erb- und Rassenpflege führend tätig und bewußter Anhänger der »Euthanasie«-Lehre von A. Hoche. Vgl. Justiz und NS-Verbrechen, Bd. 8, 1972 S. 283–302, zit. S. 285 (Urteile des Landgerichts München I und des Bayerischen Obersten Landgerichts vom 15. 3. 1951 und 15. 3. 1950 gegen Mitarbeiter der Heil- und Pflegeanstalt Eglfing-Haar).

[40] Vgl. dazu die Angaben von ROTH; ALY 1984, S. 103f. Da auf Weisung des genannten Hefelmann sämtliche Unterlagen des »Reichsausschusses« im März 1945 vernichtet worden sind, ist die Rekonstruktion der frühen Phase seiner Tätigkeit besonders schwierig.

[41] MITSCHERLICH; MIELKE 1978, S. 184. Vgl. besonders das Kapitel »Die Tötung mißgebildeter und idiotischer Kinder«.

[42] In diesem streng geheimen Runderlaß war als Grund der Erfassung die Klärung wissenschaftlicher Fragen genannt. Die Meldungen von Hebammen und Ärzten waren dabei den Gesundheitsämtern zuzuleiten, wobei es dafür auch ein Formblatt gab. Wiedergegeben ist dieses Dokument bei KLEE 1985, S. 239.

[43] Runderlaß des Reichsministers des Inneren vom 18. Januar 1940: »Gewährung öffentlicher Fürsorge zur Behandlung von Kindern mit schweren angeborenen Leiden«. – In: Sammlung Deutscher Gesundheitsgesetze. – Bd. I: Erb- und Rassenpflege. – Leipzig: F. A. Werdel-Verlag, 1940. – S. 137.

[44] Zu Catels Mitwirkung an diesem Programm existiert eine spezielle Studie von SCHULTZ (1985). Die in der Leipziger Kinderklinik installierte Kinderfachabteilung ist bei einem Bombenangriff auf Leipzig im Dezember 1943 zerstört worden und wurde dann unter Catels Leitung in einem Gebäude der Heil- und Pflegeanstalt Leipzig-Dösen untergebracht, wo sie bis zum Frühjahr 1945 bestand. Da sein Wirken in diesem Tätigkeitsfeld zunächst nicht bekannt war, gelang es Catel, 1946 in die damaligen Westzonen zu entkommen, wo er 1954 in Kiel wiederum zum Ordinarius berufen worden ist. Trotz eines nochmals durchgeführten Ermittlungsverfahrens erfolgte keine gerichtliche Verurteilung. Eine weitere Kinderfachabteilung für den sächsischen Einzugsbereich bestand seit Oktober 1940 in der Heil- und Pflegeanstalt Leipzig-Dösen. Diese zunächst nur für die Aufnahme der vom Reichsausschuß eingewiesenen Kinder bestimmte relativ kleine Abteilung wurde in den folgenden Jahren zu einer Kinderabteilung für »nichterwachsene Geisteskranke, Epileptiker und bildungsunfähige Schwachsinnige« erweitert und besaß im Juni 1943 192 Betten. Aus einigen im Staatsarchiv Leipzig aufgefundenen Dokumenten geht hervor, daß die Kinderfachabteilung integrierter Bestandteil der Kinderklinik blieb. Vgl. Staatsarchiv Leipzig. – Heil- und Pflegeanstalt Leipzig-Dösen. – 44, 85, 89.

Hans Bruno Heinze war seit 1938 Leiter der Landesheilanstalt Brandenburg-Görden und der dort eingerichteten Kinderfachabteilung des »Reichsausschusses«. Er wurde im Mai 1945 seines Amtes enthoben und Anfang 1946 wegen anderer Vergehen von einem Gericht der sowjetischen Besatzungsmacht verurteilt. Nach der Verbüßung der Haft wurde er in die BRD entlassen, wo er wiederum die Leitung einer großen psychiatrischen Anstalt übernehmen konnte und keine Verurteilung wegen der Kindertötungen erfuhr. Auch der in die Westzonen »übergesiedelte« Ernst Wentzler ist für diese Straftaten gerichtlich nicht belangt worden.

⁴⁵ Relevante Angaben zu Sachsenberg-Schwerin sind in den 1953 in der BRD gegen den damaligen Leiter der Kinderfachabteilung Dr. Leu durchgeführten Prozessen ermittelt worden (vgl. Justiz und NS-Verbrechen, Bd. 12, 1974, S. 2–60). Die in dieser Abteilung tätigen Pflegekräfte standen 1946 in Schwerin vor Gericht, wo sie im Unterschied zu Dr. Leu auch verurteilt worden sind. Weitere Angaben enthält der »Bericht der Überprüfung der Insassen der Heil- und Pflegeanstalt Sachsenberg«, den eine im November 1945 eingesetzte Untersuchungsgruppe von Vertretern demokratischer Parteien und Organisationen zusammengestellt hat und der die nachfolgende juristische Untersuchung auslöste. Eine Abschrift dieses undatierten Berichtes ist uns vom Staatsarchiv Schwerin 1986 zur Verfügung gestellt worden.

Angaben über das Geschehen in Stadtroda enthält die Arbeit von MASUHR; ALY 1985, S. 81–106. Der hier als Leiter der Heil- und Pflegeanstalt und der Kinderfachabteilung tätige Gerhard Kloos wurde 1952 Professor für Psychiatrie in Kiel und ist hier bei einem 1961 durchgeführten Prozeß ebenfalls straffrei ausgegangen.

Zu Uchtspringe vgl. Justiz und NS-Verbrechen, Bd. 11, 1974, S. 735–769 (Urteil des Landgerichts Göttingen vom 22. 1. 1953 gegen ehemalige Mitarbeiter der Heil- und Pflegeanstalt Uchtspringe).

⁴⁶ Vgl. dazu Justiz und NS-Verbrechen. – Vgl. Anm. 39 (Urteilsbegründung); ebenda, Bd. 3, 1969, S. 19–30; ebenda, Bd. 1, 1969, S. 223–283 (Urteilsbegründung).

⁴⁷ Bestätigt wurde diese Praxis durch die gerichtlichen Untersuchungen zur Tätigkeit von Mitarbeitern der Heil- und Pflegeanstalt Eichberg (vgl. ebenda, Bd. 1, 1969, S. 135–165). Relevante Dokumente, u. a. auch Briefe C. Schneiders, hat KLEE 1985, S. 247–255, publiziert.

⁴⁸ Eine Sammlung des Schrifttums zu diesen Forschungsfinanzierungen ist im Zentralen Staatsarchiv Potsdam erhalten. Danach betrugen diese Zuwendungen für die »Sammlung wissenschaftlichen Materials auf dem Gebiet der Nerven- und Geisteskrankheiten« 1940 erst 25 000 RM; 1943 wurden 150 000 RM für diese Forschungsaufgaben zur Verfügung gestellt (vgl. NOWAK 1986, S. 115). Die gleiche Schriftgutsammlung zu den Beziehungen zwischen dem Reichsinnenministerium und dem der Kanzlei des Führers zugeordneten »Reichsausschuß« weist aus, daß dem in den Kinderfachabteilungen tätigen Personal ständig Sonderzuweisungen an Geldbeträgen zugesprochen wurden.

⁴⁹ Diese und weitere Angaben beziehen sich auf die beim Nürnberger Ärzteprozeß ermittelten Sachverhalte, die V. Brack betreffenden Angaben sind dem vom ZStA Potsdam zur Einsichtnahme zur Verfügung gestellten Archivfilm Nr. 53212–53226 entnommen.

⁵⁰ Diese verschiedenen Versionen von verwendeten Fragebögen sind u. a. im Dokumentenanhang bei ROER; HENCKEL 1986, S. 333 ff. wiedergegeben.

⁵¹ Siehe dazu die Festlegungen in einem Schreiben des Sächsischen Ministers des Inneren vom 7. Dezember 1940 an die Direktion der Landes-Heil- und Pflegeanstalt. Für das Land Sachsen waren dabei als Zwischenanstalten Arnsdorf, Großschweidnitz, Waldheim und Zschadraß benannt. Vgl. Staatsarchiv Leipzig. Heil- und Pflegeanstalt Leipzig-Dösen, Nr. 85.

⁵² Die in einem ehemaligen Zuchthaus in Brandenburg eingerichtete Anstalt nahm ihren Betrieb im Februar 1940 auf; hier wurden auch vorher die ersten Probevergasungen vorgenommen; noch 1940 wurde diese Einrichtung geschlossen bzw. nach Bernburg verlegt.

Die Anstalt Grafeneck begann mit dem Tötungsprogramm im Januar 1940 und wurde im Januar 1941 durch Hadamar ersetzt. In der Anstalt Sonnenstein bei Pirna wurden Kranke und später auch Häftlinge aus Konzentrationslagern vom Juni 1940 bis zum August 1941 ermordet.

Hartheim fungierte als Tötungsanstalt für die Patienten aus den Heil- und Pflegeanstalten Österreichs. Vgl. hierzu vor allem die Arbeiten von HUBENSTORF (1980) und NEUGEBAUER (1983).

⁵³ Vgl. beispielsweise SCHMIDT-V. BLITTERSDORF; DEBUS; KALKOWSKY 1986, S. 98, die für Hadamar genau die gleiche Zahl der dort Ermordeten ermitteln konnten, wie sie in der erwähnten Statistik angegeben wurde.

⁵⁴ Vgl. z. B. den Artikel von Hanko, G.: Die Judenfrage in den Heil- und Pflegeanstalten. – In: Volksgesundh. – **4** (1939). – S. 56, in dem die Unterbringung aller jüdischen Patienten in einer von der jüdischen Gemeinschaft zu finanzierenden Anstalt gefordert wurde, um den Fürsorgehaushalt des Staates zu entlasten. Die gesonderte Unterbringung jüdischer Patienten in den Heil- und Pflegeanstalten wurde bereits in einem Erlaß des Reichsministers des Inneren vom 22. 6. 1938 gefordert, um der Gefahr der »Rassenschande« vorzubeugen.

⁵⁵ Die Transporte jüdischer Patienten in den Jahren 1940 und 1941 wurden angeblich in eine Anstalt Cholm im besetzten Polen geleitet, und die Todesbenachrichtigungen für die Angehörigen wurden auch von einem Standesamt »Cholm« ausgefertigt. Eine solche Anstalt existierte jedoch niemals. Die Opfer wurden in Brandenburg und in Bernburg ermordet, wie eingehende Recherchen nach dem Kriege ergeben haben. Vgl. hierzu FINZEN 1983a; Hoss 1987.

⁵⁶ Vgl. dazu Angaben und Dokumente bei AUGUST 1984; KLEE 1985, S. 70f.

⁵⁷ Abgedruckt ist diese Denkschrift von Prof. Creutz in SUESSE; MEYER 1984, S. 584–601.

⁵⁸ Der erste Transport von 575 Häftlingen überwiegend polnischer Nationalität aus Auschwitz, die im Juli 1941 ausgesondert worden waren, ging am 28. Juli nach der Anstalt Sonnenstein ab. Im Herbst wurden dann in Auschwitz die ersten lagereigenen Vergasungsanlagen eingerichtet. Die Vorspiegelung der Verlegung in ein

»Sanatorium bei Dresden« hat damals viele Häftlinge veranlaßt, sich um die Aufnahme in diesen Transport zu bemühen (KŁODZIŃSKI 1970).

Von Sachsenhausen sind Transporte mit Häftlingen bereits im Juni 1941 nach Sonnenstein nachgewiesen.

[59] Eine genaue Rekonstruktion der Zahl der Opfer dieser Massenmordaktion ist wegen der nur unvollständig erhalten gebliebenen Unterlagen nicht möglich. Die Dimensionen der stattgefundenen Morde sind jedoch annähernd abzuschätzen, wenn beispielsweise nach dem Besuch der SS-Ärztekommission in Dachau in der Zeit vom Januar bis zum Mai 1942 16 Transporte mit 2 593 Häftlingen nach Hartheim zur Tötung verbracht worden sind (vgl. KIMMEL 1979, S. 388).

[60] Die Briefe sind auch insofern interessant, als sie die Einstellungen dieses Arztes zur psychiatrischen Praxis — er war seit 1939 Direktor der Landesheilanstalt Eichberg — und dessen empörenden Egoismus im späteren militärischen Dienst erkenntlich werden lassen. Mennecke war vorübergehend auch zur wissenschaftlichen Zusatzausbildung bei C. Schneider in Heidelberg und dazu ausersehen, an dessen psychiatrischem Forschungsprogramm verantwortlich mitzuwirken. Alle bislang erfaßten Briefe F. Menneckes sind vom gleichen Autor in einer umfangreichen Dokumentation zusammengestellt worden und bilden für die Beurteilung der psychologischen und sozialen Aspekte der Anpassung von Ärzten an inhumane Tätigkeitsformen eine Fülle von Hinweisen. Vgl. CHROUST 1987b.

[61] Ein vom Oktober 1942 stammendes Dokument mit Anweisungen für die T-4-Gutachter sah als Entscheidungsversionen folgende Kategorien vor:

»+   einwandfreier Plusfall, der bei eventuell plötzlicher Wiederaufnahme unserer Arbeit ohne nochmalige Untersuchung zur Ausscheidung in unsere Anstalten vorgesehen werden kann;

+? Plusfall, jedoch müßte der betreffende Kranke vor der Verlegung in unsere Anstalt nochmals erneut begutachtet werden;

ø   zurückgestellt ... fällt in keinem Fall unter unsere Aktion und wird behandelt, als ob er gar nicht erfaßt wäre;

Z   daß dieser Fall noch ungeklärt ist ...;

KZ daß von dem begutachtenden Arzt anheimgestellt wird, diesen Kranken einem KZ zuzuführen;

entl. daß der betreffende Kranke nach Hause entlassen ist.«

Dieses im Bundesarchiv Koblenz vorhandene Dokument ist 1986 bei SCHMIDT-V. BLITTERSDORF; DEBUS; KALKOWSKY (S. 102) publiziert worden.

[62] Um die bis 1941 frei werdenden psychiatrischen Einrichtungen bemühten sich verschiedenste Institutionen des faschistischen Staates, die nur noch wenig Möglichkeiten hatten, Lager, Schulungszentren, Verwaltungs- und Erholungszentren neu zu erbauen; ein Teil von ihnen wurde dabei zu SS-Kasernen, zu HJ-Schulungszentren und zu Erholungsheimen umfunktioniert.

[63] Im August 1942 wurde deshalb auf Veranlassung des neuen »Generalbevollmächtigten für das Sanitäts- und Gesundheitswesen« eine zentrale Erfassung der Leistungsreserven der psychiatrischen Einrichtungen durchgeführt, deren Daten die Grundlage für später folgende weitere Auflösungen und Verlegungen bildeten.

[64] In der Begründung des Urteils des Landgerichts Dresden gegen H. P. Nitsche und andere Ärzte und Mitarbeiter des sächsischen Anstaltswesens vom 7. Juli 1947 heißt es dazu: »Anfang 1940 erhielt der Angeklagte Dr. Nitsche in Berlin den Auftrag, eine Art Modellverfahren durchzuführen, zur Feststellung, wie niedergeführte Geisteskranke durch Verabreichung von Luminal, Veronal, Trional oder Paraldehyd getötet werden könnten. Dr. Nitsche veranlaßte darauf Ärzte der Anstalt in Leipzig-Dösen, deren Leiter er damals war, dies an dortigen Kranken auszuprobieren. Auf diese Weise sind Anfang 1940 etwa 60 Geisteskranke in der Anstalt Leipzig-Dösen getötet worden.« Staatsarchiv Dresden. Ministerium der Justiz, Nr. 703, Strafsache gegen Prof. Dr. Paul Nitsche und andere wegen Verbrechen gegen die Menschlichkeit (Ärzteprozeß), Bl. 38. Nitsche wurde in diesem Prozeß neben anderen Ärzten und Pflegern wegen seiner Mitwirkung an den sog. »Euthanasie«-Morden zum Tode verurteilt und 1948 hingerichtet.

[65] Vgl. dazu Staatsarchiv Schwerin. »Analyse über den Themenkomplex ›Euthanasie‹-Verbrechen ...« vom 15. 7. 1970 mit den Aufstellungen über die Sterbefälle in den Anstalten Mecklenburgs und Pommerns für die Jahre 1933 bis 1945. Die Analyse weist eine Beteiligung an dieser Mordpraxis auch für die Heil- und Pflegeanstalt Schwerin-Sachsenberg aus. Die genaue Feststellung der Zahl der durch unmittelbare Tötungseingriffe verstorbenen Patienten ist dabei nicht mehr möglich, da gefälschte Todesursachen angegeben worden sind (insbesondere Lungenentzündung, Altersschwäche, Erschöpfung, Gehirnkrankheiten u. a.). Von den auf dem Territorium unserer Republik gelegenen Heil- und Pflegeanstalten waren weiter mit Sicherheit an dieser Tötungspraxis beteiligt: für das Land Sachsen Großschweidnitz, für Brandenburg und Berlin Brandenburg-Görden, für Thüringen Pfafferode, für die Provinz Sachsen und die Altmark Uchtspringe.

[66] Die Angaben zu Hadamar finden sich bei SCHMIDT-V. BLITTERSDORF; DEBUS; KALKOWSKY 1986, S. 103, ebenso die Mitteilung, daß die hier ab 1942 eintreffenden Transporte von der »Gemeinnützigen Krankentransport GmbH« durchgeführt worden sind. Vgl. auch Justiz und NS-Verbrechen, Bd. 1, 1969, S. 307—379 (Urteile des Landgerichts und des Oberlandesgerichts Frankfurt a. M. vom 21. 3. 1947 und 20. 10. 1948 gegen Mitarbeiter der Heil- und Pflegeanstalt Hadamar).

⁶⁷ Die Vorgänge in der auf polnischem Territorium liegenden Heil- und Pflegeanstalt Meseritz-Obrawalde sind durch zwei große Strafprozesse aus den Jahren 1946 und 1965 belegt, in denen auch mehrere Todesurteile gegen beteiligte Ärzte und Pflegekräfte gefällt worden sind. Vgl. dazu ebenda, S. 33–43 (Urteile des Landgerichts und des Kammergerichts Berlin vom 25. 3. 1946 und 24. 8. 1946 gegen Mitarbeiter der Heil- und Pflegeanstalt Meseritz-Obrawalde) sowie ebenda, Bd. 20, 1979, S. 695–714 (Urteil des Landgerichts München I vom 12. 3. 1965 ...). Einen entscheidenden Beitrag zur Klärung der hier exzessiv betriebenen psychiatrischen Mordpraxis leistete eine im Frühjahr 1945 von den Militärorganen der UdSSR eingesetzte spezielle militärische Untersuchungskommission, die auch in großem Umfange Exhumierungen durchführte und einige der noch aufgegriffenen verantwortlichen Pflegekräfte für die ausgeführten Morde von einem Militärgericht zum Tode verurteilen ließ. Die von der Staatsanwaltschaft der UdSSR später zusammengestellten Dokumente zur Arbeit dieser Kommission sind von Gerichten der BRD für weiterführende Strafverfolgungen genutzt worden. Vgl. die Wiedergabe eines Teils dieser Unterlagen bei KLEE 1985, S. 306–322.

⁶⁸ Diese »schonende« Verfahrensweise schilderte die in Meseritz-Obrawalde in der Frauenabteilung tätige Schwester A. G.: »Bei dem Eingeben des aufgelösten Mittels ging ich mit großem Mitgefühl vor. Ich hatte den Patientinnen vorher erzählt, daß sie nur eine kleine Kur mitzumachen hätten. Beim Eingeben nahm ich sie liebevoll in die Arme und streichelte sie dabei.« (KOCH 1986, S. 109).

⁶⁹ Von den nach § 42 RStGB in psychiatrische Anstalten eingewiesenen Personen waren die wenigsten gefährliche »Gewohnheitsverbrecher«; die Mehrheit war wegen kleinkrimineller Delikte, Sittlichkeitsvergehen, Abtreibung oder auch aus politischen Gründen (z. B. wegen Verstoßes gegen das sog. »Heimtückegesetz«) verurteilt. Vgl. SCHEER 1986, S. 247.

⁷⁰ Nach KAUFMANN; SCHULMEYER (1986) sind in Hadamar vom Herbst 1942 an insgesamt 583 solche Zwangsarbeiter mit somatischen Diagnosen (insbesondere offener Tuberkulose) eingeliefert und ermordet worden. Psychisch kranke Zwangsarbeiter, die als nicht mehr heilbar galten, wurden nach einem Erlaß des Reichsinnenministeriums ab September 1944 in speziell festgelegte psychiatrische Anstalten verbracht (für das Land Sachsen beispielsweise nach Pfafferode), wo keine Überlebenschancen für sie bestanden.

⁷¹ Der genannte Film wurde u. a. an der Militärärztlichen Akademie in Berlin und bei Schulungsveranstaltungen für Mitarbeiter der Gestapo und der Polizei eingesetzt. Ein 1942 im Auftrag der T-4-Zentrale in Angriff genommener umfangreicher Dokumentarfilm, der nicht mehr zur Aufführung kam, enthielt auch Aufnahmen von den Krankentötungen in Grafeneck und Sonnenstein. Die Arbeiten an diesem Projekt wurden 1943 eingestellt; eine vollständige Kopie konnte bislang nicht aufgefunden werden, jedoch die vorbereitende Dokumentation. Vgl. ROTH 1985a, bes. S. 177f. Eine eingehendere Untersuchung zur Nutzung des Films für die Propagierung von Zwangssterilisierungen und der sog. »Euthanasie« ist von ROST 1986 vorgelegt worden.

⁷² Die genannte Denkschrift ist im Bundesarchiv Koblenz aufgefunden und erstmals 1984 veröffentlicht worden. Vgl. DÖRNER 1984c, S. 211–216, zit. S. 215. Gefordert wurde dabei auch die »Abschaffung aller privaten und konfessionellen Anstalten für geistig Abnorme« sowie die feste Einbeziehung der Anstaltspsychiater in die kriminal-biologische Arbeit und die Jugendfürsorge.

⁷³ In diesen Richtlinien vom 19. Mai 1942 wurde auch gefordert, die Rückführung »abnormer Persönlichkeiten« in das Heimatgebiet zu vermeiden. Nach der fachärztlichen Behandlung der »Hypochondrischen, der Erwartungsängstlichen und der leicht beschränkten Willensschwachen« wurde eine »Nachbehandlung durch straffe Arbeitstherapie oder aber auch in besonderen Genesungsformationen« gefordert. Vgl. die Wiedergabe dieses Dokuments bei BRECHT u. a. 1985, S. 151f.

⁷⁴ Eine Übersicht zu den genannten Arbeitstagungen und den dabei durchgeführten Beratungen der Psychiater gibt VALENTIN 1981, S. 125–150. Nach den hier zusammengetragenen Materialien scheint zum Ende des Krieges hin der repressive Trend zugenommen zu haben. C. Schneider forderte danach im Mai 1944 die Bestrafung mangelnden Genesungswillens mit folgenden Worten: »Richtig erscheint es, das Widerstreben gegen ärztliche Therapie und den mangelnden Gesundungswillen während der Therapie unter Strafe zu stellen. Dieser Tatbestand fällt, zumal er zur Nachahmung verleitet und tatsächlich auch die Wehrkraft schädigt, unter den Begriff der Zersetzung der Wehrkraft.« Nach der Beseitigung der Symptome müßten energische Nacherziehungsmaßnahmen einsetzen. »Die beiden gangbarsten Wege sind die sofortige Versetzung in eine Feldsonderabteilung oder die Unterbringung zur Besserung in einem Konzentrationslager auf unbestimmte Dauer bis zur Erzielung des Erziehungserfolges.« (ebenda, S. 141f.).

⁷⁵ Aus dem Kreis der in staatlichen Machtpositionen für die Mordpraxis an psychisch Kranken und geistig Behinderten vorrangig verantwortlichen Personen wurden Karl Brandt und Viktor Brack 1947 zum Tode verurteilt und hingerichtet. Philipp Bouhler, der Leiter der Kanzlei Hitlers, beging 1945 Selbstmord; einer Reihe anderer Beteiligter gelang es, sich der Strafverfolgung durch Auswanderung oder Annahme neuer Identitäten zu entziehen.

⁷⁶ Interessante Zeugnisse über Widerstandsansätze und Protesthaltungen, die nach dem Durchsickern der ersten Informationen über den Einsatz des neuen Vernich-

tungsprogramms bei Angehörigen von Patienten, in Kreisen der Justiz und selbst bei Amtsträgern der NSDAP auftraten, enthält ein spezielles Kapitel der von KLEE zusammengestellten Dokumentation (vgl. KLEE 1985, S. 221–232). Da die Justizorgane jedoch Hinweisen auf die nach dem geltenden Strafrecht eindeutig verbotenen Tötungsvorgänge nicht nachgingen, blieb die Möglichkeit der Beweisführung für Protestierende weitgehend begrenzt. Eine eindeutige Unterrichtung der Oberlandesgerichtspräsidenten und Generalstaatsanwälte durch den damals amtierenden Reichsjustizminister Schlegelberger über die durch Hitlers »Ermächtigung« als legitimiert angesehenen Vorgänge im T-4-Programm erfolgte auch erst im April 1941 (DÜX 1983), wobei es keinem Zweifel mehr unterliegen sollte, »... daß nunmehr jede Norm des geltenden Rechts unter Berücksichtigung der im Parteiprogramm anerkannten Sittenordnung und Weltanschauung und dazu der maßgebenden Willensäußerungen ihres Schöpfers und berufensten Kenners, des Führers, auszulegen und anzuwenden ist.« Diese Passage aus der Rede Schlegelbergers bei der Arbeitstagung des Reichsjustizministeriums am 23. und 24. April 1941 ist ebenfalls der genannten Dokumentation von KLEE (S. 217) entnommen.

[77] Ewald hatte sich 1940 entschieden gegen die sog. Euthanasie-Aktion ausgesprochen und seine Mitwirkung als Gutachter strikt abgelehnt; Creutz hat 1940 in einer umfänglichen Denkschrift den Willkürcharakter der Vorgehensweisen in dieser Aktion angeprangert und auch in der Rheinprovinz selbst die Einbeziehung der ihm unterstellten Einrichtungen in das Mordprogramm zu verhindern versucht. Ewald und auch Creutz haben dafür keine Restriktionen erfahren, beugten sich jedoch dann dem Druck und blieben insofern in das System integriert. Die interessante Denkschrift von Creutz ist bei SUESSE; MEYER 1984, S. 584–601 publiziert.

[78] Ein typisches Beispiel für die unkritische Haltung zur Entwicklung des Fachgebietes in der Zeit der faschistischen Diktatur und die Taktik des Verschweigens unliebsamer Ereignisse bildet die von E. Kretschmer im Auftrage der Alliierten zusammengestellte Aufsatzsammlung zu den in der deutschen Psychiatrie von 1939 bis 1945 erbrachten wissenschaftlichen Leistungen, in deren deutscher Ausgabe von 1948 mit keinem Wort auf die Anstaltsmorde eingegangen worden ist und die auch die folgenschweren Konsequenzen der erbbiologischen Neuorientierung der Forschung völlig unerwähnt ließ (KRETSCHMER 1948).

[79] Die in den letzten Jahren entstandenen Gedenkstätten für die Opfer der faschistischen Massentötung psychisch Kranker, geistig Behinderter und als lebensunfähig geltender Häftlinge von Konzentrationslagern in Bernburg und in Hadamar werden derzeit systematisch ausgebaut und können damit auch als Zeichen der eingehenderen historischen Kenntnisvermittlung dienen. Darüber hinaus bieten sich in fast jeder Einrichtung der Psychiatrie im Rahmen der Darstellung der eigenen Geschichte Anknüpfungspunkte für eine solche Auseinandersetzung an, die zu nutzen zu den ethischen Pflichten der heutigen Leiter und erfahrenen Fachvertreter gehört.

[80] Eine der ersten bei uns zu den schwierigen Bedingungen der Sicherung der psychiatrischen Versorgung in den Nachkriegsjahren erarbeiteten Analysen für die damalige Provinz Brandenburg brachte ganz erschreckende Daten über die noch mehrere Jahre anhand einer außerordentlich hohen Sterblichkeitsrate spürbaren Folgen der allgemeinen Schwächung der Anstaltspatienten und die enormen Einschränkungen der für die Versorgung überhaupt noch zur Verfügung stehenden Potentiale an Klinikbetten, Personal, Ärzten und sonstigen Arbeitsvoraussetzungen und läßt vermuten, daß ähnliche Gegebenheiten auch in anderen Territorien vorlagen. Als Beispiel sei nur erwähnt, daß von den 1936 in diesem Gebiet existierenden 6 großen psychiatrischen Versorgungseinrichtungen mit 8812 Betten 1945 noch 4 Einrichtungen mit 2096 Betten in Funktion blieben (KÖHLER 1986).

7.
Sterilisation, Krankenmord und Innere Mission im »Dritten Reich«

Die vielfältigen Traditionen kirchlicher Hilfs- und Rettungstätigkeit an sozial Gestrandeten, Kranken, körperlich und geistig Behinderten sind seit der zweiten Hälfte des 19. Jahrhunderts mehr und mehr in die Zuständigkeit der Inneren Mission übergegangen. Die damit verbundenen gesundheitspolitischen und fürsorgerischen Anforderungen haben zum Ausbau eines reichgegliederten Heil- und Pflegeanstaltswesens geführt. Dem freien Verbands- und Vereinswesen zugehörig, nahmen die Einrichtungen der Inneren Mission nach dem Wegfall des Staatskirchentums in den Jahren der Weimarer Republik nochmals einen Aufschwung. Organisatorisch und statistisch war die medizinisch-fürsorgerische Arbeit der Inneren Mission am Ende der 20er Jahre beeindruckend. An der Spitze stand der »Gesamtverband der deutschen evangelischen Heil- und Pflegeanstalten« mit Sitz in Berlin unter Geschäftsführung von Dr. med. Dr. phil. Hans Harmsen.[1] In den Augen führender Repräsentanten des »Central-Ausschusses« galt Harmsen als hochrangiger Fachmann. Dem Gesamtverband waren neben zahlreichen Krankenhäusern, Erholungs- und Genesungsheimen sowie Tuberkuloseheilstätten im Jahr 1930 230 Anstalten für körperlich und geistig Behinderte mit 21015 Betten, 32 Heilanstalten für Epileptiker und psychisch Kranke mit 3670 Betten und 250 Alters- und Siechenheime mit 10440 Betten angeschlossen. Unterhalb des zentralen Organisationsnetzes bestanden weitere, fachspezifisch orientierte Zusammenschlüsse, z. B. der »Verband der deutschen Krüppelheime der Inneren Mission« sowie die »Konferenz der Vorsteher evangelischer Anstalten für Geistesschwache und Epileptiker« (26 Anstalten mit 4601 Pfleglingen bzw. 22 Anstalten mit 14000 Pfleglingen).[2]

Die Arbeit an Kranken und Behinderten band in der Inneren Mission beachtliche Kräfte. »Die Zeitnöte haben es mit sich gebracht«, notierte der Direktor der Pfeifferschen Stiftungen Magdeburg – Cracau, Pastor Martin Ulbrich, als amtlich bestellter Berichterstatter der Inneren Mission 1929/30, »daß die Gesundheitsfürsorge immer mehr in den Vordergrund getreten ist, weshalb auch die Innere Mission dieser Aufgabe eine höhere Berücksichtigung zuwandte.«[3] Die von Ulbrich konstatierten erhöhten Aktivitäten drückten sich nicht allein in Vergrößerungen des Aufwandes an medizinischer und pflegerischer Betreuung aus. Sie bezogen sich nicht minder auf Versuche der Inneren Mission, die von Bevölkerungspolitikern, Sozialhygienikern und Psychiatern der 20er Jahre vorgebrachten gesundheitspolitischen und erbbiologischen Theorien mit eigenen Überlegungen zu verbinden. Sie trugen dem damaligen Zeitgeist entsprechend keineswegs unproblematische Züge. Naturwissenschaftlich selten hinlänglich kompetent, haben evangelische Anstaltsleiter und Verantwortliche der Inneren Mission in der Endphase der Weimarer Republik zu den Belangen der »Eugenik« nicht selten eine Haltung unkritischer Akzeptanz ausgebildet.[4] In den Jahren des »Dritten Reiches« sollte dies zu einem erheblichen Hemmnis bei der kritischen Wahrnehmung mancher Formen und Ziele faschistischer »Erb- und Rassenpflege« werden.[5]

7.1. Eugenische Neuorientierung der Wohlfahrtspflege?

Im Mai 1931 veröffentlichte Hans Harmsen einen programmatischen Aufsatz. Bereits der Titel wies auf die Zielstellung hin: »Eugenetische Neuorientierung unserer Wohlfahrtspflege«.[6] Im Vorstand des »Central-Ausschusses für die Innere Mission« hatte Harmsen bereits im Januar wesentliche Elemente seines Programms zum Vortrag gebracht und lebhafte Zustimmung gefunden. Der Beschluß zur Bildung einer »Evangelischen Fachkonferenz für Eugenik« vom 31. Januar 1931 geht wohl direkt auf Harmsens Impuls zurück, mochte die Notwendigkeit, sich eugenischen Problemen zu stellen, auch noch aus anderen Eindrücken erwachsen sein. Harmsen erhob drei fundamentale Forderungen:

• Die freie evangelische Liebestätigkeit, die richtungs- und planlose Fürsorge, wie Harmsen sie nun nannte, war im Zeichen von Wirtschaftskrise, Arbeitslosenelend und sozialer Deprivilegierung der Gesunden auf ein vertretbares Maß zurückzuschrauben.

• In Richtung »positiver Eugenik« (Ausbau des Mütterschutzes und der Kindererholungsfürsorge) waren deutliche Akzente zu setzen.

• Die Forderungen der modernen Vererbungswissenschaft sollten in die evangelische Gesundheitspolitik Eingang finden, insbesondere der Ausschluß erblich »Minderwertiger« von der Fortpflanzung.[7]

Harmsens erbbiologisch und nationalökonomisch begründete Forderungen nach differenzierter Fürsorge und eugenischen Strategien berührten eine sensible Zone. Sie bedeuteten eine Infragestellung traditioneller Motiv- und Strukturidentitäten der evangelischen Diakonie, was in dieser Schärfe freilich nur wenigen Verantwortlichen bewußt geworden ist. In der Entstehungsphase des »öffentlichen Irrenwesens« im letzten Viertel des 19. Jahrhunderts war bei der Errichtung der Landeskrankenhäuser, die sich wesentlich als Heilanstalten verstehen wollten, zwischen öffentlicher und konfessioneller Fürsorge eine tiefgreifende Umverteilung der Aufgaben erfolgt. »Die kirchlichen Institutionen wurden zu Dependencen der öffentlichen Irrenfürsorge, spezialisiert auf die Pflege und Verwaltung unheilbarer Fälle...« (BLASIUS 1980, S. 79). Diese Beschreibung ist etwas idealtypisch, da auch die Heilanstalt bzw. die Heil- und Pflegeanstalt im konfessionellen Milieu erhalten blieb. Zweifellos war aber eine generelle Linie vorgezeichnet. Kirche war zuständig für die Ärmsten und Schwächsten, für die Unheilbaren.

Unter der Allgewalt eines erbbiologischen und am Kosten-Nutzen-Modell orientierten Zeitgeistes stellten die Stätten der aufopfernden Liebe sich plötzlich als Sammelbecken des erbkranken und ökonomisch besonders aufwendigen, des therapieresistenten »Abfalls« dar. Sie gerieten zunehmend in die Schußlinie der Erbbiologen und Sozialpolitiker. So verband sich von außen kommende Kritik an angeblich überspannten Pflege- und Fürsorgekonzepten mit kirchlich-diakonischer Selbstproblematisierung der eigenen Praxis. Es war Harmsen, der an dieser Stelle eine besonders harte und offene Sprache führte. Für ihn, den Anhänger einer bevölkerungspolitischen Katastrophentheorie, der Unterfruchtigkeit der Deutschen und erbliche Degeneration in einer Linie sah, waren die bisherigen Aufwendungen für »Asoziale und Minderwertige«, für die randständigen Gruppen der Gesellschaft, nicht mehr vertretbar. Als vollends problematisch erschienen ihm die psychiatrisch-rehabilitativen Innovationen der jüngeren Zeit wie Frühentlassung und offene Fürsorge. Harmsen bewertete sie als einen erbbiologischen Bumerang, weil eine aufgelockerte Psychiatrie dem Genpool nach seiner Auffassung immer wieder neues und angeblich besonders zeugungswütiges Erbgut zuführte. Er forderte eine Doppelstrategie von Asylierung und Sterilisation.

Die erbbiologisch-nationalökonomische Sicht von Harmsen beinhaltete zahlreiche Unklarheiten und wies Brüche auf. Insbesondere sein Vorstoß in die »negative Eugenik« (freiwillige Sterilisation von »Erbkranken«) war höchst riskant. Selbst Otmar Freiherr von Verschuer und Carl Schneider, die als Experten zur ersten Sitzung der »Evangelischen Fachkonferenz für Eugenik« vom 18. bis 20. Mai 1931 in Treysa geladen waren, haben bei der Sterilisation damals zur Besonnenheit gemahnt.[8] Gesellschafts- und kirchengeschichtlich bedeutsam war, daß die Fachkonferenz ungeachtet aller intern zum Ausdruck gebrachten Wenn und Aber eine bejahende Entschließung zur Sterilisation verabschiedete. Der entscheidende Passus lautete: Führten die »von Gott gegebenen Funktionen zum Bösen und zur Zerstörung seines Reiches in diesem oder jenem Glied der Gemeinschaft, so besteht nicht nur das Recht, sondern auch die sittliche Pflicht zur Sterilisierung aus Nächstenliebe und Verantwortung, die uns nicht nur für die gewordene, sondern auch für die künftige Generation auferlegt ist.«[9] Der auf der Fachkonferenz anwesende Friedrich von Bodelschwingh, Leiter der weltbekannten Betheler Anstalten, hat das Ja zur (freiwilligen) Sterilisation mit der Autorität seines Amtes und seiner Person unterstrichen. Damit war das Ethos der dienenden Liebe, jene von Harmsen als plan- und richtungslos kritisierte diakonische Praxis, entsprechend erbbiologischen Prämissen umakzentuiert: vom Individuum auf die Gemeinschaft und von der gegenwärtigen auf die kommende Generation. Die theologisch umstrittene Vorstellung von der Krankheit als Ausdruck des Bösen erfuhr eine Zuspitzung auf die Träger »minderwertigen Erbgutes« und zugleich eine eschatologische Fixierung auf die Sorge um das Reich Gottes.

Die Fachkonferenz von Treysa im Jahre 1931 stellte eine Scheidemarke zwischen alter und neuer Diakonie, zwischen dem frag- und einschränkungslosen Ja zum kranken Menschen und der »eugenetischen Neuorientierung« der Diakonie dar. Stand auf der einen Seite Hans Harmsen als Architekt einer eugenischen und fürsorgerisch differenzierten Diakonie, so auf der anderen der Lobetaler Pastor Paul Gerhard Braune.[10] Braune gehörte zu den wenigen Persönlichkeiten in der Führungsschicht der Inneren Mission, bei denen Gesichtspunkte der »neuen Wissenschaft« nicht verfingen.

7.2. Das »Gesetz zur Verhütung erbkranken Nachwuchses«

Die Treysaer Entschließung zur (freiwilligen) Sterilisation war in der Inneren Mission die Plattform für alle künftigen Entwicklungen und Entscheidungen. Auf ihrer Basis sind in der Endphase der Weimarer Republik die weiteren evangelischen Überlegungen zur »negativen Eugenik« vorangetrieben worden, unter anderem im Zusammenhang mit dem preußischen Gesetzentwurf von 1932 (vgl. KAISER 1986, S. 461ff.). Wenn sicher auch erst weitere Detailstudien genaue Auskunft über die Konsensbreite der Inneren Mission zur Sterilisation zu geben vermögen, wird man doch in Kenntnis der bisherigen Quellenlage von einem beachtlichen Strom der Zustimmung zu negativ-eugenischen Maßnahmen in der evangelisch-psychiatrischen Praxis sprechen können. Hierin befand sich die Innere Mission in Übereinstimmung mit einer gesamtgesellschaftlichen Urteilslage, sieht man von der katholischen Kirche ab.

Am 14. Juli 1933 wurde das »Gesetz zur Verhütung erbkranken Nachwuchses« im Reichskabinett beschlossen. Es ist auf keine nennenswerten Widerstandsäußerungen in der deutschen Gesellschaft gestoßen, welche die Urheber hätten veranlassen können, seine Ingeltungsetzung per 1. Januar 1934 einzuschränken. Bestimmte Konzessionen sind lediglich der katholischen Kirche gemacht worden, insbesondere Dauerasylierung in einer geschlossenen Anstalt als Sterilisationsalternative.[11] Im Windschatten einer Mentalität, die das Gesetz als einen Akt gesundheitspolitischer Notwendigkeit und staatsmännischer Weisheit empfand, weil es die wild wuchernden Utopien von eugenischen Phantasten auf ein vernünftiges Maß zurückzuschneiden schien, hat sich der Gesetzgeber sogar schrittweise Verschärfungen und Ausweitungen des Gesetzes leisten können.

Einen qualitativen Umbruch im Vergleich mit vorgängigen Entwürfen, Petitionen, Gesetzesanträgen hat das Gesetz nicht so sehr durch seine Indikationsstellungen erbracht. Die neue Dimension war mit § 12 gegeben, also der Sterilisation gegen den Willen des Betroffenen. Pragmatiker mochten geltend machen, daß bei entmündigten Erbkranken die Grenzen zwischen Einwilligung und Zwang ohnehin fließend seien. Diese Kasuistik verwischte indes eine fundamentale Tatsache. Bei Trägern »minderwertigen« Erbgutes hatte der Staat fortan freie Hand. Es stand in seiner Macht, Bürger ihrer Zeugungsfähigkeit zu berauben, sich mithin nach Maßgabe einer eugenischen Qualitätskontrolle das unbeschränkte Verfügungsrecht über einen Teil ihrer Leibesfunktionen anzumaßen. Damit war der rechtsstaatliche Grundsatz der noch immer in Geltung stehenden Reichsverfassung, alle Bürger seien vor dem Gesetz gleich (Art. 109 WV), in der Substanz negiert. Erbkranke erschienen im Horizont des Gesetzes als Bürger minderen Ranges.[12]

Mit der Möglichkeit, bei schwerem Alkoholismus ebenfalls die Sterilisation vorzunehmen, sind mit dem Gesetz die Grenzen des Begriffs »erbkrank«, die bereits auf der Ebene der erbbiologischen Fachdiskussion ungesichert und umstritten waren, zusätzlich in den Bereich sozialer Indikationsstellung geschoben worden. Die Praxis zeigte in vielen Fällen, daß »erbkrank« in die Richtung eines abstrakten Sammelbegriffs tendierte. Der Begriff bot ein Instrument zur Ausgrenzung von Personen aus der Gesellschaft, die aus biologischen und sozialen, auch politischen Gründen als gemeinschaftsschädlich galten. Die Innere Mission hat mit dem Rahmengesetz vom 14. Juli 1933 eine eigene Zielstellung verwirklicht gesehen. In einer Stellungnahme Harmsens vom 10. August 1933 kam unmißverständlich zum Ausdruck: »Das tatkräftige Handeln der neuen Reichsregierung auf dem Gebiet praktischer Bevölkerungspolitik erfüllt uns mit Dankbarkeit und Freude, um so mehr, als die vom Ausschuß seinerzeit vorgebrachten Abänderungsvorschläge im endgültigen Wortlaut voll berücksichtigt worden sind.«[13] Mit der Berücksichtigung der Abänderungsvorschläge waren ergänzende (und zugleich verschärfende) Gesichtspunkte des seit November 1932 arbeitenden »Ständigen Ausschusses für eugenetische Fragen« der Inneren Mission zum Sterilisationsgesetzentwurf des Preußischen Landesgesundheitsrates von 1932 gemeint.[14]

Die Innere Mission hielt sich etwas darauf zugute, konturierend an der Gestaltung des »Gesetzes zur Verhütung erbkranken Nachwuchses« mitgewirkt zu haben. Eine erhebliche Belastung war allerdings von Anbeginn durch § 12 gegeben. Daß die Zwangssterilisation in das Gesetz hineingeschrieben worden ist, hat in der Inneren Mission Überraschung und Betroffenheit ausgelöst. Es wäre vorstellbar gewesen, daß der »Ständige Ausschuß für eugenetische Fragen« mit seinen guten ministeriellen Arbeitskontakten im Blick auf die Ausfüllung des Rahmengesetzes eine klare Intervention gegen die Zwangssterilisation vorgebracht hätte, um die Auslegung von § 12 in eine weniger restriktive Richtung zu lenken. Die Augusttagung 1933 des »Ständigen Ausschusses« beließ es indes bei der Forderung, die Zwangssterilisation auf Fälle schwerer psychiatrischer Erkrankungen und geistiger Behinderung (angeborener Schwachsinn, Schizophrenie, manisch-depressives Irresein, erbliche Fallsucht, erblicher Veitstanz), mithin auf die ersten fünf Indikationsstellungen des Gesetzes einzugrenzen. Bei den weiteren Indikationen (erbliche Blindheit, erbliche Taubheit, schwere erbliche körperliche Mißbildung) wollte sie das Freiwilligkeitsprinzip gewahrt wissen.

Damit war entgegen der Treysaer Entschließung von 1931 zur Zwangssterilisation ein halbes Ja gesprochen. Objektiv-faktisch wirkte es sich wegen fehlenden Einspruchs im Prinzip als ein ganzes Ja aus. Den Teilnehmern der Augustsitzung muß dies klar gewesen sein. Um den Dissens zur Zwangssterilisation wenigstens auf Umwegen zu bekunden, haben sie beschlossen, Zwangssterilisationen in evangelischen Einrichtungen nicht durchzuführen und die dafür in Frage kommenden Sterilisanden rechtzeitig an die öffentlichen Anstalten abzugeben. Die vielfach tragischen Umstände, unter denen dieses Verfahren dann praktiziert wurde, hat man im August 1933 wohl nicht klar genug überschaut.

Über die evangelische Praxis der Gesetzesdurchführung in den Heil- und Pflegeanstalten und evangelischen Krankenhäusern und über die Details diesbezüglicher Abstimmungen zwischen den Stellen der Inneren Mission und den zuständigen Reichsressorts ist hier nicht weiter zu berichten. Bei weiterhin prinzipiellem Ja zu einer eugenischen Sanierungspolitik sah sich der evangelisch-diakonische Bereich spätestens seit dem 1. Januar 1934 mit der Tatsache konfrontiert, daß er über weite Strecken nur noch Vollstreckungsgehilfe eines Konzepts war, dessen pragmatische, sozialpolitische und weltanschauliche Konturen er zunehmend weniger zu beinflussen vermochte. Unter gewandelten staatspolitischen Voraussetzungen wandelten sich auch Funktion und Gewicht der Inneren Mission. Nur auf diesem Hintergrund ist die Aufforderung Harmsens bereits vom 13. Juli 1934 auf der Tagung des inzwischen umbenannten »Ständigen Ausschusses«[15] in Berlin zu erklären, »...daß jede einzelne Anstalt für sich kämpfen müsse...«.[16]

Eine Analogie zur Einstellung des deutschen Protestantismus zur »nationalen Revolution« von 1933 drängt sich auf. In folgenreicher perspektivischer Täuschung hat der Protestantismus damals in den Zielen der Nazi-Bewegung eigene gesellschaftlich-politische Vorstellungen wiederzuerkennen vermeint. Erst in einem Prozeß von Ernüchterung und Enttäuschung ist er auf die Unterschiede aufmerksam geworden. Ähnliches ereignete sich auf dem Sektor »Erb- und Rassenhygiene«. Die Parallelität geht noch weiter: Trotz Einsicht in die Differenz zwischen den eigenen Vorstellungen und der Wirklichkeit des Dritten Reiches hoffte man weiterhin auf die Möglichkeiten eines Konsensus. In diesem Sinne ist die Innere Mission auf der durch das Sterilisierungsgesetz vorgezeichneten erbbiologischen Linie weiter mitgegangen — mit mancherlei Einsprüchen und Bedenken und mit dem Versuch, den vollen Aufprall einer rigiden Sterilisationspraxis auf den evangelischen Raum abzumildern, nicht aber mit einem prinzipiellen Einspruch.

7.3. Die Vernichtung »lebensunwerten Lebens«

Die Krankenmorde in den Jahren 1933—1945 standen unter der euphemistischen Firmierung »Euthanasie«. In den heutigen Diskussionen ist strittig, ob der Euthanasie-Terminus geeignet ist, den tatsächlichen Sachverhalt, um den es geht, zu bezeichnen. Sind die Krankenmorde Grenzfall eines Phänomens, welches noch in das Kategoriensystem von Euthanasie gehört, oder etwas qualitativ gänzlich anderes? Will man die Beantwortung dieser Frage in Deutschland nicht vom historischen Kontext ablösen (und also in bloß strafrechtsdogmatischen, medizinischen und ethischen Kategorien behandeln), wird man die zum Teil komplizierten Verschleifungen in der Sterbehilfedebatte seit dem ausgehenden 19. Jahrhundert und die theoretischen wie praktischen Entwicklungen, die in die Krankenmorde der nazistischen Ära einmündeten, berücksichtigen müssen.

Die mannigfach ineinander verschobene Argumentationslage zu Euthanasie — Krankentötung — Krankenmord in Deutschland ist charakteristisch auch für den protestantischen Bereich. Er bekam sie von den Umständen diktiert. Allbekannter Auslösungsfaktor nach dem ersten Weltkrieg war auch in der evangelischen Kirche die Schrift von Binding/Hoche.[17] Bereits 1921 hat sich Pastor Martin Ulbrich zur strafrechtsdogmatischen Sophistik Bindings und zu dem Plädoyer Hoches gegen die Erhaltung der »Ballastexistenzen« geäußert. In Abderhaldens Zeitschrift »Ethik« hat Ulbrich 1929/30 unter dem Titel »Der Christ und die Euthanasiebewegung« zu der mittlerweile breit ausgeuferten Debatte ein weiteres Mal Stellung genommen.[18] In beiden Äußerungen Ulbrichs war das Urteil eindeutig: Ablehnung aller wie auch immer gefaßten Formen von »Euthanasie«, insbesondere der erb- und kostenpolitisch motivierten Vernichtung »lebensunwerten Lebens«. Ulbrichs Beiträge standen für eine protestantische opinio communis. Nur in Einzelfällen haben in den 20er Jahren Theologen und Pastoren unter gewissen Kautelen Euthanasie (als Sterbehilfe in aktiven Formen) und Vernichtung »lebensunwerten Lebens« für indiziert gehalten. Das Votum von Lic. theol. Wolfgang Stroothenke in seinem Buch »Erbpflege und Christentum« von 1940 kann als atypisch gelten (vgl. NOWAK 1984a, S. 124—126).

Auf die Fachkonferenz von Treysa 1931 war mit der Entschließung zur freiwilligen Sterilisation auch ein Wort zur »Euthanasie« verabschiedet worden. Wie sehr das Thema damals in der Optik der Inneren Mission lag, ging schon aus Harmsens Einladungsschreiben zur Fachkonferenz hervor. »Je stärker die wirtschaftliche Verelendung in Erscheinung tritt, um so eher gewinnen die radikalen Forderungen auf Beseitigung allen krankhaften Lebens an Bedeutung.«[19] Man wird sogar die These wagen können, daß das Treysaer Wort zur Sterilisation — unbeschadet seiner Verabschiedung aus angeblichen eugenischen und kostenpolitischen Sachzwängen — auch als Schutzschild gegen weitergehende Maßnahmen verstanden war. Dieser Zusammenhang ist in der Sorge greifbar, daß beim Schleifenlassen der erbbiologischen Zügel (positive und negative Eugenik) die radikalen Kräfte unter den Eugenikern, Rassenhygienikern und Bevölkerungspolitikern die Oberhand gewinnen könnten. Die Treysaer Entschließung bekundete, zwischen Verhütung und Vernichtung erbkranken Lebens bestünde ein deutlicher und nicht einzuebnender Unterschied.[20]

Im Jahr 1933 aktualisierte sich das »Euthanasie«-Thema auf relativ hoher politischer Ebene. Der damalige preußische Justizminister Hanns Kerrl unternahm einen Denkschriftenvorstoß. In sattsam geübter Verwischung der Sterbehilfe-Kasuistik, wie sie seit Binding/Hoche allgemein üblich geworden war, forderte Kerrl gesetzliche Regelungen bei der Tötung auf Verlangen im Falle unheilbarer Krankheit (übrigens auch auf Verlangen der Angehörigen!) und die Vernichtung »lebensunwerten

Lebens«. Die rechtliche Legitimation der Vernichtung »lebensunwerten Lebens« sollte in der gesetzlichen Anordnung und der auf ihr basierenden Durchführung als solcher liegen. In den Fachkreisen der Inneren Mission wurden Kerrls Vorschläge allesamt zurückgewiesen.[21]

1934/35 trat die Vernichtung »lebensunwerten Lebens« der Inneren Mission auf die Ebene des Schwangerschaftsabbruches aus eugenischer Indikation entgegen. Die Schwangerschaften von »erbkranken« jungen Mädchen und Frauen, die sich drohender Unfruchtbarmachung zu entziehen suchten, hatte das Thema als praktische Konsequenz aus der Durchführung des Sterilisationsgesetzes aufgeworfen. Von Anbegin sind Sterilisationen kombiniert mit Abortus ohne große Umstände und contra legem durchgeführt worden. Eine Sanktionierung erhielt diese Verfahrensweise durch richterliche Entscheidung des Erbgesundheitsgerichtes für das Hamburgische Staatsgebiet vom 16. März 1934. Ohne alle juristischen Skrupel und getragen vom Schwung »nationalsozialistischen Rechtsverständnisses« entschied das Gericht bei einer taubstummen Frau auf Zwangssterilisation in Kombination mit Abtreibung. Die Urteilsbegründung mußte all denen Recht geben, die schon im Sterilisationsgesetz einen unheilvollen Trend zu erb- und rassenbiologischer Radikalität gesehen hatten. In wohl unfreiwilliger Offenheit formulierte das Erbgesundheitsgericht die kommende Tendenz. »Das Gesetz wird in der amtlichen Begründung und auch sonst von maßgebender Seite in der Öffentlichkeit als ein erster Schritt auf dem Wege rassenhygienischer Maßnahmen bezeichnet, den der heutige Staat zu gehen beabsichtigt. Es liegt deshalb durchaus im Sinne des Gesetzes selbst, es nicht als einen endgültigen Abschluß, sondern als erste vorbereitende Maßnahme zu behandeln.« Nach Ansicht des Gerichts gefährdeten erbkranke Kinder den »Bestand und die Gesundheit des deutschen Volkes in ganz erheblichem Maße«, weshalb die Berufung auf den übergesetzlichen Notstand als geboten erschien.[22]

Aus dem sich einigermaßen zäh hinschleppenden Entscheidungsprozeß nach dem Hamburger Urteil ist die Erweiterung des Sterilisationsgesetzes vom 26. Juni 1935 erwachsen: legislatorische Freigabe des Schwangerschaftsabbruchs unter Einwilligung der Sterilisandin, dem Gesetz als § 10a eingefügt.[23] Die zuständigen Stellen der Inneren Mission haben dieser Entwicklung durch Vorstöße bei der Gesundheitsabteilung des Reichsministeriums entgegenzuarbeiten versucht, auch dies in Konsequenz der Treysaer Grundsätze, in denen es hieß, eine Ausdehnung des Schwangerschaftsabbruchs auf die eugenische Indikation sei abzulehnen. Am 18. Dezember 1934 hat der Central-Ausschuß für die Innere Mission in einer Erklärung seines Hauptausschusses zum Hamburger Urteil sein volles institutionelles Gewicht gegen die Tötung ungeborenen Lebens in die Waagschale zu werfen versucht. Die Entwicklung schritt darüber hinweg.

Während in den zuständigen Ressorts die gesetzliche Regelung des Schwangerschaftsabbruchs aus eugenischer Indikation noch ein umkämpftes Problem war, hatte Hitler am 13. September 1934 dem Reichsärzteführer, Dr. med. Gerhard Wagner, bereits eine Ermächtigung erteilt, welche die Grundlage bot, eugenischen Schwangerschaftsabbruch straffrei anzuwenden. In einem vertraulichen Rundschreiben an die Gauamtsleiter des Amtes für Volksgesundheit und Amtsleiter der Landes- und Provinzialstellen der Kassenärztlichen Vereinigung Deutschlands hatte Wagner deshalb mitteilen können: »Obwohl für diese Fälle...eine gesetzliche Grundlage noch nicht vorliegt, ist die Schwangerschaft trotzdem zu unterbrechen.« Das Amt für Volksgesundheit in der Reichsleitung der NSDAP galt als befugt, eine »offizielle Genehmigung« für die vorzunehmende oder bereits vorgenommene (sic!) »Schwangerschaftsunterbrechung« zu erteilen. Neu war die Möglichkeit des Schwangerschaftsabbruches nicht nur bei »erbkranken« Frauen, sondern auch bei gesunden Frauen im Falle eines »erbkranken« Partners (GRUCHMANN 1971).

Richterliche, dann legislatorische Regelung und die Ermächtigung für Wagner haben in der erbhygienischen Politik eine Konstellation sichtbar werden lassen, die in anderen Bereichen längst üblich war, nämlich das Ineinander (partiell auch Gegeneinander) von legislatorischen und außerlegislatorischen Maßnahmen. In der von Hitler gewählten Form, außerhalb der bestehenden Gesetzlichkeit Straffreiheit für eugenischen Schwangerschaftsabbruch zu gewähren, also in der Ermächtigung für Wagner, war strukturell bereits das Modell für die nachmalige auf die Namen Brandt und Bouhler ausgestellte »Euthanasie«-Ermächtigung gegeben.[24]

In den Jahren 1934/35 waren die Besorgnisse der Inneren Mission vor einer Eskalation der Sterilisation zur Vernichtung »lebensunwerten Lebens« mit Händen zu greifen. Man hat versucht, Bekundungen der NSDAP und des Staates, die in diese Richtung wiesen, zu entschärfen oder in eine andere Sinnrichtung zu dirigieren. Ganz bewußt hat man sich dabei auch auf den Reichsärzteführer berufen, der am 27. Mai 1934 zur »Entwicklung des Gesundheitswesens im Dritten Reich« bemerkt hatte, es sei eine »bewußte und bösartige Entstellung«, hielte man den Nationalsozialisten vor, sie wollten den Schwachen und Siechen ihre Hilfe vorenthalten. Menschliches Leben zu schützen, sei für jeden deutschen Arzt »höchstes sittliches Gebot«. Da es aber gerade Wagner war, der seinen eigenen Worten Hohn sprach, und zwar nicht nur durch die bei Hitler erwirkte Ermächtigung zur Straffreiheit des Schwangerschaftsabbruchs aus eugenischen Gründen, sondern auch durch eine höchst demagogische Rede auf dem Reichsparteitag 1934, in der die volkswirtschaftliche Last für die Versorgung der »Erbkranken« als Verschwendung bezeichnet wurde, mußten die an Zähmung und Einhegung orientierten Strategien ihre ganze Ohnmacht offenbaren (vgl. NOWAK 1985, S. 190f.).

Überblickt man die kirchliche Entwicklung zur »Euthanasie«-Debatte und zur Tötung ungeborenen Lebens aus eugenischen Gründen, fällt die Einengung auf Personen und Institutionen des Diakoniebereichs auf. Äußerungen aus den Landeskirchen und aus der akademischen Theologie waren eher zufällig und jedenfalls nicht das Ergebnis einer entwickelten und kontinuierlichen Auseinandersetzung. Ihr Vorhandensein hätte den Strategen der Vernichtung »lebensunwerten Lebens« als Denkelement und Warnungszeichen dienen können. Die Verwicklung der Landeskirchen in den Kirchenkampf, der wesentlich von dogmatisch-theologischen Frontbildungen und kirchenpolitischen Konfrontationen bestimmt war, wirkte sich hinderlich auf die Wahrnehmung ethisch-humanitärer und sozialer Belange der von der NS-Erb- und Rassenpolitik Betroffenen innerhalb und außerhalb der Kirchenmauern aus.

Im Vergleich mit der Fortpflanzungsausschaltung galt die Vernichtung »lebensunwerten Lebens« quer durch alle protestantischen Gruppen und Bewegungen als eine Maßnahme, welche den ethisch legitimierbaren Bogen von »Erb- und Rassenpflege« deutlich überspannte. Der Landesführer der Inneren Mission in Sachsen, Adolf Wendelin, hat in der Zeitschrift »Christenkreuz und Hakenkreuz«, dem Monatsblatt der volksmissionarischen Bewegung Sachsens (Deutsche Christen), in einem Grundsatzartikel die Frage gestellt: »Soll man sie wirklich töten? Nur weil sie scheinbar nichts mehr nütze sind oder unwirtschaftliche Kosten verursachen?« Und weiter: »Sind sie wirklich ›minderwertig‹? Ich glaube, wir sollten mit dem Ausdruck ›minderwertiges Leben‹ etwas vorsichtiger sein. Wir haben – Gott sei Dank – gelernt, daß es zwar sehr verschieden**artige**, aber keine verschieden**wertige** Menschen gibt.« Wendelin betonte, Gesunde und Kranke bildeten eine Einheit und erst als solche einen lebendigen Organismus. »Wie der Gesunde dem Kranken dient und dienen muß, so dient auch der Kranke dem Gesunden.«[25] Indem bewußt eine Stellungnahme aus dem Umfeld der »Deutschen Christen« gewählt wurde, die erb- und rassenpolitischen Belangen mit besonderer Offenheit gegenüberstanden, wird noch einmal das allgemeine protestantische Nein zur Krankentötung sichtbar.

Das eigentliche Thema im Problemkomplex Kirche – Krankenmord ist nicht etwa, wie gelegentlich unterstellt zu werden scheint, ethisch-moralisches Versagen des Protestantismus an sich, sondern ein kirchlicher Verhaltensstil, welcher die Eindeutigkeit der ethischen Grundentscheidung in der Praxis nicht durchzuhalten vermochte! Damit rückt das Thema in eine insgesamt kompliziertere Dimension. Die größte Eindeutigkeit, eine durch keinerlei taktische Überlegungen eingeschränkte Ablehnung der Vernichtung »lebensunwerten Lebens«, ist stets dort erreicht worden, wo keine institutionelle Verantwortung und handlungspraktische Konfrontation mit den Krankenmorden vorlag. Zu verweisen ist auf die Beratungen und Beschlüsse der Bekenntnissynoden der Evangelischen Kirche der Altpreußischen Union aus den Jahren 1940, 1941 und 1943, auf die Positionsmarkierungen der »Theologischen Societät« der Württembergischen Landeskirche unter Pfarrer Hermann Diem und auf Predigten von Pastoren außerhalb der Inneren Mission, zum Beispiel von Pfarrer Ernst Wilm (Mennighüffen).

Sofern institutionelle Verantwortung gegeben war, tauchte sofort die Frage nach der Wahl der

Mittel zugunsten des Schutzes der Kranken einschließlich der Wahl der Argumente auf, von denen man meinte, daß Staat und NS-Partei auf sie reagieren. Hier gab es unterschiedliche Auffassungen, Einstellungen und Mentalitäten. Wiederum war in erster Linie die Innere Mission betroffen. Der landeskirchliche Protestantismus rückte nur peripher in die Front des Kampfes gegen die »Euthanasie« ein. Auf der Ebene der Bischöfe war es lediglich D. Theophil Wurm (Württemberg), will man von einem eher zaghaften Vorstoß des bayerischen Landesbischofs Meiser absehen.[26] Charakteristisch war beim Anrollen der Vernichtung »lebenunwerten Lebens« der Versuch, die Mordmaschinerie mit legalen Mittel aufzuhalten. Während Hitler, Teile der Staatsbürokratie und die Partei den Rechtsboden längst verlassen hatten, sind der »Central-Ausschuß für die Innere Mission«, weiter führende Persönlichkeiten der Diakonie und evangelische Anstaltsleiter sowie Landesbischof Wurm bestrebt gewesen, an Rechtsbindung und sittliche Verpflichtung des Staates zu appellieren, um auf diese Weise die Krankenmorde zum Erliegen zu bringen. Auch die berühmte Denkschrift von Paul Gerhard Braune (»Betrifft: Planmäßige Verlegung der Insassen von Heil- und Pflegeanstalten«)[27] hielt sich bei ansonsten sehr entschiedenen Formulierungen auf der Linie rechtsstaatlich orientierter Eingabenpolitik. Eine zusätzliche »indirekte« Protestnote – gemeint ist das Schreiben von Pastor Constantin Frick an Dr. Werner von der Kanzlei der Deutschen Evangelischen Kirche (DEK) – hat diesen Verfahrensweg unterstrichen. Das Leitungsgremium der DEK, der Geistliche Vertrauensrat, hat sich bereitfinden können, als Übermittlungsinstanz für die Eingaben tätig zu werden.[28] Diese Tatsache weist, wenn man um den sonst staatsadaptiven Charakter des Geistlichen Vertrauensrates weiß, auf die Gesamtintention der Eingabenpolitik hin. Sie verstand sich als deutlicher Einspruch in der Sache, in der Wahl der Mittel aber als loyalitätsgebunden.

Ähnliches läßt sich von den Protesten von Landesbischof Wurm bei den zentralen und regionalen Instanzen sagen. Sie waren Bestandteil einer breit gesteuerten Interventionspolitik der württembergischen Kirchenleitung und der dortigen Inneren Mission. Im Frühsommer 1940 verlief die evangelische Eingabenstrategie in erkennbarer Parallelität zum Kurs des deutschen Episkopats unter Kardinal Bertram (Breslau). In der katholischen Kirche hat sich nun allerdings von 1940 bis zum Sommer 1941 eine Entwicklung vollzogen, zu der es im evangelischen Raum keine Analogie gibt. Von manchen Bischöfen und auch einer Reihe kritischer Ordensleute, die schon längst Bertrams Eingabenpolitik als verfehlt ansahen, ist in zunehmender Entschiedenheit der Wille zu selbständigem Handeln ausgebildet worden: über den Kopf des ewig zögernden Bertram und den schwer beweglichen Apparat der Fuldaer Bischofskonferenz hinweg.[29] Die Predigt Bischof von Galens vom 3. August 1941 in der Münsteraner Lamberti-Kirche und die Erstattung der Strafanzeige gegen Unbekannt war als offener (Teil-) Widerstand gegen den Staat zugleich eine Loyalitätsaufkündigung gegen Bertram und damit gegen eine als wirkungslos erkannte kirchliche Diplomatie.

Der Schritt über den Rubikon von der loyalitätsgebundenen Eingabe an Staats- und Parteistellen zum öffentlichen (Teil-) Widerstand ist in der evangelischen Kirche weder von Braune noch von Wurm und erst recht nicht von Friedrich von Bodelschwingh gegangen worden. Die prinzipiell ablehnende Haltung F. v. Bodelschwinghs zur Krankentötung und einige der von ihm und anderen Vertretern der Inneren Mission unternommenen Bemühungen um deren Beendigung werden aus dem nachfolgenden Brief deutlich, der an dieser Stelle erstmals publiziert wird:

Pastor   *Bethel bei Bielefeld,*
F. v. Bodelschwingh   *den 16. Juli 1940*
Herrn
Dr. med. habil. G. Schorsch
Leipzig
Straße des 18. Okt. Nr. 13

Verehrter, lieber Herr Doktor!
Die soeben erhaltene Nachricht von Ihrem glücklichen Eintreffen in der Heimat war mir eine große Freude. Nun dürfen wir mit Zuversicht die baldige gemeinsame Arbeit ins Auge fassen. Die Bestätigung Ihrer Berufung durch den Regierungspräsidenten in Minden ist schon vor einigen Tagen eingegangen. Hoffentlich gibt es auch bei der Reichsärztekammer keine Schwierigkeiten, so daß Sie dann die Lösung Ihres bisherigen Dienstverhältnisses vornehmen können. Mit dem Eintritt zum 1. September sind wir einverstanden. Die rechtzeitige Fertigstellung der Wohnung will ich veranlassen.

Als Sie hier waren, sagte ich Ihnen, daß der, der zu uns komme, bereit sein müsse, manche Lasten mit uns zu tragen. Früher und ernster, als ich gedacht, sind Fragen aufgetaucht, die an die Existenz unserer Arbeit rühren und uns vor ernste Entscheidungen stellen. Wir sprachen damals schon kurz über die in den sächsischen Anstalten sichtbar gewordenen Tendenzen zur Ausmerzung der »Minderwertigen« durch starke Herabsetzung der Kostsätze. Diese Bestrebungen haben inzwischen weiteren Raum gewonnen und Formen angenommen, die uns größte Sorgen erwecken. Vom Reichsinnenministerium aus werden an die Anstalten Fragebogen über die einzelnen Kranken versandt. Diese Bogen sollen bei allen Patienten ausgefüllt werden, die entweder nur noch mit mechanischen Arbeiten beschäftigt werden können oder bei denen der Anstaltsaufenthalt länger als 5 Jahre dauert. Erfaßt werden nicht nur Imbezille, Epileptiker, Schizophrene, sondern auch Alterskranke. Darum hat man teilweise bei den Erhebungen auch Pflege- und Altersheime mit erfaßt. Nach einiger Zeit erhalten die Anstalten vom zuständigen Reichsverteidigungskommissar den vorläufigen Bescheid, daß aus planmäßigen Gründen Verlegungen stattfinden müßten. Wieder nach einiger Zeit kommt, in den preußischen Provinzen vom Oberpräsidenten, eine namentliche Liste mit der Weisung, die Kranken zum Abtransport fertig zu machen, den Angehörigen aber keine Nachricht zu geben. Ein Unterschied zwischen Privatpatienten und Fürsorgekranken wird nicht gemacht. Der Abtransport erfolgt durch eine besondere Gesellschaft, die Verlegung in räumlich weit entfernte Anstalten. Es handelt sich insbesondere um die Anstalt Grafeneck auf der Schwäbischen Alb, um ein früheres Kloster bei Linz an der Donau und um das ehemalige Zuchthaus in Brandenburg. Dort verschwinden die Kranken spurlos. Nach zwei bis drei Wochen laufen dann bei den Angehörigen, soweit solche vorhanden, im wesentlichen gleichlautende Mitteilungen ein, daß der Kranke leider »trotz aller ärztlichen Bemühungen« an Grippe, Kreislaufstörung oder dergleichen verstorben sei, daß »wegen Seuchengefahr« die Einäscherung sofort habe erfolgen müssen und die Urne zur Verfügung stehe.

Schon als die ersten Nachrichten aus verschiedenen Gegenden des Reiches an uns kamen, bin ich gemeinsam mit der Leitung der Deutschen Evangelischen Kirche beim Reichskirchenminister vorstellig geworden und durch seine Vermittlung in der Reichskanzlei. Ein von unserm Mitarbeiter Pastor Braune-Lobetal als Vizepräsident des Central-Ausschusses für Innere Mission erstatteter schriftlicher Bericht ist schon vor 14 Tagen Reichsminister Lammers zugeleitet worden.

Inzwischen gingen nun auch hier, wie bei allen westlichen Anstalten, die Fragebogen ein (3000 Stück). Uns war es klar, daß wir damit vor eine Frage gestellt waren, bei der es sich um Leben und Sterben unserer Anstalt handelt. Ich besprach daher die Angelegenheit zunächst mit dem Reichsstatthalter Dr. Meyer in Münster, der mir sagte, daß er bis her weder als Oberpräsident noch als Gauleiter über die Dinge unterrichtet sei. Im Einvernehmen mit ihm bat ich den Staatssekretär Dr. Conti um eine Besprechung. Dieser wich aber, wie ich vermutet hatte, aus. Die Verhandlung mit seinen beiden Sachbearbeitern bestätigte unsere Sorgen in vollem Umfang. Es sollen planmäßig die »ausgebrannten Schlacken geopfert werden«, wie man sich ausdrückte. Das wird in den genannten Anstalten durch eine radikale Entziehung von Nahrung, Raum und Pflege erreicht. So sind im Lauf der letzten Monate sicher schon Tausende ausgemerzt worden. Mit der Durchführung des Verfahrens sind im Ministerium anscheinend in erster Linie Landwirte betraut, die durch keinerlei ärztliche oder juristische Bedenken belastet sind. Daß durch dieses Verfahren alles Vertrauen zur Anstaltsarbeit und zu den Ärzten in Frage gestellt werden muß, gaben die Herren nicht zu. Sie erklären, daß sie bisher noch keine Beschwerden bekommen hätten. Uns aber werden mit jedem Tage deutlicher die Wellen der Unruhe und der Angst spürbar, die über viele Familien kommen. Denn natürlich werden die Dinge allmählich bekannt. Bei dem summarischen Verfahren werden immer wieder Leute erfaßt, die durchaus noch gemeinschaftsfähig waren, und die man nicht zu den ausgebrannten Schlacken rechnen konnte.

Ich bin im Anschluß an die Besprechung im Innenministerium bei den andern in Betracht kommenden staatlichen Stellen in Berlin vorstellig geworden und hoffe, daß insbesondere der Reichsjustizminister sich einschalten wird. Gleichzeitig hat Herr Dr. Jaspersen, der Psychiater unseres Diakonissenhauses, in Berlin mit Parteistellen verhandelt. Er sowohl wie Herr Dr. Dickel sind mit uns darin einig, daß wir die Ausfüllung der Fragebogen ablehnen müssen, solange wir dadurch das Leben der uns anvertrauten Kranken in Gefahr bringen. Zweifellos fehlen für die jetzt eingeschlagenen Wege alle gesetzlichen Unterlagen. Helfen wir dabei mit, so ist die ganze bisherige Geschichte von Bethel verleugnet. Wir verlieren alles Vertrauen und stehen dadurch vor dem Ende unserer Arbeit. Dann ist es besser, daß wir im Kampf für unsere Kranken der Gewalt unterliegen. Vorläufig glaube ich zwar nicht, daß man Schritte gegen Bethel unternehmen wird. Wahrscheinlich wäre man im Ministerium bereit gewesen, uns besondere Rücksichten zuzusagen. Eine solche Ausnahmebehandlung habe ich ausdrücklich abgelehnt.

Bei diesen Verhandlungen habe ich oft an Sie denken müssen, indem ich die Spannung erwog, in die Sie gleich im Anfang Ihrer Arbeit mit uns hineingestellt würden. Sollte Ihnen noch vor Antritt Ihres Urlaubs eine mündliche Besprechung dieser Fragen erwünscht sein, so stehe ich Ihnen gern zur Verfügung. Nur würde gegebenenfalls eine telefonische Veständigung über den Zeitpunkt ratsam sein. (Telefon: Bielefeld 3911) Lieber wäre es mir, wenn ich Ihnen in 14 Tagen melden könnte, daß durch eine Entscheidung der Reichsregierung die Fortsetzung der illegitimen Maßnahmen unterbunden ist.

Mit herzlichen Grüßen, auch an Ihre verehrte Frau Gemahlin,
Ihr [m. p.: F. v. Bodelschwingh]

(Fundstelle: Hauptarchiv der von Bodelschwinghschen Anstalten. Bestand 2, Nr. 33–461. – Durchschlag)

Soweit es die Innere Mission angeht, ist man seit Herbst 1940 sogar noch hinter die Eingabenpolitik an die zentralen Instanzen zurückgefallen. Nach der Braune-Denkschrift vom 9. Juli 1940 und dem Schreiben Pastor Fricks an die DEK-Kirchenkanzlei mit der Bitte, die Leitung der Kirche möge alsbald Schritte unternehmen, um das Unheil von den Kranken abzuwenden, hat es in der Inneren Mission keine Fortsetzung der Eingabenpolitik mit Stoßrichtung auf die Zentralinstanzen mehr gegeben. Diese Tatsache bedarf der Interpretation. Eine Erklärung bietet sich in den Hoffnungen führender Persönlichkeiten der Inneren Mission vom Frühherbst 1940 (insbesondere von Pastor Frick), durch die Verabschiedung eines »Euthanasie«-Gesetzes werde es zu legislatorischen Einhegungen der Maßnahmen oder sogar zu ihrem Abbruch kommen, weil man kalkulierte, die NS-Machthaber würden die Herausgabe eines Gesetzes nicht wagen. Insofern schien zu diesem Zeitpunkt Stillhalten geboten.[30] Als statt eines »Euthanasie«-Gesetzes die Mordpraxis und mit ihr die handgreifliche Sorge vor einem Vernichtungskahlschlag weiter eskalierte, hat die Innere Mission offenbar die bisher beschrittenen Protestwege einerseits für wirkungslos, andererseits für schädlich gehalten. Hinzu kam, daß der wegen seiner Denkschrift von Anfang August bis Ende Oktober 1940 inhaftierte Pastor Braune aus Gründen der Pflichenabwägung zugunsten der ihm anvertrauten Pfleglinge die übliche Loyalitätserklärung unterschrieben und sich so die Hände für weitere zentrale Aktionen und Vorstöße gebunden hatte.

Ende 1940 waren die Weichen für einen anderen, nämlich dezentralen und in der Verantwortung der jeweiligen Provinzialverbände der Inneren Mission und der Anstaltsleiter liegenden Abwehrkurs gestellt. Vor allem Pastor von Bodelschwingh hat in vielleicht allzu problematischer Verallgemeinerung der ihm zur Verfügung stehenden Mittel die dezentrale Abwehr in flexiblen Formen als den gegebenen Weg deklariert. Damit war neben dem Eingabenweg in Verantwortung der Führungsgremien der Inneren Mission auch der etwaige öffentliche Protest abgeblockt. Bodelschwingh war bei seinem Handeln von einer theologischen Entscheidung motiviert. Er wollte selbst noch im Gegner das Geschöpf Gottes sehen, dem in brüderlichen Formen entgegenzutreten war. Der Gegner sollte durch die Überzeugungskraft der eigenen Position »überwunden« werden.[31] Aufs Ganze gesehen spitzte sich das Thema Kirche – Krankenmord seit Herbst/Winter 1940 auf die Frage nach der Effizienz einer dezentralisierten Abwehrstrategie zu. Gelegentliche Rückendeckung erhielt sie durch die von Zeit zu Zeit erneuerten Eingaben Wurms – sein kirchenpolitisches Gewicht als Führer des »Kirchlichen Einigungswerks« war seit 1941/42 permanent im Steigen begriffen –, durch die bekenntniskirchlichen Verlautbarungen aus der altpreußischen Union, durch manche mutige Predigt und partiell durch die Eingabe der DEK-Leitung von (vermutlich) Anfang 1941 (vgl. KLÜGEL 1965, S. 117f.).

Die Wirksamkeit dezentraler Strategien hing von vielen Faktoren ab. In den östlichen Reichsteilen, in Württemberg und Baden ist die Mordmaschine eher auf die Anstalten zugerollt als im Rheinland und in Westfalen. Deshalb war der Informationsstand in den später betroffenen Anstalten größer. Von erheblicher Bedeutung war die Anstaltsstruktur. Handelte es sich um eine Heilanstalt, eine Heil- und Pflegeanstalt oder um eine Pflegeeinrichtung? Nicht gleichgültig war, in welchem Ausmaß die Anstalten seit 1933 durch nationalsozialistisch orientierte Personalpolitik und Betriebsordnungen überformt worden waren. Vergleichende Studien, die das anstaltsgeschichtliche Feld gemäß dieser und weiterer Faktoren durchsichtig machen und so zu einigermaßen gefestigten Urteilen über die Reichweite dezentraler Strategien zu kommen vermögen, liegen derzeit noch nicht in ausreichendem Maße vor. Ohnehin können solche Analysen nur unter dem Vorzeichen einer in aller Regel beobachteten Ohnmacht und Hilflosigkeit erfolgen. Die Rettung von Pfleglingen ist stets der glückliche Sonderfall gewesen. Mit welcher Breite der Abwehrmöglichkeiten gleichwohl gerechnet werden muß, mag am Hinweis auf die von Bodelschwinghschen Anstalten auf der einen Seite, in der eine geschickte Verschleppungstaktik das insgesamt erfolgreiche Mittel der Wahl gewesen ist, und die Alsterdorfer Anstalten unter Pastor Friedrich Lensch[32] auf der anderen Seite erinnert werden. An Pastoren wie F. von Bodelschwingh einerseits und Lensch andererseits wird im übrigen der entscheidende Anteil der Persönlichkeit in den dezentralen Strategiekonzepten sichtbar.

So sehr nachträgliche Wünschbarkeiten, z. B. öffentlicher Protest, gezielte Information des nichtkirchlichen und kirchlichen Auslands, Fixierung des Blicks nicht allein auf die »Aktion T 4«, sondern auch auf die weiteren Krankenmord-Aktionen, das heutige Urteilsbild zu bestimmen drängen: die sorgsame Rekonstruktion des historischen Geschehens in den für Innere Mission und Kirche damals relevanten Ausprägungen sollte nicht suspendiert werden. Erst sie wird die tatsächlichen Dimensionen des kirchlichen Versagens, aber auch der Bewährung bei den NS-Krankenmorden aufzeigen können. Beachtenswert ist, daß humanitärer Protest gegen die Krankenmorde sich teilweise mit Aktivitäten der politischen Opposition gegen die Hitlerdiktatur in Deutschland zu verbinden vermochte. So stand Pastor Paul Gerhard Braune bei der Abfassung seiner »Denkschrift« vom 9. Juli 1940 im engen Informations- und Beratungskontakt mit Hans von Dohnanyi (OKW/Abwehr).[33] Auch Dietrich Bonhoeffer, der in seiner »Ethik« ein klares Wort gegen die Vernichtung sogenannten »lebensunwerten Lebens« gesprochen hat (vgl. BONHOEFFER 1956, S. 102–110), war wie sein Vater, Prof. Karl Bonhoeffer, in Überlegungen und Aktionen zur Abstoppung der Vernichtungsaktion einbezogen. Nicht zuletzt trifft die Verschränkung humanitären Protests mit Ideen und Planungen des bürgerlichen Widerstandes auch auf Landesbischof Wurm zu. Wurm stand mit Bonhoeffer in Kontakt und über diesen wiederum mit dem in die Tiefe der deutschen Gesellschaft reichenden Feld des politischen Widerstandes (vgl. BETHGE 1967, S. 773 f.). Im Bereich der Inneren Mission hat die Erwägung, den Bestand der evangelischen Heil- und Pflegeanstalten nicht noch mehr zu gefährden, als er es ohnehin schon war, äußerste Zurückhaltung in den Formen des Protests und bei der Wahl der Mittel zur Abwehr der Krankentötungen als geboten erscheinen lassen. In anderen kirchlichen Kreisen, in denen institutionelle Schutzerwägungen weniger bedeutsam gewesen sind, war es um so eher möglich, humanitären Widerstand mit anderen Oppositionsformen zu verknüpfen.

Exakte Übersichten über die Zahl der Kranken in evangelischen Einrichtungen, die den Mordaktionen 1939–1945 zum Opfer fielen, liegen bislang nicht vor. Sie werden sich erst aus einer Gesamtübersicht der anstaltsgeschichtlichen Forschungen, die in den letzten Jahren auch in Kirche und Innerer Mission vorangetrieben werden, ergeben können.

Anmerkungen

[1] Zu Harmsen vgl. die allerdings nicht fehlerfreie Skizze von H. KAUPEN-HAAS 1984.

[2] Vgl. Ulbrich, M.: Innere Mission. – In: Kirchliches Jahrbuch für die evangelischen Landeskirchen in Deutschland. – **57** (1930). – S. 129–200, zit. S. 174.

[3] Ebenda. – S. 173.

[4] Vgl. dazu Friedrich von Bodelschwinghs Vortrag in Lübeck über Fragen der Eugenik (1929). – In: Lesetexte 1983.

[5] Näheres über die evangelisch-kirchlichen Affinitäten zu »Erb- und Rassenpflege« bei NOWAK 1985.

[6] Vgl. Harmsen, H.: Eugenetische Neuorientierung unserer Wohlfahrtspflege. – In: Gesundheitsfürsorge. – **5** (1931). – S. 128 ff.

[7] Vgl. ebenda. – Desgleichen Harmsen, H.: Bevölkerungspolitische Neuorientierung unserer Gesundheitsfürsorge. – In: Gesundheitsfürsorge. – **5** (1931). – S. 1 ff. Zur näheren Einordnung Harmsens vgl. KAISER 1986, S. 438 ff.

[8] Vgl. Protokoll der Treysaer Konferenz. – In: Archiv des Diakonischen Werkes Berlin (West) (im folgenden ADW, CA/G/1 800/1. Dr. von Verschuer wollte zu dieser Zeit in Anbetracht der Erkenntnisunsicherheiten bei Erbkranken nur die freiwillige Sterilisation angewandt wissen. Schneider war damals prinzipiell gegen »Ausmerzung«: sie sei stets auf die ungünstigen Vererbungsmerkmale fixiert und übersähe die positiven, die gleichfalls übertragen würden.

[9] Harmsen, H.: Gegenwartsfragen der Eugenik. – In: Die Innere Mission. – **26** (1931). – S. 336–339.

[10] Braunes Verwerfung der Sterilisation ist belegbar in den Debatten der Geschäftsführerkonferenz der Inneren Mission vom 20. Mai 1933. Vgl. ADW, CA 761 XV.

[11] Die römisch-katholische Haltung zum Sterilisationsgesetz wird geschildert von WOLLASCH 1978; NOWAK 1984b.

[12] Die umfangreichste Studie zum Sterilisationsgesetz hat jetzt Gisela BOCK vorgelegt (BOCK 1986). Unter den zahlreichen Publikationen zum Thema vgl. auch NOAKES 1984.

¹³ Harmsen, H.: Das Reichsgesetz zur Verhütung erbkranken Nachwuchses. – In: Gesundheitsfürsorge. – **7** (1933). – S. 183–186, zit. S. 184.

¹⁴ Zur These von der Verschärfung der Preußischen Gesetzesvorlage in den vom »Ständigen Ausschuß« vorgetragenen Zusätzen (Möglichkeit der Kastration aus medizinischer Indikation, Einbeziehung der sozialen Indikation, Erweiterung der Zustimmungsrechte von Pflegern und Vormündern) vgl. KAISER 1986, S. 468 ff.

¹⁵ Seit Oktober 1933 hieß der »Ständige Ausschuß« in erkennbarer Referenz an den Zeitgeist »Ständiger Ausschuß für Fragen der Rassenhygiene und Rassenpflege«.

¹⁶ Sitzungsprotokoll vom 13. 7. 1934. ADW, CA/G/1601/1.

¹⁷ Vgl. Binding, K.; Hoche, A. E.: Die Freigabe der Vernichtung lebensunwerten Lebens. Ihr Maß und ihre Form. – Leipzig: Verlag F. Meiner, 1920.

¹⁸ Vgl. Ulbrich, M.: Innere Mission. – In: Kirchliches Jahrbuch. – **48** (1921). – S. 111–240, zit. 213; ders.: Der Christ und die Euthanasiebewegung. – In: Ethik. – **6** (1929/30). – S. 221–224. Diese beiden Äußerungen Ulbrichs stehen paradigmatisch für ein erheblich umfangreicheres Schrifttum aus der Feder des Anstaltsleiters von Magdeburg-Cracau zur »Euthanasie« in den zwanziger Jahren.

¹⁹ Einladung zur ersten Arbeitstagung der Fachkonferenz für Eugenik, 18.–20. 5. 1931 in Treysa. ADW, CA/G/1800/1.

²⁰ Vgl. Harmsen, H.: Vgl. Anm. 9; ders.: Gegenwartsfragen der Eugenik in der Wohlfahrtspflege der evangelischen Kirche. – In: Arch. soz. Hyg. – **6** (1931) 6. – S. 436–441, bes. S. 439.

²¹ Vgl. Protokoll der Sitzung des »Ständigen Ausschusses« vom 6. November 1933. ADW, CA/G/1601/1.

²² ADW, CA/G/1807/1; vgl. auch Jurist. Wochenschr. – **64** (1935). – S. 215–218.

²³ Reichsgesetzblatt I (1935). – S. 773; Meinhof, G. C.: Zur Änderung des Gesetzes zur Verhütung erbkranken Nachwuchses. – In: Jurist. Wochenschr. – **64** (1935). – S. 2113f.

²⁴ Interessant ist, daß die ermächtigende Formulierung, Abbruch von Schwangerschaften sei in jenen Fällen zu genehmigen, »in denen nach menschlichem Ermessen mit größter Wahrscheinlichkeit« mit erbkrankem Nachwuchs gerechnet werden müsse, Anklänge an die nachmalige Euthanasie-Ermächtigung für Bouhler und Brandt aufweist (NSDAP-Reichsleitung an Central-Ausschuß vom 11. 1. 1935. – Zit. nach KAISER 1986, S. 548). Zu denken gibt auch, daß für die Euthanasie-Ermächtigung ursprünglich der Nachfolger Wagners, Dr. Leonardo Conti, ausersehen war.

²⁵ Wendelin, A.: Warum Innere Mission? – In: Christenkreuz und Hakenkreuz. – (1934). – S. 6–9, zit. S. 7.

²⁶ Vgl. Meiser an F. X. von Epp vom 23. Februar 1940 (Abdruck in: SCHMID 1947, S. 399f.). Meiser bezog sich auf den Abtransport von Pfleglingen aus Franken nach Linz (Hartheim).

²⁷ Vgl. Braune, P. G.: Denkschrift für Adolf Hitler vom 9. Juli 1940. – In: Aktion T 4 1987. – S. 23–32.

²⁸ Vgl. Pastor C. Frick an Dr. Werner (DEK-Kanzlei) vom 15. Juli 1940 sowie Begleitschreiben Dr. Werners und des Geistlichen Vertrauensrates vom 15. Juli 1940 zum Frick-Brief und zur Braune-Denkschrift (Abdruck in: KLÜGEL 1965, S. 174f.).

²⁹ Eine entscheidende Weichenstellung zur Eigenverantwortung der Diözesanbischöfe bedeutete der Brief Preysings an Bertram vom 9. Mai 1940 (Abdruck in: Akten deutscher Bischöfe 1983, S. 57f.). Der Schritt in die Eigenverantwortung wurde zunehmend auch von anderen Bischöfen vollzogen (Trier, Hildesheim, Münster). Prinzipiell kritisch zum Verhalten des Episkopats äußert sich HÖLLEN 1980. Er stellt die Frage, warum es nicht bereits im Sommer 1940 zu einem entschiedenen öffentlichen Protest gekommen sei, und geht in diesem Zusammenhang besonders auf die Rolle des wegen seiner Verhandlungsführung mit den Reichsbehörden umstrittenen Bischofs Heinrich Wienken ein.

³⁰ Zu den Bemühungen um ein »Euthanasie«-Gesetz liegt ein Diskussionsprotokoll zu dem als verschollen geltenden Entwurf vor (»Heidelberger Dokumente« – Bundesarchiv Koblenz R 96 I).

³¹ Bezeichnend für diese Haltung sind die eindringlichen Gespräche, die F. von Bodelschwingh mehrfach mit Karl Brandt, ebenso mit Heyde und Brack sowie weiteren Verantwortlichen der »Aktion Gnadentod« führte. Eine chronikalische Übersicht der Gesprächsbegegnungen ist zu finden in: Bethel-Arbeitsheft 1979, S. 9 ff. Weitere Bemühungen Bodelschwinghs macht folgender Brief deutlich:

Pastor	Bethel bei Bielefeld,
F. v. Bodelschwingh	den 26. Aug. 1940
vB/I	

Herrn
Professor Dr. Villinger
Breslau 16
Auenstr. 44

Verehrter, lieber Herr Professor!
Herzlichen Dank für Ihre freundlichen Grüße aus dem Erzgebirge. Hoffentlich haben Sie sich etwas erholen können! Jetzt nehme ich an, daß mein Brief Sie schon wieder in Breslau erreicht. Zur Orientierung über den augenblicklichen Stand der Verhandlungen sende ich Ihnen einliegend vertraulich Durchschlag eines Briefes an Ministerialrat Ruppert im RIM. Die dargelegten Erwägungen habe ich im wesentlichen schon mündlich an den für mich erreichbaren Reichsstellen vorgetragen.

Hilfe haben wir bisher noch nicht viel gefunden. Professor Bonhoeffer ist alt und nicht mehr sehr aktiv. Daß wir Sauerbruch eingeschaltet haben, hat man uns besonders übel genommen. Sie kennen sein etwas stürmisches Temperament. Daraus können auch Schwierigkeiten entstehen. Sonst scheint nur Bostroem in Leipzig bereit zu sein, sich aktiv einzusetzen. Vielleicht auch Bumcke [!]. Der Nachfolger von Bonhoeffer steht ganz auf der andern Seite. Dieser beruft sich leider auch in besonderer Weise auf unsern früheren Mitarbeiter Schneider-Heidelberg.

Herr Dr. Linden spielt neben dem SS-Mann Herrn Brack nur noch eine sehr bescheidene Rolle. Der letztere teilte mir bei dem Besuch der beiden hier mit, daß meine Verhaftung bereits beschlossen gewesen sei. Man habe sie auf seine (!) Fürsprache hin noch einmal verschoben. Statt dessen hat man heute vor 14 Tagen Pastor Braune verhaftet. Er hatte auf Wunsch der Reichskanzlei und durch Vermittlung der Kirchenleitung eine Denkschrift über die Sache eingereicht. Damit erfüllte er nur seine dienstliche Pflicht als Vizepräsident des Central-Ausschusses für Innere Mission. Ich habe sofort alle nur möglichen Schritte in Berlin persönlich getan, rechne aber nach dem jetzigen Stand der Dinge mit längerer Dauer. Man ist begreiflicherweise unwillig, daß nach uns auch alle größeren Anstalten der Inneren Mission in Westdeutschland die Ausfüllung der Fragebogen abgelehnt haben, und daß die Regierung in Minden diese unsere Stellung gedeckt hat. Ob es gelingt, diese Bresche zu erweitern, oder ob man nur die unbequemen Festungen umgeht, um sie später desto sicherer zu nehmen, weiß ich nicht.

Können Sie nicht, wenn Ihnen eine Reise nach Berlin unmöglich ist, Herrn Linden einen deutlichen Brief schreiben? Ein gewisser Aufschub ist vielleicht dadurch eingetreten, daß Dr. Conti einen Autounfall erlitt. Er liegt mit doppeltem Kieferbruch in der Charitee [!]. Vielleicht haben Sie die Möglichkeit, sich auch mit Professor Bostroem in Verbindung zu setzen. Je mehr Universitätsprofessoren ein deutliches und kräftiges Wort sprechen, desto besser ist es.

Ihnen und den Ihrigen herzliche Grüße.

Dr. Schorsch erwarten wir in dieser oder der nächsten Woche.

Ihr getreuer [m. p.: F. v. Bodelschwingh]

(Fundstelle: Hauptarchiv der von Bodelschwinghschen Anstalten.
Bestand 2, Nr. 33-529. – Durchschlag)

[32] Die Persönlichkeit von Pastor Friedrich Lensch, gegen den Ende der sechziger Jahre ein Verfahren angestrengt wurde, das nicht zur Eröffnung kam, weil das Landesgericht Hamburg am 8. März 1974 meinte, Lensch habe sich bemüht, die »Euthanasie« zu verhindern, ist umstritten. An Literatur zu diesem Komplex liegt u. a. vor ROMEY 1982; ALY 1984c; WUNDER 1986; JENNER 1987. Laut Erkenntnis des Arbeitskreises »Euthanasie-Forschung« sind aus den Alsterdorfer Anstalten 563 behinderte Personen abtransportiert worden (Tagesspiegel vom 26. Januar 1985). Die bisherige Literatur zu Alsterdorf schwankt in Bewertungsextremen, da den Publikationen mit kritischem Enthüllungsanspruch andere Äußerungen gegenüberstehen, die retuschierende Züge aufweisen.

[33] Vgl. Braune an Staatsanwaltschaft Frankfurt a. M. vom 12. 9. 1946 (Akten der Hoffnungstaler Anstalten Lobetal/Kopie).

Leistung um jeden Preis – die Pervertierung der Gesundheitsförderung durch inhumane Wertgebung

III.

8.
Der Mißbrauch des Leistungsgedankens in der Medizin unter der faschistischen Diktatur und die Folgen für die Gesundheits- und Sozialpolitik

8.1. Die zentrale Stellung des Leistungsbegriffes in der Medizin der Jahre 1933–1945

Seit Beginn unseres Jahrhunderts interessierten sich Ärzte verschiedener Fachrichtungen verstärkt für das Problem der menschlichen Leistungsfähigkeit. Arbeitshygieniker beschäftigten sich besonders mit Fragen der Arbeitseignung, der Ermüdung und Unfallhäufigkeit. Sie erkannten, daß die Arbeitsintensität im Interesse der Gesundheit der Arbeiter ein gewisses Maß nicht übersteigen darf.[1] Bei starker körperlicher Anstrengung wurden Veränderungen physiologischer und biochemischer Parameter festgestellt,[2] zugleich suchte man nach Kriterien, um Leistungsfähigkeit zu messen[3] und durch geeignete Mittel zu steigern.[4] So war bereits vor 1933 die menschliche Leistungsfähigkeit Gegenstand wissenschaftlicher Untersuchungen,[5] aber auch einem weiteren Publikum, für welches Berufsleben und Sport wichtige Themen darstellten, wurde diese Frage in entsprechenden Publikationen nahegebracht. Es zeigte sich die Notwendigkeit, die Medizin durch arbeits- und leistungswissenschaftliche Gesichtspunkte zu ergänzen, denn ». . . Beruf und Sport, die beiden Pole, um die heute ein großer Teil unseres öffentlichen Lebens kreist, Beruf und Sport, die beiden großen Gradmesser der wirtschaftlichen und biologischen Tauglichkeit des Menschen, rückten die Frage der Leistung und der Leistungsfähigkeit in den Vordergrund . . .«.[6] Das Anliegen der Medizin, Gesundheit und Leistungsfähigkeit zu bewahren bzw. wieder herzustellen, sollte nach Errichtung der faschistischen Diktatur einen anderen Sinn erhalten. Ausgehend von biologistischen Auffassungen, die den Menschen nach seinem Nutzen für eine Gesamtheit bewerteten und den Schwachen, Untüchtigen als Bedrohung dieser Gesamtheit darstellten, lagen die Aufgaben der von der NS-Führung geforderten Medizin bei einer durch medizinische Maßnahmen geförderten Leistungssteigerung der Werktätigen und reichten bis zur Beihilfe bei der »Ausmerze« der Leistungsunfähigen, Unbrauchbaren (ALY 1985a; THOM 1985a). Der einzelne hatte sich nur noch als »dienendes Glied im Rahmen des Volksganzen«[7] zu verstehen; für ihn gab es kein Recht mehr auf den eigenen Körper oder auf Kranksein.[8] Selbst das »vorzeitige Sterben« wurde nur als Verlust an Volksvermögen kalkuliert.[9] (Abb. 14) Eine vom Staat übernommene möglichst totale Prävention beinhaltete arbeits- und betriebsmedizinische Maßnahmen, Gesundheitsvorsorge in Familie und Freizeit zur Förderung des sich ». . . im Vollbesitz seiner erb- und rassebiologisch überhaupt erreichbaren Gesundheit und Leistungsfähigkeit . . .« Befindlichen.[10] Die biologistische Utopie eines Züchtungsstaates war eine der ideologischen Grundlagen für alle rassenbiologischen Eingriffe, die – stets vom ökonomischen Kalkül ausgehend – von dem »Gesetz zur Verhütung erbkranken Nachwuchses« (14. 7. 1933) über die »Ausmerze« schwer psychisch und physisch Geschädigter sowie Arbeitsunfähiger bis zur Vernichtung durch Arbeit und zum Holocaust an den europäischen Juden (HILBERG 1982) reichte. Kötschau formulierte das gesundheitspolitische Anlie-

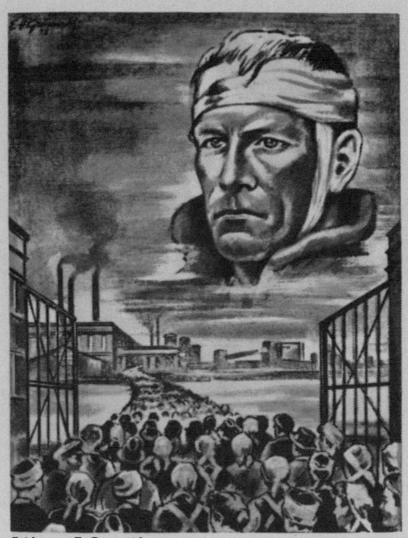

Abb. 14 Propaganda für Leistung trotz Krankheit
Quelle: Neuland: Blätter für alkoholfreie Kultur; Amtsblatt des Deutschen Guttemplerordens. – 52 (1943)2/3. – Titelblatt

gen in einem Buch mit dem programmatischen Titel »Kämpferische Vorsorge statt karitative Fürsorge« folgendermaßen: »Die Sorge des neuen Staates gilt erstens der Erbgesundheit, zweitens der Hochleistungsfähigkeit des Volkes.«[11] Gesundheit wurde zum Synonym für Leistungsfähigkeit,[12] Krankheit hatte einen wesentlichen Grund in mangelnder Leistungsbereitschaft.[13] Ausgehend von der Bewertung des Menschen nach seiner Leistung, welche tradierte ethische Normen verdrängte,[14] und begleitet von einer Vielzahl propagandistischer Aktionen, sozialer Kontrolltätigkeiten und ärztlicher Programme, die alle Lebensbereiche durchdrangen, sollten alle medizinischen Fachdisziplinen einen entsprechenden Beitrag leisten zur Steigerung der Leistungs- und Wehrfähigkeit, zur Erkennung leistungsmindernder Ursachen, zur Wiederherstellung beeinträchtigter Leistung oder Aussonderung bei Leistungsunfähigkeit. In diesem Zusammenhang entstand eine spezielle Leistungsmedizin, wie sie schon 1933 der Vorsitzende der Fachärzte Deutschlands in einem Brief an Hitler gefordert hatte, deren Ziel die ». . . Steigerung der Leistungsfähigkeit jeder Art bis zur äußersten erreichbaren Höhe . . .«[15] sein und die sowohl die wissenschaftlichen Grundlagen erarbeiten als auch die unmittelbar sich ergebenden leistungsfördernden Maßnahmen am Individuum ausführen sollte.

Die deutschen Arbeitsphysiologen hatten bereits vor 1933 bei ihren Untersuchungen zur Leistungsverbesserung — aufbauend auf der Kraepelinschen Arbeitskurve[16] — herausgefunden, daß der Leistungssteigerung im Arbeitsprozeß generell Grenzen gesetzt waren.

Daraufhin wurde der Versuch unternommen, den im Bereich des 40. Lebensjahres liegenden »Knick im Arbeitsschicksal« so weit wie nur irgend möglich hinauszuschieben, wobei im Idealfall erreicht werden sollte, daß ». . . der Zeitpunkt des allmählichen Kräfteschwundes kurz vor dem Zeitpunkt des physiologischen Todes liegt und der endgültige Kräfteverfall mit ihm zusammenfällt . . .«.[17]

Die Gesamtheit aller Vorhaben und Maßnahmen, mit denen zugleich eine Sorge um den »deutschen Menschen« vorgespiegelt wurde,[18] benannten die NS-Gesundheitspolitiker mit »Gesundheitsführung des deutschen Volkes«.

8.2. Die »Gesundheitsführung« als Methode zur Durchsetzung der Ziele der NS-Leistungsmedizin

Schon vor dem Machtantritt der Nationalsozialisten hatten diese das »Weimarer System« als eine angebliche Ursache der wirtschaftlichen Not der Werktätigen angegriffen (GIRRA 1978). Auch das Gesundheitswesen der Weimarer Republik, dem als Ergebnis heftiger sozialpolitischer Kämpfe der Arbeiterklasse auch Maßnahmen der Gesundheitsfürsorge oblagen, wurde von den neuen Machthabern scharf kritisiert.[19] Die »liberalistisch gefärbten pazifistisch fürsorgerischen Ideen«[20] widersprachen der Durchsetzung einer Leistungsgemeinschaft, in der durch Vorsorge Krankheit und damit Leistungsunfähigkeit ausgeschaltet werden sollte. Denn — so die Argumentation —: »Die Volksgesundheit zu steigern, die Widerstandskraft des Volkes zu heben, seine Leistungs- und Kampffähigkeit bis zum überhaupt erreichbaren Höchstmaß zu entwickeln, das sind Aufgaben, deren Lösung unendlich viel wichtiger ist, als jede Krankheitsfürsorge, die letzten Endes in einer Pflege der Krankheit (nicht der Gesundheit) besteht«.[21] Um diesem Ziele einige Schritte näherzukommen, mußten die Ärzte gewonnen werden, zugleich war die aktive Mitarbeit des einzelnen Mediziners notwendig. Große Teile der Ärzteschaft wurden aus einer national-konservativen Haltung und sozialdarwinistischen Grundeinstellung (ROTH 1983; WEINDLING 1985a) ». . . zu den entschiedensten Vorreitern einer sozialdarwinistischen Neuzusammensetzung von Produktions- und Reproduktionssphäre . . .« (ROTH 1983, S. 153) und zu willigen »Gesundheitsführern« der NS-Medizin.

Oberste Instanz für die »Gesundheitsführung« war das Hauptamt für Volksgesundheit in der Reichsleitung der NSDAP, dessen Leiter seit 1939, »Reichsgesundheitsführer« Dr. Leonardo Conti, die Dienststellung eines Staatssekretärs im Reichsinnenministerium innehatte.[22] Dem Hauptamt für Volksgesundheit war zwar auch das DAF (Deutsche Arbeitsfront) — Amt für Volksgesundheit unterstellt, aber in der Folgezeit kam es häufig zu Kompetenzüberschneidungen sowie zu schweren Zusammenstößen zwischen Reichsgesundheitsführer Conti und DAF-Führer Dr. Robert Ley (KATER 1983).

Die vom Hauptamt für Volksgesundheit der NSDAP propagierte ideale Arztpersönlichkeit, der »Volksgesundheitsführer« (ELLERSDORFER 1977),[23] sollte nicht mehr »Individualarzt«, sondern »Volksarzt«, d. h. aber vor allem NS-Gesundheitspolitiker sein.[24] Der stellvertretende Leiter des Hauptamtes für Volksgesundheit der NSDAP, Dr. Kurt Blome, bezeichnete als »größte Gegenwartsaufgabe nationalsozialistischer Gesundheitsführung« die »Leistungssteigerung des deutschen Menschen«, wobei er Prioritäten setzte für die betroffenen Bereiche.[25] So stand für Blome die **Rassenpolitik** »immer noch an erster Stelle«, und stolz erwähnt er den entscheidenden Anteil der Reichsärzteführung an deren Lenkung. Ein weiteres wichtiges Gebiet der »Gesundheitsführung« hatte die **Bevölkerungspolitik** zu sein, wobei Maßnahmen zur Erhöhung der Geburtenrate die »zur Bestanderhaltung der Volks- und Wehrkraft« fehlenden »fast 10 Prozent« ausgleichen sollten.[26] Die Vorschläge dafür reichten bis zur Einrichtung rassenhygienischer Ehevermittlungsstellen für »erbgesunde, wertvolle Mädchen«.[27] Vor allem das »Hilfswerk Mutter und Kind« sollte einen hohen Bevölkerungszuwachs fördern, für den — angetrieben durch eine vielfältige Propaganda[28] — insbesondere die Frau auf dem »Schlachtfeld der Fortpflanzung«[29] zu sorgen hatte (Abb. 15.)

Größte Bedeutung für das Erreichen höchstmöglicher Arbeitsleistungen maß man der »**Gesundheitsbetreuung des schaffenden Menschen**« zu, d. h. einer dem Leistungskonzept untergeordneten Arbeitsmedizin. Das Ziel, die wissenschaftliche Arbeitsmedizin mit dem inhumanen Betriebsarztsystem zu einem wirksamen Instrument der Gesundheitsüberwachung zu vereinen, scheiterte am ausschließlich leistungsmedizinischen Ansatz (KARBE 1985). Die »Gesundheitsführung der Schaffenden« erstreckte sich aber nicht allein auf den Arbeitsplatz, sondern mit großem propagandistischen Aufwand wurden Gesundheitsregeln für Freizeit und Familienleben verbreitet, wurde zu Abhärtung, Sport und gesunder Ernährung aufgefordert, und die von der DAF organisierten KdF-Reisen mußten als Beispiel für sozialpolitische Erfolge herhalten. Die **Gesundheitsführung der Kinder und Jugendlichen** diente einer genauen Erfassung und gesundheitlichen Überwachung, vor allem aber »körperlicher und seelischer Ertüchtigung« der späteren Arbeitskräfte und Soldaten.[30] Jedoch weder die allgemeine Gesundheitsüberwachung noch die Nötigung zu vormilitärischen Charakter tragenden Leibesübungen (FRIESE 1974) oder die sexuelle Erziehung zeigten bei der Jugend den erwünschten Effekt (KATER 1983).

Ein von den Gesundheitsfunktionären als besonders wichtig erkanntes Gebiet stellte der **Kampf gegen die »Volksseuchen«** Tuberkulose, venerische Krankheiten und Geschwulsterkrankungen dar. Gerade am Beispiel der Tuberkulosebekämpfung zeigt sich ganz klar die Problematik und Ambivalenz der NS-»Gesundheitsführung«: Rivalität der verschiedenen staatlichen und Partei-Institutionen (z. B. von Reichstuberkuloseausschuß und Tuberkulosehilfswerk der NSV), anfängliche Erfolge von Reihenuntersuchungen und therapeutischen Bemühungen, zugleich aber verstärkte Asylierung und Diskriminierung schwer Tuberkulosekranker bis zu den Plänen von Himmler und Blome, 35 000 »unheilbar« Tuberkulosekranke aus dem »Warthegau« zu töten.

Auf die immer wieder propagierte »Pflicht zur Gesundheit«[31] wurde besonders im Zusammenhang mit dem **Kampf gegen Genußgifte** hingewiesen. Die ». . . sittliche Pflicht, seine Lebensführung so zu gestalten, daß er Höchstleistungen vollbringen kann . . .«,[32] sollte für den Werktätigen auch die Absage an Alkohol und Nikotin bedeuten (Abb. 16). Hatte auf der II. Reichstagung Volksgesundheit und Genußgifte, die unter Schirmherrschaft von DAF-Führer Ley stand und 15 000 Teilnehmer zählte, Prof. Sauerbruch zwar erklärt, daß der Kampf ». . . nicht grundsätzlich dem Genußmittel, sondern dem Mißbrauch . . .« gelte,[33] stellten in der Propaganda[34] Alkohol und Nikotin erstrangige Ursachen für Leistungsabfall bei der Arbeit und für »erbbiologische Minderwertigkeit« dar. Prof. Reiter, Präsident des Reichsgesundheitsamtes, ging so weit, im Nikotin nicht nur den wahrscheinlichen Grund für die Leistungssenkung nach dem 40. Lebensjahr, sondern sogar einen möglichen ätiologischen Faktor der Homosexualität zu sehen![35]

Nicht allein bei den Kampagnen gegen Alkohol und Nikotin, sondern auf allen Gebieten der »Gesundheitsführung« versuchte man, sich der Mithilfe der Betroffenen zu versichern,[36] scheute aber auch nicht vor der Androhung von Zwangsmaßnahmen

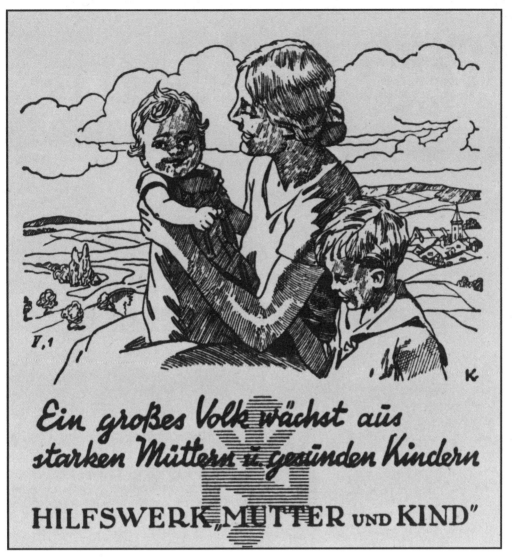

Abb. 15 Anzeige des Hilfswerkes »Mutter und Kind«
Quelle: Dtsch. Ärztebl. – **66** (1936)29. – Anzeigenseite

zurück.[37] Der vom Nationalsozialismus erhobene Totalitätsanspruch auf die Lebensführung jedes einzelnen, die Durchdringung aller Lebensbereiche mit den Maßnahmen der »Gesundheitsführung«, die allein auf maximale Arbeitsleistung ausgerichtet waren, führten zur Aufgabe der Gesundheitsfürsorge zugunsten einer möglichst allumfassenden »aktiven Vorsorge«, die fast ausschließlich am Individuum ansetzte, und zur Änderung des Begriffs der Therapie, die weitgehend zur »Arbeitstherapie« wurde.[38]

8.3. Die Auswirkungen des Mißbrauchs der Leistungsidee auf die Gesundheits- und Sozialpolitik

Die zentrale Stellung des Leistungsbegriffes in der NS-Medizin wirkte sich auf alle Bereiche des Gesundheits- und Sozialwesens aus. Dabei ist stets auf die zugrundeliegende antihumane Kosten-Nutzen-Rechnung, auf die Funktion der NS-Medizin als Mittel zur Profitmaximierung, zugleich aber auch zur Disziplinierung der Werktätigen hinzuweisen.

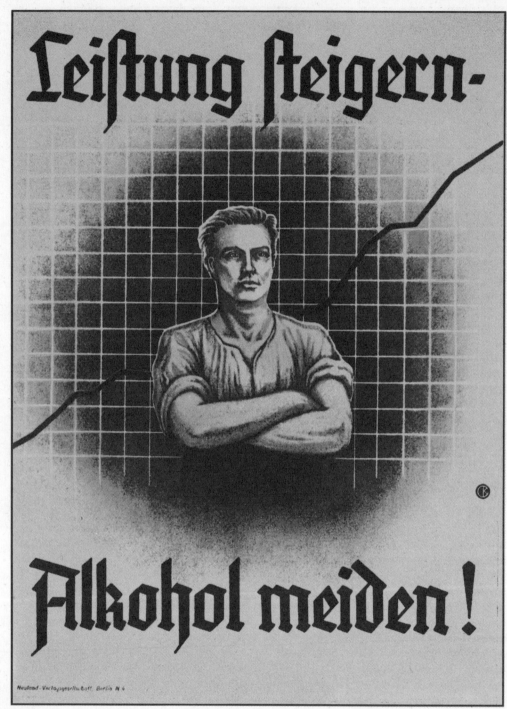

Abb. 16
Quelle: Neuland 48 (1939). – S. 235

Die gravierendsten Folgen des so gerichteten »Leistungsfanatismus«[39] können hier nur kurz dargelegt werden.

• Im Flügel der konservativen Ärzteschaft hatte es schon lange vor 1933 Befürworter eines **radikalen Sozialabbaus** gegeben, deren ökonomisch-rassenhygienische Argumente[40] von den NS-Gesundheitspolitikern benutzt wurden. Mit den nach 1933 sofort einsetzenden, von den Ärzten weitgehend tolerierten Maßnahmen zur Kostensenkung im Sozialbereich, mit Berufsverboten und Gleichschaltung der Krankenkassen (LEIBFRIED; TENNSTEDT 1980) sollte nicht nur die Durchsetzung der »Leistungsgemeinschaft« im Gegensatz zum »Wohlfahrtsstaat« ermöglicht,[41] sondern sollten auch gesundheitspolitische Alternativen zerstört werden, welche vor allem die KPD und ihr nahestehende Ärzte vertreten hatten (BÜTTNER; MEYER 1984; THOMANN 1985a).

• Um die geplanten Ziele – Ausschaltung von »Ballastexistenzen«, Schaffung höchster Leistungs- und Wehrfähigkeit für den Angriffskrieg – durchsetzen zu können, entstand ein umfassendes **System der Erfassung und Klassifizierung der Bevölkerung**, in dem auch das 1936 eingeführte Gesundheitsstammbuch einen wichtigen Platz einnahm.[42] Eine genaue erbbiologische und gesundheitliche Überwachung, die z. B. von der Hamburger Gesundheitsbehörde zu einer »gesundheitlichen Gesamtbeobachtung des Lebens« mittels eines »Zentralen Gesundheitspaßarchivs« ausgebaut wurde, bildete die Grundlage für eine gesundheitspolitische Leistungsdiagnose und etwaige Zwangsmaßnahmen (ALY; ROTH 1984). Der Ausbruch des Krieges verhinderte die Pläne der DAF, für alle Arbeitenden einen solchen Gesundheitspaß als Erweiterung des Gesundheitsstammbuches einzuführen.

• Eine der erschütterndsten Folgen der von rassenbiologisch-sozialdarwinistischen Gedanken getragenen, nur am Leistungsprinzip orientierten Medizin war die Dehumanisierung des ärztlichen Umgangs mit Kranken und Behinderten. Ausgehend von völlig ungenügenden genetischen Kenntnissen, wurde unter grotesker Überbewertung des Erbfaktors versucht, sogenannte »Erbkrankheiten« durch Sterilisierung der Betroffenen auszuschalten (»Gesetz zur Verhütung erbkranken Nachwuchses«). Auf der Grundlage dieses Gesetzes wurden bis 1945 annähernd 350 000 Personen zwangssterilisiert. Bei der »Ausmerze«-Politik gegenüber schwer psychisch und physisch Geschädigten gewann die Kosten-Nutzen-Rechnung mit Kriegsbeginn besonderes Gewicht. In den mißbräuchlich »Euthanasie« genannten Aktionen zur Vernichtung »lebensunwerten Lebens« wurden 5 000 Kinder (Kinder-»Euthanasie«), über 70 000 erwachsene Geisteskranke (Aktion T 4) und eine große Anzahl Geisteskranker und Arbeitsunfähiger in den Konzentrationslagern (Aktion »14 f 13«) sowie eine unbekannte Zahl Kranker auch nach Einstellen der zentralen Aktion T 4 (im August 1941) in den psychiatrischen Anstalten getötet (MITSCHERLICH; MIELKE 1960; KAUL 1973; MAUSBACH; MAUSBACH-BROMBERGER 1979; NOWAK 1984a; Dokumente 1985; THOM 1985b). 1940 lag ein Gesetzentwurf vor, der »die Leidensbeendigung bei unheilbar Kranken und Lebensunfähigen« vorsah, und obwohl das Gesetz nicht verabschiedet wurde, fielen im Rahmen einer sich ständig verschlechternden Betreuung auch alte, leistungsunfähige Menschen sowie Schwerstkranke der dezentral fortgeführten Tötung von Patienten anheim (THOM; HAHN 1986) In den letzten Jahren der NS-Herrschaft, als im Bombenkrieg nur noch die Katastrophenmedizin zählte, wurden in noch völlig unbekanntem Ausmaße viele Alte, Sieche und »Asoziale«, die in Einrichtungen der öffentlichen Fürsorge lebten, Opfer der staatlich geplanten Vernichtung. Im Hamburger Bezirk entschied dabei der erwähnte Meldebogen zur Leistungsdiagnose über das weitere Schicksal der Insassen von Fürsorgeheimen (PFÄFFLIN 1985).

• Die ideologischen Ziele der NS-Medizin, gerichtet auf höchste Arbeits-, Wehr- und Fortpflanzungsfähigkeit, waren zentrale Begriffe der »**Neuen Deutschen Heilkunde**«. Kritik an der »entseelten« naturwissenschaftlichen Medizin, Propagierung von »Gesundheitspflicht«, »kämpferischer Vorsorge«, kostengünstigen Natur- und Volksheilkundeverfahren sowie Selbstversorgung auf dem Arzneimittelsektor dienten allein politischen und ökonomischen Zielen. Die mit der »Neuen Deutschen Heilkunde« angestrebte Synthese von Schulmedizin und Naturheilkunde zur Durchsetzung der faschistischen Leistungsmedizin wurde nie verwirklicht; bereits mit der verstärkten Kriegsvorbereitung von 1936 an und vollends nach Kriegsbeginn blieb die dominierende

Stellung der naturwissenschaftlich fundierten Medizin unerschüttert.[43]

• Für die Realisierung der **leistungsmedizinischen Vorhaben in den Betrieben** schien die DAF das geeignete Instrument.[44] Nachdem das »Gesetz zur Ordnung der nationalen Arbeit« vom 20. Januar 1934 die Belegschaften nach dem »Führer-Gefolgschafts-Prinzip« organisiert und das Arbeitsleben militarisiert hatte, sah die DAF im Rahmen der unmittelbaren Kriegsvorbereitung[45] ihre »zentral wichtige Aufgabe« in der »Leistungssteigerung des deutschen Arbeiters und der Heraufsetzung des Leistungsalters«.[46] Selbst führende Vertreter des Systems räumten ein, daß der 1936 proklamierte Vierjahresplan an Arbeitskraft und Gesundheit der Werktätigen ungeheure Anforderungen stelle, hofften aber, mittels einer umfassenden Bestandsaufnahme der Gesundheitsverhältnisse zu einem ». . . Tauglichkeitsurteil im Hinblick auf die individuelle Beanspruchung . . .« zu kommen[47] und ». . . den Arbeiter durch Arbeit leistungsstark zu erhalten . . .«[48] Die sich extrem verstärkende Ausbeutung (nach Kriegsbeginn waren Wochenarbeitszeiten von 58–65 Stunden nicht selten!) führte zu steilem **Anstieg der Krankheitsziffern**,[49] nachdem sich schon vor dem Krieg der Gesundheitszustand der Arbeiter verschlechtert hatte (KUCZYNSKI 1964). Obwohl im Krieg eine Veröffentlichung von Unfall- und Krankheitsstatistiken weitgehend unterbunden wurde, zeigen Statistisches Jahrbuch, Reichsgesundheitsblatt und Unterlagen aus Betriebsarchiven die dramatische Zunahme von Gesundheitsschäden. Trotz rücksichtslosen Terrors zur Verkürzung der Dauer von Krankschreibungen stieg z. B. im Mansfelder Kupferbergbau die Zahl der Kranken pro Tag von 307 im Jahr 1939 auf 602 im Jahre 1943 und betrug bis 17. Mai 1944 schon 578 (vgl. JONAS 1957, S. 431). Erschreckend war auch die Entwicklung einiger ansteckender Krankheiten: Bezogen auf das sich durch den Vormarsch der Roten Armee verkleinernde Territorium stiegen die 1939 gezählten 174 891 Diphtherie-, 153 539 Scharlach- und 7577 Typhus- und Paratyphusfälle im Jahre 1944 (erste 47 Wochen) auf 252 084 Fälle Diphtherie, 263 895 Fälle Scharlach und 15 149 Fälle Typhus und Paratyphus (vgl. KUCZYNSKI 1964, S. 306). War die Zahl der Unfälle, bezogen auf 10 000 beschäftigte Versicherte, von 1932 bis 1937 bereits von 339 auf 565 gestiegen (vgl. KUCZYNSKI

1982, S. 181), so nahm in den folgenden Jahren die Unfallrate weiter zu – z. B. von durchschnittlich 22,6% in den Jahren 1933–1939 auf 27,4 % von 1940–1944 (ohne 1941) im Mansfelder Kupferbergbau (vgl. JONAS 1957, S. 410).

Die Vorstellungen der DAF vom Betrieb als einer primären Gesundheitseinrichtung, in der die »Gesundheitsführung« realisiert werden sollte, erwiesen sich unter diesen Bedingungen als undurchführbar. Was z. B. den Betriebssport anbetraf, so mußte der Sportarzt schon 1938 feststellen, ». . . daß bei den heutigen Arbeitsanforderungen verhältnismäßig nur wenige so viel Kraftüberschuß haben, daß sie nebenbei noch Leibesübungen treiben können . . .«.[50] Während Ärzte im Auftrag des Reichsministers für Ernährung und Landwirtschaft an Gefangenen im Zuchthaus Waldheim noch »wissenschaftliche Untersuchungen« durchführten, ». . . ob die der Bevölkerung zur Verfügung stehenden Kartensätze ausreichend sind oder nicht . . .«,[51] stellte die Antifaschistische Aktion Deutschlands, Ärztesektion, in einem Flugblatt vom März 1942 fest: »Jeder Arzt muß heute schon zugeben, daß die werktätige Bevölkerung an der Grenze ihrer Leistungsfähigkeit angelangt ist, . . . Die Wirklichkeit entlarvt die sogenannte Reichsgesundheitsführung als ein rücksichtsloses Machtinstrument der Nationalsozialisten, um das Schicksal des deutschen Volkes mit dem Untergang der Hitlerregierung zu verketten.«[52]

Auch das verhaßte Betriebsärztesystem konnte Krankheit und Leistungsverweigerung nicht verhindern, und zugleich forderten unmenschliche Arbeitsbedingungen bei unzureichender Ernährung, rigoroses »Gesundschreiben« und Terror gegen »Bummelanten« und Zwangsarbeiter ungezählte Opfer der Leistungsmedizin, die in vielen Fällen Beihilfe leistete bei einer »Vernichtung durch Arbeit« (Medizin im Nationalsozialismus ²1982).

8.4. Die Auswirkungen des leistungsmedizinischen Konzepts auf die medizinische Ausbildung und Forschung

Studiert man die von den Alliierten nach dem Krieg in Auftrag gegebenen »Fiat Review of German Science«,[53] worin »Naturforschung und Medizin in Deutschland 1939–1946« referiert werden, so stimmen die Schwerpunkte mit den in den jeweiligen Fachzeitschriften publizierten Ergebnissen überein, und es finden sich wenige Hinweise auf einen Mißbrauch der Forschung für die Ziele des NS-Staates. Eine umfassende, gründliche Auswertung zum Beitrag der medizinischen Forschung für die theoretische Begründung und Durchsetzung der faschistischen Gesundheitspolitik existiert nach unserer Kenntnis nicht. Am ehesten untersucht ist die Rolle von Genetik und Anthropologie (LILIENTHAL 1984; MÜLLER-HILL ²1985); zu anderen Disziplinen, z. B. zur Pharmakologie (ROTH 1982; 1985b), gibt es bislang nur einige Fallstudien. Dieser Stand der Forschung reflektiert nur bruchstückhaft die Aufgaben, welche einer auf Rassenbiologie und Leistungsmedizin ausgerichteten medizinischen Forschung von der NS-Führung zugewiesen wurden.

Die Universitäten und Hochschulen stellten im Frühjahr 1933 den Schwerpunkt in der Faschisierung der deutschen Wissenschaft dar.[54] Nach einer Statistik des Academic Assistance Council in London waren bereits Mitte 1933 mehr als 750 Wissenschaftler als »Nichtarier« oder politische Gegner des Naziregimes entlassen worden, davon allein 235 aus den Bereichen der Medizin und Biologie (vgl. GRAU; SCHLICKER; ZEIL 1979, S. 4f.). Die Gleichschaltung der medizinischen Fakultäten vollzog sich im allgemeinen relativ reibungslos (KAISER; VÖLKER 1985; KATER 1985), und die personellen Veränderungen[55] waren begleitet vom Zugriff auf die medizinische Hochschulforschung, die »jene Werkzeuge« liefern sollte, ». . . die den deutschen Menschen stark, leistungsfähig und lebensfroh macht . . .«.[56]

Die Orientierung auf Leistungsmedizin und Kriegsvorbereitung drückte sich schon sehr bald in den Lehrinhalten aus.[57] Daß die NS-Führung diesen Vorgang zunächst für ziemlich brisant hielt, zeigt sich in der Anweisung an die Presse, Zurückhaltung bei der Berichterstattung zu üben.[58] Im Vorlesungsverzeichnis der Leipziger Medizinischen Fakultät kündigten die Pharmakologen bereits für das Winterhalbjahr 1934/35 eine Vorlesung zum Thema »Gaskampfstoffe und gewerbliche gasförmige Gifte« an, die bis 1939 gelesen wurde; 1940 folgte eine Vorlesung »Wehrpharmakologie«, 1941 wurden »Wehrpharmakologie und -toxikologie« in die Hauptvorlesung integriert, und in den Sommersemestern 1943/44/45 stand »Toxikologie der Kampfstoffe und Therapie der Kampfstoffverletzungen« auf dem Plan. Die Physiologen lasen »Arbeits-, Sport- und Wehrphysiologie«, die Internisten »Naturgemäße Heilmethoden«, und die Vorlesung »Psychiatrische und Nervenklinik« erhielt den Zusatz »einschließlich Wehrpsychologie«. Die Aufnahme leistungs- und wehrmedizinischer Themen in den Vorlesungsstoff wurde zur Pflicht gemacht. Ein Rundschreiben des Reichsministers für Wissenschaft, Erziehung und Volksbildung,[59] das »Richtlinien für die wehrmedizinischen Universitätsvorlesungen« enthielt, ging 1939 den Universitäten über die nachgeordneten preußischen Dienststellen der Wissenschaftsverwaltung und die Unterrichtsverwaltung »der Länder mit Hochschulen einschließlich Ostmark« zu. Darin wurde konstatiert, daß sich die Medizin in zunehmendem Maße Zweckforschungen zugewandt habe, insbesondere der Erforschung körperlicher Beanspruchung bei der beruflichen Arbeit, woraus ». . . unter Beteiligung fast aller Fächer eine Arbeits-, Berufs-, Gewerbe-, Sport- usw. -medizin . . .« begründet worden sei. Die Physiologie, Pathologie, Toxikologie, Hygiene usw. der beruflichen und außerberuflichen Beanspruchungen seien bereits zu Forschungs- und Lehrfächern der Hochschulen erhoben, womit Hochschullehrern und Studenten die Beschäftigung mit solchen Fragen zur Pflicht gemacht worden sei, ». . . die für die Erhaltung und Steigerung der Arbeitskraft des Volkes von größter Bedeutung sind . . .«. Aus den gleichen Erwägungen habe das Ministerium für Wissenschaft, Erziehung und Volksbildung gemeinsam mit den zuständigen Stellen der Wehrmacht die Wehrmedizin als öffentliches Lehr- und Studienfach in den Studienplan der Universitäten aufgenommen. Neben der »Schädenheilung« und »Schädenverhütung« bestehe die Aufgabe der Wehrmedizin darin, ». . . die Entfaltung des Wehrwillens durch Beseitigung hemmender Umwelteinflüsse zu begünstigen (Leistungssteigerung) . . .«. Die genannten Aufgaben seien als Forschungs- und Lehrgegenstand verschiedenen Fächern zugehörig, wobei Physiologie, physiologische Chemie, allgemeine Pathologie und pathologische Anatomie, Chirurgie, Innere Medizin, Psychiatrie, Pharmakologie und Toxikologie sowie Hygiene genannt werden.

Weniger offenkundig als in der Lehre sind entsprechende Themen in der Forschung nachzuweisen, da die Forschungsberichte meist geheim waren, die Ergebnisse nicht in Fachzeitschriften publiziert und auch nicht in den »Fiat Review« referiert wurden. Muß man schon den Versuch, unter den Bedingungen der faschistischen Diktatur die »Reinheit der Forschung« zu verteidigen, als politischen Akt und die Annahme von Forschungsgeldern von Großindustrie und Heeresdienststellen als Kollaboration bezeichnen (MEHRTENS 1980), so gingen viele Wissenschaftler weit darüber hinaus und boten ihre Dienste an.[60]

Auf die Wissenschaftspolitik hatte das Monopolkapital mit der zunehmenden staatsmonopolistischen Verschmelzung von Monopolen, Staat und Nazipartei immer stärkeren Einfluß genommen. Bereits im Oktober 1920 war die »Notgemeinschaft der deutschen Wissenschaft« gegründet worden, welche durch die einen »Stifterverband« bildenden Spitzenverbände von Großindustrie, Banken, Großhandel und Großagrariern finanziert[61] und vom Aufsichtsratsmitglied der IG Farben, Dr. Friedrich Schmidt-Ott[62], bis zum Mai 1933 geleitet wurde. Neben der »Förderung von naturwissenschaftlichen, technikwissenschaftlichen und medizinischen Forschungen«[63] hatte die »Notgemeinschaft der deutschen Wissenschaft« in der Weimarer Republik im guten Einvernehmen mit dem Auswärtigen Amt, der Marine- und Heeresleitung und der Medizinalverwaltung trotz Versailler Vertrag »...die notwendige enge Verbindung zwischen Wehrmacht und Wissenschaft...« geschaffen.[64] Nach der Errichtung der faschistischen Diktatur erfolgte wie an den Hochschulen auch an den Akademien und übrigen Forschungseinrichtungen die Gleichschaltung zunächst über die Personalpolitik und dann durch thematische Indienststellung des Forschungspotentials. In Vorbereitung des geplanten Aggressionskrieges strebte man eine straffe Zusammenführung kriegswichtiger Forschungen an. Als neues Koordinierungsgremium für die Arbeit der mehr als 1800 Institutionen von Wissenschaft und Technik wurde daher am 16. März 1937 der »Reichsforschungsrat«[65] gegründet, gedacht als »Generalstab der Forschung«.[66] Nach dem Selbstmord des ersten Präsidenten des Reichsforschungsrates, des Generals und Professors für Wehrtechnik Karl Becker[67], übernahm der Reichserziehungsminister Dr. Bernhard Rust 1940 dieses Amt.[68] Aber neben der Ministerialbürokratie um Rust versuchten zahlreiche Interessengruppen – häufig gegeneinander agierend – gemeinsam mit Vertretern der Monopole ihre wissenschaftspolitischen Vorstellungen zu realisieren. Das waren vor allem der Kreis um Göring und die besonders von der IG Farben beherrschten Vierjahresplanbehörden, Goebbels' Stab im Propagandaministerium, die Gruppe um den »für die Überwachung der gesamten geistigen und weltanschaulichen Erziehung der NSDAP« von Hitler eingesetzten Alfred Rosenberg, der Stab von Hitlers Stellvertreter in der NSDAP-Reichsleitung, Rudolf Heß, die Reichsdozentenführung, der Sicherheitsdienst der SS und nicht zuletzt die Reichsführung der SS unter Heinrich Himmler. Dieser versuchte, über das von ihm 1935 gegründete und mit pseudowissenschaftlichen Arbeiten zur historischen, ethnologischen und anthropologischen Begründung eines Führungsanspruches der »nordischen Rasse« beauftragte »Ahnenerbe. Studiengesellschaft für Geistesgeschichte e. V.« (KATER 1974) seinen Einfluß auf die Wissenschafts- und Hochschulpolitik auszuweiten. Über das »Ahnenerbe« sowie weitere Instanzen (vgl. Kap. 15) wurden die barbarischen Menschenversuche in den Konzentrationslagern durchgeführt (KOGON 1948; BAADER 1986). Nach dem Scheitern der Blitzkriegspläne sollte der als unzulänglich erkannte Reichsforschungsrat 1942 unter Görings Leitung reorganisiert werden und »...die Forschung für die Kriegsführung fruchtbar gestalten...«.[69] Aber auch der von Göring mit der Leitung eines Planungsamtes im Reichsforschungsrat zur Intensivierung der Forschung und beschleunigten kriegstechnischen Auswertung beauftragte Prof. Osenberg, der immerhin 15000 Wissenschaftler und anderes Fachpersonal in der »Aktion Osenberg« uk stellen ließ und noch 1943 50 Mio. RM für »Arbeitsgemeinschaften der angewandten Forschung« erhielt (vgl. NIPPERDEY; SCHMUGGE 1970, S. 64), konnte die verheerende Niederlage nicht verzögern.

Es ist in Anbetracht der vielfältigen Einflußnahme faschistischer Dienststellen und Interessengruppen auf die Forschung erstaunlich, daß z. B. das Leipziger Universitätsarchiv wenig Unterlagen zu diesen Vorgängen enthält. Allerdings sind nicht alle Akten der Medizinischen Fakultät mehr zugänglich.

Interessante Hinweise auf Forschungsthemen, deren Ergebnisse nicht publiziert wurden, erhält man aus den »Doktorbüchern« der Medizinischen Fakultät,[70] da die Promotionsthemen meist zum Forschungsbereich des betreuenden Hochschullehrers Bezug hatten. So vergab der Leipziger Lehrstuhlinhaber für Hygiene, Prof. Dresel, Promotionsthemen über die Wohnlager der ausländischen Zivilarbeiter und die damit zusammenhängenden »volksgesundheitlichen Belange«,[71] Themen zu leistungsmedizinischen Fragen wurden von Internisten, Pharmakologen und Versicherungsmedizinern ihren Doktoranden überlassen.[72] Eine verhältnismäßig große Anzahl pharmakologischer Dissertationen beschäftigt sich mit Kampfstoffen. Nur eine dieser Arbeiten[73] ist unter dem tatsächlichen Thema – wenn auch mit dem Vermerk »geheim« – verzeichnet; die Veröffentlichung wurde gesperrt, »...da Arbeiten über Kampfstoffschäden für die Dauer des Krieges nicht veröffentlicht werden dürfen.«[74] Alle weiteren Arbeiten über Kampfstoffe erschienen dann 1944/45 mit Tarntiteln.[75]

Gerade die Pharmakologie erwies der leistungsmedizinischen Ausrichtung der NS-Medizin große Unterstützung. Lag doch der Gedanke nahe, mittels Pharmaka Leistungsreserven zu mobilisieren. »Das Beispiel Pervitin« (ROTH 1985b) zeigt nicht nur den Versuch einer Realisierung dieses Vorhabens durch Pharmakologie und pharmazeutische Industrie, sondern auch die erstaunliche Bedenkenlosigkeit, mit der Ärzte ein ungenügend geprüftes Mittel verschrieben und seine schweren Nebenwirkungen negierten. Das hing wesentlich mit den Hoffnungen zusammen, die auf eine solche »Leistungsdroge« gesetzt wurden, als auf dem Höhepunkt des Vierjahresplanes infolge Arbeitshetze und Lohnstop-Politik die Belegschaften verstärkt mit Leistungsverweigerung reagierten (MASON 1975). Weder Aufrufe zum »Leistungskampf der Betriebe« oder zum »Reichsberufswettkampf« noch Appelle an den Leistungswillen oder an »die seelische Eigenart des deutschen Menschen«[76] zeigten Erfolg, so daß man zu betrieblichen Maßnahmen (Leistungsanalyse und -lohn, Betriebsärztesystem, arbeitsmedizinische Vorkehrungen) gezwungen war, die vor allem in den Rüstungsbetrieben Leistungsbereitschaft und -fähigkeit erhöhen sollten. 1938 zeigte sich dann die erwünschte Möglichkeit, einen »chemischen Befehl«[77] zu erteilen. Die Berliner Temmler-Werke brachten in diesem Jahr – in Abwandlung des schon Ende der 20er Jahre in den USA als Stimulans verbreiteten Ephedrin-Derivats Amphetamin – das Metamphetamin als »Pervitin« auf den Markt.[78] Die »Karriere« des Pervitin ist bei ROTH (1982) ausführlich beschrieben; hier soll nur gezeigt werden, wie die Leistungsmedizin ohne jede Rücksicht auf schädliche gesundheitliche Folgen die Anwendung des Pervitin sogar als »höchstes Gebot« ansah, »...wenn es um den letzten Einsatz für das Ganze geht...«.[79] Diese Einstellung kam nicht nur den sozialpolitischen Erfordernissen, sondern auch den Profitinteressen der deutschen pharmazeutischen Industrie zugute. Bei den Tierexperimenten hatte sich bereits gezeigt, daß der zentral stimulierende Effekt noch stärker als beim Amphetamin gegenüber den peripheren Wirkungen auf Atmung und Kreislauf im Vordergrund stand, was als »...von besonderer Bedeutung für die therapeutische Verwertbarkeit...«[80] erkannt wurde. Nach ungenügender klinischer Testung und in weitgehender Unkenntnis von Wirkungsmechanismus und Nebenwirkungen verschrieben Ärzte oft sehr großzügig das auch rezeptfrei erhältliche Mittel und berichteten von ihren »therapeutischen Erfahrungen« mit Pervitin bei Leistungsabfall, Ermüdungserscheinungen, bei »Arbeitsunlustigkeit« in der Rekonvaleszenz, bei Morphinsucht, Depressionen und Schizophrenie, Kreislaufstörungen jeder Art, Neuritiden usw.[81] (Abb. 17) Obwohl bei der massenhaften Pervitin-Aufnahme, vor allem durch die Mittelschichten, Suchterscheinungen bald manifest wurden, spielten die Ärzte – häufig selbst Pervitin-Konsumenten – dieses Problem herunter. Die Opfer des Pervitins wurden z. T. sogar als »Neuropathen und Psychopathen« bezeichnet, denn »geistig normale Menschen« neigten angeblich weniger zum Pervitinmißbrauch und seien »...weniger gefährdet, da sie nach Aufhören der ärztlichen Pervitinverordnung kaum noch Sucht verspüren.«[82] Aber die immer offenkundigeren Gefahren gehäufter Sucht und schwerer psychischer Zusammenbrüche, die auch offiziell zugegeben werden mußten,[83] zwangen zu administrativen Maßnahmen. Reichsgesundheitsführer Conti, der erkennen mußte, daß auch die 1939 erlassene Rezeptpflicht für Amphetamin und Metamphetamin die Einstellung vieler Ärzte zum Pervitin nicht änderte, unterstellte dieses schließlich 1941 dem Betäubungsmittelgesetz. Zugleich zeigt sich wieder die Ambivalenz der NS-Gesundheitspolitik: Während den bisherigen,

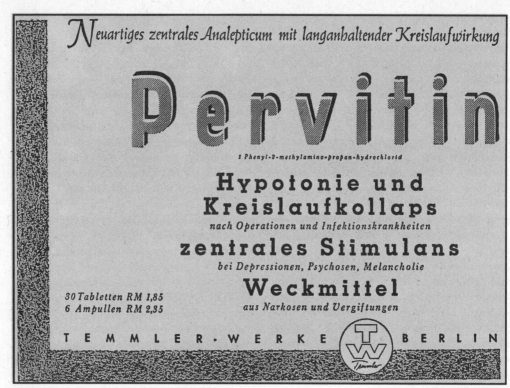

Abb. 17 Reklame für Pervitin
Quelle: Dtsch. Ärztebl. – **71** (1941). – Anzeigenseite VI

hauptsächlich mittelständischen Konsumenten der Zugang zum Pervitin versperrt wurde, erlebte dieses breite Anwendung bei Experimenten zur Leistungssteigerung in Arbeitsprozeß und Wehrmacht und fand Eingang in die psychiatrischen Anstalten. Besonders seit 1940/41 wurde ein »Modernisierungsprogramm« in der Psychiatrie in Angriff genommen. Dazu diente die Einführung einer »aktiven Therapie« mit risikoreichen Verfahren (Insulinschocktherapie, Cardiazolkrampf- und Elektrokrampfbehandlung), deren Ergebnis für den Patienten entweder eine wenigstens partielle Arbeitsfähigkeit oder Vernichtung hieß. In diesem Programm erlangte auch Pervitin besondere Bedeutung, sowohl als »Adjuvans« bei der Schocktherapie[84] als auch in der anschließenden Arbeitstherapie »... zur Hebung der Arbeitsfreudigkeit und Leistungsfähigkeit bei der Beschäftigung Geisteskranker...«.[85]

In der Wehrmacht wurde Pervitin zunächst ohne Einschränkung verabreicht, aber auf der Grundlage eines wissenschaftlichen Programms, das die Forschungsabteilung der Militärärztlichen Akademie, das Dortmunder Kaiser-Wilhelm-Institut für Arbeitsphysiologie und pharmakologische Universitätsinstitute erarbeitet hatten, erfolgte im Krieg die Anwendung von Stimulantien zugleich mit »Energetica« (Dextrose, Laevulose, Lezithin, Phosphate, Vitamine), um den erhöhten Energieverbrauch auszugleichen und die Erholungszeit zu verkürzen. Experimente mit dem Ziel, die »subjektive Leistungsgrenze« durch chemische Verbindungen hinauszuschieben, waren von Arbeitsphysiologen bereits Anfang der 30er Jahre methodisch ausgearbeitet worden.[86] Unter den »objektivierenden« Versuchsbedingungen im Dortmunder Institut erwies sich Pervitin den bisher getesteten Verbindungen weit überlegen, denn es bewirkte »... eine deutliche Steigerung des Arbeitstempos ohne Einschränkung der Exaktheit der Arbeit, ferner Steigerung der Lerngeschwindigkeit, Aufmerksamkeit und Konzentrationsfähigkeit.«[87] Zugleich wurde erkannt, daß Pervitin die »subjektive Grenze des Nichtmehrkönnens« hinausschiebt, daß es die normalerweise »als Schutz gegen eine zu weit gehende Ausschöpfung« zurückbehaltenen Leistungsreserven verbraucht und damit zu akuter Überanstrengung führen kann.[88] Aber Warnungen vor diesem Pervitin-Effekt[89] beinhalteten doch immer den Hinweis auf »besondere Indikationen«, so, »... wenn es notwendig ist, unter höchstem Einsatz einmalige Maximalleistungen zu erreichen, wie das z. B. im Kriege der Fall sein kann...«[90] Das bezog sich nicht nur auf die Fronttruppen, sondern ebenso auf die »Heimatfront«, an der mit den von der Wissenschaft gelieferten Mitteln aus Frauen, Alten, Jugendlichen und Zwangsarbeitern letzte Leistungsreserven herausgeholt wurden. Die erfolgversprechenden Bemühungen der Wissenschaftler um die Realisierung des leistungsmedizinischen Konzepts, das direkt den Zielen der NS-Politik diente, waren eine der Ursachen für die nach 1936 stetig wachsende Bedeutung der zuvor geschmähten naturwissenschaftlichen Forschungen in der Medizin.[91]

Die Forschung hatte also Wege zu maximaler Leistungssteigerung gewiesen, als mit dem Beginn des faschistischen Eroberungskrieges propagandistische Mittel und repressive Maßnahmen nicht mehr ausreichend wirksam waren. Es gab aber Bereiche, für die keine oder ungenügende wissenschaftliche Standards oder Einflußmöglichkeiten existierten. Das betraf z. B. die objektive Erfassung von Leistungskriterien, die Bestimmung der individuellen Arbeitstauglichkeit, die Stimulierung von Leistungswillen und -fähigkeit, Prophylaxe und Therapie verschiedener gesundheitspolitisch besonders relevanter Krankheiten sowie die Beschleunigung der Wiederherstellung von Leistungsfähigkeit bei Kranken. Zur Intensivierung der Forschung auf diesen Gebieten, von der man sich großen wirtschaftlichen Nutzen versprach, erfolgte die **Gründung leistungsmedizinischer Institute** in Leipzig[92] und Stuttgart[93]. Für den Leiter des Amtes für Gesundheit und Volksschutz der DAF, W. Bockhacker, wurde »... der Schlußstein zu dem großen Gebäude der Arbeits- und Leistungsmedizin gelegt, als Dr. Ley seine Zustimmung zur Gründung der arbeits- und leistungsmedizinischen Forschungsinstitute gab...«.[94] Für Bockhacker umfaßte das Aufgabenspektrum der neuzugründenden Institute an erster Stelle die Bereitstellung einfacher Methoden zur Funktionsprüfung des Werktätigen am Arbeitsplatz, des weiteren die Ursachenermittlung von Arbeitsschäden (auch zur raschen Klärung versicherungsrechtlicher Fragen), die Angliederung klinischer »Genesungsabteilungen« zur Durchführung einer »Wiederherstellungstherapie«, Zusammenarbeit mit den Betriebsärzten bei Leistungsdiagnostik, Schadenserkennung und -erfassung sowie Arbeitsgestaltung, wissenschaftliche Zusammenarbeit mit bestehenden arbeitsmedizinischen Instituten zur Durchführung arbeitsphysiologischer und physikalisch-chemischer Untersuchungen sowie mit Instituten für Ernährungsforschung. Scheinen einige der genannten Ziele durchaus im Sinne einer wissenschaftlichen Arbeitsmedizin zu liegen, lassen die Verhandlungen um die Gründung des Leipziger Instituts für Arbeits- und Leistungsmedizin keinerlei Zweifel am eigentlichen Zweck dieser Einrichtung: Rasche, effektive Erhöhung bzw. Wiederherstellung der Leistungsfähigkeit, d. h. der Arbeits- und Wehrfähigkeit, sowie Heraufsetzung des Leistungsalters.[95]

Am 5. März 1941 fanden über die Angliederung eines Instituts für Arbeitsmedizin an die Leipziger Medizinische Universitätspoliklinik Verhandlungen statt, an denen Reichsorganisationsleiter Ley, Reichsstatthalter und Gauleiter Mutschmann, Reichsamtsleiter Dr. Bockhacker und der Dekan der Medizinischen Fakultät der Universität Leipzig, Prof. Dr. Max Hochrein, teilnahmen.[96] (Abb. 18) Dieses »... für die Erhaltung der Arbeitskraft des deutschen Volkes hochbedeutsame Institut...« sollte vom Direktor der Medizinischen Universitätspoliklinik, Prof. Hochrein, geleitet werden, wobei »engste Zusammenarbeit« vor allem mit dem Direktor des Psychologischen Instituts der Universität, Prof. Dr. Lersch, geplant war.[97] Hochrein schien als Leiter des Instituts besonders geeignet, sowohl von der politischen Einstellung als auch vom fachlichen Profil her.[98] Bereits Offizier im ersten Weltkrieg und danach der monarchistischen Rechten zugehörig, wurde er 1933 NSDAP-Mitglied; zu seinen Patienten zählten hohe NS-Funktionäre wie Ley oder Mutschmann. Ihnen verdankte er starke Förderungen, wogegen das Verhältnis zu den Fachkollegen z. T. gespannt war. Diese warfen ihm vor, er habe »... ein vielfach zur Überheblichkeit gesteigertes Selbstbewußtsein, eine oft hemmungslose egoistische und egozentrische Art, die mit einer weitgehenden Unbedenklichkeit in der Wahl der Mittel verbunden ist, eine Neigung zu

Ref.: Lohde Entwurf 70

Dresden, am 21. Juni 1941

An
den Leiter der Abteilung
Gesundheit und Volksschutz
beim Zentralbüro der Deutschen
Arbeitsfront
Herrn Dr. Bockhacker
Berlin-Schöneberg
Durlacher Str. 2

Abg. 21. 6. 41

Betr.: Institut für Arbeits- und Leistungsmedizin an der Universität Leipzig.

In der Besprechung am 29. Mai 1941 bei Herrn Professor Dr. Hochrein in Leipzig hat Herr Dr. Zapel als einmalige Ausgabe an Mitteln von der Deutschen Arbeitsfront 133 000 RM für die Errichtung eines Instituts für Arbeits- und Leistungsmedizin an der Universität Leipzig unter Leitung von Herrn Professor Dr. Hochrein und ferner für die fortlaufende Unterhaltung dieses Instituts für die nächsten 2 Jahre einen Betrag von je 15 000 RM zugesichert und eine schriftliche Zusicherung hierüber in Aussicht gestellt. Dabei ist das Ministerium für Volksbildung gebeten worden, der Deutschen Arbeitsfront eine schriftliche Zusicherung zu senden, daß nach Errichtung des Instituts mit den vorgesehenen Mitteln auch weiterhin die Aufrechterhaltung des Instituts gewährleistet wird und der Staat die weitere Finanzierung übernimmt.

Diese Zusicherung wird Ihnen hiermit gegeben, jedoch unter dem Vorbehalt, daß auch der Herr Reichsminister für Wissenschaft, Erziehung und Volksbildung und der Herr Reichsminister der Finanzen der Errichtung des genannten Instituts zustimmen.

Im Finanzministerium
zur Mitzeichnung
vorzulegen

Im Auftrag:

Abb. 18 Schreiben der Gauleitung Sachsen der NSDAP betr. Gründung eines arbeitsmedizinischen Instituts an der Universität Leipzig

Quelle: Staatsarchiv Dresden. Sächs. Min. f. Vobi. Nr. 10209/68, Bl.70

ständiger und schrankenloser Propaganda und Reklame für sich, die unerträglich wirkt und öfters die Leistungen anderer in den Hindergrund stellt ...«.[99] Als Kreislaufforscher, der sich mit den Beziehungen zwischen Arbeitstätigkeit und Kreislauf beschäftigte, war er auch international bekannt, obwohl nicht unumstritten.[100] Da Herz-Kreislauf-Erkrankungen nicht nur in der Todesursachenstatistik an vorderer Stelle standen, sondern oft schon zu Beginn des »Erwerbslebens« auftraten und dann aufgrund ihres chronischen Charakters »hohe regelmäßige Aufwendungen« nötig machten, sollte »... der Kampf gegen sie, gleichzeitig ein Teil des Kampfes um die Erhaltung der jugendlichen Leistungsfähigkeit, eine der wichtigsten Forderungen an die Forschung und die Gesundheitsführung der Zukunft ...« sein.[101] Mit den übermäßigen Anforderungen des Vierjahresplans und vor allem nach Kriegsbeginn stiegen die überlastungsbedingten Herz-Kreislauf-Erkrankungen stark an, so daß Abhilfe nötig schien. Hochreins Forschungen zum Zusammenhang von Kreislauferkrankungen mit Arbeitsübermüdung, deren Bedeutung für Leistungs- und Wehrfähigkeit[102] und der erhoffte ökonomische Nutzen sicherten ihm nicht nur Förderung durch die DAF, die ihm für 1941 einen Betrag bis zu 133000 RM, für weitere 2 Jahre je 15000 RM zusagte,[103] sondern auch das Interesse und die Unterstützung der Industrie.[104] Trotz der Proteste des Direktors des Pharmakologischen Instituts, Prof. Gros,[105] erwirkte Hochrein über Gauleiter Mutschmann, daß mehrere Räume des Pharmakologischen Instituts dem Institut für Leistungsmedizin für den Ausbau einer Bettenstation zur Verfügung gestellt wurden.[106] Im Oktober 1941 begann die Arbeit des Instituts im Rahmen der Medizinischen Poliklinik; die Nutzung der Bettenstation konnte erst nach Abschluß der Bauarbeiten im April 1943 erfolgen,[107] aber bereits im Dezember zerstörte ein Luftangriff die Station und machte das Vorhaben, diese »klinische Beobachtungsabteilung« auch als Weiterbildungseinrichtung für Betriebsärzte zu nutzen, hinfällig. Die weitgesteckten Ziele der DAF, an den Instituten für Arbeits- und Leistungsmedizin die wissenschaftlichen Grundlagen für eine faschistische Gesundheitspolitik der Zukunft erarbeiten zu lassen,[108] konnten durch Mangel an Mitteln, kriegsbedingte Schäden und schließlich die verheerende Niederlage nicht realisiert werden.

Hochrein legte seine Vorstellungen über die Aufgaben des Leipziger Instituts in einem Schreiben vom 28. 7. 1941 an den Rektor der Leipziger Universität folgendermaßen dar: »Das Institut für Arbeits- und Leistungsmedizin beschäftigt sich mit der Erforschung der Vorgänge, die dazu beitragen können, die körperliche Leistungsfähigkeit lange Zeit zu erhalten bzw. zu steigern. Eine weitere Aufgabe sieht das Institut in der Ausarbeitung von Maßnahmen, um die Anfälligkeit für Krankheiten beim schaffenden Menschen zu verhüten. Das Institut arbeitet an dieser Aufgabe in Gemeinschaft mit dem Psychologischen Institut sowie im Einverständnis mit dem Herrn Reichsgesundheitsführer mit der Gesundheitsführung der Deutschen Arbeitsfront. Da das Ziel des Instituts nicht nur in der Erforschung neuer Erkenntnisse, sondern auch in der Belehrung der Ärzte, denen besonders die Betreuung der schaffenden Menschen obliegt, d. h. der Betriebsärzte, besteht, braucht das Institut außer einer größeren Zahl von Laboratorien auch eine klinische Beobachtungsabteilung ...«.[109] Neben der Forschung widmete sich das Institut, dem außer Direktor und technischem Personal noch drei beamtete wissenschaftliche Assistenten — darunter ein Psychologe — angehörten, auch Lehraufgaben. Vom Sommersemester 1943 bis zum Sommersemester 1944 wurden »Übungen zur Leistungspsychologie« durchgeführt, die im Wintersemester 1944/45 unter dem Thema »Psychologie des Arbeiters« (Übungen) ihre Fortsetzung fanden. Aus den aus dem Leipziger Institut hervorgegangenen Publikationen (das vor den Bombenangriffen gerettete wissenschaftliche Material wurde nach Kriegsende von der amerikanischen Besatzungsmacht mitgenommen [110]) läßt sich ersehen, wieweit die Vorgaben der DAF und Hochreins Vorstellungen verwirklicht werden konnten. Gemeinsam mit seiner Assistentin I. Schleicher hat Hochrein 1943 eine Zusammenfassung seiner Ergebnisse vorgelegt (»Ärztliche Probleme der Leistungssteigerung«[111]), die 1944 überarbeitet unter dem Titel »Leistungssteigerung, Leistung, Übermüdung, Erholung«[112] erschien. Daneben veröffentlichte Hochrein in Fachzeitschriften zu Fragen der Übermüdung.[113] Welchem Anliegen er seine Arbeiten unterordnete, geht aus dem Vorwort seines Buches hervor: »In dem Bewußtsein des Kampfes um Sein oder Nichtsein verlangt der totale Krieg den Einsatz aller verfügbaren körperlichen, geistigen und seelischen Kräfte.

Ausdauer sowie die Fähigkeit zu höchster Leistungssteigerung entscheiden über Sieg und Untergang. Für jeden Soldaten an der Front arbeitet in der Heimat ein Anderer das doppelte Maß, das er in Einsicht der Notwendigkeit und beeindruckt durch das gewaltige Geschehen unserer Tage bis an die Grenze des Möglichen zu steigern sucht ... stellt doch das Leistungsprinzip die Grundlage unserer Weltanschauung dar.«[114]

Im Mittelpunkt aller von Hochrein geleiteten Forschung stand das Problem der Ermüdung, deren Folgen für den physischen und psychischen Zustand des Individuums sowie Bemühungen um therapeutische Möglichkeiten zur Überwindung schwerer Ermüdungsfolgen. Das beinhaltete die von der DAF geforderte Bereitstellung einfacher Methoden der Funktionsprüfung ebenso wie effektive Behandlungsmethoden bei verminderter Leistungsfähigkeit. Obwohl Hochrein nicht den Begriff »Wiederherstellungstherapie« verwendet, entsprachen die von ihm angewandten Verfahren der von der DAF gewünschten leistungsmedizinischen »Wiederherstellungstherapie«.

Wenn Hochrein und Schleicher die Leistung definieren als den »... Arbeitseffekt, der aus dem Zusammenwirken des seelisch-intellektuell bedingten Arbeitstriebes und der organischen Arbeitskraft gebildet wird ...«,[115] so lagen für sie Angriffspunkte zur Leistungssteigerung nur am Individuum, nicht in der Verbesserung der Arbeitsbedingungen. »Übermüdungskrankheiten« sahen sie als Ergebnis von Dauerleistungen »... unter Einsatz aller körperlichen und geistigen Reserven ...« an.[116] Für die bei ihren Patienten gehäuft auftretenden peptischen Ulcera, Hypertonien, Herzinfarkte, »neurozirkulatorische Dystonien« oder unklaren Organbeschwerden betrachteten sie die Übermüdung als kausalen Faktor und suchten nach begleitenden Änderungen physiologischer und biochemischer Parameter. Dazu führten sie auch Experimente mit mehrtägigem Schlafentzug durch, den sie für ein besseres Modell der Übermüdung hielten als kurzzeitige Höchstleistungen.[117] Da die Versuchsunterlagen nicht mehr verfügbar sind, ist über die Probanden für diese äußerst belastenden Versuche nichts bekannt. Für die durch Übermüdung ausgelösten Beschwerden, die Hochrein und Schleicher auf Funktionsstörungen verschiedener Organsysteme zurückführten, sahen sie eine »wahrscheinlich nervös bedingte Fehlsteuerung des peripheren Kreislaufs«, von Hochrein als »neurozirkulatorische Dystonie« bezeichnet, als ursächlich an.[118]

Dem Ziel, Methoden zur Feststellung der Erkrankungsbereitschaft auszuarbeiten, dienten vor allem Untersuchungen der nervösen Regulation der Endstrombahn und des Einflusses der Reaktionslage des vegetativen Nervensystems auf die Leistungsfähigkeit. Des weiteren wurden Versuche zur Wirkung von Pharmaka und Genußmitteln (u. a. Vitamine, Hormone, Digitalis, Organextrakte, Alkohol, Pervitin, Koffein, Nikotin) durchgeführt und physikalische Verfahren (Hydrotherapie, UV-Bestrahlung, Gymnastik, Massage) zum Kreislauftraining erprobt. Stimulantien wie Pervitin lehnte Hochrein ab; »Energetica« wie Glucose, Phosphate oder Lezithin hielt er für zu kostspielig im Vergleich zum Nutzeffekt. Unter Einbeziehung der im Institut erzielten Versuchsergebnisse, vor allem aber im Bestreben, möglichst wirksam und kostengünstig Leistungsfähigkeit wiederherzustellen, entwickelten Hochrein und Schleicher ihre Verfahren zur «Steigerung der Leistung und Behebung der Ermüdung» und gaben für die Betriebsärzte Empfehlungen zur »Einzel- und Massenberatung«.[119] Einen hohen Stellenwert – ganz im Sinne der NS-Gesundheitsführung – nahm dabei die psychologische Beeinflussung ein: »Bei dem Versuch, die allgemeine Leistungsstufe zu heben, begegnen wir den stärksten Kräften auf seelischem Gebiete. Es gibt noch keine Meßmethode, die uns voraussehen läßt, mit welcher Energie bestimmte Leistungen durch die Kraft des Glaubens an eine Weltanschauung bewältigt werden können ...«;[120] oder: »Eine auf eine Idee verschworene Gemeinschaft, die beseelt ist von einem fanatischen Glauben an ihre Aufgabe und überzeugt von der Notwendigkeit höchster Leistungssteigerung zum Wohle des Volksganzen, wird Leistungen vollbringen können, die die Summe der Einzelkräfte um ein unvorstellbares Maß zu überschreiten vermag ...«.[121] Die von Hochrein und Schleicher empfohlenen Methoden zur Leistungssteigerung, welche sowohl »Faktoren, die Arbeitstrieb und Arbeitskraft fördern« als auch Maßnahmen zur »Bekämpfung der Ermüdungserscheinungen« beinhalteten,[122] bestanden vor allem in Dämpfung der vasomotorischen Erregbarkeit durch Pharmaka, in Kreislauftraining und »Unterstützung der Stoffwechselfunktion des peripheren Kreislaufs«, wozu u. a. eine Umstellung des Gesamtorganismus in Richtung Alkalose dienen sollte.[123]

Die kriegsbedingte Situation und das sich nähernde Kriegsende verurteilten Hochreins »Programm zur Leistungssteigerung« zu weitgehender Unwirksamkeit, wenn auch die Forschungsergebnisse große Beachtung fanden.[124] Eine 3. Auflage des Buches von Hochrein und Schleicher erschien 1953 in der BRD,[125] wo Hochrein 1973 als ehemaliger Chefarzt der Medizinischen Klinik der Städtischen Krankenanstalten Ludwigshafen verstarb.[126]

Die in Teilbereichen der Forschung erzielten Resultate des Leipziger Instituts für Arbeits- und Leistungsmedizin bedeuteten durchaus Ansätze zur wissenschaftlichen Fundierung der Arbeitsmedizin, aber das mit diesen Instituten erstrebte Ziel der NS-Gesundheitspolitik, eine als Leistungsmedizin verstandene Arbeitsmedizin insgesamt naturwissenschaftlich zu begründen, mußte am Widerspruch zu den gesellschaftlichen Bedingungen scheitern. Zugleich aber ist dieser Versuch ein Beispiel dafür, wie alle Bereiche der Medizin, einschließlich die medizinische Forschung, in den Dienst einer inhumanen Leistungsmedizin gestellt wurden, die »... fast nur Opfer hervorgebracht hat ...« (GRAESSNER 1982, S. 191).

Beschäftigt man sich mit den Folgen des Leistungsfanatismus in der NS-Gesundheitspolitik auf die für Monopolprofite und Expansionspolitik ausgebeuteten Werktätigen, so könnte man zu dem Fehlschluß gelangen, daß Orientierung auf hohe Arbeitsleistung sich stets schädlich auswirken müsse. Deshalb sind Untersuchungen zur Wandlung des Leistungsbegriffs und zur Bewertung menschlicher Leistung im Verlaufe der gesellschaftlichen Entwicklung außerordentlich wichtig. War für den Adel Arbeit etwas Verächtliches, so entstand mit dem erstarkenden Bürgertum ein neues Leistungsethos, eine positive Bewertung nützlicher Tätigkeit. Allerdings kam es mit fortschreitender kapitalistischer Entwicklung und dem Übergang zum Imperialismus, in dem der Leistende nicht mehr als Persönlichkeit, sondern nur noch als Produzent gesehen wurde, immer stärker zu einer »... Reduzierung des menschlichen Leistungsstrebens auf ein rational kalkulierendes rechnendes Bilanzieren von Aufwand und Nutzen ...« (FRIEDRICH; HOFFMANN 1986, S. 20). Am unmenschlichsten waren dabei die Auswirkungen dieser profitbestimmten Leistungsorientierung auf die Werktätigen unter den Bedingungen der faschistischen Diktatur.

Anmerkungen

[1] Vgl. Die Ermüdung bei der Arbeit. – In: Z. Gewerbehyg. – XXII (1915). – S. 232f.

[2] Vgl. Egoroff, A.; Tschirkin, M.; Kaufmann, B.: Über einige Reaktionen des Organismus auf Muskelarbeit. II. Mitt.: Das »Relativ-Profil« der »ergogenen« Verschiebung (Ermüdungsverschiebung) des Blutes bei verschiedenen Arten von Muskelarbeit; Einfluß der systematischen Übung auf den Umfang und den Charakter der Blutveränderung. – In: Z. klin. Med. – **106** (1927). – S. 159–177; Palladin, A.; Ferdmann, D.: Über den Einfluß des Trainings der Muskeln auf ihren Kreatingehalt. – In: Hoppe-Seyler's Z. physiol. Chem. – **174** (1928). – S. 284–294; Thörner, W.: Über die Zellelemente des Blutes im Trainingszustand: Untersuchung an Olympiakämpfern in Amsterdam. – In: Arbeitsphysiol. – **2** (1929). – S. 116–128; Hochrein, M.; Michelsen, J.; Becker, H.: Schlaf, Schlaflosigkeit und körperliche Arbeit in ihrem Einfluß auf den Blutchemismus: I. Mitt. – In: Pflügers Arch. – **226** (1930) 2. – S. 244–254; II. Mitt. – In: Ebenda. – **226** (1931) 6. – S. 738–745.

[3] Vgl. Wacholder, K.: Die Vitalkapazität als Maß der körperlichen Leistungsfähigkeit. – In: Klin. Wochenschr. – **7** (1928). – S. 295–297.

[4] Vgl. Embden, G.; Grafe, E.; Schmitz, E.: Über Steigerung der Leistungsfähigkeit durch Phosphatzufuhr. – In: Hoppe-Seyler's Z. physiol. Chem. – **113** (1921). – S. 67–108; Lehmann, G.; Szakáll, A.: Der Einfluß der Ultraviolettstrahlung auf den Arbeitsstoffwechsel und die Arbeitsfähigkeit des Menschen. – In: Arbeitsphysiol. – **5** (1932). – S. 278–341.

[5] Vgl. Atzler, E.; Lehmann, G.: Anatomie und Physiologie der Arbeit. – Halle: Marhold, 1930 (Handbuch der Arbeitswissenschaft; 3, 1).

[6] Schulte, R. W.: Leistungswissenschaft und Medizin. – In: Böttcherstraße. – **2** (1930) 1. – S. 9–11. So begründet Schulte im Themenheft »Weltmedizin« der luxuriösen, betont internationalen kulturellen Rundschau »Die Böttcherstraße« die Notwendigkeit, die moderne Medizin durch arbeits- und leistungswissenschaftliche Gesichtspunkte zu ergänzen.

[7] Feder, G.: Das Programm der N.S.D.A.P. und seine weltanschaulichen Grundgedanken. – München: Eher, 1933. – S. 27.

[8] »... Gesundheit und Krankheit sind nicht mehr Privatsache des Einzelnen ...«. Wagner, G.: Volksgesundheit und Leistungsprinzip im nationalsozialistischen Staate. – In: Ziel und Weg. – **9** (1939). – S. 137–140, zit. S. 137.

⁹ Zur Feier des 60jährigen Bestehens des Reichsgesundheitsamtes machte sich der Präsident dieses Amtes, Prof. Dr. Reiter, Gedanken über »Volks«-Wirtschaft. Bei der Berechnung des »materiellen Wertes des Menschen« kommt er für die »Periode des Werteschaffens« vom 25. bis 65. Lebensjahr auf einen jährlichen Reinertrag von 960 RM, in den 40 Jahren also von 38400 RM. Davon subtrahiert er die »Aufzuchtausgaben« von 9000 RM und kommt so zum »materiellen Geburtswert« von 29400 RM für einen »erbgesunden Mann«. Folgerichtig stellt er dann fest: »Jedes vorzeitige Sterben eines Menschen (vor dem 65. Lebensjahr) gestattet nicht die volle Ausnutzung seines Geburtswertes.« Die Feier des 60jährigen Bestehens des Reichsgesundheitsamts. – In: Reichsgesundheitsbl. – **11** (1936) 36. – S. 669–679, zit. S. 671.

¹⁰ Wagner, G.: Gesundheitsführung im nationalsozialistischen Staat. – In: Schulungsbrief. – **VI** (1939). – S. 45 f.

¹¹ Kötschau, K.: Kämpferische Vorsorge statt karitative Fürsorge. – Nürnberg: Verlag Deutsche Volksgesundheit, 1939. – S. 23.

¹² Vgl. Begrüßungsansprache von H. Reiter: »Als ›gesund‹ betrachten wir den Menschen, der ›leistungsfähig‹ ist. Es deckt sich der Begriff ›Gesundheit‹ und ›Leistungsfähigkeit‹ ...«. Verhandlungen der Deutschen Gesellschaft für Kreislaufforschung (IX. Tagung Bad Nauheim, 16.–18. April 1936). – Dresden; Leipzig 1936. – S. 4.

¹³ Vgl. Ansprache von F. Sauerbruch: »Denn alle Bemühungen um die Gesundheit eines Volkes stehen und fallen mit dem ungebrochenen Bereitschaftswillen jedes Einzelnen ... und es ist von größter Wichtigkeit, daß in jedem Einzelnen eine gefestigte Stellung zum Leben und seinen Aufgaben und Lasten vorhanden ist.« II. Reichstagung Volksgesundheit und Genußgifte (Frankfurt am Main, 5.–7. März 1939). – In: Ziel und Weg. – **9** (1939). – S. 210–238.

¹⁴ Hoske, H.: Die menschliche Leistung als Grundlage des totalen Staates. – Leipzig: Hirzel, 1936: »Allein der Leistungswille entscheidet über den sozialen Wert des Menschen.« (S. 30); Hoffmann, H. F.: Das ärztliche Weltbild. – Stuttgart: Enke, 1937; Hochrein, M.; Schleicher, I.: Ärztliche Probleme der Leistungssteigerung. – Leipzig: G. Thieme, 1943.

¹⁵ Bundesarchiv Koblenz, R 43/717 (zit. nach GRAESSNER 1982, S. 190).

¹⁶ Vgl. Kraepelin, E.: Über Ermüdungsstudien oder die Arbeitscurve. – Leipzig: W. Engelmann, 1902.

¹⁷ Verhandlungen. – Vgl. Anm. 12. – S. 4.

¹⁸ Reichsamtsleiter Dr. Bartels erklärte bei der Sondertagung des Hauptamtes für Volksgesundheit auf dem »Parteitag der Ehre«: »Im Mittelpunkt all unserer Erwägungen steht allein der deutsche Mensch!«. In : Volksgesundh. – **1** (1936). – S. 267–271.

¹⁹ Vgl. Astel, K.: Rassendämmerung und ihre Meisterung durch Geist und Tat als Schicksalsfrage der weißen Völker. Gehalten als Antrittsrede am 19. Januar 1935 in der Aula der Friedrich-Schiller-Universität zu Jena. – In: Nationalsoz. Wiss. – (1935) 1. »Die vergangene sogenannte soziale Fürsorge war zu einem guten Teil eine Asozialenfürsorge. Diese fortzuführen, kann niemand vom Nationalsozialismus verlangen, er wäre ja sonst nur eine Art nationalisierter Marxismus ...« (S. 24).

²⁰ Kötschau, K.: Gesundheitshege durch Übung und Vorsorge. – Stuttgart: Hippokrates-Verlag, 1941. – S. 39.

²¹ Kötschau, K.: Vgl. Anm. 11. – S. 183.

²² Dem Reichsgesundheitsführer unterstanden die Abteilungen Gesundheitswesen, Volkspflege und Veterinärwesen der Medizinalabteilung des Reichsinnenministeriums, zugleich aber hatte er die Aufsicht über Reichsgesundheitsamt, Reichssippenamt, Reichsärztekammer, Reichsapothekerkammer, Reichstierärztekammer, Deutsche Zahnärzteschaft, Heilpraktikerschaft, Reichsverband deutscher Dentisten, Reichshebammenschaft, Deutsches Rotes Kreuz und Deutscher Volksgesundheitsbund. Vgl. dazu z. B. Die Aufgaben des Deutschen Volksgesundheitsbundes im Rahmen nationalsozialistischer Gesundheitsführung. – In: Natur und Gesundheit. – **4** (1943). – S. 68–73. Im Jahr 1942 wurde Prof. Karl Brandt zum »Generalkommissar des Führers für das Sanitäts- und Gesundheitswesen« ernannt, womit eine schrittweise Entmachtung Contis einherging.

²³ Vgl. Bockhacker, W.: Der deutsche Arzt als Gesundheitsführer. – In: Dtsch. Ärztebl. – **68** (1938). – S. 115.

²⁴ Vgl. Ramm, R.: Ärztliche Rechts- und Standeskunde: Der Arzt als Gesundheitserzieher. – Berlin: de Gruyter, 1942. Ramm sieht »... die Gesundheitserziehung als Teil der Menschenführung ..., deren Sinn die Steigerung der Leistungsfähigkeit durch Entwicklung der im Einzelmenschen vorhandenen guten Anlagen und deren Ziel die höchstmögliche Stärkung der seelischen und körperlichen Kraft des gesamten Volkes ist.« (S. 97).

²⁵ Blome, K.: Gesundheitsführung als Aufgabe nationalsozialistischer Menschenführung. – In: Ziel und Weg. – **9** (1939). – S. 337–339.

²⁶ Kirchhoff, H.: Verminderung der Frühgeburten bedeutet Erhöhung der Kinderzahl. – In: Ebenda. – S. 504–510.

²⁷ Gronau: Rassenhygienische Ehevermittlung. – In: Ebenda. – S. 413–415.

²⁸ Vgl. die Dokumente zu: VI. Frontsoldaten des Friedens: Geburtshilfe im Nationalsozialismus. – In: Medizin im Nationalsozialismus 1982, S. 237–275.

²⁹ Mayer, A.: Deutsche Mutter und deutscher Aufstieg. – München; Berlin: J. F. Lehmanns Verlag, 1938. – S. 25 (Polit. Biologie: Schriften für naturgesetzliche Politik und Wissenschaft; 7).

³⁰ Vgl. Fink, H.: »Ihr habt die Pflicht, gesund zu sein!«. – In: Ziel und Weg. – **9** (1939). – S. 304f.; Reiter, H.: Kommende Erziehung: Gedanken eines Arztes. – In: Nationalsoz. Bild.-wesen. – **1** (1936). – S. 6–16. Reiter erklärt als Ziel jeder Erziehung, »... den einzelnen jungen Menschen körperlich und geistig so zu entwickeln, daß er, in den Existenzkampf hineingestellt, imstande ist, sich durch eigene Leistungen zu behaupten!« (S. 6).

³¹ Fink, H.: Vgl. Anm. 30; Franke, K.-H.: Gesundheit ist Pflicht. – In: Volk und Gesundheit. – **1** (1942). – S. 27–29.

³² Fink, H.: Vgl. Anm. 30.

³³ II. Reichstagung. – Vgl. Anm. 13. – S. 215.

³⁴ Vgl. Dokumente 40–46. – In: Vgl. Anm. 28, S. 79–86.

³⁵ Vgl. Reiter, H.: Genußgifte und Leistung. – In: Ziel und Weg. – **9** (1939). – S. 219–229.

³⁶ Wagner, G.: Vgl. Anm. 10.

³⁷ So findet Kötschau: »Also kann nur noch die Anordnung in Frage kommen, wenn die natürliche Einsicht versagt...«. Kötschau, K.: Vgl. Anm. 20. – S. 38.

³⁸ Vgl. Siebeck, R.: Innere Medizin. – In: Deutsche Wissenschaft. Arbeit und Aufgabe. – Leipzig: S. Hirzel, 1939. – S. 112f. Siebeck schreibt: »Gesundheit muß sich in Leistungsfähigkeit bewähren; deshalb ist der letzte Akt der Behandlung Arbeitstherapie, – Therapie durch Arbeit zur Arbeit und damit zu wahrer Verbundenheit in der Gemeinschaft.« (S. 113); Hoffmann sieht das Ziel der Therapie darin, daß »vorübergehend entschwundene Arbeitskraft an die Gemeinschaft zurückgegeben« wird. »Selbst ein defekter, geschädigter, in seiner Kraft beschränkter Organismus kann noch Leistungen vollbringen ... Jede geschlossene Lebensgemeinschaft ist eine Gemeinschaft der Leistung, in der jeder einzelne an Arbeitskraft herzugeben hat, was in ihm ist.« Hoffmann, H. F.: Vgl. Anm. 14. – S. 49.

³⁹ Ein Überblick über die sozialen Folgen der NS-Leistungsmedizin findet sich bei GRAESSNER 1983.

⁴⁰ Vgl Liek, E.: Die Schäden der sozialen Versicherung. – München: J. F. Lehmanns Verlag, 1927.

⁴¹ Vgl. Hilgenfeldt, E.: Das Wohlfahrtsethos des völkischen Staates. – In: Deutsche Sozialisten am Werk/ Hrsg.: Friedrich Christian Prinz zu Schaumburg-Lippe. – Berlin: Dt. Verlag für Politik und Wirtschaft, 1935. – S. 49–61.

⁴² Vgl. Das Gesundheitsstammbuch: Anleitung zu seinem Gebrauch. – Berlin: Verlag der Deutschen Ärzteschaft, 1936.

⁴³ Vgl. Dokumente zu: V. Neue Deutsche Heilkunde: Volks- und Naturheilkunde im Nationalsozialismus. – In: Vgl. Anm. 28, S. 137–236; HAUG 1982; 1984a; b.

⁴⁴ »Das Ziel der DAF ist die Bildung einer wirklichen Volks- und Leistungsgemeinschaft aller Deutschen. Sie hat dafür zu sorgen, daß jeder einzelne seinen Platz im wirtschaftlichen Leben der Nation in der geistigen und körperlichen Verfassung einnehmen kann, die ihn zur höchsten Leistung befähigt und damit den größten Nutzen für die Volksgemeinschaft gewährleistet.« Noack, E.: Die Gesetzgebung des Dritten Reiches. – Berlin: C. Heymann, 1938. – S. 136; Vgl. auch GIERSCH 1981.

⁴⁵ Hitler in einer Denkschrift über die Aufgaben des Vierjahresplans: »Ich stelle damit folgende Aufgabe: I. Die deutsche Armee muß in 4 Jahren einsatzfähig sein. II. Die deutsche Wirtschaft muß in 4 Jahren kriegsfähig sein.« (zit. nach: Ausgewählte Dokumente 1961–1963, S. 5).

⁴⁶ Wagner, A.: Die Aufgaben der Deutschen Arbeitsfront. – In: Schulungsbrief. – **V** (1938). – S. 162.

⁴⁷ Bockhacker, W.: Die Arbeits- und Leistungsmedizin. – Stuttgart: Hippokrates-Verlag, 1941. – S. 27. (Schr.-reihe Arb. – Leistungsmed.; 1/2).

⁴⁸ Bartels, F.: Gesundheit und Wirtschaft. – In: Schulungsbrief. – **VI** (1939). – S. 59–63.

⁴⁹ Vgl. besonders die Sozialberichte der Reichstreuhänder der Arbeit, in denen immer wieder die Besorgnis über steigende Krankheitsziffern der Gefolgschaftsmitglieder ausgedrückt und auf Lockerung der Arbeitsdisziplin hingewiesen wird (z. B. Dok. 147, Dok. 150. – In: MASON 1975).

⁵⁰ Heiß, F.: Sportärztliche Erfahrungen zur Leistungssteigerung im Betriebssport. – In: Dtsch. Ärztebl. – **68** (1938). – S. 327–329.

⁵¹ Universitätsarchiv Leipzig (im folgenden: UAL), RA 2106, Bd. 1, Bl. 83.

⁵² »An die deutsche Ärzteschaft«. Flugblatt vom März 1942 (zit. nach: BROMBERGER; MAUSBACH; THOMANN 1985, S. 314–317).

⁵³ Die für Deutschland bestimmte Ausgabe der Fiat Review of German Science erschien unter dem Titel »Naturforschung und Medizin in Deuschland 1939–1946«. – Wiesbaden: Dieterichsche Verlagsbuchhandlung, 1948.

⁵⁴ Vgl. die fundierte Darstellung zur Berliner Akademie der Wissenschaften unter den Bedingungen der Wissenschaftspolitik des deutschen Faschismus, in der auch auf die Gleichschaltung des Hochschulwesens eingegangen wird, von GRAU; SCHLICKER; ZEIL 1979. Vgl. auch Hochschule und Wissenschaft 1984.

⁵⁵ Im Jahr 1938 schätzte der antifaschistische Statistiker Gumbel die Zahl der »abgesetzten« Wissenschaftler auf 2000. Vgl. Freie Wissenschaft. Ein Sammelbuch aus der deutschen Emigration/Hrsg.: Gumbel, E. – Straßburg: Sebastian Brant-Verlag, 1938. Vgl. auch Huber, H.: Der Aufbau des deutschen Hochschulwesens. Vortrag, gehalten auf der dritten fachwissenschaftlichen Woche für Universitätsbeamte der Verwaltungsakademie Berlin am 30. Januar 1939/Hrsg.: Deutsche Forschungsgemeinschaft. – Grä-

fenhainichen: Manuskriptdruck, [1939]. Nach Huber sind seit 1933, also in fünf Jahren, »... durchschnittlich 45% aller beamteten wissenschaftlichen Stellen innerhalb der deutschen Hochschulen neu besetzt worden«, und er glaubt nicht, »daß es einen anderen Bereich staatlicher Verwaltung gibt ..., in dem ein Personenwechsel in einem solchen Umfange stattgefunden hätte ...« (S. 7).

[56] Ley, R.: Die Wissenschaft im Dienste der Sozialordnung/Hrsg.: Arbeitswissenschaftl. Institut der Deutschen Arbeitsfront. – Berlin: Manuskriptdruck, 1942. – S. 18.

[57] So findet es Gumbel symptomatisch, daß das Heidelberger Vorlesungsverzeichnis von 1936 z. B. medizinische Kollegs über »Ärztliche Gesichtspunkte zur Köperertüchtigung« oder »Erste Hilfe bei Unglücksfällen unter besonderer Berücksichtigung von Wehrsport und Gasschutz« anzeigt. Vgl. Freie Wissenschaft. – Vgl. Anm. 55. – S. 19.

[58] Am 21. August 1933 erhielt die Presse folgende Anweisung: »... Ferner werden die deutschen Zeitungen vom Reichswehrministerium gebeten, keinerlei Ausführungen zu den neuerrichteten Lehrstühlen für Wehrwissenschaft an den Universitäten und Technischen Hochschulen zu machen.« Zit. in: NS-Presseanweisungen 1984, S. 108f.

[59] Vgl. UAL, B. VII. 3, Bl. 98–100.

[60] Der Pharmakologe W. Straub, später einer der Referenten der Fiat Review, sagte 1935 auf der 12. Tagung der Deutschen Pharmakologischen Gesellschaft: »Die von außen her in unseren Interessenkreis gerückte Toxikologie der Luft, das Studium der Gaskampfgifte und besonders das Auffinden von Gegengiften, Heilmitteln und Behandlung von Vergiftungsfolgen hat uns stets aktiv interessiert. Die glückliche Wiedergeburt unserer Wehrmacht wird uns Gelegenheit geben, in erweitertem Umfange diese Probleme wissenschaftlich zu behandeln. Wir bieten unsere Dienste an ...«. Verhandlungen der Deutschen Pharmakologischen Gesellschaft; 12. Tagung, 20.–23. Okt. 1935/Hrsg.: Behrens, B. – Berlin: F. C. W. Vogel, 1936. – S. 23.

[61] Vgl. Schmidt-Ott, F.: Die Notgemeinschaft der deutschen Wissenschaft. – Sonderabdruck aus Nr. 5 der »Woche« vom 5. Febr. 1921.

[62] Vgl. Ansprachen, gehalten bei der Feier des 70. Geburtstages Seiner Exzellenz des Herrn Staatsministers D. Dr. Schmidt-Ott ... – Leipzig: Frommhold & Wendler, 1930.

[63] Schmidt-Ott, F.: Aus vergangenen Tagen deutscher Wissenschaftspflege. – Gräfenhainichen: Heine, [1935]. – S. 9.

[64] Deutsche Wehrwissenschaft. – In: Dtsch. Apoth.-Ztg. – **56** (1941) 32. – S. 242f.

[65] Im Erlaß vom 16. 3. 1937 über die »Bildung eines Reichs-Forschungsrats« heißt es: »Die großen Aufgaben, die der Vierjahresplan an die deutsche Wissenschaft stellt, machen es notwendig, daß alle Kräfte auf dem Gebiet der Forschung, die der Erfüllung dieser Aufgaben dienen, einheitlich zusammengefaßt und planmäßig eingesetzt werden. ... In einem geschichtlichen Augenblick, in dem der Forschung Ziele von gewaltigem Umfang gestellt sind, deren Erreichung für das Volksganze lebensnotwendig ist, bedarf es keiner besonderen Begründung, daß sich die Forschung mit besonderem Nachdruck gerade auf diesen Aufgabengebieten betätigen und damit gegebenenfalls weniger wichtige und weniger dringliche Aufgaben zurückstellen muß ...«. (RdErl. v. 16. 3. 1937 WN 612). – In: Die Deutsche Hochschulverwaltung: Sammlung der das Hochschulwesen betreffenden Gesetze, Verordnungen und Erlasse/Hrsg.: Kasper, G. u. a. – Berlin: Weidmannsche Verlagsbuchhandlung, 1942. – S. 22f.

[66] Ein Ehrentag der deutschen Wissenschaft. Die Eröffnung des Reichsforschungsrats am 25. Mai 1937/Hrsg.: Pressestelle des Reichserziehungsministeriums. – Leipzig 1937. – S. 7.

[67] Karl Becker, Prof. Dr. phil. h.c. Dr.-Ing., geb. 1879 in Speyer; 1919–1922 Studium an der TH Berlin, 1933 o. Prof. für Wehrtechnik, Physik und Ballistik an der TH Berlin, ständiger Dekan der wehrtechnischen Fakultät; seit 1900 Artillerieoffizier, ab 1932 als Leiter des Heereswaffenamts-Prüfwesen zuständig für die gesamte heerestechnische Entwicklung, General der Artillerie im Reichskriegsministerium; 1937 zum Präsidenten des Reichsforschungsrates ernannt; 1940 Selbstmord.

[68] Vgl. Die Deutsche Hochschulverwaltung. – Vgl. Anm. 65. – S. 23 (Hinweis auf RdErl. v. 9. 4. 1940 WN 628).

[69] Die Konstituierung des zweiten Reichsforschungsrates erfolgte durch einen Erlaß Hitlers vom 9. 6. 1942. Vgl. RGBl. I/1942, S. 389.

[70] Vgl. Verzeichnis der Med. Promotionsarbeiten an der Med. Fak. Leipzig (Doktorbücher), 1933–1945. – Bereich Medizin der Karl-Marx-Universität.

[71] Vgl. Niese, W.: Zustände und Gestaltung der Wohnlage ausländischer Zivilarbeiter. – Med. Diss. – Leipzig 1944; Herrmann, H.-G.: Das Problem der ausländischen Zivilarbeiter unter besonderer Berücksichtigung der volksgesundheitlichen Belange. – Med. Diss. – Leipzig 1945.

[72] Vgl. Hoyer, W.-M.: Arbeitsunfähigkeit bei Herzkranken. – Med. Diss. – Leipzig 1942; Rödger, E. J.: Über die Kreislaufwirkung des Pervitins. – Med. Diss. – Leipzig 1944; Bernhardt, J. K. H.: Über die Ausnutzung der Kriegskost unter Berücksichtigung der körperlichen Leistung nach dem Stande vom Wintersemester 1941/42. – Med. Diss. – Leipzig 1944; Klopfer, G. I.: Probleme zur Frage: Krankheit und Arbeitsunfähigkeit. – Med. Diss. – Leipzig 1944.

⁷³ Vgl. Lück, K. O.: Vergleichende Untersuchungen über die Trockenbehandlung der Lostschädigungen der Haut. – Med. Diss. – Leipzig 1943.

⁷⁴ Schreiben des Reichsministers der Luftfahrt und Oberbefehlshabers der Luftwaffe, Az. 5 Nr. 7635/43 geh. verb. mit 5678/43 geh. (L. In.14/2 G), vom 8. Dez. 1943, Betr.: Genehmigung der Dissertation des Oblt. Kurt Lück ...; liegt mit dem Vermerk »Geheim« und der Registriernummer 35/1943 med. dem Doktorbuch der Med. Fak. bei.

⁷⁵ Alle Belegexemplare sind beim Bombenangriff auf das Klinikviertel am 4. Dez. 1943 im Tresor des Instituts verbrannt, dessen Kampfstofflabor einen Treffer erhielt. Vgl. dazu den »Bericht über die Schäden, welche die Medizinische Fakultät am 4. Dez. 1943 erlitten hat und über die Maßnahmen, welche getroffen wurden, um diese Schäden möglichst schnell und gründlich zu beseitigen und die Arbeit der Fakultät aufrecht zu erhalten«. Manuskriptdruck, Leipzig 1943 (Exemplar des Karl-Sudhoff-Instituts Leipzig).

⁷⁶ Ermüdung, Arbeitsgestaltung, Leistungssteigerung/ Hrsg.: Arbeitswissenschaftl. Institut der DAF. – Berlin 1938. – S. 20.

⁷⁷ Haffner, F.: Zur Pharmakologie und Praxis der Stimulantien. – In: Klin. Wochenschr. – **17** (1938 II). – S. 1310f.

⁷⁸ Vgl. Hauschild, F.: Pharmakologische Wirkungen nach Abänderung am Ephedrinmolekül. – In: Arch. exp. Pathol. Pharmakol. – **190** (1938). – S. 177f.; ders.: Zur Pharmakologie des 1-Phenyl-2-methyl-aminopropans (Pervitin). – In: Ebenda. – **191** (1939). – S. 465–481.

⁷⁹ Haffner, F.: Vgl. Anm. 77.

⁸⁰ Hauschild, F.: Tierexperimentelles über eine peroral wirksame zentral-analeptische Substanz mit peripherer Kreislaufwirkung. – In: Klin. Wochenschr. – **17** (1938 II). – S. 1257f.

⁸¹ Nach ROTH (1982) erschienen bis Anfang 1940 etwa 50, bis Kriegsende etwa 150 Publikationen über Pervitin, meist als »therapeutische Berichte« (vgl. S. 221).

⁸² Becker W. H.: Rezension von Greving, H.: Wo liegen die Gefahren der Pervitinverordnung? – In: Hippokrates. – **13** (1942). – S. 279–281. – In: Psychiatr.-neurol. Wochenschr. – **44** (1942). – S. 302.

⁸³ Vgl. Speer. E.: Das Pervitinproblem. – In: Dtsch. Ärztebl. – **71** (1941). – S. 4–6.

⁸⁴ Vgl. Bauer, E.: Mittel zur Bekämpfung der Komplikationen bei der Insulinschock- und Elektrokrampfbehandlung. – In: Psychiatr.-neurol. Wochenschr. – **45** (1943). – S. 140–142.

⁸⁵ Bresler, J.: Geisteskrankheit als Kampf. – In: Ebenda. – **42** (1940). – S. 466–469.

⁸⁶ Vgl. Graf, O.; Müller, E. A.: Die Bedeutung der Ausgangslage und der motorischen Erregung für den pharmakologischen Arbeitsversuch. – In: Arbeitsphysiol. – **10** (1938) 3. – S. 337–350.

⁸⁷ Bruns, O.: Pervitin, Pharmakologie und Klinik. – In: Fortschr. Ther. – **17** (1941). – S. 38–44.

⁸⁸ Lehmann, G.; Straub, H.; Szakáll, A.: Pervitin als leistungssteigerndes Mittel. – In: Arbeitsphysiol. – **10** (1939). – S. 680–691.

⁸⁹ Vgl. Graf, O.: Über den Einfluß von Pervitin auf einige psychische und psychomotorische Funktionen. – In: Ebenda. – S. 692–705.

⁹⁰ Lehmann, G.; Straub, H.; Szakáll, A. – Vgl. Anm. 88. – S. 690.

⁹¹ Vgl. Kötschau, K.: Zum nationalsozialistischen Umbruch in der Medizin. – Stuttgart: Hippokrates-Verlag, 1936.

⁹² Vgl. Staatsarchiv Dresden (im folgenden: StA D), Sächs. Min. f. Vobi., Nr. 10209/68, Bl.48.

⁹³ Vgl. StA D, Sächs. Min. f. Vobi., Nr. 10209/68, Bl. 69.

⁹⁴ Bockhacker, W.: Vgl. Anm. 47. – S. 28.

⁹⁵ Vgl. StA D, Sächs. Min. f. Vobi., Nr. 10209/68, Bl. 49. Im Entwurf eines Schreibens von Regierungsdirektor Lohde an den Reichsminister für Wissenschaft, Erziehung und Volksbildung betreffs »Errichtung eines Instituts für Arbeitsmedizin bei der Medizinischen Universitäts-Poliklinik in Leipzig« vom 17. Mai 1941 heißt es: »Bei der betriebsärztlichen Betreuung hat sich herausgestellt, daß die wissenschaftlichen Grundlagen der Arbeitsmedizin noch völlig ungenügend sind. Die Gegenwart und die Zukunft stellen erhöhte Anforderungen an die Arbeitskraft des deutschen Arbeiters, und es ist eine der ersten Aufgaben, die Arbeitskraft des deutschen Volkes zur Erfüllung all der Aufgaben, die der nationalsozialistische Staat sich stellt, nicht nur zu erhalten, sondern noch zu steigern. Es gilt, das Leistungsalter des deutschen Volkes zu erhöhen, dem Leistungsabfall entgegenzuwirken und all den Einflüssen nachzugehen, die die Arbeitskraft des einzelnen beeinträchtigen und ganz oder teilweise zu frühzeitig zum Erliegen bringen ...«.

⁹⁶ Vgl. StA D, Sächs. Min. f. Vobi., Nr. 10209/68, Bl. 49/50.

⁹⁷ Vgl. StA D, Sächs. Min. f. Vobi., Nr. 10209/68, Bl. 50.

⁹⁸ Zu Prof. M. Hochrein und dem Leipziger Institut für Leistungsmedizin vgl. auch HABRECHT 1986.

⁹⁹ StA D, Sächs. Min. f. Vobi., Nr. 10209/57, Bl. 17.

¹⁰⁰ Vgl. StA D, Sächs. Min. f. Vobi., Nr. 10209/57, Bl. 17. In dieser Einschätzung Hochreins heißt es dazu: »Seine zahlreichen Veröffentlichungen und Monographien über Coronar- und Lungenkreislauf, über den von ihm angegebenen Pneumotachograph und seine klinische Anwendung, über Angina pectoris und Herzmuskelinfarkt und Kreislauffunktion und sportmedizinische Fragen sind allgemein bekannt, vielfach anerkannt, z. T. umstritten.«

[101] Koller, S.: Statistik der Kreislaufkrankheiten. – Vgl. Anm. 12. – S. 87 f.

[102] Vgl. StA D, Sächs. Min. f. Vobi., Nr. 10209/68, Bl. 11.

[103] Vgl. StA D, Sächs. Min. f. Vobi., Nr. 10209/68, Bl. 121.

[104] Vgl. StA D, Sächs. Min. f. Vobi., Nr. 10209/68, Bl. 75. Am 29. 6. 1941 führte Prof. Hochrein mit Generaldirektor Dr. Flick und Generaldirektor Gehlofen von der Mitteldeutschen Stahlwerke AG ein Gespräch, in dem sich Dr. Flick bereiterklärte, die bereits bestehende Stiftung um weitere 100 000 RM zu erhöhen.

[105] Oskar Gros, Prof. Dr. phil. et med., geb. 1877 in Werneck (Bayern), Chemie- und Medizinstudium in Würzburg und Leipzig, Direktorate der pharmakologischen Institute Halle (1915–1920), Köln (1920–1922), Kiel (1922–1925); seit 1925 als Nachfolger seines Lehrers Rudolf Boehm Direktor des Leipziger pharmakologischen Instituts; im Krieg Kampfstofforschung im Auftrag des OKW; 1943 auf eigenen Antrag in den Ruhestand versetzt; 1947 in Uffing am Staffelseé verstorben.

[106] Vgl. StA D, Sächs. Min. f. Vobi., Nr. 10209/68, Bl. 136.

[107] Vgl. StA D, Sächs. Min. f. Vobi., Nr. 10209/68, Bl. 69.

[108] Vgl. Bockhacker, W.: Vgl. Anm. 47. – S. 21.

[109] StA D, Sächs. Min. f. Vobi., Nr. 10209/68, Bl. 110.

[110] Vgl. UAL, PA, 137, Bl. 129.

[111] Vgl. Hochrein, M.; Schleicher, I.: Vgl. Anm. 14.

[112] Vgl. dies.: Leistungsteigerung, Leistung, Übermüdung, Erholung. – Leipzig: G. Thieme, 1944

[113] Vgl. Hochrein, M.: Zur Behandlung von Ermüdungserscheinungen. – In: Med. Welt. – **16** (1942). – S. 747–752 (a); Hochrein, M.; Schleicher, I.: Chronische Ermüdung als Krankheitsursache. – In: Münch. med. Wochenschr. – **89** (1942). – S. 47–53 (b).

[114] Hochrein, M.; Schleicher, I.: Vgl. Anm. 14. – S. 5.

[115] Dies.: Vgl. Anm. 112. – S. 12.

[116] Ebenda. – S. 40

[117] Vgl. Ebenda. – S. 45.

[118] Dies.: Vgl. Anm. 113 (b). – S. 50 f.

[119] Vgl. dies.: Vgl. Anm. 112. – S. 118–123.

[120] Ebenda. – S. 130.

[121] Dies.: Vgl. Anm. 14. – S. 5.

[122] Vgl. dies.: Vgl. Anm. 112. – S. 75.

[123] Ebenda. – S. 84.

[124] Vgl. Rautmann, H.: Rezension zu Hochrein, M.; Schleicher, I.: Ärztliche Probleme der Leistungssteigerung. – Leipzig: G. Thieme, 1943. – In: Münch. med. Wochenschr. – **90** (1943). – S. 589; Stadler, E.: Rezension zum gleichen Werk. – In: Z. Kreislaufforsch. – **35** (1943). – S. 523 f.

[125] Vgl. Hochrein, M.; Schleicher, I.: Leistungssteigerung, Leistung, Übermüdung, Gesunderhaltung. – Stuttgart: G. Thieme, 1953.

[126] Vgl. Notiz in den »Hochschulnachrichten« über den Tod von M. Hochrein. – In: Dtsch. med. Wochenschr. – **98** (1973). – S. 1416.

9.
Entstehung und Ausbau des faschistischen Betriebsarztsystems und dessen Funktion bei der Ausbeutung der deutschen Arbeiter und ausländischen Zwangsarbeiter

Das Betriebsarztsystem gehörte zu jenen Institutionen des faschistischen Gesundheitswesens in Deutschland, deren Aufgabe es war, bei der Vorbereitung und Ausweitung des vom deutschen Imperialismus inszenierten räuberischen Weltkrieges an der »inneren Front« (vgl. GIERSCH 1981, S. 203) aktiv mitzuwirken. Es vereinte in sich eine von faschistischer Menschenverachtung geprägte gesundheitspolitisch und praktisch wirksame Gruppe von Ärzten, deren übergroße Mehrzahl sich in ihrer Ziel- und Aufgabenstellung nur ungenügend verpflichtet sah, gemäß dem Auftrag der Medizin durch humanes ärztliches Wirken der Gesundung von beruflich in ihrer Gesundheit gefährdeten oder bereits geschädigten Arbeitern zu dienen. Ihr ganzes Tun war darauf gerichtet, die Leistungsfähigkeit des vor allem in der Rüstungsindustrie tätigen gesunden Arbeiters bis an die äußerste Grenze des Möglichen zu steigern.

In einem früheren Beitrag wurden bereits wichtige Entwicklungsetappen des faschistischen Betriebsarztssystems dargestellt und das Schicksal der wissenschaftlichen Arbeitsmedizin unter den Bedingungen der Nazi-Diktatur andeutungsweise beleuchtet (KARBE 1985), um zweierlei sichtbar zu machen.

Erstens folgte der systematischen Vertreibung kommunistischer, sozialdemokratischer, gewerkschaftlicher und jüdischer Gewerbeärzte sowie Sozialhygieniker mit gewerbehygienischer/arbeitsmedizinischer Betätigung durch Berufsverbote (LEIBFRIED/TENNSTEDT 1979) sehr bald die Neubesetzung sowohl der durch das NS-Regime gewaltsam freigemachten als auch einiger neugeschaffener Stellen mit in der Mehrzahl jungen systemhörigen »Staatlichen Gewerbeärzten«.

Zweitens ging damit eine üble antikommunistische und antisemitische Verunglimpfung und Verketzerung der von den in Zuchthäuser und Konzentrationslager geworfenen oder in die Emigration getriebenen sozialmedizinisch engagierten Ärzten vertretenen wissenschaftlichen Auffassungen einher (HANSEN 1981), die begleitet wurde von dem Versuch einer weitgehenden Gleichschaltung der in ihrem traditionellen Aufgabenbereich eingeengten und umprofilierten Arbeitsmedizin mit der faschistischen Leistungsmedizin.[1]

Auf diese Problematik, die noch einer grundlegenden Analyse bedarf, kann hier nur kurz verwiesen werden.

9.1. »Gesundheitsvorsorge«, Arbeitsschutz, Leistungsmedizin und Gesundheitsführung – Grundlagen des Betriebsarztsystems

Wie die faschistische Arbeitsmedizin hatte auch die von der nationalsozialistischen Gesundheitspolitik propagierte und praktizierte »Prophylaxe« mit den fortschrittlichen Traditionen des vorbeugenden Gesundheitsschutzes zum Wohle der Werktätigen in Deutschland vor 1933 nur wenig gemein. Die an die Stelle der sozialmedizinischen »Fürsorge« getretene biologistische »Gesundheitsvorsorge«, welche mit Methoden des physischen und psychischen Terrors ebenfalls auf die Erzielung von »optimaler

Gesundheit« und »optimaler Leistungsfähigkeit« ausgerichtet war,[2] war eine grobe Verhöhnung des jahrzehntelangen unermüdlichen Kampfes der Arbeiterklasse und der sie unterstützenden Ärzte um eine in ihrer Einheit zu verstehende prophylaktische und soziale Medizin unter den Bedingungen der kapitalistischen Gesellschaftsordnung. Wie sie wurde der gesamte faschistische Arbeitsschutz aus partei-, rassen-, sozial-, wirtschafts- und wehrpolitischer Sicht von Anbeginn und in erster Linie »... als ein Problem der Leistung ...« angesehen.[3] Faschistischer Arbeits- oder Leistungsschutz bedeutete primär die Erhaltung und Steigerung von Leistungsfähigkeit und -dauer durch Verlängerung des Leistungsalters des einzelnen mit dem Blick auf die Sicherung einer »... Dauerhochleistung des deutschen Volkes ...«[4] zu Lasten der Gesundheit der Arbeiter. Dieses Ziel »... durch eine positive Gestaltung des gesamten Arbeitsprozesses ...« mit allen ihnen zu Gebote stehenden Mitteln (Gesetzgebung, Überwachung und Terror, Erziehung, Manipulierung, Propaganda und Demagogie) sowie durch enge »Zusammenarbeit« bei gegenseitiger Kontrolle durchzusetzen, darum waren alle für die kriegswichtige und Rüstungsproduktion ebenso maßgeblichen wie einflußreichen staatlichen und nichtstaatlichen Institutionen des NS-Regimes aufs höchste bestrebt.[5]

In den Betrieben und Einrichtungen wurde der faschistische Arbeitsschutz »formal« durch die berufsgenossenschaftlichen Unfallvertrauensmänner (z. B. Sicherheitsingenieure, Sozialreferenten oder Fabrikärzte)[6] sichergestellt, die gemäß einer Ende des Jahres 1935 getroffenen »Vereinbarung« zwischen den Berufsgenossenschaften und der DAF als dem »... auf Erfüllung der Pflichten« drängenden »Gewissen der Betriebe ...«[7] auf der Grundlage der §§ 1 und 2 des »Gesetz(es) zur Ordnung der nationalen Arbeit« (AOG) vom 20. Januar 1934 durch den »Betriebsführer« (Unternehmer) »... im Einvernehmen mit dem Betriebswalter« als »dessen Sachbearbeiter für die besonderen Fragen des Arbeitsschutzes ...« bestellt wurden.[8]

Die von den »Betriebsgemeinschaften« erreichten Ergebnisse wurden durch die zuständigen Gauabteilungen und die ihnen übergeordneten Ämter (insbesondere das »Sozialamt« und das »Amt für Volksgesundheit«) im Zentralbüro der DAF zusammengetragen und mit dem Ziel der Anregung »gesetzgeberischer und verwaltungsmäßiger« Maßnahmen bei den zuständigen Reichsbehörden[9] sowie der Ausarbeitung spezieller »Richtlinien« des Hauptamtes für Volksgesundheit der NSDAP (gegr. am 14. 6. 1934) und dem DAF-Amt für Volksgesundheit (gegr. am 24. 5. 1934, seit 1941 bezeichnet als »Amt für Gesundheit und Volksschutz«[10]) ausgewertet.

Der von der Nazi-Partei und der DAF geforderten ständigen Steigerung und Verlängerung der Leistungsfähigkeit entsprachen auch die Aufgabenstellung und der menschenfeindliche Charakter der NS-Medizin (vgl. Medizin im Nationalsozialismus 1980 [im folgenden: WUTTKE-GRONEBERG 1980], S. 12), die vorgab, die Medizin einer »... Gemeinschaft der Leistung« zu sein, »in der jeder einzelne an Arbeitskraft herzugeben hat, was in ihm ist«.[11] Für sie waren die Begriffe »gesund« und »leistungsfähig« identisch; „Gesundheit" und „Leistungsfähigkeit", ja »Hochleistung des Einzelnen«[12] als Grundlage des totalen Staates[13] wurden gleichbedeutend zur Pflicht eines jeden Deutschen gegenüber der »Volksgemeinschaft« erhoben.[14] »Krankheit« war ein Versagen,[15] ein Zustand verminderter Leistung bzw. Leistungsunfähigkeit (vgl. GRAESSNER 1982, S. 233). Um die Wiederherstellung der Leistungsfähigkeit hatte der Kranke als wirtschaftlicher »Störfaktor«[16] selbst zu kämpfen.[17] »Leistungsunwilligen« und nicht voll leistungsfähigen Menschen — »Minderwertigen« und »Untauglichen« oder »körperlich und geistig Anbrüchigen« — wurde im Sinne der faschistischen Vorsorge[18] in »Vorlagern« und »Übungslagern« bzw. »Gesundheitshäusern« und »Werkstätten« eine Leistungsüberprüfung sowie eine besondere »Vorschulung« zur »... notwendige(n) Leistungsentwicklung ...«[19] angedroht.

Die Aufgabe der in der wissenschaftlichen Literatur vor 1933 begrifflich unbekannten »Leistungsmedizin«[20] wurde in der »... Steigerung der Leistungsfähigkeit ... bis zur äußersten erreichbaren Grenze ...« gesehen.[21] Ihre Realisierung hatte einerseits die über das Betriebsarztsystem bis in die letzte Betriebsabteilung reichende »Diagnostik des Gesunden« vermittels Feststellung der »... funktionelle(n) Leistungsfähigkeit des Menschen in den verschiedenen Altersgruppen ...« und der sich daraus ergebenden Festlegung der Belastungsfähigkeit« zu dienen — im Unterschied zur ebenfalls faschistischen Auffassung von der arbeitsmedizinischen »Diagnostik des Arbeitsplatzes«. Von »therapeutischer« Seite war dafür die »Wiederherstellungstherapie« zuständig. Sie hatte vor allem jene Methoden herauszufinden, »... mit welchen bestimmte Gruppen von kranken oder geschwächten Menschen behandelt werden müssen, um als möglichst leistungsfähige Menschen wieder in den Arbeitsprozeß eingegliedert zu werden.«[22] Von diesem leistungsmedizinischen Therapieverständnis ausgehend, war es bis zum letzten Akt faschistischer »Arbeitstherapie« – einer »... Therapie durch Arbeit zur Arbeit...«[23] – bei der Realisierung des biologistischen »Ausmerze«-Programms sowie bis zur praktischen Umsetzung der hemmungslosen Vernichtung durch Arbeit nach dem Grundsatz »Heilen und Vernichten« als der grausamsten Konsequenz der verbrecherischen Leistungsmedizin nur noch ein kleiner Schritt (vgl. WUTTKE-GRONEBERG 1982a, S. 230 ff.).

Das wichtigste erzieherische Instrument zur allumfassenden Absicherung der imperialistischen Kriegsvorbereitung und maximalen Profitsteigerung durch die NSDAP und die DAF im Geiste der nationalsozialistischen Weltanschauung sowie im Interesse der »Sicherung des sozialen Friedens«[24] war die »Menschenführung« des faschistischen Regimes auf der Grundlage des »...Totalitätsanspruch(s) auf die Lebensführung jedes einzelnen.«[25] Nach Robert Ley und dem der DAF zugedachten Platz im gesamten System der faschistischen Massenbeeinflussung bedeutete dies unter anderem, daß der faschistische Staat »... den deutschen Menschen von der Wiege bis zum Grabe« führe, daß jeder schaffende Deutsche Mitglied der DAF zu sein habe und daß hier alles, was der junge Deutsche nach geleistetem Wehrdienst »gehört, gesehen und gelernt hat, vertieft, immer wieder aufgerichtet« werde »und die auseinanderstrebenden Instinkte ... gehemmt, wenn notwendig vernichtet ...« würden.[26]

Im Rahmen der »gesundheitsfördernden Lebensführung«[27] und gleichzeitigen Sicherung höchster Leistungsfähigkeit hatte die »Gesundheitsführung« als wichtigster Teil der Menschenführung[28] diesen Aufgaben im Sinne einer ganzheitlichen »Gesundheitssicherung«[28] mit aller dem Nationalsozialismus eigenen brutalen Konsequenz gerecht zu werden, wobei sie es bei der Gesundheitserziehung zunächst verstand, an die erfolgversprechenden Traditionen der Arbeiterbewegung (z. B. Arbeitersport, sinnvolle Freizeitgestaltung, Kampf gegen den Alkoholismus, gesunde Ernährungsweise) sowie an (klein)bürgerliche alternative Lebensformen (so etwa in den Bereichen der Ernährung, Kleidung sowie des Wohnens) anzuknüpfen und dies mit Mitteln der Demagogie, sozialen Ködern vor allem »... in Gestalt der KDF-Organisation und ihres sogenannten Unterstützungswesens ...« (GIERSCH 1981, S. 254) und der Korrumpierung verband. Unter dem Primat der Leistungsfähigkeit erfaßte daher die »Gesundheitsführung« mit einer »... Reihe von Ideologien, Programmen und Maßnahmen ...« (WUTTKE-GRONEBERG 1980, S. 43) nicht nur das Arbeitsleben jedes einzelnen der in den Rüstungsbetrieben tätigen Arbeiter, sondern auch deren gesamte Lebensführung außerhalb der Arbeitsstätte, die Familie einbezogen.[30]

Die zentrale Stellung, die die »Reichsleitung« der NSDAP der Gesundheitsführung einräumte, verdeutlicht die Zusammensetzung des »Reichsarbeitskreises für Gesundheitsführung des deutschen Volkes«.[31] Diesem untergeordnet waren zahlreiche solcher Arbeitskreise »... bei der Reichsleitung, bei den Gauen und Verwaltungsstellen«, um durch sie den »deutschen Menschen zu höchster Gesundheit und Leistung zu führen ...«.[32] Zur Realisierung der Gesundheitsführung an der Basis hatte das Hauptamt für Volksgesundheit von den rund 55 000 deutschen Ärzten 1935 schon 14 500, 1936 etwa 20 000 und 1937 rund 25 000 als NS-Ärzte erfaßt;[33] nach Ley handelte es sich dabei um »Hausärzte« und »Betriebsärzte«.[34] Die laufende gesundheitliche Betreuung« sollte der höchsten Aufwertung der Erb- und Rasseanlagen des einzelnen Menschen, der Sippe und des ganzen Volkes dienen[35] und zu diesem Zweck als »gleichwertiges Gebiet ... der eigentlichen Heilbehandlung an die Seite ...« treten.[36] Das Betätigungsfeld der Betriebsärzte war die »Gesundheitsführung in den Betrieben« (Abb. 19); sie hatten mit den Hausärzten, von denen viele ihrer NSDAP-Mitglieder gleichzeitig als praktische Ärzte und nebenamtliche Betriebsärzte an der betrieblichen Gesundheitsführung der DAF in großem Umfange mitgewirkt haben,[37] eng zusammenzuarbeiten.

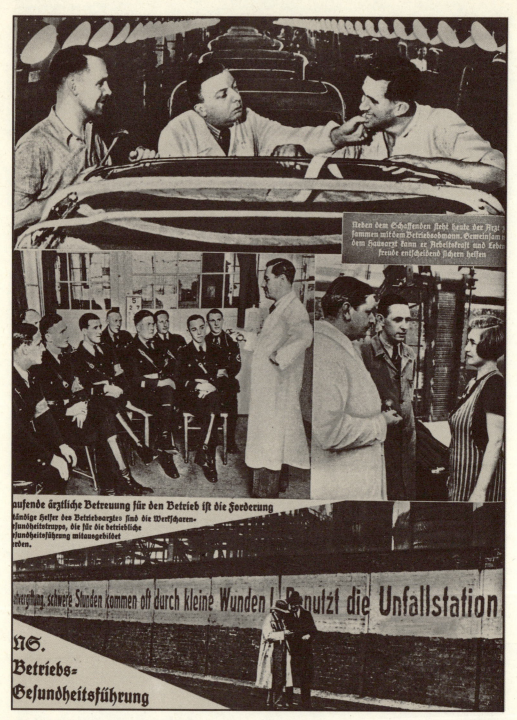

Abb. 19 NS-Betriebsgesundheitsführung

Quelle: Der Schulungsbrief Gesundes Volk/Hrsg: Reichsorganisationsleiter der NSDAP. – **6** (1939). – 2. Folge

9.2. Die Gesundheitsführung in den Betrieben und die Entstehung des Betriebsarztsystems als Instrument zu deren Realisierung bis 1939

9.2.1. Platz und Rolle von DAF und Industrie bei der Verwirklichung der Gesundheitsführung in den Betrieben

In der DAF-Arbeit nahm die betriebliche Gesundheitsführung, die der Deutschen Arbeitsfront durch die NSDAP übertragen worden war, nach Gerhard Wagner einen zentralen Platz ein.[38] Hierbei legte die DAF zur Erfüllung ihres Erziehungs- und Überwachungsauftrages in den Betrieben größten Wert auf eine abgestimmte Zusammenarbeit sowohl mit den bereits oben genannten Institutionen des faschistischen Staates, der Nazi-Partei und der Wirtschaft, als auch mit der Reichsärzteführung, der Deutschen Gesellschaft für Arbeitsschutz als der von vielen dieser Instanzen getragenen »gemeinsamen Stelle« bzw. »Plattform«[39] sowie mit der Reichsstelle für Arbeitsschutz, um in Vorbereitung des Krieges unter »Wahrung des Arbeitsfriedens« die von der NSDAP und der Wehrmacht im Interesse der »Volksgemeinschaft« geforderte opferreiche Steigerung der Leistungs- und Wehrfähigkeit des im Vollbesitz seiner Kräfte stehenden gesunden Menschen zu erreichen.[40] Innerhalb der Deutschen Arbeitsfront waren es vor allem das Amt für Volksgesundheit bzw. für Gesundheit und Volksschutz, das Sozialamt, verschiedene Fachämter, das Arbeitswissenschaftliche Institut, die Vierjahrplan-Zentralstelle, des weiteren die 1937 aus den Ämtern des Zentralbüros u. a. hervorgegangenen sogenannten Hauptarbeitsgebiete »Sicherung des sozialen Friedens« und »Hebung des Lebensstandards«[41] sowie die KDF und die »Gesundheitstrupps« der Werkscharen, die allesamt für die Gesundheitsführung in den Betrieben verantwortlich zeichneten. All das veranschaulicht überaus deutlich, welche Dimension diese sowohl gegen die klassenbewußten Arbeiter als auch gegen alle durch Propaganda, Manipulation und soziale Demagogie beeinflußten »Gefolgschaftsmitglieder« gerichtete Kampfansage in Gestalt einer »kollektiven Gesundheitsführung« (vgl. KATER 1983, S. 371) zum Nachteil eines jeden einzelnen Arbeiters vor und mehr noch während der Kriegsjahre annahm.

Ein »Erfolg« der betrieblichen Gesundheitsführung im beiderseitigen Interesse, vornehmlich aber der profitgierigen Monopolbourgeoisie, setzte eine enge Kooperation zwischen DAF und Industrie voraus. Unmittelbarer Kooperationspartner der DAF war hierbei die dem Reichswirtschaftsministerium bzw. dem Ministerium für Rüstung und Kriegsproduktion unterstehende »Reichsgruppe Industrie«, die 1934 aus den ehemaligen Unternehmerverbänden hervorgegangen war und 31 Wirtschaftsgruppen mit 161 Fachgruppen und 137 Fachuntergruppen in sich vereinte (vgl. Sachwörterbuch 1969, S. 701).

Den 1935 begonnenen hartnäckigen Beratungen und Verhandlungen zur Gesundheitsführung in den Betrieben, insbesondere über Konzeption und Inhalt der Arbeits- und Einstellrichtlinien für Betriebsärzte, lag von Anbeginn die Sicherung einer auf Profitmaximierung ausgerichteten »positivere(n) Wirtschaftsführung« zugrunde, deren »Gesamtziel« nach G. Wagner (1938) auf eine wehrhafte Wirtschaft gerichtet war.[42] Dabei wurde davon ausgegangen, daß Gesundheit vor allem »... Wirtschaftsgut ... für Wirtschaft und Betriebe« sei und daß der vorgeblich »durch die bisherige Entwicklung der Sozialversicherung in vielen Fällen ertötete ›Wille zur Gesundheit‹ einen mächtigen Auftrieb erfahren muß ...«.[43]

Als zentrales Gremium für die betriebliche Gesundheitsführung entstand 1936 die von Fritz Bartels in Bad Nauheim angekündigte »Arbeitsgemeinschaft Gesundheitsführung in den Betrieben«, der Vertreter des Hauptamtes für Volksgesundheit, der DAF und der Reichsgruppe Industrie angehören sollten.[44] Zur gleichen Zeit, etwa Mitte Mai, wurde ein gleichnamiger »Arbeitskreis« bei der Reichsgruppe Industrie gebildet.[45] Vor seinen Vertretern sprach laut »Pressenotiz« vom 20. 5. 1936 Bartels über »Nah- und Fernziele« der betrieblichen Gesundheitsführung.[46]

9.2.2. »Gesundheitsbilanz des deutschen Volkes« durch Reihenuntersuchungen

Ihr wichtigstes Nahziel war die von Ley angeordnete Ermittlung des Gesundheits-, Leistungs- und Wehrtauglichkeitszustandes jedes einzelnen Arbeiters und seiner Angehörigen, um unter Nutzung sozialhygienischer Erkenntnisse aus dieser möglichst lückenlosen »Gesundheitsbilanz des deutschen Volkes«[47] jene Schlußfolgerungen und Maßnahmen ziehen bzw. treffen zu können, die in Vorbereitung des Krieges den Anforderungen des Vierjahrplanes gerecht werden sollten. Einen solchen Überblick hoffte man durch betriebliche Reihenuntersuchungen zu erhalten, die nach einer »Vereinbarung« zwischen Ley und Wagner in vier Gauen (Bayern, Köln-Aachen, Kurhessen und Hamburg) bereits 1935, offiziell aber erst am 1. 4. 1937 begannen und bis Ende 1938 bzw. 1939 liefen.[48] Diese demagogische, präventiv ausgerichtete Reihenuntersuchungsaktion stand unter der Leitung von Gauarbeitskreisen, in denen die »... zuständigen Stellen der DAF, die Dienststellen des Vierjahrplans, der Treuhänder der Arbeit, der Reichsstock für Arbeitsschutz, der Vertrauensärztliche Dienst, die NSV, die ... KDF, die Wehrmacht, die SA und die HJ ...« und natürlich auch die Reichsgruppe Industrie vertreten waren.[49] Zu den DAF-Stellen gehörten neben dem Amt für Volksgesundheit 17 Fachämter (früher »Reichsbetriebsgemeinschaften«);[50] in den Betrieben ihres Zuständigkeitsbereiches wurden im genannten Zeitraum rund 600 000 Arbeiter von zugelassenen NS-Ärzten nach dem Vorbild militärischer truppenärztlicher Tauglichkeitsuntersuchungen für die faschistische Wehrmacht auf Kosten der Landesversicherungsanstalten untersucht.[51]

Ungeachtet des enormen Aufwandes blieb das an diese Untersuchungen geknüpfte utopische »Fernziel« einer von der NS-Ärzteführung unter dem Deckmantel der »totalen gesundheitlichen Überwachung«[52] angestrebten totalen sozialen Kontrolle (vgl. GRAESSNER 1982, S. 184) aller Schaffenden — »von der Wiege bis zum Grabe« — vermittels Einführung von Gesundheitsstammbüchern und -pässen sowie einer zur »Gesundheitskarteikarte« weiter zu entwickelnden »Betriebskarteikarte« unerreicht,[53] da die jährlich vorgesehene durchgängige Untersuchung aller Arbeiter[54] angesichts des von imperialistischen und rassistischen Weltherrschaftsgelüsten diktierten riesigen und forciert betriebenen Rüstungsprogramms des NS-Regimes und der mächtigen Konzerne über die oben genannten Anfänge nicht hinauskam (vgl. GIERSCH 1981, S. 196). Führte z. B. die frühe Entfesselung des Krieges u. a. wegen der Einberufung zahlreicher Ärzte zur vorzeitigen Einstellung der Reihenuntersuchungen, so ließ bereits vorher die oberflächliche Leistungsüberprüfung infolge mangelhafter diagnostischer Hilfsmittel und Einrichtungen deutliche Zweifel am Wert derselben aufkommen.[55]

9.2.3. Rolle und Bedeutung von NS-Haus- und Betriebsärzten für die betriebliche Gesundheitsführung

Für ein übriges sorgte schließlich auch die unzureichende wissenschaftliche, speziell arbeitsmedizinische Qualifikation bei der überwiegenden Mehrzahl der nationalsozialistischen Untersuchungsärzte; rekrutierten sich diese doch zumeist aus praktizierenden Allgemeinmedizinern. Als »echten Volksführern« in den Betrieben selbst sollte ihnen das »Notwendigste« über die Arbeitsbedingungen sowie die physischen und psychischen Belastungen der arbeitenden Menschen von »erfahrenen Ärzten« für deren Wirken als »Gesundheitsführer« gezeigt und gelehrt werden.[56] Die meisten der so »ausgebildeten«, das heißt vornehmlich »weltanschaulich« geschulten Ärzte waren nicht nur die Hauptträger der erwähnten Reihenuntersuchungen. Als tragende Säule der betrieblichen Gesundheitsführung wurden diese vom Hauptamt für Volksgesundheit bestätigten nationalsozialistischen Ärzte durch die »Betriebsbetreuung« als Vorstufe des betriebsärztlichen Dienstes oder durch nebenamtliche Tätigkeit als Betriebsarzt vorübergehend auch zum wichtigsten, nahezu alleinigen Träger der Gesundheitsführung in den Betrieben an der Basis.[57] Auch späterhin orientierte man kleinere Betriebe verstärkt auf das Fortbestehen der Personalunion von frei praktizierendem und nebenamtlichem Betriebsarzt als »Idealform« haus- und betriebsärztlicher Zusammenarbeit innerhalb des Praxisbereiches.[58] Erst vom Sommer des Jahres 1939 an sollte der hauptamtlich tätige »... Betriebsarzt der Zukunft« sowohl als »Bindeglied zwischen den Erfahrungen des Hausarztes ... und den Anforderungen, die der Betrieb an den gleichen Menschen stellt«, wie auch als Berater und »Treuhänder des Hausarztes ...«[59] immer häufiger auf den Plan treten.

9.2.4. Die »Richtlinien für Betriebsärzte« und die dazugehörenden »Erläuterungen«

Über Wesen, Ziele und Aufgaben des künftigen faschistischen Betriebsarztsystems sprach Bartels 1936 erstmals auf der schon erwähnten Bad Nauheimer »Betriebs- und Fabrikärztetagung«, bei der außer »... Ärzten, die in Betrieben tätig sind« – das waren z. B. Fabrik-, Werk-, Hütten- und Zechenärzte –, »auch die amtlichen Gewerbeärzte und namhafte Vertreter der deutschen Industrie anwesend (waren)«.[60] Schon damals war man sich also im Haupt- und DAF-Amt für Volksgesundheit und bei der Reichsgruppe Industrie über die Grundzüge des Betriebsarztsystems und über die noch zu erarbeitenden »Richtlinien« einig.

Diese separate Veranstaltung fand unmittelbar im Anschluß an eine »Gemeinschaftstagung« des Ärztlichen Ausschusses der Deutschen Gesellschaft für Arbeitsschutz und der IX. Tagung der Deutschen Gesellschaft für Kreislaufforschung vom 16.–18. 4. 1936 statt, auf der es angesichts des hohen krankheitsbedingten Arbeitsausfalls vornehmlich aus ökonomischer Sicht[61] darum ging, gemeinsam »... die große Zahl der Kreislauferkrankungen und Todesfälle herabzusetzen« und den »Leistungsknick« der mittleren Lebensjahre hinauszuzögern.[62]

Ausführlicher sprach Bartels am 9. Mai 1937 auf einer »Gesundheitstagung« in Kassel zum Thema »Der Betriebsarzt und seine Aufgaben«.[63] Die dabei erörterten »Richtlinien für Betriebsärzte«, die durch Dr. Peltret vom Hauptamt für Volksgesundheit und die Reichsgruppe Industrie ausgearbeitet wurden,[64] ließ Bartels mit dem Rundschreiben 6/37 des DAF-Amtes für Volksgesundheit vom 6. Juli 1937 an die Betriebsführer von Großbetrieben der Rüstungskonzerne versenden.[65] Gemäß diesen »... Arbeits- und Einstellrichtlinien, über die die Parteiämter und Ärztekammern sorgsam wach(t)en ...«, waren die vom Hauptamt für Volksgesundheit zu bestätigenden Betriebsärzte vom »Betriebsführer« als »vertrauensvolle« Berater einzustellen. Als »... einwandfreie nationalsozialistische Ärzte« sollten sie »das gesundheitspolitische Gewissen der deutschen Gesundheitsführung in den Betrieben sein ...«.[66] Zusammen mit anderen NS-Ärzten war ihnen nicht zuletzt als »Biologen« unter gröblicher Vernachlässigung pathologischer Geschehen[67] allein das Recht zur Leistungsbeurteilung/-bewertung der arbeitenden Bevölkerung eingeräumt worden.

Versuchte Bartels damals demagogisch glauben zu machen, es habe über »Anstellungsfragen« und anderes mehr »... auch mit der Reichsgruppe Industrie (volles Einverständnis) ...« gegeben, so zeichnete dieselbe aktenkundig ein durchaus anderes Bild. Wenngleich sich die Verhandlungen über die betriebliche Gesundheitsführung bis 1939 hinzogen, so lassen freilich auch die schon am 14. 6. 1938 von der Reichsgruppe mit dem Rundschreiben Nr. 1241/VI an die Industrieabteilungen und Wirtschaftsgruppen versandten Richtlinien, Vertragsmuster und uns bisher nicht zugänglich gewordenen »Grundsätze« ebenso »Fortschritte« erkennen wie jene Dokumente der Reichsgruppe zur »Gesundheitsführung in den Betrieben« vom 29. 8. 1938,[68] in denen drei »Formen der Gesundheitsführung« unterschieden wurden:
1. regelmäßige ärztliche Betriebsbegehungen durch nebenamtliche NS-Ärzte,
2. die betriebsärztliche Betreuung und
3. diejenige durch hauptamtliche Betriebsärzte.[69]

Besondere Bedeutung erlangte der von der Reichsgruppe im Einvernehmen mit dem Hauptamt für Volksgesundheit vorgelegte »Entwurf der Erläuterungen zu den Richtlinien betr. Gesundheitsführung in den Betrieben«.[70] Für die erst 1939 vom Haupt- und DAF-Amt für Volksgesundheit erarbeiteten, Betriebsführern und -ärzten jedoch nur als »Auszug« zugänglich gemachten endgültigen »Erläuterungen zu den Richtlinien und Verträgen für Betriebsärzte« stellten sie eine wesentliche Vorarbeit dar. Zudem trugen sie maßgeblich zur Durchsetzung der Richtlinien von 1937[71] – einschließlich der für haupt- und nebenamtliche Betriebsärzte gesondert abzuschließenden Verträge – sowie zur Klärung von Problemen bei, die in den Richtlinien nicht angesprochen waren.

Für die Organisation und Durchführung der betrieblichen Gesundheitsführung hatten den »Richtlinien« zufolge nachstehend aufgeführte Festlegungen grundsätzliche Bedeutung:
- Als Gefolgschaftsmitglieder waren die Betriebsärzte nach Ziff. 1 u. 2 laut AOG (§ 2), arbeitsrechtlich den zu beratenden Betriebsführern in allen gesundheitlichen Fragen der Arbeits- und Lebensführung unterstellt.

- In der »... fachlichen Tätigkeit auf dem Gebiete der Gesundheitsführung (als Aufgabe der Bewegung)« hatten die Betriebsärzte, an die »allgemeinen Weisungen und Richtlinien« des Haupt- und DAF-Amtes für Volksgesundheit gebunden, diesem – so Ziff. 3 u. I, 2 der Erläuterung – über ihre Tätigkeiten und Ergebnisse unter Wahrung der »Geheimhaltungsbestimmungen für Firmen ...« Bericht zu erstatten.
- Die »fachliche Aufsicht« im Sinne der die betriebsärztliche Tätigkeit überwachenden »Betriebsbetreuung« oblag laut Zif. 4 dem zuständigen Verwaltungsstellenleiter des Amtes für Volksgesundheit; sie entfiel für jene Betriebe mit gut »eingelaufenen« betriebsärztlichen Einrichtungen, die über eine von Bartels vorgeschlagene eigene Dienststelle des Amtes verfügte.[72]
- Während die hauptamtlichen Betriebsärzte unter Zustimmung des Hauptamtes für Volksgesundheit gemäß Zif. 8 z vorerst nur in Ausnahmefällen mit vertrauensärztlichen Aufgaben betraut werden durften,[73] war ihnen eine »selbständige ärztliche Krankenbehandlung der Gefolgschaftsmitglieder über den Rahmen erster ärztlicher Hilfe hinaus ...«[74] vor Kriegsbeginn in der Regel verboten; das hatte nach Zif. 7 auch Geltung für die privat-/kassenärztliche Tätigkeit.
- Die in Zif. 8a – z benannten zahlreichen speziellen Aufgaben waren, was »Umfang und Tempo« betrifft, im Einvernehmen mit dem Betriebsführer durchzuführen. Für die Realisierung der betrieblichen Gesundheitsführung in der Praxis handelte es sich hierbei jedoch nicht so sehr um ein von den Betriebsleitungen durchgängig abzuarbeitendes Programm, sondern um »Anregungen«, so daß dieser Aufgabenkatalog bereits vor dem Beginn des Krieges zu einer Ermessensfrage profitgieriger Konzernunternehmen und deren in der Regel nicht weniger gewinnsüchtigen, ehrgeizigen und skrupellosen Betriebsärzten zu Lasten der Arbeiter wurde.

Eine unumgängliche Aufgabe der betrieblichen Gesundheitsführung bei der Umsetzung des biologistischen Auslese- und Ausmerzeprogramms in die Praxis war sowohl die gesundheitliche Überwachung als Ausdruck der betrieblichen Sozialpolitik[75] als auch die lückenlose lokale und zentrale Erfassung aller Gefolgschaftsmitglieder vermittels der schon erwähnten Gesundheitsstammbücher und -pässe sowie Karteien und Meldelisten.[76]

9.2.5. Ausbildung und Erziehung der NS-Ärzte zur betrieblichen Gesundheitsführung

Die Vielseitigkeit der Aufgaben zwingt zu der Frage nach der fachlichen, wissenschaftlichen Qualifikation der Betriebsärzte, zumal sie als angeblich »hervorragende Ärzte«[77] laut Zif. I, 7 der Erläuterungen »... vielfach über Sondererfahrungen in der Verhütung und Behandlung von betrieblich bedingten Körperschädigungen ...« verfügten. Letzteres traf z. B. für die in der chemischen Industrie z. T. schon vor 1933 tätig gewesenen »Fabrikärzte« zu, die ab Sommer 1939 wohl ausnahmslos als »Betriebsärzte« neu angestellt wurden. Doch diese gewerbehygienisch erfahrenen Ärzte im Solde kapitalistischer Großunternehmen machten mit der zunehmenden »Ansetzung« junger NS-Ärzte prozentual einen immer geringer werdenen Anteil unter den Betriebsärzten aus.[78]

Aber nicht »... wissenschaftlicher Spezialist«, sondern »Arzt im großen ...«[79] sollten diese in der betrieblichen Gesundheitsführung »besonders sorgfältig« ausgebildeten Ärzte sein.[80] Die Grundlagenkenntnisse dafür erhielten sie vor allem auf den vom DAF-Amt für Volksgesundheit organisierten Ausbildungskursen. Der erste dieser, z. T. für Betriebsärzte und -führer gemeinsamen Kurse fand vom 11. – 25. 3. 1937 auf der »Schulungsburg« Hirschberg/Schles. statt.[81] Während einige seiner Teilnehmer in Betrieben eingesetzt wurden, ging der größte Teil von ihnen als »Sachbearbeiter« zu den Gau- und Kreisleitern des Amtes für Volksgesundheit.[82]

Ab 1939 diente offenbar die am 7. Februar d. J. durch Umbenennung des Deutschen Arbeitsschutzmuseums (Berlin-Charlottenburg) gegründete »Reichsstelle für Arbeitsschutz«[83] auch Betriebsärzten als ständige Ausbildungsstätte; an ihr wurden jährlich drei oder vier wohl mehr einführende Lehrgänge mit jeweils zwölf Vorträgen über »Entstehung und Verhütung von Berufskrankheiten« – einschließlich gesetzgeberischer und leistungsmedizinischer Fragen – durchgeführt.[84] Weitere für die betriebliche Gesundheitsführung bedeutsame Vortragsreihen dieser Institution befaßten sich z. B. mit den Themen »Arbeitsschutz bei der Frau« (1941) und »Gesunde Arbeit in den Betrieben«[85]; für 1944 war eine weitere vorgesehen.

Als »klinische« Weiterbildungsstätten waren z. T. die »Institute für Arbeits- und Leistungsmedizin« gedacht, deren Gründung seit 1940/41 vom Amt für Gesundheit und Volksschutz unter Bockhacker eingeleitet wurde und die mit einer Bettenstation ausgestattet werden sollten.[86] Auch das von Max Hochrein als »wehrwichtig« angesehene Leipziger Institut war so bestrebt, unter Nutzung seiner Forschungsergebnisse bestimmte Betriebe[87] bei der betriebsärztlichen Praxis mit zu betreuen und Betriebsärzte zu belehren.

Neben einer lehrplanmäßigen Ausbildung in der betrieblichen Gesundheitsführung an den angeblich meisten medizinischen Fakultäten — so »Der Angriff« vom 4. 1. 1940[88] — erfolgte die Erziehung all jener Studenten, ». . . die später in der Gesundheitsführung des deutschen Arbeiters« tätig sein sollten, über die studentische Arbeitsgemeinschaft »Betriebsuntersuchungen« als »konsequente Fortsetzung des Fabrikdienstes im Verlauf des Studiums.«[89] Vor dem Einsatz als Betriebsarzt wurde ein Teil der neuapprobierten »Jungärzte« dann noch zur Mitwirkung an den »Gau-Untersuchungen« mit dem Ziel der Entwicklung organisatorischer und politischer »Führungstätigkeit« herangezogen.[90] Was Bartels unter Führungstätigkeit bei diesen Reihenuntersuchungen verstand, ließ er im April 1937 erkennen. Damals verlangte er ». . . von jedem untersuchenden Arzt, daß er ›auch einmal gegen sein medizinisches Gewissen‹ einen untersuchten Arbeiter davon überzeuge, ›daß er stark genug für die Arbeit sei‹.« Mit zynischer Offenheit habe er damals nach P. REEG weiter erklärt: »›Wohl müssen wir dabei auch ein Opfer an Toten in Kauf nehmen. Wir müssen nur dafür sorgen, daß die Menschen ihr Opfer fühlen‹.« (REEG 1987, S. 32).

So sah die Aus- und Weiterbildung der meisten dieser um das am 1. Mai 1937 eingeführte »Leistungsabzeichen für vorbildliche Sorge um die Volksgesundheit« (vgl. GIERSCH 1981, S. 238) wetteifernden Betriebsärzte aus, denen die Arbeiter der kriegswichtigen und Rüstungsindustrie bei der betrieblichen Gesundheitsführung ausgesetzt waren.[91] Sie läßt erkennen, wie schon vor dem Krieg die Anforderungen an das Wissenschaftsniveau der Hochschulkader bedenklich abnahmen und daß die Faschisten nicht in der Lage waren, die für ihre Ziele nötigen Fachkräfte aus- und weiterzubilden und ihnen wissenschaftliche Aufgaben zu stellen.

9.2.6. »Leistungsknick« und Heraufsetzung des Leistungsalters der Arbeiter

Ein zentraler Angriffspunkt der Gesundheitsführung in den Betrieben zum Zwecke maximaler Ausbeutung der menschlichen Arbeitskraft war der sog. »Leistungsknick« — von Bartels definiert als ». . . jenes Lebensjahr, mit dem mindestens die Hälfte der schaffenden Volksgenossen zahlreicher Berufe ihren Aufgaben nicht mehr voll genügen kann.« Bei Männern lag er 1937 »um das 40., bei den Frauen schon um das 30. Lebensjahr herum . . .«.[92] Während das von den Faschisten erhoffte »Fernziel« in der Utopie von der Angleichung der Leistungsperiode an die Lebenszeit bestand (vgl. WUTTKE-GRONEBERG 1982a, S. 241), zog es die faschistische Propaganda vor, diese Zielsetzung von 1936 an schrittweise publik zu machen. Der Forderung nach Heraufsetzung der vollen Leistungsfähigkeit auf das 55. Lebensjahr folgten 1937 das 60. und 70. Lebensjahr, ein Jahr danach das 80.[93] Damit war aber angesichts der Kriegsvorbereitungen die Eskalation des räuberischen Leistungsfanatismus noch längst nicht erschöpft. Am wenigsten betroffen waren davon in den Vorkriegsjahren die Jugendlichen, da die im Interesse der faschistischen Rassen- und Eroberungspolitik erlassenen Arbeitsschutzgesetze streng zu beachten waren. Bis zu ihrer verstärkten Einbeziehung in die Rüstungsindustrie als Folge des rüstungsbedingten Arbeitskräftemangels galt dies auch für Frauen.[94] Um so härter traf es die erwachsenen männlichen Arbeiter. Sie waren schon seit 1936 durch eine gesetzliche Verlängerung der Arbeitszeit bei anhaltender Akkordarbeit nicht nur 48, sondern 60 Stunden lang, z. T. noch länger, rücksichtsloser Ausbeutung kapitalistischer Konzerne ausgeliefert.[95] An sie war auch Bartels' menschenverachtendes Ansinnen gerichtet, als Ersatz für den aus bevölkerungs- und militärpolitischer Berechnung geförderten Frauen- und Jugendschutz einen »Opfergang« zu gehen, — einen ». . . Opfergang der Älteren . . .«, die bereit seien, vor der Jugend zu sterben.[96] Für diese in ihrem Leben gefährdeten Arbeiter galt in bezug auf deren Gesundheitszustand besonders, was M. H. KATER nur als »Minimalfunktionsnorm« im Sinne jenes Zustandes definierte, ». . . in dem ein Mensch (nach bereits vollzogener Arbeitsleistung) gerade noch fähig war, das nächste Soll zu erfüllen.« (KATER 1983, S. 370f.). So verwundert es nicht, daß sich vornehmlich infolge »...häufiger Überbeanspruchung am Arbeitsplatz« und angesichts der »Scheu, die der werktätige Mensch vor dem Arzt« empfand, das »durchschnittliche Leistungsalter...nicht erhöhte...«.[97] Bockhacker propagierte dennoch wenig später voller Zynismus als »...ein erstrebenswertes Ziel für die Gesundheitsführung« jenen Zustand, bei dem »der Zeitpunkt des allmählichen Kräfteschwundes kurz vor dem Eintritt des physiologischen Todes liegt und der endgültige Kräfteverfall mit ihm zusammenfällt.«[98] Damit wurde jenes Verbrechenskapitel an der inneren Front eingeleitet, das im Herbst 1942 in den KZ der SS sowie Neben- und Zwangsarbeitslagern für Rüstungskonzerne als Programm zur massenhaften »Venichtung durch Arbeit« seinen furchtbaren Anfang nahm (vgl. KÜHNRICH 1980, S. 114).

Um ein frühzeitiges Herabsinken der Leistung zu verhindern, orientierte zudem die NS-Ärzteführung die an den Reihenuntersuchungen beteiligten Ärzte auf die sicher auch im Interesse vieler Arbeiter liegende Erkennung von »Frühschäden«, die man als ein noch nicht krankhaftes, vor allem durch »funktionelle Schwächezustände« erklärtes »...Absacken der Leistungskraft bzw. Störungen der Leistungsbereitschaft...« verstand, welche die NS-Ärzte als Ausdruck erfolgreicher Gesundheitsführung zu beheben hatten.[99]

9.2.7. Maßnahmen zur Senkung des Krankenstandes

Mit der Ermittlung der Gesundheitsbilanz ging eine gleichzeitig angestrebte Senkung des Krankenstandes als weiterer zentraler Angriffspunkt der faschistischen Gesundheitsführung einher. Eingeleitet wurde dieses Vorhaben durch die 1937 von Wagner angekündigte Einschränkung der freien Arztwahl, wonach die Versicherten verpflichtet waren, sich und die ganze Familie »...auf die Dauer eines Jahres für einen bestimmten Arzt...« zu entscheiden.[100] Die Kontrolle der Versicherten und Ärzte wurde dadurch wesentlich erleichtert. Schon 1938 folgte das von Bartels ausgesprochene Verbot über die Ausstellung von Arbeitsunfähigkeitsattesten durch praktizierende Ärzte;[101] auf dem Verordnungswege geschah dies am 15. 12. 1939.[102]

Den Anlaß für diese Maßnahme lieferte die in Sozialberichten der faschistischen »Treuhänder der Arbeit« benannte angebliche Neigung zum »unberechtigten Krankfeiern« mit Hilfe von »Gefälligkeitsattesten«, hinter denen sich nicht nur die berechtigte Sorge verantwortungsbewußter Ärzte um den bedenklichen Gesundheitszustand der Arbeiter als Folge der unerbittlichen Leistungspeitsche verbarg; es war dies gelegentlich sicher auch ein Ausdruck bewußten antifaschistischen Widerstandes gegen den Leistungsfanatismus (vgl. GRAESSNER 1980b, S. 147; 149). Die mit dem Attestierverbot einhergehende Übertragung des Rechts auf Bescheinigung krankheitsbedingter Arbeitsunfähigkeit auf den vertrauensärztlichen Dienst, auf Sachverständige bei den Arbeitsämtern (Arbeitseinsatzärzte) und die Betriebsärzte (vgl. GRAESSNER 1982, S. 194f.) zwecks weitgehender Verweigerung medizinisch angezeigter Krankschreibung vermochte indes ein Anwachsen des Krankenstandes nicht zu vermeiden. Zwar hatten sich nach Reiter schon 1936 »...besorgte ärztliche Stimmen...über Beobachtung gesundheitlicher Störungen und gehäuftes Auftreten allgemeiner Erscheinungen und solcher von seiten der Verdauungsorgane (vernehmbar)...« gemacht; aber sie wurden von »einflußreichen Stellen« weiter negiert, und nicht nur das. Reiter selbst verlangte geradezu gebieterisch, seine auf der zentralen Tagung »Arbeitsschutz und Vierjahrplan« der neugegründeten »Reichsstelle für Arbeitsschutz« am 27. Februar 1939 demagogisch erhobenen Forderungen nach »...Vermeidung des Raubbaus an der biologischen Substanz unseres Staates« und nach »Verlängerung der Berufsfähigkeit jedes einzelnen...mit allen ihnen zu Gebote stehenden Mitteln zu sichern...«.[103]

Während einerseits durch das Verweigern erkrankungsbedingter Arbeitsunfähigkeit die Krankheitsdauer pro Krankheitsfall im Reichsdurchschnitt schon in den Vorkriegsjahren von 25,6 Tagen im Jahre 1933 (vgl. TENNSTEDT 1976, S. 409) auf 20,9 Tage 1939, d. h. um knapp ein Fünftel sank,[104] war auf der anderen Seite von 1937 bis 1939 ein etwa 20prozentiger Anstieg des Krankenstandes nicht zu vermeiden (vgl. GRAESSNER 1982, S. 194). Für die Jahre ab 1940 gibt es keine offiziellen Statistiken. Die für die Erringung des oben erwähnten »Leistungsabzeichens« abgefaßten betriebsärztlichen Berichte enthalten — soweit sie zugängig sind (vgl. HERBERT 1985, S. 19f.) bzw. nicht vernichtet wurden – aber aufschlußreiche Angaben zur Entwicklung des Krankenstandes der einzelnen Betriebe.[105]

Die gefürchtetsten unter den »zu Gebote stehenden Mitteln« zur Senkung des Krankenstandes waren die vornehmlich für die leistungsmedizinische Wiederherstellungstherapie vorgesehenen örtlichen, vor allem aber in Großbetrieben eingerichteten »Gesundheitshäuser« oder »Gesundheitsstationen«,[106] ferner Werkstätten und spezielle »Werkhallen« für an Tuberkulose erkrankte Arbeiter.[107] Aufgabe des Betriebsarztes als »Gesundheitsführer«[108] in diesen Einrichtungen war es nicht nur, »... durch seine Arbeit ohne besondere Maßnahmen und Anordnungen« zu verhindern, »daß der Kassenarzt unnötig in Anspruch genommen wird.« Seine »Erziehungsarbeit zu einer wahrhaften Gemeinschaftsgesinnung« sollte es auch weitgehend unmöglich machen, daß – so heißt es voller Zynismus – »Gemeinschaftseinrichtungen, wie die Krankenkassen, ausgebeutet werden«.[109] Das richtete sich besonders gegen »Anbrüchige« und durch Krankheit geschwächte, an ihrem Arbeitsplatz noch nicht wieder voll einsatzfähige Werktätige, die während oder nach der Arbeitszeit »... unter treuhänderischer Aufsicht des Betriebsarztes...«[110] durch Erziehung und »entsprechende Beschäftigung« in den Gesundheitshäusern, mit deren Hilfe man nach Ley den Betrieb zu einer »primären Gesundheitseinrichtung« (TELEKY 1948, S. 15) zu machen gedachte, bis zur vollen Leistungsfähigkeit wieder »gesund« gedrillt werden sollten. Die vornehmliche Aufgabe der Gesundheitshäuser bestand in der Senkung des Krankenstandes; dementsprechend waren sie auch nach Art von Revierstuben ausgestattet und als Bestandteil von Leys' Plan »Der deutsche Volksschutz« (1939) vorgesehen.[111]

Zahlenmäßige Angaben über Gesundheitshäuser gibt es nur wenige. Erwähnenswert ist eine Mitteilung der »Nationalzeitung – Rheinisch-Westfälische(n) Zeitung« vom 22. 11. 1944. Sie berichtete unter Berufung auf Bockhacker, daß im September/Oktober 1939 über 250 Betriebsgesundheitsstationen existierten; gegen Ende des Jahres 1944 waren es fast 8 500, in denen »... 8 000 deutsche und 1 600 ausländische Ärzte« durch ihre »Behandlung« vor allem dafür sorgten, daß »... jenen Elementen... Lust genommen« werde, die »durch eine simulierte Krankheit sich einige freie Tage erschlichen...«.[112]

9.2.8. »Organisatorisches« zur Einführung und Durchsetzung des Betriebsarztsystems

Auch über die schon in den Vorkriegsjahren »angesetzten« Betriebsärzte gibt es nur wenig und höchst unzuverlässiges Zahlenmaterial. Nach dem »Berliner Ärzteblatt« vom 19. 8. 1939 stieg die Zahl der haupt- und nebenamtlichen Betriebsärzte von 365 am 1. Januar 1939 auf 972 am 1. Juli d. J. im Vergleich zu der Zeit vor 1939 rapide an.[113] Eine Erklärung dafür ist in den erst kurz vor Kriegsbeginn abgeschlossenen Verhandlungen des Hauptamtes für Volksgesundheit und der Reichsgruppe Industrie über die Vertragsmuster zur Einstellung von Betriebsärzten in unterschiedlichen Anstellungsverhältnissen zu sehen.

Diesen Verhandlungen gingen neben einer bemerkenswerten persönlichen Stellungnahme von F. Koelsch über die »Zukunft der Gewerbehygiene« zu Beginn des Jahres 1934[114] spätestens 1935 begonnene Diskussionen über eine »Betriebsarzt«-Definition im Sinne der Festlegung seiner Aufgaben und seiner Stellung im Betrieb voraus, wie sie danach in den »Richtlinien« festgeschrieben wurden. Die bereits lange vor der Errichtung der faschistischen Diktatur in die Sozialgeschichte der Medizin unrühmlich eingegangene kleine Gruppe deutscher Fabrik- und Werkärzte betriebseigener Krankenkassen, und unter diesen besonders die der chemischen Industrie,[115] bot der NS-Ärzteführung dafür erfolgversprechende Ansatzpunkte. Diese Ärzte standen von Anbeginn ihrer für sie vorteilhaften Tätigkeit als willfährige Befehlsempfänger im Solde solcher imperialistischer Monopolherren,[116] die ihnen während der Naziherrschaft als einflußreiche faschistische Betriebsführer im Interesse ständiger Profitmaximierung auch die Maßnahmen der betrieblichen Gesundheitsführung diktierten.[117]

Ende 1935 fanden im »Amt für Gesundheitspflege«, dem späteren Hauptamt für Volksgesundheit, sowie bei der Reichsgruppe Industrie Besprechungen mit Vertretern der DAF und führenden Fabrik-/Werkärzten einzelner Wirtschaftszweige über die Aufgaben der späteren Werk-/Betriebsärzte statt.[118] Die von den NS-Betriebsärzten unterschiedlichen Tätigkeiten der Fabrikärzte »alten Stils« waren in der Folgezeit mehrfach Anlaß, darauf hinzuweisen, daß es »keine Verwechslung« zwischen diesen Ärzten geben dürfte. Die später durchgängige Bezeichnung »Betriebsarzt« war nur für jene zulässig, die in der Zusammenarbeit »... mit der Partei und der DAF ihre Aufgaben im Dritten Reich ...« sahen.[119] Sie wurde laut Rundschreiben Nr. 6/37 von Bartels von 6. Juli 1937 »... den haupt- oder nebenamtlich tätigen Ärzten ... vom Haupt- und DAF-Amt für Volksgesundheit bei Genehmigung des Vertrages oder sonst ausdrücklich verliehen ...«. Die anderen bereits hauptamtlich angestellten Fabrik-, Werk-, Hütten und Zechenärzte durften vorerst ihre alte Bezeichnung als solche weiterführen; bei ihrer Tätigkeit im Sinne der Richtlinien sollten sie aber »... im Einverständnis mit dem Betriebsführer um die Verleihung der Bezeichnung ›Betriebsarzt‹ ... beim Hauptamt ... nachsuchen.«[120]

Zur Einführung des Betriebsarztsystems an der Basis veranstalteten die DAF und die Reichsgruppe Industrie bereits unmittelbar nach der prinzipiellen Einigung über die Gesundheitsführung in den Betrieben »Besprechungen« mit den Betriebsführern und »Betriebsobleuten«.[121] Unzählige interne Beratungen führten ferner leitende Mitarbeiter des Haupt- und DAF-Amtes für Volksgesundheit mit Vertretern der an der betrieblichen Gesundheitsführung beteiligten staatlichen Stellen, NS-Organisationen und Konzernen zur Klärung von Detailfragen.[122] Ebenso versuchte die Reichsgruppe Industrie über die Wirtschaftsgruppen bzw. Industrieabteilungen und deren Fachgruppen auf internen Besprechungen und durch eine Reihe inhaltlich z. Z. noch unbekannter Rundschreiben die Betriebsführer über den Stand der Verhandlungen und die sich daraus ergebenden Aufgaben ständig zu informieren.[123] Sehr aufschlußreiche Anweisungen über die »organisatorische Durchführung« enthält Abschnitt C des Entwurfs der »Erläuterungen«.[124]

9.2.9. Über die Einführung des Betriebsarztsystems beim IG Farben-Konzern

Die bisherige Medizinhistoriographie weiß über die Durchsetzung des Betriebsarztsystems in einzelnen Unternehmen der Rüstungs- und kriegswichtigen Industrie sehr wenig zu berichten. So mögen die nachstehenden Bemerkungen über entsprechende Aktivitäten des IG-Farben-Konzerns auch als Anregung zu weiterführenden Untersuchungen verstanden werden.

Eines der frühesten Dokumente, das sich im Betriebsarchiv des VEB Filmfabrik Wolfen befindet, ist die »Aktennotiz« über eine Besprechung bei der Reichsgruppe Industrie vom 23. 11. 1935 zur »Stellung und Tätigkeit der ... Werksärzte«, die Fritz Curschmann als Leiter der gemeinsamen Sozialabteilung der Wolfener Film- und Farbenfabriken seinem Vorgesetzten Dr. Fritz Gajewski zukommen ließ[125] und über die er am 21. 12. 1935 in Anwesenheit von Hebestreit auch die Fabrikärzte der IG Farben AG auf einer ihrer Konferenzen informierte.[126] Aus anderen Dokumenten, z. B. »Niederschriften« über Diskussionen auf späteren Fabrikarztkonferenzen, geht hervor, daß sich die damaligen Fabrikärzte der chemischen Industrie dem faschistischen Betriebsarztsystem gegenüber zunächst und vornehmlich deshalb reserviert verhielten, weil ihnen der Verlust ihrer vertrauensärztlichen Tätigkeit für die betriebseigene Krankenkasse drohte.[127]

Für den 10. 2. 1937 berief das Vorstandmitglied des IG Farben-Konzerns, Erwin Selck, im Zusammenhang mit der Übertragung des ständigen Vorsitzes der Fabrikarztkonferenz von Curschmann auf Prof. Eberhard Groß (Elberfeld) nach Frankfurt (M.) eine Besprechung ein, auf der die »... gesamte(n) Ordnung unseres fabrikärztlichen Dienstes« zur Sprache kommen und »Groß noch richtig von ... Curschmann eingeführt werden ...« sollte. Zur Teilnahme an dieser Besprechung, über die Näheres z. Z. nicht bekannt ist, waren die Führer der großen Werke eingeladen.[128]

Aufschlußreicher sind die Materialien des Wolfener Betriebsarchivs für die Zeit vom Sommer 1938 bis zum Sommer 1939. Dazu gehören so wichtige Dokumente wie der »Entwurf« und die »Erläuterungen zu den Richtlinien« für Betriebsärzte sowie Schriftstücke, welche die Schwierigkeiten bei den Verhandlungen über die mit den Betriebsärzten abzuschließenden Verträge belegen.[129] So ist z. B. einem persönlichen Schreiben Curschmanns vom 30. 9. 1938 an Gajewski zu entnehmen, daß die »... Verhandlungen über den betriebsärztlichen Dienst zwischen dem Hauptamt für Volksgesundheit und der Reichsgruppe Industrie ... zu einem vorläufigen Ergebnis geführt haben, das allerdings erst in den nächsten Monaten seine endgültige Ausarbeitung und Durchführung erfahren wird ...«. Dabei vergaß er nicht hinzuzufügen, »... daß meine Vorschläge im wesentlichen damit auch im Einklang stehen ...«.[130] Auf den weiteren Verhandlungsverlauf und die Durchsetzung des Betriebsarztsystems innerhalb des IG Farben-Konzerns hat Curschmann kaum noch Einfluß nehmen können, da er am 31. 12. 1938 aus den Diensten der IG ausschied.[131]

Am 5. April 1939 fand schließlich in Leuna eine »Besprechung zur Einführung der Verträge mit den Betriebsärzten« statt. An ihr nahmen teil: Dr. Peltret vom Hauptamt für Volksgesundheit, Dr. Christian Schneider und dessen Assistent Dr. Bertrams (beide Leuna)[132] sowie Groß als Vorsitzender der Fabrikarztkonferenz. Über ihr Ergebnis gibt eine von Bertrams abgefaßte »Niederschrift« in zehn Punkten Auskunft.[133] Neben den bereits in den »Richtlinien« und »Erläuterungen« getroffenen Festlegungen läßt sie einige bisher unbekannte Absichten des Amtes für Volksgesundheit erkennen, die nicht nur die IG Farben AG betrafen; zudem gibt sie Einblick in einige speziell für den IG Farben-Konzern bedeutsame Verfahrens- und Sonderrechte.

Zu den von Peltret dargelegten allgemeingültigen Vorstellungen gehören z. B. die, daß »... die Ärzte vor der Anstellung bei der Industrie ... 2 Jahre Praxis haben, weil sie in der Lage sein sollen, später wieder zur Privatpraxis zurückzukehren ...«. Junge hauptamtliche Betriebsärzte sollten »... zunächst ›hauptamtlich in Assistentenstellung‹ (als ›Betriebsassistenzarzt‹) ...« angestellt werden und als solche den Nachwuchs für das Hauptamt bilden. Als bemerkenswerte Sonderregelung ist die während dieser Besprechung getroffene »... zentrale Vereinbarung zwischen unserem Gesamtunternehmen und dem Hauptamt für Volksgesundheit« zu erwähnen, welche an die Stelle der bis dahin »... für jeden Einzelfall vorgesehene(n) ›Vereinbarung für den Einsatz von nebenamtlichen Betriebsärzten‹ zwischen dem einzelnen Betrieb und der zuständigen Kreisabteilungswaltung des Hauptamtes ...« trat (Punkt 3).[134] Als Orientierungsziffer für den Einsatz eines nebenamtlichen Betriebsarztes wurde die Zahl von 1000 bis 1400 »Gefolgschaftsmitgliedern« angegeben, während für hauptamtliche Betriebsärzte laut Erläuterungs-Entwurf »... größere Werke von etwa 2 bis 3000 Gefolgschaftsmitgliedern ...« benannt wurden.[135] Die »Vereinbarung« wurde am 18. 5. 1939 von Schneider und Bertrams für die IG Farben und am 2. 6. d. J. von Conti für das Hauptamt unterzeichnet.

Am 3. Juni 1939 schrieb schließlich Schneider an Gajewski, daß er »nach langwierigen Verhandlungen« mit dem Hauptamt in der Lage sei, ihm die Verträge für die Betriebsärzte zuzustellen. Als »... Tag des Inkrafttretens dieser Verträge für die leitenden und hauptamtlichen Betriebsärzte ...« schlug er vor, den 1. Juli 1939 einzusetzen:[136]

Zwischen
der I.G. Farbenindustrie Aktiengesellschaft, Betrieb Wolfen,

und

dem Arzt Dr. med. Bruno Hilgenfeldt, Wolfen wird folgender Vertrag geschlossen, vorbehaltlich der Zustimmung des Hauptamtes für Volksgesundheit der NSDAP.

1.

Dr. Hilgenfeldt wird als hauptamtlicher Betriebsarzt mit Wirkung ab 1. Juli 1939 angestellt.

2.

Er untersteht dem Betriebsführer unmittelbar.

3.

Seine fachliche Tätigkeit vollzieht sich im Rahmen der Gesundheitsführung der schaffenden deutschen Volksgenossen nach den allgemeinen Weisungen und Richtlinien des Haupt- und DAF-Amtes für Volksgesundheit.

4.

Für seine Stellung und Tätigkeit gelten insbesondere anliegende »Richtlinien für Betriebsärzte«, welche Bestandteil dieses Vertrages sind (Anlage 1).

5.

Dr. Hilgenfeldt erhält für seine Tätigkeit
a) ein nachträglich in monatlich gleichen Teilbeträgen zu zahlendes Jahresgehalt von
Reichsmark 10400.– (in Worten: Zehntausendvierhundert Reichsmark)
b) eine in vierteljährlichen Raten nachträglich zu zahlende Jahresvergütung in Höhe von
Reichsmark 2000.– (in Worten: Zweitausend Reichsmark) für ein volles Kalenderjahr.
c) sofern die Leistungen des Dr. Hilgenfeldt befriedigen, eine Gratifikation, deren Höhe zu bestimmen der I.G. vorbehalten bleibt, und die in jedem Jahr von ihr unabhängig vom vorhergehenden Jahre neu festgesetzt wird. Die Festsetzung und Auszahlung der Gratifikationen erfolgt nach Abschluß und Genehmigung der Jahresrechnung für das abgelaufene Geschäftsjahr.

Dr. Hilgenfeldt gehört der Angestelltenpensionskasse der I.G. nach deren Satzungen während seines Angestelltenverhältnisses an.

Die Firma ist als Unternehmen in der Berufsgenossenschaft der chemischen Industrie (Reichsunfallversicherung) und in der Pallas G.m.b.H. Konzernversicherung, Frankfurt a.M. (Haftpflichtversicherung) versichert, so daß Dr. Hilgenfeldt den Versicherungsschutz gemäß den Bestimmungen dieser Einrichtungen gegen Unfall und Haftpflicht genießt.

6.

Dr. Hilgenfeldt hat Anspruch auf einen Urlaub von 24 Arbeitstagen jährlich. Über den Zeitpunkt des Urlaubs hat er sich mit dem Betriebsführer zu verständigen.

Bei Urlaub, Krankheit oder sonstigen Behinderungsfällen wird er durch einen anderen Betriebsarzt der Firma vertreten. Das gleiche gilt auch für die Teilnahme an Lehrgängen für Betriebsärzte und für ärztliche Pflichtfortbildung, wobei von Fall zu Fall die betriebliche Abkömmlichkeit berücksichtigt werden muß.

7.

Der Vertrag tritt an Stelle des am 7.6.1935 abgeschlossenen Vertrages und wird ab 1. Juli 1939 auf 2 Jahre abgeschlossen und verlängert sich automatisch um weitere 2 Jahre, wenn nicht eine Kündigung seitens des Betriebsführers oder des Dr. Hilgenfeldt unter Einhaltung einer halbjährigen Kündigungsfrist für den Schluß der Vertragsdauer erfolgt.

8.
Sonstiges.

Für das Vertragsverhältnis gelten noch folgende besonderen Punkte:

a) Dr. Hilgenfeldt wird als ›leitender Betriebsarzt‹ eingesetzt; als solcher vertritt er den Betriebsführer in allen gesundheitlichen Fragen.

Ihm obliegt die Aufsicht über alle im Betiebe eingesetzten haupt- und nebenamtlichen Betriebsärzte. Er sorgt für die Einteilung der Arbeiten unter den Betriebsärzten, Heilgehilfen und Schwestern des Werkes.

Seine Obliegenheiten erstrecken sich auch auf die in der Fabrik beschäftigten Gefolgschaftsmitglieder fremder Firmen, in Sonderheit bei Unfällen.

b) Dr. Hilgenfeldt hat seinen Wohnsitz am Orte seiner Tätigkeit. Die Firma stellt ihm eine Werkswohnung unter Abschluß eines besonderen Mietvertrages zur Verfügung.

c) Die Veröffentlichung medizinischer Arbeiten, die sich auf sein Tätigkeitsgebiet bei der Firma erstrecken, darf nur nach Genehmigung durch den Betriebsführer erfolgen.

d) Der diesem Vertrag beigegebene Auszug aus den »Erläuterungen zu den Richtlinien und Verträgen für Betriebsärzte«, die gemeinschaftlich von dem Hauptamt für Volksgesundheit und der Reichsgruppe Industrie aufgestellt worden sind, ist Bestandteil dieses Vertrages (Anlage 2).

e) Dr. Hilgenfeldt ist vom Hauptamt für Volksgesundheit der NSDAP ausnahmsweise genehmigt worden:
1.) den Dienst eines nebenamtlichen Vertrauensarztes der Landesversicherungsanstalt Sachsen-Anhalt, Abt. Krankenversicherung für die I.G. Betriebskrankenkasse Bitterfeld-Wolfen wahrzunehmen; vgl. »Richtlinien« Seite 3, Ziffer 6.
2.) die selbständige ärztliche Krankenbehandlung der Gefolgschaftsmitglieder im Sinne der Erläuterungen zu den »Richtlinien« Seite 3, Ziffer 7, und Seite 5, Ziffer 2, vorzunehmen.

Wolfen, den 15. Juni 1939
I.G. Farbenindustrie Aktiengesellschaft gez. Gajewski
gez. Bertrams (?)
gez. B. Hilgenfeldt
(Unterschrift)
2 Anlagen

Die Gesamtzahl der damals vom IG Farben-Konzern angestellten Betriebsärzte ist noch unbekannt.[137] Die Gehaltshöhe für nichtleitende hauptamtliche Betriebsärzte richtete sich u.a. nach der Summe von Nebeneinkünften, die sich für sie ergaben aus der Tätigkeit als Gutachter für die Berufsgenossenschaft und die Angestelltenversicherung, als Vertrauensarzt und Sachverständiger bei der Luftschutzorganisation sowie für sonst vertragsmäßig von Durchgangsärzten vorzunehmende Arbeiten; hinzu kamen Honorare für Anzeigen von Unfällen und Berufskrankheiten und verschiedene Gratifikationen, die u.a. von der Leistung des einzelnen abhängig waren.[138] Hierbei wurde seitens der Unternehmer aus vornehmlich eigennützigen Gründen auch einem größeren gewerbehygienischen Engagement der Betriebsärzte besondere Achtung geschenkt.[139]

9.3. Das faschistische Betriebsarztsystem im Dienste der verbrecherischen Menschenvernichtung durch Arbeit

Die bereits in den Vorkriegsjahren auf Hochtouren laufende Produktion von Rüstungs- und kriegswichtigen Gütern auf Kosten der Gesundheit der Arbeiter stieg in den Jahren des Krieges ins Unermeßliche. Die Ausbeutung der an der inneren Front tätigen »Gefolgschaftsmitglieder« sucht in der Geschichte ihresgleichen. Einberufungen zum Kriegsdienst, Millionen von Kriegsopfern und ein hoher Krankenstand unter der arbeitenden deutschen Bevölkerung verschärften seit Kriegsbeginn den Arbeitskräftemangel erheblich.[140] Die Antwort des auf Brutalität und Gewalt ausgerichteten NS-Regimes darauf lautete u. a.: weitere Erhöhung des Leistungsdrucks auf die Arbeiter; generelle Einführung der gesetzlichen 60- bzw. 56-Stundenwoche für Männer und Frauen vom 18. Lebensjahr durch die »Verordnung zur Abänderung und Ergänzung von Vorschriften auf dem Gebiet des Arbeitsrechts« vom 1. September 1939 und durch den »Erlaß des Reichsarbeitsministers betr. Verordnung über den Arbeitsschutz« vom 12. Dezember 1939;[141] verstärkte Wiedereingliederung von Alters- und Invalidenrentnern sowie Kriegsversehrten in den Produktionsprozeß und weitere Einschränkung der sogenannten freien Arztwahl als eine der Maßnahmen zur Senkung des Krankenstandes. Schon seit 1938 bereitete die faschistische Kriegs- und Hetzpropaganda bei einem Großteil der auf Höchstleistungen manipulierten gesunden »Gefolgschaftsmitglieder«, die schneller als erwartet selbst eiskalt als »Gefallene in der Heimat« einkalkuliert werden sollten,[142] durch ideologische und psychologische Kriegsführung auch systematisch den Boden für die verbrecherische Ausbeutung der Arbeitskraft ungezählter politischer, jüdischer und »gemeinschaftsfeindlicher« deutscher Zwangsarbeiter in Arbeits- und Konzentrationslagern; sie sollte in der massenhaften Vernichtung versklavter billiger »Fremdarbeiter« vor allem aus den vom Genocid bedrohten slawischen Völkern durch Arbeit ihre millionenfache Fortsetzung erfahren (vgl. KÜHNRICH 1980, S. 114ff.). An der unerbittlichen und strikten Durchsetzung dieses menschenfeindlichen Programms hat die übergroße Mehrheit der NS-Betriebsärzte,[143] von denen bezeichnenderweise vorher viele bei den Autobahn- und Westwallbauten Erfahrungen als brutale Lagerärzte gesammelt hatten (vgl. GRAESSNER 1980b, S. 150), durch den kontinuierlichen Ausbau ihrer Befugnisse aktiv mitgewirkt. Diesen Machtzuwachs vor allem der hauptamtlichen Betriebsärzte, deren »... Einstellung ... als Berufung zu einer neuen idealen Arbeitsrichtung unseres ärztlichen Standes angesehen werden ...« sollte,[144] sollen die folgenden Darlegungen verdeutlichen.

9.3.1. Vom Fabrik- zum »Vertrauensbetriebsarzt«

Wie bereits erwähnt, waren die Fabrikärzte der chemischen Industrie – und nicht nur diese – auf der Grundlage der 1931 den »Kassenärztlichen Vereinigungen« übertragenen Überwachung kassenärztlicher Verpflichtungen auch als Vertrauensarzt für die Betriebskrankenkasse, nebenamtlich tätig. Die uneingeschränkte Fortsetzung dieser Tätigkeit sahen die Fabrikärzte durch die nach der faschistischen Gleichschaltung des Gesundheitswesens und der Zerschlagung der Krankenkassenbewegung[145] vollzogenen Neugestaltung des vertrauensärztlichen Dienstes vorerst in Frage gestellt. Es bedurfte erst einer längeren, noch näher zu untersuchenden Auseinandersetzung, ehe Bartels' Erklärung, wonach die »...Personalunion von Vertrauensarzt und Betriebsarzt...« nicht erwünscht sei,[146] in den Richtlinien für Betriebsärzte dahingehend korrigiert wurde, daß eine nebenamtliche Tätigkeit durch ausnahmsweise Genehmigung von seiten des Amtes für Volksgesundheit möglich war.[147] Damit trug die NS-Ärzteführung nicht nur der Tatsache Rechnung, daß bereits ein Jahr vorher die »Bestimmungen über den vertrauensärztlichen Dienst in der Krankenversicherung« des Reichsarbeitsministeriums vom 30. 3. 1936 auch Fabrikärzten die Tätigkeit als nebenamtlicher Vertrauensarzt einräumten.[148] Ebenso hatte sie zur Kenntnis nehmen müssen, daß sich z. B. die Fabrikärzte der chemischen Industrie in einer auf der Fabrikarztkonferenz vom 23. 5. 1936 verabschiedeten »...Definition für den Begriff des Fabrikarztes entsprechend den gesetzlichen Bestimmungen über den vertrauensärztlichen Dienst...« eindeutig zur Mitwirkung bei der faschistischen Gesundheitsführung in den Betrieben »berufen« fühlten.[149] Bedeutsam für die vorgenommene Korrektur dürfte schließlich die Erkenntnis gewesen sein, daß mit der Zunahme des Arbeitskräftemangels die Senkung des steigenden Krankenstandes damals schon zum »Mittelpunkt der Probleme« des vertrauensärztlichen Dienstes geworden war.[150] So sah man in der Zulassung von Fabrik- bzw. Betriebsärzten zur nebenamtlichen Tätigkeit als Vertrauensarzt auch eine Möglichkeit, die wachsenden personellen Anforderungen etwas abfangen zu können. Dies mag andererseits auch ein Grund dafür gewesen sein, daß die betriebsärztlichen Richtlinien in Ziffer 5 hauptamtlichen Vertrauensärzten eine nebenamtliche Betriebsarztanstellung vorerst nicht gestatteten.[151] Aus vertrauensärztlicher Sicht wurde dem zunächst insofern zugestimmt, als im allgemeinen beide — Vertrauens- und Betriebsärzte — »...kaum Zeit für eine andere Beschäftigung« hätten. Eine »enge Zusammenarbeit...zum Wohle der Arbeiter...« (!) meinte man aber unbedingt begrüßen zu müssen, zumal der Vertrauensarzt dank der notwendigen medizintechnischen Einrichtungen die Arbeit des Betriebsarztes wirksam unterstützen könne.[152]

Einem institutionellen Ausbau durch die Einrichtung vertrauensärztlicher Dienste bei den Landesarbeitsämtern folgten 1938/1939 die Verdrängung des sozialgeschichtlich bewährten Begriffes »Arbeitsunfähigkeit« durch den Begriff »Arbeitseinsatzfähigkeit« (vgl. GRAESSNER 1982, S. 194), der durch einen Erlaß des Reichsarbeitsministers vom 20. 5. 1941 auf der Grundlage des Paragraphen 9 der Verordnung »Zur Sicherung des Kräftebedarfs für Aufgaben von besonders staatspolitischer Bedeutung« vom 3. Februar 1939 in die Krankenversicherung eingeführt wurde,[153] und eine von der »Gemeinschaftsstelle der Landesversicherungsanstalten« aufgestellte »Dienstanweisung für den vertrauensärztlichen Dienst in der Krankenversicherung«, die eine Präzisierung der »Bestimmungen über den vertrauensärztlichen Dienst...« vom 30. März 1936 darstellte.[154] Die in der Dienstanweisung fixierten vertrauensärztlichen Aufgaben hatten auch die als nebenamtliche Vertrauensärzte tätigen Fabrik- bzw. Betriebsärzte uneingeschränkt zu erfüllen. Da dieser Tatbestand angesichts der weitgehend übereinstimmenden Zielsetzung der Aufgaben keine größeren Schwierigkeiten in sich barg,[155] trug er während der Kriegsjahre wesentlich zu dem Machtzuwachs der den betriebs- und vertrauensärztlichen Dienst in Personalunion ausübenden »Vertrauensbetriebsärzte« bei, dem vor allem die schwachen und kranken Arbeiter ausgesetzt waren.

So verwundert es nicht, daß nicht nur durch das Reichsarbeitsministerium auf die »...stärkere Heranziehung von Betriebsärzten als nebenamtliche Vertrauensärzte...« orientiert und dieselbe auf dem Verordnungswege — z. B. durch die neuerliche Bekanntmachung vom 16. 10. 1941 gemäß einer Festlegung zwischen dem Leiter der Parteikanzlei, dem Reichsgesundheitsführer und dem Reichsarbeitsminister — unterstrichen wurde. Ein Jahr zuvor aber hatte bereits das Hauptamt für Volksgesundheit den Gauamtsleitungen und Verwaltungsstellen mitteilen lassen, es erscheine notwendig und zweckmäßig, die von ihm bestätigten hauptamtlichen Betriebsärzte »...zu nebenamtlichen Vertrauensärzten für den Bereich ihres Betriebes zu bestellen...«; die vorher von den Betrieben benötigte Genehmigung falle damit weg.[156]

Auf die schnelle Etablierung von Vertrauensbetriebsärzten in Personalunion drängten angesichts der großen Entfernungen zwischen den Betrieben bzw. Wohnorten der Arbeiter und den territorialen Einrichtungen des vertrauensärztlichen Dienstes sowie des zunehmenden »Fremdarbeitereinsatzes« schließlich auch die Landesversicherungsanstalten;[157] sie waren ebenso an einer Kostensenkung bei gleichzeitiger Entlastung des vertrauensärztlichen Dienstes interessiert wie die Betriebe, die besonders von dem damit verbundenen Zeitgewinn und den Möglichkeiten des noch stärkeren Herabdrückens des Krankenstandes profitierten.[158] Ob sich die Vertrauensbetriebsärzte über die inzwischen bekanntgewordene brutale betriebsärztliche und vertrauensärztliche Praxis[159] hinaus noch anderer, für sie spezifischer Methoden bedient haben, bleibt noch zu erforschen.[160]

9.3.2. Vertrauens-/betriebsärztlicher Dienst und Arbeitseinsatz

Infolge des ansteigenden Arbeitskräftemangels hatte das faschistische Regime bereits vor dem Kriege mit der vom Reichsarbeitsministerium erlassenen Verordnung »Zur Sicherung des Kräftebedarfs für Aufgaben von besonders staatspolitischer Bedeutung« vom 3. Februar 1939 Maßnahmen zur Gewinnung neuer Arbeitskräfte getroffen. An deren Realisierung hatten neben dem vertrauensärztlichen Dienst auch die Betriebsärzte im Sinne einer engen Zusammenarbeit mit den schon 1937 bei den Landesarbeitsämtern als den zuständigen Arbeitseinsatzbehörden eingerichteten (vertrauens)ärztlichen Diensten (Arbeitseinsatz- bzw. Arbeitseinsatzvertrauensärzte) zum Zwecke einer effektiveren Kontrolle der Arbeitsunfähigkeit erkrankter Arbeiter mitzuwirken.[161] Während der Kriegsjahre vollzog sich auf vertrauensärztlichem Gebiet das, was G. F. Storck unter »...der beherrschenden Blickrichtung auf die Notwendigkeit des Arbeitseinsatzes...« demagogisch als den entwicklungsmäßigen Weg des »Vertrauensärztlichen Dienstes« zum »Sozialärztlichen Dienst« deklarierte[162] – ein Weg, mit dem auch die Vernichtung von Kranken, Invaliden und Kriegsversehrten durch Leistung bzw. Arbeit an der inneren Front verbunden war.

Waren die Vertrauens- und Betriebsärzte von Anbeginn ihrer Tätigkeit zur Senkung des Krankenstandes angehalten, so fielen ihnen unter den Bedingungen des »totalen Krieges« viele jener Arbeiter der Rüstungsindustrie als ungezählte »Gefallene in der Heimat« zum Opfer, die vorher schon unter dem Druck der faschistischen Leistungspeitsche bei gleichzeitiger Verschlechterung der Arbeits- und Lebensbedingungen ihre Gesundheit hatten hergeben müssen. Der Erfurter Obervertrauensarzt A. Hofbauer drückte das 1943 wohl stellvertretend für viele seiner NS-Gesinnungsgenossen wie folgt aus: »Sicher ist, daß im Krankenstand – im überhöhten Krankenstand – eine der realsten, systematisch kaum noch erschlossenen und ergiebigsten Quellen für den Arbeitseinsatz steckt.« Dementsprechend sollten auch die Krankenkassen dazu beitragen, über eine »...strenge Beurteilung der Arbeitsfähigkeit bzw. -unfähigkeit durch Kassenarzt und Vertrauensarzt...dem Arbeitseinsatz Arbeiter nicht länger...als nötig...« zu entziehen.[163] Während Bartels noch 1936 beteuerte, daß Krankheit – sinngemäß – ein Zustand verminderter Leistungsfähigkeit sei und daher »...vor der Erreichung des vollen Leistungszustandes eine der geschwächten Leistung entsprechende Beschäftigung erfolge«,[164] galt spätestens nach Beginn des Krieges als alleiniges Kriterium jeglicher vertrauens-, betriebs- und arbeitsamtsärztlichen Tätigkeit wie auch der anderer NS-Ärzte (Haus- bzw. Kassenärzte, Amts- und Truppenärzte) die »Arbeitseinsatzfähigkeit«[165] – eine Entwicklung, welche in der menschenverachtenden Denkweise der SS-Lagerärzte gipfelte, die gleich der von Karl Koch als Kommandant des Konzentrationslagers Buchenwald »...keine Kranken« mehr, sondern nur noch »Gesunde oder Tote...« kannten (KAUL 1968, S. 138).

Hinzuweisen ist schließlich noch darauf, daß neben der schon frühzeitig einsetzenden Mobilisierung und Beschäftigung von Rentnern und Invaliden z. B. in speziellen »Alters- und Invalidenwerkstätten« großer Betriebe[166] erhebliche Anstrengungen unternommen wurden, um auch möglichst viele Kriegsversehrte wieder in die Produktion einzugliedern – bis zum März 1944 waren es über 500 000 (vgl. GIERSCH 1981, S. 289). Dieser Eingliederung ging u. a. eine rechtzeitige »Zweckbehandlung« beim Wehrkreis voran, wobei in Sammellazaretten eine Umschulung oder Weiterbildung durch »Arbeitstherapie« erfolgte; daran waren außer Lazarettärzten und Wehrmachtsfürsorgestellen auch Berufs- und Arbeitsämter etc. beteiligt.[167]

Die Betriebsärzte waren übrigens nach der Richtlinienziffer 8 p von Anbeginn verpflichtet, »...bei allen Fragen des Arbeitseinsatzes Neueingestellter sowie von Krankheiten Genesener...« mitzuwirken.[168] Diese Tätigkeit sollte während des Krieges ihre wichtigste Aufgabe werden, zumal sich dieser »...Betriebsgesundheitsdienst...in kurzer Zeit durch die produktiven Ergebnisse beim Arbeitseinsatz bezahlt...« machte.[169] Nach Albert Speer sank dann auch unter Berufung auf Ley der Krankenstand »...dort, wo Betriebsärzte (waren), und die Leute (sog. »Bummelanten«, Ka.) von den Betriebsärzten untersucht (wurden), sofort...auf ein Viertel bis ein Fünftel...«.[170]

Abschließend bleibt festzuhalten, daß die Betriebsärzte bezüglich des Arbeitseinsatzes nicht nur mit dem vertrauensärztlichen Dienst und den Arbeitseinsatzbehörden zusammenzuarbeiten hatten; darin einbezogen waren auch die Gewerbeaufsichtsbeamten – hier besonders die Gewerbeärzte, die berufsgenossenschaftlichen Überwachungsärzte, zu deren Tätigkeit die Betriebsärzte ebenfalls oft ermächtigt wurden,[171] und ab 1944 eine Reihe von Technikern (Arbeitseinsatz- und Sicherheitsingenieure, Gewerbeaufsichtsbeamte), Betriebsobmännern/Arbeitsschutzwaltern und DAF-Dienststellen, die allesamt durch das Bestreben nach Abschaffung von Krankheit, von sozialer Subjektivität dazu beitragen sollten, das tödliche Schicksal weiterer ungezählter arbeitender Menschen zu besiegeln.[172]

Berichte technischer Aufsichtsbeamter, die durch einen Erlaß des Reichsarbeitsministers vom 26. Februar 1944 zu verstärktem »Kriegseinsatz«, d. h. zu häufigeren Inspektionen in Rüstungsbetrieben verpflichtet worden waren, überführen nicht selten Betriebsärzte der Mitwirkung an den Verbrechen der Rüstungssprofiteure gegen ihre »Gefolgschaftsmitglieder«. Dazu gehörten z. B. regelmäßig abgehaltene »Gerichtstage« der »Betriebsführer« mit Androhung und »...Anwendung aller Strafmittel« zur »Besserung der Frauen...« wegen sich häufender Fehlschichten, Beschuldigungen wegen arbeitsscheuen, asozialen Verhaltens und Entzug von Zusatzmarken für Lebensmittel infolge nicht anerkannter Arbeitsunfähigkeit und die Auslieferung angeblich »arbeitsscheuer Elemente« an die Gestapo oder Polizei zur Disziplinierung anderer, z. B. im Sinne der Abschreckung vor der rassistischen »Ausmerze«-Praxis gegenüber sog. »Gemeinschaftsunfähigen«.[173]

Mit den bisher beschriebenen Aufgaben und Tätigkeiten war der Machtzuwachs der Betriebsärzte aber noch längst nicht beendet. Er sollte vor allem durch die Einführung des revierärztlichen Dienstes und den Einsatz der Betriebsärzte als Lagerärzte weiter eskalieren.

9.3.3. Revierärztliche Behandlung durch Betriebsärzte

Nach Ziffer 6 der Richtlinien war Betriebsärzten die »...selbständige Krankenbehandlung der Gefolgschaftsmitglieder...« untersagt. Davon nicht betroffen waren gemäß Abschnitt II, 2 der »Erläuterungen« die in »betriebsgebundenen Einrichtungen« (z. B. Betriebskrankenhäuser) und die in Gesundheitshäusern für »Arbeitsfähig-Erkrankte« tätigen Betriebsärzte. Eine erste Abschwächung erfuhr dieses Verbot schon 1940 dadurch, daß die Betriebsärzte die Berechtigung erhielten, nichtkassenärztliche »...ambulante Behandlung erkrankter und verletzter Gefolgschaftsmitglieder, sofern sie arbeitsfähig sind, im Betrieb selbst durchzuführen...«, um dadurch weiter Arbeits- und Lohnausfall sowie »Produktionsminderung« einzuschränken.[174] Unter anderem Vorzeichen nahm man damit vorweg, was am 16. 12. 1942 mit der »Vereinbarung... über die Beauftragung von haupt- und nebenamtlichen Betriebsärzten mit der revierärztlichen Behandlung« als kassenärztliche Tätigkeit für die »deutschen Gefolgschaftsmitglieder« beschlossen wurde.[175]

Diese Entwicklung hatte nicht nur ökonomische Gründe. Sie war auch ein Ergebnis der rapiden Verschlechterung bei der ärztlichen Versorgung der deutschen Bevölkerung nach der Auslösung des Krieges: Zum einen brach infolge der Einberufung eines Großteils der männlichen Ärzte die kassenärztliche Versorgung frühzeitig zusammen; sie lastete zuletzt nur noch auf den Schultern älterer, kriegsverletzter sowie weiblicher Ärzte (vgl. PAUL 1981, S. 123). Der Entscheidungsfreiheit in bezug auf die Arbeitsunfähigkeitserklärung ihres Klientels weitgehend beraubt, sahen sie sich einer zunehmenden Überwachung durch Vertrauens-, Arbeitseinsatz- und Betriebsärzte ausgesetzt. Andererseits erschwerte die Zerstörung deutscher Städte und Verkehrswege durch anglo-amerikanische Bombardements den Erkrankten und/oder deren Angehörigen den Weg zu den noch funktionstüchtigen überfüllten Arztpraxen.

Die am 20. 1. 1943 erlassenen Durchführungsbestimmungen zu der Vereinbarung vom 16. 12. 1942 verdeutlichen die mit ihr verbundene rigorose Einschränkung der freien Arztwahl.[176] Neben den verschiedenen Formen revierärztlicher Behandlung legten sie zugleich fest, daß mit Ausnahme der Betreuung bettlägeriger Patienten nur noch der Revierarzt Arbeitsunfähigkeit bescheinigen dürfte, und das geschah laut »Völkischem Beobachter« vom 19. 10. 1944 unter Beibehaltung der »...straffe(n) Organisationsform des Kontrollsystems... im Rahmen des totalen Kriegseinsatzes...« mit Sicherheit um so seltener, je häufiger die Personalunion von Betriebs-, Vertrauens- und Revierarzt wirksam wurde.[177]

9.3.4. Zum Problem der Morbiditätsentwicklung während der Kriegsjahre

Obwohl die Senkung des Krankenstandes mehr und mehr zur alles beherrschenden Aufgabe der Betriebsärzte etc. wurde, ist es heute noch nicht möglich, genauere Angaben über die Entwicklung des betrieblichen Krankenstandes im lokalen, industriezweigmäßigen oder Reichsmaßstab zu machen. Das gilt ebenso für die allgemeine und spezifische Morbidität wie für die krankheitsbedingte Mortalität. Die Ursachen sind vornehmlich darin zu suchen, daß das faschistische Regime Anlaß genug hatte, die Öffentlichkeit über die diesbezügliche

Entwicklung im unklaren zu lassen. Die faschistische Presse beteuerte während des Krieges auch unter Berufung auf Betriebsärzte im Stile der Frontberichterstattung wiederholt, der »... deutsche Arbeiter sei gesund«, ja sogar gesünder als vor dem Kriege, und der Krankenstand habe sich dank der betriebs- und revierärztlichen Tätigkeit »in den deutschen Betrieben nicht erhöht, sondern in normalen Grenzen gehalten« bzw. liege »noch unter dem von 1938...«.[178] Im Gegensatz dazu steht eine vertrauliche Information Contis vom März 1942 an die Leiter der Gauämter für Volksgesundheit der NSDAP, in der als »Umstände« für die Erhöhung des Krankenstandes unter anderem genannt wurden: die Einbeziehung alter und »anbrüchiger« Menschen in den Arbeitsprozeß; stärkere Heranziehung von Frauen – auch zu schweren Arbeiten; der Einsatz ausländischer, z. T. »anbrüchiger« Arbeiter; lange und erschwerte Wege zur Arbeit, Überarbeitung, schlechtere Ernährungslage, Einkaufsschwierigkeiten, Sorgen der Mütter um ihre schlecht versorgten Kinder sowie die Überlastung der Ärzte durch Kassenpatienten und durch... die Hochflut von Attesten, die von Dienststellen... angefordert werden.«[179] Bei vielen dieser Gründe dürfte sich Conti auch für die laut Richtlinien Ziffer 3 besonders angeforderten oder für das Haupt- und DAF-Amt »fortlaufend« (d. h. quartalsmäßig) erstatteten Betriebsarztberichte und auf die darüber hinaus jährlich verfaßten betriebsärztlichen Berichte zum Erwerb des »Leistungsabzeichen(s) für Volksgesundheit« bezogen haben. Jedenfalls finden sich auch im Premnitzer Bericht vom 23. 6. 1942 solche und ähnliche Aussagen.[180]

In der Summe ebenso aufschlußreich dürften – auch das deuten die Berichte aus dem Sprengstoffwerk Premnitz an – die von den »Betriebsführern« zensierten und abgezeichneten betriebsärztlichen »Leistungsabrechnungen« für die spezifische Morbiditätsentwicklung sein. In den Premnitz-Berichten wurde z. B. ab 1939/40 eine allmähliche Zunahme der Infektionskrankheiten (Tuberkulose und venerische Erkrankungen) registriert; 1942 hielt man es für angebracht, auf »... eine statistisch noch nicht auswertbare Zunahme von Herzaffekten, Kreislaufstörungen und Thyreotoxikosen« als Folge »der ansteigenden seelischen und nervlichen Mehrbelastung der Bevölkerung in Kriegszeiten...« hinzuweisen.[181] Die sich unter dem Leistungsdruck häufenden arbeitsbedingten Erkrankungen geben – ebenso wie die Zunahme der Infektionskrankheiten um diese Zeit – auch einige Aufsätze im »Zentralblatt für Gewerbehygiene« zu erkennen.[182] Die Tuberkulose und deren »Bekämpfung« aus biologistischer Sicht sowie die »Arbeitseinsatzfähigkeit« der Tuberkulosekranken waren hingegen schon während der Vorkriegsjahre häufig Gegenstand der Erörterung.

In starker Zunahme begriffen waren auch die Berufskrankheiten, über die für die Kriegsjahre keine Zahlenangaben vorliegen; und die letzten der von den staatlichen Gewerbeärzten abzufassenden und auch publizierten Jahresberichte aus der Vorkriegsperiode gehen auf die Jahre 1935 und 1936 zurück.[183] Die Betriebsarztberichte scheinen über die Entwicklung der Berufskrankheiten nur wenig Aussagekräftiges zu enthalten, zumal in den betriebsärztlichen Richtlinien der Begriff »Berufskrankheit« nicht vorkommt.[184] Etwaige Zweifel an der quantitativen wie qualitativen Zunahme dieser Krankheiten sind indes nicht am Platze; dafür sprechen z. B. Informationen für die Zeit bis 1937 eine zu deutliche Sprache. So verdreifachte sich z. B. 1937 die Zahl der gemeldeten Berufskrankheiten gegenüber dem Vorjahr; sie stieg auf 22 363. Die Zahl der entschädigten »Berufsopfer« wurde hingegen immer geringer. Die Arbeitsunfälle verdoppelten sich in diesem Zeitraum; ihre Zahl stieg auf 1 799 512.[185] Die Ursachen dafür sind vor allem in der rüstungsbedingten Einführung neuer Produktionsverfahren zu sehen, die eine Vielzahl von arbeitshygienischen Problemen aufwarfen, welche einer Klärung und praktischen Lösung bedurften.[186] Da dies nur unzureichend oder gar nicht geschah, und auch die Erfassung »spezielle(r) Berufsschäden« lediglich zur »Aufgabe der Zukunft« erklärt wurde,[187] war dem weiteren Anstieg der Berufskrankheiten und Arbeitsunfälle Tür und Tor geöffnet. Im Verlaufe des Krieges hatten auf diesem Gebiet die ausländischen, insbesondere polnischen und sowjetischen Zwangsdeportierten und Kriegsgefangenen die größten Opfer zu tragen, da sie – außerhalb der deutschen Arbeitsschutzgesetzgebung stehend – im Bergbau wie auch in der Rüstungs- und kriegswichtigen Industrie bei überlangen Arbeitszeiten in Akkordarbeit besonders schwere, schmutzige und gesundheitsschädigende Tätigkeit am Tage wie bei Nacht verrichten mußten. In den Jahren 1943/44 führte der Austausch der deutschen Belegschaftsmitglieder durch diese Frauen und Männer nach den Worten eines Direktors der Flugzeugfabrik Fieseler bezeichnenderweise zu einer wertvollen »...Entlastung deutscher Männer an gesundheitsschädlichen Arbeitsplätzen...« (HERBERT 1985, S. 208f.; 279f.). Eine vollständige Aufhellung über die Häufigkeit und die Art der aufgetretenen Berufskrankheiten bei diesen Arbeitern wird es niemals geben können.

9.3.5. Betriebs- und lagerbetriebsärztliche Tätigkeit im Dienste der Vernichtung durch Arbeit

Als eine der Methoden der Verfolgung und Vernichtung politisch und weltanschaulich Andersdenkender, »erbbiologisch« Geschädigter und chronisch Kranker durch psychischen und physischen Terror, brutale Gewalt und Medizinverbrechen führte das NS-Regime bald nach der Errichtung der faschistischen Diktatur zur Sicherung seiner Macht und in Vorbereitung des Krieges den Arbeitszwang ein. Spätestens nach dem Beginn des Krieges entwickelte sich unter diesen Bedingungen die Ausbeutung menschlicher Arbeitskraft zum Zwecke kapitalistischer Profitmaximierung zu einem oft tödlichen Instrument faschistischer Verbrechen gegen die Menschlichkeit.

Der Anteil des Betriebsarztsystems daran wuchs in dem Maße, wie das der Zwangsarbeit ausbaut wurde. Ein Teil der späteren NS-Betriebsärzte hatte vor dem Einsatz in der Industrie zusammen mit anderen Ärzten die Gelegenheit, als Lagerärzte Erfahrungen zu sammeln. Das gilt besonders für die »Gemeinschaftslager« des Reichsarbeitsdienstes und die des Westwallbaues als spezielle Formen des militarisierten Arbeitseinsatzes. Wie U. HERBERT unter Berufung auf die Sopade – Berichte 1935/36 unter der Überschrift »Das Los der Zwangsarbeiter« mitteilt, enthielten die »...Arbeitsbedingungen der Arbeitsdienstler und Notstandsarbeiter bereits viele Elemente, die nach 1939 bei den ausländischen Arbeitern in geballter Form auftreten sollten.... Die soziale Lage eines deutschen Arbeitsdienstmannes oder Autobahnarbeiters des Jahres 1935 war in vieler Hinsicht ein Vorgeschmack auf das Schicksal der Fremdarbeiter fünf Jahre später.... Der zivile, arbeitslose deutsche Arbeiter wurde zum Soldaten der Arbeit, der zivile ausländische Arbeiter...konnte nicht mehr als eine Art ›Kriegsgefangener der Arbeit‹ werden...« (ebenda, S. 41f.).

In der letzten Phase der Kriegsvorbereitungen bewirkten dann mehrere »Verordnungen zur Sicherstellung des Kräftebedarfs von besonders staatspolitischer Bedeutung« zwischen Juni 1938 und März 1939 eine weitere Verschärfung der Ausbeutung, welche nach T. MASON ihren Ausdruck fand in der Dienstverpflichtung von etwa einer Million Arbeitern, darunter etwa 400000, die zum Westwallbau zwangsverpflichtet wurden.[188] Bereits 1936 schrieb die »Soziale Praxis«, die »...Neubildung von Gemeinschaften einerseits, die Umgestaltung und weitgehende Verselbständigung der Gesundheitsführung andererseits hat eine organisatorische Anpassung der ärztlichen Versorgung zur Folge gehabt. Sie wird in selbständiger Form für die einzelnen Gemeinschaften gesondert vereinbart.«[189] Für den »freiwilligen« und späteren Reichsarbeitsdienst geschah dies durch die Verträge vom 18. März 1935[190] und 26. Mai 1936[191], durch welche die Anstellung von Vertrags-, d. h. Lagerärzten, und deren Aufgaben bei der ärztlichen Betreuung im Sinne der Gesundheitsführung geregelt wurde.[192] Dem folgte am 10. Juli d. J. ein ergänzender Vertrag für den Arbeitsdienst der weiblichen Jugend.[193]

Auch die frühe lagerärztliche »Versorgung« der 1938 zwangsverpflichteten, in »Gemeinschaftslagern« untergebrachten und während des Krieges immer häufiger wegen »Arbeitsunlust« u. a. m. in »Arbeitserziehungslagern« inhaftierten Arbeiter,[194] deren arbeits- und lebensbedingte Gesundheitsverhältnisse noch tiefer zu erforschen sind, wurde zweifelsohne auf der Basis von »Vereinbarungen« und Verträgen z. B. zwischen der DAF und der Kassenärztlichen Vereinigung Deutschlands mit den dafür ausgewählten Ärzten geregelt. Erste legislative Bestimmungen für die lagerärztliche Betreuung der bei den Autobahn- und Westwallarbeiten eingesetzten Arbeitskräfte enthält der § 9 der am 24. 10. 1938 erlassenen »Ausführungsverordnung« zum »Gesetz über die Unterkunft bei Bauten«.[195] Die auf Kosten der Unternehmer einzustellenden Lagerärzte wurden durch diese Verordnung mit der gesundheitlichen Überwachung der »Gefolgschaftsmitglieder« und Unterkünfte sowie mit der gesundheitlichen Lenkung der Gemeinschaftsverpflegung beauftragt. Von welchem Zeitpunkt an diese Lagerärzte betriebsärztlich tätig waren und den Status von »Lagerbetriebsärzten« hatten, ist noch unklar. Sicher ließ die Einführung der »...amtliche(n) Bezeichnung ›Lagerbetriebsarzt‹...«[196] nicht sehr lange (1940?) auf sich warten. Die z. Z. noch geringen Informationen über deren Aufgaben und Arbeitsweise in der Vorkriegszeit müssen zunächst als exemplarischer Nachweis und zur Veranschaulichung ihres brutalen Vorgehens bei der Senkung des Krankenstandes genügen.[197]

Mit Beginn des Krieges wurde der DAF nicht nur die »...Lagerbetreuung für alle wehrpolitischen Bauvorhaben«, sondern »auch die Betreuung der ausländischen Arbeitskräfte in allen nichtlandwirtschaftlichen Betrieben...« übertragen;[198] in den Baracken der »Gemeinschaftslager«, deren Zahl bis 1944 auf rund 22 000 anstieg,[199] wurden von 1939 an zunehmend zivile ausländische, zumeist polnische und sowjetische Zwangsarbeiter und vom Herbst 1939 an auch Kriegsgefangene interniert (vgl. HERBERT 1985, S. 42). Waren es 1938 insgesamt nur 375 078 Ausländer in Deutschland, die ein vertraglich geregeltes Arbeitsverhältnis eingegangen waren, so stieg in den fünf Kriegsjahren die Zahl der durch Deportation beschäftigten zivilen Arbeitskräfte und der Kriegsgefangenen auf insgesamt 5,7 Millionen, darunter mehr als 2,8 Millionen Menschen aus der Sowjetunion;[200] 2,460 Millionen waren Polen, von denen 20 % vor dem Ende des Krieges verstarben (vgl. KEMPISTY 1985, S. 199).

Diese Entwicklung machte offenbar eine umgehende Präzisierung der z. Z. nicht näher bekannten lagerärztlichen »Funktionen« durch den »Erlaß des Reichsarbeitsministers an die Reichsstatthalter in den Reichsgauen« vom 28. November 1940 erforderlich. Nach diesem Erlaß waren für die Bestellung von Lagerbetriebsärzten die staatlichen Gewerbeärzte und Gesundheitsämter zuständig, von denen auch »... gewisse staatliche Funktionen ...« auf den vom Betrieb oder »Lagereigner« zu bezahlenden Arzt »abgezweigt« wurden. Den Einsatz der Lagerbetriebsärzte als Überwachungs- bzw. Aufsichtsärzte mit vorwiegend »vorbeugender« Tätigkeit leitete das DAF-Amt Gesundheit und Volksschutz, während die staatliche Gewerbeaufsicht, insbesondere der gewerbeärztliche Dienst, zusammen mit den DAF-Gauämtern nach einem weiteren Erlaß des Reichsarbeitsministers vom 15. 12. 1940 stärker »... bei der Überwachung der Gemeinschaftslager« durch »laufende Besichtigungen in bereits bestehenden Arbeitslagern« und Sorge für »notwendige gesundheitliche Einrichtungen eingeschaltet ...« waren.[201] Die »Krankenbehandlung« zum Zwecke der Wiederherstellung der Arbeitskraft oblag vorerst vorwiegend den »Lagerrevierärzten«, für deren Bestellung und Vergütung die Kassenärztliche Vereinigung Deutschlands zuständig war.[202]

Die vorübergehende Aufsplitterung nach Lagerbetriebsärzten und Lagerrevierärzten wurde wegen des wachsenden Ärztemangels bald wieder aufgegeben. Für die danach in Personalunion tätigen Lagerärzte — als solche wurden in der Folgezeit auch Ärzte der Arbeits- und Gesundheitsämter eingesetzt (vgl. HAMANN 1985, S. 123; 176ff.) — galten fortan nur noch die Arbeitsanweisungen des DAF-Amtes Gesundheit und Volksschutz. Die »personelle Auswahl der in Frage kommenden Ärzte« oblag der Kassenärztlichen Vereinigung Deutschlands und den Gaudienststellen der DAF;[203] die dafür geltenden Auswahlkriterien sind noch nicht bekannt. In welchem Anstellungsverhältnis die betrieblichen Lagerärzte standen, hing offenbar von der Größe des Betriebes ab. So übernahm z. B. im IG-Farben-Werk Leverkusen Dr. Feder »ausschließlich die Behandlung« und Überwachung der 4000 ausländischen Arbeitskräfte.[204] »Oberlagerärzte« stellten wohl die meisten jener Unternehmen an, die — wie Krupp oder der IG Farben-Konzern — mehrere Lager errichtet hatten.[205] In die lagerärztliche »Betreuung« wurde, wie die »Lagerordnung« der Gestapo vom 11. 7. 1944 für das Auffanglager Dechenschule dokumentiert, im Falle einer Krankenhausbehandlung neben dem zuständigen Betriebsarzt des Krupp-Konzerns ein Polizeiarzt einbezogen (vgl. ELSNER 1986a, S. 70), in Kriegsgefangenenlagern waren es Wehrmachtsärzte.

Äußerst wenig bekannt ist z. Z. auch über die Arbeitsbedingungen der etwa 1 600 ausländischen Lagerbetriebsärzte, die unter der Aufsicht von zu Überwachungs- oder Aufsichtsärzten »ermächtigten« Betriebsärzten in Ausländerlagern zur »Revierbehandlung« innerhalb der 1942 durch das Programm zur Vernichtung durch Arbeit auf ein Minimum eingeengten »Wiederherstellungstherapie« eingesetzt waren.[206]

Die Entscheidung des Nazi-Regimes für den zwangsweisen Einsatz sowjetischer Arbeitskräfte in den Rüstungsbetrieben nach dem Raubüberfall auf die Sowjetunion 1941 bedeutete nicht nur quantitativ eine neue Dimension im Ausländereinsatz. Sie war − auf der Basis der im Anschluß an die diskriminierenden »Polen-Erlasse« vom 8. März 1940 (vgl. HERBERT 1985, S. 74ff.) durch die im Februar 1942 verabschiedeten »Ostarbeiter-Erlasse« des Reichssicherheitshauptamtes (vgl. ebenda, S. 154ff.) − auch mit einer bis dahin kaum vorstellbaren Verschärfung der Arbeits- und Lebensbedingungen für die davon betroffenen versklavten Menschen, die als »... leicht (zu) ergänzendes Produktionsmittel betrachtet ...« wurden (ebenda, S. 291), verbunden.

Über die Auswirkungen dieser Erlasse auf gesundheitlichem Gebiet schrieb mit Recht U. HERBERT remüsierend: »Obwohl die zivilen Ostarbeiter größtenteils in gesundheitlich gutem Zustand in Deutschland ankamen ...«,[207] »... lebten die meisten von ihnen schon nach wenigen Wochen ebenso unterhalb des Existenzminimums wie die sowjetischen Kriegsgefangenen, die die Aushungerung in den Kriegsgefangenenlagern der Wehrmacht überstanden hatten. Hungersnot, Seuchen, hohe Todesraten und eine erbarmungslose Unterdrückung ...«,[208] »... kennzeichneten ihr Dasein nach der Ankunft in Deutschland ... Stärker noch als bei anderen Ausländergruppen war für die einzelnen Arbeitskräfte aus der Sowjetunion ausschlaggebend, in welchem Lager, in welcher Fabrik, an welchem Arbeitsplatz sie lebten und arbeiteten, so daß die Lebens- und Arbeitsverhältnisse für die einzelnen sehr unterschiedlich waren.«[209]

Für das Schicksal der in ihrer Gesundheit äußerst gefährdeten bzw. schon stark geschädigten Arbeitskräfte war vor allem die Tätigkeit der Lagerärzte in Abhängigkeit von ihrem Auftrag zur Senkung des Krankenstandes durch Wiederherstellung der Arbeitsfähigkeit (und Vermeidung von Seuchen)[210] und in Abhängigkeit von ihrer persönlichen, in der Regel mehr oder weniger brutalen Haltung gegenüber ihren wehrlosen Opfern entscheidend. Das veranschaulichen neben dem Buch von U. HERBERT auch andere Forschungsergebnisse der jüngsten Zeit, z. B. die von Gine ELSNER (1986a; b) und Mathias HAMANN (1985).[211] Anhand dieser und älterer Untersuchungen ergibt sich z. Z. folgendes Bild der im wesentlichen von der NS-Gesundheitsführung und dem Betriebsarztsystem getragenen ambulanten und stationären, zumeist betriebs-/revierärztlichen Praxis der faschistischen DAF-Lagermedizin außerhalb der Konzentrationslager. Sie war, nach Angaben authentischer Quellen beurteilt, gekennzeichnet durch:

1. oberflächliche Eignungsuntersuchungen für bestimmte Arbeiten, insbesondere im Bergbau und in der Rüstungsindustrie;[212]

2. unzureichende, unmenschliche oder fehlende lagerärztliche[213] bzw. Krankenhausbehandlung[214] bei Erkrankung oder unfallbedingter Verletzung;

3. verweigerte oder zu spät erfolgte Arbeitsunfähigkeitserklärung[215] und

4. Ermordung tausender nicht mehr arbeitsfähiger sowjetischer, polnischer und anderer ausländischer Zivilarbeiter sowie kranker Kriegsgefangener im Sinne der Vernichtung durch Arbeit.[216]

In den bisherigen Ausführungen wurde die Frage ausgeklammert, ob es bei der lagerärztlichen »Betreuung« ausländischer, insbesondere sowjetischer und polnischer Zwangsarbeiter eine Kooperation zwischen Betriebsärzten und SS-Ärzten der Konzentrationslager gegeben hat. Die enge Zusammenarbeit der an der Gesundheitsführung beteiligten »einflußreichen Stellen«[217] ließ daran zwar keinen Zweifel; unwiderlegbare Beweise dafür konnten jedoch erst durch die Untersuchungen von G. ELSNER über die Betriebsärzte der IG Farben-Werke erbracht werden. Als Beispiel gegenseitiger Unterstützung wird Dr. Hartung, Betriebsarzt der Anorgana in Gendorf bei Dachau, genannt, der laut Aktennotiz vom 29. 11. 1943 die »... ärztliche Versorgung des KZ-Teillagers Gendorf ... nach vertraglicher Regelung übernehmen« sollte. Zudem wurde Hartung Stellvertreter des »1. Lagerarztes SS-Hauptsturmführer Wolter« als dem zugleich »zuständigen Amtsarzt für die KZ-Häftlinge«. Bei Operationen »mit lang anhaltender Versorgung, Brüche, Sterilisation, Leistenbrüche usw. ...« hatte sich Hartung erst mit Wolter in Dachau zu verständigen (ELSNER 1986b, S. 18 und die dazugehörende Anmerkung 72). Ein anderes Beispiel lieferte das IG Farben-Werk Auschwitz. Dort gab es offenbar ».... eine doch engere gegenseitige kollegiale Unterstützung zwischen den verschiedenen Ärzten mit den verschiedenen Aufgaben.« (ebenda, S. 19). Hermann Riess, Leiter des ärztlichen Hilfspersonals in der ärztlichen Abteilung des Werkes, sagte jedenfalls in Nürnberg aus: »»Der leitende Betriebsrat stand auch in kollegialer Fühlungsnahme mit den Ärzten des Lagers IV (Konzentrationslager Auschwitz-Monowitz) und des Lagers VI (englisches Kriegsgefangenenlager) sowie des Sonderlagers der Schutzpolizei. Die Betreuung ging parallel mit den Lagern der IG-Belegschaft sowie auch im Bedarfsfall gesondert‹.« Der leitende nebenamtliche Betriebsarzt und Chirurg Dr. Ulrich Peschel reduzierte indes vor dem Nürnberger Tribunal die gemeinsamen Aktivitäten der SS- und der Betriebsärzte auf die Erstversorgung von Unfallverletzten des KZ Auschwitz, bei der es unvermeidlicherweise zu Überschneidungen kam, da die SS-Leitung die Behandlung von Häftlingen in der »außerhalb des Werkzaunes« gelegenen Ambulanz des Buna-Werkes Auschwitz verboten habe (vgl. ebenda, S. 18).

Statistische Angaben über die Ergebnisse lagerärztlicher Tätigkeit zur Senkung des Krankenstandes im Reichsmaßstab sind nicht bekannt. Dem »Völkischen Beobachter« vom 19. 10. 1944 zufolge lag er in den Arbeitslagern unter dem Stand des letzten »Friedensjahres«. Das NS-Regime wußte dies – wie im Angesicht der beschriebenen Brutalität lagerärztlicher Praxis nicht anders zu erwarten war – klar und eindeutig dem »... Pflichtbewußtsein unserer Betriebsärzte ...« zu danken.[218] Doch war dieses Resultat nicht das alleinige »Verdienst« der Betriebs- bzw. Lagerärzte. Im Sinne der »kollektiven Gesundheitsführung« hatten davon sowohl der bis Mitte 1943 praktizierte Rücktransport arbeitsunfähiger polnischer und sowjetischer Deportierter (vgl. HERBERT 1985, S. 208) als auch danach die zunehmende Ermordung von Zivilarbeitern und Kriegsgefangenen wegen (aus rassistischen Zielstellungen) vorgegebener oder in verbrecherischer Weise herbeigeführter Arbeitsunfähigkeit sowie wegen angeblicher Ansteckungsgefahr maßgeblichen Anteil.

Die erreichte Senkung des Krankenstandes war – bedingt durch eine Vielzahl unterschiedlicher Faktoren – von Betrieb zu Betrieb bzw. von Lager zu Lager recht unterschiedlich. Zur genaueren Aufhellung der Verhältnisse bedarf es vor allem noch weiterer solcher quellenbezogener Untersuchungen, wie sie zuletzt von U. HERBERT, M. HAMANN und G. ELSNER vorgenommen wurden.

Von den erst jüngst bekannt gewordenen Zahlen verdienen hier – so unvollständig sie auf Grund der Quellenlage auch sein mögen – die von G. ELSNER ermittelten Angaben aus Berichten wichtiger Werke des IG-Farben-Konzerns erwähnt zu werden.[219] Bemerkenswert ist ferner der faschistische Ungeist, mit welchem führende Mitarbeiter dieses mit dem Blut ungezählter Menschen befleckten Unternehmens in Nürnberg auftraten. So auch der Leiter der Wolfen-Bitterfelder Sozialabteilung, der meinte: »»Wir waren immer stolz darauf‹ ..., daß wir einen geringeren Krankenstand hatten als andere IG-Werke und als andere Werke überhaupt.«[220]

Ungeachtet solcher ehrgeizigen menschenfeindlichen Zielstellungen stieg – wie schon in den Vorkriegsjahren bei den »freien« Arbeitern – ab 1942/43 auch in diesen Arbeitslagern die Häufigkeit von Arbeitsunfähigkeit sprunghaft an: bei Deportierten aus westlichen Ländern von zwei auf neun Prozent, bei denen aus dem Osten von vier auf 14 Prozent.[221] Am 1. Juni 1944 (Stichtag) waren im Bergbau »18 % der sowjetischen Kriegsgefangenen und 14 % der italienischen Militärinternierten ... krankgemeldet ....«.[222] Viele dieser »Abgänge« verstarben in den Lazaretten und Lagern.

In den vorstehenden Darlegungen zur DAF-Lagermedizin während des Krieges wurde anhand quellenmäßig belegter Beispiele wiederholt auf NS-Verbrechen hingewiesen, die bis in die jüngste Zeit allein mit den bestialischen Untaten in den Konzentrationslagern und ihren SS-Nebenlagern in Verbindung gebracht werden: die »Vernichtung durch Arbeit« als eine Form der in diesen Lagern begangenen Verbrechen des NS-Regimes gegen die Menschlichkeit.[223] Die neuesten Erkenntnisse beweisen hinreichend, daß außerhalb des Machtbereiches selektierender SS-Lagerärzte die »Ausländerlager« der DAF in mehr oder weniger verdeckter Form und als ein der betrieblichen Gesundheitsführung inhärentes ziviles Bindeglied zu den Konzentrationslagern ebenfalls Stätten der Vernichtung durch Arbeit waren. Aktiven Anteil daran hatten sowohl die als »Lagerärzte« eingesetzten Betriebsärzte als auch jene mit selektierender Wirksamkeit außerhalb der Lager.

Sicher können — Arbeitserziehungslager ausgenommen — die Arbeits- und Lebensbedingungen der ausländischen, vornehmlich sowjetischen und polnischen Zwangsarbeiter nicht mit denen der KZ-Häftlinge, welche zu der »diskriminierendsten Form« (KAUL 1968, S. 21) todbringender Sklavenarbeit verurteilt waren und der massenhaften Vernichtung durch Arbeit zum Opfer fielen, verglichen werden. Aber es ist auch gewiß nicht übertrieben, wenn die Zahl der am Arbeitsplatz wegen völliger Erschöpfung und gesundheitlicher Schäden tödlich zusammengebrochenen, bei Arbeitsunfällen in Rüstungsbetrieben und bei Luftangriffen schutzlos ums Leben gekommenen, in Lagern und Lazaretten verstorbenen sowie in Krankenhäusern, Heilanstalten etc. infolge angeblicher oder tatsächlicher Arbeitsunfähigkeit ermordeten Kinder, Jugendlichen, Frauen und Männer insgesamt mit mehreren Hunderttausend angenommen wird.

Alle diese Opfer und das furchtbare Leid, das Millionen von Deportierten in den für sie schwersten Jahren ihres Lebens ertragen mußten, dürfen kausal nicht davon losgelöst betrachtet werden, daß der Begriff der »Lebensvernichtung« als Bestandteil von Sprache und Denken des Alltags faschistischer Medizin schon frühzeitig seine Früchte trug und daß die Begriffe »Leistung« und »Vernichtung« (vgl. WUTTKE-GRONEBERG 1980, S. 126 f.; 1982a, S. 237 f.) sowie deren verbale Verbindung zu der späterhin programmatischen Formel »Vernichtung durch Arbeit« ebenfalls bereits lange vor 1939 Eingang in Theorie und Praxis des Leistungsmedizinischen Alltags fanden, um in den Jahren des imperialistischen Raubkrieges zu der verbrecherischen lagerbetriebsärztlichen Dimension zu eskalieren. Die Breite der daran aktiv beteiligten Instanzen und Organisationen des faschistischen Regimes läßt auch am Beispiel des Betriebsarztsystems die unheilvolle allseitige enge Verflechtung von Partei und Staat, Industrie und DAF, Wehrmacht und SS und nicht zuletzt auch der NS-Ärzteführung mit ihrer überaus zahlreichen »Gefolgschaft« klar erkennen — auch wenn einige wichtige Details dieses Systems bisher noch gar nicht oder nur z. T. erhellt werden konnten.

Anliegen dieser Untersuchung war es, Wesen und Zielstellung, Entstehung und Praxiswirksamkeit des verbrecherischen Betriebsarztsystems darzustellen und dasselbe unter bewußter Ausgrenzung der Entwicklung der traditionellen Arbeitsmedizin als ein wesentliches Instrument der faschistischen Leistungsmedizin und Gesundheitsführung zur Verwirklichung der antikommunistischen, rassistischen und Eroberungspolitik des deutschen Imperialismus zu entlarven. In diesem System erwies sich die überwiegende Mehrzahl der Betriebsärzte bei der rücksichtslosen Ausbeutung von Millionen deutscher Arbeiter und ausländischer Zwangsarbeiter als willfähriges Werkzeug der Rüstungs- und kriegswichtigen Industrie.

Obgleich wichtige, bisher weitgehend unbekannte Zusammenhänge dieser Thematik deutlich gemacht und auch nachgewiesen werden konnten — das gilt insbesondere für die maßgebliche Rolle der DAF und der Reichsgruppe Industrie bei der Konzipierung und Durchsetzung des Betriebsarztsystems —, kann auf eine Reihe von Fragen noch keine hinreichende Antwort gegeben werden, woraus sich fraglos die Notwendigkeit zur Fortsetzung der Forschungstätigkeit auf diesem Gebiet ableitet. Schwerpunkte solcher Untersuchungen könnten z. B. sein:

• die Rolle des Reichsarbeitsministeriums und einiger seiner ärztlichen Ministerialbeamten, der Landesversicherungsanstalten und der Kassenärztlichen Vereinigung Deutschlands, der Gesundheits- und Arbeitsämter sowie Gewerbeaufsichtsbehörden einschließlich der staatlichen Gewerbeärzte bei der Entstehung und Entwicklung dieses Betriebsarztsystems;

• die Tätigkeit medizinisch-wissenschaftlicher Gesellschaften im Dienste der Leistungsmedizin (z. B. der für Herz- und Kreislaufforschung, Physiologie, Arbeitsschutz und Sportmedizin);

• die Entwicklung von Morbidität und Mortalität unter dem Einfluß der betrieblichen Gesundheitsführung, insbesondere des Betriebsarztsystems;

• die betriebsärztliche Tätigkeit in einzelnen Rüstungsbetrieben und Industriezweigen einschließlich des rassenhygienischen Wirkens der Betriebsärzte;

• die Bedeutung der DAF und einzelner ihrer Ämter, Institutionen und NS-Ärzte für die Entstehung und Entwicklung des Betriebsarztsystems im allgemeinen und der lagerärztlichen Tätigkeit im besonderen, und nicht zuletzt

• das Wirken der ehemaligen NS-Betriebsärzte nach der Zerschlagung des deutschen Faschismus unter Einbeziehung der Frage, ob und wie sie sich für ihr Tun zu verantworten hatten.[224]

Das alles sind Fragen, die noch einer eingehenden Klärung bedürfen. Dabei geht es nicht nur darum, unsere derzeitigen Erkenntnisse darüber und somit auch über Formen und Ausmaß der im Bereich der DAF-Lagermedizin begangenen Medizinverbrechen zu erweitern, die in Anbetracht der Unkenntnis um diese Verbrechen gegen die Menschlichkeit und als eine Form der Mitwirkung am faschistischen Völkermord von den internationalen Tribunalen nicht verurteilt wurden. Das Wissen um dieses Kapitel der NS-Medizin ist auch erforderlich, um den Gefahren und Tendenzen einer möglichen Wiederholung in jenen imperialistischen Staaten rechtzeitig begegnen zu können, in welchen die Macht der Monopole größer denn je und neofaschistische Ansätze unübersehbar sind bzw. – wie in Chile und Südafrika – bereits etablierte faschistische Diktaturen von neuem solche oder ähnliche Verbrechen begehen.

Anmerkungen

[1] Vgl. Hebestreit, H.: Bedeutung und Zukunftsaufgaben der Arbeitsmedizin. – In: Zent.-bl. Gewerbehyg. – **28** (1941). – S. 153–164.

[2] Vgl. Kötschau, K.: Vorsorge und Fürsorge im Rahmen einer Neuen Deutschen Heilkunde. – In: Ziel und Weg. – **6** (1936). – S. 244f. (Auszugsweiser Nachdruck in: Medizin im Nationalsozialismus 1980 [im folgenden: WUTTKE-GRONEBERG 1980], S. 157). Vgl. WUTTKE-GRONEBERG 1982a, S. 228; 236; GRAESSNER 1982, S. 194.

[3] Reiter, H.: Berufsschädigung und Volksleistung. – In: Zent.-bl. Gewerbehyg. – **24** (1937). – S. 145–148, zit. S. 146.

[4] Reiter, H.: Arbeitshygiene und Vierjahrplan. – In: Das Reichsgesundheitsamt. 1933–1939. – Berlin: Verlag J. Springer, 1939. – S. 243–252, zit. S. 252; vgl. Bartels, F.: (Gesundheitsführung des deutschen Volkes). – In: Dtsch. Ärztebl. – **66** (1936). – S. 939–945, zit. S. 944.

[5] Hebestreit, H.: Der Schutz der menschlichen Arbeitskraft im Rahmen der sozialpolitischen Neuordnung. – In: Zent.-bl. Gewerbehyg. – **23** (1936). – S. 49–53, zit. S. 52f. Aus der Sicht marxistischer Geschichtsschreibung vgl. GIERSCH 1981, S. 194f.

[6] Vgl. Bonin, W. v.: Die Aufgaben des Vertrauensmannes für den Arbeitsschutz nach den Bestimmungen des AOG. – In: Zent.-bl. Gewerbehyg. – **23** (1936). – S. 59f., zit. S. 60.

[7] Ebenda. – **22** (1935). – S. 163. Ferner Hebestreit, H.: Vgl. Anm. 5. – S. 51; Lehner, H.; Hebestreit, H.: Die Aufgaben der Deutschen Arbeitsfront (DAF) auf dem Gebiete des Arbeitsschutzes. – In: Ebenda. – S. 53–57, zit. S. 56.

[8] Ebenda.

[9] Ebenda. – S. 57.

[10] Die Trennung des Amtes für Volksgesundheit der DAF vom Hauptamt der NSDAP und die Verlegung von München nach Berlin erfolgte 1939. Vgl. Vertrauensarzt und Krankenkasse. – **6** (1939). – S. 260.

[11] Hoffmann, E. H.: Die Gemeinschaft der Leistung. In: Das ärztliche Weltbild. – Stuttgart, 1937. – S. 46–52 (Auszugsweiser Nachdruck in: WUTTKE-GRONEBERG 1980, S. 31f.).

[12] Vgl. Reiter, H.: Begrüßungsansprache. – In: Verhandlungen der Deutschen Gesellschaft für Kreislaufforschung. IX. Tagung, gemeinsam mit dem Ärztlichen Ausschuß der Deutschen Gesellschaft für Arbeitsschutz Bad Nauheim 1936/Hrsg.: Koch, E. – Dresden; Leipzig: Verlag Th. Steinkopf, 1936. – S. 3–6, zit. S. 4; ders.: Vgl. Anm. 3. – S. 145.

[13] Hoske, H.: Die menschliche Leistung als Grundlage des totalen Staates. – Leipzig: Verlag S. Hirzel, 1936. – S. 56.

[14] Vgl. Conti, L.: Volksgesundheit als Kriegswaffe. – In: Dtsch. Ärztebl. – **70** (1940). – S. 292f. Ferner Franke, K.-H.: Gesundheit ist Pflicht. – In: Volk und Gesundheit. – **1** (1942). – S. 27–29 (Nachdruck in: WUTTKE-GRONEBERG 1980, S. 92–94, zit. S. 92).

[15] Vgl. Kitzing, E.: Erziehung zur Gesundheit. Ein Handbuch für Jugenderzieher und Eltern. – Berlin; Wien: Reichsgesundheitsverlag, 1941. – S. 326–328. (Auszugsweiser Nachdruck in: Ebenda, S. 62f., zit. S. 63).

[16] Vgl. Marcus, A.: Die Wirtschaftlichkeit betrieblicher Gesundheitsführung. – In: Zent.-bl. Gewerbehyg. – **28** (1941). – S. 113–119, zit. S. 116.

[17] Vgl. Kitzing, E.: Vgl. Anm. 15. Siehe auch GRAESSNER 1980b, S. 146; KATER 1983, S. 351.

[18] Hoske, H.: Vgl. Anm. 13. – S. 14; 30; 27.

[19] Ebenda. – S. 17f. Ferner Zapel, E.: Ergebnisse der Reihenuntersuchungen in Betrieben. Die Gesundheitskarte des Amtes »Gesundheit und Volksschutz« der DAF. – In: Zent.-bl. Gewerbehyg. – **28** (1941). – S. 57–65; S. 89–92, zit. S. 58; S. 62; Faßbender, F.: Rezension von Kötschau, K.: Gesundheitshege durch Übung und Vorsorge. – Stuttgart: Hippokrates Verlag, 1941. – In: Vertrauensarzt und Krankenkasse. – **10** (1941). – S. 134.

[20] Vgl. Atzler, E.: Körper und Arbeit. Handbuch der Arbeitsphysiologie. – Bd. I, Teil II, 1, 2. – Leipzig:

Verlag G. Thieme, 1927. Zur Geschichte leistungsmedizinischen Denkens siehe auch GRAESSNER 1982, S. 189 f.

[21] So Dr. Hertzell als Vorsitzender der »Arbeitsgemeinschaft der Fachärzte Deutschlands« am 19. 6. 1933 an A. Hitler (GRAESSNER 1980a, S. 9, Dok. 1).

[22] Bockhacker, W.: Die Leistungs- und Arbeitsmedizin. Schriftenreihe für Arbeits- und Leistungsmedizin. − Stuttgart: Hippokrates Verlag, 1941. − Heft 1/2. − S. 6; 29 ff.
Werner Bockhacker: 1921 bis 1928 Werkarzt der Rheinischen Metallwarenfabrik, danach bis 1937 praktizierender Arzt im oberbergischen Kreis. Vor der Machtübernahme SS-Arzt; 1934 bis 1937 Kreisamtsleiter des Amtes für Volksgesundheit; 1938 Reichshauptstellenleiter im Zentralbüro des Hauptamtes für Volksgesundheit der NSDAP. Ab 1939 Leiter des DAF-Amtes für Volksgesundheit und Leiter der Abteilung »Gesundheitsführung des Schaffenden« im Hauptamt für Volksgesundheit. Vgl. Werner Bockhacker, Leiter des Amtes für Volksgesundheit. − In: Dtsch. Ärztebl. − **69** (1939). − S. 639.

[23] Siebeck, R.: Innere Medizin. − In: Deutsche Wissenschaft. Arbeit und Aufgabe. − Leipzig: Verlag S. Hirzel, 1939. − S. 112 f. (Nachdruck in: WUTTKE-GRONEBERG 1980, S. 101 f., zit. 102); vgl. auch Zapel, E.: Vgl. Anm. 19 − S. 91.

[24] Hebestreit, H.: Vgl. Anm. 5. − S. 51; Lehner, H; Hebestreit, H.: Vgl. Anm. 7. − S. 54. Siehe hierzu GIERSCH 1981, S. 232 f.; 286.

[25] Grote, H.: Ärzteblatt für Berlin 1936 (zit. nach GRAESSNER 1980b, S. 148).

[26] Ley, R.: Der Schulungsbrief. − Berlin, 1933. Erste Folge. − S. 5 (zit. nach GIERSCH 1981, S. 240 f.).

[27] Reiter, H.: Vgl. Anm. 4. − S. 249.

[28] Vgl. Tagung der Betriebs- und Fabrikärzte. − In: Zent.-bl. Gewerbehyg. − **23** (1936). − S. 127 f., zit. S. 108; Hebestreit, H.: Gesundheitsschutz und Gesundheitsführung der Jugendlichen. − In: Dtsch. Ärztebl. − **67** (1937). − S. 99−102, zit. S 99.

[29] G. Wagner auf dem sog. Nürnberger »Reichsparteitag«. Vgl. Ebenda. − **66** (1936). − S. 945−949, zit. S. 947.

[30] Vgl. Hebestreit. H.: Vgl. Anm. 5. − S. 51. Zur Gesamtproblematik aus historischer Sicht vgl. vor allem den Übersichtsbeitrag von Michael H. KATER (1983), der zuerst im Protokollband »Medizin im Nationalsozialismus« (1982, S. 120−147) publiziert wurde. Siehe dazu auch die darin veröffentlichten Beiträge von W. WUTTKE-GRONEBERG und S. GRAESSNER Vgl. ferner Tagung der . . . − Vgl. Anm. 28. − S. 107 f.; Blome, K.: Gesundheitsführung als Aufgabe nationalsozialistischer Menschführung. − In: Ziel und Weg. − **9** (1939). − S. 337−339 (Nachdruck in: WUTTKE-GRONEBERG 1980, S. 53−55).

[31] Nach dem Zent.-bl. Gewerbehyg. − **25** (1938). − S. 225 gehörten dem »Reichsarbeitskreis für Gesundheitsführung des deutschen Volkes« an: »Hauptamt für Volksgesundheit, Deutsche Arbeitsfront, Hauptamt für Volkswohlfahrt, Das Deutsche Frauenwerk, Reichsjugendführung, Der Beauftragte für den Vierjahrplan, Reichsversicherungsamt, Reichsanstalt für Arbeitsvermittlung, Reichsgruppe Industrie, Reichsarbeitsdienst, Wehrmacht, Reichsnährstand«. Vgl. auch Anm. 7. − S. 163. Bereits 1934 bestand beim Reichsministerium des Inneren eine »Reichszentrale für Gesundheitsführung« unter Leitung von Bartels. Vgl. Vertrauensarzt und Krankenkasse. − **2** (1934). − S. 60 ff.

[32] In diesen Arbeitskreisen waren u. a. noch solche staatlichen und Parteidienststellen vertreten wie: das Reichsarbeitsministerium, die Treuhänder der Arbeit, das Reichsgesundheitsamt, alle Einrichtungen der DAF, die Landesversicherungsanstalten, die Sanitätsinspektion der Wehrmacht sowie die SA- und SS-Formationen. Siehe dazu: Bartels, F.: (Ansprache vor der Pressekonferenz am 9. 6. 1937). − In: Dtsch. Ärztebl. − **67** (1937). − S. 605−607, zit. S. 607. Ferner Reiter, H.: Ziele und Wege des Reichsgesundheitsamtes im Dritten Reich; Schriftenreihe des Reichsgesundheitsamtes. − Leipzig: Verlag J. A. Barth, 1936. − Heft 1. − S. 21.

[33] Vgl. TENNSTEDT 1976, S. 407. Siehe auch Wagner, G.: Vgl. Anm. 29; ders.: Die Ziele der nationalsozialistischen Gesundheitspolitik. − In: Dtsch. Ärztebl. − **67** (1937). − In: Dtsch. Ärztebl. − **67** (1937) − S. 876−880, zit. S. 880.

[34] Vgl. Ley, R.: Der deutsche Volksschutz. − 1939 (Auszugsweise Wiedergabe bei ROTH 1980, S. 38−40).

[35] Vgl. Wagner, G.: Vgl. Anm. 33. − S. 880; Bartels, F.: Der schaffende deutsche Mensch und sein Arzt. − In: Dtsch. Ärztebl. − **67** (1937). − S. 14−16, zit. S. 14.

[36] Hoffmann, E. H.: Vgl. Anm. 11. − S. 32.

[37] Vgl. Bartels, F.: Der Betriebsarzt und seine Aufgaben. − In: Dtsch. Ärztebl. − **67** (1937). − S. 485−491, zit. S. 487− 489(a); ders.: Die Arbeit des Hauptamtes für Gesundheitsführung am schaffenden deutschen Menschen. − In: Ebenda. − S. 887−890, zit. S. 888(b); ferner: Richtlinien für Betriebsärzte. − Betriebsarchiv VEB Filmfabrik Wolfen (im folgenden: BA FiWfn), Nr. 5841, Bl. 0199−0202.

Herrn Manfred Gill, Leiter des Betriebsarchivs des VEB Filmfabrik Wolfen, gebührt für seine wertvolle Hilfe mein aufrichtiger Dank.

Veröffenlicht wurden die Richtlinien in der Arbeitsanweisung des DAF-Amtes Gesundheit und Volksschutz: Wege der Gesundheitsführung in den Betrieben. − Berlin: Verlag der DAF, 1940 (zit. nach Hebestreit, H.: Vgl. Anm. 1. − S. 158); Tagung der . . . − Vgl. Anm. 28. − S. 108.

[38] Vgl. Bartels, F.: Vgl. Anm. 35. − S. 16; vgl. GIERSCH 1981, S. 235. Gerhard Wagner, Reichsärzteführer und Leiter des Schulungsamtes der DAF. Siehe auch Bartels, F.: Vgl. Anm. 37b. − S. 889.

[39] Vgl. Hebestreit, F.: Vgl. Anm. 5. – S. 53; ders.: Arbeit und Kleidung. – In: Dtsch. Ärztebl. – **68** (1938). – S. 807 – 813, zit. S. 807.

[40] Vgl. Lehner, H.; Hebestreit, H.: Vgl. Anm. 7 – S. 54; Hoske, H.: Vgl. Anm. 13. – S. 1f.; F. Bartels 1935 (zit. nach KATER 1983, S. 351). Siehe auch GIERSCH 1981, S. 187; 192f; 248f.

[41] Dem zuletzt genannten Hauptarbeitsgebiet VII war auch das Amt für Volksgesundheit untergeordnet. Im Sinne der Verbesserung der sozialen Lage der Werktätigen haben die Hauptarbeitsgebiete weder ».. . in der Zielstellung noch in der praktischen Tätigkeit . . .« unter den Bedingungen der faschistischen Diktatur eine Rolle gespielt (GIERSCH 1981, S. 194f.).

[42] Vgl. Bartels, F.: Vgl. Anm. 37a.– S. 491; GIERSCH 1981, S. 219.

[43] Laut »Geschäftl. Mitteilungen« der Reichsgruppe Industrie vom 21. 7. 1937 nach Auffassung der »Reichsarbeitsgemeinschaft Schadensverhütung«. Vgl. Vertrauensarzt und Krankenkasse. – **6** (1938). – S. 120.

[44] Vgl. Tagung der . . . . – Vgl. Anm. 28. – S. 107. Fritz Bartels, Mitbegründer der NSDAP, Ministerialrat im Reichsministerium und stellvertretender Reichsärzteführer.

[45] Zentrales Staatsarchiv Potsdam. DAF-Zeitungsausschnitt-Sammlung, Nr. 4497, Bl. 12–24, zit. Bl. 12. *Frau und Herrn Dipl.-Med. Carmen und Konrad Ronneberger sei an dieser Stelle für die mir ermöglichte Einsichtnahme in ihre Notizen aus der DAF-Zeitungsausschnitt-Sammlung herzlich gedankt.*

[46] Vgl. Anm. 37. – BA FiWfn, Nr. A 5217, Bl. 0275 – 0285, zit. Bl. 0275.

[47] R. Ley, zit. nach »Deutsche Arbeits-Korrespondenz«, 27. Sept. 1938. Vgl. Anm. 45. – Nr. 7147, Bl. 12. Ferner Wagner, G.: Vgl. Anm. 33. – S. 879; Bartels, F.: Vgl. Anm. 37b. – S. 888.

[48] Vgl. Vertrauensarzt und Krankenkasse. – **5** (1937). – S. 144. Von Claus Selzer, Leiter des Organisationsamtes der DAF, und G. Wagner wurden bereits 1935 »Durchführungsbestimmungen für die ärztlichen Untersuchungen der Mitglieder der DAF« erlassen. Durch sie sollte ». . . jedem einzelnen deutschen Menschen geholfen werden, höchste Gesundheit und Leistungsfähigkeit zu erreichen und bis ins hohe Alter zu bewahren . . .«. Die ersten »jahrgangsweise« durchzuführenden Untersuchungen betrafen die Jahrgänge 1910 und 1911. Vgl. Ebenda. – **3** (1935). – S. 284. Bei der Realisierung dieser Vorhaben gab es nicht nur »technische« Schwierigkeiten, sondern auch Unpünktlichkeiten und ». . . Nichterscheinen der Vorgeladenen« als Ausdruck antifaschistischen Widerstandes, so daß »die zunächst in Berlin vorgenommenen Untersuchungen der Jahrgänge 1910/11 erst im Februar 1936 in Gang . . .« kamen. Vgl. Soz. Praxis – **45** (1936). – S. 890; Zapel, E.: Vgl. Anm. 19. – S. 58; 62. Nach Mitteilungen des faschistischen Hetzblattes »Der Angriff« vom 13. 3. 1937 sprach Bartels darüber u. a. auf einem »Ärzteredner-Lehrgang« des Hauptamtes für Volksgesundheit in Neuburg a. d. Donau. Der Lehrgang diente der propagandistischen Vorbereitung des Einsatzes dieser Aktion sowie der ». . . Vorbereitung von Betriebsärzten für die Gesundheitsführung in den Betrieben . . .« durch einen breiten »Aufklärungsfeldzug« ärztlicher Redner des Haupt- und DAF-Amtes (vgl. Anm. 45 – Nr. 7285, Bl. 52).

[49] Schnatenberg, W.: Neue Aufgaben der Betriebsärzte. – In: Vertrauensarzt und Krankenkasse – **8** (1940). – S. 49–52, zit. S. 49.

[50] Vgl. Zapel, E.: Vgl. Anm. 19. – S. 58.

[51] Vgl. Bartels, F.: Vgl. Anm. 32. – S. 607; Hebestreit, H.: Die Einteilung der Arbeitsbeanspruchung. – In: Arch. Gewerbepath. – **10** (1940) 2. – S. 165. W. Bockhacker (vgl. Anm. 22. – S. 59) nennt 350 000 Untersuchte in den Jahren 1937 bis 1939. Ferner Schnatenberg, W.: Vgl. Anm. 49. – S. 49. Den Betriebsuntersuchungen legte man in ». . . Anlehnung an die Fehlertabelle der Wehrmacht« eine »Fehlertabelle für Männer« zugrunde, die »bereits bei 2 Millionen Untersuchungen . . . im Rahmen der Jahrgangsuntersuchungen im Vorjahr . . .« erprobt wurde. Eine entsprechende Fehlertabelle gab es auch für Frauen. Vgl. Anm 45. – Nr. 4497, Bl. 39f. Michael H. KATER berichtet, daß ». . . in einem Kieswerk an der Ostseeküste . . . Ende des Jahres (1936, der Verfasser) Militärärzte darüber (urteilten), ›wieweit die einzelnen Arbeiter noch arbeitsfähig sind, da sehr oft Ohnmachtsanfälle vorgetäuscht werden, um aus dieser Hölle herauszukommen‹.« (KATER 1983, S. 368. – Zit. nach: Deutschland-Berichte der Sozialdemokratischen Partei Deutschlands (Sopade). – 1934–1940. – III, 1936 (Juli – S. 871; Dez. – S. 1586).

[52] Hofbauer, A.: Rezension von Gesundheitsführung in den Betrieben, in: Soz. Praxis. – **45** (1936). – S. 887. – In: Vertrauensarzt und Krankenkasse. – **5** (1937). – S. 158.

[53] Vgl. Zapel, E.: Vgl. Anm. 19; Bockhacker, W.: Vgl. Anm. 22. – S. 27. Ferner Vertrauensarzt und Krankenkasse. – **9** (1941). – S. 136.

[54] Vgl. Bartels, F.: Vgl. Anm. 32.– S. 607.

[55] Vgl. Hofbauer, A.: Vgl. Anm. 52. Ferner Vertrauensarzt und Krankenkasse. – Vgl. Anm. 48.

[56] Bockhacker, W.: Der deutsche Arzt als Gesundheitsführer. – In: Dtsch. Ärztebl. – **68** (1938). – S. 115; Bartels, F.: Vgl. Anm. 4. – S. 945; ders.: Vgl. Anm. 35. – S. 16.

[57] Ders.: Vgl. Anm. 37a. – S. 491; Tagung der . . . – Vgl. Anm. 28. – S. 108. So waren bis zum 1. März 1939 insgesamt nur 21 hauptamtliche Betriebsärzte vom Hauptamt bestätigt; ihnen standen 446 nebenamtliche gegenüber.

Vgl. Vertrauensarzt und Krankenkasse. – **7** (1939). – S. 96.

⁵⁸ Vgl. Bartels, F.: Vgl. Anm. 37a. – S. 489; ders.: Leistungsanalyse, Leistungsbereitschaft und Leistungsbeanspruchung. – In: Gesundheitsführung. – **1** (1939). – S. 1 (zit. nach Zent.-bl. Gewerbehyg. – **26** (1939). – S. 131).

⁵⁹ Ders.: Vgl. Anm. 37a. – S. 487.

⁶⁰ Tagung der .... – Vgl. Anm. 28. – S. 107.

⁶¹ Vgl. Reiter, H.: Vgl. Anm. 12. – S. 5. Vgl. auch Zent.-bl. Gewerbehyg. – **23** (1936). – S. 106f. Hans Reiter: Präsident des Reichsgesundheitsamtes, Vorsitzender des Ärztlichen Ausschusses der Deutschen Gesellschaft für Arbeitsschutz, Rassenhygieniker und Propagandist einer »biologisch-technischen«, leistungsmedizinischen Betrachtungsweise. Näheres über seine Biographie bei STÜRZBECHER 1983.

⁶² Reiter, H.: Vgl. Anm. 12. – S. 5.

⁶³ Bartels, F.: Vgl. Anm. 37a. Hinzuweisen ist hier auf einen Beitrag von Hebestreit, H.: Die gesundheitliche Betreuung der Betriebe und Gesundheitsführung des werktätigen Menschen. – In: Mon.-Hefte NS. Sozialpol. – **4** (1937) 16/17. Auf diesen Beitrag, der für die Erarbeitung der vorliegenden Studie nicht zur Verfügung stand, verwies die Reichsgruppe Industrie ausdrücklich in ihrem Rundschreiben zur betrieblichen Gesundheitsführung vom 29. 8. 1938. Vgl. Anm. 37. – BA FiWfn, A 5217, Bl. 0275 – 0286, zit. Bl. 0275.

⁶⁴ Vgl. ebenda. – A 10138, Bl. 0046.

⁶⁵ Vgl. Staatsarchiv Potsdam (im folgenden: StA Potsdam). – Pr. Br. Rep. 75, Nr. 1115. Rundschreiben 6/1937 DAF-Amt für Volksgesundheit v. 6. 7. 1937, Bl. 2. Dem Rundschreiben waren als Anlagen beigefügt: ein Vertragsmuster für hauptamtliche Betriebsärzte; das Muster einer Vereinbarung für den Einsatz nebenamtlicher Betriebsärzte und die »Richtlinien für Betriebsärzte«.

⁶⁶ Bartels, F.: Vgl. Anm. 37a. – S. 489. H. Hoske (vgl. Anm. 13. – S. 38) bezeichnete die Betriebsärzte auch als »Gesundenärzte«; vgl. weiter Bockhacker, W.: Der deutsche Arzt als Betriebsarzt. – In: Dtsch. Ärztebl. – **68** (1938). – S. 145.

⁶⁷ Vgl. Tagung der .... – Vgl. Anm. 28. – S. 108; Bartels, F.: Vgl. Anm. 35. – S. 15. Dort heißt es klar: »Nicht entscheidend ist der pathologisch-anatomische Befund, sondern allein eintscheidend ist der Grad der wieder erreichten Leistungsfähigkeit.«

⁶⁸ Vgl. Schreiben der Reichsgruppe Industrie vom 12. 9. 1938 an Prof. Eberhard Groß (Anm. 37. – BA FiWfn, A 5217, Bl. 0272; 0275f.).

⁶⁹ Als »Formen der Gesundheitsführung« nennt der Entwurf der »Erläuterungen« unter Abschnitt A einleitend: »1. regelmäßige ärztliche Betriebsbegehungen durch ehrenamtliche NS-Ärzte ... in Einvernehmen mit dem Betriebsführer ... für solche Betriebe ..., für die eine ständige betriebsärztliche Betreuung nicht infrage kommt.

2. Betriebsärztliche Betreuung durch nebenamtliche Betriebsärzte für Betriebe, für die die Einstellung eines oder mehrerer hauptamtlicher Betriebsärzte nach der Betriebsgröße nicht infrage kommt oder soweit hauptamtliche Betriebsärzte nicht verfügbar sind.

3. Betriebsärztliche Betreuung durch hauptamtliche Betriebsärzte für Betriebe etwa ab 2000 bis 3000 Gefolgschaftsmitglieder.« (Ebenda – Bl. 0275f.).

⁷⁰ »Die Betreuung durch Betriebsärzte« ist im Abschnitt B des Entwurfs dargelegt und untergliedert in: I. Gemeinsames für haupt- und nebenamtliche Betriebsärzte (Bl. 0276–0280). – II. Nebenamtliche Betriebsärzte (Bl. 0280–0282). – III. Hauptamtlicher Betriebsarzt (Bl. 0282–0285).

⁷¹ Vgl. Anm. 47. – BA FiWfn, Nr. 5841, Bl. 0203 – 0208 (I. Gemeinsames; II. Besonderes für hauptamtliche Betriebsärzte) u. Nr. A 10138, Bl. 0219f. (Besonderes für nebenamtliche Betriebsärzte). Die Richtlinien und Erläuterungen waren Bestandteil des zwischen Betriebsführung und Betriebsarzt abzuschließenden Anstellungsvertrages.

⁷² Vgl. Bartels, F.: Vgl. Anm. 37a. – S. 489; 491.

⁷³ Während nach Richtlinien-Ziffer 5 Vertrauensärzte nicht als Betriebsärzte eingesetzt werden durften, war umgekehrt (Ziffer 8 z) zunächst bei ausnahmsweiser Genehmigung durch das Hauptamt für Volksgesundheit Betriebsärzten ». . . die Wahrnehmung des Dienstes eines Vertrauensarztes . . .« (in grundsätzlicher Übereinstimmung mit Ziffer I/7 des Erläuterungsentwurfs und Ziffer I/6 der endgültigen Erläuterungen) möglich.

⁷⁴ Bartels, F.: Zur Frage der ersten Hilfe. – In: Dtsch. Ärztebl. – **67** (1937). – S. 529f.; Richtlinien. – Ziffer 6 u. 7.

⁷⁵ Vgl. Marcus, A.: Vgl. Anm. 16. – S. 117. Eine immanente, jedoch in den Richtlinien und Erläuterungen nicht benannte Aufgabe der NS-Betriebsärzte war deren rassenhygienisches Wirken, das noch einer näheren Untersuchung bedarf. Siehe dazu u. a.: Fürst, Th.: Rasse und Industrialisierungsproblem. – In: Münch. med. Wochenschr. – **87** (1940). – S. 424–427, und eine dazu veröffentlichte Stellungnahme von Hallermann, H. – In: Ebenda. – S. 517f. Die Erörterungen im Sinne einer »differenzierten Gesundheitsführung« (Fürst) lassen erkennen, daß – so Hallermann – von Betriebsärzten ». . . völkische und rassenbiologische Probleme in sehr intensiver Weise . . .« berücksichtigt wurden. H. Warning, leitender Betriebsarzt der Focke-Wulf-Flugzeug GmbH, meinte z. B. 1942, das »Asozialenproblem« könne ausschließlich durch ». . . ›eine drakonische Ausmerze, im Einzelfall die physische Vernichtung‹ . . .« gelöst werden; schon 1941 hatte er sich für ein Gesetz ausgesprochen, das gegen »Bummelanten« als »Arbeitssaboteure« ». . . ›gar nicht scharf genug sein‹ . . .« könne (MILLES 1986, S. 42f.).

⁷⁶ Ziffer 8 (a bis z) nennt zusammengefaßt folgende spezielle Aufgaben der Betriebsärzte:
1. Beratung des Betriebsführers und der Gefolgschaftsmitglieder in allen gesundheitlichen Fragen; Beratung und Mitwirkung in bezug auf Arbeitseinsatz, Arbeitsschutz, Unfallverhütung, allgemeine betriebs- und gewerbehygienische Bestimmungen, Arbeitskleidung, Mutter-, Frauen- und Jugendschutz; Ausbildung und Einsatz von Gesundheitstrupps der Werkscharen, der Betriebssanitäter (Deutsches Rotes Kreuz) und des Luftschutzes sowie Maßnahmen der DAF und NSV.
2. Gesundheitliche Überwachung durch Einstell- und Nachuntersuchungen sowie Begutachtung der Gefolgschaftsmitglieder (Beamte, Angestellte, Arbeiter, besonders Jugendliche und Frauen); Überwachung der Arbeitszeit-, Pausen-, Urlaubs- und sonstiger Freizeitgestaltung, der allgemeinen und betrieblichen Ernährungs- und Wohnverhältnisse sowie des Betriebssports.
3. Enge Verbindung zu den die erkrankten Gefolgschaftsmitglieder behandelnden Ärzten (insbesondere bei Verdacht und Erkrankungen im Zusammenhang mit der betrieblichen Tätigkeit, vgl. dazu Ziffer 7 der Erläuterungen).
4. Vorbereitung und Durchführung von im Betrieb möglichen (vorwiegend physiotherapeutischen) Maßnahmen, die der Hausarzt »arbeitsfähigen Erkrankten« verordnete; gegebenenfalls Einrichtung eines Gesundheitshauses.
5. Vertrautmachen mit den Arbeitsvorgängen in Betriebsanlagen und Teilnahme an Werksbesichtigungen durch Gewerbeaufsichtsbeamte, besonders Gewerbeärzte.

⁷⁷ Schnatenberg, W.: Vgl. Anm. 49. — S. 50.

⁷⁸ An eine qualifizierte arbeitsmedizinische bzw. gewerbehygienische Tätigkeit vor allem der jungen NS-Betriebsärzte war in der Regel nicht zu denken (vgl. KARBE 1985, S. 109 und die hier nachfolgenden Ausführungen zur Aus- und Weiterbildung der Betriebsärzte). Die Befähigung dafür besaßen nahezu ausschließlich dank ihrer früheren gewerbehygienischen Betätigung die »alten« Fabrik- bzw. Werksärzte. So gesellte sich zu den von WUTTKE-GRÖNEBERG (vgl. 1982a, S. 240) im Zusammenhang mit den Aktivitäten zur Bekämpfung der Berufskrankheiten und Arbeitsunfälle benannten »Fassadensozialismus« zumeist noch eine mit faschistischer Demagogie gekoppelte personelle Hochstapelei der Betriebsärzte (vgl. dazu den Beitrag von Hebestreit, H.: Vgl. Anm. 1; siehe auch Anm. 168).

⁷⁹ Tagung der .... — Vgl. Anm. 28. — S. 108.

⁸⁰ Bartels, F.: Vgl. Anm. 35. — S. 16.

⁸¹ Vgl. Dtsch. Ärztebl. — **67** (1937). — S. 20.

⁸² Vgl. Anm. 45. — Nr. 4495, Bl. 46 (Brot u. Mehl. — 23. 4. 1937).

⁸³ Vgl. Reiter, H.: Vgl. Anm. 4.

⁸⁴ Vgl. StA Potsdam. — Vgl. Anm. 65. — Nr. 1114.

⁸⁵ Vgl. Panick, C.: Arbeitsschutz bei der Frauenarbeit (Bericht). — In: Vertrauensarzt und Krankenkasse. — **9** (1941). — S. 175 (Originalbeitrag ist veröffentlicht in: Reichsarbeitsblatt. — **21** (1941). — S. 271—342); Zentr.-bl. Gewerbehyg. — **30** (1943). — S. 176.

⁸⁶ Vgl. Bockhacker, W.: Vgl. Anm. 22. — S. 30f. Über die Entstehungsgeschichte, Aufgabenstellung und Arbeitsweise des Instituts mit einer am 6. 4. 1943 zu Zwecken der »Wiederherstellungstherapie« eröffneten Bettenstation vgl. HABRECHT 1986.

⁸⁷ Dazu gehörten z. B. die Junkerswerke und sicher auch die an der Mitfinanzierung des Instituts beteiligte Mitteldeutschen Stahlwerke AG des Flickkonzerns (vgl. HABRECHT 1986, S. 26f.; 38f.).

⁸⁸ Vgl. Anm. 45. — Nr. 4498, Bl. 43. Die 1933 als obligatorische Lehrveranstaltung eingeführte Vorlesung über Arbeitsmedizin wurde 1939 wieder gestrichen (vgl. KOELSCH 1959, S. 1014f.). Die vom Lehrstuhlinhaber für Hygiene vorgetragenen Lehrveranstaltungen mit »arbeitsmedizinischer« Thematik hatten z. B. in Leipzig unter Gerhard Dresel laut Personal- und Vorlesungsverzeichnis Gewerbehygiene (1941—1943), Berufskrankheiten mit praktischen Übungen (1941) und Betriebsbegehungen und -besichtigungen mit betriebsärztlichen Vorträgen am Semesterende (1942—1943) zum Gegenstand (vgl. HABRECHT 1986, Anlage 8).

⁸⁹ Anm. 45. — Nr. 4498.

⁹⁰ Vgl. Bartels, F.: Vgl. Anm. 37b. — S. 889.

⁹¹ Zu erwähnen sind hier noch die Möglichkeiten des Erfahrungsaustausches durch Arbeitstagungen der Betriebsärzte gleichartiger Betriebe (vgl. Hebestreit, H.: Anm. 1. — S. 159) oder im Rahmen der nach Gründung der »Reichsarbeitsgemeinschaft für Arbeits- und Leistungsmedizin« 1943 entstandenen »Gauarbeitsgemeinschaften für Arbeits- und Leistungsmedizin«, denen laut »Völkischer Beobachter« vom 30. 6. 1943 zum Zwecke »ständiger Fühlungnahme« alle Betriebsärzte eines Gaues angehörten. Vgl. Dtsch. Ärztebl. — **73** (1943). — S. 92; Anm. 45. — Nr. 4501, Bl. 42. Noch zu untersuchen ist die Rolle der als ärztliche Fortbildungseinrichtung gegründeten »Akademie für Arbeitsmedizin« in München.

⁹² Bartels, F.: Vgl. Anm. 37b. — S. 887. Das war nichts neues. Schon 1927 berichtete z. B. Arnold During, daß das ». . . durchschnittliche Erwerbsleben des Arbeiters im Betrieb kaum 30 Jahre erreicht« und daß die »Frauen mit Ende des vierten Dezenniums, Männer mit längstens Mitte des fünften aus dem Betrieb ausscheiden . . .« (During, A.: Die Ermüdung im praktischen Betrieb. — In: Atzler, E. — Vgl. Anm. 20. — S. 601f.).

⁹³ Vgl. Tagung der .... — Vgl. Anm. 28. — S. 108; Bartels, F.: Vgl. Anm. 37a. — S. 485; R. Ley am 11. 9. 1937 in Nürnberg (zit. nach GRAESSNER 1980a, S. 6). (Schon) 1935 sprach sich Ley skrupellos dafür aus, daß man ». . . von Achtzehnjährigen bis meinetwe-

gen Achtzigjährigen« in Anpassung an das »Schwinden der Kräfte ... laufend das Tempo der Arbeit ändert ...« (zit. nach GIERSCH 1981, S. 261).

[94] Vgl. Neitzel: Der Arbeitsschutz der Jugendlichen und Frauen (einschließlich des Arbeitsschutzes). – In: Zent.-bl. Gewerbehyg. – **23** (1936). – S. 121–126; Hebestreit, H.: Vgl. Anm. 28; Dräger, W.: Der Arbeitsschutz im Kriege. – In: Ebenda. – **27** (1940). – S. 161–165; Bauer, Th.: Arbeitszeit und Pausenregelung der Frau im Kriege. – In: Ebenda. – S. 241–246. Vgl. auch GRAESSNER 1982, S. 193; HERBERT 1985, S. 47.

[95] Vgl. Dräger, W.: Der Arbeitszeitschutz der Beschäftigten in gewerblichen Betrieben (mit Ausnahme des Schutzes der Jugendlichen und Frauen). – In: Zent.-bl. Gewerbehyg. – **23** (1936). – S. 1–6; ders.: Die neuen Arbeitsbestimmungen. Für den betrieblichen Gebrauch zusammengestellt. – In: Ebenda. – **26** (1939). – S. 82–90.

[96] Bartels, F.: Vgl. Anm. 37. – S. 488; 890.

[97] Schnatenberg, W.: Vgl. Anm. 49. – S. 49.

[98] Bockhacker, W.: Vgl. Anm. 22. – S. 16.

[99] Wagner, G.: Vgl. Anm. 33. – S. 880; Bartels, F.: Vgl. Anm. 37a. – S. 888f.; ders.: Vgl. Anm. 58. – S. 130f.

[100] Wagner, G.: Vgl. Anm. 33. – S. 880.

[101] Bartels ordnete 1938 an: »Die Ausstellung privatärztlicher Zeugnisse über die Arbeitsfähigkeit bzw. Arbeitsunfähigkeit oder Arbeitsbeschränktheit Arbeitssuchender ist unzulässig und hat zu unterbleiben.« (GRAESSNER 1980b, S. 147).

[102] Vgl. Blome, K.: (Mitteilung). – In: Dtsch. Ärztebl. – **70** (1940). – S. 3. Die Tatsache, daß z. B. noch 1944 »... Klagen über ›in großzügiger Weise‹ ausgestellte Krankheitsbescheinigungen ...« nicht abrissen (TENNSTEDT 1976, S. 408), deutet darauf hin, daß diese Anordnung während der Kriegsjahre infolge des wachsenden Ärztemangels und der durch Machtzuwachs bedingten Überlastung der dafür zuständig gewordenen Kontroll- und Verweigerungsinstanzen bei steigendem Morbiditäts- und Unfallgeschehen sowie rapide zunehmenden Kriegsverletzungen nicht durchgängig eingehalten werden konnte. Arbeitsunfähigkeitsatteste von Haus- bzw. Kassenärzten erfuhren nach TENNSTEDT (ebenda, S. 475) ab 1943 erst nach vertrauensärztlicher Anerkennung Rechtsgültigkeit. Ähnliches gilt für die Anerkennung durch vertrauens- und revierärztlich tätige Betriebsärzte (vgl. Anm. 176 dieser Studie).

[103] Reiter, H.: Vgl. Anm. 4. – S. 246f.

[104] In den »Gemeinschaftslagern« war 1936 die Arbeitsunfähigkeitsdauer von acht Tagen je Krankheitsfall im Vergleich zum Reichsdurchschnitt (22,2 Tage) um fast zwei Drittel kürzer. Es verwundert nicht, daß sich Marcus den Hinweis auf die volkswirtschaftlich ungeheure Bedeutung und die (profitable) »Ersparnis« auch für den einzelnen Unternehmer nicht versagen konnte (vgl. Marcus, A.: Anm. 16. – S. 116). Für die Mehrzahl der Betriebsärzte war dies fortan ein angestrebtes und z. T. auch sehr schnell erreichtes Ziel, wie das Beispiel der Hermann-Göring-Werke (1938 = 8 Tage) zeigt (vgl. ROTH 1980, S. 39, Dok. 6).

[105] Nach einem dieser Berichte sank z. B. im Sprengstoffwerk Premnitz (IG Farben AG) der Krankenstand von 4,95 % (1938) auf 2,04 % bis zum 20. 5. 1942 (vgl. Anm. 65. – Nr. 1113; Anm. 158).

[106] Vgl. Richtlinien für Betriebsärzte. – Ziffer 8 n.

[107] Vgl. Zapel, E.: Vgl. Anm. 19. – S. 91.

[108] Nebenamtlichen Betriebsärzten wurde nach den »Erläuterungen« (Ziffer II, 2 u. 3) die ärztliche Krankenbehandlung von Gefolgschaftsmitgliedern in und während ihrer betriebsärztlichen Tätigkeit nicht gestattet; in der Eigenschaft als »Kassenarzt« war es ihnen »unbenommen«, Gefolgschaftsmitglieder in der eigenen Praxis zu behandeln. Der Einsatz als nebenamtlicher Betriebsarzt erfolgte auf der Grundlage einer »Vereinbarung zwischen dem Hauptamt für Volksgesundheit und dem Betriebsführer«. Letzterem war daraufhin»... ein als nebenamtlicher Betriebsarzt anerkannter NS-Arzt zu benennen, der im Einverständnis mit dem Betriebsführer ...« nach Abschluß eines Arbeitsvertrages tätig wurde (vgl. Anm. 37. – BA FiWfn, Nr. A 10138, Bl. 0219).

[109] Schnatenberg, W.: Vgl. Anm. 49. – S. 51.

[110] Tagung der .... – Vgl. Anm. 28. – S. 108.

[111] Vgl. TENNSTEDT 1976, S. 409. Über die Art der durch die »Gesundheitshäuser« geplanten faschistischen »Volksgesundheitsführung« schrieb Ley: »Ein Arbeiter bzw. Angestellter ... wird bei Arbeitsunfähigkeit von seinem behandelnden Arzt sofort dem zuständigen Gesundheitshaus überwiesen. Dort befindet er sich in Behandlung und muß, so lange er arbeitsunfähig ist, im Gesundheitshaus übernachten ... Alsdann werden ihm für die Dauer seiner Krankheit 70 % des Lohnausfalls vom Unternehmer weitergezahlt. Lehnt der Erkrankte ... ab, so kommt die Lohnzahlung in Fortfall. Wenn dann ... außer dem Hausarzt und dem Betriebsarzt zur Überwachung dieses Systems Vertrauensärzte eingesetzt werden, ... so bin ich davon überzeugt, daß damit für die Volksgesundheit ... ein ungeheurer Beitrag geleistet worden ist. Wir haben die Dinge ... ausgeprobt. In einem Versuchskreis wurden rund 800 Familien nach dem oben beschriebenen Hausarztsystem betreut ... Ebenso hat sich das System der Gesundheitshäuser auf den Baustellen in Salzgitter und Fallersleben ... als außerordentlich segensreich erwiesen. Der Krankendurchschnitt der Arbeitsunfähigen liegt im Gesamtbereich bei etwa 3 % (in schweren Berufen, wie Bergwerk, Walzwerk, Erdarbeiten usw. wesentlich höher). In den Großbaustellen Salzgitter und Fallersleben dagegen, wo fast sämtliche der

vorgenannten schweren Berufsarten vertreten sind und wo bei jedem Wetter gearbeitet wird, ist der Krankheitsdurchschnitt aufgrund unserer dort angewandten Gesundheitsführung auf weit unter die Hälfte gesunken! ... Damit hat mit einem Schlag das Simulantentum aufgehört zu existieren.« (Ley, R.: Vgl. Anm. 34). Größere Unternehmen hatten, wie »Die Betriebskrankenkasse« vom 25. 4. 1941 berichtete, ». . . vielfach . . . gut ausgestattete Gesundheitshäuser geschaffen.« Genannt wurden die Flugzeugwerke Heinkel und Fieseler, die Sächsische Gußstahlwerke AG und die Adam Opel AG; bei letzterer fanden täglich 600 bis 800 Untersuchungen statt (vgl. Anm. 45. – Nr. 4499, Bl. 25). Auch die Heinkel-Werke meldeten eine ». . . Abfertigung von täglich etwa 570 Gefolgschaftsmitgliedern . . .« (ebenda. – Nr. 4502, Bl. 2. [»Nachrichten aus der deutschen Sozialpolitik«, Nr. 18/1942]). Von der Zielsetzung her waren die Gesundheitshäuser durchaus auch gleichzusetzen mit den »Vorsorgeberatungsstätten« Kötschaus, in denen »Besucher« geprüft werden und ». . . Anweisungen für kämpferische und natürliche Gesundheitsführung . . .« erhalten sollten. »Für Willensschwache, Krankheitsanfällige, Fehlerzogene und durch Berufsarbeit Geschädigte . . .« waren entsprechende »Übungslager« zu errichten, in denen ». . . durch planmäßige Schulung und körperliche Übung eine Wiedergewinnung oder Steigerung der verlorengegangenen oder verminderten Leistungskraft erstrebt wird.« (Faßbender, F.: Vgl. Anm. 19).

[112] Anm. 45. – Nr. 4501, Bl. 8.

[113] Vgl. Anm. 45. – Nr. 4502, Bl. 3. Siehe auch die Übersicht in Anm. 143.

[114] Vgl. Koelsch, F.: Lage und Zukunft der Gewerbe-Hygiene. – In: Soz. Praxis. – 1 (1934). – S. 14–21. Im Abschnitt II dieses Beitrages (S. 18f.) war Koelsch bestrebt, ». . . den Weg in die Zukunft zu weisen, Forderungen und Entwicklungsmöglichkeiten für die nächsten Jahre anzumelden«. Zur Gestaltung des fabrikärztlichen Dienstes meinte der nach 1933 unter den in Amt und Würden gebliebenen Gewerbeärzten führende deutsche Arbeitsmediziner, es müsse auch in Deutschland – wie in Amerika – darauf hingearbeitet werden, ». . . daß jeder mittlere und größere Betrieb seinen Fabrikarzt erhält.« Die ihm von Koelsch zugedachten Aufgaben decken sich weitgehend mit denen der später in Ziffer 8 der Richtlinien für Betriebsärzte verankerten. Durch Sperrschrift besonders hervorgehoben wurde von Koelsch auch: »Eine Behandlung von krankgemeldeten Werksangehörigen findet nicht statt.«

[115] Vgl. Anm. 37. – BA FiWfn, A 5247, Bl. 0194–0196, zit. Bl. 0196.

[116] Vgl. ebenda. – Nr. 5841, Bl. 0067 – 0072 (Kaderakte Dr. Bruno Hilgenfeldt). Wie Ziffer 4 des Anstellungsvertrages für den damals »wissenschaftlichen Mitarbeiter« Hilgenfeldt im Gewerbehygienischen Laboratorium Elberfeld vom 4. April 1932 ausweist, mußte dessen ». . . Bestreben . . . stets darauf gerichtet sein, das Geschäftsinteresse unserer Firma zu wahren . . . Dienst- und Sicherheitsvorschriften und Anordnungen zur Herbeiführung und Aufrechterhaltung eines geregelten und ungestörten Geschäftsbetriebes . . .« hatte er unbedingt Folge zu leisten. Die Ergebnisse seiner »normalen Berufstätigkeit«, seine Beobachtungen und Erfahrungen hatte er der Firma laufend mitzuteilen und ihr ». . . zum ausschließlichen Gebrauch und zur freien Verfügung . . .« zu überlassen; sie waren ». . . Dritten gegenüber ebenso geheim zu halten wie alle« ihm »anvertrauten oder bekanntgewordenen Geschäfts- oder Betriebsgeheimnisse . . .«. Dieser Vertrag, der sich von den mit anderen Fabrikärzten abgeschlossenen Verträgen bezüglich der oben wiedergegebenen Festlegungen nicht wesentlich unterschieden haben dürfte, gibt Antwort auf die Frage, weshalb die Fabrikärzte nur so wenige wissenschaftliche Arbeiten veröffentlicht haben (vgl. dazu in Anlehnung an TELEKY auch MILLES 1984, S. 145; 168). Ausführlicher, aber noch nicht erschöpfend behandelt C. ROTHE in seinem Beitrag dieses Problem (ROTHE 1984).

[117] Als potentielle Merkmale für den Charakter des künftigen Betriebsarztes brachten diese Fabrikärzte unter der Federführung von Curschmann – die bis 1933 anhaltenden Auseinandersetzungen vor allem zwischen ihm und L. Teleky verdeutlichen dies ebenso wie die entlarvenden Kritiken des kommunistischen Sozialhygienikers Georg Benjamin – neben dem erwähnten Abhängigkeitsverhältnis weiter ein:

1. große Erfahrungen bei der für die Betriebskrankenkassen im Rahmen ärztlicher Einstelluntersuchungen vollzogenen »künstliche(n) Berufsauslese« (vgl. ebenda, S. 269); 2. eine die betriebliche Sozialpolitik im Sinne kapitalistischer Profitmaximierung unterstützende fabrikärztliche Betreuung gesunder Arbeiter (vgl. MILLES 1984, S. 168) bei gleichzeitiger Negierung erhöhter Gesundheitsrisiken für Chemiearbeiter (vgl. ROTHE 1984, S. 264) sowie das vielseitige Unterlaufen der Berufskrankheitenverordnungen von 1925 und 1929 – wie auch später derjenigen von 1936 – auf Kosten der in ihrer Gesundheit bereits beruflich geschädigten Arbeiter (vgl. Teleky, L.: Der Unterricht in Gewerbehygiene und über Gewerbekrankheiten. – In: Münch. med. Wochenschr. – 73 (1926). S. 252–254, zit. S. 253); 3. die ihren großen arbeitsmedizinischen Erfahrungen widersprechende geringfügige und kritikwürdige Publikationstätigkeit, welche vor allem aus der ihnen betrieblicherseits auferlegten »Schweigepflicht« resultierte; 4. deren Bestreben auf die organisatorische und inhaltliche Erringung des Monopols in der gewerbehygienischen Aus- und Weiterbildung, das der beabsichtigten Einflußnahme »interessierter Kreise« (Monopole) entsprach (vgl. ebenda. – S. 254).

[118] Vgl. Anm. 37. - BA FiWfn, A 5247, Bl. 0194-0196.
[119] Vgl. Bockhacker, W.: Vgl. Anm. 66; Tagung der... - Vgl. Anm. 28. - S. 108; siehe Bartels, F.: Vgl. Anm. 37a. - S. 489.
[120] Anm. 65. - Nr. 1115.
[121] Vgl. ebenda. - Nr. 1113 (Aktennotiz vom 19. 5. 1936 über eine Besprechung mit »Betriebsführern« in Rathenow zur »Gesundheitsführung in Betrieben«). Vgl. dazu auch den Bericht über eine entsprechende DAF-Veranstaltung in Karlsruhe, auf der als Hauptreferent ein Dr. Markert bezeichnenderweise zu dem Thema sprach: »Die zukünftige Stellung des Betriebsarztes ist der eines Truppenarztes vergleichbar« (Anm. 45. - Nr. 4496, Bl. 5).
[122] Dazu gehörten insbesondere die jahrelangen Verhandlungen über die von den »Betriebsführern« abzuschließenden Betriebsarztverträge, die zunächst vom Haupt- und DAF-Amt für Volksgesundheit, später vom DAF-Amt für Gesundheit und Volksschutz bestätigt werden mußten. Für die Verträge galten - so Schneider - nach Art der Stellung fünf unterschiedliche Vertragsmuster:
»Muster 1 für den ›leitenden Betriebsarzt‹;
Muster 2a für den ›hauptamtlichen Betriebsarzt‹, der im Werk allein vorhanden ist;
Muster 2b für den ›hauptamtlichen Betriebsarzt‹, der einem ›leitenden Betriebsarzt‹ untersteht (gilt auch für ›Betriebsassistenzärzte‹);
Muster 3a für den ›nebenamtlichen Betriebsarzt‹, der im Werk allein vorhanden ist;
Muster 3b für den ›nebenamtlichen Betriebsarzt‹, der einem ›leitenden Betriebsarzt‹ untersteht.«
(vgl. Anm. 37. - BA FiWfn, A 10138, Bl. 0144-0145).
[123] Genannt seien die Rundschreiben Nr. 1770/VI. - S. 1-4 vom 20. 5. 1936 und das vom 14. 11. 1938 (vgl. Anm. 45. - Nr. 4497, Bl. 12).
[124] »C. Organisatorische Durchführung.
Nachdem seitens der Spitzenorganisationen - Reichsgruppe Industrie und Hauptamt für Volksgesundheit - durch die genannten Vereinbarungen die Richtlinien und Grundsätze feststehen, muß die Durchführung bezirksweise erfolgen. Seitens der Industrie erfolgt die Durchführung durch die Industrieabteilungen, seitens des Hauptamtes für Volksgesundheit durch die bezirklichen Dienststellen des Haupt- und DAF-Amtes für Volksgesundheit: die Gauabteilungswalter des DAF-Amtes und die Gauamtsleiter des Hauptamtes für den Gau und die Kreisabteilungswalter des DAF-Amtes und die Verwaltungsstellenleiter des Hauptamtes für Volksgesundheit in den Kreisen. Da es sich bei der Durchführung dieser Aufgaben nicht um eine fachliche, sondern um eine bezirkliche Differenzierung handelt, sind auch nur die bezirklichen Dienststellen zur Durchführung berufen. Die fachlichen Organisationen (Wirtschaftsgruppen auf seiten der Industrie und Gaufachabteilungen der DAF) sind nach den Vereinbarungen mit der praktischen Durchführung nicht befaßt, sie werden natürlich von ihren zentralen Dienststellen unterrichtet. Wo sich etwa fachliche Gliederungen in die praktische Durchführung einschalten, werden die Industrieabteilungen gebeten, sie auf diese Vereinbarungen hinzuweisen. Fachliche Sondergesichtspunkte müssen seitens der Fachorganisationen ihren Zentralstellen (Reichsgruppe Industrie und Hauptamt für Volksgesundheit) mitgeteilt werden.
Die Industrieabteilungen werden gebeten, sich alsbald wegen der Durchführung von Aufklärungsveranstaltungen zunächst mit den Gaudienststellen in Verbindung zu setzen. In gemeinsamen Absprachen zwischen Reichsgruppe Industrie und Hauptamt für Volksgesundheit ist vereinbart, daß bezirklich gemeinsame Veranstaltungen abgehalten werden in der Weise, daß je ein Vertreter der Reichsgruppe Industrie und des Hauptamtes für Volksgesundheit vor Betriebsführern sprechen. In diesen Aufklärungsveranstaltungen sollen Zweck und Ziel dieser Maßnahmen und der Inhalt dieser Vereinbarungen und die organisatorische Durchführung dargelegt werden. Es kann nicht Aufgabe dieser bezirklichen Veranstaltungen sein, in Zweckmäßigkeitserörterungen hinsichtlich der Grundfragen einzutreten, über die eine Vereinbarung der zentralen Instanzen getroffen ist.
Da bezirksweise Unterschiede hinsichtlich der wirtschaftlichen Lage, der Zusammensetzung der Industrie, im Lebenshaltungsniveau usw. bestehen, ist es zweckmäßig, daß in den Vorbesprechungen zwischen den Industrieabteilungen und den bezirklichen Dienststellen des Hauptamtes für Volksgesundheit die besondere Lage des jeweiligen Bezirks durchgesprochen und geklärt wird.
Die Industrieabteilungen werden gebeten, die Reichsgruppe Industrie alsbald über die von ihnen getroffenen Maßnahmen zu unterrichten und jeweils auf dem laufenden zu halten. Von beabsichtigten Aufklärungsveranstaltungen ist der Reichsgruppe Industrie so rechtzeitig Kenntnis zu geben, daß eine Abstimmung der einzelnen Veranstaltungen und ihrer Termine gewährleistet ist.« (Anm. 37. - BA FiWfn, A 5217, Bl. 0285-0286).
[125] Fritz Gajewski: IG Farben - Direktor und »Betriebsführer« der Betriebsgemeinschaft Berlin. Gegenstand der Besprechungen waren u. a.: Vorstellungen über die künftige betriebsärztliche Tätigkeit; die Mitteilung über eine erste versuchsweise Anstellung eines solchen »Werksarztes« in den Stickstoffwerken Piesteritz (Dr. Wotschke); der noch bestehende Mangel an entsprechend ausgebildeten Ärzten; Klärung des Werk(Fabrik)arzt-Begriffes auf weiteren Besprechungen; Prüfung des Bedarfs an solchen Ärzten und ein Hinweis auf die 1936 offiziell begonnenen Reihenuntersuchungen. Endlich habe man geglaubt, »... durch die Verwirklichung dieser ...

völlig neuen Gedankengänge... eine große Zahl junger Ärzte, die z. T.... praxislos seien, beschäftigen...« zu können.»Die dadurch entstehenden Kosten würden wohl durch den Vorteil, den das Unternehmen im Arbeitsergebnis bei einer höchstleistungsfähigen Gefolgschaft habe, voll aufgewogen werden.« (Aktennotiz, vgl. Anm. 37. – BA FiWfn, A 5247, Bl. 0194–0196).

[126] Vgl. ebenda. – Bl. 0338. Hermann Hebestreit: vor 1933 Landesgewerbearzt in Dresden; danach Referent im Hauptamt für Volksgesundheit, später Hauptabteilungsleiter der Abteilung »Wissenschaftliche Arbeitsmedizin« im DAF-Amt.

[127] In den Aktenbeständen des BA FiWfn befinden sich auch die Niederschriften über Tagungen der Fabrikarztkonferenz vom 7. 3. und 23. 5. 1936, wonach u. a. die »Tätigkeit des Fabrikarztes in der chemischen Industrie« und die »Gesundheitsführung in den Betrieben« Beratungsgegenstand waren (vgl. ebenda. – Bl. 0325–0328; 0330–0336). Unterlagen über die Fabrikarztkonferenzen ab 1937, die im Sommer 1943 in »Betriebsarztkonferenzen« umbenannt wurden (vgl. ebenda. – A 5217, Bl. 0243), befinden sich vermutlich im Archiv des IG Farbenwerkes Elberfeld, da im Frühjahr 1937 die Funktion des Vorsitzenden der Fabrikarztkonferenz bzw. der »Ärztlichen Kommission« von Curschmann auf Groß in Elberfeld überging (vgl. ebenda. – Bl. 0332).

[128] Fritz Curschmann, 1908 bis 1938 Fabrikarzt im IG Farbenwerk Wolfen; Vorstandsmitglied der IG Farben AG und bis 1937 langjähriger Vorsitzender der Fabrikarztkonferenz des Konzerns. Eberhard Groß: Leiter des gewerbehygienischen Laboratoriums in Wuppertal – Elberfeld, Tier – und später – im KZ Auschwitz – unter seiner Anleitung an Häftlingen auch Menschenversuche mit dem Phosphorgas Tabun (vgl. dazu ELSNER 1986b [Manuskript], S. 16f.).
Gegenstand der Besprechung war u. a. die »Gesundheitsführung in den Betrieben«, insbesondere die Stellung und Aufgaben der Fabrikärzte als künftige hauptamtliche NS-Betriebsärzte sowie die zahlenmäßige Zunahme derselben (vgl. Anm. 37. – BA FiWfn, A 5217, Bl. 0321–0322).

[129] Diese Verhandlungen reichen z. B. von einem gemeinsamen Schreiben Gajewskis und Curschmanns vom 9. Juli 1938 an die Werksleitungen der »Betriebsgemeinschaft Berlin« (dazu gehörten Werke in Berlin SO 36, Berlin-Lichtenberg, Premnitz, Bobingen, Rottweil, München, Sehma, Eilenburg und die Filmfabrik Wolfen) mit der Mitteilung über einen Einstellungsstopp auf Grund »... eines besonderen Vorkommnisses...« bis hin zum Abschluß noch laufender Verhandlungen (ebenda. – Bl. 0305). Unabhängig davon hatten Groß und Dr. Peltret vom Amt für Volksgesundheit für die IG die Aufstellung eines Vertragsmusters für nebenamtliche »Werksärzte« vereinbart.

[130] Ebenda. – Bl. 0287f.

[131] Vgl. ebenda. – Bl. 0268.

[132] Christian Schneider: Vorstandsmitglied der IG Farben AG, Leiter der zentralen Pesonalabteilung und Wehrwirtschaftsführer (vgl. IG Farben – Auschwitz. – Dokumente 1965, S. 73; KUCZYNSKI 1963, S. 227).

[133] Vgl. Anm. 37. – BA FiWfn, A 10138, Bl. 0146–0150.

[134] Den Kreisamtsleitern waren fortan nur noch die bereits abgeschlossenen Verträge einzureichen.

[135] Anm. 37. – BA FiWfn, A 5217, Bl. 0282. Sonderregelungen im Sinne der in den Richtlinien nebst Erläuterungen enthaltenen Ausnahmeklauseln waren auch: die Fortsetzung der schon während der fabrikärztlichen Anstellung in der Regel ausgeübten Tätigkeiten als Vertrauensarzt (Ziffer 5), die Ausübung privatärztlicher Praxis in Einzelfällen sowie die »...selbständige ärztliche Krankenbehandlung...« der Gefolgschaftsmitglieder durch hauptamtliche Betriebsärzte »...über den Rahmen der ersten Hilfe hinaus...« (Ziffer 7).
Verfahrensfragen betrafen z. B.: das unter Umgehung von Gau- und Kreisstellen vereinbarte unmittelbare Vorlegen der Verträge für bereits vorhandene leitende und hauptamtliche Betriebsärzte beim Hauptamt für Volksgesundheit und die Anstellung eines leitenden Betriebsarztes (bei mehreren haupt- und/oder nebenamtlich angestellten Betriebsärzten), der dem Betriebsführer unmittelbar unterstand, den anderen Betriebsärzten sowie dem weiteren medizinischen Personal gegenüber als Stellvertreter desselben fungierte und dem allein die Berichterstattung an das Hauptamt oblag.

[136] Ebenda. – A 10139, Bl. 0144f. Über die Verträge für nebenamtliche Betriebsärzte war noch eine »Besprechung« erforderlich.

[137] Im Jahre 1941 – damals beschäftigten die IG Farben-Werke bereits »...knapp 9000 Fremdarbeiter und rund anderthalb Tausend Kriegsgefangene...« – waren nach Akten des Nürnberger Kriegsverbrecherprozesses (Trials of War Criminals before the Nuernberg Military Tribunals under Control Council Law Nr. 10, Case Nr. 6: The Farben Case, Vol VIII, Washington 1952, S. 372) für die IG Farben insgesamt 35 »Vollzeit-Betriebsärzte« und 16 nebenamtlich tätig (vgl. ELSNER 1986b, S. 2).
Frau Prof. Gine Elsner danke ich sehr herzlich für die Überlassung des unveröffentlichten Manuskripts.
Für Leverkusen, Elberfeld, Uerdingen, Domagen, Wolfen, Bitterfeld und Ludwigshafen listete Schneider am 29. 3. 1939 zum Zwecke der Gehaltsregelung 18 hauptamtliche Betriebsärzte auf (vgl. Anm. 37. – BA FiWfn, A 5217, Bl. 0255f.). Beispiele von Widerstand gegen die Überführung des fabrik- zum betriebsärztlichen Anstellungsverhältnis, die gebunden war an die Mitgliedschaft dieser Ärzte in der NSDAP, sind z. Z. nicht bekannt.

[138] Das »Jahresgehalt« des »leitenden Betriebsarztes« und Leiters der Ärztlichen Abteilung Wolfen, Hilgenfeldt, der seit 1927 für die IG Farben tätig war und der NSDAP ab 1938 angehörte, betrug 10400,- RM. Mit den Einnahmen der »Jahresvergütung«, einer leistungsabhängigen »Gratifikation« sowie der Vergütung für seine Tätigkeit als nebenamtlicher Vertrauensarzt und für die »...selbständige(n) ärztliche(n) Krankenbehandlung der Gefolgschaftsmitglieder...« (Anm. 37. – BA FiWfn, Nr. 5841, Bl. 0195–0198; Anm. 116) erhöhten sich nach einem Schreiben der DAF-Gauwaltung Halle-Merseburg vom 24. Juli 1944 seine »...Einkommensverhältnisse ... aus der betriebsärztlichen Tätigkeit ...« laut stenografischem Vermerk auf 21800,- (ebenda. – Bl. 0220). Sein jährliches Gehalt als »wissenschaftlicher Mitarbeiter« in Elberfeld lag lt. Vertrag vom 4. April 1932 bei 7200,- RM (Vgl. ebenda. – Bl. 0070). Am 15. 7. 1935 erfolgte seine Versetzung als Stationsarzt nach Wolfen (vgl. ebenda. – Bl. 0190).

[139] So schrieb z. B. der »Betriebsführer« des Sprengstoffwerkes Premnitz am 14. 2. 1939 an Bertrams u. a.: Der betriebsärztliche »...Vertrag sollte der Ärztevertrag der Deutschen Arbeitsfront sein. Wir haben die Auffassung vertreten, daß, wenn eine Neuordnung vorgenommen werden sollte, die ärztliche Betreuung nicht allein in der Durchführung von Untersuchungen bestehen könne, sondern daß hierzu auch Leistungen zu rechnen seien, die mit zum Aufgabengebiet eines Fabrikarztes gehören.«

[140] Nach U. HERBERT fehlten Mitte 1939 insgesamt rund eine Million Arbeiter; halb so viele waren es im Mai 1940 allein in der Rüstungsindustrie; im Herbst 1941 gab es 2,6 Millionen offene Stellen (vgl. HERBERT 1985, S. 58; 95; 137).

[141] Über die 1939/40 erlassenen kriegsrechtlichen Bestimmungen zum »Arbeitszeitschutz«, welche die Unternehmer zu weiterer »Mehrarbeit« mit behördlicher Genehmigung sowie in »Notfällen« bis zu 72 Wochenstunden ermächtigte, vgl. Dräger, W.: Vgl. Anm. 95.

[142] In der zitierten »Mitteilung an die Mitarbeiter der Vertrauensärztlichen Dienststelle Saarlandstraße« vom 19. 2. 1943 heißt es dazu ebenso kaltblütig weiter: »Dieses Risiko darf den Vertrauensarzt in seiner Entschlußkraft ebensowenig beeinflussen wie den Heerführer, der zur Erreichung strategischer Ziele oft Hunderttausende opfern muß. Der Reichskommissar wird den verantwortungsfreudigen Gutacher in solchen Fällen gegen alle Anfeindungen und Kritik zu schonen wissen und ihn auch bei etwaigen Fehlentscheidungen decken.« (PAUL 1981, S. 219).

[143] Die zahlenmäßige Zunahme der Betriebsärzte zeigt nach den bisherigen Kenntnissen folgendes Bild (siehe Tabelle 5). In Sachsen stieg die Zahl der Betriebsärzte laut »Der Angriff« vom 22. 9. 1942 in drei Jahren von 90 zu Beginn des Krieges auf 500 (vgl. Anm. 45. – Nr. 4498, Bl. 1), und im »Gau Düsseldorf« waren nach der »Rheinisch-Westfälische(n) Zeitung« vom 30. 7. 1942 »...288 Betriebsärzte... für 401 Betriebe eingesetzt...«, darunter 16 hauptamtliche (ebenda. – Nr. 4502, Bl. 3f.).

[144] Paula, F.: Über Lungenerkrankungen und Lungenfürsorge vom Standpunkt des Betriebsarztes. – In: Wien. med. Wochenschr. – **89** (1939). – S. 1133–1137, zit. S. 1136.

[145] Die »Neurordnungsvorschläge« zum vertrauensärztlichen Dienst als Gemeinschaftsaufgabe der Krankenkassen wurden im Rahmen des »Gesetzes über den Aufbau der Sozialversicherung« vom 5. 7. 1934 gesetzlich fixiert. Seine institutionelle Trennung von den Krankenkassen und dessen organisatorische Angliederung als »eigenständige Einrichtung« bei den Landesversicherungsanstalten erfolgte durch die 3. Durchführungsbestimmung vom 18. 12. 1934 zu diesem Gesetz (Näheres bei ELSNER; KNAKE-WERNER 1984, S. 50f.).

[146] Im Tagungsbericht lautet die lakonische Begründung für diese Entscheidung weiter: »Der Vertrauensarzt sei Sachwalter von Mitteln der Sozialversicherung, mit denen nur nach bestimmten Normen umgegangen werden dürfe, und der häufig auf Grund der Beurteilung des Pathologischen Leistungen ablehnen müsse. Der Betriebsarzt dagegen solle der persönliche Berater zur Lei-

Tabelle 5

Jahr	Hauptamtl.	Nebenamtl.	Summe	Quelle
1939/1. Jan.			365	Vgl. Anm. 113. – Münch.
1939/1. März	21	446	467	med. Wochenschr. – 1939. – S. 480
1939/1. Juli			972	Vgl. Anm. 113. –
1942/Dez.	268	4069	4337	Vertrauensarzt und Krankenkasse. – **11** (1943). – S. 160
1943			über 5000	GRAESSNER 1980b, S. 150
1944/Okt.			über 8000	Dtsch. Ärztebl. – 1945. – S. 214

stungsfähigkeit des einzelnen sein und werde häufig zwangsmäßig auf einem anderen Standpunkt stehen müssen als der Vertrauensarzt.« (Anm. 28. – S. 108).

[147] Diese voneinander abweichenden Entscheidungen führten zu »Meinungsverschiedenheiten« und zu einem Erlaß des Reichs- und Preußischen Arbeitsministers vom 5. November 1936, der die in den Bestimmungen vom 30. März 1936 getroffenen Aussagen bestätigte und u. a. dahingehend präzisierte, daß »...im Sinne dieser Bestimmung nur hauptamtlich angestellte Fabrikärzte in Frage...« kämen (2.); außerdem werde es zweckmäßig sein, den Fabrikarzt »...lediglich für die Mitglieder der in Frage kommenden Betriebskrankenkasse...« als nebenamtlichen Vertrauensarzt zu bestellen (4.) (vgl. Vertrauensarzt und Krankenkasse. – **5**(1937). – S. 13). Das schließt nicht aus, daß schon 1936 »Betriebsvertrauensärzte« (hier wohl genauer noch als »Fabrikvertrauensärzte« zu bezeichnen) gehalten waren, »schärfere Maßstäbe« bei der Arbeitsbefreiung anzulegen (vgl. KATER 1983, S. 368).

[148] Auszugsweise Wiedergabe bei ELSNER; KNAKE-WERNER 1984, S. 55f. Unter Ziffer I. 4. heißt es dazu: »Zu nebenamtlichen Vertrauensärzten können auch... Fabrikärzte herangezogen werden, sofern sie die Voraussetzungen erfüllen... auch diese Ärzte unterstehen, soweit es sich um Durchführung des vertrauensärztlichen Dienstes handelt, ausschließlich den hierfür maßgebenden Stellen der Reichsversicherung.« Vgl. auch die »Bestimmungen über Anstellung, Besoldung und Dienstverhältnisse der Vertrauensärzte« des Reichsversicherungsamtes vom 15. Juli 1936. – In: Dtsch. Ärztebl. – **66** (1936). – S. 797f.

[149] Die in Vorschlag gebrachte Definition lautet: »Der Fabrikarzt im Sinne der Bestimmungen über den vertrauensärzlichen Dienst ist ein Arzt, der zu einem gewerblichen Unternehmen hauptamtlich oder nebenamtlich in einem Vertragsverhältnis steht mit der Aufgabe, den Betriebsführer in seiner Fürsorgetätigkeit für die Gefolgschaft ärztlich zu beraten und die sich daraus oder aufgrund gesetzlicher Bestimmungen ergebenden ärztlichen Maßnahmen zur gesundheitlichen Betreuung und Gesundheitsführung der Gefolgschaft durchzuführen, soweit dafür nicht aufgrund gesetzlicher Bestimmungen andere Stellen, insbesondere die Träger der Sozialversicherung, berufen sind.« (Vgl. Anm. 37. – BA FiWfn, A 5217, Bl. 414ff.).

[150] Richtlinien-Ziffer 8 z und Ziffer 6 der Erläuterungen. Vgl. auch Bartels, F.: Vgl. Anm. 37a. – S. 490; ferner Anm. 147.

[151] Vgl. Bartels, F.: Vgl. Anm. 37a. – S. 489f. Nach Ziffer 2 der Bekanntmachung des Reichsarbeitsministers vom 16. Oktober 1941 war von diesem Zeitpunkt an Vertrauensärzten »...nach den in der Dienstanweisung für Betriebsärzte von der DAF aufgestellten Richtlinien...« der nebenamtliche betriebsärztliche Dienst möglich (Vertrauensarzt und Krankenkasse. – **9** (1941). – S. 189f.).

[152] Vertrauensarzt und Krankenkasse. – **5** (1937). – S. 144.

[153] U. HERBERT (1985, S. 45) spricht von verschiedenen »Verordnungen zur Sicherung des Kräftebedarfs von besonderer staatspolitischer Bedeutung« zwischen Juni 1938 und März 1939. Zu dem Problem Arbeitseinsatz – Arbeitsunfähigkeit – Invalidität vgl. Wittstamm, P.: Vertrauensärztlicher Dienst und Arbeitseinsatz. – In: Vertrauensarzt und Krankenkasse. – **10** (1942). – S. 129–133, zit. S. 130; ferner Panick, C.: Arbeitsfähigkeit, Arbeitseinsatzfähigkeit, Arbeitsverwendungsfähigkeit. – In: Ebenda. – S. 97–102. Dem Erzfaschisten Kötschau genügte die mit der Invalidisierung gesetzte Grenze für den Arbeitseinsatz noch längst nicht. Für ihn war der »...Invalidisierte oder zu Invalidisierende..., soweit er die Altersgrenze noch nicht erreicht hat, auf Leistungsfähigkeit und Gesundheit zu trainieren, auch wenn dadurch der ungünstige Ausgang seiner Krankheit beschleunigt werden sollte. Mit anderen Worten: Es wird eine Entscheidung darüber herbeigeführt: entweder Leistungsfähigkeit oder natürliche Ausmerze.« (Kötschau, K.: Der Einfluß des Christentums auf die Stellung und Einstellung des Kranken. – Nürnberg 1938. – S. 33 u. 35f. [zit. nach WUTTKE-GRONEBERG 1982a, S. 239]).

[154] Vgl. Dtsch. Ärztebl. – **69** (1939). – S. 466–468. Siehe auch ELSNER; KNAKE-WERNER 1984, S. 54. Leiter der »Gemeinschaftsstelle« war G. F. Storck. Vertrauensärztliche Aufgaben waren: Beratung der Krankenkassen und des einzelnen Versicherten; Veranlassung von Maßnahmen »gesundheitsfürsorgerischer« Art; Mitwirkung bei der Erbgesundheits- und Rassenpflege; Nachuntersuchungen zwecks Überprüfung und vorzeitiger Beendigung der Arbeitsunfähigkeit; »Einflußnahme« auf die Hebung des Arbeitswillens; Zusammenarbeit mit dem behandelnden Arzt und der Kassenärztlichen Vereinigung Deutschlands; Begutachtung von Anträgen auf Einweisung in Krankenhäuser und Heilstätten; Überwachung der Dauer des Aufenthaltes Versicherter in diesen Einrichtungen und nicht zuletzt Mitwirkung bei der Krankenüberwachung sowie Überprüfung des Krankenstandes.

[155] Das zeigen auch die von den Vertrauensärzten bei der Begutachtung Kranker zu beachtenden beruflichen Aspekte: »Der Vertrauensarzt... hatte sich ein Gesamtbild von der individuellen und gewerblichen Berufsarbeit und der privaten Existenz, den Entwicklungseinflüssen auf die Kindheit, Jugend und des Berufslebens zu verschaffen. Als entscheidendes Rüstzeug für die Tätigkeit wurden Kenntnisse im Beruf und in Berufskunde verlangt. Er sollte in der Lage sein, Verbesserungsmöglichkeiten der Arbeitseinrichtungen vorzuschlagen, Untersuchungen von Schadstoffen anzuregen, Maßnahmen zu einer systematischen Betriebshygiene einzuleiten und schließlich darauf zu achten, daß Arbeitsquantum und Arbeitsrhythmus der Leistungsfähigkeit angepaßt waren. Eine spezielle ärztli-

che Berufsberatung, Reihenuntersuchungen in besonders gefährdeten Betriebsabteilungen, gesundheitsfürsorgerische und sozialhygienische Maßnahmen in Familien- und Wohnbereichen ergänzten das Tätigkeitsspektrum des Vertrauensarztes.« (ebenda, S. 51).

[156] Vertrauensarzt und Krankenkasse. − **8** (1940). − S. 51 f.; ebenda. − **9** (1941). − S. 189 f; vgl. auch Münch. med. Wochenschr. − **10** (1942). − S. 252. Die vertrauensärztliche Tätigkeit durch Betriebsärzte im eigenen Betrieb sollte vorerst lt. Ziffer 3 der Bekanntmachung des Reichsarbeitsministeriums vom 16. Oktober 1941 nur für die Dauer des Krieges eine Ausnahme sein (vgl. Anm. 151).

[157] Als Beispiel sei die Landesversicherungsanstalt der Mark Brandenburg erwähnt, die mit Wirkung vom 22. April 1940 die Einrichtung und Besetzung einer vertrauensärztlichen Dienststelle durch den Betriebsarzt des Sprengstoffwerkes Premnitz, Dr. Mattern, veranlaßte. Mattern wurde »...ausschließlich für die deutschen Gefolgschaftsmitglieder...« eingesetzt (Anm. 65. − Nr. 1113 − Brief der Werksleitung vom 20. 6. 1940 und Bericht der ärztlichen Abteilung vom 6. 3. 1941).

[158] Für das Sprengstoffwerk Premnitz weisen Archivalien folgende Zahlen aus:

Jahr	Krankenstand in %	Bemerkung
1938	4,95	
1939	3,69	Ab 1. Okt. hauptamtl. Betriebsarzt
1940	3,21	
1941	2,81	Reichsdurchschnitt 3.11
1942	2,04	Stand vom 20. 5. 1942

Vgl. ebenda. (»Ausführungen zum Leistungsabzeichen...« vom 23. 6. 1942). Ausdrücklich wurde darauf hingewiesen, daß »...die sicher zuständigste Kompetenz des Vertrauens-Betriebsarztes über den Wiedereinsatz der arbeitsunfähig Erkrankten in ziemlich wesentlichem Maße das Absinken der Krankenziffern... beeinflußt haben dürfte.«

[159] Nichtanerkennung kassenärztlicher Arbeitsunfähigkeitsbescheinigungen sowie Optimierung des betrieblichen Überwachungs- bzw. »Kontrolldienstes« (vgl. Adam, R.: Arbeitsdisziplin und Krankwerden. − In: Vertrauensarzt und Krankenkasse. − **9** (1941). − S. 59), u. a. durch Auskämmaktionen der vertrauensärztlichen Dienste (vgl. GRAESSNER 1981, S. 196) und zwangsweise Arbeitsplatzzuweisung; Negierung objektiver diagnostischer Krankheitsbefunde, z. B. EKG und Röntgenbilder (vgl. PAUL 1981, S. 219); Repressalien gegen Kassenärzte wegen zu häufiger Krankschreibungen, die von der Denunzierung mit nachfolgender »Erziehung« im faschistischen Sinne (vgl. Veltmann, A.: Darf der Betriebsarzt gleichzeitig Vertrauensarzt sein? − In: Vertrauensarzt und Krankenkasse. − **9** (1941). − S. 97−100, zit. S. 99) bis hin zu Strafverfahren mit nachfolgendem Entzug der Praxis und/oder schweren Geld- und Freiheitsstrafen reichten (vgl. TENNSTEDT 1976, S. 408; WUTTKE-GRONEBERG 1980, S. 88, Dokument 49).

[160] Zu Beginn ihrer Tätigkeit in dieser Doppelfunktion sollten die Betriebsärzte vorübergehend dazu beitragen, das von wachsendem Mißtrauen geprägte Erscheinungsbild des verhaßten Vertrauensarztes (Veltmann erwähnt die Bezeichnung »Mißtrauensarzt«. − Vgl. Anm. 159. − S. 99) dadurch etwas in den Hintergrund treten zu lassen, daß sie den Werktätigen die von ihnen übernommene vertrauensärztliche Funktion möglichst lange verschwiegen (vgl. Faßbender, F.: Rezension von: Gassert, G.: Der Betriebsarzt, in: Soziale Zukunft 1940/105. − In: Vertrauensarzt und Krankenkasse. − **9** (1941). − S. 55).

[161] D. h. Arbeitsamtsvertrauensärzte bzw. Arbeitseinsatzärzte; deren Hauptaufgabe bestand in Eignungs- und Arbeitsfähigkeitsuntersuchungen der »... Klientel der Arbeitsämter ohne Rücksicht auf gesundheitliche Belange oder persönliche Interessen...« (sog. »...Anbrüchige der verschiedensten Art...«, »Simulanten« und »Asoziale«), um sie zwangsweise in der Rüstungsindustrie einzusetzen (WUTTKE-GRONEBERG 1982a, S. 242). Ihre Tätigkeit war vor allem »...auf den größtmöglichen Nutzen abgestellt«, »den der einzelne noch für die Gesamtheit des Volkes zu leisten imstande ist.« (Dietrich, H.: Mitwirkung des ärztlichen Dienstes beim Arbeitseinsatz. − In: Arbeitseinsatz und Arbeitslosenhilfe. − **8** (1941). − S. 231). An gleicher Stelle meint Martineck, daß für die Bewertung der »Erwerbsfähigkeit« die Maßstäbe von Unfall- und Krankenversicherung nicht gelten. Da die Wirtschaft jeder Arbeitskraft bedürfe, sei allein »...die Verwendbarkeit der Arbeitskraft im allgemeinen Wirtschaftsprozeß« entscheidend − gemessen am Nutzen der »Einstellung dieser Arbeitskraft...« für den Unternehmer (Martineck O.: Der ärztliche Dienst der Arbeitseinsatzverwaltung. − In: Ebenda. − S. 231); ders.: Der Begriff »arbeitseinsatzfähig« vom sozialmedizinischen Standpunkt. − In: Reichsarbeitsblatt. − **22** (1942). Vgl. weiter Arbeitseinsatz und Arbeitslosenhilfe. − **4** (1937). − S. 2ff.; siehe auch GRAESSNER 1982, S. 194; ELSNER; KNAKE-WERNER 1984, S. 60.

[162] Storck, G. F.: Vom Revisionsarzt zum Sozialarzt. − In: Vertrauensarzt und Krankenkasse. − **9** (1941). − S. 6−9, zit. S. 9.

[163] Hofbauer, A.: Krankenversicherung und Arbeitseinsatz. − In: Ebenda. − **11** (1943). − S. 85−92, zit. S. 86.

[164] Tagung der.... − Vgl. Anm. 28. − S. 108.

[165] Vgl. Adam, R.: Vgl. Anm. 159.

[164] Tagung der ... – Vgl. Anm. 28. – S. 108.
[165] Vgl. Adam, R.: Vgl. Anm. 159.
[166] Vgl. Arbeitseinsatz und Arbeitslosenhilfe. – **3** (1936). – S. 287ff.; vgl. Anm. 45. – Nr. 4499, Bl. 76 (»Der deutsche Volkswirt«, 10. 1. 1941).
[167] Vgl. Ziegler, H. F.: Arbeitstherapie, aber richtig. – In: Münch. med. Wochenschr. – **88** (1941). – S. 308f.
[168] Die neu eingestellten Arbeiter wurden den Betriebsärzten »... vom Arbeitsamt zur Verfügung gestellt.« (Bartels, F.: Vgl. Anm. 37a. – S. 488). Eine der vornehmsten Aufgaben des Betriebsarztes sollte es sein, die arbeitsentwöhnten und funktionsschwachen »Anbrüchigen« zum größten Teil »... in der Arbeit und an der Arbeit«, d. h. durch Wiederherstellungstherapie »wieder gesunden zu lassen...« (Bockhacker, W.: Vgl. Anm. 22. – S. 30f.). Zur Frage der Arbeits(einsatz)fähigkeit von Tuberkulosekranken vgl. TENNSTEDT 1976, S. 480; HAHN 1986, S. 126. Nach Marcus (vgl. Anm. 16. – S. 118) gab es in Deutschland 300 000 bis 400 000 »Gefolgschaftsgenossen« mit offener Tuberkulose und rund eine Million an Tuberkulose Erkrankte. Siehe auch Goralewski, G.: Das Schicksal der beschränkt arbeitsfähigen Tuberkulösen nach ihrer Rückgliederung in den Arbeitsprozeß. – In: Zent.-bl. Gewerbehyg. – **28** (1941). – S. 217–222; Weichsel, J.: Krankheit, Berufsunfähigkeit und Invalidität bei Lungentuberkulose. – In: Dtsch. med. Wochenschr. – **68** (1943). – S. 179ff. Die Beurteilung der Arbeits(un)fähigkeit war nach Weichsel nur durch einen Facharzt bzw. Betriebsarzt (!) möglich.
[169] Bockhacker, W.: Vgl. Anm. 22. – S. 26.
[170] WUTTKE-GRONEBERG 1980, S. 88, Dokument 48. Albert Speer: ab 1942 Reichsminister für Bewaffnung und Munition.
[171] Vgl. Bauer, M.: Aufgaben des staatlichen Gewerbearztes (Einschließlich der Zusammenarbeit mit den Arbeitseinsatzbehörden). – In: Arbeitseinsatz und Arbeitslosenhilfe. – **8** (1941). – S. 247–249. Die betriebsärztliche Zusammenarbeit mit dem behandelnden Arzt nahm immer mehr Formen der Bevormundung an. Das betrifft nicht nur die Attestierung von Arbeitsunfähigkeit. Im Interesse der »... Leistungserhaltung oder gar Steigerung« wurde letzterem auch empfohlen, sich »bei der Rückkehr des Genesenden an den Arbeitsplatz ... allgemeiner Ratschläge, wie Arbeitsplatzwechsel oder leichte Arbeit ...« zu enthalten. Stalherm, K.: Praktischer Arzt und Betriebsarzt im Kriegseinsatz für die Leistungssteigerung. – In: Hippokrates. – **13** (1942). – S. 609 (zit. nach Zent.-bl. Gewerbehyg. – **29** (1942). – S. 62).
[172] Vgl. Anm. 45. – Nr. 3047, Bl. 3; Nr. 4501, Bl. 10 (»Der neue Wirtschaftsdienst«, 2. 10. 1944); ferner GIERSCH 1981, S. 289; GRAESSNER 1982, S. 196.
[173] Vgl. StA Potsdam. – Rep. 2, Reg. Potsdam Abt. 1 Beiheft, IHG Nr. 49, 155 Bl. zu 2/122-38574. – Bericht der Gewerbeaufsichtsämter. Vgl. KARBE 1985, S. 108f.

Nach U. HERBERT richtete das Reichssicherheitshauptamt in größeren Rüstungsbetrieben schon 1943 eine Art »Standgericht der Arbeit« ein; ihm gehörten »... unter Vorsitz der örtlichen Gestapo ...« Vertreter des Reichstreuhänders, der DAF und des Betriebes an. In schweren Fällen von »Arbeitsvertragsbruch« als übergeordneter juristischer Terminus wurden »Erziehungshaft, Einweisung in ein Arbeitserziehungslager« angeordnet. Da die Zahl dieser Lager »angesichts der Ausweitung der Strafpraxis nicht ausreiche, sollten in den Betrieben Erziehungsabteilungen eingerichtet werden, die den Bedingungen der Arbeitserziehungslager entsprachen.« Die Einweisung in ein Konzentrationslager sollte nur in »schweren Fällen« erfolgen (HERBERT 1985, S. 301). Vgl. Lechner, K. L.: Erkennung und Ausmerze der Gemeinschaftsunfähigen. – In: Dtsch. Ärztebl. – **70** (1940). – S. 293–297.
[174] Schnatenberg, W.: Vgl. Anm. 49. – S. 51.
[175] Auch an dieser »Vereinbarung zwischen der Kassenärztlichen Vereinigung Deutschlands und dem Amt Gesundheit und Volksschutz der DAF« mit dem Ziel der »Pflege der Leistungsfähigkeit« und Einsparung von Arbeitszeit waren »die dazu berufenen höchsten Stellen im Reich« beteiligt: »Der Reichsorganisationsleiter und Leiter der DAF, der Reichsgesundheitsführer, das Oberkommando der Wehrmacht, der Reichsminister für Bewaffnung und Munition, der Reichsarbeitsminister, die Leitung der Reichsgruppe Industrie.« Der »kriegsentscheidend wichtig(e)« Revierdienst war vor dem Aufsuchen des Hausarztes von den Kranken zu passieren.« (vgl. Anm. 45. – Nr. 4500, Bl. 2. – Brief der DAF-Gauwaltung Baden vom 1. 12. 1942). Eine innerbetriebliche Bekanntmachung der Betriebsführung des Premnitzer Sprengstoffwerkes vom 24. 3. 1943 weist darauf hin, daß ein krankheitsbedingtes Verlassen des Werkes ohne Bescheinigung des Betriebsarztes oder der ärztlichen Abteilung nicht möglich war; Beurlaubungen durch Meister oder Abteilungsleiter hatte der Werkschutz als ungültig anzusehen (vgl. Anm. 65. – Nr. 1113).
[176] »Durchführungsbestimmungen zu der Vereinbarung zwischen der Kassenärztlichen Vereinigung Deutschlands und dem Amt ›Gesundheit und Volksschutz‹ der DAF vom 16. 12. 1942 über die Beauftragung von haupt- und nebenamtlichen Betriebsärzten mit der revierärztlichen Behandlung:
Für die Beauftragung von haupt- und nebenamtlichen Betriebsärzten mit der revierärztlichen Behandlung ... gelten die folgenden Durchführungsbestimmungen:
Die revierärztliche Behandlung kann in folgenden Formen vorgenommen werden:
1. Abhaltung revierärztlicher Sprechstunde im Betrieb ohne Einschränkung der freien Arztwahl. Hierbei können also die Gefolgschaftsmitglieder nach Wahl den Revierarzt oder einen Kassenarzt außerhalb des Betriebes auch während der Arbeitszeit aufsuchen.

2. Einschränkung der freien Arztwahl nur während der Arbeitszeit. Hierbei müssen die Gefolgschaftsmitglieder eines Betriebes den Revierarzt aufsuchen, wenn sie die ärztliche Behandlung während der Arbeitszeit in Anspruch nehmen wollen.

3. Einschränkung der freien Arztwahl für alle gehfähigen Gefolgschaftsmitglieder. Hierbei müssen alle gehfähigen Gefolgschaftsmitglieder (arbeitsfähige und arbeitsunfähige) den Revierarzt in Anspruch nehmen. Er entscheidet auch, ob er den Kranken selbst weiterbehandeln will oder ob die Weiterbehandlung durch einen anderen Kassenarzt erfolgen soll. Letzteres kann in Frage kommen, wenn die Wohnung eines Erkrankten von der Revierarztsprechstunde so weit abliegt, daß ihm der Weg zum Revier nicht zugemutet werden kann, oder wenn der Erkrankte fachärztlicher Behandlung bedarf. In dringenden Fällen außerhalb der Revierarztsprechstunde darf ein Versicherter unmittelbar einen Kassenarzt in Anspruch nehmen. Wenn er gehfähig ist, muß er sich in der nächsten Reviersprechstunde beim Revierarzt melden. Wie bei allen gehfähigen Versicherten erfolgt die Arbeitsunfähigkeitserklärung auch in diesem Falle nur durch den Revierarzt. Gefolgschaftsmitglieder, die bettlägerig erkranken, dürfen zur Behandlung in ihrer Wohnung unmittelbar einen Kassenarzt in Anspruch nehmen. Dieser hat dann auch die Arbeitsunfähigkeit zu bescheinigen.

4. Aufhebung der freien Arztwahl für alle Gefolgschaftsmitglieder. Hierbei ist die freie Arztwahl auch für bettlägerig Erkrankte aufgehoben. — Dieses Verfahren kommt in der Regel nur in Betracht bei Unterbringung der Gefolgschaftsmitglieder in der Nähe des Werkes oder in gemeinsamen Unterkünften wie Lagern, wenn in diesen Revierkrankenstuben mit der erforderlichen Anzahl von Krankenbetten zur Verfügung stehen.«
(Auszug aus dem Rundschreiben der Kassenärztlichen Vereinigung Deutschlands. Abschrift/Anlage zu X/243/43 vom 20. 1. 1943. Vgl. Anm. 65. — Nr. 1113). Zur Erörterung der sich aus der Einführung der revierärztlichen Tätigkeit ergebenden Fragen seitens der Betriebsärzte fanden auf der Ebene der DAF-Gauwaltungen »Arbeitsbesprechungen« durch die Abteilungen »Gesundheit und Volksschutz« statt (vgl. ebenda. — Nr. 1113. — Schreiben der Gauwaltung der Mark Brandenburg vom 27. 1. 1943 an den »Betriebsführer« in Premnitz).

[177] Anm. 45. — Nr. 4501, Bl. 9. Daß Revierärzte zugleich auch die vertrauensärztliche Kontrolltätigkeit ausübten, bezeugt die »Neue Wirtschaft« vom 2. 10. 1944 (vgl. ebenda. — Bl. 10).

[178] Anm. 45. — Nr. 4500, Bl. 44 (»Nachrichten aus der deutschen Sozialpolitik«, 26. 1. 1942); Nr. 4501, Bl. 18 («Die Wirtschaftskurve«, Juni 1944). Im Oktober 1944 sei, so das Dtsch. Ärztebl. — **74** (1944). — S. 214 unter Berufung auf Bockhacker, der Krankenstand gleich dem von 1938 gewesen.

[179] L. Conti betreffs »Krankenstand« am 31. März 1942. Vgl. GRAESSNER 1980a, S. 17. — Dokument 8.

[180] Der Bericht weist u. a. auf die verlängerte Arbeitszeit sowie auf die »...erhöhte körperliche und seelische Inanspruchnahme...« der Arbeiter hin (vgl. Anm. 65. — Nr. 1113).

[181] Ebenda. Bei der Opel AG wurden z. B. über 50—65 Jahre alte und wegen klinisch nachgewiesener Herzmuskelschwäche invalidisierte Menschen »...zum Arbeitseinsatz gebracht.« Aus ihnen seien — so Hallermann 1940 zynisch — wieder »vollwertige« Arbeiter geworden (vgl. Hallermann, H.: Arbeitsmedizinische Erfahrungen über Krankheitsanfänge. — In: Zent.-bl. Gewerbehyg. — **27** (1940). — S. 113—119, zit. S. 117).

[182] Vgl. Gundel, M.; Trüb, P. G. L.: Die Bekämpfung der Infektionskrankheiten in gewerblichen Betrieben und ihre gesetzlichen Grundlagen. — In: Ebenda. — **30** (1943). — S. 113—123; Hollmann, W.; Hantel, E.: Leistungssteigerung durch soziale Therapie. — In: Ebenda. — **29** (1942). — S. 65—73; S. 89—97.

[183] Vgl. Martineck, O.: Der gewerbeärztliche Dienst in den Jahren 1935 und 1936. Arbeitsmedizinische und klinische Erfahrungen der deutschen Gewerbeärzte.../ Bearb. u. zsgst. im Reichs- und Preußischen Arbeitsministerium. — Leipzig: Verlag Georg Thieme, 1938.

[184] Nur Ziffer 7 der »Erläuterungen« weist bei der Erörterung der Zusammenarbeit von Betriebsarzt und behandelndem Arzt darauf hin, daß besonders »...in der chemischen Industrie und in Industrien, die mit Chemikalien arbeiten, ...bei der Behandlung von Berufskrankheiten und bei der Untersuchung angeblich durch den Beruf Geschädigter die Mitwirkung des Betriebsarztes dringend notwendig...« sei. Der Begriff »Berufskrankheit« fehlt auch in der vom Amt »Gesundheit und Volksschutz« herausgegebenen »Gesundheitskarteikarte«, die lediglich in den Rubriken »statische Schäden« und »Sonstiges« Arthritis bzw. Arthrose »...als Folge des Berufes« bzw. von »Berufsschaden leichterer Art...« ohne Beeinträchtigung der Erwerbsfähigkeit im ausgeübten Beruf resp. Berufsschaden schwerer Art« mit Beeinträchtigung der »Erwerbs- und Arbeitsfähigkeit...« erfassen sollte (Zapel, E.: Vgl. Anm. 19). Daß diese hochgestapelten »Arbeitsmediziner« auf Lehrgängen Grundkenntnisse über Berufskrankheiten erhielten, wurde bereits dargelegt. Dies reichte jedoch nicht aus, um fachwissenschaftlich richtige Entscheidungen auf berufspathologischem Gebiet treffen zu können. Das gilt auch für die sozialversicherungsrechtliche Meldetätigkeit bei Vorliegen entschädigungspflichtiger Berufskankheiten, an der sie in der Regel ebenso wenig interessiert waren wie die Betriebe. In »gefährdeten Betrieben« mögen sich Betriebsärzte zwar »...mit der gewerbehygienischen Verbesserung des Betriebes und der Verringerung der eigentlichen Berufskrankheiten« befaßt haben; von Bedeutung war es dabei

»aber – so Th. Fürst –, daß der Betriebsarzt aus rassenbiologischer Sicht »auch sein Augenmerk« richtete »auf die mit dem Verlust der Bodenständigkeit verbundenen psychologischen Veränderungen plötzlich verstädteter Arbeitermassen.« (Fürst, Th.: Vgl. Anm. 75. – S. 426f.). Zudem sei in den Betrieben der »Grobindustrie« »... die Ausfindigmachung rassenbiologisch minderwertiger Individuen erste Vorbedingung«, denn die Zunahme der »Arbeitsunfähigkeitsziffern« in den Fabriken sei nur durch »die(se) Gruppe von fabrikungewohnten Hilfsarbeitern ...« verursacht – meinte Hallermann u. a. auf dem Wiesbadener Internisten-Kongreß 1940 (Hallermann, H.: Vgl. Anm. 181. – S. 115). Erst wenn derartige, oft als »... Störenfriede in der Gesundheitsführung« wirkende Elemente ausgeschaltet ...« seien, werde es möglich sein – so Fürst –, allmählich auf die übrigen Mitglieder der Gefolgschaft einen positiven Einfluß auszuüben. Diese Gesichtspunkte könnten »... wir am besten mit dem Ausdruck ›differenzierte Gesundheitsführung‹ bezeichnen ...«.
Bemerkenswert ist, was der leitende Betriebsarzt Hallermann als »Arbeitsmediziner« z. B. über die »Lärmtaubheit« meinte. Da er bei der Adam Opel AG unter 30000 Beschäftigten »... im Laufe von zwei Jahren nur zwei Fälle einer beginnenden Lärmtaubheit« beobachtet hatte, meinte er darum eilends, die Lärmtaubheit werde »als Berufskrankheit wesentlich überbewertet ...« (ebenda. – S. 118).

[185] Vgl. BEDNARECK 1966, S. 107; vgl. ferner PESCHKE 1962, S. 409f.; WUTTKE-GRONEBERG 1982a, S. 231; PIETROWIAK 1985, S. 84; Hebestreit, H.; Bartsch.: Die Berufskrankheiten in der Unfallversicherung. – Berlin: Verlag Langewort, 1937. – S. 123.

[186] Vgl. Reiter, H.: Vgl. Anm. 4. – S. 251f.

[187] Hebestreit, H.: Vgl. Anm. 1. – S. 160.

[188] Vgl. HERBERT 1985, S. 45; 58. Attribute der »... jeder sozialen und menschlichen Würde ...« entbehrenden Arbeits- und Lebensbedingungen der »Reichsautobahn«-Arbeiter waren u. a.: militärischer Drill, Barackenlager, schlechte Verpflegung und Unterkunft, oft lange Anmarschwege, Verbot zum Verlassen der Arbeitsstelle, korrupte und sadistische Vorgesetzte sowie das Fehlen jeglichen politischen und sozialen Gegengewichts auf seiten der Arbeiter, von denen nach einer Mitteilung von Friedrich Syrup 1934 viele den gesundheitlichen Anforderungen, welche die geforderten Arbeiten an sie stellten, nicht genügt hätten. Eine Folge der unbeschreiblichen Antreiberei auf den Baustellen seien fast täglich Unfälle gewesen.
Ähnliches gilt für die Lage der Westwallarbeiter. Vom 22. 6. 1938 an waren die Arbeitsämter befugt, »... deutsche Staatsangehörige für begrenzte Zeit auf zugewiesene Arbeitsplätze zu verpflichten – ein unmittelbarer Reflex auf die Entscheidung zum Bau des Westwalls ...«. Am 13. 2. 1939 erfolgte die »... Ausweitung der Dienstverpflichtung auf unbegrenzte Dauer ...« (ebenda, S. 372 [zit. nach MASON 1975]); vgl. auch BEDNARECK 1966, S. 142; 189.

[189] Die ärztliche Versorgung des Arbeitsdienstes und anderer Gemeinschaften. – In: Soz. Prax. – **45** (1936). – Sp. 1063 – 1068, zit. 1068.

[190] Vgl. Vertrag zwischen dem Reichskommissar für den freiwilligen Arbeitsdienst und der Kassenärztlichen Vereinigung Deutschlands (Vertrauensarzt und Krankenkasse. – **3** (1935). – S. 120; **2** (1934). – S. 23).

[191] Der Vertrag zwischen dem Reichsarbeitsführer und der Kassenärztlichen Vereinigung Deutschlands basierte auf § 21 des Reichsarbeitsdienstgesetzes, das – wie es darin lakonisch heißt – »... Angehörigen des Reichsarbeitsdienstes freie ärztliche Behandlung und Krankenpflege ...« zusicherte, und auf der fünften Durchführungsverordnung vom 23. 3. 1936; sie »... bestimmte, daß die Behandlung regelmäßig durch RAD-Ärzte oder Vertragsärzte des RAD erfolgt.« (vgl. Anm. 189. – Sp. 1063).

[192] Dem Vertrag von 1935 zufolge stellte die Kassenärztliche Vereinigung Deutschlands »... dem Arbeitsdienst für jede Arbeitsdienststelle je einen Vertragsarzt zur Verfügung«, der »unter verantwortlicher Aufsicht des zuständigen Arbeitsgauarztes ... die tägliche ärztliche Betreuung des Arbeitsdienstes in den Unterkünften (Lagerkrankenstube) ...« sowie eine Reihe weiterer Aufgaben durchzuführen hatte (Vertrauensarzt und Krankenkasse. – **3** (1935). – S. 120), die in den Vertrag von 1936 übernommen wurden. Dem zuerst genannten Vertrag ging übrigens eine »Vorläufige Vereinbarung über die ärztliche Arbeitsdienstversorgung« mit Wirkung vom 15. März 1933 zwischen dem Arbeitsdienst und dem Hartmannbund voraus, derzufolge die von der Arbeitsgauleitung zu bestätigenden Vertragssärzte »... durch die örtlichen kassenärztlichen Vereinigungen namhaft ...« zu machen waren (ebenda. – **2** (1934). – S. 23).
Lt. Vertrag vom 26. 5. 1936 übernahm der von der Bezirksstelle der Kassenärztlichen Vereinigung Deutschlands benannte und vom Arbeitsgauführer jeweils für die Dauer von zwei Jahren eingesetzte Vertragsarzt »... in amtlicher Eigenschaft ohne Dienststrafbefugnis« die »Leitung des Gesundheitsdienstes bei besonders bezeichneten Dienststellen des RAD.« Er war dem »Reichsarbeitsarzt« und dessen nachgeordneten ärztlichen Dienststellen unterstellt und selbst »... Vorgesetzter des Heilpersonals und der in Behandlung genommenen Kranken.« Zu den Aufgaben der Vertragsärzte, von denen vertragsgemäß 36 eingestellt werden sollten (vgl. ebenda. – **4** (1936). – S. 284), gehörten neben den Untersuchungen »... bei Einstellung, Entlassung und zu besonderen Zwecken ...« sowie dem Krankendienst in der Heilstube: Überwachung Erkrankter in den Krankenhäusern und

aller Einrichtungen der Unterkünfte, Unfallhilfe, Vorträge über Gesundheitsführung und Krankenüberwachung, Fortbildung des Heilhilfspersonals, ärztliche Betreuung anwesender Familienangehöriger und Angehöriger anderer Dienste (vgl. Anm. 189. − Sp. 1063f.). Es ist unschwer zu erkennen, daß sich die Aufgaben der Arbeitsdienst-Lagerärzte weitgehend mit denen der NS-Haus- und Betriebsärzte etwa bei der Durchführung von Reihenuntersuchungen in der Rüstungsindustrie deckten und die vertragsärztliche Tätigkeit für den RAD somit ein geeignetes Mittel zu Feldstudien für die nachfolgenden Reihenuntersuchungen darstellte (vgl. GRAESSNER 1982, S. 191).

[193] Vgl. Anm. 189. − Sp. 1064.

[194] Zu ihnen gehörten − wie schon in den frühen Konzentrationslagern − u. a. die »Ausmerzungsopfer« der alsbald mit dem NS-Leistungsdenken gepaarten Rassentheorie, nach H. Reiter z. B. ». . . Zigeuner, Gauner, Kriminelle«, die als »minderwertige« bzw. weniger leistungsfähige Sippen »durch unsere Gesetzgebung langsam abgedrosselt . . .« werden sollten (Anm. 3. − S. 148). Zum Kreis der durch die »Ausmerze« Bedrohten und Betroffenen gehörten ferner als »Leistungsschwache« chronisch Kranke und Arbeitsunfähige − in Hitlers »Mein Kampf« heißt es dazu z. B.: »Wenn die Kraft zum Kampfe um die eigene Gesundheit nicht mehr vorhanden ist, endet das Recht zum Leben in dieser Welt des Kampfes. Sie gehört nur dem kraftvoll ›Ganzen‹ und nicht dem schwachen ›Halben‹.«(zit. nach Zent.-bl. Gewerbehyg. − **26** (1939). − S. 81) − und als »volksschädigende Elemente« oder »Gemeinschaftsunfähige« sog. Gewohnheitsverbrecher, Simulanten, Arbeitsscheue und Asoziale, Landstreicher, Alkoholiker, Bettler, Zuhälter, Vorbestrafte und viele andere, die durch »Reichsfahndungstage« innerhalb der Aktion »Arbeitsscheue Reich« im Mai 1938 zu Tausenden zwangsisoliert wurden. Viele von ihnen waren fortan der wachsenden Gefahr ausgesetzt, in Konzentrationslagern Opfer der Vernichtung durch Arbeit zu werden. Vgl. dazu aus der neueren Literatur u. a.: GRAESSNER 1980a, S. 3−7; ROTH 1980, S. 28; BROMBERGER; MAUSBACH 1985b, S. 199−201; REICHENBACH 1985, S. 170. Zur Vorgeschichte des rassenhygienischen Auslese- und Ausmerzedenkens vgl. den ebenso anschaulichen wie durch neu erschlossene Quellen bereicherten Übersichtsbeitrag von K.-D. THOMANN 1985a, bes. S. 110−115; 123−130; ALY 1985a, S. 38−49. Über die Entstehung und Funktion der Arbeitserziehungslager siehe HERBERT 1985, S. 78; 100; 118−121; 301−305.

[195] Vgl. Reichsgesetzblatt. − 1938, Teil I. − S. 1234.

[196] Anm. 45. − Nr. 4501, Bl. 12 (»Die innere Front«, 31. 8. 1944).

[197] Über die Arbeitsunfähigkeit in den »Gemeinschaftslagern« unter Aufsicht der DAF vgl. die Angaben in Anm. 104. Die allgemeine ». . . Betreuung aller in Lagern, Baracken und sonstigen Gemeinschaftsunterkünften befindlichen schaffenden deutschen Volksgenossen . . .« im Sinne der Erziehung zur »Ordnung und Disziplin« oblag insbesondere dem DAF-Amt für Arbeitseinsatz und dem für Berufs- bzw. Leistungsertüchtigung, Berufserziehung und Betriebsführung (GIERSCH 1981, S. 292).

[198] Dies galt besonders für die in Anm. 197 genannten DAF-Ämter, wobei dem Arbeitseinsatzamt für die Kriegszeit folgende Arbeitsgebiete schwerpunktmäßig zugeordnet waren:

- Betreuung der ausländischen Arbeitskräfte,
- Lagerbetreuung und Werksverpflegung,
- Deutscher Arbeitseinsatz (vgl. ebenda, S. 191). Vgl. auch Gerlich, E.: Die DAF als Hauptträger der Lagerbetreuung. − In: Mon.-hefte N. S. Sozialpol. − **7** (1940).

[199] Vgl. GIERSCH 1981, S. 292. Zu Ende des Jahres 1940 bestanden bereits über 1000 derartige Lager mit 35000 Arbeitern (vgl. Anm. 45 − Nr. 4499, Bl. 85. − »Mitteldeutsche Zeitung« vom 8. 12. 1940 unter Berufung auf das Reichsarbeitsblatt).

[200] Näheres über die Politik und die Praxis des faschistischen »Ausländer-Einsatzes« in dem ausgezeichneten, auf umfangreichen Quellenstudien beruhenden Buch von Ulrich HERBERT (1985). Zu den genannten Zahlen siehe ebenda, S. 58 und 270f. In der Zeit von 1942 bis Herbst 1944 erhöhte sich die Zahl der aus der Sowjetunion zum Arbeitseinsatz verschleppten Zivilisten (2 174 644) und Kriegsgefangenen (über 600 000) auf 2,8 Millionen. Etwa ein Drittel der 1944 registrierten 5,7 Millionen ausländischen Zivilarbeiter waren Frauen (1 924 912); von ihnen kamen 87% aus dem Osten, bei den Männern 67%. Insgesamt kamen von den zivilen Zwangsarbeitern aus Belgien 3,4, Frankreich 10,8, Italien 4,8, Jugoslawien/Kroatien 1,6, Niederlande 4,3, Slowakei 0,6, Ungarn 0,4, Sowjetunion 36,4, und Polen 18,5 Prozent. Der Anteil der Ausländer an den Gesamtbeschäftigten (28 853 794) lag in der Wirtschaft bei 46,4, im Bergbau 33,7, in der Metall- und chemischen Industrie bei 30,0 bzw. 28,4, in Bau und Verkehr bei 32,3, resp. 26,0, im Druckereigewerbe 4,1, in der Textil- und Bekleidungsindustrie 11,1, bei Handel und Banken 6,0 und in der Verwaltung bei 3,3 Prozent; in der Gesamtwirtschaft durchschnittlich bei 26,5 Prozent.

[201] Bauer, M.: Vgl. Anm. 171; ferner Anm. 45. − Nr. 3151, Bl. 31 (»Der Angriff«, 17. 10. 1941).

[202] Bereits vom Frühjahr 1941 an wurden − wie das Beispiel des Betriebsarztes Mattern vom Sprengstoffwerk Premnitz zeigt − von der Kassenärztlichen Vereinigung Deutschlands, Landesstelle Mark Brandenburg, Betriebsärzte ». . . als Revierarzt für die . . .kasernierten Ausländer . . .« eingesetzt (vgl. Anm. 65. − Nr. 1113, Brief vom 10. 4. 1941 an das IG Farben-Werk).

[203] Als Beispiel ist auch hier der Premnitzer Betriebsarzt Mattern zu nennen, der im Einvernehmen mit dem Betriebsführer« Dr. Zetsche außer seiner nebenamtli-

»chen Funktion als Vertrauensbetriebsarzt und den vertraglich vereinbarten zusätzlichen Aufgaben als Revierarzt und (Lager)revierarzt auf Antrag Zetsches am 23. 4. 1942 auch als Lagerarzt eingesetzt wurde. Der benutzte Vordruck des Schreibens hat folgenden Wortlaut:
»Kassenärztliche Vereinigung Deutschlands, Dienststelle Mark Brandenburg
An ... Dr. Mattern
Ich beauftrage Sie hiermit, die lagerärztliche Versorgung der in der Firma IG Farben AG, Premnitz, tätigen russischen Arbeitskräfte zu übernehmen.
Die ärztliche Tätigkeit hat sich in erster Linie auf die Wiederherstellung der Arbeitskraft der erkrankten Lagerinsassen und die Vermeidung von Seuchen zu erstrecken. Über die Tätigkeit sind auf den von der KVD zur Verfügung gestellten Rechnungskarten laufend Aufzeichnungen zu machen. In die Rechnungskarten sind außer der Diagnose die getätigten Leistungen und Verordnungen einzutragen.
Die Rechnungskarten sind jederzeit zur Verfügung des Aufsichtsarztes zu halten. Auf Verlangen sind sie der KVD einzureichen.
Als Aufsichtsarzt für das dortige Lager habe ich Herrn ... bestellt.
Den Anordnungen des Aufsichtsarztes ist unbedingt Folge zu leisten.
Für die ärztliche Behandlung ist ein ausreichend großer Arzneibedarf anzuschaffen. Die Verordnung dieses Lagerbedarfs ist dem Aufsichtsarzt zur Genehmigung vorzulegen. Einzelverordnungen von Arzneimitteln können in den erforderlichen Fällen auch ohne Genehmigung des Aufsichtsarztes vorgenommen werden. Auf den Verordnungen ist anzugeben, daß die Kosten von der KVD getragen werden. Über die Verordnungen sind jedoch laufend Aufzeichnungen zu machen, die dem Aufsichtsarzt auf Verlangen zur Verfügung zu stellen sind. Krankenhauseinweisungen sind nur in unbedingt notwendigen Fällen (Lebensgefahr) vorzunehmen. Die Anträge sind vom Aufsichtsarzt unterzeichnet der zuständigen Kasse vorher zur Genehmigung und weiteren Veranlassung einzureichen. Für die lagerärztliche Tätigkeit wird von der KVD eine, dem Umfange der Tätigkeit und der Lagerstätte entsprechende Tagesentschädigung gezahlt. Die Beiträge sind monatlich von der KVD anzufordern. Auf den Anforderungen ist lagerärztliche Tätigkeit in dem abzurechnenden Zeitraum von Aufsichtsarzt zu bestätigen.« (Anm. 65. — Nr. 1113).
Die im zitierten Schreiben nicht ausgewiesene Benennung Matterns als Aufsichtsarzt veranlaßte Zetsche zu der Nachfrage bei der Kassenärztlichen Vereinigung, wer der Aufsichtsarzt sei. In der Antwort vom 12. 5. 1942 heißt es dazu, daß »... der Vermerk, daß ein Aufsichtsarzt eingesetzt wird, versehentlich nicht gestrichen worden ist. Die Einsetzung eines Aufsichtsarztes kommt nur dann in Frage, wenn ausländische Ärzte mit der lagerärztlichen Versorgung der Russen beauftragt werden müssen. Im vorliegenden Fall sind die weiteren im Einsatzbescheid gegebenen Anweisungen daher nur sinngemäß anzuwenden.«

[204] Aussage des leitenden Betriebsarztes Dr. Peter Wolff in Nürnberg (vgl. ELSNER 1986b, S. 11).

[205] Bei Krupp war dies Dr. Wilhelm Jäger (vgl. HAMANN 1985, S. 155), zugleich auch ärztlicher Gaulagerleiter (vgl. ELSNER 1986a, S. 70). Insgesamt verfügte Krupp über etwa 60 Ausländerlager mit maximal 50000 Bettplätzen (vgl. HERBERT 1985, S. 198). Die Funktion eines Oberlagerarztes bei der IG Farben AG dürfte Dr. Karl Krafft — bis 1939 Fabrikarzt und Leiter der ärztlichen Abteilung in Ludwigshafen-Oppau — ausgeübt haben, der in Nürnberg bezeugte, daß die ärztliche Betreuung der »fremdländischen Arbeiter« dieses Konzerns seine Aufgabe war (vgl. ELSNER 1986b, S. 3f.). Die Zahl der in Lagern lebenden ausländischen Zwangsarbeiter des IG Farben-Konzerns lag im Herbst 1944 bei knapp 63000; außerdem beutete der Konzern knapp 10000 Kriegsgefangene und über 10000 KZ-Häftlinge aus (vgl. ebenda, S. 2).

[206] Vgl. Dtsch. Ärztebl. — **74** (1945). — S. 214; Bauer, M.: Vgl. Anm. 171. — S. 248; siehe auch Anm 203; vgl. Anm. 45. — Nr. 4501, Bl. 5 (»Die deutsche Volkswirtschaft«, 1945, Nr. 3). In ihrer Tätigkeit waren sie der Kontrolle verschiedener Ärzte ausgesetzt. So wurde z. B. zwischen dem Oberstabsarzt eines Stammlagers und einem »Werksarzt« der IG Farben-Werke Wolfen/Bitterfeld »... verabredet, daß der Werksarzt eine Nachuntersuchung der vom ausländischen Arzt betreuten Kriegsgefangenen durchführen kann.« In diesem Lager hatte der Krankenstand bei den kriegsgefangenen Italienern 15% erreicht — im Gegensatz zu den Zivilausländern (7,5%) und den kriegsgefangenen Russen (4%). Nähere Angaben, z. B. Ort des Lagers und Name des Betriebsarztes, fehlen (vgl. ELSNER 1986b, S. 10). Die Höhe des Krankenstandes war nicht immer nur Ausdruck eines schlechten Gesundheitszustandes, sondern auch des wachsenden antifaschistischen Widerstandes — hier von seiten der ausländischen Lagerärzte. So mancher von ihnen hatte sich für seine solidarische Hilfe durch häufige Attestierung von Arbeitsunfähigkeit vor den faschistischen Betriebsärzten zu verantworten (vgl. StA Potsdam. — Vgl. Anm. 173; vgl. KARBE 1985, S. 109).

[207] 1942 wurden von den sowjetischen deportierten Zivilarbeitern etwa 80000—100000 arbeitsunfähige Schwangere, Alte und Kranke wieder in die Sowjetunion zurückgeschickt (vgl. HERBERT 1985, S. 164). Diese vorzeitige Rückbeförderung vor allem polnischer und sowjetischer arbeitsunfähiger Zwangsarbeiter unter unmenschlichen, oft tödlich endenden Bedingungen erfolgte

bis 1943; sie betraf aus Kostengründen insbesondere solche Arbeiter, die einer »... Heilstättenbehandlung zur Wiederherstellung der Arbeitsfähigkeit ...« bedurften (HAMANN 1985, S. 122−129).

[208] Es war sicher kein Einzelfall, daß − wie im Bergbau an der Ruhr − nach Kommissionsberichten des Internationalen Roten Kreuzes von 1944 bereits »... in einem halben Jahr beinahe 20%« der eingesetzten und extensiv ausgebeuteten Kriegsgefangenen »verbraucht und in die Sterbelager in Hemer oder Senne zurückgebracht ...« wurden (HERBERT 1985, S. 284).

[209] Ebenda, S. 353f. Ergänzend heißt es über die Lage der Arbeiter aus dem Osten (und seit 1943 auch der Italiener): »... sie war gekennzeichnet durch schlechte Ernährung, Bezahlung, Unterbringung und Kleidung, oft überlange Arbeitszeiten, mangelnde ärztliche Versorgung, Übervorteilung durch deutsche Vorgesetzte, Diffamierungen und Mißhandlungen sowie durch hohe Todesraten ...
Seit 1943 aber wurden die massierten Luftangriffe ... auf deutsche Städte zur größten Bedrohung für die nur unzureichend geschützten ausländischen Arbeiter. Gleichzeitig wurden aber auch die ... erheblich gesteigerten Bemühungen der Betriebe und Behörden um eine nachhaltige Erhöhung der Arbeitsleistungen vor allem der Ostarbeiter konterkariert.« Beispiele über die Auswirkungen der Luftangriffe auf die Lage der Zwangsarbeiter ebenda, S. 290.

[210] Vgl. Anm. 203.

[211] Der Einsatz tschechischer, polnischer, sowjetischer und anderer ausländischer Arbeitskräfte im IG Farben-Konzern begann nach Berichten der ärztlichen Abteilung und weiteren Dokumenten des Sprengstoffwerkes Premnitz spätestens 1940. Über das lagerärztliche Tun und Denken des Dr. Mattern bis zum 30. 5. 1942 − spätere aussagekräftige Archivalien standen vorerst nicht zur Verfügung − soll Tabelle 6 als Beispiel tausendfacher Praxis Aufschluß geben.

[212] Nach dem bereits zitierten Bericht des IRK wurden z. B. von einem Zivilarzt in der Stunde bis zu 200 Kriegsgefangene auf ihre Bergbaufähigkeit untersucht (vgl. HERBERT 1985, S. 284). Vgl. die Praxis der im Stile truppenärztlicher Musterungen vorgenommenen betriebsärztlichen Reihenuntersuchungen und die des Einsatzes gesundheitlich ungeeigneter Arbeitskräfte beim Autobahnbau schon vor dem Kriege.

[213] Laut Bericht der »Auslandsbriefprüfstelle« Köln vom 4. März 1943 sei die ärztliche Betreuung der »Westarbeiter« ungenügend gewesen (vgl. ebenda, S. 286). »Als unzureichend« bezeichnete im Juli 1942 der faschistische »Sicherheitsdienst« die Krankenbehandlung der »Ostarbeiter«, der Ausfall an Arbeitskräften war »immens hoch« (ebenda, S. 164). Nie ausreichend war die ärztliche Versorgung bis März 1943 in den »Ostlagern« auch nach Aussagen und Berichten des Kruppschen Lagerarztes Dr. Jäger sowie nach Meldung und eidesstattlichen Erklärungen deutscher und ausländischer Lagerärzte. Danach wurde das »... Problem der Unterbringung, Verpflegung und medizinischen Betreuung« durch die schweren Luftangriffe − so Jäger in Nürnberg − »akuter als je zuvor.« (ebenda, S. 290). Nach einem zusammenfassenden Inspektionsbericht des »Wirtschaftsstabes Ost« vom November 1943 gab es in den Ausländerlagern des Ruhrgebietes keine systematische Krankenbehandlung. Hinzugefügt wurde: »›Der Ostarbeiter sei sehr zäh. Er arbeite, bis er an dem Arbeitsplatz mit dem Gesicht in den Dreck falle und der Arzt nur noch den Todesschein ausstellen könne‹...« (ebenda, S. 291). Offenbar ähnlich den betriebsärztlich abgehaltenen »Ausländersprechstunden« in den Lagern des IG Farben-Konzerns (vgl. Anm. 211; ELSNER 1986b, S. 6; 11) sollte im Essener Auffanglager Dechenschule, in welchem hauptsächlich »Ostarbeiter« lebten, lt. Aussage eines deportierten belgischen Regierungsbeamten der Betriebsarzt zweimal wöchentlich kommen; er kam aber seltener und wartete mit der Behandlung, bis der Kranke »am Zusammenbrechen« war (vgl. ELSNER 1986a, S. 70f.).
Nicht weniger unmenschlich verhielten sich oft die Lagersanitäter. Im »Ostarbeiterlager« der Oberhausener Grube Concordia prügelten sie die Kranken (vgl. HERBERT 1985, S. 291). Allgemein formuliert ließen die »Sanitäter« nach PESCHKE (1962, S. 416) nur Arbeiter mit fieberhaften Erkrankungen oder schweren Verletzungen zur revierärztlichen Behandlung zu; andere wurden von ihnen aus dem Revier gejagt. Die Verordnung von Arzneimitteln durch ausländische Lagerärzte bedurfte der »Genehmigung des Aufsichtsarztes«. Nach dem Bericht eines Beamten des Auswärtigen Amtes war es deutschen und ausländischen Ärzten der Berliner »Ostarbeiterlager« von den Betriebskrankenkassen verboten worden, »... ›irgendwelche Medikamente den Ostarbeitern zu verabfolgen‹ ...« (HERBERT 1985, S. 293). Keineswegs besser kennzeichnete der schon zitierte Bericht des IRK die Lage kranker bzw. unfallverletzter Kriegsgefangener (vgl. ebenda, S. 284).

[214] Die Behandlung der »Westarbeiter« in Krankenhäusern wurde 1943 von der Briefzensurstelle Köln als »unmenschlich« zitiert (vgl. ebenda, S. 286). Das war ungeachtet der weit verbreiteten Ausländerfeindlichkeit unter dem NS-Regime sicher nicht überall und von Anbeginn des Ausländereinsatzes so, im Unterschied zur Behandlung der polnischen und sowjetischen Zwangsarbeiter. Bereits im September 1940 verfügte der Reichsbauernführer, daß Polen mit chronischen Krankheiten in Zukunft nicht mehr deutschen Krankenhäusern zur Last fallen sollten; eine »... Einweisung zur operativen Behandlung kann lediglich bei akuter Lebensgefahr gerechtfertigt werden. Die Besserung oder Korrektur des reinen Gesund-

heits- oder Leistungszustandes dieser ... Polen kann uns doch nicht so weit interessieren, daß Mittel beansprucht werden, die bei uns«, so heißt es demagogisch und infolge der enormen Rüstungsausgaben weiter, »bei den eigenen Volksgenossen nur in beschränktem Maße vorhanden sind« (ebenda, S. 107). HERBERT verweist mit Recht darauf, daß bereits hier »... Maßnahmen vorbereitet (wurden), die in den folgenden Jahren in der Abgabe

Tabelle 6

Jahr	Nationaliät	Zahl	Bemerkung
1940 (Mitte)	Polen	etwa 400	Bericht 5. 6. 1940: »Einstellungsuntersuchungen« nach Richtlinien f. Betriebsärzte – (Nr. 1114).
	Tschechen	mehrere Hundert	Schreiben an DAF-Gauverwaltung vom 20. 6. 1940 betr. Einstellung Matterns als nebenamtlicher Vertrauensarzt (Nr. 1113).
(Ende)	Polen (Männer u. Frauen)	784 (davon 25 »untauglich«)	Bericht 6. 3. 1941, Stand: 31. 12. 1940, Belegschaftsstärke insges.: 3987. Bei den Polen fiel »... die Häufigkeit der chronischen Mittelohrvereiterungen...« durch Staphylokokken mit »... rapidem Verlauf« auf, so daß »klinische Nachbehandlung« erforderlich war! Einführung einer wöchentlich dreimal einstündigen »Polensprechstunde«. Die Befunde der von Mattern befürworteten 77 »Polen-Entlassungen« mußten dem Gesundheitsamt zwecks Bestätigung vorgeführt werden.
	Kriegsgefangene ungenauer Nationalität	?	Die »... Kriegsgefangene(n)... mit zufriedenstellendem Gesundheitszustand...« wurden »... notwendigenfalls vom Betriebsarzt betreut...« (vgl. Anm. 206). – Einsatz als »Transport- und Entladungsarbeiter« (Nr. 1113).
1941	?	?	Matterns Einstellbescheid der KVD vom 10. 4. 1941 als »Revierarzt« für die »kasernierten Ausländer« gibt keine nähere Auskunft (Nr. 1113).
1942 (17. 4.)	Sowjetsche Frauen	75	Lt. Schreiben des »Betriebsführers« vom 17. 4. 1942 sollte sich die Zahl der eingesetzten »Russen« (voraussichtlich) auf 200 Frauen und 200 Männer erhöhen. Als einzusetzender »Lagerarzt« wird Mattern vorgeschlagen, »... der bereits die in den DAF-Lägern untergebrachten Ausländer verschiedener Nationen...« betreute (Nr. 1113).
(30. 5.)	Sowjetbürger, Polen, Tschechen, Franzosen, Spanier, Italiener, Flamen	?	Bericht vom 23. 6. 1942, Stand: 30. 5. 1942. Nahezu 4500 »Gefolgschaftsmitglieder« (einschl. der »ausländischen«). Die »... Russen und Russinnen werden gesondert und von allen anderen Patienten streng getrennt der Sprechstunde und Behandlung zugeführt.« Zu der »Polensprechstunde« kam noch eine gesonderte für »sonstige Ausländer«. Die getrennten Angaben über die Entwicklung der Lungentuberkulose ermöglichen die Aussagen zur Nationalität. 16 an Tuberkulose erkrankte Ausländer wurden »... nach den gesetzlich geltenden Bestimmungen sofort in die Heimat abgeschoben.« Die Arbeits- und Pflichtauffassung der Ausländer machte »Schwierigkeiten«; Mattern spricht sich für deren »Umschulung... auf deutsche Arbeitsbegriffe und vor allem Krankheits- und Gesundheitsbegriffe...« in späterer Zeit aus.

kranker sowjetischer Kriegsgefangener und in der Ermordung nicht mehr arbeitsfähiger Ostarbeiter in Konzentrationslagern und Krankenhäusern ihre Fortsetzung fanden.« (ebenda, S. 108). Krankenhauseinweisungen »russischer Arbeiter« dürften daher, so der Vordruck der Kassenärztlichen Vereinigung Deutschlands Mark Brandenburg, von Lagerärzten »... nur in unbedingt notwendigen Fällen (Lebensgefahr) ...« vorgenommen werden (vgl. Anm. 203). Über die Praxis in einem Lager des gleichen IG Farben-Bereichs Wolfen/Bitterfeld bezeugte ein ehemaliger französischer Zwangsarbeiter, daß »... man fast hoffnungslos krank sein (mußte) ...«, um die Erlaubnis für einen Krankenhausaufenthalt zu bekommen (ELSNER 1986b, S. 9). In der Mehrzahl erfolgte die stationäre Behandlung der »Ostarbeiter« in dafür z. B. als »Hilfskrankenhaus« eingerichteten (Sanitäts-) Baracken (vgl. ebenda, S. 6; 9; ferner 1986a, S. 71) bzw. in den zumeist mit 5–10 Betten ausgestatteten Revierstuben (vgl. PESCHKE 1962, S. 416). Im Ruhrgebiet mußten 1943 nach einem Bericht des OKW »... viele schwerkranke sowjetische Kriegsgefangene wegen Überfüllung der Lazarette«, aus denen »... nur 25% zurückgekommen (sind)«, in den Lagern bleiben (HERBERT 1985, S. 283f.).

[215] An Tuberkulose Erkrankte wurden in den »Ostarbeiterlagern« Berlins »... mit Schlägen gezwungen, ihrer Arbeit nachzugehen, weil die Lagerbehörden die Zuständigkeit der behandelnden Ärzte anzweifeln.« (ebenda, S. 293). Die Nichtanerkennung einer Krankheit durch den Lagerarzt hatte häufiger bei »Ostarbeitern« als bei Deutschen oder »Westarbeitern« die Überführung in ein Arbeitserziehungslager zur Folge (vgl. ebenda, S. 305). Als »arbeitsunfähig« galten für die deutschen Lagerärzte im allgemeinen jene ausländischen Zwangsarbeiter aus dem Osten, die nicht mehr aufstehen konnten (vgl. PESCHKE 1962, S. 416). Jäger sagte in Nürnberg aus, daß »... die ausländischen Arbeiter, besonders die Ostarbeiter, erst krank geschrieben (wurden), wenn sie völlig arbeitsunfähig waren.« (vgl. HERBERT 1985, S. 434; siehe auch S. 208). Dabei gingen die Lagerärzte offenbar davon aus, »... ›daß Erschöpfungszustände bei übermäßiger Arbeit und bei Unterernährung nicht als Krankheitszustände anerkannt werden bis zum Augenblick, wo die Krankheit sich durch hohe Fieberzustände und Erschöpfung bis zur Ohnmacht geltend macht‹«. (Aus einem Brief des »Polnischen Hauptausschusses« an die Regierung des Generalgouvernements über die »Lage der polnischen Arbeiter im Reich«, welche weitgehend auch für die »Ostarbeiter« zutreffend war; zit. nach HAMANN 1985, S. 156). Die Attestierung von Arbeitsunfähigkeit erfolgte daher: vor Beginn des Arbeitseinsatzes wegen körperlicher Schwäche Jugendlicher, Alter und Unterernährter (vgl. HERBERT 1985, S. 90; 146; 149); während des Arbeitseinsatzes neben den genannten Ursachen (vgl. ebenda, S. 162; 291 u. a.) vor allem infolge extremer Erschöpfung bei gleichzeitigem Bewußtseinsverlust und Fieberzuständen (s. o.), Arbeitsunfällen und Verletzungen durch Luftangriffe (vgl. ebenda, S. 208; 283), bei akut bedrohlichem Gesundheitszustand wegen typhöser Erkrankungen (vgl. ebenda, S. 163), schwerer Tuberkulose sowie Entbindung (vgl. ebenda, S. 293; HAMANN 1985, S. 155ff.) und infolge erst nach der Deportation entstandener Geisteskrankheiten (ebenda).

[216] Diese Verbrechen an zivilen und kriegsgefangenen Zwangsarbeitern geschahen zum einen durch hemmungslose Ausbeutung der Arbeitskraft bis zum tödlichen Zusammenbruch beim Arbeitseinsatz. Am häufigsten war dies seit 1941 und verstärkt ab 1943 wohl in den »Arbeitserziehungslagern« der Fall (vgl. ebenda, S. 78; 120f.; 291; 301). Resümierend stellt HERBERT dazu fest: »Die Verhältnisse in vielen Arbeitserziehungslagern unterschieden sich von denen in Konzentrationslagern offenbar nur wenig, die Zahl der in solchen Lagern ... umgebrachten Fremdarbeiter ist nicht einmal grob abschätzbar.« (ebenda, S. 355).
Zum anderen wurden deutsche Krankenhäuser sowie Pflege- und Heilstätten, die ab Sommer 1943 bzw. 1944 als »Sonderlager« und »Sammelstellen« – davon gab es nach einer Auflistung 11 – fungierten, zu Tötungsstätten arbeitsunfähiger, »psychiatrisierter« und an Tuberkulose erkrankter Arbeiter aus dem Osten (vgl. HAMANN 1985, S. 137ff.). Nach einem »Ministerialerlaß« vom 6. 9. 1944 sollten – so HAMANN (ebenda, S. 146f.) – psychisch Kranke »... aus den Anstalten, in denen sie sich befanden, bzw. direkt durch Betriebs-, Arbeitsamts- oder Gesundheitsamtsärzte in eine der ›Sammelstellen‹ verlegt bzw. eingewiesen werden.« Am 16. 10. 1944 wurde ein noch im Februar 1945 in Kraft getretener Erlaß des Reichsinnenministeriums über die »Betreuung nichteinsatzfähiger ausländischer Arbeitskräfte« angekündigt, durch den in den letzten Kriegsmonaten »... die ›Sonderbehandlung‹ tuberkulöser, als rassisch minderwertig betrachteter, ihrer Arbeits- und Lebenskraft beraubter Menschen ...« Wirklichkeit wurde (ebenda, S. 180f.). Zur Mitwirkung an der Überweisung einer Zwangsarbeiterin mit »... ›noch aktiver Lungentuberkulose und Zustand nach Rippenfellentzündung‹ ...« nach Hadamar im Frühherbst 1944 durch den Betriebsarzt Dr. Julius Banz, Chefarzt der Tbc-Heilstätte »Ernst-Ludwig-Heilstätte« in Sandbach, siehe ebenda, S. 167; über die Mitwirkung durch den Gießener Reichsbahnarzt Dr. Neumann-Spengel etwa zur gleichen Zeit siehe ebenda, S. 171.
Anzumerken ist, daß sich z. B. unter den von den Arbeitsämtern Kurhessens, Nassaus und Hessens in Hadamar wegen Arbeitsunfähigkeit und Ansteckungsgefahr eingewiesenen und ermordeten 468 Arbeitern – 21 Kinder, 173 Frauen und 274 Männern (vgl. ebenda, S. 166; 172) – auch solche befanden, die laut Autopsie-

und Krankenakten nicht tödlich bzw. »unheilbar« oder gar nicht an Tuberkulose erkrankt waren. Die Diagnosen lauteten z. B.: »Atrophie mit Lähmungserscheinungen des linken Beines« und »Entkräftung«; »Erfrierungen zweiten Grades der Füße«; »Hodenbruch«. Bei zwei von sechs Autopsien lag keine Tbc vor; einmal bestand eine Lungenentzündung; im anderen Falle gab es gar keine pathologischen Befunde. Fast alle Gutachten aber hatten den Vermerk, »... daß eine ›Aussicht auf Wiederherstellung der Arbeitsfähigkeit‹ vorläufig nicht bestehe und um Verlegung gebeten werden.« (ebenda, S. 172; 174). Von 161 der von der Sammelstelle Pfafferode nach Hadamar überwiesenen Opfer »... arbeiteten (109) in der Industrie (zum geringen Teil auch im Handel) ...« (ebenda, S. 182).

[217] Vgl. Anm. 31; 32.

[218] Vgl. Anm. 45. – Nr. 4502, Bl. 9.

[219] In Ludwigshafen erreichte der Krankenstand 1941 bei den Deutschen 2,7%, Ausländern 6% und Kriegsgefangenen 13%; 1942 kam es zu einer Angleichung bei Deutschen und Ausländern; 1943 lagen die Ausländer zahlenmäßig deutlich unter den Deutschen, und im März 1945 erreichten die Deutschen einen Krankenstand von etwa 16% und die Ausländer von 4,4%. Im Werk Leverkusen war er 1943 bei den Deutschen mit knapp 6% deutlich höher als bei den Ausländern mit 2,89%; 1944 lagen die Zahlen bei 7,36% bzw. knapp 3%. Für die Werke Wolfen/Bitterfeld sprach der Leiter der gemeinsamen Sozialabteilung in Nürnberg ohne konkrete Zeitangaben (um 1943/44) von einem Krankenstand von 7,5% bei Zivilausländern, d. h. »Westarbeitern«, 15% bei italienischen Kriegsgefangenen und von 1,8 bis 3–4% in »Fremdarbeiterlagern« (vgl. ELSNER 1986b, S. 5f.; 13; 10).

[220] Ebenda, S. 10. Vgl. mit Anm. 158; das Sprengstoffwerk Premnitz unterstand auch der Wolfener Sozialabteilung. Die Kruppsche Gußstahlfabrik Essen hatte im Juni 1944 bei den deutschen Belegschaftsmitgliedern einen Krankenstand von 6,3%, »Westarbeitern« von 6,5% und »Ostarbeitern« von 3,4% zu verzeichnen (vgl. HERBERT 1985, S. 434).

[221] Vgl. GRAESSNER 1982, S. 196 (zit. nach HOMZE 1967, S. 253).

[222] HERBERT 1985, S. 283 (zit. nach dem Bericht des Beratenden Hygienikers beim Wehrkreis-Arzt VI, Fromme, über Gesundheit und Arbeitsleistung auf Bergbaukommandos vom 22. 6. 1944).

[223] Bis zum Spätsommer 1942 fand dieses verbrecherische Vorgehen innerhalb der Rüstungsindustrie unter dem Eindruck entscheidender Kriegsniederlagen, von Arbeitskräftemangel, Rohstoff- und Munitionsknappheit und Bombardements eine vorerst nur langsam zunehmende Anwendung (vgl. KÜHNRICH 1980, S. 82). Am 14. September d. J. heckten der Reichsjustizminister Thierack und »Reichspropagandaleiter« J. Goebbels die Methode der systematischen Vernichtung durch Arbeit als eines der furchtbarsten Verbrechen des NS-Regimes gegen die Menschheit aus. In einer »Aktennotiz« zu dieser Besprechung heißt es: »Hinsichtlich der Vernichtung asozialen Lebens steht Dr. Goebbels auf dem Standpunkt, daß Juden und Zigeuner schlechthin, Polen, die etwa drei bis vier Jahre Zuchthaus zu verbüßen hätten, Tschechen und Deutsche, die zum Tode, lebenslangem Zuchthaus oder Sicherungsverwahrung verurteilt waren, vernichtet werden sollen. Der Gedanke der Vernichtung durch Arbeit sei der beste.« (Frauen-KZ Ravensbrück 1977, S. 74). Schon am 18. September besiegelten Thierack und Himmler das Schicksal Hunderttausender. Davon betroffen waren zunächst alle in Gefängnissen und Zuchthäusern »Sicherungsverwahrten«, die als erste zur Zwangsarbeit in die Konzentrationslager überführt wurden. Ihnen folgten kurz danach auf Anordnung Himmlers vom 17. 12. 1942 »... alle Fremdarbeiter, die nach ihrer Flucht wieder gefaßt wurden, und alle im Strafvollzug befindlichen arbeitsfähigen Häftlinge ...«, alle zukünftigen »Straffälligen«. Weitere Opfer waren u. a. Kinder, Kriegsgefangene, Internierte der Zwangsarbeitslager (KÜHNRICH 1980, S. 114–116; 144; 146). Ende 1944 befanden sich über 600000 Häftlinge in den Konzentrationslagern, die in ihrer überwiegenden Mehrheit der profitgierigen »erschöpfenden« Ausbeutung in SS-eigenen und privaten Konzernbetrieben – an der Spitze die der berüchtigten IG Farben AG – schutzlos ausgeliefert waren (vgl. dazu u. a. die bereits in dieser Studie zitierten Publikationen von F. K. KAUL, B. BROMBERGER und H. MAUSBACH, die IG Farben-Dokumentation, die Studie über das Frauen-KZ Ravensbrück sowie MAUSBACH-BROMBERGER 1979).

[224] Über die erwartungsgemäß unkritische, beschönigende Haltung einflußreicher ungestrafter Betriebsärzte des ehemaligen IG-Farben-Konzerns vor dem Nürnberger Tribunal sowie über deren Einflußnahme auf die Geschicke der bundesdeutschen Arbeitsmedizin, die nach 1945 wie gehabt mit der Leistungsmedizin faschistischer Prägung gleichgesetzt wurde, vgl. ELSNER 1986b, S. 4–8; 11f.; 23–25. Zur werksärztlichen Tätigkeit der ehemals führenden Betriebsärzte bei Krupp/Essen in der BRD vgl. ELSNER 1986a, S. 71–73. In der ehemaligen sowjetischen Besatzungszone hatten sich die NS-Betriebsärzte – wie alle anderen Mitglieder der NSDAP – einem Entnazifizierungsverfahren zu unterziehen. Wie viele davon betroffen waren, ist z. Z. nicht bekannt. Als Beispiel sei der ehemalige leitende Betriebsarzt Hilgenfeldt der Wolfener Filmfabrik angeführt. In seinem Lebenslauf (Abschrift) vom 7. 12. 1948 schrieb er u. a.: »Infolge einer Verfügung der SMA November 1945 ausgeschieden aus der Leitung des Krankenhauses Wolfen. Unter Beibehaltung der betriebsärztlichen Aufgaben für

beide Werke.« (BA FiWfn. – Vgl. Anm. 37. – Nr. 5841, Bl. 0025). Seine vertragliche Neuanstellung als Betriebsarzt erfolgte am 4. 1. 1946 (vgl. ebenda. – Bl. 0195). Die »damaligen« Aufgaben als Betriebsarzt dürften sich in ihrer grundsätzlichen Zielstellung von dem historischen Befehl 234 der SMAD vom 9. 10. 1947 »Über Maßnahmen zur Steigerung der Arbeitsproduktivität und zur weiteren Verbesserung der materiellen Lage der Arbeiter und Angestellten in der Industrie und im Verkehrswesen« und den darin festgelegten speziellen Maßnahmen »Zur Verbesserung der ärztlichen Betreuung der Arbeiter und Angestellten in den Betrieben der sowjetischen Zone« nicht unterschieden haben. In der Folgezeit wurde Hilgenfeldt mit »Beschluß der Bereinigungkommission der Filmfabrik ... in der 13. Sitzung am 11. 7. 1947 als nur nominelles ehemaliges NSDAP-Mitglied in seiner Stellung belassen, da sonst nichts Belastendes gegen ihn vorlag und keinerlei Bedenken bestanden.« (Betriebsarchiv, Kaderabteilung Nr. 111). »Mit dem 31. 12. 1948 wurde Dr. H. von der SVK übernommen ...«. Am 1. 9. 1948 übernahm er die ihm übertragene Gesamtleitung des Krankenhauses Wolfen (Schriftliche Mitteilung des Betriebsarchivleiters, Herrn M. Gill, vom 11. 1. 1985).

10.
Ein gescheitertes Reformkonzept — Naturheilkunde, »Neue Deutsche Heilkunde« und Laientherapie in der faschistischen Gesundheitspolitik

10.1. Das Verhältnis der Naturheilkunde zur akademischen Medizin in Deutschland vor 1933

Die Bezeichnung Naturheilkunde diente in der deutschsprachigen Medizin als Oberbegriff für die gesamte Bewegung der Laientherapie und Volksheilkunde ebenso wie zur Kennzeichnung der an Naturheilmethoden orientierten Gruppe akademisch ausgebildeter Ärzte. Nach deren eigenem Verständnis betrachteten die ärztlichen Vertreter dieser Bewegung (im folgenden Naturheilärzte genannt) die Naturheilkunde in erster Linie als eine therapeutische Grundstrategie, die diejenigen Reize, welche den menschlichen Organismus im gesunden Zustand lebensfähig erhalten, gezielt für seine Genesung im Krankheitsfalle einsetzt. »Praktisch bedeutet das, daß die Umgebungsreize physikalisch-diätetischer Art, in einer besonderen Anordnung nach Intensität, Menge und Dauer abgestuft, sich zu einem Behandlungssystem vereinigen müssen, welches dem Organismus die Wiedergewinnung seiner inneren Ordnung ermöglicht.«[1] Im Gegensatz zur wissenschaftlich begründeten Medizin, in der Diagnostik und Therapie in einem kausalen Zusammenhang stehen, konzentrierten sich die Naturheilärzte auf unspezifische Reiztherapien ohne differentialdiagnostische Vorleistung, die sich auf natürliche Mittel stützten. Solche Ärzte und Laientherapeuten verstanden sich oft nur als Förderer eines auf natürliche Weise in Gang gesetzten Heilungsprozesses. Durch Diät, Bewegung, Hydrotherapie und Klimaeinflüsse ließen sich gesundheitserhaltende wie auch therapeutische Effekte bei unterschiedlichen Krankheitsbildern erzielen. Eine kausale Therapie mit synthetisch erzeugten Medikamenten oder mittels chirurgischer Eingriffe verstieß gegen dieses therapeutische Grundprinzip. Die wissenschaftliche Legitimierung verbreiteter Naturheilverfahren blieb jedoch jahrzehntelang undurchführbar. Auf diese Weise war eine grundlegende Diskrepanz zur sogenannten Schulmedizin gegeben, die das Verhältnis von wissenschaftlicher Medizin und Naturheilkunde seit Beginn des 19. Jahrhunderts prägte.

In den 30er Jahren des 19. Jahrhunderts waren in Deutschland die ersten naturheilkundlichen Laienvereinigungen entstanden, die sich bewußt gegen die etablierten, von akademisch ausgebildeten Experten vertretenen medizinischen Behandlungsformen wandten. In der Regel wurden sie von populären Laienbehandlern und Autodidakten konzeptionell getragen, die über ihre persönliche Krankheitsgeschichte zur Selbsthilfe veranlaßt worden waren und die Mittel dazu in überkommenen Methoden der Volksheilkunde fanden. Ihre Anhängerschar formierte sich in den frühen industriellen Ballungsgebieten, wo die Konsultation eines Arztes oft ein unlösbares ökonomisches Problem darstellte und sich ein Aufbegehren gegen die Umwandlung traditioneller Lebensformen artikulierte.[2]

Der individualisierende Ansatz des Naturheilkundekonzeptes, verkörpert in dem Leitbegriff der »Selbstheilungskraft«, gewährte der Naturheilkunde von vornherein das Interesse der Proletarier und Kleinbürger, die nach verbliebenen Möglichkeiten einer Selbstbestimmung ihres Daseins suchten. Die therapeutischen Erfolge der Naturheilkunde gewannen ebenso eine Reihe von Ärzten für die Anwendung ausgewählter naturheilkundlicher Verfahren, deren Komplexität das schulmedizinische Repertoire dieser Ärzte weitgehend zurückdrängte. Sie wurden somit bald zu Außenseitern der professionellen Medizin, denen die gesellschaftliche Anerkennung versagt blieb. Schließlich trugen sie in die Naturheilkundebewegung eine permanente Zweiteilung der Ausübenden in Naturheilärzte und Laienbehandler hinein.

Ihren entscheidenden Aufschwung erlebte die Naturheilkundebewegung im Zuge der Industrialisierung Deutschlands und durch den direkten Impuls, den die gesetzlich seit 1871 gesicherte Kurierfreiheit setzte, im letzten Drittel des 19. Jahrhunderts. SCHLEVOGT (1950) weist darauf hin, daß die Naturheilkundebewegung in dieser Zeit eine vorwiegend prophylaktische Orientierung gewann. Diese bewirkte eine inhaltliche Verbindung der Strategien für eine natürliche Heilweise mit denen zur Gestaltung der gesamten Lebensweise (HAUG 1984a), die »volksaufklärerische« Tendenzen zur Folge hatte. In jenen Jahren besaß die Naturheilkundebewegung noch relativ klare politische Konturen – ihre Mitglieder rekrutierten sich zu einem hohen Prozentsatz aus der Sozialdemokratie (ebenda) –, die u. a. in der Forderung zur Durchsetzung der sozialen Gleichheit aller bestanden. Gegen Ende des vergangenen Jahrhunderts vergrößerte sich der Anteil der Mitglieder aus dem Kleinbürgertum erheblich, und eine scheinbar unpolitische, allein auf Veränderungen des individuellen Lebensbereiches gerichtete Grundeinstellung setzte sich durch.[3] Die Naturheilkundevereinigungen entwickelten sich zu Sammelbecken einer kleinbürgerlichen Massenbewegung, die mit Hilfe sozialer und z. T. fortschrittswidriger Reformen eine Milderung der negativen Folgen der kapitalistischen Politik in privater Verantwortung des einzelnen Menschen zu erreichen trachteten. Da diese Bewegung soziale Kräfte mobilisierte und in »unpolitische« Kanäle lenkte, wurde sie gegen den Willen mancher ihrer Anhänger und im Widerspruch zu deren oppositioneller Haltung zu einem stabilisierenden Faktor dieser Ordnung.[4] Diese Inkonsequenz und innere Gegensätzlichkeit fand sich auch in ihrem Verhältnis zur inzwischen naturwissenschaftlich fundierten und außerordentlich erfolgreichen offiziellen Medizin wieder. So traten die Vertreter der Naturheilkunde öffentlich immer als Gegner der Medizin- und Apparateindustrie auf, die in ihren Augen im Sold der sogenannten Schulmedizin stehe, während ihre eigenen Präparate und Hilfsmittel längst industriell erzeugt und vertrieben wurden. In gleicher Weise rangen sie um eine Anerkennung durch die offizielle Medizin, die sie ihrerseits jedoch kompromißlos ablehnten. Gegen Ende des 19. Jahrhunderts entwickelte sich die Naturheilkunde zu einer wichtigen Gegenbewegung zur naturwissenschaftlichen Medizin, die den aus der Homöopathiebewegung stammenden abwertenden Begriff »Schulmedizin« in ihrem Kampf gegen die naturwissenschaftliche Medizin einsetzte (WÖLFING 1974) und popularisierte. Diesen Kampf führten die Vertreter der Naturheilkunde mit aller Schärfe der Polemik, wodurch sich die Fronten zwischen beiden Lagern schnell verhärteten.

In der Weimarer Republik spitzte sich der Konflikt zwischen Naturheilkunde und naturwissenschaftlicher Medizin weiter zu, weil diese der Naturheilkunde auch unter veränderten sozialen Rahmenbedingungen nach wie vor die ersehnte Anerkennung verweigerte. Trotz uneinheitlicher Zielstellungen und differierender Heilverfahren hatte die Naturheilkunde ab 1918 einen erneuten Aufschwung zu verzeichnen, der sich vor allem in der wachsenden Zahl der Laienbehandler und deren Patientenzustrom offenbarte. Das Behandlungsmonopol der Schulmedizin konnte damit nicht nur als gebrochen gelten, die Naturheilkunde geriet nun zu einem ernsthaften Konkurrenten der akademischen Medizin. Die Laienbehandler hatten sich ebenso wie die Standesvertreter der Medizin straff organisiert. Sie besaßen Ausbildungsinstitute und eine Vielzahl von Zeitschriften (KRATZ; KRATZ 1985). Die in Zentral- und Ortsvereine gegliederten Naturheilbünde formierten sich in der Auseinandersetzung mit der Schulmedizin zu einer geschlossenen Front.

Am 19. 1. 1926 erfolgte in Berlin die Gründung des »Reichsausschusses der gemeinnützigen Verbände für Lebens- und Heilreform«. Ihm gehörten »...alle maßgeblichen Verbände der Volksheilkundebewegung an...«,[5] so der »Biochemische Bund Deutschlands«, der »Bund homöopathischer Laienvereine«, der »Deutsche Bund der Vereine für naturgemäße Lebens- und Heilweise«, der »Kneipp-Bund«, der »Bund der Felke-Vereine« und der »Zentralverband für Parität der Heilmethoden«.[6]

Dieser Reichsausschuß stützte sich 1926 auf schätzungsweise 5 Millionen Anhänger.[7] Nach der Umbenennung in den »Reichsausschuß der gemeinnützigen Verbände zur Hebung der Volksgesundheit« im Jahre 1933 zählte er 6—7 Millionen Anhänger,[8] die die Naturheilkunde und die ihr nahestehenden Gruppierungen zu einer bedeutenden sozialen Potenz in der Weimarer Republik werden ließen.

Vorerst auf medizinische Reformen ausgerichtet, ging es Laienbehandlern und Naturbündlern in erster Linie um die Sicherung der Kurierfreiheit, die seit Mitte der 20er Jahre von den etablierten Medizinern gezielt bekämpft wurde, sowie um ein Zurückdrängen der gesetzlichen Krankenversicherungen, die angeblich gegen das von ihnen propagierte Recht auf den eigenen Körper verstießen. Die wenigen approbierten Ärzte, die sich der Naturheilkunde verschrieben hatten, orientierten eher auf eine schrittweise Integration naturheilkundlicher Verfahren in die Schulmedizin, wie sie sich mit dem 1920 an der Berliner Universität errichteten ersten Lehrstuhl für Naturheilkunde und 1924 mit der Schaffung eines solchen Lehrstuhles in Jena anzubahnen schien (KRATZ; KRATZ 1985).[9] Der Kern der Auseinandersetzung zwischen beiden Lagern bestand in der gegensätzlichen Bewertung der sogenannten Vertrauenskrise, die die deutsche Bevölkerung gegenüber der Schulmedizin ausgebildet hätte. Seit Beginn des 20. Jahrhunderts waren in der naturwissenschaftlich fundierten Medizin objektive Krisenanzeichen sichtbar geworden, die sich nach dem ersten Weltkrieg verdichteten und zum Ausbruch einer vielfältig motivierten und von unterschiedlichen Interpretationsweisen bestimmten fachlichen Krisendiskussion beitrugen. Primär als eine Krise des theoretischen Denkens des naturwissenschaftlich geschulten Mediziners von hervorragenden Vertretern des ärztlichen Standes selbst reflektiert, mündete sie in den Versuch ein, das reduktionistische Vorgehen der naturwissenschaftlichen Medizin durch eine funktionelle, konstitutionelle sowie psychologische und personale Betrachtung des medizinischen Gegenstandsfeldes zu ergänzen. Modernere Disziplinen wie biologische Konstitutionsforschung, Sozialmedizin oder Psychotherapie, die integrale Erkenntnisleistungen der Komponenten des Krankseins vollzogen, glaubten, die grundsätzliche Forderung nach einer ganzheitlichen Betrachtung des Individuums für die gesamte Medizin verwirklichen zu können. Auch die Naturheilkunde bot sich als ein Fundament des Umdenkens an, da sie die Einheit von Person und natürlicher Umwelt, krankhaften und normalen Körperfunktionen zu wahren trachtete und eine Alternative zur Technisierung von Diagnose und Therapie und der zunehmenden Spezialisierung des Facharztes darstellte, die das Arzt-Patient-Verhältnis versachlichte.[10] Dieser Aspekt der Beziehung der Naturheilkunde zur Krise der Medizin wurde vorrangig von naturheilkundlich orientierten Ärzten aufgegriffen, die an einer Grenzerweiterung und neuen theoretischen Grundlegung der wissenschaftlichen Medizin interessiert waren. Verantwortungsbewußte Ärzte erkannten außerdem, daß die Naturheilkunde für die Volksgesundheit von Bedeutung war und besonders für die Präventivmedizin zu nutzen sei.

Das Gros der Laienbehandler und Naturbündler bezog sich im Interesse der eigenen Existenz in der Kontroverse mit der Schulmedizin jedoch stärker auf einen anderen Aspekt der Krisenerscheinungen, der den Patienten direkter traf und nachweislich eine Minderung des öffentlichen Ansehens der Schulmedizin bewirkt hatte. In der Schulmedizin herrschte ein Defizit an prophylaktischen und rehabilitativen Möglichkeiten. Sie war geprägt durch eine Kluft zwischen dem erreichten Erkenntnisfortschritt und ihrer praktischen Handlungswirksamkeit. Die Ursachen dafür waren auch im mangelnden Interesse maßgeblicher Vertreter des Monopolkapitals der Weimarer Republik zu suchen, kostenaufwendige Diagnostik- und Therapieprogramme in die medizinische Praxis einzuführen. Deutschland war gezeichnet von Inflation, wirtschaftlicher Not und sozialen Mißständen. Die Gesundheitsschäden, die der Krieg hinterlassen hatte, begannen sich zu potenzieren. Durch den ständig steigenden Arbeitsdruck, die zunehmende Zahl der Unfälle, die Folgen der chronischen Mangelernährung und der unzureichenden Wohnqualität verschlechterte sich der Gesundheitszustand der werktätigen Bevölkerung überdies von Jahr zu Jahr. Die Krankenkassenärzte verfügten weder über die Zeit noch die

Erfahrungen, um bei psychisch alterierten oder chronisch kranken Patienten entsprechende Behandlungen oder -beratungen durchführen zu können. Hinzu kamen Konkurrenz und Lohnkampf zwischen den niedergelassenen Ärzten. Dieser neuartigen sozialen Situation war die Mehrzahl der Mediziner mit ihrer konservativen politischen Haltung und ihren ausgeprägten standespolitischen Absicherungstendenzen keineswegs gewachsen. »Soziale Ursachen von Krankheit und Gebrechen wurden in elitär-sozialbiologistischer Weise individualisiert, Rentenforderungen infolge Kriegseinwirkungen als Rentenneurose diffamiert, den Krankenkassen wurde (von seiten der Ärzte – d. V.) vorgeworfen, ein ›staatliches Sozialrentenum‹ zu züchten und ›die Selbstverantwortung im Menschen‹ abzutöten.« (HAUG 1984a, S. 32).

Diese Bedingungen führten zwangsläufig zu einem Aufblühen des Kurpfuschertums und Heilpraktikerwesens in Deutschland.[11] Die Patienten suchten die Laienbehandler nicht auf, weil ein gravierender Mangel an ärztlicher Versorgung bestand, sondern weil sie sich von den Schulmedizinern als Person nicht angenommen fühlten und keine Anleitung zur Selbsthilfe erwarten konnten. Damit wandten sie sich auch von den wissenschaftlich begründeten Kausaltherapien wie Seruminjektionen, Chemotherapeutika und komplizierten und risikoreichen Operationen ab. E. Liek bezeichnete diese Erscheinung als »...biologisches Vertrauen, das dem oft zu wissenschaftlich und zu kritisch denkenden Arzt fehlt.«[12] Die auf diese Weise thematisierte ethische Pflicht des Arztes, das Vertrauen seiner Patienten zu gewinnen, wurde von Außenseiterärzten wie Liek und Kleinsorge als Argument gegen die Schulmedizin verwandt.[13] Schon für das Jahr 1924 wurde geschätzt, daß rund ein Siebentel der deutschen Bevölkerung Anhänger und damit Nutzer von Naturheilverfahren war.[14] Die Zahl der Laienbehandler stieg, und aufmerksame Beobachter dieser Entwicklung kalkulierten eine hohe Dunkelziffer ein. Vertreter der Laienbewegung neigten dazu, das Ausmaß und die Folge der von ihnen immer wieder bemühten »Vertrauenskrise« zu überschätzen. So sprach K. Blome rückblickend von 75000 Kurpfuschern, die 1933 in Deutschland wirkten.[15]

Die anderen Krisenanzeichen eher ignorierend, fühlten sich die Schulmediziner von der Abwanderung ihrer Patienten aufgeschreckt, der sie vor allem in einer geschlossenen Aktion gegen die Kurierfreiheit entgegentreten zu können meinten. Die im Zusammenhang mit der sozialen Lage der Bevölkerung offensichtlich gewordene Fehlorientierung und partielle Inkompetenz der offiziellen Medizin drang nicht in das Problembewußtsein der Mehrzahl der Ärzte ein und bewirkte demzufolge auch keine Veränderung der inneren Struktur und des Selbstbildes dieser Medizin. Obwohl die Naturheilkundebewegung die von ihr inhaltlich akzentuierte Diskussion über die »Vertrauenskrise« der akademischen Medizin ohne einheitliche Reformvorstellungen führte, konnte sie ihre eigene Position ausbauen und gegenüber der Schulmedizin festigen, indem sie sich ein öffentliches Forum für die Darstellung derjenigen Unzulänglichkeiten der Schulmedizin schuf, die einer gesellschaftlichen Lösung bedurften. Die faschistischen Gesundheitspolitiker wußten ab 1933 sowohl die soziale Potenz der Naturheilkundebewegung als auch ihre fachlich-theoretische Konfrontation mit der Schulmedizin in ihren Dienst zu stellen.

10.2. Der Aufschwung der ärztlichen Naturheilkunde unter der faschistischen Diktatur

Der Ärztestand erfuhr im nationalsozialistischen Regime eine besondere soziale Aufwertung und neuartige politische Rollenzuweisung, die den eindeutigen Zweck verfolgte, jeden Bürger mittels der Person des Arztes, der zu ihm, dem potentiellen Patienten, eine lebensbegleitende Beziehung pflegte, für Einflußnahmen des Staates zur Verfügung zu halten. In der Perfektion dieser Rolle hatte der Arzt solche Einflußnahmen als Stellvertreter des Staates selbst vorzunehmen. Dafür war eine vertrauensvolle Bindung zwischen Arzt und Patient unabdingbar, die sowohl auf der fachlichen Autorität des Arztes als auch auf seiner psychologischen Führungsstärke beruhte, in den Augen der NS-Gesundheitsführung aber verlustig gegangen war. Schon G. Honigmann hielt den Naturheilarzt dafür auserkoren, das erschütterte Vertrauensverhältnis zwischen Arzt und Patient auf der Grundlage traditioneller berufsethischer Werte wiederherstellen zu können.[16] Diese Fähigkeit wurde dem Naturheilarzt von der NS-

Gesundheitsführung nun auch deshalb unterstellt, weil er innerhalb der Medizin als ihr geeignetster Verbündeter erschien.

Im Prozeß der Umstrukturierung des Gesundheitswesens nach den Hauptzielstellungen der faschistischen Wirtschafts- und Sozialpolitik ab 1933 erregte die Naturheilkundebewegung aus zwei Gründen das Interesse der Protagonisten der NS-Gesundheitsführung. Ihre Millionen zählende Anhängerschar bot die einzigartige Gelegenheit, sozialdarwinistische, rassenhygienische und disziplinierende gesundheitserzieherische Forderungen massenpolitisch wirksam zu verbreiten, wenn es gelingen sollte, diese mit anerkannten naturheilkundlichen Anschauungen zu verbinden und durch persönliche Autorität zu vermitteln (Abb. 20). Diese Aufgabe fiel dem Arzt zu. Es ging darum, die bereits ausgeprägte Identifikationsbereitschaft dieses Teiles der Bevölkerung mit gesundheitserzieherischen Maßnahmen für die eigenen Belange nutzen zu können. Zum anderen ermöglichte es das beschriebene Spannungsfeld zwischen Naturheilkunde und Schulmedizin in Ergänzung zur parallel erfolgenden »Gleichschaltung« der ärztlichen Standesorganisationen, eine weltanschauliche Auseinandersetzung innerhalb der Ärzteschaft zu initiieren, die, von entsprechenden Inhalten der faschistischen Ideologie bestimmt, ein politisches Problembewußtsein jedes Mediziners schaffen sollte, als dessen Vorbild die Haltung des Naturheilarztes dienen konnte. Das neue Bewußtsein hatte dabei der gesellschaftlichen Stellung des Arztes, die sich vom »Gewerbe« zur »öffentlichen Aufgabe« gewandelt hatte, adäquat zu sein. Aus dem gegenseitigen Verschmelzen beider Motive ergab sich das wichtigste Prinzip für die formale Eingliederung der Naturheilkunde in das medizinische System. Alle Anhänger der Naturheilkunde hatten sich einer ärztlichen »Gesundheitsführung« zu unterstellen. Der Arzt in seiner besonderen Qualifikation als Naturheilarzt sollte außerdem auf seine Kollegen mit naturwissenschaftlicher Provenienz fachlich instruktiv, beispielgebend und im Sinne der nationalsozialistischen Weltanschauung einwirken.

Des weiteren hatten die faschistischen Gesundheitspolitiker erkannt, daß die »...Naturheilverfahren ... besondere Vorteile für die Praxis und das Krankenhaus...« mit sich brachten. Denn bei den Naturheilverfahren stehen »...Arzt und Kranker in völliger Unabhängigkeit von Apotheken usw...., so daß die Wirtschaftlichkeit als Belastung keine Rolle spielt.«[17] Laienbehandler und Naturheilärzte wurden von der NS-Gesundheitsführung generell schon aus wirtschaftlichen Gründen für die medizinische Grundbetreuung der Bevölkerung akzeptiert.

Zumindest der verbalen Unterstützung faschistischer Führer gewiß,[18] versprachen sich die naturheilärztlichen Vereine nach der erfolgten »politischen Säuberung« (vgl. HAUG 1984a, S. 44–46) eine allgemeine Aufwertung ihrer Tätigkeit und eine Anerkennung ihrer Forderungen. Als der wichtigste Protektor der Naturheilkunde im »Dritten Reich« kann der erste Reichsärzteführer Gerhard Wagner gelten, der vor allem die Arbeitsbedingungen und den sozialen Status naturheilkundlich orientierter Ärzte zu verbessern gedachte. (Abb. 21) Mit seiner Amtsübernahme versprach er die staatliche Anerkennung der Naturheilarztverbände sowie deren zentrale Organisation, eine wissenschaftliche Prüfung bewährter Naturheilverfahren und die Aufhebung der Kurierfreiheit (ebenda). Letztere sollte die paramedizinischen Auswüchse der Naturheilkunde und die Konkurrenz unseriöser Heilpraktiker im Interesse des wissenschaftlichen Ansehens der Naturheilärzte einschränken. Im Oktober 1933 veröffentlichte Wagner im »Deutschen Ärzteblatt« einen Aufruf »An alle Ärzte Deutschlands, die sich mit biologischen Heilverfahren befassen«, der diese zur Bildung einer einheitlichen Dachorganisation veranlassen sollte.[19] Auf diese Initiative Wagners reagierten die Naturheilärzte mit einer Reihe eigener Forderungen (vgl. KRATZ; KRATZ 1985, S. 51), die von der NS-Gesundheitsführung der aktuellen Interessenlage gemäß selektiert wurden und von denen die gewünschte Änderung der Sozialversicherungsgesetze eine deutliche Absage erhielt. Wagner hob hervor: »Wir Nationalsozialisten bejahen die Krankenversicherung, ... Der Zweck der Sozialversicherung ist es, ... eine ausreichende Versorgung im Krankheitsfalle zu leisten.«[20] Mit dem »Gesetz über den Aufbau der Sozialversicherung« vom 5. 7. 1934 wurde endgültig klargestellt, daß die Naturheilkundebewegung keinen Einfluß auf maßgebliche gesundheitspolitische Entscheidungen ausüben konnte. Besondere Unterstützung erfuhren die wenigen fachlichen Ansätze, die auf eine Integration der Naturheilkunde

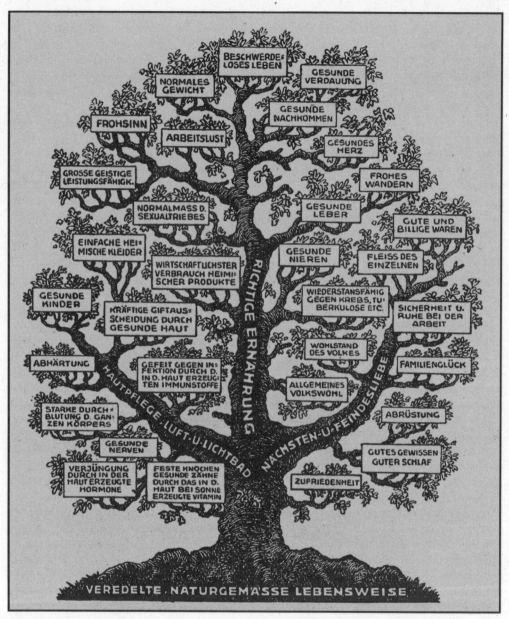

Abb. 20 Populäre Darstellung von Bestandteilen einer trivial aufgefaßten Naturheilkunde zur „richtigen" und „falschen" Lebensweise

Quelle: Bertuch, Th.: Dauernde Gesundheit durch naturgemäße Lebens- und Heilweise. – Graz; Leipzig: L. Stocker Verlag, 1933. – S. 4f.

in die Schulmedizin hindeuteten. So förderte Wagner Karl Kötschau, dessen Jenaer Lehrstuhl nun die Bezeichnung »Lehrstuhl für biologische Medizin« trug. Als relativ erfolgreich erwiesen sich die Aktivitäten, die vom Berliner »Lehrstuhl für naturgemäße Lebens- und Heilweise« ausgingen, von dem 1939 die wissenschaftlich begründete Physiotherapie in Deutschland ihren Anfang nahm. Die nationalsozialistisch ausgerichteten medizinischen Fakultäten integrierten in Jena und Berlin Elemente der Naturheilkunde und führten die Naturheilkunde als Lehrfach in die Universität ein. Damit war ein

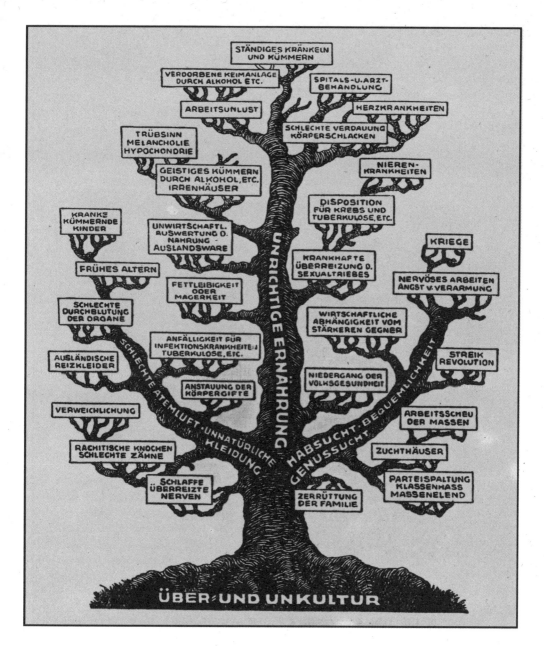

Einbruch in die Schulmedizin gelungen. Von Fall zu Fall mußten nun auch die Krankenkassen Naturheilmethoden als Therapieform der wissenschaftlichen Medizin anerkennen.

Wagner versuchte, der Naturheilkunde an allen Universitäten Anerkennung und weitere Lehrstühle zu verschaffen. 1933 existierte sogar ein Plan der NSDAP, mehrere Hochschulen für Naturheilkunde in Deutschland zu gründen.[21] Eine eigenständige Hochschule für Naturheilkunde eröffnete jedoch nie ihre Pforten. Einige Teilerfolge waren an den Universitäten zu verzeichnen, z. B. konnte neben bereits genannten Lehrstühlen in München »...die erste Professur für Volksgesundheitslehre...« errichtet werden.[22] Bei der Einrichtung weiterer Lehrstühle scheiterte Wagner am Widerstand der Schulmedizin. Dagegen verfügte er eine »Neugestaltung des Studiums der Medizin«. Er ging vor allem

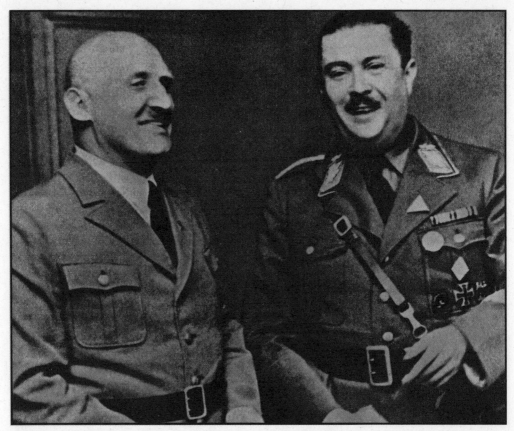

Abb. 21 Reichsärzteführer Dr. Wagner und der radikale Anhänger und Förderer der Naturheilkunde, J. Streicher
Quelle: Volksgesundheitswacht. – (1935) 12. – S. 5

gegen die Spezialfächer vor und verringerte die Pflichtvorlesungen um 30%.[23] Der nun entstandene Freiraum wurde zum Teil für die Neueinführung der Fächer Rassenhygiene und Wehrkunde genutzt, zum Teil aber auch für die Durchführung von Lehrveranstaltungen zu Naturheilverfahren.

Von größerer praktischer Bedeutung erwies sich das Rudolf-Heß-Krankenhaus in Dresden. Am 5. Juni 1934 übernahm H. Jensen die Leitung des Stadtkrankenhauses Johannstadt, das als »Rudolf-Heß-Krankenhaus« zur »ärztlichen Forschungsanstalt für naturgemäße Heilweise« und zur »Fortbildungsstätte für Ärzte« umprofiliert worden war.[24] Es wurde zum Paradeobjekt der Naturheilkunde und ihrer Praxisformen ausgebaut. Wagner wollte der »Neuen Deutschen Heilkunde« mit diesem Krankenhaus vor allem eine empirische Forschungsbasis schaffen, die die »Krise der Medizin« in praxi überwinden helfen sollte.[25]

Die hier gezeigte komplementäre Anwendung naturheilkundlicher und schulmedizinischer Methoden ließ in Ansätzen neuartige praktische Probleme erkennen – z. B. den qualitativen Unterschied zwischen ambulante und stationäre naturheilkundliche Behandlung. Solche Probleme wurden aber nicht systematisch in die Reflexionen über eine naturheilkundlich gestützte Therapie einbezogen.

Bereits in den ersten Jahren der faschistischen Herrschaft wurde versucht, der Naturheilkunde über massenwirksame Ausstellungen die gewünschte Popularität zu verschaffen. Bereits 1933 fand im Hygiene-Museum in Dresden eine erste solche Ausstellung zum Thema »Heilkräfte der Natur« statt (Abb. 22).

Die Naturheilärzte selbst konnten nun erstmals auch in standesärztlichen Publikationsorganen ihre Auffassungen propagieren. Ihr organisatorischer Zusammenschluß verlief jedoch zögernd und ohne

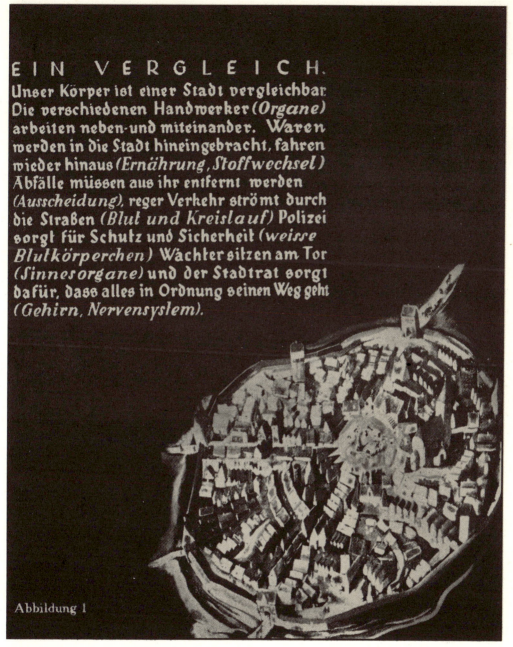

Abb. 22 Einblick in den Katalog dieser Ausstellung
Quelle: Heilkräfte der Natur. – Dresden 1933. – S. 1f.

die innere Fraktionsbildung überwinden zu können. Erst 1934 wurde unter Vorsitz von Oskar Väth der »Deutsche Verband der Ärzte für physikalische und diätetische Therapie« gegründet, der wenig später in den »Reichsverband der Naturärzte« mit dem Charakter einer Dachorganisation umbenannt wurde, ohne diese tatsächlich zu repräsentieren. HAUG (1984a) macht für dessen organisatorische Schwerfälligkeit verantwortlich:

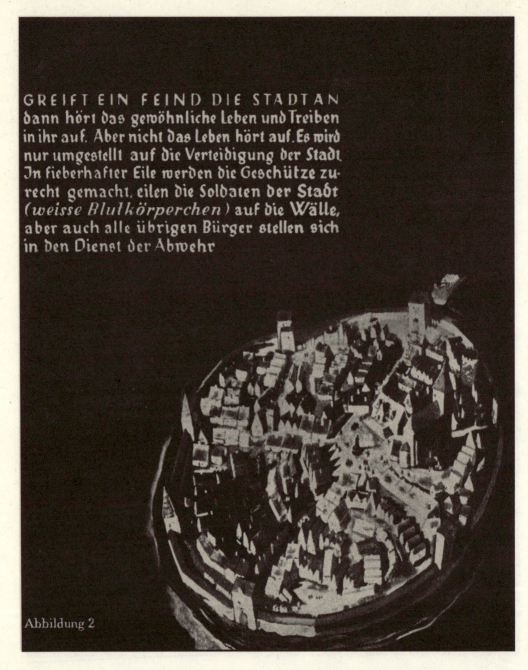

Abbildung 2

»– die Zersplitterung und Monomanie der Naturärzte selbst
– der Widerstand von Schulmedizin, Kassenärzten und Gesundheitsbürokratie
– Differenzen innerhalb nationalsozialistischer Führungskreise
– und schließlich der Widerstand der pharmazeutischen und Geräteindustrie gegen die traditionell arzneilose Naturheilkunde.« (S. 45f.).

Das Ziel der Dachorganisation bestand darin, den Kampf um eine gleichberechtigte Stellung der Naturheilkunde mit dem wissenschaftlich begründeten Therapie aufzunehmen. Die NS-Gesundheitsführung hatte ihre Unterstützung zugesichert. Ein

Beauftragter Wagners erklärte den Naturheilärzten auf einer Tagung des »Verbandes für physikalische und diätetische Behandlung«,[26] daß »...in der künftigen Reichsärzteordnung und -kammer ... biologische Ärzte vertreten sein« werden und daß »damit ... maßgebliche Stellen benannt werden« können.[27] Die Einlösung dieses Versprechens hätte eine standesärztliche Gleichstellung der Naturheilärzte bedeutet.

Die Abwehrfront der Schulmedizin konnte trotz der Bemühungen der NS-Gesundheitsführung keineswegs aufgelöst werden. Ihrer Unentbehrlichkeit in einem auf maximale Arbeitsleistung und Wehrfähigkeit ausgerichteten System gewiß und ebenfalls neue Wirkungssphären in einer effektiven Vorsorgemedizin erkennend, hatte die naturwissenschaftlich fundierte Medizin ihren Widerstand gegen die Naturheilkunde neu formiert. Ihre Vertreter betrieben eine passive Ablehnung mit dem Argument, das wahre Ärzttum hätte von jeher Elemente der Naturheilkunde eingeschlossen, als ein Sonderfach wäre diese unnötig und überbewertet.

Außerdem waren schon wesentliche diagnostische und therapeutische Unsicherheiten der Naturheilärzte in dem beginnenden Effektivitätsvergleich zwischen Naturheilmethoden und denen der Schulmedizin offenbar geworden. Einige Naturheilärzte gestanden diese selbstkritisch ein.[28] Ärzte verschiedener Fachrichtungen wandten sich auf Kongressen und in Fachzeitschriften gegen die medizinischen Mängel der erstarkenden Naturheilkundebewegung. Die Zahl der Schulmediziner, die sich für eine Anerkennung der Naturheilkunde einsetzten, blieb unbedeutend. Nur wenige Mediziner mit berühmten Namen wie Ferdinand Sauerbruch oder August Bier hatten für ihren individuellen Wirkungsbereich bestimmte Anwendungsformen der Naturheilmethoden geschaffen. Es zeichnete sich immer deutlicher ab, daß eine Annäherung der unterschiedlichen Positionen nur durch einen zentral gesteuerten Akt der NS-Gesundheitsführung möglich sein würde.

Nachdem einige Naturheilärzte bis zum Jahre 1935 in der Zeitschrift »Hippokrates« ein klares Bekenntnis zur Rassen- und Eliteideologie des faschistischen Regimes abgegeben hatten (u. a. indem sie das von der Naturheilkundebewegung traditionell geforderte Recht des einzelnen auf den eigenen Körper zum Recht der Volksgemeinschaft auf den Körper des einzelnen umwandelten und ihrerseits dem von der NS-Gesundheitsführung geplanten Übergewicht einer Präventivmedizin eine naturheilkundliche Begründung zu geben versuchten), unternahm Wagner den entscheidenden Vorstoß zur Vereinigung der naturheilkundlich interessierten Ärzte. Die schon im Dezember 1933 als Resonanz auf den erwähnten Aufruf Wagners angekündigte Gründung einer Reichsarbeitsgemeinschaft wurde in die Tat umgesetzt. Nach sorgfältiger Überprüfung der in Frage kommenden Verbände durch entsprechende Gremien der NSDAP (KRATZ; KRATZ 1985) proklamierte Wagner am 25. 5. 1935 in Nürnberg die »Reichsarbeitsgemeinschaft für eine Neue Deutsche Heilkunde«. Zu dieser Zeit fand in Nürnberg die erste Reichstagung der »Deutschen Volksheilbewegung« statt,[29] die von der Ausstellung »Volksheilkunde aus Blut und Boden« umrahmt wurde.

Der Reformbegriff der NS-Gesundheitsführung, die »Neue Deutsche Heilkunde«, deren allgemeine Zielstellung seit Beginn der Hitler-Diktatur propagiert worden ist, konnte auf diese Weise auch organisatorisch mit der Naturheilkunde verknüpft werden. Zum Leiter der Reichsarbeitsgemeinschaft avancierte der Inhaber des Jenaer Lehrstuhls Karl Kötschau, zu ihrem Geschäftsführer wurde Oskar Väth ernannt. Beide hatten bereits exponierte Stellungen in der deutschen Naturheilkundebewegung inne.

»Die Reichsarbeitsgemeinschaft ist der Einteilung der NSDAP entsprechend in 32 Gaue mit je einem Gaubeauftragten eingeteilt.« Folgende Vereine und ärztliche Gesellschaften waren Gründungsmitglieder der Reichsarbeitsgemeinschaft:
1. Die »Deutsche allgemeine ärztliche Gesellschaft für Psychotherapie«,
2. Die »Deutsche Gesellschaft für Bäder- und Klimakunde«,
3. Der »Deutsche Zentralverein homöopathischer Ärzte«,
4. Der »Kneippärztebund«,
5. Der »Reichsverband der Naturärzte«,
6. Der »Verband der Ärzte für physikalische und diätetische Behandlung«,
7. Der »Reichsverband Deutscher Privatkrankenanstalten«,
8. Der »Verband für biologische dynamische Heilweise«.[30]

Außer den unter 1., 3. und 7. genannten Vereinigungen, die sich der Naturheilkunde wesensverwandt fühlten und diese als eine weitere Form für eine komplementäre Ergänzung der Schulmedizin betrachteten, handelte es sich um reine Naturärztevereinigungen, die in dieser Reichsarbeitsgemeinschaft eine Chance sahen, von einer günstigeren Plattform aus mit der Schulmedizin in Kontakt treten zu können. Offizielles Publikationsorgan der Reichsarbeitsgemeinschaft wurde die Zeitschrift »Hippokrates«.

In Grundsatzreferaten verkündeten Wagner, Kötschau und Väth die Zielstellung der Reichsarbeitsgemeinschaft — die Verwirklichung der »Neuen Deutschen Heilkunde« durch die gesamte Ärzteschaft. Dabei ging es ihnen um die gleichberechtigte Anerkennung der Naturheilkunde als Lehr- und Prüfungsfach der zu schaffenden »Neuen Deutschen Heilkunde«. Ihr Fundament sollte die nationalsozialistische Weltanschauung bilden, die eine Synthese der naturheilkundlichen Ganzheitsauffassung von Geist, Körper und biologischer Umwelt mit bewährten naturwissenschaftlichen Vorgehensweisen der Schulmedizin auf der Grundlage einer konsequenten biologischen Betrachtungsweise des Individuums im kranken und gesunden Zustand erlauben würde. »Dabei denken wir keineswegs daran, etwa die Schulmedizin abzulehnen oder auf die technischen Errungenschaften, die sie uns errungen hat, zu verzichten.«[31] Wagner ließ des weiteren keinen Zweifel daran, daß die führende Stellung der naturwissenschaftlichen Medizin als unerschütterlich galt, der Vorwurf ihrer Krisenhaftigkeit nur bedingt erhoben werden könne und ein Durchdringen der naturwissenschaftlichen Medizin mit nationalsozialistischem Gedankengut (Primat der Rassenhygiene und der Volksgemeinschaft) diese zum Dienste für den Staat in höchstem Maße tauglich machen würde. Eine solche weltanschauliche Implikation würde eine naturheilkundliche Sicht der Medizin von sich aus erbringen. Das zentrale Moment der »Neuen Deutschen Heilkunde« wurde in der konkreten Person des Arztes gesehen, auf dessen Bereitschaft und Fähigkeit zur Verwirklichung der geforderten Haltung gegenüber dem Patienten es ankam. Er allein konnte den »neuen Arzttyp« tätig realisieren.

Mit der Formierung der »Neuen Deutschen Heilkunde« verfolgte die NS-Gesundheitsführung auch pragmatische Zwecke. Der Leiter der gleichzeitig in Nürnberg gegründeten »Reichsarbeitsgemeinschaft der Verbände für naturgemäße Lebens- und Heilweise«, Georg Wegener, führte dazu aus: »Der Zusammenschluß« solle »verhüten, daß Vertreter einzelner Richtungen unter den biologischen Ärzten und Heilpraktikern aus der Reihe tanzen und ihr Verfahren als das alleinig seeligmachende bezeichnen, während sie zugleich jedes andere herabsetzen.«[32] (Abb. 23). So wurde die Diskussion um das Impfgesetz von der »Reichsarbeitsgemeinschaft für eine Neue Deutsche Heilkunde« unterbunden. Der gesetzlich geregelte Impfzwang war für die faschistischen Gesundheitspolitiker unabdingbar und dokumentierte, mit welcher Selbstverständlichkeit die Leistungskraft der naturwissenschaftlichen Medizin zur Aufrechterhaltung der gesellschaftlichen Ordnung benutzt wurde.

Die NS-Gesundheitsführung beabsichtigte eine effiziente funktionale Verbindung von Naturheilkunde und Schulmedizin zu schaffen, dabei Geeignetes aus beiden Lagern für ihre Belange nutzend (nach Wagner »...jede Wirkungsmöglichkeit ausschöpfend...«[33]) und mit einer wechselseitigen Disziplinierung beider Gruppen, wobei gerade die fachlich-methodische Disziplinierung der Naturheilärzte als eine interne Aufgabe der »Reichsarbeitsgemeinschaft für eine Neue Deutsche Heilkunde« betrachtet wurde. Es galt, die Dogmatiker in beiden Lagern zurückzudrängen. HAUG (1984a) sieht folgende inhaltliche Elemente dieser Reichsarbeitsgemeinschaft gegeben: »... die Überwindung der Vertrauenskrise in der Medizin durch den Glauben an die NS-Ideologie, die Schaffung eines neuen nationalsozialistischen Arztes und einer neuen Deutschen Heilkunde, die Schulmedizin und Naturheilkunde im Sinne einer biologistisch-volksgemeinschaftlich ausgerichteten präventiven Leistungsmedizin volksnah synthetisieren und in die ärztliche Ausbildung einbringen sollte.« (S. 57).

Das Programm der Reichsarbeitsgemeinschaft stellte für die Schulmedizin eine Herausforderung dar. Eine wissenschaftlich fundierte Diskussion um Vor- und Nachteile der Naturheilkundeverfahren für die Schulmedizin wurde ebenso wie eine Auseinandersetzung mit den rassenhygienischen und leistungsorientierten Forderungen der »Neuen Deutschen Heilkunde« von der Pressezensur verhindert. Die Reichsarbeitsgemeinschaft stand somit

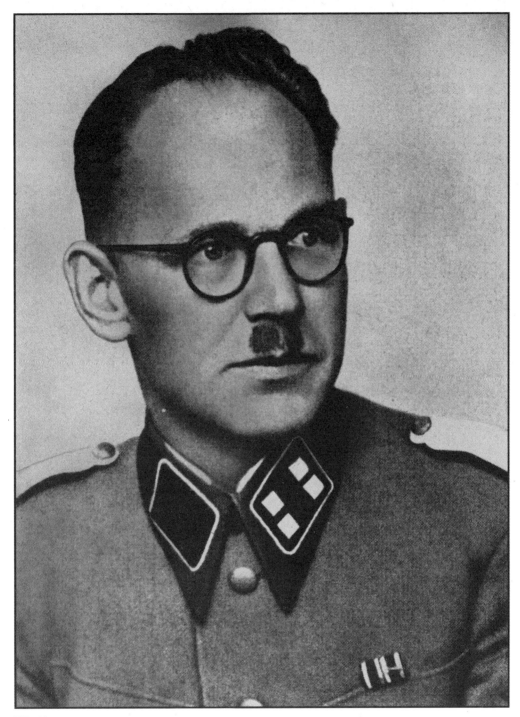

Abb. 23 G. Wegener
Quelle: Natur und Gesundheit. — 1–4 (1940–1944). — S. 3

außerhalb jeder offiziellen und direkten sachlichen Kritik der deutschen Ärzte. Dennoch trat deren ablehnende Position in den nächsten Jahren immer deutlicher hervor.

Darüber konnte auch die 1936 in Wiesbaden während der ersten Reichstagung der Reichsarbeitsgemeinschaft mit der Gesellschaft für innere Medizin abgehaltene Gemeinschaftstagung nicht hinwegtäuschen. Es sollte die einzige dieser Art im »Dritten Reich« bleiben. Ihr Zustandekommen war Wagners Autorität und einer bedingten Interessengleichheit seitens der Internisten zu danken, die aus dem Lager der Schulmedizin noch am ehesten die formale Idee der Ganzheitsmedizin förderten. Auf dieser Tagung bekundeten die Naturheilärzte ihre Kompromißbereitschaft zur Übernahme moderner wissenschaftlicher Diagnosemethoden. Die Schulmedizin war nur zu dem Zugeständnis einer wissenschaftlichen Überprüfung bestimmter Naturheilverfahren bereit, die damit auf ihr eigenes Niveau gehoben werden sollten (vgl. KRATZ; KRATZ 1985, S. 105), verbunden mit einer nochmaligen Abwehr ihrer angeblichen fachlichen Krisensituation. Diese Tagung diente ebenfalls als Forum für eine Bestimmung des Wesens des »deutschen Volksarztes«, die den praktischen Arzt innerhalb seines Standes allgemein aufzuwerten versprach, da gerade er für eine breite Anwendung und Vermittlung naturheilkundlicher Verfahren zuständig gemacht wurde. Wagner ging auch in den folgenden Jahren davon aus, über die praktischen Ärzte eine Brücke zwischen Naturheilkunde und Schulmedizin schlagen zu können. Er verlangte vom Hausarzt, der zumeist praktischer Arzt war, daß er »... seinen Patienten nicht nur Heiler sein« soll im Krankheitsfalle, sondern auch »Führer, Berater und Freund in gesunden Tagen«, vor allem aber müsse er auch in den Methoden der Naturheilkunde Bescheid wissen.[34]

In der Satzung der Reichsarbeitsgemeinschaft war deren spätere Eingliederung in die Reichsärztekammer sowie ein Auflösungsmodus durch Mehrheitsbeschluß der Mitglieder verankert.[35] Im Januar 1937 wurde in der Zeitschrift »Hippokrates« die auf Anweisung Wagners erfolgte Auflösung der »Reichsarbeitsgemeinschaft für eine Neue Deutsche Heilkunde« verkündet.[36] Die statutenwidrige und völlig überraschende Auflösung — Wagner hatte in Wiesbaden noch von dem langen Weg gesprochen, der der Reichsarbeitsgemeinschaft bevorstehe — wurde dabei mit dem Inkrafttreten der Reichsärzteordnung begründet. Da keine Archivunterlagen über die Reichsarbeitsgemeinschaft mehr auffindbar sind (HAUG 1984a, b), können über die wahren Gründe dieser Aktion nur Hypothesen vertreten werden. Einige Naturheilärzte machten später dafür die Sektenbildung in den eigenen Reihen verantwortlich (KRATZ; KRATZ 1985). Die entscheidende Rolle dürfte der von Hitler verabschiedete Autarkieplan der faschistischen Wirtschaft gespielt haben, der der Schulmedizin in der militärischen und wissenschaftlichen Kriegsvorbereitung Schlüsselstellen einräumte und sie aus ihrer zeitweiligen »ideologischen Defensive« (HAUG 1984b) entließ. In ihrem Aufwind verstärkte sich die traditionelle Ablehnung der Naturheilkunde durch die Krankenkassen, die pharmazeutische Industrie und die Nahrungs- und Genußmittelindustrie, die eine Lobby im NS-Parteiapparat besaßen.

Der wachsenden Bedeutung der naturwissenschaftlich fundierten Medizin wurde auch mit einer weiteren staatlichen Maßnahme Rechnung getragen, die eine unkontrollierte Entfaltung der Laientherapie verhindern sollte. Der Weg zu einer »Neuen Deutschen Heilkunde« war von Wagner schon immer an eine Einschränkung der Kurierfreiheit geknüpft worden. Eine solche erweise sich dann gegenüber der Naturheilkunde als gerechtfertigt, »... wenn die ärztliche Kunst durch die natürliche Heilweise erweitert und wenn es dem deutschen Arzt zur Pflicht gemacht wird, sich führend der Laienbewegung anzunehmen...«.[37] In einer Art Handel wurde hier von der Schulmedizin für die teilweise Aufhebung der Kurierfreiheit eine Gegenleistung gefordert, die den offiziellen Stellenwert der Naturheilkunde festigen konnte. Das sogenannte »Heilpraktikergesetz« wurde am 18. 2. 1939 verabschiedet und hob das Recht auf freie Heilkunde in Deutschland auf. Der große Zeitraum zwischen der Auflösung der Reichsarbeitsgemeinschaft und der endgültigen Begrenzung der Tätigkeit der Laientherapeuten läßt auf einen innerparteilichen Disput über die Rolle der Naturheilkunde schließen. Beide Entscheidungen fielen jedoch zugunsten der Schulmedizin aus. Den Heilpraktikern versprach man als Alternative den Titel »Arzt für Naturheilkunde«, der unter bestimmten Bedingungen ohne Hochschulabschluß zuerkannt werden sollte.[38] Dieses Versprechen geriet angesichts der dann einsetzenden Kriegsbedingungen zu einer Fiktion.

Obwohl der aktivistische Tenor innerhalb der ärztlichen Naturheilkundebewegung abklang und sie seit 1937 reale Entwicklungsrückschläge zu verzeichnen hatte, waren einige Naturheilmethoden wie z. B. »Diät, Leibesübung, Massage«[39] relativ problemlos und aus pragmatischen Gründen in die tägliche ärztliche Praxis eingegangen. Wagner und seine Anhänger gaben ihr Konzept der Synthese von Naturheilkunde und Schulmedizin schon aus ideologischen Absichten nicht auf und fanden Mittel und Wege, es weiterhin als tragfähig darzustellen und zu popularisieren. In den städtischen Krankenhäusern waren nur vereinzelt Naturheilabteilungen nach dem Vorbild des Rudolf-Heß-Krankenhauses eingerichtet worden, so in Eilenburg, Köln, Leipzig und im Rudolf-Virchow-Krankenhaus in Berlin. Wagners entscheidender Erfolg blieb deshalb das Rudolf-Heß-Krankenhaus, das vor allem über seine gut organisierten Weiterbildungsaktivitäten eine praktische Resonanz auf die Naturheilkunde in der deutschen Ärzteschaft erzielen konnte. HAUG (1984b) hebt hervor, daß bei der versuchten »...Integration naturheilkundlicher Auffassungen und Methoden in die Gesamtmedizin ... solche Elemente bevorzugt wurden, die zu einer Verbilligung der Medizin beitrugen oder im Sinne der angestrebten Gesundheitspflicht funktionalisierbar waren. Daher war die klassische, weitgehend arzneilose Naturheilkunde im Anschluß an PRIESSNITZ oder KNEIPP besser gelitten als spezifische arzneiliche Methoden wie Homöopathie oder Biochemie nach SCHÜSSLER.« (S. 124).

Wagners Tod im März 1939 bedeutete für die ins Abseits gedrängte ärztliche Naturheilkunde einen weiteren Verlust schon errungen geglaubter Positionen. Der am 22. 4. 1939 zum Reichsgesundheitsführer ernannte Leonardo Conti, in dessen Händen sich die Macht im NS-Gesundheitswesen konzentrierte, stand der Naturheilkunde skeptischer gegenüber. Er löste kurz nach seinem Amtsantritt den »Verband der Naturärzte« und den »Kneippärztebund« auf. Die neue Führungsgruppe um Conti sah sich vor eine schwierige soziale und politische Aufgabe gestellt. Auf Grund der Reduzierung der Heilpraktiker, der Vertreibung der jüdischen Ärzte und der Tatsache, daß 1939 ungefähr »...ein Drittel der in Deutschland praktizierenden Ärzte in der Armee...« tätig waren,[40] kam es zwangsläufig zu einer qualitativen und quantitativen Minderversorgung der deutschen Bevölkerung. Der Beginn des zweiten Weltkrieges verschärfte diese Situation. Das Gesundheitswesen hatte sich voll und ganz der Kriegspolitik unterzuordnen, die ihm Eigeninitiative und Flexibilität bei der Erschließung aller Kraftreserven des Volkes diktierte und dabei seine materiellen Grundlagen immer mehr beschnitt. Die Naturheilkunde hatte von jeher auf brach liegende Reserven bei der Erhaltung der Volksgesundheit aufmerksam gemacht. So mußte Conti 1942 feststellen, »...daß die Gesundheitserziehung des einzelnen Menschen noch völlig vernachlässigt ist.«[41] Aus diesen wiederum pragmatischen Gründen und aus seinen weltanschaulichen Verpflichtungen gegenüber dem Konzept der »Neuen Deutschen Heilkunde« heraus mußte auch Conti der ärztlichen Naturheilkunde eine bestimmte Wirkungssphäre einräumen. In einem ersten Ansatz erteilte er dem Naturheilarzt E. G. Schenck den Auftrag, eine neue ärztliche Vereinigung für naturgemäße Heilmethoden zu gründen.[42] Darüber hinaus widmete Conti seine Aufmerksamkeit der naturheilkundlichen Laienbewegung.

Unter Betonung ihres vorrangig wissenschaftlichen Anliegens gründete Schenck im Juni 1939 zusammen mit Kötschau die »Wissenschaftliche Gesellschaft für naturgemäße Lebens- und Heilweise«.[43] Diese Gesellschaft sah sich in der Tradition der »Reichsarbeitsgemeinschaft für eine Neue Deutsche Heilkunde«, erhielt aber dennoch eine andere Akzentuierung. »Der neue Block zielbewußter Ärzte diene der Idee, den Gesundheitswillen zu pflegen und zu fördern, die Leistungsfähigkeit zu heben und die gesundheitliche Kraft zu stärken«.[44] Schenck stellte deshalb eine tiefere theoretische Auseinandersetzung mit der Schulmedizin vorläufig sogar zurück (KRATZ; KRATZ 1985). Wenige Monate nach ihrer Gründung wurde diese Gesellschaft für die Dauer des Krieges aufgelöst, ohne im Sinne ihrer Zielstellung wirksam geworden zu sein. Die NS-Gesundheitsführung hatte an der organisierten ärztlichen Naturheilkundebewegung kein Interesse mehr.

Die Kriegsbedingungen drängten ebenso die Diskussion um die »Neue Deutsche Heilkunde« zurück. Sie wurde nur noch vereinzelt von Ärzten und staatlichen Institutionen geführt, die sie zur ideellen

Unterstützung der kriegswichtig gewordenen Volksheilkundebewegung nutzen wollten oder sie in perspektivische Überlegungen zur weiteren Strukturierung des faschistischen Staatsapparates einbezogen, solange sie an dessen Zukunft glaubten. Für die Mehrzahl der noch in Deutschland verbliebenen Ärzte war die Diskussion bedeutungslos geworden. Sie waren »...im Kriegseinsatz bis zum Höchstmaß eingesetzt und eingespannt und ... oft nicht in der Lage«, ihre Aufgaben zu ihrer „eigenen Zufriedenheit, wie zu der der Gemeinschaft durchzuführen."[45] Des weiteren wurde von der NSDAP im dritten Kriegsjahr eine einheitlich ausgerichtete »Innere Front« angestrebt. In dieser störte jegliche Konfrontation gesellschaftlicher Gruppierungen. Das Krisenargument der Naturheilkunde wurde endgültig unbrauchbar und daher vollständig ausgeräumt. Die Stellung der naturwissenschaftlich fundierten Medizin war durch ihren Kriegseinsatz, der ihre auf materielle Prozesse reduzierte Verwertbarkeit hervortreten ließ, unerschütterlich geworden. Führende faschistische Gesundheitspolitiker verwiesen immer häufiger auf die Wichtigkeit des wissenschaftlichen Charakters der Medizin: »Wahres Arzttum ... wird immer die exakte Wissenschaft und Forschung bleiben.«[46] Mit der Verkündung des »totalen Krieges« kann das Konzept der „Neuen Deutschen Heilkunde" als gescheitert betrachtet werden. Es verkümmerte zu einem propagandistischen Wunschbild ohne jegliche theoretische und praktische Substanz.

10.3. Der programmatische Stellenwert der Naturheilkunde im Konzept der »Neuen Deutschen Heilkunde«

Die Strategie der NS-Gesundheitsführung war darauf ausgerichtet, den planmäßigen und der Ausbeutungsverschärfung dienenden Sozialabbau des Staates mit einer gleichzeitigen Leistungssteigerung der Bevölkerung in den für die Kriegsvorbereitung und dessen Realisierung wichtigen Gebieten zu vereinen. Die medizinische Grundversorgung der Bevölkerung hatte möglichst rentabel zu sein, sollte aber den allgemeinen Gesundheitszustand des Bürgers dennoch so anheben, daß dessen Qualität die maximale Verwertung der Arbeits- und Wehrfähigkeit des einzelnen durch das faschistische Herrschaftssystem garantierte. Diese in sich widersprüchliche Orientierung eines komplexen sozialen Gefüges brachte eine vordergründige Konzentration auf diejenigen Teilaspekte medizinischer Betreuung mit sich, die im Sinne der Verhütung von Krankheiten und der Inanspruchnahme der Selbstverantwortung der Person für ihren körperlichen Zustand staatliche Instanzen entlasten und deren finanziellen Aufwand minimieren konnten. Im Mittelpunkt der NS-Gesundheitspolitik stand deshalb die Vorbeugung im Rahmen einer neu zu strukturierenden Präventivmedizin.

Der Präventivmedizin kam eine Schlüsselstellung zu, weil sie den Weg ebnete, um »...zu einer Synthese zwischen Mensch, Arbeit und Leistung zu kommen.«[47] Mit dieser Intention wandelte sich auch die ethische Bewertung der Lebensqualitäten »krank« und »gesund«. Kranksein wurde als Ergebnis des Versäumnisses angesehen, den Körper aus eigenem Vermögen gesund zu erhalten, d. h. der Pflicht zum »Gesundheitswillen« nachzukommen. Es wurde als ein subjektives Fehlverhalten interpretiert, für das der einzelne Bürger von der Gemeinschaft zur Verantwortung gezogen werden sollte. Gesundheit erhielt auch in der Medizin einen weltanschaulichen Bedeutungszuwachs und wurde über das Verhältnis des Individuums zur Gemeinschaft definiert. Nur der sei gesund, »...wer in seiner Stellung, in der Gemeinschaft und für sie leistet, was ihm aufgetragen ist, wer in Mühe und Arbeit seine Pflicht erfüllt.«[48] Ihr Besitz gab eine Lebensperspektive in der Interessenidentität von Staat und »Volksgenosse« vor, deren Pflege die »wahre Aufgabe« des Arztes darstelle, da sie die Kraft des gesamten Volkes stärke. »Die Blickwende des ärztlichen Standes vom Kranken weg zum Gesunden hin, das ist das große Ziel ärztlicher Lebenslehre.«[49] Die Konsequenzen dieser Umorientierung formulierte Kötschau in aller Deutlichkeit: »Die Sorge des neuen Staates gilt erstens der Erbgesundheit, zweitens der Hochleistungsfähigkeit des Volkes. Der ... Kranke und Schwache rückt dadurch in die zweite Linie.«[50] In dem von Vertretern der NS-Gesundheitsführung propagierten Konzept einer »Neuen Deutschen Heilkunde«[51] waren sowohl die Leitlinien der neuen Rolle des Arztes gegenüber dem Patienten (die eine fordernd-reglementierende sein sollte) als auch geeignete Mittel und Wege dafür abgesteckt, »...den Deutschen zu Höchstleistungen auf dem Gebiet der Arbeit, der Wehrtüchtigkeit und der Fortpflanzung...« zu führen (HAUG 1982, S. 98). Solche Mittel und Wege wurden vor allem in einer Synthese zwischen Naturheilkunde und Schulmedizin gesehen, die deshalb zum eigentlichen Anliegen der »Neuen Deutschen Heilkunde« deklariert wurde. Hinter dieser Synthese sich scheinbar ergänzender Heilweisen stand jedoch die klare politische Absicht, eine administrativ verordnete Prophylaxe im deutschen Gesundheitswesen durchzusetzen.

Wieso barg gerade die Naturheilkunde bestimmte erzieherische, ökonomische und auch weltanschauliche Potenzen in sich, die die »Gesundheitsführer« des NS-Regimes für ihre Zwecke als hilfreich, ja sogar unabdingbar ansehen konnten? Gewisse Analogien zum Vokabular der faschistischen Ideologie lagen auf der Hand. Sie waren in der Betonung der biologischen Grundlagen des Lebens, der charakterlichen Besonderheiten des »nordischen« Menschen sowie der Einheit von Mensch und Natur gegeben, die eine autarke Lebensweise eines Volkes ermöglichen könne und gegen Eingriffe wie künstliche Geburtenregelung oder sozialen Schutz biologisch Geschädigter sprach.

Karl Kötschau formulierte darüber hinaus den entscheidenden inneren und gegenständlichen Zusammenhang zwischen der Naturheilkunde und den Zielen faschistischer Gesundheitspolitik: »Kerngesund, hochleistungsfähig und auslesefähig ist nur der, der am besten an die Natur angepaßt ist.«[52] Die naturgemäße Lebensweise wurde also einerseits zu einem objektiven Auslesekriterium für den gewünschten »Menschentyp« erhoben. Andererseits basiert die Wirkung von Naturheilverfahren, die immer auch in ein Rahmenkonzept gesundheitserhaltender und leistungssteigernder Lebensregeln eingebettet sind, auf einer subjektiven Vorsatzbildung des Patienten, seine Gesundheit aus eigener Kraft zu befördern. Gesundheit als die Quelle der Leistung, die durch persönliches Bemühen ergiebig erhalten werden kann, war für die Naturheilkunde ein Lebenswert an sich, für den es keine Entfaltungsbeschränkungen gab. Denn es ist »...für jeden (Anhänger der Naturheilkunde – d. V.) eine selbstverständliche Pflicht, Körper, Seele und Geist so gesund und leistungsfähig zu erhalten, als es nur irgendwie möglich ist.«[53] An diesen inneren Voraussetzungen naturheilkundlicher Lebensregeln wollte die NS-Gesundheitsführung wie an einem Mechanismus ansetzen, um individuelle Leistungsreserven über die Kompetenzen der Schulmedizin hinaus mobilisieren zu können. Die »Neue Deutsche Heilkunde« war deshalb grundsätzlich als eine »Grenzerweiterung« der Schulmedizin geplant, die sich handlungswirksam in einem neuen Sendungsbewußtsein des Arztes niederschlagen sollte. Die Anwendung naturheilkundlicher Methoden, die in der Lebensgestaltung des Patienten fußten, ließ die Idee aufkeimen, die medizinische Therapie auf diese Weise organisch mit der propagierten Vorbeugung verbinden zu können, wodurch der Weg zu einer »Billigmedizin« offenstehen würde.

In den medizinischen Fachrichtungen kam es hin und wieder zu Versuchen, gewisse naturheilkundliche Grundsätze zu integrieren und die Prinzipien einer »Neuen Deutschen Heilkunde« aus der eigenen Fachspezifik heraus zu begründen. Als ein solches Beispiel kann die Arbeit des Zahnmediziners Heinrich angesehen werden, der eine Verbindung von Prinzipien der Naturheilkunde und zahnheilkundlicher Therapie und Prophylaxe anstrebte. So leitete er die Notwendigkeit, die Kariesdisposition als Störung des ganzheitlichen Organismus zu bekämpfen und nicht nur das lokale Symptom mit einer rein technischen Hilfeleistung zu beseitigen, aus der naturheilkundlich gestützten Auffassung des Zusammenwirkens aller Körperfunktionen ab.[54] Die naturheilkundliche Ernährungslehre betrachtete er im obigen Sinne als eines der wichtigsten Gebiete für eine wirksame Prophylaxe in der Zahnheilkunde.

Die maßgebenden Naturheilärzte besaßen für die Affinität ihrer Anschauungen zu einigen Bereichen der faschistischen Ideologie ein sensibles Gespür und wußten sie geschickt umzusetzen und zu vertiefen. Sie verwiesen auf die psychagogischen Elemente naturheilkundlicher Heilweisen, die einen Menschen, der sich auf dem »richtigen Weg« befinde, zu einer ständigen Selbstdisziplinierung ohne äußeren Zwang anregen würden. Denn unsere Zeit brauche nicht den ferngesteuerten Maschinenmenschen, sondern den selbststeuernden Menschen, der aus einer gesunden Natur seine Eigenkräfte schult, hob Kötschau hervor.[55] Alfred Brauchle vervollständigte diese Idealvorstellung einer kostenfreien individuellen Vorsorge im faschistischen Staat durch eine weitere Komponente. Als psychotherapeutisch geschulter Arzt wußte er um das Geheimnis der Selbststeuerungsmöglichkeiten des Sympathicus, der seelische Heilwirkungen vermitteln kann, die von funktionellen Störungen auch bis zu organischen Schädigungen vordringen und diese auf »natürliche Weise«, d. h. mit den Eigenkräften des Organismus, umzugestalten vermögen.[56] Genau in diesem Sinne war die Forderung der Verfechter der »Neuen Deutschen Heilkunde« zu verstehen, wieder eine »Leib-Seele-Geist-Einheit« in die Therapie einkehren zu lassen, die insbesondere die ärztlichen Psychotherapeuten ab 1933 zu Hoffnungen berechtigte, ihr Fach werde unter dem Banner der »Neuen Deutschen Heilkunde« eine allgemeine Aufwertung erfahren (vgl. Kap. 11).

Aber nicht nur die Nutzbarkeit von Elementen der Naturheilkunde für die Prophylaxe begründete die programmatische Bedeutung der Naturheilkunde für das Konzept einer »Neuen Deutschen Heilkunde«. Ihre damit vorhandene medizin-strategische Eignung wurde von bestimmten weltanschaulichen Implikationen ergänzt und erst in dieser Qualität zu einem sanktionierten Fundament der »Neuen Deutschen Heilkunde«. Das soll an zwei Beispielen demonstriert werden.

1. Der Begriff »biologisch« wurde häufig synonym für eine naturgemäße Behandlung gebraucht, weil er in der faschistischen Ideologie auch die Funktion besaß, soziale und psychologische Prozesse ihrer Eigenqualität zu berauben. Die Naturheilkunde schien dieses Vorgehen zu legitimieren, da in ihren Aussagen der Begriff »natürlich« die sozialen und psychologischen Prozesse des individuellen Lebensvollzuges wie selbstverständlich mitumfaßte. Über ihre damit ursprünglich verfolgte Absicht, die natürliche Einheit aller qualitativ unterschiedlichen Lebensprozesse darzustellen, setzte man sich nun in der Gleichstellung von »natürlich« und »biologisch« hinweg.[57] Nicht zuletzt konnte auf diese Weise die Rassenideologie relativ widerspruchsfrei in naturheilkundliche Argumentationen integriert werden.[58] (Abb. 24)

2. Das Konzept der »Neuen Deutschen Heilkunde« sollte vorrangig dazu dienen, die deutsche Ärzteschaft für die Ziele der faschistischen Bevölkerungspolitik zu gewinnen. Die von der Naturheilkundebewegung forcierte Krisendiskussion der Schulmedizin wurde dafür solange herangezogen, wie sie eine disziplinierende Polemik gegen die Schulmedizin erlaubte, für die hier ein Paradefall ausgewählt wurde: »›Schulmedizin‹ beinhaltet nach der negativen Seite hin: Liberalismus, Individualismus, mechanisch-materialistisches Denken, jüdisch-kommunistische Menschheits-Ideologie, Abkehr vom Natürlich−Urtümlichen und Gottgewollten, Vernachlässigung von Rasse und Erbmasse, Überbewertung des Körpers und der Einzelorgane, Unterbewertung der Seele und Konstitution.«[59] In dieser Form bekämpften Vertreter der Naturheilkunde und »aufgeschlossene« Schulmediziner die »mißverstandene« Schulmedizin, deren negative Stigmata erst im Vergleich mit den Vorzügen der »Neuen Deutschen Heilkunde« völlig sichtbar geworden wären. Diese Strategie war ungewöhnlich, denn in anderen Wissenschaftsdisziplinen hatte man sehr rasch Krisendiskussionen zugunsten der allseitigen Demonstration der inneren Stabilität des Systems untersagt. Ehe der Krisendebatte auch in der Medizin mit dem Scheitern der »Neuen Deutschen Heilkunde« und der uneingeschränkten Anerkennung der Schulmedizin ab 1939 endgültig der Boden entzogen wurde, schien es jedoch opportun, die Vertrauenskrise gegenüber der Schulmedizin in eine »Krise der charakterlichen Einstellung« zum Nationalsozialismus umzuinterpretieren, »die mit dem ›nationalsozialistischen Umschwung beendet‹ worden sei.«[60]

Bei einer derart engen Verschmelzung von rassenideologischen Ideen, Politik und biologischem und naturheilkundlichem Denken war es nicht verwunderlich, daß sich die Naturheilärzte selbst als »Stoßtrupp des Führers auf gesundheitlichem Gebiet« bezeichneten.[61]

Eine geschlossene theoretische Untermauerung der dargestellten Zusammenhänge fehlte zwar; man war sich ihr jedoch »intuitiv« gewiß und bemühte sie nach Bedarf. Allein der Physiologe und Medizinhistoriker K. E. Rothschuh versuchte, die Synthese von Naturheilkunde und naturwissenschaftlich fundierter Medizin aus einer »Theorie der Heilkunde« abzuleiten. Als Voraussetzung dazu betrachtete er die rationale Aufwertung der naturgemäßen Heilkunde, der von den Dogmatikern in den eigenen Reihen entgegengearbeitet würde. An diesen habe die Kritik anzusetzen. Dagegen wollte Rothschuh ein ausgewogenes Verhältnis beider erreichen. Die neue Medizin solle eine »Wirklichkeitsmedizin« sein, die ». . . alle Beiträge, woher sie auch kommen mögen, in diese realistische Me-

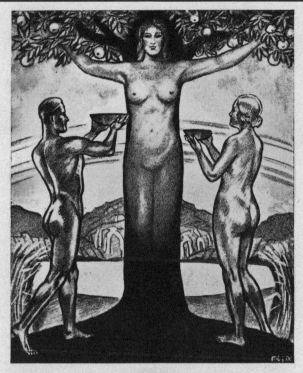

Abb. 24

Quelle: Führer durch die Ausstellung „Heilsäfte der Natur" des Vereins Deutsche Volksheilkunde e. V. – Nürnberg 1935. – Titelblatt

dizin« aufnimmt, »wenn sie sich nachweislich zur Lösung der ärztlichen Aufgaben in der Heilung und der Gesundheitsbetreuung als wertvoll erweisen.«[62] Der Begriff »Wirklichkeitsmedizin« steht hier zugleich für die Tendenz, die Ziele der »Neuen Deutschen Heilkunde« auch mit anderen Wortmarken auszudrücken, die ebenfalls das »Deutsche«, »Neue« und »Biologische« (HAUG 1982) repräsentierten. Relativ häufig wurde auch die Formel »hippokratische Vollmedizin« benutzt, mit der die Idee der Einheit aller therapeutischen Bestrebungen beschworen werden sollte.

Die Intensivierung der ökonomischen Kriegsvorbereitung drängte die ärztlich getragene »Neue Deutsche Heilkunde« ab 1937 immer deutlicher ins Abseits. Kötschau und andere versuchten dem entgegenzuwirken, indem sie die innere Verbindung ihrer prophylaktischen Strategie zur Leistungsmedizin stärker in den Vordergrund stellten. »Vorsorge heißt vorbeugen, daß sich nicht Leistungsschwäche oder Leistungsunfähigkeit entwickelt. Vorsorgen heißt, der Unproduktivität vorbeugen, um die Produktivität zu steigern.«[63] Naturheilkundlich ausgerichtete Gesundheitspflege schien vor allem den Ansatz zur Überwindung subjektiver Leistungsgrenzen zu bieten. Diese setzte natürlich eine mühsame und langfristige Gesundheitserziehung durch den Arzt voraus, die am singulären Individuum anzusetzen hatte. »Es zeigte sich auch – so am Beispiel der Propaganda der ›Gesundheitspflicht‹ –, daß gerade die Durchsetzung des leistungsorientierten Denkens eine Betonung individueller, subjektiver, lebensgeschichtlicher, moralischer Aspekte von Gesundheit und Krankheit notwendig machte.« (Medizin im Nationalsozialismus 1980, S. 43). Diese Notwendigkeit fiel den nun allein gültigen pragmatischen Verwertungskriterien medizinischer Maßnahmen zum Opfer. Zum Mittelpunkt des professionellen medizinischen Interesses wurde spätestens ab 1937 die Leistungsoptimierung der Arbeitskraft. Die in einer konzertierten Aktion wirkende Arbeits- und Leistungsmedizin betrachtete sich nun als integrierende Fachrichtung der faschistischen Gesundheitspolitik.

Die Verschärfung der Ausbeutung der werktätigen Bevölkerung (z. B. in dem Versuch, den sogenannten Leistungsknick beiderlei Geschlechts nach oben zu verschieben) ließ keinen Zweifel mehr daran, daß die effektiven und kausal angreifenden Methoden der Schulmedizin im Gegensatz zu der unbestimmten und langsamen Wirkungsweise naturheilkundlicher Prophylaxe eine Leistungssteigerung auf direktem Wege erreichen konnten. In welchem Maße diese Möglichkeiten durch die Medizin selbst pervertiert wurden, zeigt z. B. der zunehmende Mißbrauch des Stimulanzmittels Pervitin, das erschöpfte und überforderte Menschen zu einem erneuten Leistungsschub aufputschte und von Ärzten mit dieser Absicht (auch zur Entlarvung von Simulanten) verordnet und selbst genutzt wurde (KRATZ; KRATZ 1985; vgl. auch Kap. 8).

Soweit die »Neue Deutsche Heilkunde« nicht mit der Durchsetzung des Leistungsgedankens identifiziert werden konnte, besaß sie mit dem Kriegsbeginn auch keine propagandistische Bedeutung mehr und verkümmerte zu einer leeren Floskel. Im Rahmen der Kriegsmaßnahmen blieb die Naturheilkunde dennoch nicht bedeutungslos. Aus ihrer Verwurzelung in der Volksheilkunde und Laientherapie ergaben sich neue ökonomische Anforderungen, die ihr das NS-Regime aufzwang.

10.4. Die Funktion der naturheilkundlichen Laienbewegung bei der propagandistischen und ökonomischen Kriegsvorbereitung und -führung

Die NS-Gesundheitspolitiker wußten sehr wohl zwischen der ärztlichen Naturheilkunde und denjenigen Naturheilvereinen zu unterscheiden, die »den Mann aus dem Volke« um sich scharten. Mit ihrem differenzierten Interesse an beiden Strömungen verfolgten sie unterschiedliche Zielsetzungen, die die ärztliche Naturheilkunde und die Laienbewegung in Abhängigkeit von dem konkreten politischen Vorhaben des Regimes auch verschiedene Rangplätze in der »Gesundheitsführung« des deutschen Volkes einnehmen ließen. Mit dem Beginn des Krieges rückten die Laienbewegung und ihre Organisationen auf einen oberen Rangplatz, der sie aus ihrem engeren Wirkungskreis herausführte. Die naturheilkundliche Laienbewegung wurde zu einem wichtigen Vermittler zwischen den Erfordernissen der innenpolitischen Kriegsführung des Regimes und der Bevölkerung, die diesen Erfordernissen nachzukommen hatte. Von 1933 an war der Weg der Laientherapeuten vorausschauend gebahnt worden.

Kurz nach der Errichtung der Diktatur verabschiedeten die Naturheilvereine über ihre Dachorganisation eine Ergebenheitserklärung an die faschistische Regierung, die in den entsprechenden Naturheilzeitschriften veröffentlicht wurde.[64] Trotz dieser Anzeichen einer »Selbstgleichschaltung« setzten die faschistischen Machthaber ihr antidemokratisches Säuberungsprogramm durch, das in diesem Falle darauf angelegt war, unliebsame Strömungen innerhalb der Volksheilkunde auszuschalten, die ein Potential für nichtkonformes Denken enthielten (z. B. in den Patientenselbsthilfeorganisationen), und das Ausweichen in politische Enthaltsamkeit zu verhindern.[65] Vereinsspezifische Besonderheiten wurden beseitigt. Durch Verbot einer Vielzahl kleiner Vereine mit pseudowissenschaftlichen oder rein ökonomischen Programmen blieben nur noch einige große Vereine bestehen, die sich 1935 in einer neuen Dachorganisation zusammenschlossen. Mit welcher Zielsicherheit die NS-Gesundheitsführung nur die ihr genehmen Vereine existieren ließ, demonstriert z. B. das Verbot aller Vereine der Impfgegner aus dem Jahre 1935.

Fast alle Vorstände der verbliebenen Vereine wurden abgelöst. Die neuen Vorstände setzten sich aus nationalsozialistischen Gefolgsleuten zusammen, die oft auch Mitglied der SA oder SS waren. Paul Schirrmeister konnte als »treues« NSDAP-Mitglied den Vorsitz über den »Deutschen Bund der Vereine für naturgemäße Lebens-und Heilweise« behalten. Gleichzeitig mußten die Vereine ihre Statuten, Bundesverfassungen und Programme revidieren und an die faschistische Doktrin anpassen. In diesen Aktionen vereinigten sich bestimmte Formen einer freiwillig geleisteten Anpassung, die vorwiegend von der Hoffnung gespeist wurde, in diesem Staat endlich eine breitere gesellschaftliche Anerkennung zu finden, mit den von der NS-Gesundheitsführung initiierten Maßnahmen und Inhalten. Es fiel den Funktionären der Naturheilbünde relativ leicht, den Willen zur Gesundheit zur Pflicht jedes Anhängers der Naturheilkunde zu erheben und zu fordern, sich im Interesse der Volksgesundheit dem Volkswohl unterzuordnen, solange sie sich darauf stützen konnten, daß die von der offiziellen Ideologie gepriesenen Zustände allein mit Hilfe der Naturheilkunde oder im Verein mit ihr schneller und besser zu erreichen sein würden. HAUG (1982) charakterisiert den inhaltlichen Anpassungsprozeß anhand der Öffentlichkeitsarbeit des Kneipp-Bundes, der letztendlich gegen das »Krankfeiern« und die »Verweichlichung« der Bevölkerung polemisierte. Begünstigt wurden solche Anpassungsversuche duch die Betonung des Zusammenhangs von Naturheiltherapie und individueller Leistungsfähigkeit des Menschen, der sich ihrer bediente. Weitgehend fremdbestimmt schienen hingegen die Vorstöße der Funktionäre zu sein, die Mitglieder der Naturheilbünde zu »arischer Ehe und Partnerschaft« oder zur Pflege der Wehrtüchtigkeit des Volkes anzuhalten.

Besondere Förderung genossen unter den beschriebenen Bedingungen der »Biochemische Bund Deutschlands«, der »Deutsche Bund der Vereine für naturgemäße Lebens- und Heilweise«, der »Reichsbund für Homöopathie und Gesundheitspflege«, der »Kneipp-Bund« und der »Verband der Felkevereine«. Sie durften ungestört publizieren und Tagungen durchführen. Die NS-Gesundheitsführung wollte die Volksheilbewegung als eine zweite Kraft neben der Medizin dazu benutzen, die Leistungsfähigkeit und -bereitschaft eines großen Teiles der Bevölkerung kostensparend erhalten zu können und sich eine vorhandene Institution zu sichern, die bereits mit Erfolg eine prospektive Gesundheitserziehung pflegte. Dabei ging sie davon aus, daß diese Bewegung eine breitere Basis als die zu schaffende »Neue Deutsche Heilkunde« besitzen würde, da sie sich auch auf Verfahren stützen konnte, die niemals die Chance besitzen würden, von der Schulmedizin anerkannt zu werden oder sogar nichttherapeutischer Natur waren. Selbstverständlich blieb die Abgrenzung von nachweislich pseudowissenschaftlichen und paramedizinischen Verfahren unumgänglich, die aber einer sachlichen Aufwertung der Naturheilkunde entgegenkam. Den nichtärztlichen Therapeuten und Heilpraktikern wurde die Aufmerksamkeit der NS-Gesundheitsführung auch deshalb zuteil, weil sie ein bestimmtes Ausgangsniveau für ausgewählte Angebote naturheilkundlicher Verfahren an die Ärzteschaft schaffen sollten. »Denn bei den Naturheilanhängern ist infolge der einfachen hygienischen und abhärtenden Lebensführung die Krankheitsanfälligkeit geringer und der Krankheitsverlauf weitaus günstiger.«[67] Eine Kostendämpfung bei therapeutischen Maßnahmen und die Verkürzung von Behandlungszeiten lagen im Interesse der

NSDAP und des Monopolkapitals. Die Laientherapeuten hielten einfache Mittel parat, die zumindest eine Senkung der Kosten des Gesundheitswesens erringen konnten. Deshalb war es naheliegend, ihnen eine Prüfung ihrer Heilverfahren zuzusichern.[68] Das Bemühen der Laienbehandler, durch eine gesunde Lebensweise Krankheiten und Leistungsabfall vorzubeugen, wurde auch von Vertretern des Großkapitals gewürdigt und mit finanziellen Aufwendungen unterstützt. Der Unternehmer Robert Bosch »war... auf das Ringen wertvoller Volkskräfte im Interesse gesünderer Lebensführung der Allgemeinheit aufmerksam geworden und hat nie aufgehört, diese Richtungen kräftig zu unterstützen.«[69]

Diese Integrationspolitik gegenüber der Laientherapie fand ihren Höhepunkt in der Gründung der »Reichsarbeitsgemeinschaft der Verbände für naturgemäße Lebens- und Heilweise«, die parallel zur »Reichsarbeitsgemeinschaft für eine Neue Deutsche Heilkunde« im Frühjahr 1935 während des ersten »Reichstreffens der Volksheilbewegung« vorgenommen wurde.[70] Einige konkretere Forderungen der Naturheilverbände hatte die NS-Gesundheitsführung längst ignoriert bzw. ihre Integrationspolitik auf Versprechungen aufgebaut, die sie weder vor noch nach der Gründung der Arbeitsgemeinschaft einzuhalten gedachte. Das betraf die Bestrebungen der Laienbehandler, die immer noch über keine regelmäßigen Einnahmen verfügten, eine Änderung des Sozialversicherungssystems und der Krankenkassenpolitik zugunsten der Privatversicherten herbeizuführen. Das betraf ebenso die anfängliche Zusicherung des Regimes, für eine begrenzte Kurierfreiheit zu sorgen und ein neues Berufsbild, den »Arzt für Naturheilkunde«, zu schaffen, der in der Reichärztekammer vertreten sein sollte.

Bis zu Beginn des Krieges und als Bestandteil des Autarkieplanes wurde mit Hilfe der »gleichgeschalteten« Naturheilbewegung eine großangelegte Kampagne zur Gesundheitserziehung des deutschen Volkes geführt, in deren Mittelpunkt die Popularisierung des Zusammenhangs von Leistungsfähigkeit und »natürlicher« Lebensweise stand. In zahlreichen Zeitschriften der Naturheilbewegung und der verschiedenen faschistischen Organisationen wurden die Vorzüge einer spartanisch-asketischen Lebensweise gepriesen. Von seiten der Naturheilverbände erfolgten beständig Hinweise auf die Schädlichkeit der »...Schlafmittel, Genußgifte, Aufputschmittel (Pervitin), des Mißbrauchs der Kopfschmerzmittel...«.[71] Wagner trat in dieser Zeit mit einer Antialkoholaktion hervor, die er in die gleichartigen Aktionen der Naturheilvereine einbettete. Immer wieder prangerte die NS-Gesundheitsführung die Schäden des Alkohols an. Dabei spielten auch eigene ökonomische Interessen eine Rolle. Als Beispiel sei die SS erwähnt, die bis 1944 mehr als 75% des deutschen Mineralwassermarktes kontrollierte (vgl. Medizin im Nationalsozialismus 1980, S. 388). Die Polemik gegen das Nikotin wurde von der NS-Gesundheitsführung und den Naturheilverbänden gemeinsam entfacht. Diese blieb jedoch ohne Erfolg[72] und führte ebenso wie im Falle der Angriffe auf die pharmazeutische Industrie zu keinerlei einschränkenden Maßnahmen der Regierung gegen diese Industriezweige. Die »Anti-Sucht-Kampagne« des Regimes mußte als gescheitert gelten.

Auch auf dem Gebiet der Ernährung versuchte Wagner neue Wege zu beschreiten. 1939 ließ er die Arbeitsgemeinschaft »Ernährung aus dem Wald« gründen. Sie wurde dem Hauptamt für Volksgesundheit der NSDAP angeschlossen. Ihre Aufgabe bestand darin, die im Kriegsverlauf entstehenden Ernährungsprobleme auszugleichen. Sie besaß damit eine kriegstaktische Bedeutung und diente nur vordergründig der Klärung ernährungsphysiologischer Fragestellungen.[73]

Die Zeit des Autarkieplanes und der Kriegsvorbereitung brachte es immer deutlicher zu Tage — die Naturheilkundebewegung trug den Charakter einer Ausweichstrategie und konnte nur als solche im faschistischen System einen Platz beanspruchen. Durch die angestrebte Unabhängigkeit von der Einfuhr lebens- und kriegswichtiger Produkte sollte der Autarkieplan die Selbständigkeit der deutschen Wirtschaft sichern. »Dieser Plan«, betonte 1937 ein deutscher Arzt, »schafft der Nation die wirtschaftliche Freiheit... Der Plan enthält... nebeneinander Produktionssteigerung, Erfindung von Ausgleichsstoffen, Erprobung und Rationierung.«[74] Die Folgen für das Gesundheitswesen waren eklatant. Importpräparate wurden in verringertem Maße eingeführt und mußten durch einheimische Mittel ersetzt werden. Deshalb sollten die »...in Mißkredit geratenen heimatlichen Heilpflanzen« nun »wieder zu Glanz und Ehren...« kommen,[75] wobei vor allem die Vitamine und Hormone an Bedeutung gewannen.[76] Neben der bereits erwähnten wissenschaftlichen Aufwertungsabsicht biologischer Heilmittel, die auch für das »Prüfungsinstitut für biologische Heilmittel« in Nürnberg als Aushängeschild diente, hatte diese Einrichtung ihre Existenz vor allem ökonomischen Gründen zu verdanken. Aus den gleichen Erwägungen heraus wurden unter der Leitung der SS »...in der Nähe von München rund 53 Morgen Brachland für den Anbau von Arznei- und Gewürzpflanzen hergerichtet.« In kurzer Zeit entstanden »hier für diese Zwecke wohl die größten zusammenhängenden Versuchs- und Nutzkulturen...« im faschistischen Deutschland.[77] Diese Pflanzung brachte eine ». ..Devisenersparnis von 4,8 Millionen RM...«.[78] In der Anlage von Heil- und Gewürzpflanzenplantagen in verschiedenen Konzentrationslagern fand diese ökonomische Strategie dann auch in den Folgejahren ihre Fortsetzung.

Die in Form der für Reichsapotheker geschaffenen Zentralstelle[79] und der 1935 gegründeten »Reichsarbeitsgemeinschaft für Heilpflanzenkunde und Heilpflanzenbeschaffung« von der NS-Gesundheitsführung langfristig betriebene Förderung der Heilpflanzenkunde konnte bis 1939 mit gleichsinnigen Bestrebungen der Naturheilvereine verbunden werden. Diese Reichsarbeitsgemeinschaft sollte auch eine gute »...Organisation und Propaganda der Sammlung wild wachsender Heilpflanzen im Rahmen der NS-Autarkiepolitik...« sichern (Medizin im Nationalsozialismus 1980, S. 392). Um der deutschen Bevölkerung die Heilpflanzen näher zu bringen, wurde mit Hilfe der Naturheilbewegung und in der Zeitschrift »Die deutsche Heilpflanze« für die Heilkräuterkampagne der NSDAP geworben. Über G. Wegener, der in Personalunion die »Reichsarbeitsgemeinschaft für Heilpflanzen« und den Dachverband der Naturheilvereine vertrat, konnte die NS-Gesundheitsführung direkten Einfluß auf die Produktion und Sammlung von Heilpflanzen ausüben. Während des Krieges erwies sich die Heilpflanzenkampagne im Rahmen der damit beabsichtigten Zwecke als durchaus funktionsfähig. Das zeigte sich u. a. an der Sammelaktion von Lehrern und Schülern im Jahre 1941, die Heilkräuter mit einem Trockengewicht von etwa 2 Mio kg erbrachte.[80]

Mit dem Krieg begann die offene Mobilmachung der Naturheilvereine für die »Heimatfront«, die letzte ökonomische und moralische Reserven zu erschließen hatte. So forderte Schirrmeister von den Mitgliedern der Naturheilvereine eine sofortige »...Steigerung und Hingabe aller... beruflichen, gesundheitlichen und sozialen Kräfte...«.[81] 1940 leitete Conti die vollständige Unterordnung der »Reichsarbeitsgemeinschaft für naturgemäße Lebens- und Heilweise« unter die Kriegspolitik mit einer ausdrücklichen Verfügung ein. Die Reichsarbeitsgemeinschaft sollte straffer zusammengefaßt werden. Sie wurde in drei Hauptgruppen gegliedert. Die zentrale Leitung der Gruppen »Prießnitz-Kneipp«, »Homöopathie« und »Biochemie« sollte vom Sitz der Reichsarbeitsgemeinschaft in München aus erfolgen. Wegener übernahm nun neben der Gesamtleitung auch den Vorsitz in einzelnen Vereinen.[82] Ein vierter Block bestand aus der »Deutschen Gesellschaft für Lebensreform«.[83] Alle Geschäftsleitungen wurden in einem gemeinsamen Verwaltungsgebäude in München untergebracht.

Nach der gelungenen Anbindung der Volksheilbewegung an den faschistischen Machtapparat fand 1941 das 3. Reichstreffen der Gesundheitsverbände statt. In Weimar fanden sich »...etwa 3000 Personen − darunter 1 700 Vereinsleiter...« der Gesundheitsverbände zusammen, die Richtlinien für ihr zukünftiges Wirken empfingen.[84] Am 9.7.1941 erfolgte der endgültige Zwangszusammenschluß aller Laienverbände zum »Deutschen Volksgesundheitsbund«.[85] Alle der Naturheilkundebewegung nahestehenden Institutionen wurden ebenfalls vollständig auf eine Kriegsverwertung ausgerichtet. So wies Conti 1942 an, daß die »Reichsarbeitsgemeinschaft für Heilpflanzenkunde« ihre Tätigkeit ausschließlich auf »kriegswichtige Aufgaben« zu begrenzen habe.[86] Hierbei ging es vor allem um die Versorgung der Wehrmacht mit den notwendigen Medikamenten.

Eine echte Substitution pharmakologisch hochwirksamer Medikamente konnte durch den Einsatz der Heilkräuter dennoch weder vor dem Krieg noch während der ersten Kriegsjahre erreicht werden. Es ist anzunehmen, daß die NSDAP ein mangelhaftes Angebot an Medikamenten und damit eine reduzierte medizinische Versorgung von Bevölkerung und Wehrmacht bewußt einplante, um die auf diese Weise gewonnenen finanziellen Mittel der profitbringenden materiellen Aufrüstung zuführen zu können. Institutionen wie der »Deutsche Volksgesundheitsbund« waren dafür geschaffen worden, den notwendigen Bedarf mit einem minimalen ökonomischen Aufwand zu decken und die Bedürfnisse der Bevölkerung diesem Aufwand entsprechend zu manipulieren.

Die organisatorische Struktur des »Volksgesundheitsbundes«, der Gau- und Kreisgliederung der NSDAP analog, ermöglichte es, kriegstaktische Beschlüsse direkt an die Naturheilverbände weiterzugeben. Dafür sorgten außerdem hohe Amtsträger der NSDAP im Führungsapparat des Bundes. Der mit dieser Neuorganisation ebenfalls angestrebte weltanschauliche Impuls konnte den Anhängern der Naturheilkunde nicht mehr vermittelt werden. Die gesundheitserzieherischen Programme des Bundes blieben plakativ. Die Geschäftsleitung hatte die Angriffe der erstarkten Schulmedizin abzuwehren, die in der Laienbewegung eine Säule der »Neuen Deutschen Heilkunde« sah, und einer »stärkeren Fluktuation« in den eigenen Reihen entgegenzutreten,[87] die höchstwahrscheinlich durch den politischen Druck und die Abkehr von den traditionellen Zielen der Naturheilkunde zustande kam.

Im weiteren Verlauf des Krieges stellten kleinere Verbände ihre Tätigkeit vollständig ein. Der »Volksgesundheitsbund« wurde von dieser Stillegung nicht betroffen, sondern hatte »kriegswichtige Aufgaben« zu erfüllen. Von Erholung, Sport und Freizeit war nun keine Rede mehr. Die verbliebenen Propagandisten berieten in Sonderkursen, wie »Herzkranke«, »Zuckerkranke«, »Magen- und Darmkranke« u. a. durch eine »...ihrer Erkrankung angepaßte Lebensführung eine volle Leistungs- und Einsatzfähigkeit erringen können.«[88]

Die Arbeitstagungen des »Volksgesundheitsbundes«, die bis 1944 stattfinden konnten, verkümmerten zu einem Forum faschistischer Durchhaltepolitik. Nachdem 1944 alle noch bestehenden Einzelverbände aufgelöst worden waren, um letzte personelle Ressourcen für den »totalen Krieg« zu erschließen, verblieb dem zur Parteiorganisation der NSDAP degenerierten »Volksgesundheitsbund« die politische Aufgabe, die deutsche Bevölkerung angesichts eines Gesundheitswesens, das mit allen Mitteln der Kriegsverlängerung zu dienen hatte und in dieser Funktion sich selbst zerstörte, zur medizinischen Selbsthilfe aufzurufen.

An dieser Lage der organisierten Laientherapiebewegung im faschistischen Staat wird noch einmal deutlich, daß ihre besondere Relevanz in diesem System einer politischen Entscheidung zu danken war, die sie ebenso in ein politisches Verhältnis einerseits zur Schulmedizin und andererseits zur Bevölkerung setzte. Der von der NS-Gesundheitsführung postulierte ärztliche Führungsanspruch gegenüber der gesamten Naturheilkunde bezog sich in erster Linie auf eine effektive fachliche Verbindung zwischen Naturheilkunde und Schulmedizin einschließlich deren Ausstrahlung auf die gesellschaftliche Rolle des Arztes und fand in dem allgemeinen politischen Auftrag der Volksheilkunde, in die direkte materielle Absicherung des Krieges einzugreifen, eine relative Begrenzung. In diesem Bereich war der linientreue politische Funktionär gefordert, dessen medizinische Ausbildung zweitrangig geworden war.

Die institutionalisierte Naturheilkundebewegung Deutschlands mit ihren traditionellen Ansätzen zur Gesundheitserziehung des Volkes bot dem faschistischen System eine Chance, den beanspruchten Zugriff auf die individuelle Lebensform der Menschen ausüben zu können. In demagogischer Weise wurde versucht, die absolute staatliche Kontrolle mit einem noch verbliebenen individuellen Bereich der Selbstverantwortung des Subjektes in Einklang zu bringen, indem der Schein der Selbstverantwortung gewahrt blieb, diese aber einem ideologischen Mißbrauch ausgesetzt wurde. Ein solches Vorgehen mußte sowohl in einem wissenschaftlichen Gewand und unter Einbezug der Medizin, wie es im Konzept der »Neuen Deutschen Heilkunde« unternommen wurde, als auch in seiner massenpropagandistischen Form scheitern, denn es forcierte einen Grundwiderspruch des faschistischen Staates. Dieser unlösbare Widerspruch bestand für das Gesundheitswesen in der rein funktionalen Bestimmung des persönlichen Wohlergehens, das seine Bedeutung als humanistischer Lebenswert an sich verloren hatte.

Anmerkungen

[1] Brauchle, A.; Grote, L. R.: Ergebnisse aus der Gemeinschaftsarbeit von Naturheilkunde und Schulmedizin. – Bd. 2. – Leipzig: Reclam jun., 1939. – S. 15f.

[2] HAUG schreibt dazu: »Aufgrund der naturnahen Lebensweise der Bevölkerungsmehrheit in der vorindustriel-

len Gesellschaft existierte dagegen ein umfangreiches medizinisches Erfahrungswissen, das für die Mehrheit der Bevölkerung im Krankheitsfall die wesentlichen Heilmittel und Verhaltensmaßregeln bereitstellte.« (1984a, S. 15).

[3] Hinter dieser Haltung standen dennoch politische Bekenntnisse wie z. B. die des Kneippbundes für eine konservativ-religiöse Orientierung der Gesellschaft.

[4] In sich war die Naturheilkundebewegung ausgesprochen heterogen; einige ihrer Gruppierungen standen fortschrittlichen politischen Bestrebungen nahe. Nach 1918 konnte sich auch eine proletarische Fraktion, die von der KPD gestützt wurde, wieder stärker profilieren. Ihr ärztlicher Repräsentant war der Kommunist Friedrich Wolf, dessen 1928 erschienenes Buch »Die Natur als Arzt und Helfer« zu den bekanntesten naturheilkundlichen Werken jener Zeit zählte und in dem die Gesunderhaltung des gesamten Volkes als soziale Aufgabe des Staates bestimmt wurde, die dessen humanistischen Charakter ausmache.

[5] Hayn, E.: Die neue Einheitsfront der biologischen Heilrichtungen. – In: Z. Biochem. – **25** (1926) 3. – S. 63 f.

[6] Vgl. ebenda.

[7] Vgl. ebenda. – **25** (1926) 5. – S. 112.

[8] Vgl. ebenda. – **32** (1933) 2. – S. 35 f. Dabei muß berücksichtigt werden, daß die Anzahl der zahlenden Mitglieder durch Inflation und Wirtschaftskrise bis 1933 permanent zurückging.

[9] Beide Lehrstühle konnten jedoch nur mit bekannten Naturheilärzten besetzt werden, weil die Naturheilvereine gegen die andersartigen Absichten der Fakultäten intervenierten.

[10] Der Internist und Medizintheoretiker Georg Honigmann gründete aufgrund seiner kritischen Haltung gegenüber der Schulmedizin am 10. 5. 1928 die Zeitschrift »Hippokrates« als ein Organ der Einheitsbestrebungen in der Medizin, in der Autoren der »Außenseiterfächer« wie Psychotherapeuten und Naturheilärzte neben Schulmedizinern zu Wort kamen und die sich um die wissenschaftliche Förderung der Naturheilkunde große Verdienste erwarb. Mit dem Tod Honigmanns mußte das Erscheinen der Zeitschrift 1930 eingestellt werden. 1933 wurde sie von der NS-Gesundheitsführung wieder ins Leben gerufen und avancierte unter der identischen äußeren Zielstellung, aber mit veränderter inhaltlicher Konzeption 1935 zum offiziellen Publikationsorgan der »Reichsarbeitsgemeinschaft für Neue Deutsche Heilkunde«.

[11] Zur Anzahl der registrierten nichtapprobierten Heilbehandler im Deutschen Reich siehe Tabelle 7.

[12] Liek, E.: Medizinische Wissenschaft, ärztliche Kunst: In memoriam Heinrich Braun (1862–1934). – In: Hippokrates. – **5** (1934) 7. – S. 224–234, zit. S. 229.

[13] Der Danziger Chirurg Erwin Liek war der prominenteste Gegner der Schulmedizin aus ihren eigenen Reihen, dessen antidemokratische und sozialdarwinistische Grundhaltung in seinem Kampf gegen das Versicherungssystem der Weimarer Republik zum Ausdruck kam und ihn der faschistischen Ideologie näherückte. In Lieks Arbeiten tauchte wiederholt folgende Wertung der allgemeinen Wirkung des Versicherungssystems auf, die in ihrer extremen Parteilichkeit für die individuelle Lebensverantwortung des einzelnen breite Zustimmung fand:

»1. Die Unfallversicherung tötet den Willen zur Arbeit.
2. Die Krankenversicherung lähmt den Willen zur Gesundheit.
3. Die Altersversicherung zerstört den Sparsinn des Volkes.« Liek, E.: Die ärztliche Praxis. – In: Grundlagen und Ziele der Medizin der Gegenwart. – Leipzig: Thieme, 1928. – S. 88.

Liek gelang es, in seiner publizistischen Kampagne für eine Erneuerung der Schulmedizin auf naturheilkundlicher Basis die Phänomenologie sowie einzelne Ursachen der »Vertrauenskrise« zwischen Arzt und Patient klar herauszuarbeiten. Er wurde von der NS-Gesundheitsführung zu einer Gallionsfigur des »deutschen Arzttums« stilisiert, obwohl er sich kurz vor seinem Tode in gewisser Weise vom Konzept einer »Neuen Deutschen Heilkunde« distanzierte (vgl. Aus dem Nachlaß Erwin Lieks. – In: Hippo-

Tabelle 7

Erhebungszeitraum	Gesamt	auf 10 000 Einwohner	auf 10 Ärzte
1. 4. 1876	670	0,2	0,5
1. 4. 1887	1 713	0,4	1,1
1. 5. 1909	4 468	0,7	1,5
1. 5. 1927	11 761	1,9	2,7
31. 12. 1930	12 942	2,0	2,7
31. 12. 1931	14 031	2,2	2,9
1. 1. 1934	14 266	2,2	3,0
1. 1. 1936	12 936	1,9	2,7
1. 1. 1939	10 067	1,5	2,1

(zit. nach HAUG 1984a, S. 31)

krates. – **7** (1936) 4. – S. 101f.; KRATZ; KRATZ (1985).

[14] Vgl. Strünckmann, K.: Wo stehen wir?. – In: Z. Biochem. – **23** (1924) 12. – S. 137–140.

[15] Vgl. Blome, K.: Zur Aufhebung der Kurierfreiheit. – In: Dtsch. Ärztebl. – **69** (1939) 15. – S. 257f.

[16] Vgl. Honigmann, G.: Das Wesen der Heilkunde. – Leipzig: Meiner, 1924.

[17] Finke, R.: Das Naturheilverfahren in der Praxis und im Krankenhaus. – In: Hippokrates. – **7** (1936) 38. – S. 1013–1016, zit. S. 1014.

[18] Der Stellvertreter Hitlers, Rudolf Heß, betonte in einer Rede auf der 1. Landestagung der NS-Fachschaft der bayerischen Heilpraktiker am 26. 11. 1933 in München: »Es wäre ein Verbrechen an meinem Volke, wenn ich nicht alles tun würde, dafür zu sorgen, daß die Naturheilkunde den Rang erhält, der ihr gebührt. Sie wissen, daß ich nach Kräften bereits das meine getan habe...«. Der Stellvertreter des Führers über die Aufgaben und die Bedeutung der Naturheilkunde. – In: Naturärztl. Rdsch. – **5** (1933) 12. – S. 372–374, zit. S. 372f.

[19] Vgl. Wagner, G.: Aufruf: An alle Ärzte Deutschlands, die sich mit biologischen Heilmethoden befassen. – In: Dtsch. Ärztebl. – **63** (1933) 15. – S. 421.

[20] Wagner, G.: Aufruf an die deutsche Ärzteschaft. – In: Ziel und Weg. – **3** (1933) 1/2.

[21] Vgl. Hörmann, B.: Ausblick. – In: Dtsch. Heilwesen. – **1** (1933) 12.

[22] Aus der Zeit: Der erste deutsche Lehrstuhl für Volksgesundheit. – In: Naturärztl. Rdsch. – **6** (1934). – S. 344.

[23] Vgl. Fortschr. Med. – **52** (1934) 8. – S. 188.

[24] Vgl. Schirrmeister, P.: Das Rudolf-Heß-Krankenhaus. – In: Naturarzt. – **62** (1934) 8. – S. 201–204.

[25] Es entstand ein Krankenhaus, das naturheilkundliche und schulmedizinische Abteilungen unter einem Dach beherbergte. Es wurden »...sog. Biologische Abteilungen errichtet. Für eine diätetisch-biologische Rohkostabteilung ist auf 4–5 Monate Birchner-Brenner (!), Zürich, gewonnen; die Abteilung wird dann von Dr. Werner Zabel übernommen. Zwei Abteilungen für physikalische und Hydrotherapie werden von Dr. Alfred Brauchle, Prießnitzhaus Berlin und Dr. Georg Hauffe, Berlin, geleitet.« Kleine Mitteilungen. – In: Dtsch. med. Wochenschr. – **60** (1934) 39. – S. 1485. Diese biologischen Abteilungen wurden dann zur Klinik für Naturheilkunde zusammengefaßt. Die Naturheilkunde und die Medizinische Klinik des Krankenhauses »...sind voneinander unabhängige Abteilungen von je rund 250 Betten Fassungsvermögen ... Außerdem umschließt das Krankenhaus eine chirurgische Klinik, eine Kinderklinik, eine Augenklinik und ein pathologisch-anatomisches Institut. Um für den Schulmediziner einen Einblick in die naturheilerische Arbeit zu schaffen, genügte nicht die Möglichkeit gelegentlicher Demonstrationen geheilter Fälle.« 1935 »entstand die Idee der Gemeinschaftsstation. Eine Station der Klinik für Naturheilkunde mit etwa 35 Betten ... wurde so eingerichtet, daß sie wahllos mit Kranken aller Art (außer ansteckenden Fällen) belegt wurde. Als Stationsarzt und behandelnder Arzt waltete ein Assistent der Klinik für Naturheilkunde. Er veranlaßte alle Behandlung. Ihm beigeordnet ist ein älterer Assistent der Medizinischen Klinik, dem im wesentlichen die Sorge für eine möglichst saubere Diagnostik obliegt. Beide Assistenten machen zweimal täglich Visite und führen die Krankenblätter gemeinsam. Jeder von ihnen gibt am Schluß eine eigene Epikrise des Falles. Die leitenden Ärzte machen gemeinsam zweimal in der Woche auf dieser Station die Hauptvisite...«. Grote, L. R.: Die Arbeit im Rudolf-Heß-Krankenhaus. – In: Dtsch. Ärztebl. – **66** (1936) 17. – S. 455–458, zit. S. 455f. Am 18. 10. 1935 wurde im Krankenhaus eine Fortbildungsschule eröffnet. Die dort stattfindenden Kurse zur Naturheilkunde und integrativen Formen zwischen Naturheilkunde und anderen therapeutischen Strategien (z. B. mit der Psychotherapie) konnten bis in das dritte Kriegsjahr durchgeführt werden. Dann wurde das Krankenhaus für die medizinische Versorgung verwundeter Soldaten und Zivilisten benötigt.

[26] Die 1934 im Rudolf-Heß-Krankenhaus in Dresden stattfindende Tagung mit ungefähr 600 Teilnehmern sollte die Vereinigungsmöglichkeiten der Naturheilärzte vorklären.

[27] Jockel, R.: Tagung der Südgruppe des Verbandes der Ärzte für physikalische und diätetische Behandlung (Naturheillehre). – In: Naturärztl. Rdsch. – **6** (1934). – S. 152–159, zit. S. 153.

[28] So schrieb ein Naturheilarzt: »Eine große Schwierigkeit, ja das Kernproblem der Biologischen Medizin liegt wohl darin, daß wir heute noch nicht zuverlässig in der Lage sind, in jedem einzelnen Fall eines Krankheitsanzeichens es zu beurteilen als Leistung, also zu unterstützen, als über das Ziel hinausschießenden Heilvorgang, also abzuschwächen, als unzweckmäßig und schädlich, also zu bekämpfen, oder als Ausfall, also Ersatzbehandlung zu betreiben.« Bottenberg, H.: Biologische Therapie des praktischen Arztes. – München: J. F. Lehmann, 1936. – S. 50.

[29] Als Schirmherr dieser Reichstagung fungierte der Gauleiter von Franken, Julius Streicher, der an der Naturheilkundestrategie der NSDAP Kritik übte, u. a. an der Impfgegnerschaft festhielt, weil er dem Arrangement zwischen NSDAP-Führung und dem deutschen Monopolkapital nicht flexibel genug folgte. Streicher gab die Zeitschriften »Der Stürmer« und »Deutsche Volksgesundheit aus Blut und Boden« heraus, in denen er seine teilweise zur offiziellen Politik der NSDAP kontroversen naturheilkundlichen Ideen mit besonderer Militanz darlegte. Er stand außerdem dem »Verein Deutsche Volksheilkunde« vor, der Streichers extrem sozialdarwinisti-

sche Forderungen vertrat und ebenso wie das von Streicher mitbegründete »Paracelsus-Institut« in Nürnberg in das Kreuzfeuer der führenden NS-Gesundheitspolitiker geriet. Der offene Zwiespalt zwischen Streicher und Wagner führte letztendlich zur Ablösung des ersteren als Gauleiter und zum Verbot des »Vereins Deutsche Volksheilkunde« im Jahre 1940.

[30] Der Weg zu einer neuen deutschen Heilkunde. – In: Dtsch. Ärztbl. – **66** (1936) 17. – S. 440–468, zit. S. 440f.

[31] Die Grundlagen einer neuen deutschen Heilkunde. – In: Dtsch. Ärztbl. – **65** (1935) 22. – S. 535–539, zit. S. 538.

[32] Zitiert nach Jegel, A.: Auf- und Umbruch in der Medizin: Tagung der deutschen Volksheilbewegung und des Reichsverbandes der Naturärzte, Nürnberg 24.–26. 5. 1935. – In: Hippokrates. – **6** (1935) 15. – S. 436–441, zit. S. 439.

[33] Wagner, G.: Begrüßungsansprache in Wiesbaden. – In: Jungarzt. – **6** (1936) 18. – S. 327–329, zit. 327f.

[34] Reichsärzteführer Dr. Wagner über die nationalsozialistische Volksgesundheitspolitik. – In: Naturarzt. – **65** (1937) 10. – S. 239–241, zit. S. 240.

[35] Vgl. Naturärztl. Rdsch. – **7** (1935). – S. 180–187.

[36] Vgl. Wagner, G.: Auflösung der Reichsarbeitsgemeinschaft für eine Neue Deutsche Heilkunde. – In: Hippokrates. – **8** (1937) 1. – S. 1.

[37] Der Weg zu einer neuen deutschen Heilkunde. – Vgl. Anm. 30. – S. 441.

[38] Vgl. Blome, K.: Vgl. Anm. 15.

[39] Vgl. Bier, A.: Medizinische Tagesfragen. – In: Jungarzt. – **6** (1936) 18. – S. 311–327.

[40] Tagesgeschichtliche Notizen. – In: Münch. med. Wochenschr. – **86** (1939) 41. – S. 1522.

[41] Conti, L.: Der Arzt im Kampf um das deutsche Volksschicksal. – In: Dtsch. Ärztebl. – **72** (1942) 17/18. – S. 200–206, zit. S. 204.

[42] Vgl. Conti, L.: Gründung einer ärztlichen Vereinigung für naturgemäße Heilmethoden. – In: Dtsch. Ärztebl. – **69** (1939) 23. – S. 407.

[43] Als Leiter der Gesellschaft wurde erwartungsgemäß E. G. Schenck eingesetzt. Der ehemalige Leiter der »Reichsarbeitsgemeinschaft für eine Neue Deutsche Heilkunde«, K. Kötschau, wurde »Mitglied im wissenschaftlichen Beirat und Leiter der AK ›Vorsorge‹ ...« dieser Gesellschaft. Vgl. Medizin im Nationalsozialismus 1980, S. 390; 393.

[44] Strupp, P.: Reichstreffen der Volksgesundheitsbewegung. – In: Naturarzt. – **67** (1939) 8. – Einlage (ohne Seitenz.).

[45] Stalherm, K.: Praktischer Arzt und Betriebsarzt im Kriegseinsatz für die Leistungssteigerung. – In: Hippokrates. – **13** (1942) 32. – S. 609–611, zit. S. 611.

[46] Blome, K.: Über Arzttum in Krieg und Frieden. – In: Dtsch. Ärztebl. – **73** (1943) 13. – S. 158f., zit. S. 158.

[47] Reiter, H.: Berufsschädigung und Volksleistung. – In: Das Reichsgesundheitsamt 1933–1939. – Berlin: Springer, 1939. – S. 144–149, zit. S. 147.

[48] Siebeck, R.: Aufgaben der Klinischen Medizin in der Gegenwart. – In: Dtsch. med. Wochenschr. – **60** (1934) 24. – S. 885–889, zit. S. 887.

[49] Jansen, W.: Patient Deutschland oder grundsätzliche Stellung. – In: Fortschr. Med. – **52** (1934) 40. – S. 928–932, zit. S. 931.

[50] Kötschau, K.: Kämpferische Vorsorge statt karitative Fürsorge. – Nürnberg: Verlag Deutsche Volksgesundheit, 1939. – S. 23f.

[51] Eine allgemein anerkannte Definition des Wesens der »Neuen Deutschen Heilkunde« liegt noch nicht vor, da es sich um ein Konglomerat verschiedener Ausgangsprämissen und Zielstellungen handelt, das (noch) weiterer Forschungsarbeit bedarf.

[52] Kötschau, K.: Überwindung der Schonung durch Übung, Vorsorge statt Fürsorge. – In: Hippokrates. – **9** (1938) 33. – S. 837–841.

[53] Wirz, F.: Zum 2. Reichstreffen der deutschen Volksgesundheitsbewegung. – In: Hippokrates. – **10** (1939) 24. – S. 625.

[54] Vgl. Heinrich, E.: Biologische Therapie in der Zahnheilkunde: Konstitutionstherapie, Homöopathie, Biochemie, Anthroposophische Medizin, Naturheilkunde und Psychotherapie. – Berlin: Berlinische Verlagsanstalt, 1935.
»Es ist wohl eine heute nicht mehr bestreitbare Tatsache, daß die Auffassung von der Ätiologie der Karies (Säure und Bakterientheorie) sehr unbefriedigend ist. Das geht ja schon daraus hervor, daß die antiseptischen Maßnahmen auch bei reichlichster Anwendung wirkungslos sind. So kam man durch die klinischen auf den endogenen Faktor, d. h. auf die Zusammenhänge zwischen Gesamtorganismus und Kariesätiologie. Heute steht man auf dem Standpunkt, daß ein gesunder Zahn für die im Munde vorhandenen Säuren und Bakterien unangreifbar ist, aber es wird, wenn eine krankhafte Veränderung im Organismus, etwa im Sinne einer Schwächung der Widerstands- und Abwehrkräfte vorangegangen ist. Für den rein mechanisch denkenden Menschen liegt hier die Schwierigkeit darin, daß man eine solche vorausgegangene pathologische Veränderung im organischen Geschehen diagnostisch nicht nachweisen kann, sondern erst die Folgen.« (S. 127).

[55] Vgl. Kötschau, K.: Zum nationalsozialistischen Umbruch in der Medizin. – Stuttgart; Leipzig: Hippokrates, 1936. Vgl. dazu auch W. F. HAUG (1986).

⁵⁶ Vgl. Brauchle, A.: Die wichtigsten Grundsätze naturgemäßer Heilbehandlung. – In: Hippokrates, Sonderausgabe f. Jungmediziner. – **1** (1936) H. 5.

⁵⁷ So sprach Wagner von dem rein »biologischen Wert« einer so komplexen psychophysischen Qualität, wie sie die Kategorie der menschlichen Leistung darstellt.

⁵⁸ Vgl. z. B. Wagner, G.: Ausbau der Deutschen Heilkunde. – In: Hippokrates. – **5** (1934) 7. – S. 223f.

⁵⁹ Streck, A.: Nationalsozialistische Evolution und Arzttum. – In: Volksgesundheitswacht. – **2** (1935). – S. 10–16 (zit. nach HAUG 1984a, S. 11).

⁶⁰ HAUG, 1984b, S. 126 (zit. nach Volksgesundheitswacht. – **4** (1937)7. – S. 99).

⁶¹ Väth, O.: Rückschau – Vorschau. – In: Naturärztl. Rdsch. – **9** (1937). – S. 3–6, zit. S. 6.

⁶² Rothschuh, K. E.: Beiträge der »Theorie und Geschichte der Medizin« zur Klärung von Zeitfragen der Heilkunde. – In: Hippokrates. – **11** (1940) 12. – S. 265–269, zit. S. 265.

⁶³ Kötschau, K.: Vorsorge und Fürsorge im Rahmen einer Neuen Deutschen Heilkunde. – In: Fortschr. Med. – **54** (1936) 9. – S. 146–150, zit. S. 149.

⁶⁴ Unterzeichnet war das Treuebekenntnis zur NSDAP vom »Biochemischen Bund Deutschlands«, dem »Deutschen Bund der Vereine für naturgemäße Lebens- u. Heilweise«, dem »Reichsbund für Homöopathie und Gesundheitspflege«, dem »Kneipp-Bund« und dem »Verband der Felkevereine«. In dieser Erklärung wurden die Anhänger der Naturheilbewegung aufgefordert, die »neue Volksgemeinschaft tatkräftig zu bejahen und zu befördern«. An die Anhänger der deutschen Volksheilverbände. – In: Z. Biochem. – **32** (1933) 5. – S. 67.

⁶⁵ Eine Zentralstelle beim Reichsministerium des Inneren unter B. Hörmann hatte die Gleichschaltung in den Vorständen der Volksheilvereine aller Schattierungen zu realisieren (KRATZ; KRATZ 1985).

⁶⁶ Von Schirrmeister wurde den Naturheilkundeanhängern empfohlen, »... im Sinne des Führers hitlerisch zu leben«, weil »daraus nur die stärksten Antriebskräfte entstehen (können).« Ausgangspunkt und Aufgaben der Naturheilbewegung. – In: Naturarzt. – **64** (1936) 8. – S. 195–200, zit. S. 199.

⁶⁷ Spengler, W.: Der Weg zu einer Neuen Deutschen Heilkunde. – In: Hippokrates. – **7** (1936) 46. – S. 1221–1225, zit. S. 1223.

⁶⁸ U. a. wurde dafür 1939 das »Forschungs- und Prüfungsinstitut für biologische Heilmittel«, das sogenannte Paracelsus-Institut, in Nürnberg gegründet.

⁶⁹ Göhrum, H.: Dr. Ing. e. h. Robert Bosch und die Neue Deutsche Heilkunde. – In: Hippokrates. – **7** (1936) 32. – S. 839–843, zit. S. 842. Durch Bosch's finanzielle Unterstützung konnte 1940 ein homöopathisches Krankenhaus in Stuttgart eröffnet werden.

⁷⁰ Der zukünftige Leiter dieser Dachorganisation Georg Gustav Wegener hatte den Auftrag erhalten, »... zunächst alle Bünde zu prüfen und diejenigen von ihnen auszuschließen, welche lediglich politischen, perversen, jüdischen oder finanziellen Interessen einzelner oder von Unternehmungen ihr Dasein verdanken.« Schenck, E. G.: Naturheilkunde und biologische Medizin seit 1933. Ein Stück Medizingeschichte. – In: Hippokrates. – **14** (1943) 13. – S. 217–221. Aus der Vielzahl der Verbände wählte Wegener elf aus, u. a. den »Schüßlerbund«, die »Deutsche Gesellschaft für Lebensreform«, die zu diesem Zeitpunkt im Aufbau begriffen war, und den »Heufieberbund«. Alle größeren Bünde repräsentierten schätzungsweise 4000 bis 5000 örtliche Gesundheitsvereine. Die neugegründete Reichsarbeitsgemeinschaft zählte rund 450000 registrierte Mitglieder und konnte sich auf 6–7 Millionen Anhänger stützen (vgl. ebenda).

⁷¹ Die Gesundheitsverbände im Dienste der Volksgesundheit. – In: Dtsch. Ärztebl. – **71** (1941) 12. – S. 139f., zit. S. 139.

⁷² Das Gegenteil war der Fall. »Der Verbrauch von Tabakwaren in Deutschland« hatte im Rechnungsjahr 1935/36 einen in den letzten Jahren noch nicht verzeichneten Höchststand erreicht ... Die Einnahmen des Steuerfiskus ... sind ... von 624,39 auf 638,76 Mio RM weiter gestiegen.« Klin. Wochenschr. – **15** (1936) 31. – S. 1120.

⁷³ Vgl. Hörmann, B.: Die Reichsarbeitsgemeinschaft Ernährung aus dem Wald. – In: Dtsch. Ärztebl. – **69** (1939) 7. – S. 132.

⁷⁴ Matthes, H. G.: Heilkunde und Vierjahresplan. – In: Ziel und Weg. – **7** (1937) 14. – S. 336–338, zit. S. 336.

⁷⁵ Triumpf der Volksbotanik. – In: Volksgesundh. – **2** (1937). – S. 187.

⁷⁶ In Berlin wurde von der NSDAP die »Reichsanstalt für Vitaminprüfung und Vitaminforschung« gegründet. Vgl. Gesundheitspflege und Krankheitsvorbeugung. – In: Natur und Gesundheit. – **4** (1943) 2. – S. 27f.

⁷⁷ Arznei-Versuchskulturen der SS. – In: Hippokrates. – **9** (1938) 37. – S. 964.

⁷⁸ Die Kräuterkulturen der SS. – In: Naturarzt. – **66** (1938) 10. – S. 255f., zit. S. 255.

⁷⁹ Vgl. Matthes, H. G.: Vgl. Anm. 74.

⁸⁰ Vgl. Heilmittel aus heimischen Pflanzen. – In: Dtsch. Ärztebl. – **72** (1942) 11/12. – S. 141.

⁸¹ Schirrmeister, P.: Zeitwende. – In: Naturarzt. – **68** (1940) 7. – S. 73.

⁸² Vgl. Wegener, G.: Deutsche Volksgesundheitsbewegung. – In: Ebenda. – S. 25.

⁸³ Vgl. Wegener, G.: Zweck und Sinn der Neuorganisation aller Gesundheitsverbände und die Zukunftsaufgaben der Reichsarbeitsgemeinschaft. – In: Natur und Gesundheit. – **1** (1940) 1. – S. 3–10.

⁸⁴ Die Gesundheitsverbände im Dienste der Volksgesundheit. — In: Dtsch. Ärztebl. — **71** (1941) 12. — S. 139f. In diesen Naturheilverbänden hatten sich zu diesem Zeitpunkt »rund 359 000 Mitglieder« organisiert, die direkt dem »Reichsgesundheitsführer« unterstanden (vgl. ebenda).

⁸⁵ Zu dessen kommissarischem Leiter wurde Karl-Heinz Franke ernannt. Während die Laientherapeuten »... zwar in der ›Reichsarbeitsgemeinschaft‹ lediglich einer Dachorganisation unterstanden, in der sie völlige finanzielle, organisatorische und Werbefreiheit hatten, wurden sie auf Veranlassung des Reichsgesundheitsführers nun unter eine gemeinsame Geschäftsleitung gestellt.« Schenck, E. G.: Naturheilkunde und biologische Medizin seit 1933. Ein Stück Medizingeschichte. — In: Hippokrates. — **14** (1943) 14. — S. 235—238. Durch die Auflösung der anderen Bundesleitungen sollten auch entbehrliche Arbeitskräfte für den Fronteinsatz gewonnen werden. G. Wegener wurde von seiner Funktion entbunden und als neuer Leiter der SS-Heilpflanzenplantage des Konzentrationslagers Dachau eingesetzt (Vgl. Anordnung und Mitteilung der Reichsarbeitsgemeinschaft. — In: Naturarzt. — **69** (1941) 9/10. — S. 91).

⁸⁶ Conti, L.: Anordnung 6/42. — In: Hippokrates. — **13** (1942) 13. — S. 476.

⁸⁷ Lehmann, C.: Deutscher Volksgesundheitsbund e. V. — In: Volk und Gesundheit. — **2** (1943) 1. — S. 14.

⁸⁸ Franke, K.-H.: Grundsätzliches zur Zielsetzung und zur Arbeit des DVB im totalen Krieg. — In: Ebenda. — **2** (1943) 4. — S. 49f.

Die Auswirkungen der faschistischen Ideologie und Gesundheitspolitik auf einzelne Fachgebiete der Medizin

IV.

11.
Programm und Wirksamkeit der »Neuen deutschen Seelenheilkunde«

11.1. Zur Lage der ärztlichen Psychotherapie in Deutschland vor 1933

Der erste Weltkrieg stellte einen entscheidenden Einschnitt in der Geschichte der ärztlichen Psychotherapie im deutschsprachigen Raum dar. Viele Tausende von Soldaten erkrankten an funktionellen Störungen und mußten mit psychotherapeutischen Methoden behandelt werden. Unter dem Eindruck der dabei erworbenen Erfahrungen formten sich die fachlichen und weltanschaulichen Positionen einer neuen Generation ärztlicher Psychotherapeuten, die die Entwicklung der Psychotherapie in den nächsten beiden Jahrzehnten bestimmen sollten.[1] Im Rahmen eines militärärztlichen Behandlungsauftrages wurden psychotherapeutische Methoden während des ersten Weltkrieges vor allem zur Behandlung der sogenannten Kriegsneurosen eingesetzt.[2] Eine unumgängliche Voraussetzung dafür stellte die Annahme der psychogenetischen Entstehung solcher Leiden dar. Trotz gewisser Tendenzen zu einer psychoanalytischen Sichtweise in Form der Anerkennung unbewußter Angst- und Konfliktkonstellationen setzte sich dabei schließlich eine Psychogenieauffassung durch, die dem Symptomträger Vermeidungs- und Begehrungsvorstellungen unterstellte, was zu einer Bevorzugung disziplinierender und korrigierender Verfahren führte.[3] Im Effektivitätsvergleich einzelner Methoden konnten insbesondere die hypnotisch-suggestiven Verfahren ihre Wirksamkeit unter Beweis stellen, da sie die vorwiegend psychosomatischen Symptome kurzfristig aufzuheben vermochten.[4] In den Grundsatzdiskussionen um das Phänomen der Kriegsneurosen revidierten Mediziner verschiedenster Fachrichtungen in den 20er Jahren ihre Haltung gegenüber der Psychotherapie, da sich diese als wirksam und effektiv erwiesen hatte. Innerhalb des psychotherapeutischen Lagers kam es zu einer Überprüfung methodologischer Grundlagen des vorhandenen Methodeninventars, die eine Renaissance ruhigstellender-suggestiver und eine Bedeutungsrelativierung analytischer Verfahren nach sich zog. Es wurde die Wertigkeit jeder Methode nach Indikationsrichtlinien neu bestimmt und Allgemeingültiges aus dem Bezugsrahmen nur einer Methode gelöst.

Bereits 1919 hatte J. H. Schultz eine erste umfassende Bestandsaufnahme aller psychotherapeutischen Techniken unter dem Aspekt ihrer optimalen Kombinationsmöglichkeiten für eine von den individuellen Bedingungen des Patienten abgeleitete Therapiestrategie vorgenommen.[5] Dieser Intention schlossen sich in den nächsten Jahren Autoren unterschiedlicher Schulrichtungen an. Sie versuchten, verschiedene Theorien und Techniken miteinander zu verbinden und ältere Theorien in historisch jüngeren aufzuheben.[6] Es ging ihnen darum, psychotherapeutische Methoden flexibel zu variieren und nach einer an persönlichkeitstheoretischen Kriterien ausgerichteten Indikationshierarchie zu ordnen. Psychotherapie wurde damit weitgehend von ihrem pragmatischen therapeutischen Charakter befreit und als persönlichkeitsformende, wissenschaftlich fundierte Intervention begriffen. In diesem Zusammenhang erlangten psychagogisch orientierte Richtungen, die das »Nacherziehungsziel« ihrer Einwirkungen auf den konkreten Patienten auch weltanschaulich zu verankern trachteten, einen stärkeren Einfluß.[7] Die »charakterologische Wende« der Psychotherapie, deren Kern die Orientierung auf eine zielstrebige Veränderung der Persönlichkeit war, wurde von verschiedenen weltanschaulichen Positionen aus angestrebt. Deren Extreme reichten von ersten Versuchen einer marxistischen Grundlegung über autoritär-konservative Normsetzungen bis zu religiösem Sendungsbewußtsein, das in eine eigenständige Zusammenarbeit von Psychotherapeuten und religiösen Institutionen einmündete (SCHRÖDER 1986). Hier formierten sich auch diejenigen Positionen, die eine elitäre Wirkungsrichtung der Psychotherapie und deren irrationalistische Verankerung anstrebten, die später faschistischen Zielstellungen angepaßt werden konnten.[8] Andererseits sollte einer stärkeren naturwissenschaftlichen Absicherung einzelner therapeutischer Verfahren Genüge getan werden, die die Psychotherapie enger an die Medizin koppeln konnte. Systematisch untersucht wurden psychophysische Zusammenhänge und die Psychogenese körperlicher Symptome, um die allgemeine Bedeutung der Psychotherapie für die Behandlung funktioneller Störungen innerhalb der gesamten Medizin aufzuzeigen. Psychotherapie sollte für jede medizinische Klinik und bestimmte psychosomatisch geprägte Krankheitsformen unentbehrlich werden. Sie festigte auch auf diese Weise ihre Stellung als Querschnittsdisziplin mit integrierender Funktion innerhalb der gesamten Medizin.[9]

Einen herausragenden Beitrag zur Aufnahme der Psychotherapie in die klinischen Fächer leistete J. H. Schultz mit der Entwicklung des Autogenen Trainings, dessen Darstellung im Jahre 1932 von A. Kronfeld u. a. als instruktivster praktischer Beitrag der Psychotherapie für die gesamte Medizin gewertet wurde.[10] Weitsichtige Vertreter der Psychotherapie waren davon überzeugt, daß ihre Disziplin einer medizinpsychologischen Basis bedürfe, um in der Tätigkeit jedes Allgemeinpraktikers und jedes Facharztes wirksam werden zu können. Führende Fachvertreter plädierten für eine sogenannte große und kleine Psychotherapie — die eine für den Spezialisten, die andere als ein Grundgerüst für jeden Arzt — auf der Grundlage psychologisch fundierter und experimentell überprüfter Verfahren, die vom Arzt in speziellen Aus- und Weiterbildungskursen angeeignet werden sollten. Das psychotherapeutische Schrifttum wurde um wichtige Kompendien für psychotherapeutische Spezialärzte, Einzeluntersuchungen für klinische Fachärzte und umfassende medizinpsychologische Arbeiten bereichert.[11]

In der Folge des ersten Weltkrieges verschlechterten sich die sozialen Lebensbedingungen der deutschen Bevölkerung in einem Auf und Ab von ökonomischen und politischen Krisen in einem solchen Maße, daß die enorm anwachsende Zahl psychischer Störungen von einigen Psychotherapeuten zunehmend im Zusammenhang mit sozialer Entwurzelung und Isolation gesehen wurde. Soziale Krisen schlugen sich direkt in der individuellen Lebenssituation des einzelnen nieder; subjektive Bedürfnisse nach psychotherapeutischer Hilfeleistung wurden stärker artikuliert und veranlaßten viele Psychotherapeuten, ein objektives Bedürfnis nach psychotherapeutischer Behandlung im Interesse der Stabilität der Gesellschaft zu konstatieren.[12]

Durch das Anwachsen der Zahl der Renten- und Unfallneurosen alarmiert, widmeten sich Psychotherapeuten psychopathogenetischen Prozessen im Arbeits- und Wirtschaftsleben.[13] Aus diesem Zusammenhang heraus leiteten sie einen sozialen Dienstleistungsauftrag der Psychotherapie in der krisenerschütterten spätkapitalistischen Gesellschaft ab. Psychotherapie sollte ihres Erachtens Soziallasten des Staates durch eine Wiedereingliederung in das Arbeitsleben abbauen helfen und zugleich einen sicheren Sozialversicherungsschutz für den von ihr ausgelesenen wirklich Kranken bewirken. Obwohl sich die »Psychotherapie der abhängigen Arbeit« damit im Rahmen des kapitalistischen Systems bewegte, nahm sie mit ihrer Forderung nach einer Milieutherapie für den sozial Auffälligen und nach der Absicherung psychotherapeutischer Behandlungen durch die Krankenkassen für mehr soziale Gerechtigkeit im Umgang mit psychisch Kranken aus der arbeitenden Bevölkerung Partei.[14] Einige Psychotherapeuten engagierten sich dabei auch für die Errichtung psychotherapeutischer Heilstätten für Sozialversicherte.[15]

Die in Deutschland von R. Sommer 1925 institutionalisierte Psychohygienebewegung, die sich zu dieser Zeit bereits in anderen entwickelten kapitalistischen Ländern formiert hatte, fand auf diese

Weise Berührungspunkte mit der Psychotherapie und wurde z. T. gleichsinnig von denselben Personen vertreten.[16] Psychotherapie schien für eine wissenschaftliche Prophylaxe neurotischer Erkrankungen unumgänglich geworden zu sein; dennoch blieb die praktisch ausgeübte Psychotherapie im wesentlichen eine elitäre Angelegenheit und wurde vorwiegend in Privatkliniken und in der psychotherapeutischen Einzelpraxis kultiviert.

1926 hatte die Diskussion der fachinternen und standespolitischen Probleme der Psychotherapie eine solche Dynamik erreicht, daß Psychotherapeuten, akademische Psychologen, Internisten und Psychiater die Zeit für gekommen sahen, sich in einer Organisation zusammenzuschließen. Ihre vordringlichste Aufgabe sah diese Organisation in der Klärung der Beziehungsprobleme der Psychotherapie, die auf standesärztlicher Ebene mit hohem wissenschaftlichen Anspruch und perspektivisch tragfähig erfolgen sollte.[17] Gesucht wurde ein einheitlicher fachwissenschaftlicher Konsens über alle Schulen hinweg mit einer für die Psychotherapie integrativen Funktion sowie der Förderung eines subjektbezogenen Krankheitsverständnisses der gesamten Medizin. »In der Beziehung auf den leidenden Menschen als einen die Gesamtmedizin betreffenden Gesichtspunkt ist die Psychotherapie berufen, den Ärzten und der Öffentlichkeit die Einheit der Medizin darzutun.«[18]

Von 1926–1931 fanden von einem interdisziplinär zusammengesetzten Organisationskomitee vorbereitete sechs Allgemeine ärztliche Kongresse für Psychotherapie statt, die sich jeweils bestimmten Hauptthemen widmeten. Im Kampf um die wissenschaftliche Legitimation der Psychotherapie und die Ausschaltung des Kurpfuschertums spielte die eindeutige Festlegung des ärztlichen Charakters praktischer psychotherapeutischer Tätigkeit eine große Rolle. 1928 ging aus dieser Kongreßbewegung die »Allgemeine Ärztliche Gesellschaft für Psychotherapie« hervor. Die Gesellschaft besaß ein eigenes Publikationsorgan[19] und beauftragte von ihr berufene Kommissionen mit der Bearbeitung von spezifischen Problemfeldern für die Weiterentwicklung des Faches. Diese Entwicklungsfortschritte der Psychotherapie bewirkten ein qualitativ neues Selbstverständnis des ärztlichen Psychotherapeuten. Ärztliche Psychotherapie hatte erstmals ihre Konturen als medizinische Querschnitts- und Spezialdisziplin abstecken können sowie institutionelle Erfolge als wissenschaftliche Disziplin und sozialer Leistungsträger zu verzeichnen. Dieser Aufschwung erfolgte auf dem Hintergrund eines blühenden Schulenpluralismus und ständiger Kontroversen zwischen einzelnen Psychotherapeuten, wodurch er partiell konfliktreich und in sich widersprüchlich bleiben mußte. Die Früchte dieses Aufschwunges, vor allem die nun nachgewiesene Kompetenz des schulenunabhängigen ärztlichen Psychotherapeuten, der sein Können variabel und patientzentriert einzusetzen wußte und der seit Jahrzehnten eine wissenschaftlich-sachliche Fundierung der Psychotherapie für die Medizin angestrebt hatte, galt es auszubauen und zu verteidigen. Eine derartige Entwicklung wurde durch den Beginn des faschistischen Herrschaftssystems z. T. unmöglich gemacht, aber auch in spezifischer Weise geprägt.

11.2. Die organisatorische Struktur der Psychotherapie ab 1933

Mit dem Beginn der faschistischen Diktatur stürzte die Psychotherapie in eine personelle, institutionelle und wissenschaftliche Existenzkrise. Ihre bedeutenden Repräsentanten waren zum großen Teil — und das nicht erst seit dem Siegeszug der Psychoanalyse — jüdischer Abstammung. Die sofortige Emigration fast aller jüdischen Psychotherapeuten, die dem Druck der Rassenpolitik des Regimes wichen, und das amtliche Verbot für Juden, Mitglied des Vorstandes einer wissenschaftlichen Gesellschaft zu sein, führten zu einer drohenden personellen Auflösung der bestehenden standesärztlichen und psychoanalytischen Psychotherapeutenorganisationen. Des weiteren galt die Psychotherapie nun als die »jüdischste« aller unter sogenanntem jüdischen Einfluß stehenden Wissenschaftsdisziplinen. In der öffentlichen Meinung wurden Zweifel an ihrer medizinischen Notwendigkeit geschürt, indem man sie unter dem Deckmantel rassistischer Argumente als ein von Juden geschaffenes Kunstprodukt im Interesse eines einträglichen Lebenserwerbs jüdischer Ärzte abstempelte. Willkürlich wurde die Psychotherapie in medizinischen Zeitschriften mit der Psychoanalyse gleichgesetzt, gegen die im Mai 1933 unter der Überschrift »Wider die Psychoanalyse« eine gezielte Denunziation als »minderwertige« und »zersetzende« Weltanschauung begonnen hatte.[20]

Wissenschaftlich wurde die Existenz der Psychotherapie von der faschistischen Vererbungslehre in Frage gestellt, die Fehlverhaltensweisen weitgehend als anlagebedingt ansah. Außerdem geriet die Psychotherapie durch die im Zuge des »Gleichschaltungsprozesses« entflammte Diskussion disziplinärer Zuständigkeiten und Prioritäten erneut in den Appetenzbereich der Psychiatrie.[21] Die führenden Vertreter der »Allgemeinen ärztlichen Gesellschaft für Psychotherapie« sahen sich in ein Spannungsfeld zwischen drohender staatlicher Sanktionierung[22] und inhaltlichem Substanzverlust gestellt, dem sie durch eigene wissenschaftspolitische Aktivitäten zu entgehen trachteten, deren Hauptziel die Erhaltung der organisatorischen und wissenschaftlichen Eigenständigkeit darstellte. Die einzelnen Schritte der maßgebenden Psychotherapeuten, deren konservativ-nationale Gesinnung nun voll zum Tragen kam, sind von COCKS (1985) und LOCKOT (1985) eingehend dargestellt worden. In diesem Prozeß des Zusammenwirkens von politischer Macht, ideologischer Doktrin und wissenschaftlichem Mitläufertum entstand eine von den in Deutschland verbliebenen Fachvertretern selbst definierte neue Konzeption der Integration der Psychotherapie in das faschistische System, die unter der Bezeichnung »Neue deutsche Seelenheilkunde« wirksam wurde. Einige Psychotherapeuten versuchten, staatliche Duldung bzw. Förderung zu erlangen, indem sie sich dem ideologischen Auftrag der »Menschenführung« im faschistischen Sinne zuwandten und ihre ethischen und normativen Werte aus der faschistischen Leistungs- und Elitetheorie ableiteten. Dazu bedurfte es eines entsprechenden organisatorischen Rahmens, dessen zentralistische Struktur sogar neue Chancen für die standesärztliche Etablierung des Faches und die öffentliche Verbreitung psychotherapeutischen Gedankengutes bot.[23] Unter der Leitung des Psychotherapeuten und Mitgliedes der NSDAP, M. H. Göring, der private Kontakte zu den entsprechenden staatlichen Führungsstellen besaß, und bei aktiver Mitwirkung von W. Cimbal, J. H. Schultz, G. R. Heyer, F. Künkel, C. Haeberlin, H. Schultz-Hencke und L. Seif gelang es in kurzer Zeit, nicht nur die vorhandene Institutionsform zu erhalten, sondern auch in bis dahin nicht erreichter Perfektion zu gestalten.[24]

Im folgenden werden die wesentlichen Schritte der organisatorischen Umstrukturierung chronologisch dargestellt. Dabei wurden die Initiatoren dieses Prozesses von Anfang an von dem Gedanken geleitet, die organisatorische Einheit der psychotherapeutischen Bewegung mit der auf der Grundlage der faschistischen Ideologie angestrebten weltanschaulichen Einheit der Psychotherapie zu verbinden.

Ernst Kretschmer, der bei den Nationalsozialisten nicht in Gunst stand, hatte bereits im März den für April in Wien angesagten 7. Kongreß der »Allgemeinen Ärztlichen Gesellschaft für Psychotherapie« abgesagt. Am 6. 4. 1933 übergab er gemäß dem Beschluß des Vorstandes den Vorsitz dieser Gesellschaft an C. G. Jung, dessen Lehren eine besondere Affinität zur faschistischen Rasse- und Elitetheorie besaßen und der seine Sympathien für den Faschismus wiederholt öffentlich bekundete.[25] Die nun von dem Schweizer C. G. Jung geleitete Gesellschaft erhielt einen übernationalen Status (später wurde sie in eine internationale umbenannt), deren langjährige ausländische Mitglieder (vor allem aus Skandinavien) in Landesgruppen zusammengefaßt wurden, die bis 1941 Berichte über ihre Tätigkeit im Zentralblatt für Psychotherapie veröffentlichten. Die Herausgabe des Zentralblattes blieb bis 1936 Aufgabe der internationalen Gesellschaft, wurde aber von Deutschland aus gesteuert.

Die »reichsdeutsche« Landesgruppe konstituierte sich am 15. 9. 1933 unter dem Vorsitz von M. H. Göring zu einer »Deutschen ärztlichen Gesellschaft für Psychotherapie« neu und bestimmte M. H. Göring zu ihrem »Reichsführer«.[26] Mit diesem diplomatischen Schachzug wollte man sich das traditionelle internationale Ansehen der Gesellschaft und ihre Verbindungen erhalten. Die übernationale Gesellschaft, in der österreichische und emigrierte Juden vorläufig noch mitarbeiteten, betonte in ihrem Statut ihre politische und konfessionelle Neutralität.[27] Die deutsche Gesellschaft erhielt den offiziellen Auftrag, ». . . die Gedankengänge des nationalsozialistischen Staates in einer wissenschaftlich-psychotherapeutischen Form auszugestalten . . .«,[28] d. h. eine »Neue deutsche Seelenheilkunde« zu begründen, sowie die Aus- und Weiterbildung psychotherapeutischer Fachkader zu organisieren.[29]

Den 7. und den 8. Allgemeinen Ärztlichen Kongreß für Psychotherapie (1934 u. 1935 in Bad Nauheim) veranstalteten die deutsche Landesgruppe und die übernationale Gesellschaft gemeinsam. Die Vorträge des 7. Kongresses wurden in einer Broschüre mit dem Titel »Deutsche Seelenheilkunde« veröffentlicht, die unter der Losung »Psychotherapie und Nationalsozialismus« eine neue Ära dieser Wissenschaft einleiten sollte. 1935 fand ein weiterer Kongreß in Breslau statt, den die deutsche Landesgruppe ausrichten konnte. Zu den folgenden nationalen Kongressen (1938 in Düsseldorf und 1940 in Wien) erschienen die Berichte in Sonderausgaben des »Zentralblattes«. Die 1937 in Kopenhagen und 1938 in Oxford stattfindenden Kongresse wurden zu internationalen Tagungen erklärt und sollten die 1926 in Deutschland begonnene Kongreßreihe als 9. und 10. Internationalen Kongreß für Psychotherapie fortsetzen. Diese internationalen Kongresse waren die Schauplätze politischer Auseinandersetzungen, die von den deutschen Psychotherapeuten im staatlichen Auftrag inszeniert wurden, um ihre Vormachtstellung in der internationalen Gesellschaft zu sichern.[30]

Der Auflösungsprozeß der psychoanalytischen Vereinigung und des von ihr geschaffenen Berliner Lehrinstitutes verlief bis 1936 ebenfalls unter den Vorzeichen der Anpassung und Selbstaufgabe (DRÄGER 1971; ZAPP 1980; HERMANNS 1982; BRAINER; KAMINER 1982; LOHMANN; ROSENKÖTTER 1982; dies. 1983; SCHMIDT 1982; COCKS 1985; LOCKOT 1985). 1936 wurden auf Veranlassung des Reichsärzteführers und des Reichsministeriums des Inneren alle noch existierenden psychotherapeutischen Organisationen im »Deutschen Institut für psychologische Forschung und Psychotherapie e. V.« zusammengefaßt.[31] Dieses Institut übernahm dann auch die Räume und das Inventar des nun endgültig aufgelösten Berliner Psychoanalytischen Institutes.

Bis zum Ausbruch des Krieges entstanden in verschiedenen Landesteilen Außenstellen des Berliner Institutes. Die Leitung des Berliner Zentralinstitutes übernahm ebenfalls M. H. Göring. In seiner Person verkörperte sich nun das auch für den Aufbau wissenschaftlicher Organisationen angestrebte »Führerprinzip«. Das von ihm geleitete Institut war in verschiedene Abteilungen gegliedert, die ihre Arbeit nach festgelegten Richtlinien koordinierten, und veröffentlichte für den Zeitraum vom 19. 10. 1938 bis zum 31. 12. 1941 im Zentralblatt für Psychotherapie nach Abteilungen geordnete Jahresberichte, die auch statistische Übersichten über die Anzahl der Ausbildungskandidaten, der behandelten Patienten und der erzielten Heilerfolge enthielten. Das Institut finanzierte sich bis 1939 als eingetragener Verein selbst und wurde am 30. 9. 1939 vom »Amt für Berufserziehung und Betriebsführung« der »Deutschen Arbeitsfront« übernommen, was laut M. H. Göring eine Intensivierung der Institutsarbeit ermöglichte.[32] Mittels der im Institut konzentrierten Forschungskapazität sollte eine einheitliche psychotherapeutische Lehrmeinung erarbeitet werden, die sich in der Ausbildung von Psychotherapeuten und in der Behandlungsstrategie des Institutes zu manifestieren hatte. Diesem Ziel war das Wirken der einzelnen Abteilungen untergeordnet, die sich um eine möglichst einheitliche Diagnostik, Indikationsstellung und Therapiebewertung sowie um die Erarbeitung von Vorschriften für die Begutachtungspraxis bemühten. Unter Leitung von J. H. Schultz wurde ein für das gesamte Institut verbindliches Diagnoseschema erarbeitet, das 1940 im Heft 2/3 des Zentralblattes zur fachlichen Diskussion stand. Die Abteilungen für Forschung und Weltanschauung hatten die Aufgabe, psychotherapeutisches Schrifttum zu erfassen und dessen »volkserzieherischen Geist« zu bewerten. An junge Mitarbeiter wurden spezielle Forschungsaufträge zur Förderung dieses »Geistes« vergeben, den man vor allem in einer neuen Interpretation historischer Entwicklungsabschnitte vorwissenschaftlichen psychologischen Denkens u. a. bei Leibniz und Carus aufzuspüren trachtete. Eine Schlüsselstellung für die Patientenbetreuung nahm die Poliklinik ein, die bis 1942 jährlich bis zu 500 Patienten kostenlos behandelte und für die praktische Ausbildung von Psychotherapeuten (sogenannter Ausbildungskandidaten, deren Zahl im Dezember 1941 den Höchststand von 110 erreichte) unentbehrlich war. Diese Poliklinik stand auch »mittellosen Volksgenossen« offen, unter denen jedoch eine strenge Auslese erfolgte.[33] Die soziale Auswahl zur psychotherapeutischen Behandlung und der dabei eingesetzten Methoden mußte sich den offiziellen Effektivitätskriterien unterordnen.

J. H. Schultz, zeitweise Leiter der Poliklinik, schrieb dazu: »Dabei muß die Lebens- und Gemeinschaftswertigkeit der Kranken eingeschätzt und berücksichtigt werden, damit die produktiv heilerischen Potenzen unseres Institutes für werthafte Persönlichkeiten erhalten bleiben.«[34]

Im Ausbildungsprogramm wurden Vorlesungen und Seminare zu speziellen, aber auch zu randständigen Themen angeboten, die auch von »Volkspflegerinnen« und Kindergärtnerinnen besucht werden konnten. Die Vollausbildung zum Therapeuten umfaßte 4 Jahre und setzte eine psychoanalytische Lehranalyse voraus. Eine Teilausbildung war auch nichtärztlichen Akademikern und anderen mit Aufgaben der »Menschenführung« betrauten Berufsgruppen zugänglich (diese wurden beratende Psychologen genannt), denen die Türen zum lange gehüteten psychotherapeutischen Heiligtum unter dem Druck der aktuellen pragmatischen Ansprüche an das Fach offener standen. Die akademischen Psychologen – nach der Vollausbildung als behandelnde Psychologen bezeichnet – nahmen unter den nichtärztlichen Therapeuten eine Sonderstellung ein, die durch Verhandlungen mit der »Gesellschaft für Psychologie« gesetzlich geregelt werden konnte und mit zu einer Klärung des berufsständischen Problems der deutschen Psychologen beitrug, das seit der Institutionalisierung einer eigenständigen Psychologie bestand. Die Mitarbeiter des Berliner Zentralinstitutes traten in den Außenstellen des Instituts, in der Presse und auf einer Vielzahl von Veranstaltungen mit einem umfangreichen Weiterbildungs- und Aufklärungsprogramm für Mediziner und Laien auf. M. H. Göring strebte bewußt vielfältige Kontakte mit den verschiedensten Ämtern und Institutionen des Staatsapparates an. Zu diesen gehörten das »Amt für Reichsgesundheitsführung«, die »Abteilung für Gesundheitswesen« im Reichsministerium des Inneren, das »Amt für Reichsjugendführung«, das »Reichskriminalpolizeiamt«, das »Reichsministerium für Volksaufklärung und Propaganda« u. a. In Zusammenarbeit mit dem Präsidenten der »Reichsanstalt für Film und Bild in Wissenschaft und Unterricht« (Gauger) gelang es dem Institut, einen Lehrfilm über die Hypnose zu gestalten. Das Hauptaugenmerk bei der Öffentlichkeitsarbeit galt »volkserzieherischen« psychotherapeutisch-populärwissenschaftlichen Artikelserien und Rundfunkvorträgen.

Mit Beginn des zweiten Weltkrieges vertiefte das Institut die Zusammenarbeit mit der Luftwaffe, der einige Mitarbeiter des Institutes als Sanitätsoffiziere angehörten. 1942 wurde das Institut zum »Reichsinstitut« erhoben, dem Reichsforschungsrat in der von F. Sauerbruch geleiteten Fachsparte Medizin untergeordnet und großzügig finanziell unterstützt. Dieser Vorgang stand im Zusammenhang mit der Forschungsplanung für kriegswichtige Zwecke, zu denen bestimmte Projekte des Institutes aufrückten.[35] Es hatte damit die im Rahmen dieses staatlichen Gefüges möglichen organisatorischen und finanziellen Potenzen des Aufbaus einer psychotherapeutischen Versorgung und Forschung weitgehend ausgeschöpft. Mit dem sich abzeichnenden Ende des Krieges setzte eine Begrenzung der wissenschaftlichen Aufgaben des Institutes ein, die in Verbindung mit den Personalverlusten und der Verschlechterung der Arbeitsplatzbedingungen das Institut niederführten. Das »Zentralblatt« wurde von nur noch wenigen Mitarbeitern bis 1944 (Bd. 16) am Leben erhalten. In den Januarwochen des Jahres 1945 wurden die Räumlichkeiten des Institutes mit dem Archiv und der Patientenkartei vollständig zerstört.

11.3. Die ideologischen Postulate der »Neuen deutschen Seelenheilkunde« und deren praktische Umsetzung

Die weitgehend irrationale und mystifizierende Alltagsideologie des Faschismus, deren Hauptziele in der Negierung objektiver Klassenunterschiede, in der Rechtfertigung des terroristischen Herrschaftssystems und der Mobilisierung der Menschen für den Aggressionskrieg bestand, stützte sich auf einige Begriffe, die beliebig interpretiert und mit reaktionärem politischen Inhalt erfüllt werden konnten. LESKE (1983) weist dem Begriff der »Ganzheit« und dessen Modifikation eine solche zentrale Stellung in der faschistischen Ideologie zu. Zu den tragenden und fast mythologischen Schlüsselbegriffen gehörten außerdem »Rasse«, »Volk« und »Seele«. Rosenberg sprach in seinem »Mythos des 20. Jahrhunderts« von der Seele, die »Rasse« von innen gesehen bedeutete (PETZOLD 1982).

Die »Seele des Volkes« als Trägerin der Wertvorstellungen galt als wichtigster Angriffspunkt demagogischer Propaganda, die auch eine zielstrebige psychologische Beeinflussung des einzelnen mit den zur Verfügung stehenden Techniken einschließen sollte.³⁶ Neben dem Versuch der Belebung mythologischer Heilkräfte zeigte das Regime ein deutliches Interesse an der Verwertung von Verfahren, die lebenspraktisch und wissenschaftlich begründet waren. Eine flexible und in das soziale Versorgungsnetz integrierte Psychotherapie konnte derartigen Vorhaben dienen, da sie mit ihren erzieherischen, heilenden und kompensatorischen Potenzen geeignet für eine Persönlichkeitsbeeinflussung im gewünschten Sinne schien. Obwohl das Projekt einer solchen propagandistischen Nutzung der Psychotherapie weder vom faschistischen Staat noch von der nationalsozialistischen Partei systematisch begründet worden ist, bemühten sich die führenden Vertreter dieser Fachrichtung, gerade solange man immer wieder gewisse Zweifel an ihrem Nutzen für die »Volksgemeinschaft« äußerte oder in der Rassenlehre und Leistungsmedizin aufgehoben sah, willfährig darum, diesen Nutzen von sich aus nachzuweisen und mit erstaunlichem Eifer und hohem publizistischen Aufwand Psychotherapie und nationalsozialistischen Geist in Einklang zu bringen.

Die Psychotherapeuten waren sich dabei der ständigen Aufmerksamkeit gegenüber ihren Aktionen bewußt, konnten aber dennoch mit einer gewissen Distanz zu staatlichen Stellen operieren. Als oberstes Prinzip der Integration der Psychotherapie in die »nationale Revolution« galt dabei die eindeutige politische Interpretation ihrer Ziele. Die Psychotherapie sollte sich sowohl von verschwommenen individuellen als auch objektivierbaren Kriterien eines therapeutischen Auftrages lösen; ihre wahre Bestimmung sollte einzig und allein in ihrer bewußten weltanschaulichen Sendung liegen.³⁷ Diese Bestrebungen gipfelten in der Behauptung, daß Politik und Psychotherapie unmittelbar miteinander zu tun haben, wie sie beispielsweise von K. Gauger vertreten wurde, der schrieb: »Denn die Frage nach der seelischen Gesundheit ist die entscheidende Frage des Nationalsozialismus. Die Medizin hat enge Beziehung zur Politik. Die politische Disziplin unter allen Disziplinen der Medizin aber ist die Psychotherapie.«³⁸

Aus der großen Zahl zeitgenössischer psychotherapeutischer Schriften mit offenen und verdeckten ideologischen Zielrichtungen lassen sich unschwer jene Positionen herauskristallisieren, die die damals gesuchte enge Verbindung der Psychotherapie mit der faschistischen Weltanschauung und Propaganda im Sinne des üblich gewordenen psychotherapeutischen Aktivismus stellten. Die wichtigsten dieser Positionen besagten:

1. Psychotherapie ist als kompensierende und aktivierende Behandlungsform individueller Fehlhaltungen gerade in einem auf Leistungsbereitschaft und Persönlichkeitsanpassung orientierten Gesellschaftssystems unentbehrlich, denn sie ist in der Lage, einen Teil der Krankheitswert erlangenden erblichen oder milieubedingten Abweichungen von der Norm seelischer Gesundheit zu dieser Norm zurückzuführen und dadurch die Volksgemeinschaft zu stärken. Sollte der Psychotherapie diese Rückführung zur seelischen Gesundheit im Einzelfall nicht gelingen, liegt darin ein Beweis für eine dispositionsbedingte und unkorrigierbare Schädigung vor, die dem Staat die weitere Entscheidung über den Umgang mit dem Träger dieser Schädigung selbst vorbehält.³⁹

2. Neurosen, seelische Abartigkeiten, Formen des Verlustes an Lebenskraft und Lebensmut sowie Rentenbegehren sind Volksseuchen, die prophylaktisch im Interesse der Volksgesundheit durch psychotherapeutisch fundierte Menschenführung auf verschiedenen Ebenen bekämpft werden müssen. Psychotherapie muß ein Bestandteil der Gesundheitserziehung und der Charakterbildung des Volkes und seiner Erzieher sein, um ihre nutzbringenden psychoprophylaktischen Potenzen auch ausschöpfen zu können. Auf diese Weise wird Psychotherapie zu einem Teil der nationalen Kultur und zu einem wissenschaftlichen Wegweiser aller staatlichen Maßnahmen, die die Volksgesundheit fördern.⁴⁰

3. Psychotherapie kann mit Hilfe ihrer Aussagefähigkeit über die Daseinsqualität und die Entwicklungspotenz der psychisch gesunden und der psychisch kranken Persönlichkeit praxiswirksamer »funktionierende« Persönlichkeitseigenschaften für die Gemeinschaft auslesen, als Rassenhygiene oder Pädagogik dazu in der Lage sind. Aus diesem Erfahrungsbereich kann die Psychotherpie ein für die Gesellschaft gültiges ideales Menschenbild ableiten und formen. »Instinktsichere Wir-Bildung in Liebe und Ehe«, »Elternschaftsfähigkeit«, »opti-

male Berufsleistung«, »tätige, opferbereite Eingliederung in die völkische Gemeinschaft« sind solche Kriterien dieses Menschenbildes.[41] Sie selbst führt die »Mühseligen und Beladenen« der Gesellschaft zur Verinnerlichung dieses Menschenbildes, »... die zugrunde gehen, wenn ihnen niemand hilft, die aber leistungsfähig und oft sogar besonders produktiv werden, wenn die Hilfe gelingt ...«,[42] und deren Störungen der »innerseelischen Harmonie« mittelbar körperliche Krankheiten hervorruft.[43] Neben der Heilung Kranker ist sie aber auch berufen, »Schwankende und Unsichere« in die Gesellschaft zu integrieren, das heißt politisch Irregeleitete mit »guten« Anlagen umzuerziehen.[44]

4. Psychotherapie ist eine »arteigene« und »völkische« Wissenschaftsdisziplin, die in einem Selbstreinigungsprozeß alle »artfremden« Elemente in ihren Lehren und Methoden beseitigen wird. Von einer Behandlung bei einem »fremdrassigen« Psychotherapeuten ist abzuraten, da sich keine Resonanz des Unbewußten, das immer rassenspezifisch ist, ergeben könne. Der reale Kern der Konzepte von Freud und Adler weist auf deren Wurzeln im deutschen Geistesleben hin, die in der deutschen Romantik und idealistischen Philosophie aufgedeckt werden müssen und eine historische Kontinuität psychotherapeutischen Denkens im deutschen Geistesleben verkörpern. C. G. Jungs »Komplexe Psychologie« entspricht mit ihren Aussagen über kulturgeschichtlich und erblich bedingte Qualitätsunterschiede des Unbewußten der weltanschaulichen Zielstellung einer deutschen Seelenheilkunde. Sie ist das Fundament einer deutschen Tiefenpsychologie.[45]

5. Der Schulenstreit hat mit einer gelungenen weltanschaulichen Einbindung der Psychotherapie seine Berechtigung verloren. Psychotherapie besitzt auf diese Weise eine innere theoretische Geschlossenheit und muß sich um die adäquate methodische Abbildung ihres theoretischen Grundgerüstes bemühen.

Diese politisch-ideologischen Leitlinien überformten die theoretische Auseinandersetzung und die praktische Anwendung der Psychotherapie, die sich im Verhältnis zur Vererbungslehre und zu bestimmten Anwendungsgebieten sehr widerspruchsvoll gestalten mußte, wie im folgenden zu zeigen ist.

Psychotherapie und Vererbungslehre

Die Psychotherapie mußte ihr Verhältnis zur herrschenden biologistischen Erblehre so bestimmen, daß ihre Existenzberechtigung nicht angezweifelt wurde und für sie ein Freiraum selbständiger Aktivität erhalten blieb. Ihre Vertreter bekannten sich zu dieser Erblehre und ordneten ihr Fachgebiet in diese ein, indem sie den Eingriffsbereich psychotherapeutischer Behandlung nach den Grundsätzen der Erblehre von den Rassenhygienikern festlegen ließen.[46] Das wichtigste Bewährungsfeld der Psychotherapie sahen die Vertreter der Erblehre in der von ihr zu leistenden Differenzierung der als Erbkrankheiten betrachteten endogenen Psychosen und der Psychopathien von milderungsfähigen Überlagerungen und heilbaren reinen neurotischen Störungen. Einige Psychotherapeuten fühlten sich selbst berufen, das »neurotische Unwesen der schwer Entarteten« anhand des verschwommenen Kriteriums der »Einordnungsfähigkeit in die Gemeinschaft« gegenüber den wertvolleren erblich unbelasteten Neurotikern abzugrenzen.[47] Andererseits strebten Psychotherapeuten auch den Nachweis praktischer Behandlungserfolge gerade bei »schwer Entarteten« an, deren angenommene große Zahl und besondere staatliche Beachtung neue Einsatzgebiete für die Psychotherapie versprachen. Weitere Arbeitsgebiete wurden in der psychotherapeutischen und fürsorgerischen Nachbetreuung Sterilisierter[48] und bei der psychotherapeutischen Auslese von kriminellen Straftätern vor der Kastration gesehen.[49]

Trotz zentralisiert vorgenommener Auswertungen umfangreichen kasuistischen Materials ist es jedoch nicht gelungen, wissenschaftlich begründete Aussagen über die Leistungsmöglichkeiten psychotherapeutischer Verfahren auf den genannten Gebieten zu erbringen. Damit blieb der von ihnen angestrebte Beweis der völligen Gleichberechtigung ihrer Disziplin gegenüber der Psychiatrie für die biologistisch orientierten Mediziner offen.

Psychotherapie für die ärztliche Allgemein- und Fachpraxis

Der 1938 in Düsseldorf stattgefundene 2. Nationale Kongreß für Psychotherapie war dem Thema »Psychotherapie in der Praxis« gewidmet. Seine Aufgabe beinhaltete die Bestandsaufnahme vorhandener Leistungspotenzen einer Neurosentherapie in der

XII. Internationaler Gartenbau-Kongreß.

Im August 1938 findet in Berlin der XII. Internationale Gartenbau-Kongreß statt. Die Arbeit ist in 19 Sektionen aufgeteilt. Sektion 12 hat zum Thema „Obst und Gemüse in Ernährung und Heilkunde". Sie steht unter Leitung des Reichsärzteführers und seines Beauftragten für Ernährungsfragen Prof. Wirz. Auch manche andere Sektion, wie die mit dem Thema „Obstbau" oder „Gemüsebau" oder „Pflanzenschutz" (Mittel und Maßnahmen zur Verhütung von Schäden durch giftige Pflanzenschutzmittel), interessieren Arzt und Gesundheitsführung. Alle Fragen der Gewürz-, Duft- und Heilpflanzen, die Lagerung und Vorratshaltung von Obst und Gemüse, ihre Be- und Verarbeitung, das Kleingartenwesen sind Arbeitsthemen der übrigen Sektionen. Hiermit ist der Gesamtkongreß für die Volksgesundheit von weittragender Bedeutung.

Das vorläufige Programm für die Sektion 12 „Obst und Gemüse in Ernährung und Heilkunde" sieht einen allgemeinen Vortrag von Prof. Wirz über die Bedeutung von Obst und Gemüse für die Volksgesundheit und Volkskraft vor. Die Sektionssitzung selbst wird mit zwei Generalberichten aus den nationalen Berichten der 53 eingeladenen Nationen eröffnet. Der erste behandelt „Obst und Gemüse in der Volksernährung", der andere „Obst und Gemüse in der Heilkunde". Außerdem werden Wissenschaftler des In- und Auslandes über die Ergebnisse ihrer neuesten Untersuchungen zum Sektionsthema berichten.

Im Schlußwort wird Professor Flößner vom Reichsgesundheitsamt die Ergebnisse zusammenfassen, um damit den Gartenbauern Richtlinien geben zu können, welche ernährungsphysiologischen Gesichtspunkte im Sinne der Gesundheitsführung in Zukunft beachtet werden müssen.

Deutsches Institut für Psychologische Forschung und Psychotherapie.

Berlin W 62, Budapester Straße 29/II., Fernsprecher 25 81 26.

Einführungskurs:
für Aerzte vom 25. bis 30. April 1938:

1. M. H. Göring: Ueber juristische Fragen der psychotherapeutischen Praxis. 3 Tage je 45 Min.
2. Felix Boehm: Assoziationsübungen. 3 Tage je 45 Min.
3. H. v. Hattingberg: Die Entwicklung der Psychotherapie. 3 Tage je 45 Min.
4. H. v. Hattingberg: Die Willensstörung in der Neurose. 2 Tage je 45 Min.
5. Werner Kemper: Einleitung und Verlauf der Behandlung. 3 Tage je 45 Min.
6. Werner Kemper: Bedeutung der Sexualvorgänge für die Psychotherapie. 3 Tage je 45 Min.
7. W. M. Kranefeld: Der Traum als Heilfaktor. 2 Tage je 45 Min.
8. Fritz Künkel: Prophylaxe. 3 Tage je 45 Min.
9. Eva Moritz: Psychologie und Psychotherapie seelisch bedingter Störungen während Schwangerschaft, Wochenbett und Klimakterium. 2 Tage je 45 Min.
10. I. H. Schultz: Technik der Anamnese. 4 Tage je 45 Min.
11. H. Schultz-Hencke: Der neurotische Hintergrund organischer Erkrankungen. 3 Tage je 45 Min.
12. Klaus Wegscheider: Psychotherapie bei Kassenpatienten. 2 Tage je 45 Min.

Anmerkungen:

Die Eröffnung des Einführungskurses findet Montag, den 25. April, morgens 8.40 Uhr, statt, die Schlußbesprechung am Sonnabend, den 30. April, 12.20 Uhr.

Die Vorlesungen finden morgens ab 9 Uhr pünktlich bis 13.05 Uhr, am Sonnabend bis 12.15 Uhr. Die einzelne Vorlesung dauert 45 Minuten, mit einer Pause von 5 Minuten zwischen je zwei Vorlesungen. Es finden von Montag bis Freitag vormittags je fünf Vorlesungen statt, am Sonnabend vormittag vier Vorlesungen, außerdem am Dienstag und Donnerstag je zwei Vorlesungen am Nachmittag, im ganzen Kurs 33 Vorlesungen.

Anmeldungen werden erbeten an die Adresse des Institutes bis spätestens 10. April. Die Teilnahmegebühr von 40,— RM. (Assistenzärzte, Volontärärzte und Medizinalpraktikanten 20,— RM.) kann vorher auf folgende Konten — Postscheckkonto Berlin Nr. 310 01, oder bei der Deutschen Bank und Discontogesellschaft, Depositen-Kasse E 3, Berlin W 62, Wittenbergplatz 4 — überwiesen bzw. am Beginn des Kurses bar bezahlt werden.

Zeitliche Uebersicht
über den Einführungskurs für Aerzte vom 25. bis 30. April 1938

	Montag	Dienstag	Mittwoch	Donnerstag	Freitag	Sonnabend
8.40	Einführung					
9.00—9.45	I. H. Schultz: Anamnese	desgl.	desgl.	desgl.	Kranefeld: Traum.	desgl.
9.50—10.30	Kemper: Einleitung	desgl.	desgl.	Göring: Juristische Fragen	desgl.	desgl.
10.40—11.25	Kemper: Sexualvorgänge	desgl.	desgl.	Boehm: Assoziationen	desgl.	desgl.
11.30—12.15	v. Hattingberg: Entwicklung	desgl.	desgl.	Schultz-Hencke: Organische Erkrank.	desgl.	desgl.
12.20—13.05	Künkel: Prophylaxe	desgl.	desgl.	Wegscheider: Kassen	desgl.	Schlußbesprechung.
16.00—16.45	—	Moritz: Schwangerschaft	—	desgl.	—	—
16.50—17.35	—	v. Hattingberg: Willensstörung	—	desgl.	—	—

Schriftleitung: I. V. Wolfgang Henze, Berlin-Pankow, Dolomitenstr. 99. — Verlag: Medizin, Verlag Hans Pusch G.m.b.H., Berlin C 2, Magazinstraße 15/16. — Für den Anzeigenteil verantwortlich: A. Sobottka, Berlin-Spandau, Reußstr. 5. — Druck: Wendt & Matthes, Berlin C 2, Magazinstr. 15/16. — DA. IV. Vj. 1937 = 1750. — Pl. 6 v. 1. Nov. 1937.

Abb. 25

Quelle: Forstschritte der Medizin. — 56 (1938)1/2. — S. 24

ärztlichen Praxis. Parallel dazu hatte man bereits einen Werbefeldzug für eine psychotherapeutische Weiterbildung des Allgemeinpraktikers eröffnet.[50] Der ärztliche Allgemeinpraktiker sollte mit Hilfe gezielt eingesetzter Weiterbildungsschriften und praktischer Weiterbildungskurse (Abb. 25) zu vorbeugenden und intervenierenden psychotherapeutischen Leistungen bei leichteren Fällen ausgerüstet werden.[51] Sein neues ärztliches Sendungsbewußtsein sollte ihm Verantwortungsgefühl gerade für solche Fälle auferlegen, die den Spezialisten zeitlich belasteten. In verschiedenen Lehrbüchern bot man dem Allgemeinpraktiker unter dem Aspekt von Zeitersparnis und Effektivität methodisch gestufte, nach Indikation geordnete kombinierte Verfahren an, die er sich auch autodidaktisch aneignen konnte.[52] Die theoretische Grundlage der Verfahren trat dabei in den Hintergrund. Der Allgemeinpraktiker sollte für eine »ganzheitsorientierte« kleine Psychotherapie als Ergänzung zur somatischen und naturheilkundlichen Behandlung gewonnen werden, auch wenn er sich theoretisch auf eine »triviale Neurosenlehre« stützte.[53] In besonderem Maße sollte er die mögliche psychische Auslösung »echter Organerkrankungen« in seiner täglichen Praxis berücksichtigen. M. H. Göring setzte vereinfachte und leicht verständliche Annahmen über das psychophysische Wechselspiel und dessen in Form funktioneller Störungen sichtbare Auswirkungen an die Stelle der verpönten psychoanalytischen Psychosomatik.[54] Auch R. Bilz widmete sich in mehreren Arbeiten diesem Problemkreis und stellte in Übereinstimmung mit Göring die funktionelle Störung als psychosomatische Aufgabe für den Allgemeinpraktiker dar.[55] Die Psychotherapeuten griffen mit diesen Aufbereitungen psychotherapeutischer Methoden auf programmatische Ansätze der 20er Jahre zurück, wo sowohl die methodischen Verfahren (z. B. das autogene Training) als auch die sozialen Erfordernisse für deren breitere Anwendung entstanden waren. Sie konzentrierten sich dabei bewußt auf den Allgemeinpraktiker, da dieser sein Wissen bei einer größeren Zahl von Patienten anwenden konnte und nur ihm funktionelle Störungen im Anfangsstadium vorgestellt wurden.[56] Der objektiv vorhandene Erkenntnisfortschritt über Indikation und Kombination psychotherapeutischer Methoden schlug sich auf diese Weise in einem erweiterten Handlungsspielraum des einzelnen Mediziners nieder. Darin ist ein relativer Fortschritt der Entwicklung der Psychotherapie in diesem Zeitraum zu sehen, der natürlich nicht den generellen wissenschaftlichen und personellen Substanzverlust, den die Psychotherapie in diesen Jahren erlitt, kompensieren konnte. Die ebenso in den Bestrebungen der 20er Jahre wurzelnde Psychotherapie des Facharztes und einer Psychotherapie für spezielle Krankheiten wurde für die »volksgesundheitlich« besonders wichtigen Gebiete der Gynäkologie und der Zahnheilkunde forciert.[57] Insgesamt haben diese Bemühungen das Wissen der Ärzte aller Disziplinen um die Entstehung und das Wesen der Neurosen erweitert.[58]

Psychotherapie und Hausarzt
Die traditionelle gewachsene Vertrauensstellung des Hausarztes in Deutschland wurde im medizinischen Versorgungssystem der nationalsozialistischen Diktatur unter Berufung auf dessen besonders günstige Wirkungsmöglichkeiten für Aufgaben der Gesundheits- und Leistungserziehung aufgewertet. Der Hausarzt sollte Freund, Berater und geistiger Führer der deutschen Familie sein, da er wie kein anderer Vertreter des Staates dauerhafte und enge Kontakte zu seiner Klientel besaß. Um diesem Anspruch gerecht werden zu können, sollte er psychotherapeutisch gebildet und im Rahmen der sogenannten kleinen Psychotherapie handlungsfähig sein.[59] Dazu standen ihm die Weiterbildungsmöglichkeiten des Allgemeinpraktikers offen. »Der Hausarzt als Lehrer der Entspannung, der Ruhe, der Gelassenheit, und vor allem der Hausarzt als Schlaflehrer wäre das, was unserer Volksgesundheit not tut.«[60] Staatliche Instanzen wollten sich dabei in erster Linie seinen unmittelbaren Einblick in gesundheitliche und politische Bedingungen der Familien zunutze machen, indem sie ihm eine Vielzahl von Meldepflichten auferlegten. Die Psychotherapeuten sahen die besondere Notwendigkeit psychotherapeutischen Wirkens des Hausarztes ebenfalls in dessen frühen Eingriffsmöglichkeiten bei intimer Kenntnis der Lebensformen der Familie begründet. Damit war es den Psychotherapeuten auf einer weiteren Ebene gelungen, die Leistungspotenz der Psychotherapie mit den staatlichen Interessen zu vereinen. »Der psychotherapeutische Arzt, der die Lebensatmosphäre einer Familie stärkt und reinigt, leistet seinem Volk ... denselben

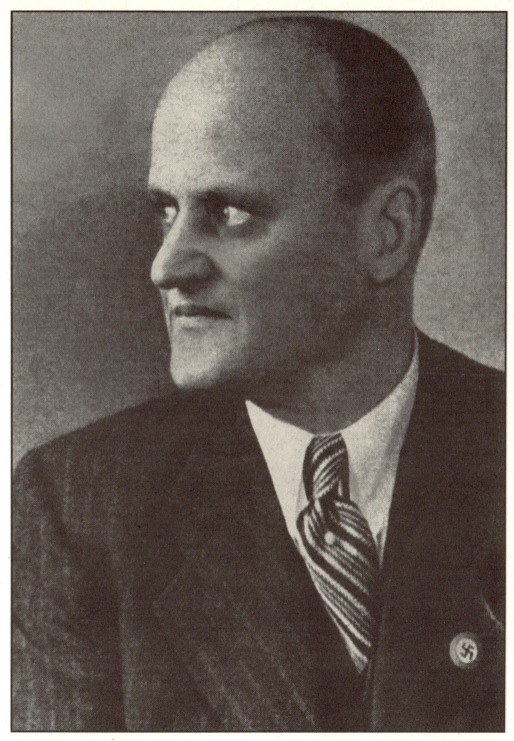

Abb. 26 Dr. med. habil. Alfred Brauchle

Quelle: Natur und Gesundheit. – **1**–**4**.(1940–1944). – S. 183

Dienst, wie wenn es ihm gelänge, das Erbgut der Familie zu bessern.«[61]

Psychotherapie und Naturheilkunde
Vertreter der Bewegung zur Durchsetzung naturheilkundlicher Prinzipien und Psychotherapeuten bemühten sich darum, Berührungspunkte zwischen beiden Gebieten aufzufinden und zu nutzen. Aus diesem Grunde kam es 1935 zum Anschluß der Psychotherapeutengesellschaft an die »Reichsarbeitsgemeinschaft für eine neue deutsche Heilkunde«, welche jedoch bald wieder aufgelöst wurde (HAUG 1984a; b).

Die Vertreter der Naturheilkunde sahen in der Psychotherapie eine auf die natürliche Umstellung des Organismus zielende Behandlungsform, die von Anfang an eine kritische Position gegenüber der Schulmedizin eingenommen hatte. Die Psychotherapeuten begrüßten vor allem die aus ihrer Sicht wichtigen erzieherischen Elemente der Naturheilkunde.[62] A. Brauchle, Adlerschüler und als überzeugter Nationalsozialist zum Leitenden Arzt der Abteilung für Naturheilkunde am Rudolf-Heß-Krankenhaus in Dresden aufgestiegen, entwarf 1934 das Programm einer »Seelischen Naturheilkunde« (Abb. 26). In vier nach dem Grad der psychischen Beeinträchtigung des Patienten abgestuften Schritten sollte der naturheilkundlich orientierte Arzt auch psychotherapeutisch wirksam werden können. Diese Schritte umfaßten vereinfachte Regeln zur Durchführung von Aussprache, Aufklärung und Entspannung (Abb. 27). Der Feldzug für eine sogenannte natürliche Regulierung physiologischer Vorgänge mit Hilfe der Psychotherapie wurde in den Zeitschriften »Hippokrates« und »Volksgesundheitswacht« geführt. Diese Maßnahme fand Unterstützung in aufklärenden Schriften zur Hebung der Volksgesundheit, die Selbstüberwindung und eine spartanische Lebensweise als Voraussetzung für psychisches Wohlbefinden und Leistungsfähigkeit propagierten.[64] Die volkserzieherische und populäre Note dieser Schriften kam den Psychotherapeuten in ihrem Begehren nach Anerkennung entgegen und ließ die inhaltlichen Vereinfachungen und Verzerrungen großzügig übersehen. Sie selbst fühlten sich berufen, aufklärerisch zu wirken[65] und ihrem praktischen Vorgehen den Anschein des lebensverbundenen »Naturhaften« zu geben.[66]

Das theoretische Programm einer »Neuen deutschen Seelenheilkunde« und dessen weitgehend gelungene praktische Umsetzung beweisen trotz vielfältiger innerer Widersprüche im psychotherapeutischen Organisationsgefüge und des passiven Widerstandes einiger Fachvertreter, daß der Psychotherapie in der faschistischen Diktatur die Selbstintegration in eine pseudowissenschaftliche Ideologie gelang. Diese ideologische Anpassung sicherte nicht nur das formale Überleben der Psychotherapie, sondern entsprach folgerichtig der für sie objektiven Notwendigkeit, ihre Existenzberechtigung aus dem sie umgebenden gesellschaftlichen Kontext ableiten zu müssen, da sie mit ihren persönlichkeitsbezogenen Interventionsabsichten keine wertfreien Wirkprinzipien besitzen kann. Objektive Gründe und persönliche Motive der dargestellten Strategie der Psychotherapeuten während der faschistischen Diktatur waren dabei sicherlich vielfach ineinander verwoben. Auch zahlreichen Psychotherapeuten ging es ebenso wie Vertretern anderer Bereiche der Wissenschaft darum, ihren persönlichen Einfluß auf ihre Fachgebiete mit Hilfe wissenschaftlicher Machtbefugnisse zu erhöhen und staatliche Förderungen für eine erhöhte Praxiswirksamkeit des Gebietes zu nutzen. Für sie besaßen die neuen wissenschaftsorganisatorischen Möglichkeiten, die zur Verbreitung und offiziellen Anerkennung der Psychotherapie führten, ein besonderes Gewicht, da nun wichtige der in der Weimarer Republik zwar angestrebten, aber z. T. erfolglos gebliebenen Etablierungsschritte vollzogen werden konnten. Der Preis dafür bestand in der Einengung der bisherigen theoretischen Vielfalt psychotherapeutischer Arbeitsrichtungen und kulturhistorischer Bezüge. COCKS (1983) sieht in diesem Bedingungsgefüge die Ursache für die Erweiterung der professionellen Identität der ärztlichen Psychotherapie bei gleichzeitigem theoretischen Substanzverlust während des Faschismus.

Besondere Evidenz erhielt diese Art der Anpassung natürlich für die verbliebenen Psychoanalytiker, da man von ihnen eine völlige Abkehr vom eigenen historischen Selbstverständnis und von geachteten jüdischen Kollegen verlangte und sie ein Schattendasein im eigenen Hause führen ließ.[67] Psychoanalytiker, die nicht dem Zwang zur Emigration ausgesetzt waren, wurden auf Grund ihrer bis dahin geübten politischen Abstinenzhaltung von

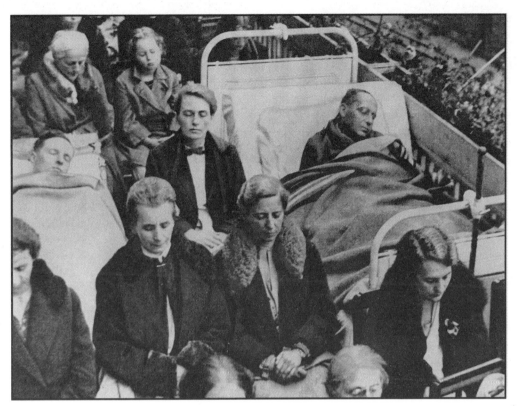

Abb. 27 »Massensuggestion im Prießnitz-Haus Mahlow bei Berlin«[63]
Quelle: Brauchle, A.: Vgl. Anm. 63. – S. 128/129

den gesellschaftlichen Veränderungen überrascht, denen sie gerade durch ihr weiteres Festhalten an einer illusorischen weltanschaulichen Neutralität ausgeliefert blieben. Die Verwirklichung weltanschaulicher Abstinenz ist nicht nur eine Erscheinungsform bürgerlicher Demokratie, ihre Einhaltung ist auch an deren Existenz gebunden. Das sollten die deutschen Psychoanalytiker schmerzvoll erfahren. Sie konnten weder – um in ihrer Denkweise zu argumentieren (BAURIEDL 1984) – mit dem »Bösen«, dem »Repressor«, eine kommunikative Auseinandersetzung aufnehmen, um die von ihm ihres Erachtens aggressiv verarbeitete Angst für seine Handlanger erkennbar werden zu lassen, noch waren sie, eingeengt von ihrer Neutralitätsregel, in der Lage, eine eindeutige Schuldzuweisung und Verurteilung des »Bösen« auf der Grundlage einer Analyse objektiver Unterdrückungsverhältnisse auszusprechen. Als Ausweg aus diesem tragischen Unvermögen blieb das halbherzige Mitläufertum, das zugleich ein Bekenntnis des Versagens der gesellschaftlich-sozialen Verantwortung ihrer berufsethischen Position darstellte.

11.4. Zur Entwicklung fachspezifischer Momente der psychotherapeutischen Tätigkeit

Nach wie vor zerfiel gegenstandsbezogenes psychotherapeutisches Denken und Handeln in heterogene Ansichten über die Wirkung eines bestimmten therapeutischen Agens oder einer bestimmten therapeutischen Technik. Viele Psychotherapeuten bevorzugten ein einzelnes Konzept oder eine isolierte Methode. Der in den 20er Jahren erreichte Konsens über die Bedeutung frühkindlicher Traumen und unbewußter psychischer Prozesse für die Entstehung und Verfestigung von Neurosen galt weiterhin als legitim. Ebenso blieb die Erkenntnis des indikationsgerechten Einsatzes der verfügbaren Methoden bei der Behandlung des einzelnen Patienten ein wichtiges wissenschaftliches Prinzip der psychotherapeutischen Praxis. Anknüpfend an die Behandlungskonzepte aus den 20er Jahren, kombinierte man zumeist Entspannungs- und konfliktbearbeitende Verfahren in Abhängigkeit von der angenommenen Tiefe der Persönlichkeitsstörung des Patienten. Deutlicher gesehen wurde die Möglichkeit einer primären Psychogenese und einer sekundären psychogenen Entwicklung und Überlagerung somatischer Krankheiten. Das autogene Training konnte zur Symptombeseitigung bei funktionellen Störungen und als begleitende Psychotherapie für verschiedene Krankheitsprozesse erprobt und eingesetzt werden. Neben den Verfahren zur Symptomlinderung wurden auch Strategien im Sinne einer analytischen Persönlichkeitsbeeinflussung angewandt, für die man nach bewährtem Muster Verdrängungen und Widerstände auflöste und Übertragungsprozesse deutete. Solche Interventionsmöglichkeiten erhöhten den Anspruch der Psychotherapeuten an den eigenen Wirkungsbereich und erbrachten ihnen größere Beachtung innerhalb der Medizin. Die Vertreter der biologistisch orientierten Medizin wollten die Psychotherapie aber nur unter der Bedingung ihrer nachgewiesenen Effektivität und Lehrbarkeit anerkennen. Als ein erstebenswertes Ziel wissenschaftlicher Objektivität und Effizienz schwebte diesen eine experimentelle Erfassung angeborener und unveränderlicher Leistungsformen der Person im Rahmen einer psychotherapeutischen Behandlung vor.[68] Diese Anforderungen spornten die Psychotherapeuten an, die bereits vorhandenen fachlichen Erkenntnisse in Diagnose und Therapie weiterhin zu systematisieren, um die hier bestehende fachliche Entwicklungskontinuität festigen zu können.

Die Theorien Freuds konnte man nicht global verdammen; dazu waren sie zu tief im theoretischen Selbstverständnis des Faches verwurzelt, zu eng mit seiner wissenschaftlichen Verselbständigung verbunden. Sie wurden sondiert und hinsichtlich sexueller und bürgerlich-elitärer Inhalte entschärft, oft auch nur vom Namen Freuds gelöst.[69] Die gleichzeitige Beseitigung einiger emanzipatorischer Potenzen des psychoanalytischen Lehrgebäudes erfolgte sicher nicht auf der Grundlage ihrer eindeutigen Identifizierung als solcher;[70] sie fielen bereits der äußerlichen Unverträglichkeit von Psychoanalyse und faschistischer Rassen- und Gemeinschaftsdoktrin zum Opfer.

Die Suche nach »tiefenpsychologischen« Konflikten zur Erhellung der Ätiopathogenese psychischer Krankheiten blieb ebenfalls legitim. Göring sprach von der Psychotherapie als einer Lehre von der Anwendbarkeit der Tiefenpsychologie.[71] Künkel u. a. strebten einer Synthese der tiefenpsychologischen Schulen im Geiste der nationalsozialistischen Weltanschauung an.[72] Die psychoanalytische Lehranalyse nahm weiterhin eine zentrale Stellung im Ausbildungsprozeß der Therapeuten ein und wurde als Voraussetzung für Selbstdisziplin und Verantwortung im Umgang mit Patienten gewertet.[73] ZAPP (1980) weist in einer Analyse des Verhältnisses der »Neuen deutschen Seelenheilkunde« zur Psychoanalyse darauf hin, daß sich »... die Ausgangsposition der im übrigen auch verdächtigen tiefenpsychologischen Schulen ... durch die bestehenden wissenschaftlichen Differenzen zwischen ihrem und dem psychoanalytischen Lehrgebäude ...« verbesserte (S. 69). Ablehnung erfuhren psychoanalytische Positionen vor allem auf Grund ihrer als unzureichend geltenden Haltung zu erblichen Eigenschaften und ihrer angeblich ideale Werte mißachtenden Interpretation der individuellen Lebensentwicklung. Letztere widersprach weitgehend dem mystifizierten, finalen Eigenschaftskatalog, der die Überlegenheit der arischen Rasse subjektiv abbilden sollte — Opferwille, Heldenverehrung, Gefolgschaftstreue u. a. m.[74]

Der Hang zur Annahme mystischer, unbewußter seelischer Vorgänge wies eine starke Affinität zu religiösen und irrationalistischen Vorstellungen über das Wesen und Werden der Persönlichkeit auf. Solche Vorstellungen standen unter dem direkten Einfluß der Lehre C. G. Jungs und führten zu einer weiteren Verflechtung seelsorgerischer Aufgaben mit ärztlichen Arbeitsmethoden, deren Anfänge ebenfalls schon in den 20er Jahren entstanden waren.[75] Jungs »Komplexe Psychologie« hieß man auch deshalb willkommen, weil sie den Anspruch einer psychologischen Weltanschauung erhob, die einen Zugang zu religiösen Glaubensbekenntnissen besaß und die Einheit des Subjektes verkündete.[76] Ihre kulturgeschichtlich-religiöse Einbettung würdigte man in besonderem Maße, da sie unantastbare kulturelle Werte zu vermitteln schien.[77] (Abb. 28) Die Notwendigkeit einer religiös-idealistischen Sinngebung des Lebens wurde von den federführenden Autoren außer Frage gestellt. In Stellungnahmen zu psychotherapeutischen Zielen wurde eine solche

Die Sprache des Unbewußten

Zum Abschluß des Psychotherapeutenkongresses in Kopenhagen

HB Kopenhagen, 8. Oktober.

Am letzten Tag des Internationalen ärztlichen Kongresses für Psychotherapie führte Professor G. Schmalz (Offenbach) seine Hörer mit einem Referat über den „Individuationsweg, dargestellt nach Bildern aus dem Unbewußten" in die Tiefen des schöpferischen Heilungsweges der kranken und nach Befreiung ringenden Seele.

Die Technik, Patienten zeichnen und malen zu lassen, um eine anschauliche Darstellung ihrer seelischen Lage zu erhalten, stammt von C. G. Jung. Seine völkerpsychologischen und religionspsychologischen Studien führten ihn zu einer Wiederentdeckung des psychologischen Symbolgehalts kultischer Darstellungen, die übereinstimmend in vielen Kulturen zu finden sind. Bekannt geworden ist insbesondere die Symbolik des „Mandala" (Sanskrit-Kreis) — Versenkungs- und Konzentrationsfiguren, die vornehmlich im indischen Kulturkreis zu finden sind. Jung beobachtete ganz ähnliche Darstellungen in Zeichnungen von Patienten, die ihrem Bewußtsein anscheinend nicht verständlich waren. Er deutete sie mit Erfolg als Ausdruck ihrer seelischen Lage mit Symbolen, die einem „**kollektiven Unbewußten**" angehören. Daraus entstand eine Lehre von Symbolen und „Archetypen", die den logistisch-rationalen Symbolen der Freudschen Schule (Zimmer-Frauenzimmer usw.) diametral entgegengesetzt ist. Auch für den Zurückhaltenden kann kein Zweifel bestehen, daß diese Jungschen Ergebnisse ungeahnte Perspektiven für das Verständnis seelischer Tiefenvorgänge eröffnet haben, wenn sie auch in der „Psychotherapie des Alltags" nur beschränkt zur Geltung kommen werden. Insbesondere wurde dadurch die monomanische Scheuklappenhaltung der Psychoanalytiker durchbrochen, die hinter allem und jedem „Nichts-als-Sexualität" witterten.

Schmalz zeigte an einem fast zu umfangreichen Bildmaterial malerische Darstellungen der einzelnen Stufen der **Selbstwerdung**. Als begeisterter Künder der Symbolwelt des Unbewußten fühlte er sich beinahe außerstande, die Bilder (die tatsächlich eine Faszination ausübten, der man sich nicht entziehen konnte) auf die Ebene des rational Begrifflichen und Begreifbaren zu übersetzen. Ausgehend von Bildern in Anfangszuständen der Behandlung — Symbole einer chaotischen, einer ruhend-undifferenzierten oder einer gefesselt-komplexhaften „Libido" (etwa: Lebensenergie) — zeigte er, wie sich in späteren Darstellungen eine allmähliche Bewegung der „Libido" erkennen ließ. Der nur aus dem Intellekt lebende Mensch etwa, der an seiner Überbewußtheit erkrankt ist, zeichnet einen halb mit Blut gefüllten, durchsichtigen Kopf, aus dem im breiten Blutstrahl hervorbricht: die einseitig ins Intellektuelle gerichtete Libido fließt zum mehr Naturhaften zurück. Im Laufe der Weiterbehandlung zeigen sich endlich in den Bildern die eigentlichen innern Wirkkräfte und ihre Widersacher: in Selbstdarstellungen zum Beispiel treten dräuende Schattenfiguren neben den Patienten. Oder er symbolisiert seine seelische Lage durch Tiere (den Hund als Symbol des Instinkts oder die auf dem Rücken liegende Schildkröte als Symbol der Hilflosigkeit und der Panzerung usw.). Schließlich kündet sich die Neugestaltung an: die harmonische Vereinigung der Schichten des seelischen Aufbaus als Springbrunnen mit drei übereinanderliegenden Schalen, oder die Geburt des Neuen als durchsichtiges Ei, das einen Keim erkennen läßt, oder ein Mandala als Ausdruck der Neuzentrierung. Der therapeutische Wert dieser Bilder, meinte Professor Schmalz, liege in der Möglichkeit, mit ihnen den Patienten **unmittelbar** anzusprechen und zu überzeugen. Zeichnet zum Beispiel eine Kranke ihr „Lebensschiffchen" von Luftballons gezogen als Ausdruck ihrer phantastischen Einstellung zur Wirklichkeit, so hat es einen großen suggestiven Wert, ihr zu bedeuten, diese Luftballons müßten abgeschnitten und durch kräftige Ruder ersetzt werden. (Auf der kürzlich abgehaltenen Jahresversammlung der Gesellschaft Deutscher Neurologen und Psychiater in München wurden übrigens von Curtius (Duisburg) und Schultze (Görlitz) ähnliche Bilder als experimentell-psychologische Hilfen der Seelenheilkunde gezeigt.)

Das Thema des Unbewußten im Jungschen Sinne war vorbereitet worden durch ein Referat von C. A. Meier (Zürich) über einen Fall aus seiner Praxis. Dr. H. G. Baynes (der den Kongreß auf nächstes Jahr nach London einlud), gab ähnlich wie Prinzhorn in seiner „Bildnerei der Geisteskranken" eine vielbeachtete tiefen psychologische Analyse von Zeichnungen eines schizophrenen Künstlers. M. Loewenfeld (London) zeigte „kindliche Welten", die Kinder aus Spielzeugmaterial errichteten, das ihnen alle möglichen Gegenstände — Häuser, Bäume, Tiere, Fahrzeuge, Menschen, Sand — zur Auswahl darbietet. Diese sehr mannigfaltigen Bauten, die man mit geformten Wachträumen vergleichen könnte, geben Aufschluß über den seelischen Zustand des Kindes. Sie sind vergleichbar mit den Zeichnungen aus dem Unbewußten und besitzen ebenfalls einen bedeutenden therapeutischen Wert.

Endlich sprachen noch Popesco (Rumänien) über die Notwendigkeit psychotherapeutischer Lehrstühle in den Universitäten und Vögnesi (Ungarn) über erstaunliche Versuche mit Tierhypnose, mit der es ihm gelang, sogar Löwen in kataleptische Starre zu versetzen.

Der Kongreß war von Vertretern von 13 Nationen besucht. Das Interesse der Psychiatrie an der Seelenheilkunde zeigte sich an der Anwesenheit von **Fachpsychiatern**, unter denen man auch Geheimrat Bumke (München) bemerkte. In einem Schlußwort drückte Prof. C. G. Jung seine Freude über das Wohlgelingen der Tagung aus, bei der die endliche Einsicht in die „**Wirklichkeit der Seele**" **eine weitaus geschlossenere Front geschaffen habe, als es früher der Fall war**. Er dankte den unermüdlichen Organisatoren Dr. Bjerre und Dr. Brüel, der gastfreundlichen medizinischen und ärztlichen Gesellschaft und nicht zuletzt dem genius loci Kopenhagens, an dessen Zauber man noch lange zurückdenken werde.

Abb. 28 Jung's »Komplexe Psychologie« als Fundament einer »deutschen Tiefenpsychologie«

Quelle: ZStA Potsdam. — Bestand REM. Nr. 2954, B. 35

immer wieder betont. Am engsten verband Künkel in seinen agitatorischen Schriften nationalsozialistische Erziehungsideale und religiösen Geist in einer psychotherapeutischen Zielbestimmung miteinander. »Denn wer sich selber findet, findet auch sein Volkstum, das unzertrennlich von ihm ist, er findet sich als Kreatur, als unvollkommenes Geschöpf dem Schöpfer gegenüber, und so wird die Verantwortung sowohl gegenüber dem Volke und nicht zuletzt Gott gegenüber gleichzeitig hergestellt.«[78]

Zugleich gewann ein therapeutisches Prinzip an Boden, das im Vergleich mit seinen Ursprüngen zu einer gewissen Blüte gelangte und das Etikett eines erst entdeckten psychotherapeutischen Agens erhielt — die heilende Kraft der Gruppe. Nach Künkel gesundet der seelisch Kranke nur, wenn er in einer therapeutischen Wir-Bildung zu einem emotional ausgeglichenen »Wir-Gefühl« zurückfindet, das ihm erst die aktive Selbstfindung im obigen Sinne ermöglicht.[79] Göring sprach vom Gemeinschaftsgefühl (in Anlehnung an Adler), das seelische Wunden heile.[80] Gleichwertig zum Individualkonflikt galt nun auch eine kranke Gemeinschaft als Ursache für neurotische und psychosomatische Störungen des einzelnen.[81] Diese Aussagen wirkten sich auf die z. T. unter psychotherapeutischem Einfluß stehende Beratungstätigkeit und Sozialarbeit in Deutschland aus. Verschiedene Formen des Gruppenerlebnisses oder der gezielten Veränderung eines Gruppenmilieus (auch der Familie — dem speziellen Forschungsgebiet Görings) wurden zu notwendigen Bestandteilen psychotherapeutischer Strategien erklärt.[82] Von Psychiatern wie Villinger wurde der wissenschaftliche Deckmantel einer Gruppenpsychotherapie genutzt, um eine »Kollektivtherapie nach Art eines Arbeitsdienstlagers« für männliche »arbeitsscheue« Personen aufzubauen, die auf diese Weise der »Volksgemeinschaft« ihre Arbeitskraft zur Verfügung stellen mußten.[83]

Die Gemeinschaftsformen wurden in Werthierarchien geordnet: Ich-Du-Beziehung, Familie, Berufs- und Freizeitgruppe, Volksgemeinschaft, rassische Gemeinschaft und letztlich die Bestimmung des Menschseins im Absoluten (Göttlichen). Diese Hierarchie erlaubte eine Definition der seelischen Störung als individueller Abweichung von der auf der jeweiligen Ebene festgelegten Gemeinschaftsform. Fast alle Therapeuten schlossen sich der inhaltsleeren Krankheitswertbestimmung an, die die »gemeinschaftsfeindliche« bzw. »gemeinschaftsfremde« Haltung der »gemeinschaftsfähigen« Haltung als Ausdruck psychischer Gesundheit gegenüberstellte. »Gemeinschaftsfremd« wurde im gesamtgesellschaftlichen Rahmen zur Brandmarkung der angeblichen Asozialität aller auszugliedernder und zu vernichtender Minderheiten mißbraucht.[84] Die tragische Bedeutung des Begriffes »gemeinschaftsfremd« traf die weniger homogenisierbare und ideologische sowie ökonomisch unwichtigere Gruppe der neurotisch Kranken jedoch nicht mit seiner wirklichen Gewalt. Ein unkritischer und häufiger Gebrauch des inhaltsleeren Begriffes »gemeinschaftsfremd« von den für eine Persönlichkeitsbeurteilung kompetenten psychologischen und medizinischen Fachvertretern im Bereich der Psychotherapie bedeutete jedoch einen weiteren wissenschaftlichen Substanzverlust psychotherapeutischen Wirkens.

Je nach fachlicher Herkunft und persönlicher Erfahrung hielten die Psychotherapeuten im konkreten Fall in recht unterschiedlicher Weise an medizinischen Gesichtspunkten oder subjektbezogenen Krankheitsreflexionen fest, so daß die inhumane Forderung der bedingungslosen Anpassung an den faschistischen Staat als Gesundheitskriterium des deutschen Staatsbürgers für den wirklich neurotisch Kranken nur geringe praktische Relevanz besaß. Deutlich wurde das z. B. bei J. H. Schultz, der die psychophysische Gleichgewichtsstörung des Organismus behandelte, oder bei den schon erwähnten Allgemeinpraktikern, die ihr Vorgehen an nachweisbaren organischen und funktionellen Störungen ausrichteten. Abgesehen von solchen eindeutigen psychophysiologischen Funktionen wurden ab 1933 jedoch alle wertbezogenen und psychosozialen Eigenschaften der Persönlichkeit, die prinzipiell psychotherapeutisch formbar sind, mit dem weltanschaulich erwünschten Inhalt theoretisch bestimmt. Das war möglich, weil das bis dahin in der Psychotherapie reflektierte bürgerliche Menschenbild im wesentlichen individualistisch und ahistorisch geblieben war. Aus diesem Grunde entschied weniger die konkrete Schulenverbundenheit oder die medizinische Vorbildung als die persönliche politische und ethische Überzeugung des Psychotherapeuten über seine Anfälligkeit für die faschistische Ideologie.[85]

Neben einigen randständig bleibenden nichtkonformen Haltungen, wie z. B. des Bekenntnisses zur Person Freuds, und sicherlich auch vorhandener ideologischer Abstinenz in der Zurückgezogenheit einer florierenden Praxis, gab es nur einen Fachvertreter, der auf der Grundlage einer sozialökonomischen und weltanschaulich-philosophischen Interpretation diese neue Art von Psychotherapie ablehnte und ihr eine alternative Zielrichtung gegenüberstellen konnte. J. F. Rittmeister, Psychoanalytiker und Mitarbeiter des Berliner Instituts, sah in der Analyse der Lehre Jungs den entscheidenden Weg zur Aufdeckung des antihumanistischen Charakters mystisch religiöser Ausdeutungen in der Psychotherapie. »Es ist tragisch, aber wahr: Auch der sublimste erkenntnistheoretische Idealismus führt unweigerlich zum Solipsismus, zur Vergottung des Ichs, einer Elite, einer Rasse und endet schließlich in blutigstem Imperialismus.« (RITTMEISTER 1982, S. 1042). Im Vergleich von Jung und Freud kam Rittmeister zu einer schonungslosen Kritik der gesellschaftlichen Wirkungen der Lehre Jungs, die »konservativ-statisches«, »passiv-kontemplatives« Verharren in einer Symbolwelt predigt. Rittmeister selbst stellte die Frage nach der möglichen sozialökonomischen Ursache psychischen Krankseins und nach einem sozialtherapeutischen Heilungsweg. Endziel erfolgversprechender Therapie im humanistischen Sinne war für Rittmeister die Rückgewinnung sozialer Aktivität und Eigenverantwortlichkeit, die den wirklich geheilten Menschen zu einer Veränderung seiner sozialen Umwelt auffordert und befähigt. Rittmeisters Vermögen, eine Synthese zwischen Gesellschaftskritik und der Auseinandersetzung mit fachwissenschaftlichen Inhalten herstellen zu können, zeichnete ihn vor seinen Fachkollegen aus und befähigte ihn zur bewußten Übernahme von Verantwortung für das politische Geschehen, die ihn bis zum aktiven Widerstand gegen Faschismus und Krieg führte. Sein Lebensweg und fachliches Bekenntnis ist heute ein bedeutendes historisches Zeugnis für die reale Existenz einer Handlungsalternative, das dazu beiträgt, die gesellschaftliche Verantwortung der weltanschaulichen Stellungnahmen des Psychotherapeuten auch für die Gegenwart erkennbar werden zu lassen.

Mit dem Beginn des zweiten Weltkrieges erhielt die psychotherapeutische Praxis des Berliner Institutes zunächst nochmals einen Auftrieb. Den Psychotherapeuten eröffneten sich wiederum neue Möglichkeiten für den Nachweis der Effizienz psychotherapeutischer Methoden vor allem im Bereich der Militärmedizin, in der namhafte Psychotherapeuten als Sanitäts- und Ausbildungsoffiziere wirkten. Des weiteren beteiligten sich Psychotherapeuten an der Qualifizierung von militärischen Führungskadern und der Erziehung des Volkes zu Opferbereitschaft und Überlebenstauglichkeit.[86]

Die Kriegsereignisse einschließlich der Massenvernichtungsaktionen verdichteten in tragischer Weise den Grundkonflikt, in den sich die Psychotherapie seit 1933 verstrickt hatte − den Konflikt zwischen dem individuellen Therapieauftrag und der Anpassung an staatliche Forderungen nach erzieherischer Wirksamkeit im Sinne der Zielstellungen des faschistischen Regimes. Die Orientierung an der faschistischen Doktrin kompromittierte ihre Vertreter in ethischer und fachlich-theoretischer Hinsicht, da sie sich als unfähig erwiesen, die regimestabilisierende Wirkung ihres Handelns zu begreifen. Dennoch überlebte das in diesen Jahren entstandene Dienstleistungsdenken für die »Obrigkeit« und der Glaube an eine wissenschaftlich gelungene Vereinigung der tiefenpsychologischen Schulen in Form des Berliner Institutes die hereinbrechende Katastrophe und wurde nahtlos in die Nachkriegszeit überführt.

Die Zweigstelle des Instituts in München erhob sofort nach Kriegsende den Anspruch, einziger legitimer Nachfolger dieses Instituts zu sein, übernahm mit Genehmigung der amerikanischen Besatzungsmacht den Namen des Instituts und führte mit den in Berlin verbliebenen ehemaligen Angehörigen des Institutes einen Rechtsstreit um den Besitz des noch vorhandenen beträchtlichen Vermögens des Institutes, das vor dem »totalen Chaos« bereits nach München transferiert worden war (GRUNERT 1984).

Die Psychotherapie in der DDR konnte sich unter veränderten gesellschaftlichen Bedingungen und von marxistischen theoretischen Grundlagen, Wert- und Zielvorstellungen geprägt, lange Zeit ohne intensive Konfrontation mit dieser Etappe ihrer Fachgeschichte entwickeln. Je weiter ihr Profilierungsprozeß voranschreitet, desto größer wird die Verpflichtung für die Fachvertreter in unserem Land, eine gezielte Auseinandersetzung mit diesen geschichtlichen Ereignissen zu führen, um den in ihren Reihen vonstatten gegangenen Bruch mit bestimmten fachinternen und kulturhistorischen Traditionen der deutschen ärztlichen Psychotherapie genauer zu erfassen und von einer Reihe früher erwachsener progressiver Traditionen der Fachentwicklung deutlich abzuheben

Anmerkungen

[1] Zumeist als Sanitätsoffiziere tätig, festigte sich im Kriegseinsatz die schon im Elternhaus vermittelte konservativ-nationale Gesinnung der Psychotherapeuten. COCKS (1985) führt den Nachweis, daß fast alle ab 1933 in Deutschland maßgebenden Psychotherapeuten Teilnehmer des ersten Weltkrieges gewesen waren. Ein typisches Beispiel für eine auf diese Weise geprägte Haltung ist der Lebensweg des verdienten Psychotherapeuten J. H. Schultz. Als konservativ-national gesinnter Offizier des ersten Weltkrieges begrüßte er die für ihn als »Krisenregulierung« geltenden Eingriffe des nationalsozialistischen Staates in das gesellschaftliche Leben und sah überdies die psychohygienische und psychoprophylaktische Nutzung des von ihm entwickelten Autogenen Trainings von den politischen Machthabern gefördert. Unter solchen Vorzeichen konnte er sich ohne äußere Konflikte für die »Neue deutsche Seelenheilkunde« engagieren.

[2] »Diese Störungen umfaßten eine breite Palette psychomotorischer und psychovegetativer Symptome (Lähmungen, Tics, Krämpfe, isolierte Ausfälle von Sinnesleistungen, Tremor u. a.). Phänomenologisch betrachtet handelte es sich um fixierte Ausdrucksbewegungen des Schreckens und der Angst.« (SCHRÖDER 1986, S. 148f.).

[3] Dabei erhielt diese Psychogenieannahme eine vorrangig moralische Funktion, da sie die Patienten letztlich als verantwortlich für die Symptome ansah und disziplinierende Methoden der Behandlung legitimierte.

[4] Die in der psychoanalytischen Literatur weit verbreitete Auffassung von dem erfolgreichen Einsatz der Psychoanalyse bei der Behandlung von Kriegsneurotikern bedarf einer zweifachen Relativierung:
- im Vergleich mit dem breiten Einsatz rationaler und suggestiver Verfahren und
- angesichts der eigenen Beschränkung auf psychokathartische und aufklärenden Kurztherapien (SCHRÖDER 1986).

[5] Vgl. Schultz, J. H.: Die seelische Krankenbehandlung. – Jena: Fischer, 1919.

[6] Z. B. Lifschitz, S.: Hypnoanalyse. – In: Abhandlungen aus Psychother. u. med. Psychol./ Hrsg.: Moll, A. – 12. – Stuttgart: Enke, 1930.

[7] H. Prinzhorn faßte dieses Bestreben in den Worten zusammen: »... wohin führe ich, oder im Namen welcher Instanz wirke ich in dem anderen?« (Psychotherapie: Voraussetzungen – Wesen – Grenzen. – Leipzig: Thieme, 1929. – S. 204).

[8] Als typische Beispiele können die von F. Künkel, C. Haeberlin und A. Maeder in den 20er Jahren formulierten Ansichten betrachtet werden. Vgl. Künkel, F.: Religion und Psychotherapie. – In: Bericht über IV. Allg. ärztl. Kongreß f. Psychotherapie. – Leipzig: Hirzel, 1929. – S. 150–154; Haeberlin, C.: Ärztliche Seelenkunde. – Leipzig: Barth, 1928; Maeder, A.: Heilkraft und Zähmung: Beitrag zur seelenärztlichen Führung. – In: Nervenarzt. – **1** (1928) 1. – S. 16–20.

[9] Entscheidende Vorstöße gelangen den Psychotherapeuten und psychotherapeutisch interessierten Fachärzten hierbei in der inneren Medizin, Gynäkologie, Dermatologie und Urologie sowie in der Kinderheilkunde (SCHRÖDER 1986).

[10] Vgl. Schultz, J. H.: Das autogene Training. – Jena: Fischer, 1932. Kommentiert in: Kronfeld, A.: Fortschritte der Psychotherapie. – In: Fortschr. Neurol. Psychiatr. – **5** (1933). – S. 194–204.

[11] Vor allem systematisch dargebotenes medizinpsychologisches Wissen sollte die Handlungskompetenz bei jeder ärztlichen Tätigkeit verbessern helfen. Im Hinblick auf diese Zielsetzung wurde auch die Zusammenarbeit mit der akademischen Psychologie intensiviert, z. B. durch die von 1925–1931 herausgegebene Zeitschrift »Medizin und Psychologie«.

[12] BODENSTEIN (1986) sammelte die in der medizinischen Fachliteratur der 20er Jahre vorhandenen Versuche, um das subjektive und objektive Bedürfnis nach einer ärztlichen Psychotherapie zu ermitteln.

[13] An erster Stelle muß hier W. G. Eliasberg mit seinen von humanistischen Grundsätzen getragenen Arbeiten zur Unfall- und Rentenneurosentherapie genannt werden. Z. B. Eliasberg, W.G.: Die Therapie der Unfallneurose. – In: Die Unfallneurose als Problem der Gegenwartsmedizin. – Leipzig; Stuttgart; Zürich: Hippokrates, 1929. – S. 254–256.

[14] W. G. Eliasberg schrieb 1959 rückschauend dazu: »Wir wollten die Psychotherapie sozialisieren und sie dem letzten unbekannten Soldaten des Lebens in seinem Leiden zukommen lassen.« (S. 16).

[15] Vgl. BODENSTEIN 1986. Ab 1922 kam es zu sporadischen Aufnahmen psychotherapeutischer Leistungen in die einschlägigen ärztlichen Gebührenordnungen, die jedoch von Lokal- und Zufallsbedingungen abhängig blieben. Die Verankerung der Psychotherapie in der Kassenarztpraxis wurde vielen Psychotherapeuten zu einem Kampffeld für die Demonstration ihres sozialen Sendungsbewußtseins und ihres berechtigten Anspruches auf standesärztliche Anerkennung. Weitreichende Konse-

quenzen aus dieser sozialen Öffnung der Psychotherapie zogen Fachvertreter wie A. Kronfeld, der eine gewachsene ethische Verantwortung des Mediziners aus einer als notwendig begriffenen Vernetzung von Psychotherapie und Sozialfürsorge ableitete.

[16] R. Sommer sah in dieser Bewegung vor allem eine Möglichkeit, die Psychotherapie in der Psychiatrie wirksam werden zu lassen, um die theoretische und therapeutische Substanz der Psychiatrie anzureichern. Dieses Ziel konnte während der Weimarer Republik nicht erreicht werden. Ab 1933 wurde das Verhältnis zur Psychiatrie zu einem bedeutenden Statusproblem der Psychotherapie (LOCKOT 1985). Während des zweiten Weltkrieges wurde von seiten der Psychiater diese Auseinandersetzung verschärft, nachdem die Psychotherapeuten des Berliner Zentralinstitutes einer klinischen Ausbildung und psychotherapeutischen Praxis des akademischen Psychologen zugestimmt hatten (vgl. GEUTER 1984, S. 381ff.).

[17] Diese waren:
»A. Die Außenpolitik der Psychotherapie.
1. Psychotherapie und Klinik.
2. Psychotherapie, Kurpfuscherei, Kassenwesen.
3. Die Psychotherapie der Erwerbsarbeit und der Unfallneurosen.
B. Die Innenpolitik der Psychotherapie.
4. Psychotherapie und Psychoanalyse.
5. Psychotherapie und Individualpsychologie.
6. Die Einigungsbestrebungen in der Psychotherapie.
7. Die Ausbildung der Psychotherapeuten.
8. Psychotherapie und Psychologie.«
(Aufruf zum I. Allgemeinen ärztlichen Kongreß für Psychotherpie. — In: Psychol. Med. — 1 (1925) 1. — S.189) sowie ihr Verhältnis zu Recht, Pädagogik und Religion.

[18] Ebenda. — S. 189.

[19] Allgemeine Zeitschrift für Psychotherapie, psychische Hygiene und Grenzgebiete; später als Zentralblatt für Psychotherapie weitergeführt (Jg. 1 (1928) — Jg. 16 (1944)).

[20] Vgl. Berliner Börsenzeitung v. 14. 5. 1933. Für den ideologischen Feldzug gegen die Psychoanalyse bediente man sich wertender Einschätzungen von namhaften Wissenschaftlern benachbarter Disziplinen, die ihre gegen die Psychoanalyse bestehenden Vorbehalte nun mit »völkischem« Vokabular ausschmücken konnten. Vgl. auch die Zusammenstellung solcher Auffassungen bei ZAPP 1980.

[21] LOCKOT (1985) führt diesbezüglich die Bemühungen Ernst Kretschmers an, die Psychotherapeutenorganisation im »Deutschen Verein für Psychiatrie« aufgehen zu lassen.

[22] Aus dem Briefwechsel zwischen W. Cimbal (Schrift- und Geschäftsführer der Allgemeinen ärztlichen Gesellschaft für Psychotherapie) und M. H. Göring geht hervor, daß der Psychiater E. Rüdin von der nationalsozialistischen Regierung beauftragt worden wäre, die Psychotherapeutengesellschaft aufzulösen. Rüdin habe diesen Auftrag jedoch abgelehnt (vgl. LOCKOT 1985, S. 59).

[23] Strenge Kritik an der Gesinnung einzelner Psychotherapeuten sowie den weltanschaulichen Orientierungen der gesamten Psychotherapie übten allerdings einige Vertreter des Nationalsozialistischen Ärztebundes in ihrem Hausorgan »Ziel und Weg«. Sie übernahmen die Rolle des immer aufmerksamen Zensors, der im Namen der öffentlichen Meinung jedem Bekenntnis der »Deutschen Seelenheilkunde« zum nationalsozialistischen Staat mit Mißbilligung des stets und ständig verbleibenden psychoanalytischen Keimes entgegenzutreten hatte (ZAPP 1980). Öffentlichkeitsarbeit und politische Linientreue der Psychotherapeuten wurden außerdem den üblichen autoritären Kontrollmaßnahmen unterzogen. Diese Kontrolle wird an der erhalten gebliebenen Sammlung psychotherapeutischer Presseartikel, von Tagungsberichten und Dossiers in den Akten des Ministeriums für Wissenschaft, Erziehung, Kunst und Volksbildung deutlich.

[24] In diesem Prozeß spielte der Hamburger Psychotherapeut Walter Cimbal als Verhandlungsführer mit den staatlichen Instanzen eine besonders herausragende Rolle. W. Cimbal plante eine »psychotherapeutische Großorganisation«, die nach dem Muster des Nationalsozialistischen Lehrerbundes alle mit der Psychotherapie in Beziehung stehenden Berufsgruppen erfassen und eine politische Stoßtruppe gegen das »Bonzentum« und den »Standesdünkel« auf der Grundlage »biologisch-seelenärztlichen« Denkens bilden sollte (vgl. LOCKOT 1985, S. 61–70).

[25] Die Rolle Carl Gustav Jungs innerhalb der »Neuen deutschen Seelenheilkunde« bedarf einer noch eingehenderen und differenzierten Wertung, die im Rahmen dieser Arbeit nicht geleistet werden kann.

[26] »›Von Herzen Nationalsozialist‹ und allen psychotherapeutischen Richtungen gegenüber offen, präsentierte sich Göring vor allem als der politische Kompromißkandidat: nach oben als Vetter des späteren Reichsmarschalls abgesichert und nach unten hin den untereinander zerstrittenen psychotherapeutischen Funktionären gegenüber integrierend ... Selbst die Freudsche Psychoanalyse wollte er nicht gleich ›abhalftern‹ und Schultz-Hencke als ihrem Vertreter die Gelegenheit dazu geben, sich dazu zu äußern, ›was sie dem neuen Staat bringen könnte‹.« (LOKKOT 1985, S. 83).

[27] Im Heft 3 des Zentralblattes für Psychotherapie, das erst im Dezember 1933 erschien, verkündeten die Psychotherapeuten die inzwischen vorgenommenen Umstrukturierungen.

[28] Zent.-bl. Psychother. — 6 (1933). — S. 144.

[29] Sie bemühte sich demgemäß weiterhin um die standesärztliche Anerkennung der Psychotherapeuten (z. B. in Verhandlungen mit der Deutschen Gesellschaft für Neurologie und Psychiatrie) und verfolgte die seit 1926 in

Angriff genommene Klärung der Kassen- und Facharztfrage (SCHMIDT 1982).

[30] Die deutschen Delegationen bestanden dabei aus nur wenigen linientreuen Fachvertretern und waren angehalten, genauestens über das politische Hindergrundgeschehen der Kongresse an die Kongreßzentrale, die dem Propagandaministerium und dem Außenministerium unterstand, zu berichten (FRITSCHE 1983).

[31] Vgl. Zent.-bl. Psychother. − **9** (1936) 3.

[32] Vgl. Jahresbericht 1940. − In: Ebenda. − 14 (1941) 1/2. 1940 bestand das Institut aus den Abteilungen Forschung und Bibliothek, Betriebspsychologie, Weltanschauung, Ausbildung für Ärzte, Kriminalpsychologie, Erziehungshilfe, Begutachtung und Katamnesen, psychologische Testverfahren, Atmung-Bewegung-Ton sowie der Poliklinik. Einige Abteilungen (Erziehungshilfe, Betriebspsychologie und Kriminalpsychologie) waren auf Anordnung staatlicher Stellen eingerichtet worden und sollten psychologische Erkenntnisse für politische Ziele nutzbar machen (zur Hierarchie der Abteilungen vgl. SCHMIDT 1982).

[33] Deren Hilfsbegehren sollte letztendlich Material für eine signifikante Unterscheidung zwischen »therapeutisch unzugänglichen erbminderwertigen Psychopathen« und mittels der Psychotherapie heilbarer, volkswirtschaftlich noch nützlicher Fehlentwickelter zur Verfügung stellen.

[34] Schultz, J. H.: Poliklinische Aufgaben und Pflichten. − In: Zent.-bl. Psychother. − **14** (1942) 1/2. − S. 15.

[35] Z. B. die Projekte »Homosexualität« und »Kriegsneurotiker«. Die Beiträge des Institutes zur Kriegspropaganda und medizinischen Absicherung der Kriegsführung waren vielfältig und können im folgenden nicht systematisch dargestellt werden. 1943/44 wurde das Institut vom Reichsforschungsrat und dem Reichsluftfahrtministerium mit 318 000 RM, 1944/45 mit 880 000 RM finanziert (BRECHT u. a. 1985). Am 12. 7. 1944 wurde der Forschungsauftrag des Institutes »Grundlagen und Gesetze der Entwicklung der menschlichen Persönlichkeit und der Gemeinschaft. Psychotherapeutische Ausbildung« beim Reichsforschungsrat mit der 2. Dringlichkeitsstufe (S) gekennzeichnet (vgl. ebenda, S. 136). Diese Angaben dokumentieren den hohen Grad der offiziellen staatlichen Anerkennung, den die Psychotherapie durch ihre Identifikation mit den Zielen des Regimes erreicht hatte.

[36] Eine typische Aussage dazu lautete: »Der neuzeitliche Staatspsychologe verkoppelt grundsätzlich jede Tatsache, die er im Bewußtsein des Volkes propagandistisch sichern will mit irgendwelchen Gefühlserlebnissen, denen die Eigentümlichkeit eines Erregungsmechanismus innewohnt.« Pintschovius, K.: Die seelische Widerstandskraft im modernen Krieg. − Oldenburg; Berlin: Stalling, 1936. − S. 35.

[37] H. Schultz-Henke schrieb dazu: »In der Psychotherapie bestimmen Wertgefühle, Wille, Blut, Leben, das Ziel und nicht die Wissenschaft.«
(Die Tüchtigkeit als psychotherapeutisches Ziel. − In: Deutsche Seelenheilkunde. − Leipzig: Hirzel, 1934. − S. 85).

[38] Kurt Gauger, der in den ersten Jahren des Regimes Anschluß an die psychotherapeutische Bewegung suchte, später aber nur noch lose mit dem Institut verbunden war, wird von COCKS (1985) als Prototyp des unpolitischen deutschen Mediziners dargestellt, den persönliche Lebenskonflikte an den Nationalsozialismus banden. Vgl. jedoch Gauger, K: Politische Medizin − Grundriß einer deutschen Psychotherapie. − Hamburg: Hanseatische Verlagsanstalt, 1934. − S. 44f.

[39] Auf diese Weise wurde ein restriktives Vorgehen gegenüber »unheilbaren« Patienten als Möglichkeit eingeräumt, wodurch sich die Psychotherapie selbst in den Widerspruch zwischen Heilen und Vernichten verstrickte. Dem Auslese- und Vernichtungsgedanken trug man ebenso in der scheinbar positiven Bestimmung des Wirkungsbereiches von Psychotherapie Rechnung. Inwieweit jedoch Psychotherapeuten im konkreten Fall mit ihrer Bewertung der Heilungschancen eines Patienten zu dessen Vernichtung beitragen konnten, ist nicht mehr nachzuvollziehen. BRECHT u.a. (1985) weisen sowohl auf diesbezügliche Kompetenzen der Psychotherapeuten als auch auf nachweisliches Bemühen einzelner Therapeuten hin, Patienten vor der Euthanasie zu bewahren. Den Psychotherapeuten blieb also im Einzelfall ein Freiraum der Entscheidung gesichert.

[40] Vgl. Künkel, F.: Charakter, Leiden, Heilung. − Leipzig: Hirzel, 1935; Göring, M. H.: Weg und Ziel der Psychotherapie. − In: Münch. med. Wochenschr. − **85** (1938) 38. − S. 1471−1473.

[41] Vgl. Krisch, H.: Die Lehrbarkeit der psychotherapeutischen Wissenschaft. − In: Zent.-bl. Psychother. − **8** (1935) 4. − S. 277−234.

[42] Künkel, F.: Die dialektische Charakterkunde als Ergebnis der kulturellen Krise. − In: Deutsche Seelenheilkunde. − Leipzig: Hirzel, 1934. − S. 69.

[43] Vgl. Cimbal, W.: Aufgaben und Wege einer deutschen Seelenheilkunde. − In: Deutsche Seelenheilkunde. − Leipzig: Hirzel, 1934. − S. 108−118.

[44] Cimbal führte aus: »Es besteht die Gefahr, daß ein gewisser Kreis an dem Aufstieg des Volkes nicht teilnimmt, wenn er nicht durch die geschulte Ärzteschaft mit der inneren Kraft der Gedanken des Führers mittelbar vertraut gemacht wird.« (Ebenda. − S. 117). Vortragsthemen wie »Politische Schulung und die Frage der Gesinnungsschulung als rassenpsychologisches Problem« oder »Aufbau der Gesinnung und des Kameradschaftsgeistes« offenbaren das diesbezügliche Engagement der Psychotherapeuten.

⁴⁵ Vgl. Göring, M. H.: Grundlagen der Psychotherapie. – In: Dtsch. med. Wochenschr. – **63** (1937) 38. – S. 1442–1444.

⁴⁶ Vgl. Luxenburger, H.: Psychotherapie und Erblehre. – In: Zent.-bl. Psychother. – **12** (1940/41) 4/5. – S. 195–209. Luxenburger gestand der Psychotherapie zu, daß »... überall dort, wo psychische Vorgänge als Umwelteinflüsse wirken, also für die Entstehung und den Verlauf des Erbleidens von ursächlicher Bedeutung sind, oder wo es sich um solche körperlichen Erscheinungen handelt, die auf psychischem Wege beeinflußbar sind, ... die Psychotherapie grundsätzlich eine kausale Wirkung auf Entstehung und Verlauf auch der erblichen Änderung im Ablauf der Lebensvorgänge versuchen...« kann (S. 199).
Zu den offiziell anerkannten Interpreten der Erblehre, auf die sich Psychotherapeuten ständig beriefen, gehörte auch Herbert Linden. »Herbert Linden war oberster Dienstherr des Deutschen Institutes. Er war Psychiater und Ministerialrat in der Gesundheitsabteilung des RMI unter Leonhard Conti, Staatssekretär für Gesundheitswesen im RMI und Reichsgesundheitsführer. 1939 wurde Linden Leiter des ›Reichsausschuß zur wissenschaftlichen Erfassung von erb- und anlagebedingten schweren Leiden‹ und am 23. 10. 1941 ›Reichsbeauftragter für die Heil- und Pflegeanstalten‹. Beides waren Tarnorganisationen zur Durchführung der Euthanasie. ... In seiner Person sind die zwei Seiten von ›Heilen und Vernichten‹ der ›Neuen Deutschen Seelenheilkunde‹ repräsentiert. Als Förderer und Vorstandsmitglied des Deutschen Institutes und Reformer der psychiatrischen Kliniken setzte er sich für eine aktive psychotherapeutische und psychiatrische Behandlung ein. Als Organisator der Euthanasie wollte er die psychiatrischen und psychotherapeutischen Einrichtungen von ›nicht behandelbaren Patienten entlasten‹ und die Grundlage für eine ›aktive Therapie‹ schaffen.« (BRECHT u. a. 1985, S. 148).

⁴⁷ Vgl. Speer, E.: Vom Wesen der Neurose. – Leipzig: Thieme, 1938; ders.: Entartung und Psychotherapie. – In: Zent.-bl. gesamte Neurol. Psychiatr. – **165** (1939). – S. 442–448.

⁴⁸ Vgl. Faber, O. A.: Zur Frage der Fürsorge und Seelsorge an Sterilisierten. – In: Mon.-schr. Kriminalbiol. – **29** (1938) 8. – S. 389–393.

⁴⁹ Vgl. Psychotherapie und Kastration/Hrsg.: Böhme, A. – München: Lehmann, 1935. Der Jurist A. Böhme setzte verschiedene psychotherapeutische Verfahren in einer Strafvollzugseinrichtung ein, um eine »objektiv gerechte Anwendung der Kastration« (S. 8) durch vorausgehende Erziehung und Auslese zu garantieren. Dieser Versuch, mit einer wissenschaftlichen Maßnahme sowohl das Gesetz zur Verhütung erbkranken Nachwuchses als auch die gesellschaftliche Verantwortungsbereitschaft der Psychotherapeuten sittlich aufzuwerten, entbehrte nicht einer gewissen Tragik. Im Zentralblatt für Psychotherapie kritisierte man Böhmes fachlichen Dilettantismus, würdigte aber den Propagandawert seines Buches.

⁵⁰ Vgl. Brüel, O.: Der praktische Arzt und die Psychotherapie. – In: Fortschr. Med. – **5** (1938) 1/2. – S. 2–4; Küppers, E.: Der Allgemeinpraktiker als Psychotherapeut. – In: Med. Welt. – **16** (1942) 6. – S. 133–138.

⁵¹ Im Rahmen dieser Kampagne wurden Ausbildungsfragen des Medizinstudenten im Gebiet der medizinischen Psychologie und der Psychotherapie erneut diskutiert. Sowohl im Bereich des Studiums als auch im Bereich einer gezielten psychotherapeutischen Weiterbildung knüpfte man direkt an die in den 20er Jahren herausgearbeiteten professionellen Leitbilder des Psychotherapeuten an, die die medizin-psychologische Breitenwirkung der Psychotherapie in den Mittelpunkt gestellt hatten. Von einem Lehrfach Medizinische Psychologie versprach man sich vor allem bereits in der Ausbildung des Mediziners erworbene Aufgeschlossenheit und Sachverstand für psychotherapeutische Fragestellungen. Vgl. Fevers, C.: Der Anspruch der medizinischen Psychologie. – In: Ebenda. – **11** (1937) 36. – S. 1265f.

⁵² So bei Kogerer, H.: Psychotherapie. Lehrbuch für Studierende und Ärzte. – Wien: Maudrich, 1934; Heyer, G. R.: Praktische Seelenheilkunde. – München: Lehmann, 1935; Künkel, F.: Grundzüge der praktischen Seelenheilkunde. – 2. Aufl. – Stuttgart; Leipzig: Hippokrates, 1935; Jolowicz, E.: Praktische Psychotherapie. – Zürich; Leipzig: Niehans, 1935; Mayer, L.: Die Psychotherapie des praktischen Arztes. – München; Berlin: Lehmann, 1939.

⁵³ Vgl. Fürbringer, B.: Die Wichtigkeit der Psychotherapie bei der Behandlung somatischer Erkrankungen. – In: Med. Welt. – **9** (1935) 8. – S. 267f.; Göring, M. H.: Der Allgemeinpraktiker als Psychotherapeut: Ergänzung zum vorstehenden Artikel. – In: Med. Welt. – **16** (1942) 21. – S. 530

⁵⁴ Vgl. Göring, M. H.: Über seelisch bedingte echte Organerkrankungen. – Stuttgart; Leipzig: Hippokrates, 1937.

⁵⁵ Vgl. Bilz, R.: Psychogene Angina. – Leipzig: Hirzel, 1936; ders.: Pars pro toto. Ein Beitrag zur Pathologie menschlicher Affekte und Organfunktionen. – Leipzig: Thieme, 1940; vgl. auch Psychotherapie in der Praxis: Bericht über den 2. Kongreß der Deutschen ärztlichen Gesellschaft für Psychotherapie 1938/Hrsg.: Curtius, O. – 2. Auflage – Düsseldorf: Enke, 1940.

⁵⁶ Vgl. Hollmann, W.: Neurose, Krankheit und soziales Schicksal. – In: Zent.-bl. Psychother. – **12** (1940/41) 6. – S. 324–336.

⁵⁷ Vgl. Wengraf, F.: Psychotherapie des Frauenarztes. – Wien; Leipzig; Bern: Verlag d. Psychotherapeutischen Praxis, 1934; Lauer, W.: Die Psychotherapie in der Zahnheilkunde. – In: Hippokrates. – **7** (1936) 30. – S. 783–787.

[58] ZAPP (1980) weist jedoch mit Recht darauf hin, daß das so gewonnene Wissen über eine notwendige ganzheitliche Betrachtung des Organismus und einer neuen ärztlichen Einstellung zum Patienten oft vorwissenschaftlich blieb und in Vorsätzen und Wortgeklingel versandete.

[59] Vgl. Künkel, F.: Der Hausarzt und die Psychotherapie. – In: Dtsch. med. Wochenschr. – **64** (1938) 48. – S. 1730–1733.
G. R. Heyer veröffentlichte in der Zeitschrift »Hippokrates« Briefe von Ärzten, die durch persönliches Evidenzerleben zur Psychotherapie gefunden hatten und in bescheidenem Rahmen diese auch weiterhin anwenden wollten. Heyer strukturierte anhand dieser Briefe eine Problemdiskussion für und wider die Psychotherapie, die von ihm in überzeugender Weise zugunsten einer kleinen Psychotherapie insbesondere für den Hausarzt geführt wurde. 1942 gab er diese Briefe gesammelt heraus (Heyer, G. R.: Menschen in Not. – Stuttgart: Hippokrates, 1942).

[60] Künkel, F.: Vgl. Anm. 59. – S. 1732.

[61] Cimbal, W.: Vgl. Anm. 43. – S. 113f.

[62] Z. B. für die Beseitigung von Schlafstörungen bei Breuninger, M.: Drei Jahre »Nachtklinik für Schlafgestörte«. – In: Hippokrates. – **8** (1937) 42. – S. 1029–1035.

[63] Die regelmäßig im »Deutschen Ärzteblatt« angebotenen Fortbildungskurse des Rudolf-Heß-Krankenhauses enthielten als 3. Hauptpunkt das von Brauchle zusammengestellte psychotherapeutische Programm. Brauchle versuchte, diese nach den Regeln Coués bereits in den 20er Jahren durchgeführten Massensuggestionen auch im Rudolf-Heß-Krankenhaus zu etablieren (vgl. Brauchle, A.: Handbuch der Naturheilkunde auf wissenschaftlicher Grundlage. – Leipzig: Reclam jun., 1934).

[64] Vgl. Bircher-Benner, M.: Vom Werden des neuen Arztes. – Dresden: Heyne, 1935.

[65] Vgl. Paneth, L.: Seelen ohne Kompaß. – Berlin: Rowohlt, 1935; Klaesi, J.: Vom seelischen Kranksein, Vorbeugen und Heilen. – Bern; Leipzig: Haupt, 1937.

[66] Aus diesem Grunde griff man verstärkt auf bisher nur als Hilfsmethoden beachtete Ergänzungsverfahren wie Heilgymnastik, Massage und Atemschulung zurück (z. B. L. Heyer in Heyer, G. R.: Vgl. Anm. 52). Diese Verfahren erhielten in kombinierten psychotherapeutischen Programmen einen neuen Stellenwert und wurden zunehmend theoretisch in Form von Gestaltungs- und Harmonielehren der Leib-Seele-Beziehung untermauert. Diese fußten im wesentlichen auf der komplexen Psychologie C. G. Jungs und seiner Lehren von den Ausdrucksformen des Unbewußten, enthielten aber auch Elemente der Tanz- und Bewegungstherapieschulen der 20er Jahre.

[67] Die besondere Stellung der psychoanalytischen Gruppe, die nach J. F. Rittmeisters Verhaftung (vgl. SCHRÖDER 1989) als Gruppe A (?) im Institut geführt wurde und Sonderrechte im Umgang mit Literatur und in der Gruppenarbeit besaß, konnte in dieser Darstellung nicht berücksichtigt werden. Inzwischen wurde die Stellung der Psychoanalyse von 1933–1945 in Deutschland von Psychoanalytikern untersucht und differenziert gewertet (LOHMANN 1984, LOCKOT 1985, BRECHT u. a. 1985). Diese Diskussion wird hier nur insofern tangiert, als es notwendig erscheint, gegen eine einfache Herleitung des Anpassungsprozesses der Psychoanalyse während des Faschismus aus unbewußten psychischen Strebungen Stellung zu nehmen. Das Geschehen in und um die Psychoanalyse ist nur vor dem Hintergrund des Gesamtprozesses der Indoktrination und organisatorischer Überformung der Psychotherapie mit dessen Wurzeln in der Entwicklungsgeschichte der ärztlichen Psychotherapie seit der Jahrhundertwende historisch sinnvoll einzuordnen.

[68] Vgl. Enke, W.: Das Experiment in der Psychotherapie. – In: Zent.-bl. gesamte Neurol. Psychiatr. – **161** (1938). – S. 444–457.

[69] Statt Trieb sprach man vom Bedürfnis, die Begriffe Libido, Ersatzbefriedigung oder polypervers u. a. wurden vermieden. Für die Psychoanalyse selbst wählte man Bezeichnungen wie »analytische Methode«. So bei H. v. Hattingberg in seinem Vortrag vor der Kaiser-Wilhelm-Gesellschaft zum Thema »Neue Seelenheilkunde«. – Berlin: Buchholz u. Weißwange, 1943.

[70] Wie beispielsweise die einer möglichen Bewußtseinserweiterung über die soziale Entstehung von Konflikten durch die Therapie (BAURIEDL 1984) oder die These, psychosomatische Krankheiten seien u. U. auch Ausdruck von Gruppenkonflikten (ZAPP 1980).

[71] Vgl. Göring, M. H.: Vgl. Anm. 40

[72] Vgl. Künkel, F.: Vgl. Anm. 52.

[73] Vgl. Göring, M. H.: Vgl. Anm. 45.

[74] Vgl. ZAPP 1980. ZAPP betont in ihrer Untersuchung berechtigt die Vielschichtigkeit der Motive (auch der persönlichen) für eine Ablehnung oder auch teilweise Kompromißfindung mit der Psychoanalyse. Es ist jedoch historisch ungerechtfertigt, eine von der Annahme der objektiven Gültigkeit psychoanalytischer Theorien ausgehende Deutung des Kampfes der nationalsozialistisch gesinnten Psychotherapeuten gegen die Psychoanalyse als Schutz vor der eigenen narzistischen Kränkung und vor einer Entlarvung der »unehrenhaften« und »unwissenschaftlichen« Beweggründe eines inhumanen Systems vorzunehmen.

[75] Vgl. Giehm, G: Religiöse Psychotherapie. – In: Münch. med. Wochenschr. – **81** (1934) 42. – S. 1690–1693; Zutt, J.: Über die gegenwärtige Situation der Psychotherapie. – In: Nervenarzt. – **8** (1935) 1. – S. 1–6.

[76] Vgl. Adler, G.: Die Entdeckung der Seele. – Zürich; Leipzig; Berlin: Rascher, 1934; Jahn, E.: Über das Weltanschauungsproblem in C. G. Jungs Psychotherapie. – In: Med. Welt. – **9** (1935) 29. – S. 1059f.

⁷⁷ Vgl. Die kulturelle Bedeutung der komplexen Psychologie. Hrsg.: Psychologischer Club Zürich. – Berlin, 1935. Jung strebte mit seiner Lehre danach, die seines Erachtens verlorengegangene religiöse Erfahrung des einzelnen – gleich welcher Konfession – in einer stärker empfundenen individuellen psychologischen Erfahrung wiederfinden zu lassen. Ein solcher Kompromiß mit der Religion auf der Grundlage mystischer Selbstbesinnung kam einigen (ehemals) religiös gebundenen nationalsozialistischen Ideologen gelegen. Psychotherapie als seelische Führung und Haltgebung (Seelenheil-Kunde; ein Wortspiel Künkels) konnte man von ihrem Anspruch her auf gleicher Ebene wie die priesterliche Seelsorge sehen, die im Bewußtsein moralischer Führung Zuspruch und Rat gewährt. Psychotherapeutische Mittel waren im Vergleich dazu wissenschaftlich erprobt, frei von persönlichem Vorurteil und formelhaften Ratschlägen. Zusätzlich konnte man mit dem Blick auf das anwachsende Verlangen nach psychotherapeutischer Behandlung der kirchlichen Seelsorge vorwerfen, in der seelischen Betreuung des »schicksalgeprüften modernen Menschen« versagt zu haben.

⁷⁸ Künkel, F.: Vgl. Anm. 52. – S. 141.
Dieser Ansatz wurde von der Schulmedizin als der geeignetste Versuch für den Aufbau einer »deutschen Seelenheilkunde« angesehen. »... durch den Dreiklang von Erziehung zu Gemeinschaft, echter Religiosität – entsprechend der Sehnsucht unseres Volkes nach einer wahren Religion – und dem Anteil des Lehrbaren ...« (Zabel, W.: Grenzerweiterung der Schulmedizin. – Leipzig: Hippokrates, 1934. – S. 120).

⁷⁹ Vgl. Künkel, F.: Vgl. Anm. 52.

⁸⁰ Vgl. Göring, M. H.: Weltanschauung und Psychotherapie. – In: Zent.-bl. Psychother. – **9** (1936) 5. – S. 290–296.

⁸¹ Vgl. Weizsäcker, V. v.: Soziologische Bedeutung der nervösen Krankheiten und der Psychotherapie. – In: Ebenda. – **12** (1940) 4/5. – S. 209–222.

⁸² 1935 veröffentlichte das Zentralblatt für Psychotherapie eine Aussprache namhafter Psychotherapeuten zum Thema »Das Ziel der Gemeinschaft in der Psychotherapie« (Bd. 8, H. 6.).

⁸³ Vgl. Villinger, W.: Individuelle und kollektive Methoden in der Psychotherapie. – In: Zent.-bl. gesamte Neurol. Psychiatr. – **158** (1937). – S. 413–419.

⁸⁴ Dieser Mißbrauch gipfelte im Entwurf eines sogenannten »Gemeinschaftsfremdengesetzes« (1940), dessen juristische Festlegung bis zum Ende des Krieges aufgeschoben wurde, in dessen Namen aber die größte organisierte Massenvernichtung beliebiger unerwünschter Randgruppen (Zigeuner, Prostituierte, Tuberkulosekranke u. a.) in Deutschland und in den besetzten Gebieten stattfand (ROTH 1983).

⁸⁵ So vertraten Speer, Allers, Künkel und G. R. Heyer verschiedenen therapeutische Grundansichten, auf deren Hintergrund sie mit großem persönlichen Engagement einzelne Bereiche der Psychotherapie bis 1933 vorangetrieben hatten. Sie gehörten sogar unterschiedlichen Religionen an. Gemeinsam unterlagen sie aber der globalen irrationalistischen Auslegung psychotherapeutischer Sinnfindung, da sie ihr Menschenbild zur Annahme einer kompensatorischen Psychotherapie im Interesse der Herrschenden verführte. ZAPP (1980) verweist auf den von Künkel in seine Theorie eingebauten Begriff der Subjektivität, der den teleologischen Charakter des individuellen Handelns einschloß. Solche und ähnliche Bedeutungszuweisungen nahmen Fachvertreter wie Künkel oder C. G. Jung nicht plötzlich mit dem Jahre 1933 vor. Sie konnten auf eine persönliche Vorgeschichte des irrationalistischen Umganges mit dem persönlichkeitstheoretischen Kern des Gegenstandes ihres Fachgebietes zurückblicken. Auf Grund dieser geistigen Tradition bleiben für die Analyse der Entwicklungsbedingungen der nationalsozialistisch durchtränkten Psychotherapie direkte politische Bekenntnisse und Handlungen (z. B. M. H. Görings als ausgleichend und später resignierend beschriebene politische Stellung im Zentralinstitut oder die geringe Mitgliedschaft von Psychotherapeuten in der NSDAP) zweitrangig.

⁸⁶ Vgl. z. B. Schultz, J. H.: Psychotherapie und Leistungssteigerung. – In: Gesundheit und Erziehung. – (1937) 12. – S. 325–330; ders.: Die seelische Gesunderhaltung unter besonderer Berücksichtigung der Kriegsverhältnisse. – Berlin: Mittler, 1943.

12.
Zur Entwicklung der Zahnheilkunde in Deutschland von 1933—1945

12.1. Die Entwicklungsbedingungen und Probleme der Zahnheilkunde und des Zahnärztestandes in Deutschland vor 1933

Weil es nicht unbedingt auf der Hand liegt, daß die Zahnheilkunde in der Zeit des Faschismus eine der Medizin ähnliche Entwicklung genommen hat, soll einleitend eine Begründung dieser gesonderten Darstellung versucht werden.

Die Zahnheilkunde konnte erst dann den Anspruch erheben, eine medizinische Wissenschaft zu sein, als sie über die einfache Zahnbehandlung hinausging. Dieser Anspruch wurde besonders durch zwei Theorien gerechtfertigt. 1889 veröffentlichte W. D. Miller seine Erkenntnisse über die chemisch-parasitäre Ätiologie der Karies.[1] Er konnte belegen, daß die Zahnkaries mit anderen Organkrankheiten vergleichbare Ursachen hat und begründete die dem Wesen der Zahnhartsubstanzen entsprechende Behandlung im medizinischen Sinn – die Verhinderung der Karies durch Prophylaxe.[2] Von ähnlich großer Bedeutung war die von O. Weski 1921 vorgenommene Beschreibung des »Organum dentale« und des »Paradentiums« (KOCH 1969). Er hatte damit nachgewiesen, daß die Zähne ein wesentlicher Bestandteil des Gesamtorganismus sind und nicht als eingefügte mechanische Objekte betrachtet werden dürfen. Das war eine weitere Begründung der Zugehörigkeit der Zahnheilkunde zur Medizin.

Die Entwicklung der Zahnheilkunde in der ersten Hälfte unseres Jahrhunderts war geprägt von der Auseinandersetzung zwischen den beiden Berufsständen der »Zahnbehandler«, den Zahnärzten und den Dentisten. Daß diese Auseinandersetzung in den 20er und 30er Jahren verbittert betrieben wurde, war sicher nicht nur durch den Stand der wissenschaftlichen Erkenntnis bedingt, dementsprechend eine Behandlung von Patienten durch die nur handwerklich ausgebildeten Dentisten nicht mehr zulässig war. Sie wurde verschärft durch die prekäre wirtschaftliche Lage der Zahnärzte. Die Krisensituation im Ergebnis des ersten Weltkrieges betraf die freien Berufe so hart, daß die materiellen Ansprüche, die sich die Zahnärzte als akademisch gebildete Medizinalpersonen nach bürgerlichem Selbstverständnis zugestanden, nicht mehr zu befriedigen waren (vgl. RICHTER 1983, S. 25). Die Zahnärzte suchten nicht nach den sozialen Ursachen dieses Umstandes, sondern richteten ihre Aktivitäten ausschließlich gegen die Konkurrenz durch die Dentisten und gegen die von den Krankenkassen eingerichteten Zahnkliniken (LEIBFRIED 1983; WUTTKE-GRONEBERG 1983). Ihr Ziel bestand darin, das Monopol in der »Zahnbehandlung« zu erhalten.

Die allgemeine wirtschaftliche Krise war aber auch mit einer Krise der Praxis der Zahnheilkunde verbunden. Die unverändert massenhaft auftretenden Karies- und Zahnbetterkrankungen stellten ein Problem dar, das nach dem angestrebten Prinzip der ausschließlichen Behandlung in zahnärztlichen Klein- und Einzeleinrichtungen nicht gelöst werden konnte. Indem der Mißerfolg der praktischen Zahnheilkunde undifferenziert Millers »schulmedizinischer« Theorie von der chemisch-parasitären Ätiologie der Karies angelastet wurde, schien eine grundlegende Veränderung notwendig zu sein. Diese bestand in einer Orientierung auf die Annahme der überwiegenden Bedeutung endogener Ursachen für die Kariesentwicklung. Dadurch wurde zwar der gegen die Dentisten ins Feld geführte medizinische Charakter des Faches unterstrichen, aber es wurden auch unzweckmäßige alternative Versuche zur Verbesserung des Standes der oralen Gesundheit in Form einer fachspezifischen Billigmedizin ermöglicht.

Die Zahnärzte waren in vieler Hinsicht dem Einfluß nationalsozialistischer Ideologie gegenüber offen. Sozialdarwinistische Gedankengänge waren ihnen nicht fremd,[3] der für die Zahnheilkunde bedeutungsvolle Prophylaxegedanke war gut mit der gesundheitspolitischen Terminologie im Faschismus in Übereinstimmung zu bringen, und schließlich schien die faschistische Mittelstandspolitik einen Ausweg aus der wirtschaftlichen Krise darzustellen.

Für die Faschisten waren die Zahnärzte von Interesse, da sie wesentlichen Einfluß auf den Stand der oralen Gesundheit der Bevölkerung hatten. War dieser in Friedenszeiten hauptsächlich eine den Staatshaushalt belastende Kostenfrage,[4] gewann er im Zusammenhang mit militärischen aggressiven Bestrebungen noch mehr an Bedeutung. Außerdem stellten die mehr als 10000 akademisch gebildeten Zahnärzte, da sie im Zusammenhang mit ihrer Tätigkeit regelmäßigen individuellen Kontakt mit der Mehrheit der Bevölkerung hatten, einen nicht zu vernachlässigenden Faktor in der öffentlichen Meinungsbildung dar.

Der Zahnärztestand
Die meisten Zahnärzte übten ihre Tätigkeit als einen »freien« Beruf aus. Ihre Praxis war ein im bürgerlichen Sinn »unabhängiges« Unternehmen, dessen Gewinn von der Inanspruchnahme durch selbstzahlende oder Kassenpatienten abhing und Konjunkturschwankungen mit erheblichen sozialen Unsicherheiten ausgesetzt blieb. Um ihre Interessen öffentlich wirksam vertreten zu können, hatten sich die Zahnärzte, wie auch andere »freie« Berufe, in einer Standesorganisation zusammengeschlossen. Anfang der 30er Jahre waren von den auf dem Gebiet des Deutschen Reiches erfaßten mehr als 10000 approbierten Zahnärzten[5] ungefähr 90% Mitglieder des »Reichsverbandes der Zahnärzte Deutschlands e. V.« (RV).[6]

Eine Vielzahl wissenschaftlicher Erkenntnisse auf dem Gebiet der Zahnheilkunde hatte bewirkt, daß diese im ersten Drittel des 20. Jahrhunderts »... ein vollwertiges und unlösbares Teilgebiet der Gesamtmedizin ...« geworden war.[7] Der damalige Direktor des zahnärztlichen Instituts der Universität Bonn, Alfred Kantorowicz, hatte einen eindrucksvollen Beweis für die praktische Bedeutung der Durchführung prophylaktischer Maßnahmen auf wissenschaftlicher Grundlage gegeben. Als Erfolg der von ihm organisierten Schulzahnpflege und der zahnärztlichen Überwachungsarbeit war Bonn die einzige Stadt der Welt, in der unter Kindern keine Rachitis mehr auftrat. Außerdem hatte er erreicht, daß 90% der Achtzehnjährigen über ein absolut gesundes und widerstandsfähiges Gebiß verfügten. Das war aber nur ein Beispiel für Erreichbares. Kantorowicz bemerkte kritisch, daß im großen und ganzen noch ein grundfalsches System der Zahnbehandlung betrieben würde. Die Ursache dafür sah er im Mißverhältnis zwischen dem hohen Aufwand der notwendigen Zahnbehandlung und der unzureichenden Vergütung dieser Leistungen durch die Krankenkassen, die durch die Beteiligung der Dentisten an der Zahnbehandlung ermöglicht würde. Deutschland wäre dadurch sogar Rußland gegenüber rückständig, weil die Zahnbehandlung dort ausschließlich dem Zahnarzt vorbehalten sei.[8]

Für die Mehrzahl der Zahnärzte bedeutete die kassenzahnärztliche Tätigkeit die Haupterwerbsquelle, weil auf Grund der wirtschaftlichen Krise der Anteil der Privatpraxis ständig abnahm.[9] Durch die Verschiebung zugunsten der Kassenpraxis verminderte sich das Einkommen der Zahnärzte, denn die nach der Preußischen Gebührenordnung (Preugo) festgelegten Sätze für die Kassenbehandlung (sog. Preugo Teil IV) waren bis zu 40% niedriger als die für Privatbehandlung (Preugo Teil III). Bei den in der Standespresse veröffentlichten Berechnungen des durchschnittlichen Einkommens eines Zahnarztes muß man zwar berücksichtigen, daß sie das Bild noch etwas düsterer zeichnen sollten, als die Wirklichkeit war;[10] die wirtschaftliche Not war aber immerhin so beträchtlich, daß 16,2% der preußischen Zahnärzte keinen Kammerbeitrag entrichten mußten, weil ihr Jahreseinkommen unter 3000 RM lag.[11]

Entsprechend der Leistungsvergütung unterschied sich auch der Inhalt der Kassenbehandlung deutlich von dem der Privatpraxis. Sanierungsmaßnahmen unter Einschluß des Prinzips der Behandlung des kleinsten Loches und der prophylaktischen Verhütung von Folgeschäden wurden von den Kassen nicht honoriert. Und so würde »... erst die wiederholt sich selbst vorgelegte Frage: Was ist notwendig? ... dem Zahnarzt allmählich die in der Sozialpraxis nötige Einschränkung nach und nach als selbstverständlich zur Gewohnheit werden lassen.«[12] Von vier Seiten sahen sich die Zahnärzte in ihren Existenzbedingungen bedroht.

Erstens entzogen die Krankenkassen mit ihren vielerorts errichteten Kassenzahnkliniken der freien Praxis den Teil der Kassenpatienten, denen der sogenannte »Klinikzwang« auferlegt war.[13]

Zweitens konkurrierten die Zahnärzte mit einer wachsenden Zahl von Dentisten.

Drittens trafen die Kürzungen des Sozialetats infolge der allgemeinen Wirtschaftskrise die soziale Zahnheilkunde und gerade ihr Kernstück, die Schulzahnpflege, besonders hart.

Viertens war die Zahl von Studienrenden der Zahnheilkunde so hoch, daß mit einer Überfüllung des Berufsstandes und weiteren Einkommensverlusten gerechnet werden mußte.[14]

Die Kassenzahnkliniken

Einer der Gründe für die politische Annäherung eines großen Teils der Zahnärzte an die faschistische Bewegung war deren entschiedene Ablehnung der Kassenzahnkliniken. Die Eröffnung der ersten Schulzahnklinik im Jahre 1902 stellte eine Pionierleistung im öffentlichen Gesundheitswesen dar. Die Krankenkassen griffen die Anregung auf und gründeten noch vor dem ersten Weltkrieg 22 Zahnkliniken; 1931 gab es bereits 126 Zahnkliniken, in denen 528 fest angestellte Zahnärzte tätig waren (vgl. LEIBFRIED 1983, S. 68).[15]

Von seiten der Zahnärzte wurde gegen die Kliniken in ähnlicher Weise argumentiert wie durch den Hartmann-Bund gegen die Ambulatorien. Die Schlagworte waren: Unwirtschaftlichkeit, Anonymität und »kalte Sozialisierung« (vgl. ebenda, S. 69). Die Vertreter der Krankenkassen selbst werteten die Kassenzahnkliniken nicht als Sozialisierungsversuch des Gesundheitswesens. Weil der juristische und kulturelle Überbau nur in einer Wirtschaft nach sozialistischen Prinzipien sozialistisch organisiert sein könne, stelle eine Kassenzahnklinik in einer kapitalistischen Wirtschaft lediglich». . . eine Zweckeinrichtung mit dem Ziele einer besseren und preiswerteren Versorgung der Versicherten, aber kein politisches Prinzip . . .« dar.[16] Die eigentliche Überlegenheit der Klinik bestünde darin, daß der Zahnarzt vom Patienten wirtschaftlich unabhängig wäre, und daß wegen fehlender Konkurrenz höhere Wissenschaftlichkeit möglich sei.[17]

Das zahnärztliche Standesblatt veröffentlichte regelmäßig die Liste aller »Zwangskliniken« unter der Überschrift »Cavete collegae!«. Ein Zahnarzt, der eine Stellung in einer der angegebenen Kliniken annahm, wurde vom RV ausgeschlossen. Zwar waren die Kassenzahnkliniken weit davon entfernt, die freien Zahnärzte endgültig aus ihren Positionen zu verdrängen,[18] jedoch sollen sie Anfang der 30er Jahre bereits für einen Patientenkreis von 6 Millionen Versicherten verantwortlich gewesen sein.[19]

Die Zahnkliniken wie auch die Ambulatorien stellten trotz der Grenzen, die ihnen durch die kapitalistischen Verhältnisse auferlegt waren, fortschrittliche Einrichtungen dar. Sie hätten bei entsprechenden gesellschaftlichen Voraussetzungen die Grundlage der Organisation eines sozialistischen Gesundheitswesens werden können. Diesen beiden Aspekten trug die Kommunistische Partei Rechnung, als sie 1930 im Reichstag den Antrag einbrachte, allgemein Kassenambulatorien einzuführen, der bestehenden Wirtschaftsform in Deutschland entsprechend aber den Versicherten die Möglichkeit der Behandlung bei einem frei praktizierenden Arzt ihrer Wahl zu gewährleisten.

Im Kampf gegen die Kassenzahnkliniken verbanden sich die wirtschaftlichen Interessen der Zahnärzte mit den politischen Bestrebungen der Reaktion. Nachdem sich schon die Notverordnung Anfang der 30er Jahre gegen die Zahnklinikbewegung gerichtet hatte,[20] wurden sämtliche Zahnkliniken in den ersten Monaten nach der faschistischen Machtergreifung liquidiert. Diese Maßnahme wurde vom RV nachdrücklich begrüßt: »(Die Zahnärzteschaft) . . . sieht in den Eigenbetrieben nicht allein eine ungeeignete Art der zahnärztlichen Versorgung, sondern sie bekämpft sie auch als Schrittmacher einer marxistischen Politik. . . . Die nationalsozialistische Bewegung als Träger des neuen

Staates konnte daher an den Eigenbetrieben der Krankenkassen nicht vorübergehen, in denen sie Exponenten marxistischer Vergangenheit sah. Im Verlaufe dieses Jahres ist die Eigenbetriebswirtschaft denn auch weitgehendst abgebaut worden. Wenn hierbei zuweilen überstürzt vorgegangen ist, ist es auf das Konto der revolutionären Umwälzung zu setzen.«[21]

Die Dentisten

Von größerer wirtschaftlicher Bedeutung als die Konkurrenz der Zahnkliniken war für die freiberuflichen Zahnärzte jedoch die der Dentisten. Diesen war schon seit Einführung der Reichsversicherungsordnung (RVO) von 1911 die gleichberechtigte Teilnahme an der Zahnbehandlung als Regelleistung der Sozialversicherung gesetzlich zugesichert. Nach der Gewerbeordnung von 1869 als der historischen Grundlage für den Dualismus in der praktischen Zahnheilkunde war die neue RVO ein weiterer Ausdruck des Unvermögens des Staates, die zahnheilkundliche Versorgung der Bevölkerung durch akademisch ausgebildete Zahnärzte zu gewährleisten.

Um die Jahrhundertwende waren die Hochschulvertreter vor allem daran interessiert, die Zahnheilkunde fest an den Universitäten zu etablieren, und schenkten der rein quantitativen Erweiterung der Ausbildungsmöglichkeiten nicht die entsprechende Aufmerksamkeit. Die staatlichen Institutionen rüsteten für den ersten Weltkrieg und zeigten keinerlei Interesse, Investitionen zu tätigen, die dem Ausbau des zahnärztlichen Unterrichts dienten. Die wesentlich billigere Ausbildung zum Dentisten schien das Problem vorerst zu lösen, und der Dentistenstand entwickelte sich recht eindrucksvoll.[22]

Die zunehmende Auseinandersetzung mit den Zahnärzten, die sich hauptsächlich als ein Konflikt zwischen wissenschaftlicher Zahnheilkunde und handwerklicher Dentistik darstellte, zwang die Dentisten, sich verstärkt der Frage der Ausbildung zuzuwenden. Auf Erlaß des Ministers für Volkswohlfahrt mußten die Dentisten seit 1920, wollten sie zur Kassentätigkeit zugelassen werden, eine Prüfung ablegen, die einen bestimmten Ausbildungsweg vorschrieb.[23] Dieser Umstand führte zu einer Spaltung innerhalb des Dentistenstandes. Die staatlich geprüften Dentisten sahen sich nicht nur den Zahnärzten gegenüber, sondern auch jenen Dentisten, die zwar die staatliche Anerkennung in Form der Zulassungsprüfung nicht besaßen, aber dennoch um die Möglichkeit der Kassenzulassung kämpften. Durch die mit der Einführung einer geregelten Ausbildung unbestreitbare Niveauerhöhung konnten einige Argumente der Zahnärzte in ihrem Kampf gegen die Dentisten abgeschwächt werden. Diese Ausbildung war aber nach wie vor kein Äquivalent für ein Hochschulstudium, das allein dem Stand der wissenschaftlichen Zahnheilkunde entsprach. Dessen ständige Erhöhung bei gleichzeitigem Anwachsen des Anteils der Dentisten am gesamten Behandlungsaufkommen ließen den Dualismus in der praktischen Zahnheilkunde zu einem Problem werden, das um so stärker auf eine Lösung drängte, je länger es bestand.

Die Schulzahnpflege

In der Erkenntnis der prophylaktischen Bedeutung der Kariesfrühbehandlung hatten sich weitblickende Zahnärzte seit der Wende zum 20. Jahrhundert um die Entwicklung der Schulzahnpflege bemüht. Die Schulzahnpflege stellte die einzige praktikable Möglichkeit zur Eindämmung der massenhaft auftretenden Zahn- und Mundkrankheiten dar, vorausgesetzt, daß sie systematisch betrieben wurde.[24] In diesem Sinne eröffnete Jessen 1902 in Straßburg die erste Schulzahnklinik und wurde 1909 das »Deutsche Zentralkomitee für Zahnpflege in den Schulen« gegründet (vgl. HÜPPER 1971, S. 4–14). Nach der Unterbrechung durch den ersten Weltkrieg kam es in den 20er Jahren zu einem so bedeutenden Ausbau der Schulzahnpflege, daß sie als ein gut organisiertes und funktionierendes Vorsorgesystem bezeichnet werden kann.[25]

Das Hauptproblem lag von Anfang an in der Beschaffung der finanziellen Mittel, denn wegen fehlender gesetzlicher Richtlinien war die Durchführung der Schulzahnpflege von der Einsicht der Gemeinden und Kassen abhängig. Zwar steuerten die Kassen Mittel bei, um damit der Belastung durch spätere Schäden der zukünftigen Versicherten vorzubeugen, aber aus wirtschaftlichen Gründen waren sie bestrebt, die Schulzahnpflege in der Form von Kassenkliniken zu übernehmen. Dagegen plädierte das »Deutsche Zentralkomitee für Zahnpflege in den Schulen« für eine kommunale Organisation der Schulzahnpflege. Die prophylaktische Frühbehandlung der Karies gehörte nicht zu den gesetzlich festgelegten Leistungen der Krankenkassen, die somit dem Bestreben der Schulzahnpflege nicht gerecht werden konnten (vgl. VOIGT 1986, S. 7).

Das Fehlen einheitlicher staatlicher Regelungen führte dazu, daß die Schulzahnpflege regional unterschiedlich organisiert wurde.[26] Die größten Erfolge erreichte Kantorowicz mit seinem »Bonner System«.[27]

Die Notverordnungen zum Beginn der 30er Jahre wirkten sich auf die Schulzahnpflege besonders nachteilig aus. Mit der Einführung der Familienversicherung blieben die Beiträge der Kassen zu der als freiwilliger Leistung von den Kommunen eingerichteten Schulzahnpflege aus. Hopstein wies darauf hin, daß die Bekämpfung der Volkskrankheit Karies im Rahmen einer Familienversicherung nicht möglich wäre: »Trotzdem scheint man eine erhebliche finanzielle Belastung der Krankenkassen durch eine weitgehende Krankenversorgung einer billigen und vor allem produktiven Prophylaxe vorzuziehen. Es mehren sich die Meldungen, in denen beamtete Zahnärzte, die mit vieler Mühe, Begeisterung und Erfolg ihren sozialen Beruf als Lebensaufgabe gewählt haben, sich eine neue Existenz suchen müssen, um auf diese Weise von der idealen Auffassung einer medizinischen Sendung bitter enttäuscht zu werden.«[28] Frenzel schlug zwar 1931 zur Überbrückung der Zwangslage vor, die Hauptarbeit der Schulzahnärzte auf kleinste Kariesschäden einzustellen und die Folgen des fortgeschrittenen Zahnverfalls nach Möglichkeit der poliklinischen »Notstands-Behandlung« zu überlassen,[29] aber auch er mußte resignierend feststellen, daß ». . . die Schulzahnpflege von dem großen Ziele langsam abgedrängt ist, dem sie einst als Massenprophylaxe zustrebte.«[30]

Einige engagierte Schulzahnärzte wie Hopstein und Kientopf schienen in dem von der nationalsozialistischen Gesundheitspropaganda verbal vertretenen Prophylaxegedanken eine Alternative zu sehen und schlossen sich nach 1933 der »Bewegung« besonders eng an. Dagegen wurde aber der auch politisch fortschrittlich gesinnte Schulzahnarzt Alfred Kantorowicz schon in den ersten Monaten nach der faschistischen Machtübernahme vorsorglich mundtot gemacht (KIRCHHOFF 1983).

Zum Jahresbeginn 1933 schätzte der Schriftleiter der »Zahnärztlichen Mitteilungen« die allgemeine Stimmung ein: »Die Masse ist entweder urteilslos und dann relativ leicht zu leiten, oder sie ist skeptisch bis zum Äußersten. Zu der letzteren Gruppe dürften in der Jetztzeit fast alle approbierten Heilberufe gehören.«[31] Die Entwicklung dieses Jahres zeigte dagegen, daß die vorhandene Krisensituation eher dazu beitrug, daß der gesamte zahnärztliche Berufsstand ohne bedeutende Gegenbewegung der faschistischen Politik in die Arme lief. Nur wenige Zahnärzte wie z. B. Ewald Fabian hatten den notwendigen Weitblick, um die Gefahren dieser Entwicklung abschätzen zu können.[32]

12.2. Die Neuorganisation und faschistische Ausrichtung des Zahnärztestandes ab 1933

Die faschistische Machtergreifung traf den zahnärztlichen Berufsstand nicht unvorbereitet. Weil schon vor 1933 etwa 12 % der Zahnärzte der NSDAP angehörten (vgl. GUGGENBICHLER 1986, S. 19) und diese einen weiten Kreis von Sympathisanten beeinflußten, konnte die »Umstellung« des RV rasch vollzogen werden. Offenbar mußte man aber doch mit Protest aus den Reihen des immerhin demokratisch organisierten RV rechnen, denn die Einsetzung des neuen Vorstandes mit dem Leipziger Zahnarzt Ernst Stuck an der Spitze macht ganz den Eindruck eines Handstreiches. In einer späteren Darstellung durch das Standesblatt heißt es zwar, daß am 24. März 1933 eine Hauptversammlung des RV unter ». . . dem erhebenden Eindruck der nationalsozialistischen Revolution . . .« stattgefunden hätte, auf der Pg. Stuck in aller Form zum Vorsitzenden gewählt worden wäre;[33] dem widerspricht aber das Fehlen der sonst üblichen Ankündigung der Hauptversammlung in den »Zahnärztlichen Mitteilungen« und die Formulierung in einem verspäteten Kommentar, der über den Hergang der Hauptversammlung keinen Aufschluß gibt, wonach der größte Teil der Kollegen über die vollzogene Umstellung des RV durch die Tagespresse Mitteilung erhalten hätte. Auch die kurzfristig für den 27. März 1933 angesetzte Versammlung der Berliner Zahnärzte im Hotel »Atlas« zum Zweck der Information über die Umstellung wäre überflüssig gewesen, wenn eine Hauptversammlung stattgefunden hätte. Vor Kritik an der Maßnahme wurde nachdrücklich gewarnt, denn die Umstellung wäre ». . . keine Überlistung, sondern der Ausdruck des heißen Sehnens der bisher in unseren Verbänden nicht gepflegten Gesinnung!«[34]

Zum Zweck der »Gleichschaltung« ordnete Stuck am 23. Mai 1933 an, daß jedem Landesverband und jeder Bezirksgruppe ein politischer Beauftragter zuzuordnen sei, der dem NSDÄB oder wenigstens der NSDAP angehören müßte. Außerdem erhielt der RV eine neue Satzung. Am 2. Oktober 1933 erkannte der Reichsminister des Innern diese an und bestellte Stuck zum Reichszahnärzteführer. Damit war das »Führerprinzip« im RV durchgesetzt.

Schon aus den ersten von Stuck verkündeten Zielen des neuen RV wird deutlich, wie die Zahnärzte dazu gebracht werden sollten, sich an die faschistische Gesundheitspolitik zu gewöhnen und diese selbst im Fall von finanziellen Einbußen zu unterstützen (vgl. GUGGENBICHLER 1986, S. 22). Indem der Reichszahnärzteführer die wesentlichen standespolitischen Forderungen aus der Zeit der Weimarer Republik beibehielt, beugte er jeder Stimmung gegen vollzogene und kommende Veränderungen vor.[35]

Um auch diejenigen für die Politik des Nationalsozialismus zu gewinnen, die immer noch in Skepsis verharrten, wurde im Januar 1934 mit einer Großveranstaltung in Berlin ein »Propagandafeldzug zur Aktivierung der deutschen Zahnärzte im nationalsozialistischen Sinn« eröffnet. Durch eine Anordnung des Reichszahnärzteführers wurde mit dem 1. Oktober 1934 außerdem eine sogenannte »Standesdienstpflicht« für noch nicht selbständige Zahnärzte eingeführt. Ein achtwöchiger Kurs sollte dem angehenden nationalsozialistischen Zahnarzt die ». . . endgültig weltanschauliche, wehrsportliche und berufsständische . . . Formung« geben[36] und galt auch als Voraussetzung für die Kassenzulassung.

Weil der Nationalsozialismus ». . . die praktische Überwindung des Materialismus . . .« bedeutete, sollte auch die Praxis der Zahnheilkunde eine neue Richtung nehmen.[37] Die Zahnärzte müßten vom »völkischen Gesichtspunkt« darauf bedacht sein, daß ihr ». . . berufliches Wissen und Können in weitestem Maße prophylaktisch in den Dienst der Volksgesundheit gestellt wird.«[38] Es wären neue Wege für die Arbeitsgebiete Schul- und Wohlfahrtszahnpflege notwendig, damit diese ». . . durch geschickte Organisierung und straffe berufsethische Standesdisziplin, mit allergeringsten wirtschaftlichen Forderungen an die Allgemeinheit, ohne Schaffung von Beamtenstellen, ja sogar durch Aufhebung bestehender, einen großen volkshygienischen Effekt erzielen.«[39] Aus dieser Umschreibung wird deutlich, daß nicht etwa wissenschaftlich begründete Prophylaxe, sondern Billigmedizin gefordert wurde.

Auf Grund einer solchen Entwicklung hielt auch Reiter, der Präsident des Reichsgesundheitsamtes, die »deutsche Zahnheilkunde« für eine ». . . bedeutsame Säule der allgemeinen Heilkunst . . .«.[40] Wegen der engen Verbindung zur Medizin sollten sich die Zahnärzte nicht nur mit dem Ideal des Arztes im Sinne von »Arzt sein heißt der Stärkere sein« anfreunden, sie sollten auch die enge Verknüpfung ihres Arbeitsgebiets mit der Vererbungslehre, Entwicklungsgeschichte, Ernährungslehre, Konstitutionspathologie usw. beachten.[41] Vielleicht gerade weil eine Verbindung zwischen der für den Faschismus so bedeutsamen Rassen- und Vererbungstheorie und der Zahnheilkunde nicht leicht herzustellen war, wurden in der ersten Zeit nach der Machtübernahme mehrere dahingehende Versuche unternommen. Röse hatte sich schon 1906 ausdrücklich zur »nordischen Rasse« bekannt,[42] aber es schien dem Standesblatt wichtig zu sein, noch einmal darauf hinzuweisen, ». . . daß alle großen Gesittungen, über die die Geschichte zu berichten weiß, vom Geiste nordischer Rassen geschaffen waren.«[43] Aus diesem Grunde wäre eine »nordische Bewegung« nötig mit dem Ziel, die ». . . erreichbaren erbgesunden, vorwiegend nordischen Geschlechter, zunächst aller deutschen Stämme, dem allgemeinen abendländischen Geburtenrückgang nach Möglichkeit zu entreißen.«[44] Zusätzlich sollte auch die Vererbung »entarteter Erbstämme nordischer Rasse« gehemmt und verhindert werden.

Der Sterilisierung kam im Rahmen der Rassenhygiene eine besondere Bedeutung zu. Auch jeder Zahnarzt, der Träger einer erblichen Krankheit war, sollte sich als »ganzer Kerl« freiwillig einer Sterilisierung unterziehen, um so nicht zur Gefahr für Rasse und Erbgesundheit zu werden. War aber erbgesunder Nachwuchs zu erwarten, hatte er sich nur die Frage zu stellen: »Willst du also, daß dein Volk stirbt oder willst du, daß es lebt? Und dann weißt du, was du als Nationalsozialist zu tun hast.«[45] Die Familienvergrößerung bei »rassischem Wert« sollte sogar Bestandteil des Standesethos sein.

Kam den Ärzten ein wesentlicher Anteil bei der Umsetzung der faschistischen Erb- und Rassetheorie in die Praxis zu, so schätzten doch auch die Zahnärzte ihre Möglichkeiten auf diesem Gebiet nicht gering. Man glaubte z. B. bei einigen »erblich belasteten Idioten«, die natürlich durch Zwangssterilisierung an der Weitergabe der »geschwächten Erbsubstanz« gehindert werden müßten, die zum Krankheitsbild gehörenden Symptome durch eine Oberkieferdehnung vermeiden zu können (vgl. RUBERG 1977, S.177f.). Es wurde auch in Erwägung gezogen, zusammen mit der zahnärztlichen Befunderhebung regelmäßig bestimmte anthropometrische Messungen des Kopfbereiches durchzuführen und damit ein umfangreiches statistisches Material zu gewinnen, denn: »Die rassenpflegerische Arbeit ist . . . das Kernstück unserer Aufgaben und sie soll sich nicht in platonischen Erörterungen totlaufen, sondern sofort in ihrem ganzen Umfang praktisch angegriffen und bahnbrechend durchgeführt werden.«[46] Der RV wies seine Mitglieder ausdrücklich darauf hin, daß die Anzeigepflicht im Zusammenhang mit dem Erbgesundheitsgesetz auch für jeden Zahnarzt gelte.

Während des Studiums sollte das grundlegende Wissen für eine spätere Beteiligung der Zahnärzte an der Rassenpflege vermittelt werden. So hielt z. B. Staemmler schon seit Oktober 1933 Vorlesungen über angewandte Vererbungslehre und Rassenpflege an der Medizinischen Fakultät der Universität Leipzig. 1939 wurden Rassenhygiene und menschliche Erblehre an allen Universitäten zu Pflichtfächern erklärt, die mit einer Prüfung abzuschließen waren. Auch die am 5. April 1934 vollzogene Änderung der Prüfungsordnung hatte nichts mit der lange geforderten Reform des Zahnheilkundestudiums zu tun. Durch sie wurde lediglich die Erteilung der Approbation von der »nationalen und moralischen Zuverlässigkeit des Antragstellers« und seiner »rassischen« Herkunft abhängig gemacht (vgl. BRUHN 1974, S. 179ff.).

Die auf dem 7. Deutschen Zahnärztetag 1935 gegründete »Deutsche Zahnärzteschaft« (DZ) trat an die Stelle des alten RV. Es handelte sich dabei nicht um die bloße Änderung des Namens der Standesorganisation, sondern um die Durchsetzung des »Arierprinzips«.

Mit der »Lösung der Judenfrage« für den Zahnärztestand wurde aber bereits 1933 begonnen. Eine neue Zulassungsordnung sprach einem großen Teil der als Juden geltenden Zahnärzte das Recht auf Ausübung einer Kassenpraxis ab und entzog ihnen damit die wirtschaftliche Existenzgrundlage.[47] In den Jahren darauf wurde die Neuzulassung jüdischer Zahnärzte zur Kassenpraxis gesetzlich unterbunden. Aber auch diese Regelung schien der Standesführung noch unbefriedigend zu sein. Durch die »Achte Verordnung zum Reichsbürgergesetz« wurde schließlich allen jüdischen Zahnärzten die Bestallung entzogen.[48] Reichszahnärzteführer Stuck kommentierte diese Maßnahme: »Hiermit ist eine Entwicklung zum Abschluß gekommen, die unmittelbar nach der Machtübernahme einsetzte und die zum Ziele hatte, den deutschen Menschen nur vom deutschen Arzt betreuen zu lassen. Diese Entwicklung konnte nur schrittweise vorangebracht werden. Um sie zu ihrem endgültigen Ziel zu bringen, über das niemals ein Zweifel herrschen konnte, mußten vor allem auch gewisse psychologische Voraussetzungen in den breiten Kreisen des Volkes geschaffen werden. . . . Es kann kein Zweifel darüber bestehen, daß heute das gesamte deutsche Volk die endgültige Ausschaltung der Juden aus der Heilkunde begrüßt.«[49]

Die »Akademie für zahnärztliche Fortbildung«

Ein weiterer Faktor im Prozeß der Einbeziehung der Zahnärzte in die faschistische Gesundheitspolitik war das ab 1933 umorganisierte Fortbildungswesen. Der Notwendigkeit einer Fortbildung der in der Praxis tätigen Zahnärzte war schon vor 1933 Rechnung getragen worden. Es gab in Preußen, Sachsen, Bayern und in einigen anderen Ländern Landesausschüsse für zahnärztliche Fortbildung, und 1931 wurde auf Anregung der zahnärztlichen Organisationen ein »Reichsausschuß für zahnärztliche Fortbildung« gegründet.

1933 ordnete der Reichszahnärzteführer die Errichtung einer »Akademie für zahnärztliche Fortbildung« (AfzF) an,[50] die anfangs aus 10 Landes-, 28 Bezirksstellen und 217 Ortsgruppen bestand. Die einheitliche Organisation ermöglichte nicht nur die Durchsetzung des »Arierprinzips«, sondern auch eine zentrale Kontrolle und Lenkung der Fortbildungsinhalte. Weil es für die Mitglieder des RV und der KZVD als Pflicht galt, an bestimmten Veranstaltungen der AfzF teilzunehmen, war auch damit eine regelmäßige Beeinflussung der Zahnärzte gegeben.⁵¹

Es war erwünscht, daß sich jeder Zahnarzt auch außerhalb der AfzF fortbildete. Elbrecht empfahl die Gründung sogenannter »Zellen«, in denen sich bis zu 10 Vertreter möglichst unterschiedlicher Spezialisierungen zusammenfinden sollten. Solch eine »Zelle« könnte als »Stoßtrupp« wirken, und bei restloser Hingabe ». . . verfügt die Gruppe über so gewaltige Kraft, daß sie alle anderen mit in ihren Bann zwingt, daß sie ähnliche Leistungen vollbringt, wie die Stoßtrupps im gewaltigen Ringen 1914–18. Von wahrem Schützengrabengeist wäre solche Zelle beseelt, und dieser Schützengrabengeist ist der Boden für die langsam wieder erwachende Berufsethik.«⁵² Der »Berufsethik aus dem Schützengrabengeist« entsprach es auch, daß bereits 1934 Pflichtvorträge wie »Gasschutz und erste ärztliche Hilfe«, »Das stammhafte Gefüge des deutschen Volkes« und »Rassenhygiene« unter den Themen der AfzF vertreten waren.

Schon vor der »Umstellung« des RV befand sich im »Deutschen Zahnärzte-Haus« in Berlin, dem Sitz des Verwaltungsapparates des RV, ein zahnärztliches Fortbildungsinstitut. Es wurde von Emil Kiefer geleitet, der dann von 1933 bis 1939 der AfzF vorstand. Der Umfang der Tätigkeit des Fortbildungsinstituts erweiterte sich bedeutend, seit Gerlach 1938 mit seiner Leitung beauftragt wurde. Die Hauptaufgabe bestand in der praktischen zahnärztlichen Fortbildung von Volontärassistenten, die sich vorher durch besondere Leistungen ausgezeichnet hatten. Während der jeweils sechsmonatigen Lehrgänge wurde ihnen auch die Möglichkeit zur Abfassung von Dissertationen und Publikationen gegeben.

Am 1. Januar 1939 löste Axhausen den langjährigen Leiter der AfzF Kiefer ab. Axhausen war als erfahrener Kieferchirurg schon während des ersten Weltkrieges beratender Chirurg einer Armeegruppe an der Westfront gewesen. Er hatte sich auch weiterhin mit den Problemen der zahnärztlichen Versorgung im Krieg beschäftigt und aus seinen Erfahrungen besonders die notwendige Vertiefung des zahnärztlichen Studiums nach der kieferchirurgischen Seite abgeleitet.⁵³ Offensichtlich sollte Axhausen die AfzF auf die praktischen Erfordernisse des bevorstehenden Krieges abstimmen.

Das Ziel der AfzF war also nicht in erster Linie die Verbesserung der zahnärztlichen Versorgung der Bevölkerung durch die Erhöhung der wissenschaftlichen Qualifikation; sie diente vorwiegend der politischen Beeinflussung und Kontrolle der Zahnärzte und sollte deren Verwendbarkeit im Rahmen der aggressiven Bestrebungen des faschistischen Regimes optimieren.

Zahnärzte und Dentisten

Auch die Diskussionen zur Lösung des Dualismus in der praktischen Zahnheilkunde wurden nach 1933 zunehmend von den partei- und staatspolitischen Interessen der Nationalsozialisten bestimmt. Sie verfolgten das Ziel, die Neuordnung des deutschen Gesundheitswesens im nationalsozialistischen Geist auch auf zahnärztlichem Gebiet durchzusetzen. Die Verhandlungen wurden meist hinter verschlossenen Türen unter Ausschluß des größten Teils der interessierten und schließlich auch direkt betroffenen Zahnärzte und Dentisten geführt. Es gab eine Reihe von Lösungsvarianten, wie z. B. die Schaffung eines Einheitsstandes bei weiter bestehender Kurierfreiheit.⁵⁴ Meist ermöglichten diese Vorschläge jedoch nur eine formale Beseitigung des Dualismus. Die mit ihm verbundenen wissenschaftlichen Probleme vermochten sie nicht zu überwinden. Ab 1933 wurde die »Reinrassigkeit« des Standes als ein neuer Schwerpunkt in der Debatte um den Einheitsstand gesetzt. »Arische Abstammung« sollte das entscheidende Kriterium für die Eignung als Zahnarzt werden.⁵⁵

Im Oktober 1933 wurde der sogenannte »Münchner Plan« von Vertretern der Standesorganisationen der Zahnärzte und der Dentisten im Beisein von führenden Vertretern der NSDAP verabschiedet, der den zukünftigen Aufbau eines einheitlichen Standes der deutschen Zahnheilkundigen beinhaltete.⁵⁶ Er machte es den Dentisten relativ leicht, in den neuen Stand aufgenommen zu werden, und wurde deshalb von den Zahnärzten heftig attakkiert, da sie sich ihrer mit der Approbation erworbenen Sonderstellung beraubt sahen. Ebenso fand das im Dezember 1933 entworfene Dentistengesetz keine breite Zustimmung, und auch der damit im Zusammenhang stehende Vorschlag zur »Neuregelung der Berechtigung zur Behandlung mund-, zahn- und kieferkranker Personen« von Reichszahnärzteführer Stuck wurde abgelehnt. Der Präsident des Reichsgesundheitsamtes Reiter forderte eine Radikallösung, nach der nur approbierten Medizinern eine Genehmigung zur Behandlung von Zahn-, Mund- und Kieferkrankheiten erteilt werden sollte.[57] Die Kontroversen auf staatlicher Ebene schleppten sich hin, die Standpunkte aller beteiligten Seiten hatten sich wegen der jahrelangen Erfolgslosigkeit der Verhandlungen verhärtet. Es wurden Maximalforderungen gestellt, und ein Kompromiß stand nicht in Aussicht. Deshalb wurde im November 1935 vereinbart, erst nach Verabschiedung einer neuen Reichsärzteordnung über das Problem weiter zu verhandeln. Weil sich die Polemik zwischen Zahnärzten und Dentisten trotzdem immer weiter zuspitzte und sich schwerwiegende Auseinandersetzungen andeuteten, verbot der Reichsärzteführer Wagner im Januar 1938 jegliche öffentliche Diskussion zu diesen Fragen und drohte den Einsatz der Gestapo an, falls es nicht zu einer Beruhigung der Situation käme.[58] SS-Sturmbannführer Brandt wurde als Beauftragter des Führers ermächtigt, bei der Lösung des Zahnarzt-Dentistenproblems mitzuwirken. Er erklärte im Juni 1938, daß Hitler an der Beibehaltung beider Stände interessiert sei.

Einige Vertreter der Dozentenschaft wiesen darauf hin, daß die ablehnende Haltung der Dentisten zu einem Einheitsstand vor allem auf der persönlichen Ablehnung des Dentistenführers Schaeffer beruhte. Im Oktober 1938 wurde Schaeffer seines Amtes enthoben und von Josef Schmid aus München abgelöst.[59] Er arbeitete gemeinsam mit dem Reichszahnärzteführer eine Vereinbarung zur Bildung eines Einheitsstandes aus, die aber nicht mehr zur Diskussion gestellt werden konnte, weil am 16. November 1938 Hitler eine anderslautende Entscheidung getroffen hatte: ». . . Die beiden Berufsstände der Zahnärzte und Dentisten sind selbständig zu erhalten und zu leiten. Die Ausbildung in beiden Berufen erfolgt einschließlich des Endexamens getrennt und unabhängig voneinander.«[60] Damit war eine Entscheidung gefallen, die inhaltlich völlig neue Aspekte zum Hauptgegenstand der Diskussion machte. Die Kräfte konnten nun nicht mehr voll darauf gerichtet werden, die deutsche Zahnheilkunde so zu entwickeln, daß sie dem internationalen wissenschaftlichen Niveau entsprach, sondern man hatte nun hauptsächlich Fragen zu bearbeiten, die das weitere Nebeneinanderbestehen beider Stände regelten.

Nach jahrelangem Ringen um den Einheitsstand war eine Situation entstanden, die den ursprünglich angestrebten Zielen und objektiven Notwendigkeiten auf dem Gebiet der Zahnheilkunde in Deutschland widersprach. Es wurde aber auf diese Weise vorerst der bestehende Umfang der Zahnbehandlung ohne weitere materielle Zuwendungen durch den Staat gewährleistet. Man kann deshalb vermuten, daß Hitler 1938 seine Entscheidung besonders auch im Hinblick auf die praktisch zahnheilkundlichen Erfordernisse traf, die der unmittelbar bevorstehende Krieg mit sich bringen mußte.

12.3. Die Wandlung der zahnheilkundlichen Prophylaxe zur Zeit des Faschismus

12.3.1. Schulzahnpflege und nationalsozialistische Gesundheitsführung

Nach der »Machtübernahme« durch die Faschisten setzten in der Schulzahnpflege Veränderungen ein, die nicht zuletzt eine Stärkung der Position der freien Praxis auch in diesem Bereich zum Ziel hatten. Aus diesem Grund konnten sie sich der Unterstützung durch die Mehrheit der Zahnärzte sicher sein. Daß hierbei gegen besseres Wissen gehandelt wurde, deutete Lewinson an, der in einem sonst mit sozialdarwinistischer Terminologie überladenen Artikel über die notwendige Form der Schulzahnpflege bemerkt: »Es dürfte ohne weiteres einleuchtend sein, daß diese Versorgung nach anderen Regeln erfolgen muß als in der Privatpraxis.«[61]

Nachdem die für eine »Gleichschaltung« notwendigen organisatorischen Maßnahmen durchgeführt worden waren,[62] veröffentlichte der Reichszahnärzteführer Stuck sein Konzept für eine ». . . Reichsschulzahnpflege, wie sie dem nationalsozialistischen Aufbaugedanken und der Gesundheitsführung des Staates entspricht.« Die Schulzahnkliniken in den Großstädten sollten zwar weiter bestehen bleiben, ansonsten aber hätte ». . . die deutsche Zahnärzteschaft an einer Reaktivierung des Klinikgedankens, d. h. an der Neuerrichtung von Schulzahnkliniken, kein Interesse . . . Sie will den freiberuflich tätigen Zahnarzt deshalb einschalten, weil sie sich vom ungehemmten freien Spiel der Kräfte, . . . , auch hier viel verspricht.«[63] Sicher waren auch Stuck die Nachteile dieser Orientierung klar. Um ihnen entgegenzuwirken, war der Behandlungszwang das Kernstück einer Schulzahnpflege nach seinen Vorstellungen. Die Untersuchung und die Kontrolle der Therapiemaßnahmen sollte von hauptamtlichen Schulzahnärzten ausgeführt werden, die Behandlung selbst aber in der freien Praxis erfolgen.

Die Schulzahnpflege war scheinbar auch besonders gut mit dem Vorsorgegedanken der Medizin im Faschismus in Übereinstimmung zu bringen. Sie würde gegenwärtig nicht umzulernen brauchen, weil sie als einziger Fürsorgezweig schon seit Jahren nicht bloße Fürsorge, sondern Vorsorge reinster Form und größten Stils praktisch betrieben hätte. Die Schulzahnpflege hätte immer der ganzen Nation gedient, ». . . ohne aber hierbei nun etwa einseitig in die bekannten Fehler des russischen Kollektivismus zu verfallen . . . Das Wichtigste aber, das der Schulzahnpflege ihrem innersten Wesen nach schon vor Entstehen des Nationalsozialismus als Bewegung das klare Gepräge nationalsozialistischer Weltanschauung gegeben hat, ist der Umstand, daß sie im krassesten Gegensatz zu den charitativen Hilfswerken mit ihrer alle umfassenden, verweichlichenden und übertriebenen Nächstenliebe nie minderwertiges Leben gefördert hat.«[64] Schon immer wären mundschmutzige, schwachsinnige und solche Kinder mit ungünstiger Zahnerbanlage von der Schulzahnpflege ausgeschlossen gewesen, womit das »goldene Wort des Führers« belegt würde, daß derjenige keine Unterstützung verdient, der nicht mehr die Kraft besitzt, für seine eigene Gesundheit und die »Aufartung« des Volkes zu kämpfen. So hätte die Schulzahnpflege nie die natürliche, »gottgewollte« Auslese unterbrochen, und seien doch einmal schwachsinnige Kinder erfaßt worden, dann nur für Experimente.[65]

Vermutlich ist es dem Engagement einzelner Schulzahnärzte zu verdanken, daß die aus der Weimarer Republik übernommenen Schulzahnkliniken nicht wie die Kassenzahnkliniken liquidiert wurden, sondern in den Städten weiter wirken konnten. Damit blieb aber die ausgeprägte Diskrepanz zur zahnärztlichen Versorgung in ländlichen Gebieten bestehen. Um diese zu beseitigen, wurde in den Jahren der faschistischen Diktatur das System der mobilen Zahnpflegestationen gefördert. 1934 erfolgte im Rahmen des sog. »Dr.-Hellmuth-Planes« der Einsatz von motorisierten Zahnstationen im Notstandsgebiet der Rhön. Sämtliche mobilen Einrichtungen wurden daraufhin von der »Nationalsozialistischen Volkswohlfahrt« (NSV) übernommen und die Aktion auf die übrigen »Notstandsgebiete« des Reiches ausgedehnt. In der Zeit vom 1. April 1935 bis zum 28. Februar 1938 sollen durch 88 motorisierte Zahnstationen 690304 Einzelmaßnahmen vorgenommen worden sein.[66]

Die Nachteile der motorisierten Zahnstationen wurden verstärkt Anfang der 40er Jahre artikuliert. Den vielfältigen prophylaktischen Aufgaben der Jugendzahnpflege könnte nur ». . . eine stationäre wohlorganisierte Schulzahnklinik gerecht werden. Das ist durch eine motorisierte Schulzahnpflege niemals zu erreichen, sie ist und bleibt eine Nothilfe . . .«.[67] Trotz dieser geäußerten Erkenntnisse wurde die Zahl der Einheiten vermehrt, so daß die NSV 1943 über 140 fahrbare Zahnstationen verfügt haben soll (Abb. 29).

Die Erfahrungen, die mit den mobilen Zahnstationen gemacht worden waren, konnten jedoch für die Praxis der Zahnheilkunde unter militärischen Bedingungen genutzt werden (Abb. 30)

Einen gezielteren Aufbau erfuhr allerdings der sogenannte zahnmedizinische Gesundheitsdienst der HJ. Jean Kientopf, der seit 1909 als Leiter der ersten Berliner Schulzahnklinik tätig war, wurde 1933 auf Veranlassung des späteren Reichsjugendführers Axmann in den Stab der Reichsjugendführung berufen und mit der Organisation des zahnmedizinischen Gesundheitsdienstes der HJ beauftragt.[68] Über den Zweck, den Kientopf mit der Schulzahnpflege und seinen Bemühungen in der HJ verband, ließ er keine Zweifel: »Damit unterscheidet sich die Schulzahnpflege grundsätzlich von der so verhängnisvollen Gesundheitspolitik des Marxismus. Sie wollte und will nicht Krankes und Schwaches mühsam und mit kostspieliger Therapie erhalten . . . Es müssen zur Abwendung weiterer gesundheitlicher Gefahren Behandlungsmöglichkeiten geschaffen werden, sofern es sich um rassisch wertvolle Individuen handelt . . . Der Führer hat das Heer geschaffen, er braucht gesunde Soldaten.«[69] Mit besonderem Effekt konnte sich der zahnärztliche Gesundheitsdienst der HJ bei den mit großem Aufwand organisierten Massenlagern zu den Reichsparteitagen demonstrieren. So wurde

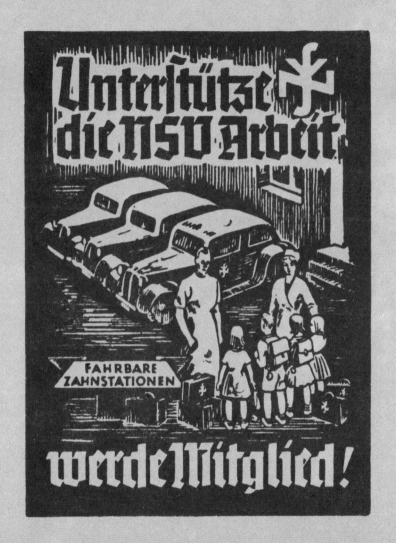

Abb. 29 Werbung für die NSV

Quelle: Zahnärztl. Mitt. – **34** (1943)5/6. – S. 44

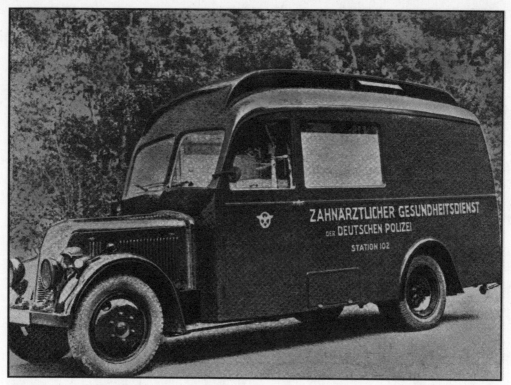

Abb. 30 Beförderungsmöglichkeiten des Zahnärztlichen Feldgerätes
Quelle: Zahnärztl. Mitt. – **33** (1942)47/48. – S. 457

1934 eine mobile Zahnklinik, ein Geschenk des »Deutschen Zentralkomitee für Zahnpflege in den Schulen«, während des Reichsparteitages in Nürnberg eingesetzt. Stolz konnte der Schriftleiter der »Zahnärztlichen Mitteilungen« berichten, daß sie das Interesse führender Parteigrößen gefunden hätte.[70] In einer 1938 gehaltenen Rede gab Hitler den Umfang des Gesundheitsdienstes der staatlich organisierten Jugendorganisationen HJ und BDM bekannt: Die dort zusammengefaßten 7 Millionen Jugendlichen würden von 4000 Ärzten, 800 Zahnärzten und -ärztinnen sowie 500 Apothekern betreut. Außerdem stünden 40000 junge Feldschere und 35000 Unfallhilfsmädel zur Verfügung.[71]

Aber auch mit dem zahnärztlichen Gesundheitsdienst der HJ war der Volksseuche Karies nicht beizukommen, denn immer noch stand eine gesetzliche Regelung der planmäßigen Behandlung aus. Eine solche Regelung, die, um wirkungsvoll zu sein, den Behandlungszwang enthalten mußte, konnte nicht eingeführt werden, weil die finanziellen Mittel zur Schaffung von Behandlungsmöglichkeiten für eine umfassende Sanierung der Jugendlichen fehlten (vgl. HÜPPER 1971, S. 37). Das durch den mangelhaften Stand der oralen Gesundheit zusammen mit dem durch Propaganda entwickelten Gesundheitsbewußtsein der Jugendlichen entstandene Problem drang auf eine Lösung. Die ministerielle Verordnung zur Unterstützung der Jugendzahnpflege durch die Schulbehörden[72] änderte die Situation ebensowenig wie die Verteilung von Zahnbürsten an Schulanfänger und andere sporadische Aktionen.[73]

1937 war das »Deutsche Zentralkomitee für Zahnpflege in den Schulen« in eine »Arbeitsgemeinschaft für Jugend-Zahn- und Mundpflege« umgewandelt worden (vgl. ebenda, S. 41). Damit wurde das Bestreben deutlich, einerseits durch eine im Vorschulalter beginnende systematische Behandlung später nur mit großem Aufwand korrigierbare Frühschäden des Gebisses zu vermeiden und andererseits durch eine zeitliche Ausdehnung der Behandlung über das Schulalter hinaus orale Gesundheit bis zum Eintritt ins Arbeitsleben bzw. in den Militärdienst zu garantieren.

Mit der Entfesselung des zweiten Weltkrieges stellte der zuletzt genannte Aspekt eine zwingende Forderung dar, und es ist daher nicht verwunderlich, daß gerade in der Kriegszeit Teillösungen für die Jugendzahnpflege geschaffen wurden. Zwar wurde eine allgemeine gesetzliche Grundlage für die Jugendzahnpflege nicht zustande gebracht, aber Hopstein erreichte wenigstens 1940 für das Land Sachsen[74] und 1941 für Thüringen[75] eine planmäßige und einheitliche Jungendzahnpflege. In der Art der Durchführung orientierte sich Hopsteins System an den Vorschlägen Stucks.[76] Die Finanzierung der Sanierung der Jugendlichen im Alter von 6–18 Jahren wurde duch die sogenannte Sanierungsspitze möglich, einem Zuschuß der Kommunen, der das kassenzahnärztliche Honorar auf den Preis der Einzelleistung brachte.

Trotzdem mußte man 1943 feststellen, daß die Jugendzahnpflege in dem bestehenden Umfang die Gebißgesundheit der Jugendlichen nicht wesentlich hatte verbessern können.[77] Am 12. April des gleichen Jahres ordnete der Reichszahnärzteführer deshalb die Zahnsanierung der männlichen Jugendlichen des Geburtsjahrganges 1927 an.[78] Alle noch nicht eingezogenen Zahnärzte waren zur Teilnahme an dieser Aktion verpflichtet; der geforderte Behandlungszwang fand endlich Anwendung, indem die Patienten über einen Befehl ihrer HJ-Führung der Behandlung zugeführt wurden. Schon 1940 hatte man Erfahrungen in kleinerem Maßstab gesammelt, als mit Hilfe einer umfangreichen Geldspende der Rentenversicherungsanstalten anläßlich des 50. Geburtstages Adolf Hitlers am 20. April 1939 im Rheinland die Sanierung eines ganzen Jahrganges männlicher Jugendlicher im vormilitärischen Alter durchgeführt worden war.[79]

1944 weitete Stuck die Aktion auf die männlichen Jugendlichen der Geburtenjahrgänge 1928 und 1929 aus.[80] Durch den Zwang gegenüber Behandlern und Patienten wurde erreicht, daß die Maßnahmen trotz der denkbar großen Schwierigkeiten zum jeweils festgesetzten Zeitpunkt abgeschlossen werden konnten.[81]

Der Reichszahnärzteführer äußerte sich über die Zwangssanierung mit folgenden Worten: »Ich bin überzeugt, daß diese Aktion der Beginn der deutschen Jugendzahnpflege ist, ja, vielleicht einer Volkszahnpflege...«.[82] Aus heutiger Sicht waren es die letzten aus einer ganzen Reihe zum Scheitern verurteilter Versuche, die Schulzahnpflege, das Kernstück sozialer Zahnheilkunde, mit den Prinzipien der nationalsozialistischen Gesundheitsführung in Übereinstimmung zu bringen.

12.3.2. Biologische Zahnheilkunde

Die Krise der praktischen Zahnheilkunde während der 20er Jahre und die damit verbundene Diskussion um den medizinischen Charakter der Zahnheilkunde bildeten, wie schon eingangs erwähnt, auch den Ausgangspunkt für alternative Versuche, den Stand der oralen Gesundheit zu heben. Diese Bestrebungen wurden später unter dem Begriff »biologische Zahnheilkunde« zusammengefaßt. Wenn sich auch auf den ersten Blick Parallelen zur Bewegung der »Neuen Deutschen Heilkunde« (vgl. Kap. 10) andeuten, so gab es doch verschiedene Gründe dafür, daß sich die biologische Zahnheilkunde erst verhältnismäßig spät und auch dann nur für kurze Zeit etablieren konnte. Einer dieser Gründe ist, daß die biologische Zahnheilkunde in der damaligen Situation des Faches von vornherein ein zweischneidiges Schwert war. Stellte sie einerseits einen Versuch dar, sich durch engere Anlehnung an die Medizin von den Dentisten abzugrenzen, so war andererseits die Naturheilkunde eine Bewegung, die ihren Anstoß gerade von solchen nichtapprobierten Heilbehandlern bekommen hatte.[83] Ein anderer Grund ist die enge Verbindung zu technischen Belangen, die ein unbestreitbares Merkmal der Zahnheilkunde darstellt und mit der sich eine naturheilkundliche Orientierung des Faches nicht vereinbaren ließ.

Trotz der Unterstützung, welche die Naturheilkunde nach 1933 von offizieller Seite erfuhr, war das Vordringen der biologischen Zahnheilkunde besonders durch den Widerstand der Vertreter der wissenschaftlichen Zahnheilkunde erschwert. Diese äußerten immer wieder Zweifel an den »biologischen« Gedankengängen und Therapieversuchen. Hindernisse gab es auch bei der Einführung in die Praxis, die man wohl am ehesten vom zahnärztlichen Nachwuchs erhoffte. So war z. B. eine offizielle Möglichkeit der Kennzeichnung als »Arzt für biologische Zahnheilkunde« oder »Homöopathischer Zahnarzt«, wie sie in der Medizin schon lange üblich war, mit der dementsprechenden Wirkung auf die Patienten nicht gegeben. Ebenso fehlten Formen einer speziellen Ausbildung, so daß sich der Jungzahnarzt mit Bücherwissen begnügen mußte.[84] Auch die AfzF ließ die biologische Zahnheilkunde in ihrem Programm fast gänzlich unberücksichtigt.

Trotzdem hatte aber die biologische Zahnheilkunde 1936 so viel an Boden gewonnen, daß Heinrich und Väth einen »Aufruf an alle biologisch denkenden Zahnärzte« veröffentlichen konnten. Interessierte Zahnärzte wurden darin aufgefordert, der zahnärztlichen Abteilung des »Reichsverbandes der Naturärzte«, der bereits 100 Zahnärzte als Mitglieder angehörten, beizutreten. Der Reichszahnärzteführer Stuck hatte Heinrich mit der Leitung dieser Abteilung beauftragt.[85] Stuck dokumentierte sein Einverständnis mit derartigen Bestrebungen auch durch die im gleichen Jahr angenommene Ehrenmitgliedschaft im »Reichsverband der Naturärzte«.

Die zahnärztliche Abteilung des »Reichsverbandes der Naturärzte« bestand nur zwei Jahre. Sie wurde 1938 aufgelöst und die Mitglieder ohne weiteres Aufnahmeverfahren in die neu gegründete »Arbeitsgemeinschaft für medizinisch-biologische Heilweisen« übernommen. Diese war Bestandteil der »Deutschen Gesellschaft für Zahn-, Mund- und Kieferheilkunde«, der wissenschaftlichen Dachorganisation der Deutschen Zahnärzteschaft. Im Zuge der Abkehr des offiziellen Interesses von der Naturheilkunde wurde auf diese Weise die biologische Zahnheilkunde der wissenschaftlichen administrativ unterstellt. Gleichzeitig wurde die spekulative »Ganzheitsbetrachtung« als theoretische Grundlage verlassen und hauptsächlich auf die Verbindung zwischen Zahnheilkunde und bestimmten allgemeinmedizinischen, besonders internistischen Fragestellungen orientiert.[86]

Die Praxis der biologischen Zahnheilkunde bestand hauptsächlich in einer individuellen Prophylaxe durch die Förderung einer gesunden Lebensweise und die Behandlung bestimmter Mundkrankheiten mit homöopathischen Mitteln. Erich Heinrich nahm für sich das Recht in Anspruch, der erste Zahnarzt gewesen zu sein, der die verstreuten biologischen Therapievorschläge gesammelt, erprobt und zu einem einheitlichen therapeutischen System zusammengefaßt hat. Die Komponenten seines Systems waren Konstitutionstherapie, Homöopathie,

Biochemie, anthroposophische Medizin, Naturheilkunde und Psychotherapie.[87]

Heinrich begründete und charakterisierte die biologische Zahnheilkunde wie folgt: ». . . dem deutschen Volke (entsteht)
a) durch die Kosten der Zahnbehandlungen,
b) durch die Energieverschleuderung infolge mangelhafter Ausnutzung der in der Nahrung befindlichen Kalorien,
c) durch unzweckmäßige Ernährung (z. B. Weizenbrot statt Roggenbrot, zuviel Fleisch, Zucker und Alkohol usw.),
d) durch die fehlerhafte Verdauung, Fokalinfektion usw. im Laufe einer Generation ein Schaden . . ., der auf viele Milliarden zu beziffern ist, die sinnlos vergeudet werden . . .

Die Schulzahnpflege will den kleinsten Defekt beheben, die biologische Zahnheilkunde hat die Aufgabe, das Auftreten der Karies überhaupt zu verhindern, was zweifellos möglich ist. In diesem Sinne ist vollkommen richtig, was Adloff sagt: ›Etwas weniger konservierende Zahnheilkunde, . . . etwas mehr Extraktionen, aber sehr viel mehr Prophylaxe.‹«[88] Daraus wird deutlich, daß es sich bei der biologischen Zahnheilkunde in Analogie zur Naturheilkunde um eine Billigzahnmedizin handelte, die zum allgemeinen Sozialabbau im Rahmen der faschistischen Gesundheitspolitik beitrug.

12.3.3. Zahnärztliches Engagement in Ernährungsfragen

Als Element der Naturheilkunde steht die Ernährungslehre in unmittelbarem Zusammenhang mit der biologischen Zahnheilkunde. Auch die Ernährungslehre nimmt ihren Ausgang von einer zahnheilkundlichen Ganzheitsbetrachtung, die zur Klärung des Wesens der Karies herangezogen wurde. Auf dieser Grundlage wurde vermutet, daß die Karies ». . . keine nur lokale Erkrankung, sondern Symptom und sekundäre Folge einer allgemeinen Organerkrankung . . .« wäre,[89] die bei einer Stärkung der Gesamtkonstitution durch richtige Ernährung und naturgemäße Lebensweise verhindert werden könnte.

Das Brot als traditionelles Grundnahrungsmittel stand im Zentrum der Erörterung von Ernährungsfragen, denn es ließ sich nicht nur gut in die mystischen Gedankengänge der nationalsozialistischen Propaganda einordnen, sondern stellte auch einen bedeutenden wirtschaftlichen Faktor dar. Die im Jahr 1930 schon verstärkt einsetzende Propagierung von Roggenbrot wurde unumwunden mit den allgemeinen Sparmaßnahmen in Verbindung gebracht. Nicht nur für den Körper- und Wirtschaftshaushalt des einzelnen, sondern auch für den Wirtschaftshaushalt des Staates würde die Roggenbrotfrage sprechen, und sie stellte geradezu ». . . eine lebenswichtige Frage für den Staat . . .« dar.[90]

Die Wirksamkeit der Zahnärzte auf dem Gebiet der Ernährungslenkung war eine weitere Möglichkeit der Einordnung der Zahnheilkunde in das Gesamtkonzept der Medizin im Faschismus. Sie entsprach einer einseitigen Betonung individueller Prophylaxe und der in diesem Zusammenhang an die Ärzte gestellten obersten Aufgabe, das deutsche Volk ». . . zu biologisch-hygienischer Lebensführung und damit zur Gesundung . . .« zu erziehen.[91]

Die Zahnärzte konnten schon vor der Machtergreifung durch die Nationalsozialisten auf eine Tradition bei der Beschäftigung mit Ernährungsfragen verweisen. Als sich Karl Gröschel 1930 in den »Zahnärztlichen Mitteilungen« erfreut über die letzten Erfolge bei der Einführung des Roggenbrotes äußerte, mahnte er, daß nun endlich auch dem »vielgelästerten Röse« Gerechtigkeit widerfahren müßte.[92] Der Arzt und Zahnarzt Carl Röse hatte auf Grund von erstmals durch ihn in großem Umfang ausgeführten Kariesstatistiken Zusammenhänge sowohl zwischen dem Auftreten von Karies und dem Mineralgehalt des Trinkwassers als auch der Ernährung überhaupt hergestellt. Seine um die Jahrhundertwende erhobenen Forderungen nach langen Stillzeiten und dem Genuß von Schwarzbrot und Milch zur Kariesverhütung waren aber schwer mit der von Miller begründeten chemisch-parasitären Theorie in Einklang zu bringen und setzten sich nicht weiter durch (vgl. HOFFMANN-AXTHELM 1985, S. 361 f.). In der Zeit des Faschismus konnten sich die Zahnärzte auch deshalb auf Röse berufen, weil er ein früher und konsequenter Verfechter sozialdarwinistischer Gedanken war. In dem 1906 erschienenen Werk »Beiträge zur europäischen Rassenkunde« äußerte er sich wie folgt: »Ich leugne nicht, daß der Glaube an das nordisch-germanische Kulturideal mein höchstes Gut, ja das Wesen meiner innersten Religionsanschauung ist.«[93] So erhielt Röse 1935 den »Miller-Preis« nicht nur als Kariesforscher, sondern als Vorkämpfer des »Rassegedankens«.

Angeregt durch Untersuchungen von Hopstein zur Behebung der »Kaufaulheit« tagten im November 1932 in Berlin mehrere Schulzahnärzte gemeinsam mit dem Ernährungsphysiologen Ragnar Berg, dem Berliner Stadtarzt Franz Meyer und den Direktoren der staatlichen Institute für Müllerei und Bäkkerei Neumann und Mohs. Im Ergebnis der Beratung wurde eine »Forschungsgemeinschaft für Roggenbroternährung« (Forrog)[94] mit folgender Zielstellung gegründet: »Die sozialhygienische Forderung, zur Hebung der Volksgesundheit nur sachgemäß zubereitete Brotarten zu verwenden, bedarf einer wissenschaftlich gut begründeten Basis, welche sich in Verfolgung solcher Bestrebungen eine Arbeitsgemeinschaft beamteter Schulzahnärzte zum Ziel gesetzt hat.«[95] Bei dieser seriösen Aufgabe blieb es nach der Machtübernahme durch die Nationalsozialisten nicht, und die Rassenideologie fand auch auf dem Gebiet der Ernährungsforschung Eingang.[96]

Nach einer umfangreichen Progandatätigkeit in den ersten Jahren der faschistischen Herrschaft zog der vom Reichszahnärzteführer eingesetzte Leiter der Forrog, Schrickel, 1936 Bilanz. Er stellte fest, daß im Verlaufe der Tätigkeit der Forschungsgemeinschaft alle wesentlichen Fragen der Broternährung erfolgreich vor der Öffentlichkeit vertreten und erläutert worden wären. Aus diesem Grund sei nun die Behandlung des gesamten Gebiets der Ernährungsphysiologie erforderlich.[97] Die Vermutung liegt nahe, daß zu diesem Zeitpunkt der behandelte Gegenstand für den faschistischen Staat so an Bedeutung gewonnen hatte, daß von Zahnärzten durchgeführte Untersuchungen als nicht mehr ausreichend empfunden wurden. Die Übernahme der Ernährungsforschung durch staatliche Stellen sicherte außerdem eine einheitliche Propaganda.

Als in der Phase der verstärkten Kriegsvorbereitung der Umfang der offiziellen Unterstützung der naturheilkundlichen Medizin wesentlich verringert wurde, schied eine Vielzahl pseudowissenschaftlicher Problemstellungen aus der Diskussion. Die Ernährungsfrage blieb als eine der wenigen praktikablen Komponenten der biologischen Zahnheilkunde erhalten. Von naturwissenschaftlicher Seite wurde nun jedoch in einigen Fällen an unhaltbaren

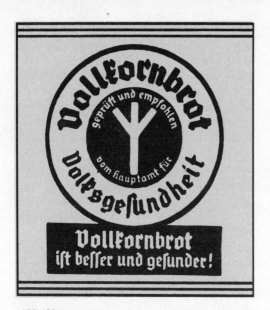

Abb. 31
Quelle: Zahnärztl. Mitt. – 33 (1942)5/6. – S. 58

Theorien die längst notwendige Kritik geübt. So vertrat Wohinz 1938 die Ansicht, daß die Kariesforscher in den Jahren zuvor die lokalen Ursachen der Karies zu Unrecht nicht genügend beachtet hätten, obwohl die Anhänger einer endogenen Kariestheorie grundlegende Beweise schuldig geblieben wären.[98] Damit hatte er fundamentale Zweifel an dem Versuch der Kariesprophylaxe durch Ernährungsumstellung geäußert.[99]

Im weiteren Verlauf nahm sich die 1938 gegründete »Zahnärztliche Arbeitsgemeinschaft für medizinisch-biologische Heilweisen« der Ernährungsproblematik an. In ihrer Geschäftsordnung heißt es: »Die Ernährung des deutschen Menschen ist unter Berücksichtigung der wirtschaftspolitischen und sozialen Momente in beratender Weise zu lenken. Dabei soll ganz besonders die Bedeutung einer naturgemäßen Lebensweise für die Gesundheit im allgemeinen und speziell der Kauorgane berücksichtigt werden.«[100] Auch die »Medizinischen Fortbildungskurse des deutschen Zahnarztes« waren dieser Aufgabenstellung angepaßt. Die Kursprogramme sahen neben der Körperertüchtigung und Kurbehandlung der Teilnehmer praktische Unterweisungen in der Herstellung verschiedener Heilkostformen vor.

Ganz im Sinne der bestehenden Tradition wurden die Zahnärzte zur Teilnahme an einem Propagandafeldzug aufgerufen, nachdem im Frühjahr 1939 der »Reichsvollkornbrotausschuß« gebildet worden war. Die hohe politische Stellung der in den Ausschuß berufenen Mitglieder und auch der Umfang und die Dauer der »Vollkornbrotaktion« weisen auf die Bedeutung des Versuches hin, das Vollkornbrot als bevorzugtes Grundnahrungsmittel einzuführen.[101] Der Ausschuß hatte die Aufgabe, die Propaganda nach einheitlichen Richtlinien zu leiten und die Untersuchung von eingesandten Brotproben zu sichern. Zum Zeichen der Anerkennung als Vollkornbrot im Sinne der Aktion wurde das Erzeugnis mit der man-Rune versehen (Abb. 31).

Durch regelmäßige Veröffentlichungen in der Standespresse wurde das Interesse der Zahnärzte an der »Vollkornbrotaktion« wachgehalten. Der Propaganda dienten auch thematische Filmstreifen, die für Vorträge genutzt werden sollten, Merkblätter für Ernährung und die unter Leitung des Reichsgesundheitsführers Conti 1941 und 1942 durchgeführten »Vollkorn-Werbetage«[102] (Abb. 32).

Regelrecht zynisch wirken die Umstände, unter denen die »Vollkornbrotaktion« während des Krieges fortgesetzt wurde. Im Jahre 1940 wurde die Notwendigkeit der Werbung für Vollkornbrot in der zahnärztlichen Sprechstunde wie folgt begründet: »Ein Blick auf die heutige Ernährungslage unseres Volkes – die übrigens im zehnten Monat des Krieges besser ist, als wir es je erwarteten – bestätigt beispielsweise gerade jetzt die Notwendigkeit der Propagierung einer gesunden, schollengebundenen Ernährung, vor allem der Aufklärung über die gesundheitlichen Vorteile des Roggenvollkornbrotes. Nie ist die Gelegenheit hierfür günstiger gewesen als heute, wo das Volk für die Erörterung dieser Fragen ein offenes Ohr hat.«[103] Wenn auch im zweiten Kriegsjahr die Ernährung des deutschen Volkes so geregelt gewesen sein soll, daß jeder durch die Zuteilung markenpflichtiger und markenfreier Nahrung ausreichend versorgt war, schien es aber doch günstig zu sein, auf das von Röse gepriesene systematische Kauen, das »Rösen«, hinzuweisen; denn durch »Rösen« sollte man mit der Hälfte der gewohnten Menge an Nahrung satt werden und sich darüber hinaus gesund und kräftig fühlen.[104] Diesem Versuch konnte aber schon deshalb kein Erfolg beschieden sein, weil nicht zuletzt durch die jahrelange Fehlorientierung

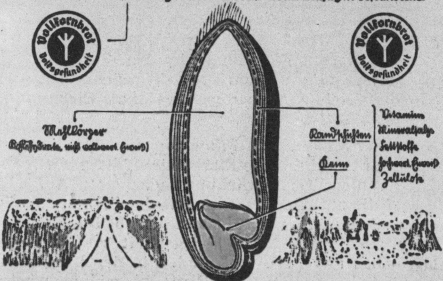

Abb. 32

Quelle: Zahnärztl. Mitt. – **32** (1941)19. – S. 219

der Zahnheilkunde im Durchschnitt die orale Gesundheit der Bevölkerung außerordentlich schlecht war.[105]

12.4. Zahnheilkunde während des zweiten Weltkrieges

Mit der Übernahme der politischen Macht in Deutschland durch die Nationalsozialisten wurden auch die Zahnärzte in die Kriegsvorbereitung mit einbezogen. Dieser Prozeß zeichnete sich durch Kontinuität und Vielschichtigkeit aus, damit sich ihm nach Möglichkeit kein Zahnarzt entziehen konnte.

Bestand schon während des Studiums die Pflicht zur Teilnahme an geländesportlicher Ausbildung und Körperertüchtigung (vgl. SCHENKEL 1984, S. 51), so war Wehrsport auch eine wichtige Komponente der »Standesdienstpflicht« der noch nicht selbständigen Zahnärzte und damit Voraussetzung für die Zulassung zur Kassenpraxis.[106] Nachdem 1935 widerrechtlich die allgemeine Wehrpflicht eingeführt worden war, wurden auch Zahnärzte zu kurzfristigen militärischen Übungen eingezogen, so daß sich die KZVD 1938 genötigt sah, die dadurch entstehenden finanziellen Einbußen durch Gewährung nichtrückzahlbarer Darlehen in vertretbaren Grenzen zu halten.[107]

Der organisierte Luftschutz stellte nach 1933 eine erste Möglichkeit der Nutzung der medizinischen Kenntnisse der Zahnärzte im Rahmen der Kriegsvorbereitung dar. Systematisch wurde dabei sowohl eine Bedrohung durch die in ihrer Rüstung nicht begrenzten Nachbarstaaten als auch die Möglichkeit eines umfassenden Schutzes der Zivilbevölkerung vor den Einwirkungen eines künftigen Krieges suggeriert (Abb. 33).[108] Dagegen leistete die DZ schon im Jahre ihrer Gründung 1935 mit der Spende eines Flugzeuges an den Reichsminister für Luftfahrt, Hermann Göring, einen symbolischen Beitrag zur Aufrüstung der deutschen Luftwaffe.[109]

Überhaupt scheint bei der Mehrheit der Zahnärzte ein Interesse an militärischen Belangen schon vorhanden gewesen zu sein, so daß alles, was mit der Kriegsvorbereitung in Verbindung stand, bei ihnen auf fruchtbaren Boden fiel. Indiz dafür ist die Mitgliedschaft vieler Zahnärzte in den nach dem ersten Weltkrieg gegründeten paramilitärischen Organisationen (vergleiche dazu GUGGENBICHLER 1984, S. 23).[110]

Mit ganz besonderem Stolz wurden solche Fortschritte in der Zahnheilkunde verbreitet, die einen direkten militärischen Nutzen versprachen. So entwickelte der langjährige Leiter der Leipziger Schulzahnklinik Hopstein, »...ein alter Verfechter des Gedankens der Schulzahnpflege und sozialhygienischer Belange überhaupt...«, eine Zahnambulanz in der Form eines PKW-Anhängers.[111] Zur Erprobung wurde sie 1926 auch zur Durchführung von Schulzahnpflegeaktionen eingesetzt, ihren »großen Auftritt« hatte sie aber erst auf dem Reichsparteitag in Nürnberg 1935. Hopstein hatte als Standartenzahnarzt des schon frühzeitig und gut organisierten zahnmedizinischen Dienstes der SS diese Ambulanz bei der SS-Standarte 48 Mitte in Leipzig eingeführt (Abb. 34). Damit stand Hopstein in der direkten Nachfolge Georg Scherers, der, selbst aktiver Offizier, 1914 die erste fahrbare Zahnklinik auch zur Verwendung für Schule und Heer konzipiert hatte.

In den 30er Jahren wurden die Erfahrungen aus dem ersten Weltkrieg auf zahnheilkundlichem Gebiet eingehend diskutiert. Es hatte sich nämlich im Kriegsverlauf gezeigt, daß die zahnheilkundliche Versorgung durch das Sanitätswesen zu wenig beachtet worden war. Die Einführung neuer Waffen hatte nicht nur zu einer Erhöhung des Anteils der Kiefer-Gesichtsverletzungen geführt,[112] zu deren sachgemäßer Behandlung Zahnärzte hätten herangezogen werden müssen; die Dauer des Krieges machte bei dem insgesamt schlechten Gebißzustand der Militärangehörigen auch allgemein-zahnheilkundliche Behandlung in großem Umfang nötig.[113] Die Fortschritte auf chirurgischem Gebiet hatten im ersten Weltkrieg die Sofortversorgung eines Großteils der Verletzungen in den unmittelbar hinter der Front eingerichteten Feldlazaretten ermöglicht. Weil die dort tätigen Chirurgen jedoch bei der Behandlung der Kieferverletzungen überfordert waren, mußten die Verwundeten, notdürftig versorgt, in die Kieferlazarette der Heimat transportiert werden (vgl. FLOSBACH 1969, S. 10f.). Daher forderten die Vertreter des Zahnärztestandes, daß bei der Entwicklung des Sanitätswesens nach 1935 auch die Voraussetzungen für kieferchirurgische Sofortbehandlung in dem bei einem kommenden Krieg zu

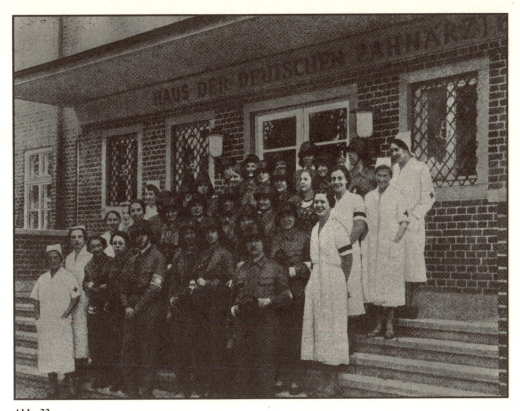

Abb. 33
Quelle: Zahnärztl. Mitt. – **30** (1939)8. – S. 148

erwartenden Umfang geschaffen werden sollten.[114] Die öffentlichen Diskussionen um diesen Gegenstand nahmen ein solches Ausmaß an, daß sie von den »Zahnärztlichen Mitteilungen« abgebrochen werden mußten. Die Schriftleitung wies darauf hin, daß die Heeressanitätsinspektion die diesbezüglichen Wünsche des Reichzahnärzteführers kennen und die erforderlichen Schritte daraus ableiten würde.[115]

Bis zum Beginn des zweiten Weltkrieges wurde aber das schon bei der Reichswehr eingeführte System der Versorgung durch frei praktizierende Zahnärzte auf der Grundlage eines Vertrages mit der KZVD nicht verändert. Völlig im Widerspruch zum Stand der wissenschaftlichen Zahnheilkunde gehörte die zahnärztliche Notbehandlung einschließlich eventuell notwendiger Extraktionen und der Therapie von Zahnfleischerkrankungen in den Aufgabenbereich der Sanitätsoffiziere, ohne daß diese dementsprechend ausgebildet waren. Die Sanitätsoffiziere mußten auch die von den Zivilzahnärzten durchzuführenden Behandlungsmaßnahmen festlegen, die zur »Erhaltung und Wiederherstellung der Dienstfähigkeit« der Militärangehörigen notwendig waren.[116]

Es scheint auf den ersten Blick unverständlich, warum die militärische Führung der doch offenbar begründeten Forderung der Standesvertreter nach Schaffung eines militärzahnärztlichen Dienstes nicht nachgab. Man kann vermuten, daß auch in dieser Frage finanzielle Erwägungen ausschlaggebend waren, denn der bei Musterungen registrierte Gebißzustand ließ einen großen Umfang der notwendigen Behandlung erwarten.[117] Außerdem waren sowohl die Einrichtung der Behandlungsplätze als auch die Besoldung der Zahnärzte, die für sich einen den Militärärzten entsprechenden Offiziersrang forderten, sehr kostenaufwendig. So war für den Kriegsfall nur geplant, Zahnärzte einzuziehen und zu Beamten des höheren Dienstes für Kriegsdauer zu ernennen. Sie mußten ohne besondere Einweisung als »Kriegs-

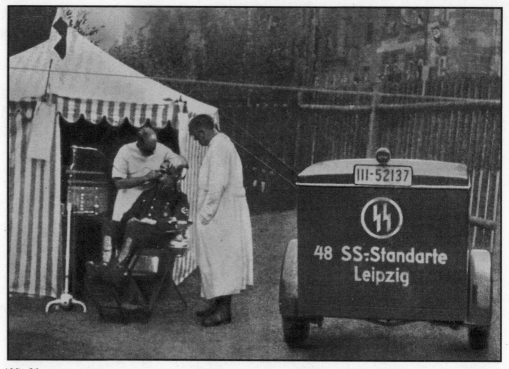

Abb. 34

Quelle: Fischer, F.: Zur truppenzahnärztlichen Versorgung in Krieg und Frieden. – Diss. dent. – Leipzig 1936. – S. 16

zahnärzte« die ein bis zwei planmäßigen Stellen bei den Sanitätskompanien der Divisionen besetzen (vgl. ebenda, S. 32).

Zum Zeitpunkt des Kriegsbeginns konnte von einer Sicherstellung der zahnheilkundlichen Versorgung der militärischen Einheiten keine Rede sein. Es waren weder die von Axhausen geforderte Schwerpunktverlagerung des zahnheilkundlichen Studiums auf die Kieferchirurgie[118] noch die Schaffung eines militärzahnärztlichen Dienstes durchgesetzt worden. Durch die oben genannte Regelung war die Zahl der fachlich eingesetzten Zahnärzte völlig unzureichend,[119] und selbst der Mangel an Instrumentarium war so groß, daß die KZVD schon kurz nach Kriegsbeginn die Zahnärzte zur Abgabe der »Instrumentenkästen aus der Studienzeit« im »Wehrmachtsinteresse« aufrufen mußte.[120]

Entgegen dem eindeutigen Verbot, zum Waffendienst einberufene Zahnärzte zur zahnärztlichen Behandlung in der Truppe oder im Lazarett aus ihren militärischen Einheiten herauszuziehen, entstanden bald in allen Front- und Etappenabschnitten sogenannte »schwarze Zahnstationen« (vgl. ebenda, S. 36). Trotzdem war das zahnärztliche Sanitätswesen in den ersten Kriegsjahren nicht in der Lage, den Bedarf im militärischen Bereich in zufriedenstellendem Maß abzusichern (vgl. ebenda, S. 37.)[121] Wenn es trotzdem vereinzelt gelang, sogar 80 % der Kieferverletzten bis zur Ausheilung im Bereich der Front zu behandeln,[122] kann man daraus nur den enormen persönlichen Einsatz der Chirurgen und Zahnärzte ablesen. Daß sie damit einen bedeutenden Beitrag zur beschleunigten Wiederverwendbarkeit der Verwundeten und damit zur Fortführung des Krieges leisteten, brachte die Zahnärzte in keinen bewußt wahrgenommenen Konflikt mit ihren berufsethischen Normen. Sie versuchten im Gegenteil, den Krieg für die Entwicklung des Fachgebiets zu nutzen. So erging 1940 von der »Arbeitsgemeinschaft für Paradentoseforschung« einen Aufruf an ihre fachlich eingesetzten Mitglieder, das »reichlich vorhandene Beobachtungsgut« zu sammeln: »Wir wollen unseren bescheidenen Teil dazu beitragen, aus den Schrecknissen des Krieges auch für unser Gebiet Positives herauszuholen und nicht nur als

Soldaten, sondern auch als Zahnärzte überall unseren Mann zu stehen.«[123]

Zum Kriegsbeginn veröffentliche der Reichszahnärzteführer einen programmatischen Aufruf an alle Zahnärzte: »Keiner ist unter uns, der nicht in unerschütterlicher Treue und blindem Gehorsam in dieser Stunde dem Führer folgen wollte, komme was da wolle! ... Wo der deutsche Zahnarzt auch stehen mag, ... überall wird er sein Letztes hergeben, um dem Führer den Sieg erkämpfen zu helfen. Opfer und Entbehrungen mancher Art werden unausbleiblich sein. Sie werden als selbstverständlich zu erfüllende Pflicht ertragen werden.«[124]

Schon in den ersten Kriegsmonaten waren 6000 Zahnärzte, also mehr als ein Drittel der Gesamtzahl, eingezogen worden.[125] Dadurch war auch die zahnheilkundliche Versorgung der Zivilbevölkerung in Frage gestellt. Der von Hitler zuvor für unantastbar erklärte Reichszahnärzteführer[126] erließ aus diesem Grund im Kriegsverlauf eine Reihe von »Anordnungen zur Sicherstellung der zahnärztlichen Versorgung der Bevölkerung«, die widerspiegeln, wie sich die Verhältnisse auf diesem Gebiet des Gesundheitswesens mit der Dauer des Krieges zunehmend verschlechterten.

Eine der ersten Maßnahmen war die Ermittlung der eingezogenen Zahnärzte durch die Bezirksstellen der KZVD, damit verwaiste Praxen von Assistenten nichteingezogener Zahnärzte betreut werden konnten.[127] Der KZVD oblag ebenfalls die Unterstützung der Familien der eingezogenen Zahnärzte, der Kriegsversehrten, Bombengeschädigten, der Witwen und Waisen.[128] Aber auch hier stand nicht die Wohltätigkeit im Vordergrund, sondern die Kampfbereitschaft der Soldaten: »Der Einberufene an der Front muß die Überzeugung haben, daß für seine Angehörigen in ausreichender und gerechter Weise gesorgt ist.«[129]

Damit wenigstens der unbedingt notwendige Umfang der praktischen Zahnheilkunde unter den erschwerten Bedingungen des Krieges aufrechterhalten werden konnte, waren die rivalisierenden Berufsstände der Zahnbehandler gezwungen, sich zu vereinigen. Im Jahr 1942 wurde die »Zahnärztlichdentistische Arbeitsgemeinschaft« (ZDA) unter dem Vorsitz des Reichszahnärzteführers gegründet. Ihr Ziel war die »... verwaltungsmäßige Gleichschaltung der beiderseitigen Organisationen, Regelung allgemeiner Fragen der zahnheilkundlichen Versorgung der Bevölkerung, z. B. durch Ordnung des Niederlassungswesens ...«.[130] Der Reichszahnärzteführer und der Reichsdentistenführer waren davor vom Reichsinnenminister ermächtigt worden, den zugelassenen Zahnbehandlern bindende Auflagen zur Sicherstellung der zahnheilkundlichen Versorgung der Bevölkerung zu erteilen.[131] Ab 1943 war die ZDA auch befugt, Zahnärzte und Dentisten vorübergehend zur Kassenpraxis zuzulassen.

Die ZDA entsprach den Erfordernissen unter Kriegsbedingungen durch Reglementierung der meisten Bereiche zahnheilkundlicher Berufsausübung,[132] ohne dadurch auf die Dauer erhebliche Einschränkungen in der zahnheilkundlichen Versorgung verhindern zu können.[133] Es stand nicht mehr die Heilung im Vordergrund; die Zahnärzte sollten sich bei der Behandlung allein an der Frage orientieren: »Was ist notwendig, ... um unsere Patienten arbeitsfähig zu erhalten?«[134] Was selbst bei dieser eingeschränkten Zielstellung den nicht eingezogenen Zahnärzten abverlangt wurde, deutet die »IX. Anordnung zur Sicherstellung der zahnheilkundlichen Versorgung der Bevölkerung vom 30. August 1944« an, mit der die Zahl der wöchentlichen Sprechstunden auf 49 festgelegt wurde.[135] Reichszahnärzteführer Stuck begründete die Maßnahme: »Unsere Aufgabe ist es, unser Volk gesund zu erhalten. Unsere Ehre heißt infolgedessen: Mit ganzer Kraft unter Hintanstellung persönlicher Rücksichten unseren Volksgenossen zur Verfügung zu stehen!«[136]

Wie selbstverständlich beschränkte der Reichszahnärzteführer die Aufgaben der Zahnärzte auf »unser Volk«. Diese Formulierung gewinnt an Bedeutung, wenn man sich vergegenwärtigt, welche Menschen sich nach nationalsozialistischem Verständnis zu diesem Volk rechnen durften und welche Konsequenzen denen drohten, die auf der Grundlage biologistischer Theorien als »schädlich« kategorisiert wurden. Die Vernichtung solcher Menschen in Konzentrationslagern ist eines der dunkelsten Kapitel des deutschen Nationalsozialismus. Und auch an diesem Kapitel schrieben Zahnärzte mit.

Roman Szuszkiewicz, ehemaliger Häftling des KZ Auschwitz mit der Nummer 25122, erwähnt in seiner Beschreibung der Zahnbehandlung in diesem Lager die Chefs der dortigen Zahnstation, die SS-

Zahnärzte Tauber und Frank. Der Autor gibt an, daß sich die SS-Zahnärzte ihm gegenüber korrekt verhalten und einmal sogar das Leben gerettet hätten: »Dieselben SS-Zahnärzte leiteten während der Selektion auf der Rampe die Häftlinge in die Gaskammern.« (SZUSZKIEWICZ 1970, S. 168).

Nach der Aussage des ehemaligen Lagerkommandanten in Auschwitz, Rudolf Höß, war das ein Bestandteil der sogenannten »nichtärztlichen Tätigkeiten« der SS-Ärzte des Lagers. Dazu gehörte auch die Pflicht fortgesetzter Stichproben durch die Zahnärzte, die sich davon zu überzeugen hatten, »...daß die Häftlingszahnärzte der Sonderkommandos bei allen Vergasten die Goldzähne auszogen und in die bereitstehenden, gesicherten Behältnisse warfen. Weiter hatten sie die Einschmelzung des Zahngoldes und die sichere Aufbewahrung bis zur Einschmelzung zu überwachen.« (zit. nach BROMBERGER; MAUSBACH 1985b, S. 197).[137] Vom Zahnarzt Dr. med. dent. Willi Frank ist bekannt, daß er sich auch am »ärztlichen Dienst« an der Gaskammer beteiligte: »Der Angeklagte Dr. Frank ist auch mindestens einmal nach der durchgeführten Selektion zu der Gaskammer hingefahren und hat dort Dienst während der Tötung der in der Gaskammer eingeschlossenen Menschen gemacht, d. h. er hat den Desinfektoren das Zeichen zum Einwerfen des Gases gegeben, nachdem die Gaskammer verriegelt war. Dann hat er nach dem Einschütten des Zyklon B den Todeskampf der in der Gaskammer eingeschlossenen Opfer beobachtet und schließlich das Zeichen zum Öffnen der Gaskammer gegeben. Nach dem Öffnen der Gaskammer hat er sich vom Tod der Opfer überzeugt und ihre Leichen zur Verbrennung freigegeben.« (zit. nach ebenda, S. 228).

Selbst diese grausamen Verbrechen stehen keineswegs isoliert und außerhalb der Entwicklung der Zahnheilkunde zur Zeit des Faschismus. Sie sind Bestandteil einer »deutschen Zahnheilkunde«, deren an sozialdarwinistischen Maßstäben orientierte Vertreter es als ihre höchste und ehrenvollste Pflicht ansahen, sich selbst und den Fortschritt des Fachs in den Dienst eines menschenverachtenden Systems zu stellen.

Die Situation der Zahnheilkunde in den 20er und frühen 30er Jahren war von der schlechten wirtschaftlichen Lage der Zahnärzte und ihrer Auseinandersetzung mit den Dentisten geprägt. Daher war zu vermuten, daß nicht nur bestimmte Gruppen, sondern die überwiegende Mehrheit der Zahnärzte in der Mittelstandpolitik der Nationalsozialisten eine Alternative erblicken würde. Außerdem schien die faschistische Gesundheitsführung auch Möglichkeiten zur Überwindung der offensichtlichen Krise der praktischen Zahnheilkunde zu bieten. Aus diesen zwei Gründen beschränkt sich die Themenauswahl der vorliegenden Untersuchung zur Problematik der Zahnheilkunde im Faschismus bewußt auf Auswirkungen in der Praxis.

Eine wesentliche Aussage gestatten die Veränderungen des praktischen Inhalts des für die Zahnheilkunde besonders bedeutungsvollen Begriffes »Prophylaxe«. So entwickelte sich die Schulzahnpflege vom ehemals wichtigsten Träger zahnheilkundlicher Vorsorge zu einer Einrichtung, die hauptsächlich die Wehrtauglichkeit der männlichen Jugend von zahnheilkundlicher Seite sichern sollte. Die kurzzeitig propagierte biologische Zahnheilkunde und eine zahnärztliche Ernährungslehre waren Versuche, wissenschaftlich begründete Prophylaxe zu ersetzen. Eine solche »Billigzahnmedizin« stellte eine jahrelange Fehlorientierung dar, die ausgesprochen negative Auswirkungen auf den Stand der oralen Gesundheit der Bevölkerung hatte.

Nur sehr wenige Zahnärzte lehnten die menschenfeindlichen Theorien des Faschismus ab. Die Mehrzahl unterstützte solche Maßnahmen wie die rücksichtslose Verdrängung der jüdischen Berufskollegen aus der zahnheilkundlichen Praxis und ließ sich ohne Widerstand in den Prozeß der Kriegsvorbereitung einbeziehen. Das Beispiel des KZ-Zahnarztes Frank zeigt, daß nicht nur Mediziner an Verbrechen gegen die Menschlichkeit teilgenommen haben. Die Voraussetzungen dafür sind nicht in Besonderheiten des Faches zu suchen. Sie liegen in einer Orientierung an medizinisch-ethischen Normen, deren höchstes Ziel nicht mehr das Wohl des Individuums, sondern das einer willkürlich festgelegten Menschengruppe war.

Anmerkungen

[1] Vgl. Miller, W. D.: Die Mikroorganismen der Mundhöhle. – Leipzig: Georg Thieme, 1889.

[2] Das Wesen der Zahnheilkunde wurde und wird noch immer davon bestimmt, daß der quantitativ überwiegende Teil zahnärztlicher Tätigkeit in der Behandlung von

Schäden der Zahnhartsubstanzen besteht. Weil diese während der Funktionsperiode der Zähne im biologischen System des Kauorgans zu den Geweben des Körpers mit den niedrigsten Stoffwechselleistungen gehören, ist im Anschluß an gewebszerstörende Prozesse auch in der Regel nicht mit einer Heilung zu rechnen (vgl. RAPOPORT 1977, S. 712). Die Behandlung der Hartsubstanzschäden besteht im Ersatz des Gewebsdefektes durch ein zweckentsprechendes körperfremdes Material und ist ohne den Einsatz technischer Hilfsmittel nicht möglich. Wenn dabei auch bestimmte biomechanische Grundsätze zu beachten sind, konnte diese Tätigkeit doch von entsprechend ausgebildeten Handwerkern ausgeführt werden. Aus diesem Grunde hielten sich auch die nicht approbierten Dentisten zur Zahnbehandlung für berechtigt, die ihnen wegen der seit 1869 bestehenden Kurierfreiheit gesetzlich gestattet war.

3 Vgl. Anm. 93.

4 Im Jahre 1930 betrugen die Aufwendungen der Krankenkassen allein für die Zahnbehandlung 80 Mio. RM. Vgl. Salomon, F.: Neujahrsbetrachtung zum Ausbau unserer Rechtsstellung. – In: Zahnärztl. Mitt. – **24** (1933) 1. – Sp. 1–6. – bes. Sp. 1.

5 Die Gesamtzahl 10 277 läßt sich noch aufgliedern in· 9692 approbierte Zahnärzte (davon 567 weiblich) und 585 doppelt approbierte Zahnärzte (davon 10 weiblich). Von den 10 277 waren 1210 nicht selbständig:
553 in Kassenzahnkliniken angestellte Zahnärzte,
217 beamtete Schulzahnärzte und
440 »Sonstige« (Assistenten?). Vgl. Bunge, H.: Statistisches über den deutschen Zahnärztestand. – In: Ebenda. – **23** (1932) 22. – Sp. 541–554.

6 Vgl. Salomon, F.: Umschau. – In: Ebenda. – **22** (1931) 1. – Sp. 1–6. – bes. Sp. 3.

7 Euler, H.: Zahnheilkunde und Allgemeinmedizin. – In: Mitteilungen der Zahnärztekammer für Preußen. – **7** (1930) 2. – S. 5f., zit. S. 6.

8 Vgl. Erfolge auf dem Gebiete der Zahnheilkunde. Aber viele Probleme harren noch der Lösung. (Unterredung mit Professor Dr. Kantorowicz, Ordinarius für Zahnheilkunde und Direktor des zahnärztlichen Instituts an der Universität Bonn). – In: Zahnärztl. Mitt. – **23** (1932) 36. – Sp. 923f. (Übernahme aus dem »Lichtenberger Anzeiger« vom 16. August 1932).

9 Nach der Berufsstatistik des Deutschen Reiches (Stichtag 31. Dezember 1929) waren von 8965 Zahnärzten etwa 8200 zur Kassenbehandlung zugelassen. Sie konkurrierten mit 17 378 Zahntechnikern, von denen etwa 8800 eine Zulassung durch die Kassen besaßen. Vgl. Bunge, H.: Akademiker ohne Raum. – In: Ebenda. – **22** (1931) 10. – Sp. 255–259. 1931 wurde als Beispiel der Folgen des wirtschaftlichen Rückgangs für die Zahnheilkunde von einem Zahnarzt ermittelt, daß im Verlauf von 4–6 Monaten die Privatpraxis um 85%, die Kassenpraxis dagegen nur um 17 bis 30% zurückgegangen wäre. Vgl. Caspari, W.: Der Rückgang der Volkswirtschaft und seine Folgen für die zahnärztliche Praxis – In: Ebenda. – **22** (1931) 24. – Sp. 677–680. – bes. Sp. 679.

10 In einer solchen Berechnung beträgt z. B. die durchschnittliche monatliche Bruttoeinnahme 1 200 RM, von denen noch 40% für Spesen und Fixkosten abgezogen werden müssen (vgl. Reiter, O.: Zahnarzt und Krankenkassen. – In: Ebenda. – **22** (1931) 2. – Sp. 35–38), in einer anderen wird für 60% der Zahnärzte ein jährlicher Durchschnittsumsatz von 5000–12000 RM angegeben, für 15% sogar unter 5000 RM, von denen jeweils noch 45–55% Werbekosten abzuziehen sind (vgl. Bunge, H.: Vgl. Anm. 9.).

11 Vgl. Gonter: Die zahnärztlichen Einkommensverhältnisse im Lichte der gegenwärtigen Krankenkassengebühren. – In: Ebenda. – **23** (1932) 38. – Sp. 967–974. – bes. Sp. 972. Gonter ermittelte einen Unterschied in den Verdienstmöglichkeiten im Jahr 1932 gegenüber 1914 von ca. 58%. Hierbei muß berücksichtigt werden, daß am 23. Februar 1932 die Sätze der Preugo bindende Richtlinie für jegliche Behandlung in der Privatpraxis wurden. Die Anwendung der Preugo Teil IV wurde auf die Behandlung von Fürsorgeberechtigten ausgedehnt. Vgl. Hoffmann: Änderung der Preußischen Gebührenordnung. Erlaß des Preissenkungskommissars. – In: Ebenda. – **23** (1932) 10. – Sp. 233–238.

12 Witt, F. H.: Vertrag mit dem Verbande kaufmännischer Berufskassen (Ersatzkassen). – In: Ebenda. – **22** (1931) 1. – Sp. 5–12, zit. Sp. 8.

13 »Klinikzwang« bedeutet, daß den Sozialversicherten im Einzugsgebiet bestimmter Kassenzahnkliniken eine Behandlung zu Lasten der Versicherung nur in diesen Einrichtungen zugestanden wurde. Damit war die freie Wahl eines Zahnarztes erheblich eingeschränkt.

14 1930 soll es nach einer Angabe 4000–5000 Studenten der Zahnheilkunde an den Universitäten gegeben haben. Zur Erhaltung der Zahl praktizierender Zahnärzte wären aber nur 300 Absolventen jährlich notwendig gewesen (vgl. Walter-Worm: Noch immer keine Warnung. – In: Ebenda. – **21** (1930) 3. – Sp. 57–59). Kantorowicz gab an, daß 1929 1752 Studenten das Studium der Zahnheilkunde begonnen hätten, zur Rekrutierung des zahnärztlichen Standes aber nur 800 notwendig gewesen wären. Der letzten Zahl waren dabei schon 20 000 praktizierende Zahnärzte zugrunde gelegt, also fast doppelt so viel, als im Jahre 1930 registriert wurden. Kantorowicz schlug vor, während der Vorklinik eine Auswahl unter den Studenten nach ihren entsprechenden Fähigkeiten zu treffen (vgl. Kantorowicz, A.: Zur Überfüllung des zahnärztlichen Standes im Jahre 1933. – In: Ebenda. – **21** (1930) 10. – Sp. 247–252.

15 Dem steht eine Angabe aus der Standespresse gegenüber. Danach sollen in 172 von insgesamt 210 Zahn-

kliniken durchschnittlich nur 1–2 Zahnärzte tätig gewesen sein (vgl. Die Innungskassen über die Zahnkliniken. – In: Ebenda. – **22** (1931) 7. – Sp. 196f.).

[16] Lehmann, H.: Zum Kampf gegen die Zahnkliniken. – In: Deutsche Krankenkasse. – (1932) 46. – S. 1273–1278 (zit. nach LEIBFRIED 1983, S. 69).

[17] Es wäre zu untersuchen, ob und in welchem Umfang die Kassen den Zahnkliniken die Durchführung prophylaktischer Maßnahmen zugestanden haben. Denn diese wären im Sinne der Wissenschaftlichkeit in der Praxis nötig gewesen.

[18] Gegen die von WUTTKE-GRONEBERG aufgestellte Behauptung, daß die 176 bis 1931 in Deutschland existierenden Zahnkliniken »...den wesentlichen Teil der zahnmedizinischen Versorgung übernommen hatten...«, und daß niedergelassene Zahnärzte dagegen nur eine »untergeordnete Rolle« gespielt hätten (WUTTKE-GRONEBERG 1983, S. 14), spricht, daß von 10277 Zahnärzten im Jahre 1931 nur 553 in Zahnkliniken beschäftig waren (vgl. Anm. 5).

[19] Vgl. Berliner Kundgebung gegen Rechtsunsicherheit und Willkür. – In: Zahnärztl. Mitt. – **23** (1932) 47. – Sp. 1233f. Bei 553 Klinikzahnärzten (vgl. Anm. 5) hätte das einem Versorgungsgrad von 1:10850 entsprochen. Andere Angaben zeichnen das Bild ähnlich ungünstig. So hätten z. B. die 9 Zahnärzte der Zahnklinik der AOK Charlottenburg 80000 Versicherte versorgen müssen, die ebenfalls 9 Zahnärzte der Zahnklinik der AOK Schöneberg ca. 47000 Versicherte. Aus der Tatsache, daß die Zahnklinik während des Jahres 1930 im ersten Fall nur von 31 % der Versicherten und im zweiten von ca. 40 % der Versicherten aufgesucht wurde, schloß man, daß die von den Zahnkliniken zum Beweis ihrer Wirtschaftlichkeit abgerechneten Einsparungen dadurch zustande gekommen wären, daß sich die Mehrzahl der Versicherten bei privaten Zahnärzten behandeln ließ (vgl. Irrwege der Zahnklinikbewegung. – In: Ebenda. – **23** (1932) 2. – Sp. 29–34). Es bleibt ungeklärt, wie sich dieses Argument von seiten des Standes mit der durch die wirtschaftliche Krise gesunkenen Kaufkraft der Bevölkerung vereinbaren ließ.

[20] In den mit der Notverordnung vom 26. Juli 1930 eingeführten Bestimmungen über die Krankenversicherung war festgelegt, daß die Neueinrichtung von Kassenzahnkliniken nur mit Genehmigung des Reichsversicherungsamtes erfolgen dürfte (vgl. Die Notverordnung vom 26. Juli 1930 und die Reform der Krankenversicherung. – In: Ebenda. – **21** (1930) 31. – Sp. 801–812).

[21] Hoffmann, L.: Zahnarzt und Kassenzahnkliniken. – In: Die Deutsche Ortskrankenkasse. – (1933) 28. – S. 950 (zit. nach LEIBFRIED 1983, S. 69f.).

[22] Siehe Tabelle 8

[23] Vgl. Imming, E.: Repetitorium für Dentisten. – Berlin: Dentistischer Verlag, 1931. – bes. S. 5.

Tabelle 8

Jahr	Zahnärzte	Dentisten
1924	4647	7436
1929	9048	17378
1933	ca. 11000	ca. 20000
1936	15521	20641

[24] Der gesetzliche Schulzwang ermöglichte die Erfassung aller Kinder zum Zeitpunkt des für die spätere orale Gesundheit entscheidenden Wechselgebißalters. Neben der Einsparung materieller Mittel, die eine Kariesfrühbehandlung auf lange Sicht mit sich brachte, bot der über Jahre regelmäßig bestehende Kontakt zwischen Zahnarzt und Patient die Möglichkeit der Vorstellung und der Erziehung zur täglichen Durchführung von mundhygienischen Maßnahmen.

[25] Es wurde 1925 in 184 Städten und 10 Landkreisen Schulzahnpflege durchgeführt, so daß von 24,6 Millionen Kindern im schulpflichtigen Alter 14,3 Millionen erfaßt waren. Im Jahre 1929 bestanden Schulzahnpflegeeinrichtungen sogar schon in 822 Städten und 118 Landkreisen (vgl. HÜPPER 1971, S. 32).

[26] Das »Mannheimer Modell«, das »Frankfurter« und das »Bonner System« unterschieden sich in der jeweiligen Zuordnung der Komponenten Untersuchungen und Behandlung zu beamteten Schulzahnärzten bzw. zur freien Praxis (vgl. RUBERG 1977, S. 168).

[27] 1929/30 arbeiteten in Deutschland 45 Schulzahnkliniken nach dem Bonner System und erreichten bei den erfaßten Kindern einen Sanierungsanteil von 74 bis 98,8 % (vgl. Veröffentlichung der Ergebnisse der nach dem »Bonner System« arbeitenden Schul-Zahnkliniken 1929/30. –

Tabelle 9

Städte	% der Kinder mit gesundem Gebiß	% der erkrankten Zähne
Aschaffenburg, Berlin, Freiberg, Hamburg, Magdeburg, Straßburg, Rostock	1–3	31–35
Halle	6	22
Rudolstadt	7	28
Hannover	7–11°	27
Würzburg	15–19	15

(vgl. BRUHN 1974, S. 177)

In: Schulzahnpflege. − **19** (1931) 6. − S. 22f.). Den Ergebnissen nach dem »Bonner System« sollen einige kariesstatistische Angaben gegenübergestellt werden, die den vor 1933 angetroffenen oralen Gesundheitszustand im Kindesalter verdeutlichen können (Tabelle 9).

[28] Hopstein, F.: Heilkunde oder Finanztechnik. − In: Zahnärztl. Mitt. − **23** (1932) 10. − Sp. 243f., zit. Sp. 243. Bestand das ursprüngliche Programm der Schulzahnpflege in:
1. der Belehrung von Eltern und Kindern über die Notwendigkeit der Zahnpflege von Jugend an,
2. der Einwirkung auf die Schulorgane zur Mitarbeit in erzieherischer Fürsorge,
3. der mindestens halbjährlichen Untersuchung der Schulkinder und sofortiger Beseitigung der Schäden in den Klassen 1−8 und
4. Bestrebungen bei der vorbeugenden Verbesserung der Zahnentwicklung,
so enthielt das Notprogramm nur noch:
1. unverändert wie oben,
2. die mindestens halbjährliche Untersuchung durch einen Zahnarzt und
3. die sofortige Behandlung bei den unteren 4 Schulklassen (vgl. Notprogramm der Schulzahnpflege. − In: Ebenda. − **22** (1931) 50. − Sp. 1363f.).

[29] Vgl. Frenzel, A.: Querschnitt durch die Schul-Zahnpflege. − In: Ebenda. − **22** (1931) 17. − Sp. 493−496. − bes. Sp. 495.

[30] Ders.: Gedanken um die Schulzahnpflege. − In: Ebenda. − **23** (1932) 31. − Sp. 789−792, zit. Sp. 789.

[31] Salomon, F.: Vgl. Anm. 4.

[32] Vgl. zu E. Fabian KIRCHHOFF 1983, S. 38; SCHABEL 1987, S. 190.

[33] Deutsche Zahnärzteschaft im Aufbau. Ein Rückblick über 10 Jahre Arbeit. − In: Zahnärztl. Mitt. − **34** (1943) 11/12. − S. 93−104, zit. S. 94.

[34] Papendorf: Zur Lage. − In: Ebenda. − **24** (1933) 15. − Sp. 407f., zit. Sp. 408.

[35] So sollte die unumschränkte Kurierfreiheit aufgehoben werden, die Behandlung der Zahn-, Mund- und Kieferkrankheiten den akademisch gebildeten Zahnärzten vorbehalten sein und mit Hilfe planwirtschaftlicher Anordnungen einer zu schaffenden Reichszahnärztekammer für die Unterbringung des zahnärztlichen Nachwuchses Sorge getragen werden (vgl. Stuck, E.: Nationale Revolution und Reichsverband. − In: Zahnärztl. Mitt. − **24** (1933) 12. − Sp. 313−316). Als Zeichen dafür, daß die faschistischen Machthaber willens waren, ihre standespolitischen Forderungen zu erfüllen, werteten die Zahnärzte die Gründung der »Kassenzahnärztlichen Vereinigung Deutschlands« (KZVD). Sie galt als Körperschaft öffentlichen Rechts und stärkte die Position der freiberuflichen Zahnärzte gegenüber den Kassen. Die Leitung der KZVD erfolgte bis in die Untergliederungen in Personalunion mit der Führung des RV (vgl. Verordnung über die Kassenzahnärztliche Vereinigung Deutschlands vom 27. Juli 1933. − In: RGBl. I. − 1933. − S. 540f.).

[36] Stuck, E.: Weltanschauliche Schulung und Berufsstandesdienstpflicht der deutschen Zahnärzteschaft. − In: Zahnärztl. Mitt. − **25** (1934) 41. − Sp. 1625−1632, zit. Sp. 1628. Die Kurse fanden im Referendarlager »Hanns Kerrl« in Jüterbog statt, das auf Ersuchen des Reichszahnärzteführers von Reichsjustizminister Gürtner und Staatssekretär Freisler zu diesem Zweck zur Verfügung gestellt worden war.

[37] Noll: Die Zahnärzte im Dienst des Dritten Reiches. − In: Ebenda. − **24** (1933) 19. − Sp. 509−512, zit. Sp. 510 (Übernahme aus »Ziel und Weg« (1933) 3/4).

[38] Ebenda. − Sp. 512.

[39] Ebenda.

[40] Hellmuth, O.: Zahnärzte und nationalsozialistische Weltanschauung. − In: Zahnärztl. Mitt. − **25** (1934) Sondernummer. − Sp. 7−10, zit. Sp. 8.

[41] Vgl. Klussmann: Über die Grundlagen der Wissenschaft und der Heilkunde und über die Stellung der Zahnheilkunde im Rahmen der Gesamtwissenschaft. − In: Ebenda. − **25** (1934) 1. − Sp. 45−52; 2. − Sp. 81−87; 3. − Sp. 111−118.

[42] Vgl. Anm. 93.

[43] Schultze, W.: Der nordische Gedanke. − In: Zahnärztl. Mitt. − **25** (1934) 1. − Sp. 11−16, zit. Sp. 11.

[44] Ebenda. − Sp. 12.

[45] Staemmler, M.: Das Bekenntnis zur Rasse. − In: Ebenda. − **25** (1934) 4. − Sp. 149−154, zit. Sp. 150.

[46] Steiner, O.: Gesundheitsstatistik, Sozial-Hygiene, Konstitutionslehre, Erbbiologie, Rassenforschung und die deutsche Zahnärzteschaft. − In: Ebenda. − **24** (1933) 49. − Sp. 1367−1372, zit. Sp. 1372.

[47] Vgl. Verordnung über die Zulassung von Zahnärzten und Zahntechnikern zur Tätigkeit bei den Krankenkassen vom 27. Juli 1933. − In: RGBl. I. − 1933. − S. 541−548.

[48] Vgl. Achte Verordnung zum Reichsbürgergesetz vom 17. Januar 1939. − In: RGBl. I. − Nr. 9 vom 18. 1. 1939. − S. 47f.

[49] Stuck, E.: Die Ausschaltung der Juden aus der deutschen Zahnheilkunde. − In: Zahnärztl. Mitt. − **30** (1939) 5. − S. 84. Der Artikel enthält auch folgende statistische Angaben:
• am 1. 1. 1934 waren von insgesamt 11 332 Zahnärzten 1 064 Juden, die zum größten Teil eine Zulassung zur Kassenpraxis hatten,
• am 1. 1. 1938 gab es noch 579 jüdische Zahnärzte im gesamten Reichsgebiet, und
• am 1. 1. 1939 hatten von 372 jüdischen Zahnärzten noch 250 eine Kassenzulasung (vgl. ebenda). Insgesamt gab es in Deutschland Ende 1937 16 319 Zahnärzte, von denen 10 120 für die Kassenbehandlung zugelassen waren,

2337 nicht zugelassen, 290 nur privat praktizierend, 251 beamtet und 3321 Assistenzzahnärzte (vgl. Stand der Zahnärzte Ende 1937. – In: Ebenda. – **29** (1938) 47. – S. 935). Obwohl sich also die Zahl der Zahnärzte seit Anfang der 30er Jahre wesentlich erhöht hatte (vgl. Anm. 5), konnte doch nicht von einer Überfüllung des Berufsstandes gesprochen werden. Die Arbeitslosenziffer unter den Zahnärzten betrug immer noch 0,8 %, wobei aber schon erste Schwierigkeiten bei der Besetzung freier Stellen auftraten (vgl. Die Arbeitsmarktlage verbessert sich für unseren Nachwuchs. – In: Ebenda. – **29** (1938) 30. – S. 560f.). Die zahlenmäßige Regulierung des Standes war sicher kein unerheblicher »Nebenbefund« der Verdrängung von »Juden« aus dem Zahnmedizinstudium und aus der Praxis.

[50] Vgl. Stuck, E.: Anordnungen des Reichsführers – Betr.: Reichsverband der Zahnärzte Deutschlands, Akademie für zahnärztliche Fortbildung. – In: Ebenda. – **24** (1933) 52. – Sp. 1453–1456.

[51] Vgl. Kiefer, E.: Die Akademie für zahnärztliche Fortbildung als Ausdruck zahnärztlichen Fortbildungswillens. – In: Zahnärztl. Mitt. – **25** (1934) 47. – Sp. 1891 bis 1894. Für die Zahnärzte mit Zulassung zur Kassenpraxis wurde noch zusätzlich eine »Praktische Pflichtfortbildung des deutschen Kassenzahnarztes an Universitäten« eingerichtet.

[52] Elbrecht: Aufgaben und Ziele der A. f. z. F. – In: Akademie für zahnärztliche Fortbildung. – **1** (1934) 4. – Sp. 117–120, zit. Sp. 119.

[53] Vgl. Prof. Axhausen Leiter der Akademie für zahnärztliche Bildung und der Pflichtfortbildung des deutschen Kassenzahnarztes. – In: Zahnärztl. Mitt. – **30** (1939) 1. – S. 6f.

[54] Vgl. Stuck. E.: Dokumentarbericht über die Verhandlungen zur gesetzlichen Lösung der Zahnarzt-Dentistenfrage (1933–1940). – Bd. 1. – Berlin: o. J. – bes. S. 13.

[55] Vgl. ebenda. – S. 35.

[56] Vgl. ebenda. – s. 44f.

[57] Vgl. ebenda. – S. 62.

[58] Vgl. ebenda. – S. 203.

[59] Vgl. ebenda. – S. 224.

[60] Ebenda. – S. 238.

[61] Lewinson, H. B.: Zunehmende Degeneration des menschlichen Kauapparats? Eine soziale Frage. – In: Zahnärztl. Mitt. – **24** (1933) 6. – Sp. 149–152, zit. Sp. 151.

[62] In der Vorstandssitzung des »Zentralkomitees« am 7. April 1933 hatte der bisherige Generalsekretär Konrad Cohn seine Funktion niedergelegt. Die Leitung übernahm zu dieser Zeit Kientopf. Am 9. August 1933 wurde das »Deutsche Zentralkomitee für Zahnpflege in den Schulen« in die »Reichszentrale für Gesundheitsführung im Reichsministerium des Innern, Abt. Mutter und Kind« eingegliedert (vgl. Mitgliederversammlung des Deutschen Zentralkomitees für Zahnpflege in den Schulen e. V. – In: Schulzahnpflege. – **22** (1934) 5. – Sp. 41f.).

[63] Stuck, E.: Die Reichsschulzahnpflege, wie sie dem nationalsozialistischen Aufbaugedanken und der Gesundheitsführung des Staates entspricht. – In: Zahnärztl. Mitt. – **25** (1934) 50. – Sp. 2021–2026, zit. Sp. 2023.

[64] Gebhardt, H.: Die deutsche Schulzahnpflege gestern, heute und morgen. – In: Schulzahnpflege. – **22** (1934) 7. – Sp. 57–63, zit. Sp. 58.

[65] Ebenda. – Sp. 59.

[66] Vgl. 88 motorisierte Zahnstationen. – In: Zahnärztl. Mitt. – **29** (1938) 16. – S. 291.

[67] Schröder: Zur Frage der Zahngesundheitspflege unter besonderer Berücksichtigung der Bedeutung der motorisierten Schulzahnpflege. – In: Ebenda. – **31** (1940) 20. – S. 209–211, zit. S. 211.

[68] Vgl. Stuck, E.: Jean Kientopf zum 60. Geburtstag. – In: Ebenda. – **34** (1943) 13/14. – S. 114f.

[69] Kientopf, J.: Aufgaben des Zahnarztes im staatlichen Gesundheitsamt. – Berlin: Verlag H. Meusser, 1936. – S. 3f; 32 (Sonderdruck aus: Zahnärztl. Mitt. – **27** (1936) 1, 2, 3).

[70] Vgl. Schrickel, E.: Mit der automobilen Zahnklinik ins Hitlerjugend-Lager zum Parteitag in Nürnberg. – In: Schulzahnpflege. – **22** (1934) 11. – Sp. 89–94. – bes. Sp. 92.

[71] Vgl. Führerrede. – In: Ebenda. – **29** (1938) 10. – S. 179. Selbst wenn diese Zahlen der Wahrheit entsprochen haben sollten, wäre der zahnärztliche Versorgungsgrad mit 1 Zahnarzt auf 8750 Patienten immer noch bedeutend höher als die von den hauptamtlichen Schulzahnärzten für ihr Tätigkeitsfeld festgelegten Versorgungsziffern von 1:6000 bzw. 1:5000.

[72] Vgl. Schaefer: Ein weiterer Ausbau der Reichsschulzahnpflege. – In: Dtsch. Jugendzahnpflege. – **25** (1937) 4. – S. 14–16. Der Artikel bezieht sich auf den Erlaß E II a 3086/36 (b) des Reichs- und Preußischen Ministers für Wissenschaft, Erziehung und Volksbildung vom 12. März 1937.

[73] Vgl. 1000 Zahnbürsten und Zahnpaste für ABC-Schützen. – In: Zahnärztl. Mitt. – **29** (1938) 45. – S. 899; Krankenkassen stiften Zahnbürsten für Schulanfänger. – In: Ebenda. – **30** (1939) 20. – S. 384; Zahnpflegeerziehungsmonat. – In: Ebenda. – **30** (1939) 18. – S. 353.

[74] Vgl. Hopstein, W.: Die planmäßige und einheitliche Organisation der Jugendzahnpflege in Sachsen. – (Dresden: im Sächsischen Ministerium des Innern). Landesstelle für Jugendzahnpflege, o. J. (1940).

[75] Vgl. Hopstein, W.: Der zahnärztliche Gesundheitsdienst – Jugendzahnpflege – in Sachsen und Thüringen. – Leipzig: Georg Thieme Verlag, 1942. In der Arbeit wird der Runderlaß des Reichsstatthalters in Thüringen betreffs einer Neuordnung der Jugendzahnpflege wieder-

gegeben. Die Maßnahme wurde darin wie folgt begründet: »Eine planmäßige Jugendzahnpflege ist für die Zukunft unseres Volkes von größter Bedeutung. Durch sie wird eine viel bessere Entwicklung der Jugendlichen, Erhöhung der Volksgesundheit, Vermehrung der Wehrdiensttauglichkeit, Verlängerung der Arbeitsfähigkeit und des Lebensalters erreicht.« (S. 38).

[76] Stuck, E.: Vgl. Anm. 63.

[77] Vgl. Pranschke: Die Zahnsanierung der männlichen Jugendlichen des Geburtsjahrganges 1927. – In: Zahnärztl. Mitt. – 34 (1943) Mai. – S. 142–144. – bes. S. 142.

[78] Vgl. Stuck, E.: X. Anordnung zur Sicherstellung der zahnheilkundlichen Versorgung der Bevölkerung vom 12. April 1943 (Anordnung über die Zahnsanierung der männlichen Jugendlichen des Geburtsjahrganges 1927). – In: Ebenda. – 34 (1943) Mai. – S. 141f.

[79] Die NSV im Kampf gegen Zahnschäden. – In: Ebenda. – 31 (1940) 18. – S. 185f. – bes. S. 185.

[80] Vgl. XIII. Anordnung zur Sicherstellung der zahnheilkundlichen Versorgung der Bevölkerung vom 15. Februar 1944 (Anordnung über die Zahnsanierung der männlichen Jugendlichen der Geburtsjahrgänge 1928/29). – In: Ebenda. – 35 (1944) März. – S. 44.

[81] Die Ergebnisse der Zwangssanierung des Geburtsjahrganges 1928 in Leipzig wurden in einer Dissertationsschrift verarbeitet. Der Umfang der Maßnahmen wird aus folgenden Angaben ersichtlich: 83,3 % aller Gebisse männlicher Jugendlicher des Jahrganges 1928 waren kariös befallen. Als totalsaniert konnten nur 28 % gelten. Von den behandlungsbedürftigen Patienten waren 44,7 % der Kategorie »teilweise saniert« und 10,6 % der Kategorie »unsaniert« zuzuordnen (vgl. Pfeffer, R.: Der Untersuchungsbefund beim Zahngesundheitsappell des Geburtsjahrganges 1928 in Leipzig. – Med.dent. Diss. – Leipzig 1945. – bes. S. 25; 27).

[82] Stuck, E.: Die Zahnsanierung der männlichen Jugendlichen der vormilitärischen Altersjahrgänge. – In: Zahnärztl. Mitt. – 35 (1944) April. – S. 70.

[83] Vgl. Schöbel, R.: Für eine neue deutsche Zahnheilkunde. – In: Ebenda. – 27 (1936) 27. – S. 606f.

[84] Vgl. Petry, G.: Jungzahnarzt und biologische Medizin. – In: Ebenda, – 27 (1936) 30. – S. 686f. Der Autor forderte im Zusammenhang mit der Aus- und Fortbildung die Einrichtung einer »Zahnärztlichen Forschungsstelle für natürliche Heilweisen« in Form eines Instituts oder einer Krankenhausabteilung.

[85] Vgl. Heinrich, E.; Väth, O.: Aufruf an alle biologisch denkenden Zahnärzte. – In: Ebenda. – 27 (1936) 6. – S. 129.

[86] Vgl. Zahnärztliche Arbeitsgemeinschaft für medizinisch-biologische Heilweisen. – In: Ebenda. – 29 (1938) 8. – S. 151f.; Neuhäusser, P.: Aufruf an die Mitglieder der Arbeitsgemeinschaft für medizinisch-biologische Heilweisen. – In: Ebenda. – 30 (1939) 2. – S. 30f.

[87] Vgl. Heinrich, E.: Biologische Therapie in der Zahnheilkunde. Konstitutionstherapie, Homöopathie, Biochemie, anthroposophische Medizin, Naturheilkunde und Psychotherapie. – Berlin: Berlinische Verlagsanstalt G.m.b.H., 1935.

[88] Ebenda. – S. 21.

[89] Ebenda. – S. 127.

[90] Bornstein, K.: Die Roggenbrotfrage. – In: Zahnärztl. Mitt. – 21 (1930) 26. – Sp. 670–674, zit. Sp. 671. Der Autor war Generalsekretär des »Preußischen Landesausschusses für hygienische Volksbelehrung«. In seinem Artikel wies er darauf hin, daß bei der mehr als doppelt so großen Roggen- als Weizenanbaufläche in Deutschland ein erheblicher Roggenüberschuß produziert würde. Dieser wäre schwer abzusetzen, und andererseits müßten große Mengen Weizen eingeführt werden. Der Bedarf der Bevölkerung an Eiweiß, Fett und Kohlehydraten sollte durch einheimische Produkte gedeckt werden. Durch Unterlassen der Weizeneinfuhr wäre es außerdem möglich, die Staatsschuld abzutragen.

[91] Fenner: Auf dem Wege zu einer neuen deutschen Heilkunst. – In: Ebenda. – 27 (1936) 12. – S. 249f., zit. S. 250. »Erziehung unseres Volkes zu dieser biologischen Ernährung . . . ist der Weg zur Gesundung und damit zur Aufartung und Aufrassung unseres Volkes! In diesem Sinne ist die Rassenhygiene und damit die Wiedergesundung und Existenz des deutschen Volks, ja hierdurch vielleicht das Schicksal der weißen Rassen überhaupt, die vornehmste Aufgabe der neuen deutschen Heilkunst auf dem Boden einer nicht mediterranen, sondern arisch-nordischen Weltanschauung!« (ebenda).

[92] Vgl. Gröschel, K.: Erfahrungen im Kampf für das Roggenbrot. – In: Ebenda. – 21 (1930) 37. – Sp. 979f.

[93] Röse, C.: Beiträge zur europäischen Rassenkunde und die Beziehungen zwischen Rasse und Zahnverderbnis. – Dresden: Centralstelle für Zahnhygiene, o. J. (1906). – S. 174. Vgl. zu C. Röse Esser, O.: Hofrat Dr. med. Carl Röse zum 50jährigen Promotionsjubiläum am 15. Mai 1938. – In: Zahnärztl. Mitt. – 29 (1938) 20. – S. 372–376; Stuck, E.: Hofrat Dr. med. C. Röse, Gebesee, zum 80. Geburtstag. – In: Ebenda. – 35 (1944) April. – S. 66f.; Der Führer hat . . . Röse . . . in Würdigung seiner Verdienste um die Entwicklung der Rassenhygiene und um die Ernährungswissenschaft die Goethe-Medaille für Kunst und Wissenschaft verliehen. – In: Ebenda. – 35 (1944) Mai. – S. 91.

[94] Vgl. Schrickel, E.: Was wir wollen. – In: Forrog-Blätter. – 1 (1934) 1. – Sp. 1–4.

[95] Frenzel, A.: Roggenbrotaktion der Schulzahnärzte. – In: Zahnärztl. Mitt. – 23 (1932) 51. – Sp. 1332f., zit. Sp. 1332.

[96] »Hand in Hand mit der rassischen Wiedergeburt der Nation geht heute die gesundheitliche Erneuerung. Zielbewußt fördert der neue Staat den Gedanken der Natur-

verbundenheit, das biologische Erfassen in den Reihen aller deutschen Ärzte und Zahnärzte, der Garanten eines gesunden deutschen Nachwuchses.« (Schrickel, E.: Vgl. Anm. 94. − Sp. 1f.); vgl. Fenner: Vgl. Anm. 91.

[97] Vgl. Schrickel, E.: Gedanken zur Kariesprophylaxe, Forrog, Jugendzahnpflege, Versicherungsträger und Kariesverhütung. − In: Zahnärztl. Mitt. − **27** (1936) 23. − S. 511−513. − bes. S. 511.

[98] Vgl. Wohinz, R.: Zucker und Zähne. − In: Kampf der Karies! − **3** (1938) 9.− S. 65−68. − bes. S. 65.

[99] Die z. Z. von seiten der wissenschaftlichen Zahnheilkunde geforderte Ernährungslenkung unterscheidet sich wesentlich von der in den dreißiger Jahren propagierten. Die Ernährungslenkung im heutigen Sinn beruht auf der chemisch-parasitären Kariestheorie und zielt hauptsächlich auf eine Verminderung der Zufuhr vergärbarer Kohlehydrate, die die Voraussetzung des kariösen Prozesses darstellen.

[100] Zahnärztliche Arbeitsgemeinschaft für medizinisch-biologische Heilweisen. − In: Zahnärztl. Mitt. − **29** (1938) 8. − S. 151f., zit. S. 151.

[101] Dem Reichsvollkornbrotausschuß gehörten an: Vertreter sämtlicher zuständiger Ministerien, Sonderbeauftragte der Kanzlei des Führers, des Kriegskabinetts des Generalfeldmarschalls Göring, des Stellvertreters des Führers, Reichsminister Rudolf Heß, und des Reichsministers Goebbels, Vertreter sämtlicher zuständiger Parteidienststellen und der DAF, des OKW, des Preiskommissars, der Organisationen der Getreidebewirtschaftung, der Müller, der Bäcker, des Handels, des Einzelhandels usw. (vgl. Gustloff, T.: Über die Vollkornbrotaktion. Die Tätigkeit des Reichsvollkornbrotausschusses. − In: Ebenda. − **31** (1940) 5. − S. 56f. − bes. S. 56).

[102] Vgl. Der Reichsgesundheitsführer zum Vollkorn-Werbetag am 21. März 1941. − In: Ebenda. − **32** (1941) 11. − S. 119; Zum Vollkornwerbetag am 21. März 1942. − In: Ebenda. − **33** (1942) 11/12. − S. 92.

[103] Eine notwendige Werbung in der Sprechstunde. − In: Ebenda. − **31** (1940) 29. − S. 299.

[104] Vgl. Gesundheit durch Rösen. − In: Ebenda. − **32** (1941) 19. − S. 220f.

[105] Das Ergebnis einer Untersuchung, die vor Kriegsbeginn an 525 000 Versicherten vorgenommen worden war, ist sicherlich noch günstiger als der reale durchschnittliche Stand der Oralgesundheit zum Kriegsbeginn (Tabelle 10).

[106] Vgl. Stuck, E.: Vgl. Anm. 36.

[107] Vgl. Überbrückungsdarlehn bei Wehrmachtsübungen. − In: Zahnärztl. Mitt. − **29** (1938) 36. − S. 677; Anordnung des Reichsführers der KZVD gemäß § 2 Absatz I der Satzungen der KZVD über die Gewährung von nicht rückzahlbaren Beihilfen an Zahnärzte in eigener Praxis bei kurzfristigen militärischen Übungen. − In: Ebenda. − **29** (1938) 39. − S. 723.

Tabelle 10

− Behandlungsnotwendigkeit bei je 100 Untersuchten:

Alter in Jahren	n Füllungen	n Extraktionen
−18	265	240
18−25	310	68
25−40	520	200

− durchschnittlich je Gebiß fehlende Zähne:

Alter in Jahren	n fehlende Zähne
−14	2,5
14−18	2,1
18−25	2,8
25−40	9,3
40−60	18,2

(Vgl. Stuck, E.: Gebißverfall im Lichte der Statistik. − In: Ebenda. − **33** (1942) 49/50. − S. 472−475).

[108] Vgl. Luftschutz und Zahnarzt. − In: Ebenda. − **24** (1933) 36. − Sp. 1011−1014; Krüger, C.: Der Betriebsluftschutz im Haus der Deutschen Zahnärzte. − In: Ebenda. − **30** (1939) 8. − S. 148.

[109] Vgl. Anm. 33. − bes. S. 94.

[110] Vgl. Dr. Gerlach-Leipzig mit der Leitung des Fortbildungsinstituts der Deutschen Zahnärzteschaft in Berlin beauftragt. − In: Ebenda. − **29** (1938) 18. − S. 337. Weiteren Aufschluß geben die Lebensläufe bei den während der Zeit des Faschismus von Zahnärzten abgefaßten Dissertationsschriften.

[111] Fischer, F.: Zur truppenzahnärztlichen Versorgung in Krieg und Frieden. − Med.dent. Diss. − Leipzig 1936. − S. 15

[112] Im ersten Weltkrieg waren 15 % der zu behandelnden und 50 % der tödlichen Verletzungen solche des Kopfes (vgl. Köthe: Berliner Fortbildungskurse zur Behandlung Kieferverletzter. − In: Zahnärztl. Mitt. − **31** (1940) 2. − S. 15f.).

[113] Vgl. Düringer, E.: Zahnärztliche Versorgung der Wehrmacht. − In: Ebenda. − **30** (1939) 1. − S. 7 − 11; **30** (1939) 2. − S. 23−29. Schon im ersten Weltkrieg hatte man im Hinblick auf die kieferchirurgische Versorgung nicht die notwendigen Schlußfolgerungen aus dem Krieg von 1870/71 gezogen. Düringer zitiert dazu Langenbeck, der sich im Anschluß an den Krieg gegen Frankreich wie folgt äußerte: »Ich möchte nicht noch einmal einen Feldzug mitmachen, ohne mich vorher geeigneter fachmännisch-technischer Hilfe für die Fülle der Kieferverletzungen usw. versichert zu haben. Hat doch heute wohl jeder Kliniker einen Zahnarzt zur Seite, dem

er die Kieferfrakturverbände, die Ersatzprothesen und Resektionen usw. überweist.« (S. 7).

[114] Axhausen schlug die Schaffung von aktiven Militärzahnarztstellen und die Ausbildung von Militärzahnärzten der Reserve vor, weil das der beste Weg der Erziehung der Zahnärzte für eine Kriegstätigkeit wäre (vgl. ebenda. – bes. S. 27). Vgl. dazu auch Anm. 53 und Schmeling: Zahnärztliche oder ärztlich-zahnärztliche Untersuchungen. – In: Zahnärztl. Mitt. – **27** (1936) 30. – S. 687.

[115] Vgl. Martiny, V.: Heereszahnärztliches. – In: Ebenda. – **27** (1936) 33. – S. 751–754.

[116] Vgl. Haubenreißer: Die Zahnbehandlung der Soldaten in der Wehrmacht. – In: Ebenda. – **29** (1938) 5. – S. 95–98. – bes. S. 95.

[117] 1935 wurden bei 15,19% der Gemusterten Zahnkrankheiten festgestellt, die 0,02% für den Waffendienst und 0,003% völlig untauglich machten (vgl. Lehrbuch der Militärhygiene/Hrsg. Waldmann, A.; Hoffmann, W. – Berlin: Verlag Julius Springer, 1936. – S. 744). Dabei ist zu beachten, daß in den Musterungskommissionen keine Zahnärzte tätig waren und der wirkliche Stand der oralen Gesundheit mit Sicherheit noch schlechter war. So wurde bei einer 1939/40 durchgeführten Untersuchung von 1600 Soldaten festgestellt, daß 73,13% behandlungsbedürftig waren (vgl. Eick, H.: Statistische Untersuchungen über die Zahn- und Mundkrankheiten an Truppenteilen des Standortes Marburg im Jahre 1939/40 mit Vorschlägen zu ihrer Verhütung. – Med.dent. Diss. – Marburg/Lahn 1942).

[118] Diesem Mangel sollte die Konzentration der organisierten Fortbildung auf die Kieferchirurgie abhelfen. Die AfzF stellte, nachdem sie zum Zweck der Vereinfachung der Verwaltung der KZVD angegliedert worden war (vgl. Anordnung des Leiters der KZVD – Betr. Neuorganisation der Akademie für zahnärztliche Fortbildung. – In: Zahnärztl. Mitt. – **30** (1939) 17. – S. 337), kurzzeitig ihre Tätigkeit ein (vgl. Mitteilung der DZ und KZVD. – In: Ebenda. – **30** (1939) 37. – S. 727) und wurde mit neuem Profil 1940 wieder eröffnet. Es sollten hauptsächlich die Sonderfächer berücksichtigt werden, die zum Kriegsgeschehen in engerer Verbindung stünden (vgl. Wiedereröffnung der Akademie für zahnärztliche Fortbildung. – In: Ebenda. – **31** (1940) 29. – S. 299). Unabhängig davon hatte die Luftwaffe schon Fortbildungskurse zur Behandlung Kieferverletzter organisiert (vgl. Köthe: Vgl. Anm. 112).

[119] So war zeitweise ein Zahnarzt für die Versorgung einer Division mit 18000 Militärangehörigen verantwortlich (vgl. FLOSBACH 1969, S. 35).

[120] Vgl. Reichsstelle. – In: Zahnärztl. Mitt. – **30** (1939) 42/43. – S. 781; Gerätesammelstelle der DZ. – In: Ebenda. – **31** (1940) 21. – S. 218.

[121] Im Kriegsverlauf wurden Zahnärzte als Sanitätsoffiziere des zahnärztlichen Dienstes zuerst von der Luftwaffe (8. November 1939) eingestellt. Die Marine folgte 1940 dem Beispiel mit der Einstellung von Marinezahnärzten und Marineoberzahnärzten des Beurlaubtenstandes. Beim Heer gab es Sanitätsoffiziere des zahnärztlichen Dienstes erst ab 6. Februar 1942 (vgl. FLOSBACH 1969; MÜLLER 1978; SCHENK 1979; KORTE 1986).

[122] Vgl. Allendorf: Kriegschirurgie – Die Kriegskieferchirurgie während des Feldzuges im Westen. – In: Zahnärztl. Mitt. – **32** (1941) 31/32. – S. 318–320.

[123] Siegmund, H.: An die Mitglieder der Arbeitsgemeinschaft für Paradentoseforschung. – In: Ebenda. – **31** (1940) 12. – S. 126.

[124] Stuck, E.: Deutsche Zahnärzte! – In: Ebenda. – **30** (1939) 37. – S. 715.

[125] Vgl. Zahnärzte werden aus dem LS-Sanitätsdienst entlassen. – In: Ebenda. – **31** (1940) 49. – S. 512.

[126] Vgl. Anordnung des Führers bezüglich der Unantastbarkeit des Reichszahnärzteführers und des Leiters des Reichsverbandes Deutscher Dentisten. – In: Ebenda. – **29** (1938) 47. – S. 933.

[127] Die nicht eingezogenen Zahnärzte konnten angewiesen werden, ihren Assistenten fristlos zu kündigen. Die vollzogene Kündigung mußten sie der Bezirksstelle der KZVD mitteilen. Bei der zwangsweisen Vertretung blieb der niedrige Assistententarif jedoch erhalten (vgl. Nach der englischen Kriegserklärung – Neue Aufgaben. – In: Ebenda. – **30** (1939) 37. – S. 716).

[128] Vgl. Anm. 33. – bes S. 96.

[129] Bewer, C.: Familienunterhalt der Angehörigen Einberufener. – In: Ebenda. – **30** (1939) 50/51. – S. 843–846 zit. 843.

[130] Stuck, E.: Gründung der zahnärztlich-dentistischen Arbeitsgemeinschaft. – In: Ebenda. – **33** (1942) 17/18. – S. 154.

[131] Vgl. Verordnung zur Sicherstellung der zahnheilkundlichen Versorgung der Bevölkerung. Vom 5. September 1942. – In: Ebenda. – **33** (1942) 37/38. – S. 360.

[132] Die ZDA erteilte vorübergehende Zulassungen. Sie organisierte die zahnheilkundliche Versorgung der »Umquartierten« und den verstärkten Einsatz von Zahnärzten und Dentisten in Betrieben. Die ZDA regelte weiterhin die Versorgung der Praktiker mit prothetischen Kunststoffzähnen sowie die Bewirtschaftung und Kontingentierung der Dentalwaren (vgl. Tätigkeit der Zahnärztlich-Dentistischen Arbeitsgemeinschaft im Jahre 1943. – In: Ebenda. – **35** (1944) Januar. – S. 4f.).

[133] Vgl. IX. Anordnung zur Sicherstellung der zahnheilkundlichen Versorgung der Bevölkerung vom 1. März 1943 (Anordnung über die zweckmäßige Gestaltung der prothetischen und konservierenden Behandlung). – In: Ebenda. – **34** (1943) 11/12. – S. 107f.

[134] Der Zahnarzt im totalen Krieg. – In: Ebenda. – **34** (1943) 9/10. – S. 73f., zit. S. 73.

[135] Die Sprechzeiten waren wie folgt festgelegt: an drei Tagen in der Woche von 8—12 und 15—20 Uhr, an zwei Tagen von 9—12 und 14—19 Uhr und samstags von 9—15 Uhr (vgl. Stuck, E.: XV. Anordnung zur Sicherstellung der zahnheilkundlichen Versorgung der Bevölkerung vom 30. August 1944 (Anordnung über die Sprechzeit). — In: Ebenda. — **35** (1944) Oktober. — S. 214).

[136] Stuck, E.: XV. Anordnung zur Sicherstellung der zahnheilkundlichen Versorgung der Bevölkerung vom 30. August 1944 (Anordnung über die Sprechzeit). — In: Ebenda. — **35** (1944) September. — S. 190.

[137] »Auf Befehl des Reichsführers-SS Himmler vom 23. September 1940 und vom 23. Dezember 1942 mußten die SS-Zahnärzte auch toten Häftlingen die Goldzähne ausbrechen, bei Lebenden ›nicht mehr reparaturfähiges‹ Zahngold entfernen. Nach den vorliegenden Monatsmeldungen des Lagerarztes von Buchenwald wurden dort allein zwischen 182 und 504 Gramm monatlich auf diese Weise erbeutet.« (KOGON 1983, S. 39).

13.
Gerichtsmedizin: Belege und Gedanken zur Entwicklung eines medizinischen Sonderfaches in der Zeit des Faschismus

13.1. Die Entwicklung als Lehr- und Prüfungsfach

Nach dem Zerfall der Staatsarzneikunde um die Mitte des vergangenen Jahrhunderts hatte es die »gerichtliche Medizin« auch nach der Reichsgründung von 1871 in Deutschland — im Gegensatz etwa zu Österreich — schwer, trotz zunehmender fachlicher Differenzierung der Humanmedizin ihre Eigenständigkeit zu bewahren. Als Mittler zwischen Medizin und Rechtspflege war das Fach zwar niemals entbehrlich, wohl aber durch andere medizinische Fachdisziplinen scheinbar zu ersetzen.[1]

Nach jahrzehntelangen Bemühungen einer ersten Generation hervorragender Fachvertreter — hier seien Namen wie Fritz Straßmann (Berlin), Emil Ungar (Bonn), Adolf Lesser (Breslau), Ernst Ziemke (Kiel), Georg Puppe (Königsberg), Max Richter (München) und Richard Kockel (Leipzig) genannt — wurde das Fach schließlich 1924 als »Lehr- und Prüfungsfach« an den Universitäten anerkannt und etablierte sich auch institutionell an den medizinischen Fakultäten der meisten deutschen Universitäten.[2]

Die ärztliche Prüfungsordnung von 1924 wurde 1939 durch eine »Bestallungsordnung für Ärzte« im faschistischen Geiste novelliert und z. B. auch »Rassenhygiene« als Prüfungsfach eingeführt; die gerichtliche Medizin blieb weiterhin Prüfungsfach im medizinischen Staatsexamen.[3] Im Jahre 1943 unternahm die Leipziger Medizinische Fakultät den auch von anderen Universitäten unterstützten Versuch, ». . . im Rahmen der kriegsbedingten Konzentration des klinischen Unterrichts . . .« die gerichtsmedizinischen Vorlesungen auf eine Stunde zu reduzieren und den Gerichtsmediziner aus dem Prüfungsausschuß auszuschalten.[4] Die angestrebte völlige Eliminierung der gerichtlichen Medizin als Prüfungsfach wurde jedoch nicht durchgesetzt.[5]

Einen Eindruck über die Wandlung der Lehr- und damit auch der Prüfungsinhalte des Fachgebietes in den Jahren nach 1933 mag ein Vergleich zweier wichtiger Lehrbücher der gerichtlichen Medizin jener Zeit vermitteln.

Im Jahre 1931 hatte Georg Straßmann als zweite, vollständig umgearbeitete Auflage das Lehrbuch der gerichtlichen Medizin von Fritz Straßmann, seinem Vater, herausgegeben. Das 464 Seiten umfassende Buch behandelt mit großer Ausführlichkeit die spezielle gerichtliche Medizin und betont damit deren in erster Linie medizinisch-naturwissenschaftliche Grundlagen. »Die gerichtliche Medizin verwertet ärztliche Kenntnisse und Erfahrungen im Dienste der Rechtspflege«, heißt es in der Einleitung. Ärztliche Rechts- und Gesetzeskunde sowie versicherungsrechtliche Fragen werden auf insgesamt 57 Seiten zwar recht kurz, aber immerhin so umfassend abgehandelt, daß der Student z. B. im Sachwortverzeichnis auch den Begriff »Euthanasie« findet und sich über das Problem der Sterbehilfe (die vom Verfasser abgelehnt wird) auch informieren kann.[6]

Ganz anders ist die Gewichtung der behandelten Teilabschnitte in Berthold Muellers und Kurt Walchers Lehrbuch »Gerichtliche und soziale Medizin

337

einschließlich des Ärzterechts«, das 1944 erschien. Gerichtliche und soziale Medizin werden hier als Teilfächer einer »Staatsmedizin« angesehen, in der ». . . sich in Deutschland in den letzten Jahren große und wichtige Wandlungen vollzogen; deshalb erschien es notwendig, dem Studenten und auch dem Arzt ein Buch zu übergeben, in dem die Anschauungen des nationalsozialistischen großdeutschen Reiches in Beziehung gesetzt werden zu den medizinischen Gebieten des Faches.« Diesem Anliegen gemäß werden im ersten Teil des Lehrbuches, der mit »Arztrecht, soziale Medizin« überschrieben ist und mehr als die Hälfte des 294 Seiten starken Buches ausmacht, sehr ausführlich auch die »gesundheitlichen Aufgaben und Gesundheitsverwaltung der NSDAP, des Reiches und der Länder«, »die Aufgaben der Reichsärztekammer« und die »Rassen- und Erbgesundheitsgesetze des nationalsozialistischen Staates« behandelt. Trotz der für die Belange der gerichtlichen Medizin umfassenden Darstellung der Organisation, Struktur und Funktionsweise des nationalsozialistischen Gesundheitswesens und der faschistischen Gesetzgebung auf vielen Gebieten (z. B. Strafrecht, »bürgerliches« Recht, Versicherungswesen) hat es der Verfasser dieses ersten Teils des Lehrbuches (B. Mueller) unterlassen, z. B. den obenerwähnten Begriff »Euthanasie« im Schlagwörterverzeichnis des Buches anzuführen oder etwa im Text auf dieses Problem einzugehen.[7] Sicherlich hatte die faschistische Praxis der Massentötung von Geisteskranken und Siechen seine eigenen Überlegungen zur sog. preußischen Denkschrift,[8] die er 10 Jahre früher geäußert hatte, längst überholt, damals hatte er formuliert: »Schwierig dürfte es sein, den Arzt zu finden, der die Sterbehilfe nachher durchführt.«[9]

Bereits dieser einfache Vergleich der fachlichen Inhalte in den beiden zitierten Lehrbüchern verdeutlicht das Anliegen der faschistischen Hochschul- und Gesundheitspolitik, dem angehenden Arzt auch über das Sonderfach Gerichtsmedizin faschistisches Gedankengut selbst unter den Bedingungen des Minimierens und Weglassens rein medizinischer Kenntnisse nahezubringen. Dabei hätte gerade der Erkenntniszuwachs in den 30er Jahren — z. B. die wissenschaftliche Stabilisierung der Forschungsergebnisse der forensischen Serologie, die Entwicklung der Verkehrsmedizin und die Fortschritte der toxikologischen Chemie und der Alkohologie — eine Ausweitung dieser medizinisch-naturwissenschaftlichen Komponente des Faches erforderlich gemacht.

13.2. Zum Ausmaß des profaschistischen Engagements der Fachvertreter

Bei der Beschäftigung mit den Lebenswegen führender Fachvertreter der gerichtlichen Medizin der Zeit zwischen 1933 und 1945 ist nicht zu übersehen, daß der größere Teil von ihnen offenbar bestimmte Hoffnungen in den Faschismus setzte und seiner Machtübernahme keineswegs ablehnend gegenüberstand. Opportunitätsdenken — im Einzelfall vielleicht sogar genährt aus dem Motiv des Hoffens auf eine nunmehr optimalere Entwicklung des Fachgebietes an den deutschen Universitäten —,Bereitschaft zum Konformismus aus dem Grundverständnis der Gerichtsmedizin als Helfer jeglicher Art von Rechtspflege und mehr oder weniger bewußtes Engagement für mannigfaltige Spielarten rechtskonservativ-bürgerlicher Positionen könnten einige wesentliche Gründe für diesen Mangel an Ablehnung des Faschismus gewesen sein.

Solche Überlegungen mögen die Verwunderung darüber mindern, daß von den 20 Lehrstuhlinhabern des Nebenfaches Gerichtsmedizin allein zwei im Jahre 1933 das Amt des Rektors ihrer Universität übernahmen.

In Bonn wurde Friedrich Pietrusky zum Rektor gewählt,[10] bereits am 1. Mai 1933 hielt er zur Feier des »Tages der Deutschen Arbeit« vor Studenten und Lehrkörper eine Rede, in der er das »Sichwiederfinden unseres Volkes« begrüßte, den »internationalen Marxismus« verdammte, weil dieser den Klassenkampf »predige« und mahnte, ». . . auf die Stimme des Blutes zu hören, den Freund und Bruder wieder im Stammesgenossen und nicht im internationalen Proletarier zu sehen.«[11] Wie an anderen deutschen Universitäten loderte auch in Bonn am 10. Mai 1933 ein Scheiterhaufen mit »zersetzendem Schrifttum« von Marx und Heinrich Heine über Freud bis Tucholsky und Ossietzky. Zuvor hatte Rektor Pietrusky dafür gesorgt, daß eine Rede von Reichserziehungsminister Rust in diesem »Aufklärungsfeldzug wider den undeutschen

Geist« über Lautsprecher – eine technische Novität für diese Zeit – für die Studenten und Dozenten direkt übertragen wurde. »Der neue Rektor will damit die Verbundenheit auch der Bonner Hochschule mit der neuen nationalen Führung der Hochschulen zum Ausdruck bringen und die Ausführungen des Kultusministers in aller Lebendigkeit und rednerischen Frische den Angehörigen der Bonner Universität übermitteln«, hieß es in einem Zeitungsbericht.[12]

Im November 1933 wurde Pietrusky erneut zum Rektor ernannt, eine weitere Amtsperiode begann Ende 1935.[13] In späteren Jahren fungierte er wiederholt als Prorektor, letztmalig während des Kriegseinsatzes von Rektor Prof. Dr. Chudoba im Herbst 1941. Die Abwesenheit des Rektors nutzend, bezichtigte Pietrusky diesen der ». . . betonten Förderung katholischer Dozenten zum Schaden des Ansehens der Universität Bonn«, der »bewußten Tarnung (seiner [F. H.]) eigentlichen weltanschaulichen Überzeugung durch eine scheinbare nationalsozialistische Haltung« und der »Duldung und Förderung katholischer Kreise durch (seine [F. H.]) Frau und Beeinflussung (seiner [F. H.]) Personalpolitik an der Universität durch sie . . .«. Diese Anschuldigungen – seien sie nun aus persönlicher Rivalität oder aber aus einem besonders hohen Grad von »Treue« zum faschistischen Staat zustande gekommen – waren Anlaß für die Einleitung eines Disziplinarverfahrens gegen Pietrusky, den »Heckenschützen der Heimat« (Formulierung des Rektors Chudoba). Am 10. Februar 1942 sah sich ». . . der Herr Reichsminister für Wissenschaft, Erziehung und Volksbildung . . . genötigt, Ihnen, Herr Prof. Dr. Pietrusky, Ihr Verhalten in schärfster Form zu verweisen.«[14]

Wenig später verließ Pietrusky die Bonner Universität; ab 1. Mai 1942 übernahm er den Lehrstuhl für gerichtliche Medizin in Heidelberg.[15] Über das weitere Schicksal Pietruskys schreibt einer seiner Schüler, Heinrich Saar, im Jahre 1958: »Trotz seiner wissenschaftlichen Leistungen und Verdienste blieb es ihm 1945 nicht erspart, von seinem Amt zurücktreten zu müssen. Leider war es ihm in den nachfolgenden Jahren nicht vergönnt, in Heidelberg oder an einer anderen Universität ein Institut übernehmen zu können. 1954 siedelte er dann nach endgültiger Emeritierung nach Pöcking über . . .« (SAAR 1958, S. 251).

Eine solche Art der Würdigung von Fachvertretern jener Zeit anläßlich von Geburtstagen oder Todesfällen ist besonders für die Sicht der Fachgeschichte in der BRD typisch; Pietrusky wurde jedoch keineswegs »trotz seiner wissenschaftlichen Leistungen und Verdienste« – die unbestritten sind – im Jahre 1945 entlassen, sondern ausschließlich seiner politischen Haltung und Tätigkeit in der Zeit des Faschismus wegen. Daß er auch später – im Unterschied zu fast allen anderen »belasteten« Fachvertretern – selbst an einer Universität der BRD nicht wieder tätig werden durfte, läßt das besondere, durch unsere wenigen Beispiele vielleicht nur andeutungsweise belegte Ausmaß seines Engagements für den Faschismus vermuten.

Ein wesentlich bescheideneres wissenschaftliches Erbe als Pietrusky hinterließ – mit etwa 20 wissenschaftlichen Publikationen – ein anderer Lehrstuhlinhaber, der im Herbst 1933 Rektor der Universität Würzburg wurde. Sein Name ist Herwart Fischer, Jahrgang 1885, seit 1. Mai 1925 außerordentlicher, seit 1931 ordentlicher Professor für gerichtliche Medizin (vgl. HAINLEIN 1970, S. 32), später auch »Gauobmann des Nationalsozialistischen Deutschen Ärztebundes, Gau Unterfranken«.[16] Als Heft 1 des 1. Jahrganges der Zeitschrift »Der Jungarzt« im Dezember 1933 erschien – sie hatte den nichtfaschistischen »Praemedicus« verdrängt –, wurde Fischer (Würzburg) als einer der Herausgeber genannt. Aus Heft 2 konnte man erfahren, daß Fischer offenbar zu Größerem ausersehen war: »Im Reichsinnenministerium wurde von dem Beauftragten Hitlers für Studienreform, Prof. Fischer, Würzburg, im Einvernehmen mit dem Verband der Deutschen Medizinerschaften eine Denkschrift vorgelegt, die Pläne zur Reform des Medizinstudiums enthält.«[17]

Die Tätigkeit Fischers als Rektor, seine Aktivitäten im faschistischen Ärztebund und als Beauftragter Hitlers für eine Studienreform währten offenbar nur kurze Zeit: »Wegen sittlicher Vergehen abgesetzt«, heißt es bei Pascher, der den »Ausbruch des Dritten Reiches« als Privatdozent der Theologie in Würzburg erlebte und darüber berichtet hat (vgl. PASCHER 1966, S. 55). Ab Dezember 1934 wurde Fischer nicht mehr als Mitherausgeber des »Jungarzt« genannt, 1936 soll er vorzeitig emeritiert und 1937 gestorben sein (vgl. HAINLEIN 1970, S. 33).

339

Über den Rahmen einer bloßen »Mitläuferschaft« weit hinausgehende profaschistische Aktivitäten lassen sich auch bei einer ganzen Reihe weiterer Professoren der gerichtlichen Medizin nachzeichnen.

Kurt Walcher, der zu Beginn des Wintersemesters 1932/33 als persönlicher Ordinarius an den Lehrstuhl für gerichtliche Medizin nach Halle berufen wurde, spielte schon zu Beginn des faschistischen Infiltrationsprozesses an der Fakultät eine wichtige Rolle bei der Durchsetzung hochschulpolitischer Absichten der Nazis, besonders auch in seiner Funktion als Dekan der Medizinischen Fakultät (vgl. KAISER; SIMON 1978, S. 60; KAISER; VÖLKER 1983, S. 63). Im Herbst des Jahres 1936 folgte »Pg. Professor Dr. med. Kurt Walcher . . . einem Ruf nach Würzburg.«[18] Den hier durch das Ausscheiden des o. g. Herwart Fischer freigewordenen Lehrstuhl übernehmend, betätigte sich Walcher offenbar auch weiterhin aktiv im Sinne des Faschismus und wurde z. B. 1938 »zum örtlichen Leiter des NSD-Dozentenbundes ernannt.«[19]

Am 21. Juli 1945 entband man Walcher seines Amtes als Lehrstuhlinhaber; ab November 1949 arbeitete er wieder im gerichtsärztlichen Dienst und später bis zur Pensionierung (1956) als Landgerichtsarzt in München (vgl. LUDWIG 1972, S. 32).

Auch der Nachfolger Walchers in Halle, Gerhard Schrader, wirkte an der Halleschen Fakultät und darüber hinaus auch als Funktionär in der »Deutschen Gesellschaft für gerichtliche Medizin« im Sinne seiner nazistischen Weltanschauung. Seit 1. Mai 1933 Mitglied der NSDAP (Nr. 2 117844) und von November 1933 bis November 1934 der SA, danach im NSKK als »Sturmarzt« tätig, wurde Schrader am 14. November 1934 zunächst zum ordentlichen Professor der gerichtlichen Medizin an der Universität Marburg ernannt.[20] In Vorträgen des NSDÄB entwickelte er u. a. seine Vorstellungen zum Thema »Die Todesstrafe«: ». . . Es hat der Staat genau so ein Recht der Notwehr wie der einzelne. Dieses gebietet im Interesse der Gesamtheit die Ausmerzung solcher Individuen, die sich durch ihre Taten selbst aus der Volksgemeinschaft ausgeschlossen haben . . . Diese neue Rechtsauffassung ist schon jetzt klar aus der Gesetzes- und Begnadigungspraxis des ersten Jahres nationalsozialistischer Regierungsführung erkennbar.«[21]

Zur Tätigkeit Schraders in Halle — er wurde am 1. April 1937 berufen — führen KAISER und SIMON aus, daß er auch dort innerhalb der Naziclique eine wichtige Rolle gespielt habe: »Meldungen über seine Beförderung zum ›Sanitäts-Obersturmführer‹ und zum ›stellvertretenden Standartenführer‹ gehen wiederholt an die Universitätsleitung ab. Es ist nicht zuletzt die politische Aktivität im Dienste der Nazis, die von diesen honoriert wird: das Plan-Extraordinariat für Gerichtliche Medizin wird 1941 in eine planmäßige Professur umgewandelt.« (KAISER; SIMON 1978, S. 60).

Als Ausdruck der Tatsache, daß auch die Deutsche Akademie der Naturforscher in Halle bei ihren Entscheidungen zumindest partiell in die Verstrickungen der nazistischen Politik geraten war, werten die Autoren die Berufung Schraders zum Mitglied der Leopoldina (Mitglieds-Nr. 4704) am 12. Juni 1943 (vgl. ebenda, S. 62).

Schraders gerichtsmedizinische Tätigkeit in Halle endete im Frühjahr 1945.

Nach dem altersbedingten Ausscheiden von Ernst Giese wurde am 1. April 1935 Gerhard Buhtz als ordentlicher Professor der gerichtlichen Medizin nach Jena berufen. Für das ausgeprägt faschistische Klima an dieser Universität war Buhtz hinreichend vorbereitet: Bereits seit April 1933 hatte er in der 32. SS-Standarte in Heidelberg — wo er vorher tätig war — gedient, im gleichen Jahr einen Lehrgang bei der Nachrichtenwehrsportschule Cannstatt als Lehrer und Klassenleiter mitgemacht und sich zum »Führer größerer Nachrichtenverbände« qualifiziert. Seit 1. Mai 1933 war er Mitglied der NSDAP (Nr. 3 171323), seit Januar 1934 SS-Sturm- und später -Truppführer, er gehörte dem NS-Dozentenbund an und war Fachredner im NS-Rechtswahrerbund.[22] Bereits Ende 1935 wurde ihm das Amt des Dekans der Medizinischen Fakultät übertragen, das er mehrere Jahre innehatte. Als Dekan wandte er sich 1935 auch an den Heidelberger Rektor Groh um Rat in der Frage, wie mit »jüdisch versippten Prüfungsbeauftragten« zu verfahren sei. Groh schrieb ihm, es gebe zwar noch keine rechtlichen Handhaben, doch habe er selbst in dieser Sache sich zu einem streng »arischen Prinzip« entschlossen (vgl. KATER 1985, S. 117).

1938 wurde Buhtz auf den Lehrstuhl für gerichtliche Medizin in Breslau berufen, der für ihn, wie bereits zuvor in Jena, auf Kriminalistik, ärztliche

Rechts- und Standeskunde sowie Versicherungsmedizin erweitert wurde.²³ Der Kontakt zu dem ebenfalls neu eingesetzten Universitätsrektor – es war der Pathologe Martin Staemmler, einer der ». . . ersten Hochschulprofessoren, die zu Adolf Hitler kamen . . .«²⁴ – dürfte sich zumindest auf ideologischer Ebene nicht schwierig gestaltet haben.

Als Vorsitzender der Deutschen Gesellschaft für gerichtliche Medizin (1938–1940) kam Buhtz mit seinen Vorstellungen über die Entwicklung des Fachgebietes im Jahre 1940 in eine schwere Auseinandersetzung mit Reichsgesundheitsführer Conti und Staatssekretär Freisler, die ihn den Vorsitz kostete. Spätere Aufgaben, die ihm von den Faschisten während des Krieges gegen die Sowjetunion gestellt wurden, hat Buhtz offenbar zur vollsten Zufriedenheit seiner Auftraggeber erfüllt (s. unten).

Als Dekan einer medizinischen Fakultät wirkte unmittelbar nach der faschistischen Machtübernahme der Gerichtsmediziner Rolf Hey,²⁵ er hatte von 1927–1934 in Greifswald den dortigen Lehrstuhl inne.²⁶

Hey war einer der wenigen Vertreter des Lehrkörpers von deutschen Universitäten, die an der »Gemeinschaftstagung der Fachschaftsleiter (der nazistischen Medizinerschaften [F. H.]) und Dozenten im Kameradschaftshaus ›Schlageter‹ vom 3.–7. Januar 1934 in Leipzig« teilnahmen.²⁷ Auf der Tagung ging es, wie »Reichsfachschaftsleiter Pg. Klein« formulierte, um die Hauptfrage: »Wie bringen wir das nationalsozialistische Gedankengut in die Medizin hinein?«. Hey wußte darauf in der Diskussion folgende Antwort: »Der Arzt muß wieder der ärztlich vorgebildete Volksgenosse werden, der als Volksgenosse an das Krankenbett tritt. Dann erledigt sich die Vertrauensfrage zwischen Arzt und Patient ganz von selbst. In einem nationalsozialistischen Staat spielt diese Frage keine Rolle. Die Umstellung muß sich hundertprozentig und in einer radikalen Form ermöglichen lassen.«

Am 1. Oktober 1934 wurde Hey nach Frankfurt berufen, wo er bis zu seinem Tode tätig war.

Bei umfassenderen Recherchen könnte man die Personalbio- und Personalbibliographien dieser und anderer Gerichtsmediziner mit weiteren profaschistisch getönten Einzelheiten ergänzen. Die angeführten Beispiele mögen aber genügen, um die Feststellung eines anderen Lehrstuhlinhabers, der überdies als einer der ganz wenigen Gerichtsmediziner aus jener Generation eine Art von Memoiren hinterlassen hat, zu präsentieren: »Die meisten meiner Fachkollegen waren in der nationalsozialistischen Partei und mußten nach dem Kriege wegen der Entnazifizierung auf die Wiedereinsetzung warten.« (PONSOLD 1980, S. 207).

Das Warten auf die Wiedereinsetzung als Lehrstuhlinhaber nach 1945 war, wie z. B. Nekrologe dokumentieren, in der Gerichtsmedizin nahezu ubiquitär, obgleich das Fach gerade in dieser Zeit mehr als je zuvor gefordert war.²⁸

Albert Ponsold, der ab 9. Juli 1933 Assistent am gerichtsmedizinischen Institut in Halle war und 1939 eine Dozentur erhielt, wurde ab 1. Oktober 1941 mit der vertretungsweisen Leitung des Instituts für gerichtliche Medizin und Kriminalistik der neugeschaffenen »Reichsuniversität Posen« beauftragt. Auf seine Entnazifizierung mußte Ponsold nicht warten: »In dem Fahndungsbuch der Engländer war meine Name verzeichnet, aber in der Rubrik ›Nazi‹ ein Fragezeichen gesetzt. Weder war ich in der SS gewesen noch hatte ich der Partei angehört. Insofern hatte ich nichts zu befürchten.« (ebenda, S. 196). Das Fragezeichen hinter dem Wort »Nazi« wäre auch bei Ponsold absolut entbehrlich gewesen, denn seit 1. Mai 1937 gehörte er der NSDAP an (Mitglieds-Nr. 4047403), seit 1933 schon der SA, er war Mitglied des NS-Ärztebundes und des NS-Dozentenbundes, besaß die Zulassung als Arzt im Amt für Volksgesundheit der NSDAP, war Sturmarzt im NSKK und arbeitete in einem Erbgesundheitsgericht mit (Abb. 35).²⁹ Trotzdem »erfreute« er sich »eines frühen Starts« (vgl. ebenda, S. 207), indem er nach dem Verlassen Poznańs zunächst vertretungsweise die Leitung des Düsseldorfer Instituts übernahm und bereits 1947 auf den Lehrstuhl für gerichtliche Medizin in Münster/Westf. berufen wurde.

13.3. Repression und Gewalt – auch gegen Fachvertreter

»Die politischen Umwälzungen des Jahres 1933 erschütterten auch unser Fach«, schreibt KRAULAND, der ehemalige Ordinarius für gerichtliche Medizin an der Westberliner Universität, in einer recht ausführlichen Darstellung der Geschichte der ehemaligen »Deutschen Gesellschaft für gerichtliche Medi-

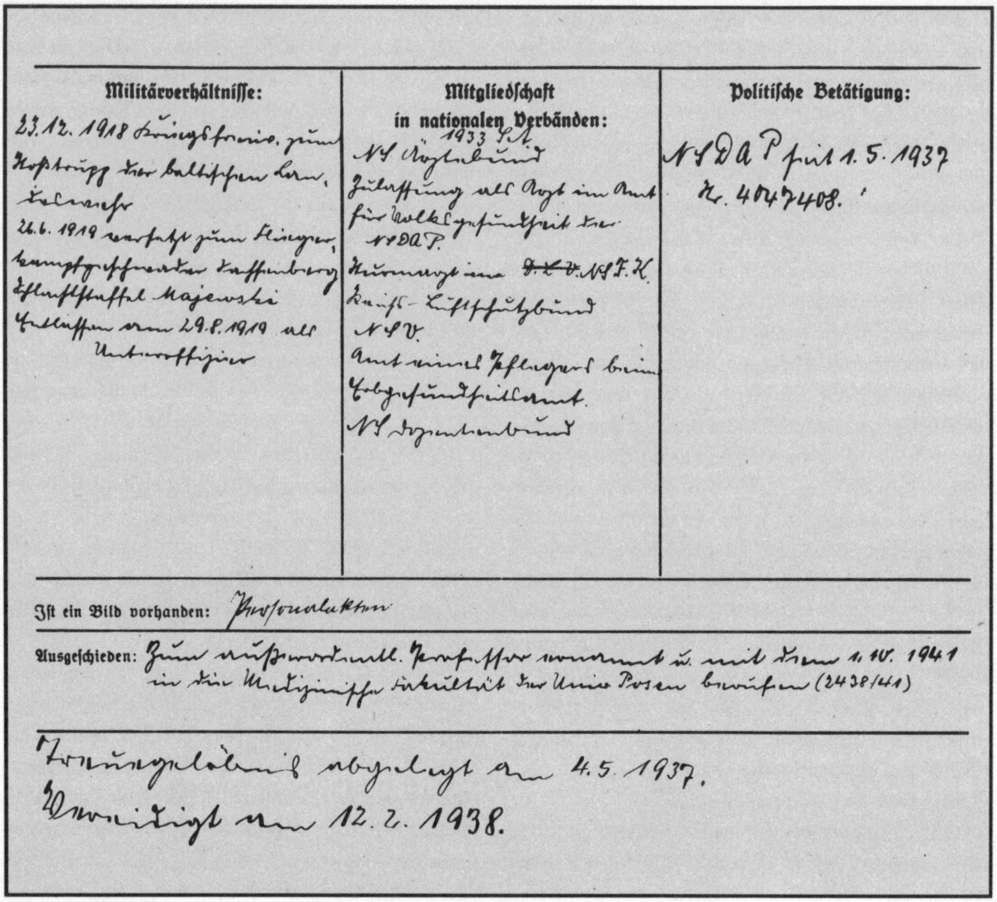

Militärverhältnisse:	Mitgliedschaft in nationalen Verbänden:	Politische Betätigung:
23.12.1918 Kriegsfreiw. zum Stoßtrupp der baltischen Landeswehr. 26.6.1919 versetzt zum Fliegerkampfgeschwader Schlachtstaffel Majewski entlassen am 29.8.1919 als Unteroffizier	1933 SA NS Ärztebund Zulassung als Arzt im Amt für Volksgesundheit der NSDAP. Vertrauensarzt im ~~DLV~~ NSFK. Reichs-Luftschutzbund NSV. Amt eines Pflegers beim Volksgesundheitsamt. NS Dozentenbund	NSDAP seit 1.5.1937 Nr. 4047408.

Ist ein Bild vorhanden: Personalakten

Ausgeschieden: Zum außerordentl. Professor ernannt u. mit dem 1.10.1941 in die Medizinische Fakultät der Univ. Posen berufen (2438/41)

Treuegelöbnis abgelegt am 4.5.1937.
Vereidigt am 12.2.1938.

Abb. 35 Eigenhändig von A. Ponsold ausgefüllter Personalbogen

Quelle: UA Halle. – PA Ponsold

zin«. Nach 16 Zeilen unverfänglichen Zwischentextes beendet er seine Betrachtungen dieser Zeit so: »Die Schrecken des Krieges und die Erschütterungen und Verschiebungen der Nachkriegszeit lähmten lange Zeit jedes wissenschaftliche Leben, ganz besonders auch in unserem Fach.« (KRAULAND 1970, S. 27).

In diesen spärlichen Auskünften über jene Zeit verbergen sich nicht nur die im vorigen Abschnitt beispielhaft ausgewählten Einzelheiten über das profaschistische Wirken prominenter Fachvertreter, sie schließen zugleich ein Schweigen darüber ein, was anderen, z. T. sehr bedeutenden Fachvertretern von den Faschisten zugefügt wurde. Auch STÜRZBECHER beklagt dieses Schweigen, wenn er, auf die besonderen Verdienste der beiden Berliner Gerichtsmediziner Fritz Straßmann und Paul Fraenckel um die gerichtsmedizinische Fachzeitschrift eingehend, schreibt: »Im Sinne der Nürnberger Gesetze waren Straßmann und Fraenckel Juden. Beide gaben das wichtigste Publikationsorgan der Gerichtlichen Medizin, die im Verlag von Julius Springer erscheinende Zeitschrift für die Gerichtliche Medizin heraus. Unter dem politischen Druck der Nürnberger Gesetze mußten beide die redaktionelle Tätigkeit aufgeben. Straßmann ist 1940 im hohen Alter eines natürlichen Todes gestorben; Fraenckel beging Suizid, als er den Judenstern tragen mußte. Als nach dem Zusammenbruch die Zeitschrift wieder erscheinen konnte, finden wir in ihr keinen Hinweis darauf, daß die verdienten langjährigen Schriftleiter aus der Redaktion ausscheiden mußten und vom NS-Regime verfolgt wurden.« (STÜRZBECHER 1984, S. 22).

Der Sohn Fritz Straßmanns, Georg Straßmann, war seit 1928 a. o. Professor für gerichtliche Medizin in Breslau und ». . . . wäre sicher auf einen Lehrstuhl in Deutschland berufen worden, wenn er nicht in der Zeit vor dem zweiten Weltkrieg wegen der politischen Verhältnisse in Deutschland hätte emigrieren müssen . . . Besonders dankbar müssen wir Georg Straßmann dafür sein, daß er trotz der Verfolgung in der Zeit vor dem zweiten Weltkrieg nach dem Kriege wieder Beziehungen zu den deutschen Kollegen aufnahm«, heißt es in einem Nachruf (MUELLER 1974, S. 159).[30]

In die Jahre der Tätigkeit von Georg Straßmann am Gerichtsärztlichen Institut der Universität Breslau, das damals von Karl Reuter geleitet wurde, fiel das Medizinstudium eines jungen rumänischen Staatsbürgers ungarischer Nationalität, der Mitte April 1930 in Breslau sein medizinisches Staatsexamen abgelegt und mit einer Arbeit über die verschiedenen Selbstmordarten im gleichen Jahr am gerichtsärztlichen Institut promoviert hatte. Sein Name ist Nikolaus (Miklos) Nyiszli, insgesamt 10 Jahre war er als Student und Arzt in Deutschland und erwarb sich auch solide gerichtsmedizinische Kenntnisse.[31] (Abb. 36) Später lebte er als Arzt in Nagyvarad (Oradea); 1944 wurde er mit tausenden anderer ungarischer Juden nach Auschwitz deportiert. Am 29. Mai 1944 gebot Lagerarzt Dr. Josef Mengele beim Eintreffen des Transportes während der »Selektion« allen Ärzten hervorzutreten, es sollten sich alle diejenigen melden, die ihre Studien an deutschen Universitäten beendet hätten, Obduktionen durchführen könnten und gerichtsmedizinisch gearbeitet hätten. Auf diese Weise entging Nyiszli den Gaskammern und kam als Häftling mit der Nummer A-8450 schließlich am 27. Juni 1944 ins Lager B II f. (vgl. CZECH 1975, S. 82). Die folgenden Monate, in denen Nyiszli für den wissenschaftlich ambitionierten Verbrecher Mengele Obduktionen – auch z. B. für dessen wahnsinnige Experimente zur Zwillingsforschung[32] – durchführen mußte, hat Nyiszli, nachdem er diese wahrhafte Hölle überlebt hatte, in einem außerordentlich ergreifenden Bericht nachgezeichnet.[33] Dem Buch – es ist u. a. in Ungarn, Rumänien, Polen, Frankreich, den USA, Italien, Brasilien und Großbritannien erschienen[34] – ist eine Erklärung des Autors vorangestellt, in der es auszugsweise heißt: ». . . ich war beschäftigt im Krematorium und an den Scheiterhaufen von Birkenau, wo das Feuer Millionen Körper von Vätern, Müttern und Kindern verzehrte . . . Als Arzt . . . formulierte ich ungezählte ärztliche und gerichtsmedizinische Protokolle über Sektionen von Leichen; ich unterschrieb sie eigenhändig mit der mir eintätowierten Häftlingsnummer. Anschließend wurden diese Dokumente von dem mir vorgesetzten SS-Arzt Dr. Mengele signiert und gelangten mit der Post an folgende Adresse: Kaiser-Wilhelm-Institut für Anthropologie, menschliche Erblehre und Eugenik, Berlin-Dahlem – also an eines der bekanntesten medizinischen Institute der Welt.« (NYISZLI 1966, S. 5).

Das Buch endet mit folgenden Worten: »Jetzt (d. h. nachdem auch Frau und Tochter endlich aus dem Konzentrationslager heimgekehrt sind [F. H.]) hat das Leben wieder einen Sinn. Es gibt jemanden, für den, und etwas, wofür es sich lohnt. Ich will wieder arbeiten. Es wird ein gutes Gefühl sein, wieder Menschen zu helfen. Aber nie wieder werde ich Tote sezieren. Niemals wieder . . .« (NYISZLI 1968, S. 172).

Im Oktober 1947 trat Miklos Nyiszli vor dem Internationalen Militärgericht in Nürnberg in der Verhandlung gegen die Leiter der I. G. Farbenindustrie A. G. als Zeuge auf; auch sein Buch wurde als Beweismittel anerkannt und als Dokument behandelt.[35]

Repressionen und Gewalt auf der »Grundlage« faschistischer Rassengesetze haben auch die Vertreter anderer medizinischer Fächer, die der gerichtlichen Medizin durch ihre Forschungsergebnisse nahe waren, erdulden müssen. Fritz Schiff vom Krankenhaus Berlin-Friedrichshain, weltweit bekannt als Mitbegründer einer wissenschaftlichen Spurenkunde, mußte nach Amerika emigrieren.[36] Leone Lattes, der sich besondere Verdienste um die Identifikation von Blutflecken erwarb und auch ein umfangreiches Werk über gerichtliche Unfallmedizin schrieb, floh vor dem italienischen Faschismus 1939 nach Südamerika.[37] Der Name Ludwik Hirszfeld ist mit der gesamten Blutgruppenkunde der ersten Hälfte unseres Jahrhunderts auf das engste verbunden. Dieser auch musisch hochbegabte Gelehrte – er war z. B. auch Mitglied des polnischen Schriftstellerverbandes – kämpfte unter schwierigsten Bedingungen im Warschauer Ghetto gegen Flecktyphus, hielt Kurse für Sanitärausbildung zum Kampf gegen die Epidemien ab und bearbeitete

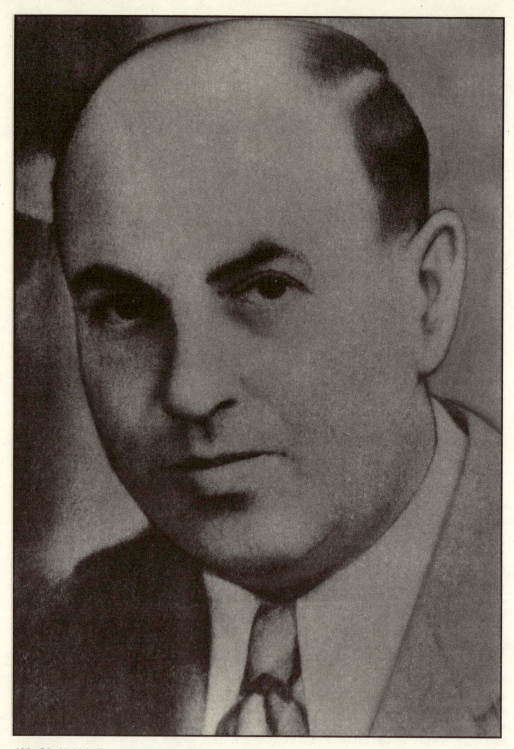

Abb. 36 N. Nyiszli
Quelle: Privatbesitz des Autors

zudem die anstehenden riesigen medizinischen Probleme auch noch wissenschaftlich (vgl. JAWORSKI 1980, S. 52).

Repressionen trafen auch diejenigen Fachvertreter, die den Faschisten offenbar schon vor der Okkupation Österreichs auf Grund ihrer politischen Grundpositionen oder auf Grund ihrer möglicherweise ablehnenden Haltung zu bestimmten »gesundheitspolitischen« Maßnahmen der Nazis, etwa zur Erbgesundheitsgesetzgebung, auffällig geworden waren. Die Funktion Philipp Schneiders, der seit 1933 Mitglied der NSDAP Österreichs und seit 1934 Mitglied der SS war und Österreich 1937 ».. . wegen seiner politischen Tätigkeit verlassen mußte ...«,[38] mag in dieser Hinsicht der eines Spitzels nahegekommen sein. Unmittelbar nach dem Einmarsch der Faschisten wurde der verdiente Vorstand der Wiener Lehrkanzel für gerichtliche Medizin, Fritz Reuter, seines Amtes enthoben, und Philipp Schneider übernahm dessen Nachfolge.[39] In Graz wurde Walther Schwarzacher entlassen und durch Anton Werkgartner ersetzt. Reuter, der erst 1935 nach 16jähriger Tätigkeit in Graz auf die berühmte Wiener Lehrkanzel berufen worden war, übernahm zwar nach der Befreiung vom Faschismus erneut sein Amt bis zur Emeritierung im Jahre 1946, als ihn Schwarzacher ablöste, aber »auch die Wiedereinsetzung im Mai 1945 konnte ihm die wertvollsten 7 Jahre seines Lebens nicht wiedergeben.« (BREITENECKER 1965, S. 3). Daß sich der 70jährige nach den Entbehrungen des Krieges in den schweren Jahren des Wiederaufbaus des österreichischen Gesundheitswesens offenbar aktiv neuen zusätzlichen Aufgaben stellte — z. B. als amtsführender Stadtrat für das Gesundheitswesen in Wien vom 29. Mai 1945 bis 14. Februar 1946 und als Leiter der Sektion V im Bundesministerium für soziale Verwaltung (Volksgesundheitsamt für Österreich) vom 4. April 1946 bis 1. Februar 1949 —, kann nur als Ausdruck seiner tatkräftigen humanistischen Gesinnung angesehen werden.[40]

Nachdem mit dem Überfall auf Polen der zweite Weltkrieg begonnen hatte, obsiegte in diesem Land nach der deutschen Besetzung auch gegenüber prominenten Fachvertretern die nackte faschistische Gewalt. Ein besonders eindrucksvolles Beispiel stellt das Schicksal des 1867 geborenen, 1933 emeritierten Professors der gerichtlichen Medizin Leon Wachholz dar, der einem der ältesten gerichtsmedizinischen Institute, 1804 gegründet, an der Krakówer Universität vorgestanden hatte und als »Vater der polnischen gerichtlichen Medizin« gilt. Wachholz war eines der ersten Mitglieder der deutschen gerichtsmedizinischen Gesellschaft nach der Gründung im Jahre 1904 gewesen, hatte zahlreiche wissenschaftliche Arbeiten in deutschen Zeitschriften veröffentlicht und klassische deutsche Literatur ins Polnische übersetzt. Noch im Jahre 1938 erschien von ihm ein Artikel über die Tätigkeit des Professors der theoretischen und klinischen Chirurgie Johann Philip Nepomuk Rust an der Krakauer Universität.[41] Am 21. September 1938 wurde Wachholz zum korrespondierenden Mitglied der deutschen gerichtsmedizinischen Gesellschaft ernannt und wenige Tage später anläßlich des Gründungskongresses der »Internationalen Akademie für gerichtliche und soziale Medizin«, der — nicht zuletzt auf deutsche Initiative, zumindest aber unter deutscher Regie — in Bonn stattfand, zu einem ihrer drei Vizepräsidenten gewählt.[42] Ehrenpräsident wurde Pietrusky. Im zweiten Drittel des Jahres 1939 wurde Professor Wachholz eine weitere Ehrung zuteil: Die Ernennung zum Mitglied der »Kaiserlich-Leopoldinisch-Carolinischen Deutschen Akademie der Naturforscher«, die ihren Sitz in Halle/Saale hatte und von dem Physiologen Emil Abderhalden geleitet wurde. Als die Liste der zwischen 1. April und 31. Dezember 1939 neu ernannten Mitglieder, die auch den Namen »Leon Wachholz« enthält, in der »Nova Acta Leopoldina« erschien,[43] war der so Geehrte bereits Häftling im Konzentrationslager Sachsenhausen. Gemeinsam mit weiteren 154 wissenschaftlichen Mitarbeitern der Universität war er für den 6. November 1939 zu einem »Vortrag über den Zustand der Wissenschaften im heutigen Deutschland« in das Collegium Novum der Krakówer Universität eingeladen worden. Alle Anwesenden — es waren insgesamt 183 Personen — wurden von den Faschisten verhaftet und, nach Aussonderung einiger Fachleute durch deutsche Institutionen, die für die Wehrmacht arbeiteten, und einiger Ukrainer, in das Gefängnis von Breslau und von dort in das Konzentrationslager Sachsenhausen übergeführt (vgl. GAWĘDA 1981, S. 18). Interventionen bei den faschistischen Behörden zur Freilassung von Wachholz — sie können Buhtz zugute gerechnet werden[44] und stellen nach GAWĘDA (vgl. ebenda, S. 25) eine

Ausnahme im Verhalten der deutschen Wissenschaftler gegenüber dem Schicksal der Krakówer Professoren dar – brachten keinen Erfolg. Erst am 8. Februar 1940 wurde Wachholz zusammen mit weiteren 101 Personen, die wie er vor 1900 geboren waren, unter dem Druck der öffentlichen Meinung des Auslands, insbesondere von Diplomatenkreisen und wissenschaftlichen Autoritäten, aus dem KZ entlassen (vgl. ebenda, S. 22).

Was aber sollte nun mit dem Vizepräsidenten der Internationalen Akademie für gerichtliche und soziale Medizin Leon Wachholz im besetzten Polen werden? Auch den »Ehrenpräsidenten« der Akademie, die nach Ausbruch des Krieges offenbar völlig zu einem wissenschaftspolitischen Instrument faschistischer Interessen auf dem kleinen Randgebiet »Gerichtliche Medizin« geworden war, hat diese Frage bewegt. Deshalb erkundigte sich Friedrich Pietrusky am 8. Oktober 1941 bei dem zuständigen Sachbearbeiter im Reichserziehungsministerium, Dr. Klett: »Die Frage ist nun, ob Wachholz im Präsidium der Internationalen Akademie bleiben darf oder ob ich versuchen soll, ihn herauszuorganisieren.«[45] Die letztliche Antwort vom 20. März 1942 lautete: »Die politische Beurteilung des Professors Wachholz-Krakau macht es notwendig, ihn unverzüglich aus dem Präsidium der ›Internationalen Akademie für gerichtliche Medizin‹ zu entfernen. Ich stelle Ihnen anheim, zunächst Professor Wachholz den freiwilligen Austritt nahezulegen.«[46] Als diese Konsequenzen einer »politischen Beurteilung« des Prof. Wachholz von faschistischer Seite formuliert wurden, hatte der Gelehrte nur noch wenige Monate zu leben, er starb am 1. Dezember 1942 in Kraków an den Folgen der Lagerhaft.

Auch das Schicksal anderer polnischer Lehrstuhlinhaber in der Zeit des Faschismus soll kurz erwähnt werden: Der Nachfolger von Wachholz auf dem Krakówer Lehrstuhl, Prof. Dr. Jan S. Olbrycht, ebenfalls Mitglied der deutschen gerichtsmedizinischen Gesellschaft und der Internationalen Akademie, wurde 1939 von den Nazis beauftragt, das Institut weiter zu leiten, wobei ihm der Deutsche Dr. Werner Beck zur Seite gestellt wurde. Beck, der von den ihm untergebenen Mitarbeitern als Sadist und Alkoholiker charakterisiert wurde, veranlaßte wahrscheinlich am 30. Juni 1942 die Inhaftierung von Olbrycht, der dann in den Konzentrationslagern Auschwitz und Mauthausen leiden mußte (vgl. POPIELSKI 1968, S. 92).

Professor Dr. Wlodzimierz Sieradzki war Leiter des Instituts für gerichtliche Medizin an der Universität Łwów; er wurde mit weiteren 11 Professoren der Medizinischen Fakultät sowie anderen Wissenschaftlern kurz nach dem Einmarsch der Faschisten am 4. Juli 1941 von der Gestapo verhaftet und in der gleichen Nacht erschossen.[47]

Der Gründer des Poznañer gerichtmedizinischen Universitätsinstituts, Prof. Dr. Stefan Horoszkiewicz, wurde aus seinem Amt vertrieben, seine Frau, die jüdischer Herkunft war, 1942 von den Faschisten erschossen.[48]

Trotz der nach Ponsold zitierten Tatsache, daß die meisten deutschen Gerichtsmediziner Mitglieder der NSDAP waren (vgl. PONSOLD 1980, S. 207), kann man nicht davon ausgehen, daß jeder einzelne von ihnen zugleich ein Faschist war. Andererseits muß dahingestellt bleiben, inwieweit Nicht-Mitgliedschaft in der NSDAP oder einer ihrer Gliederungen schon als Hinweis auf eine »antifaschistische« Grundhaltung in der weitesten Bedeutung des Wortes gewertet werden kann. Viktor Müller-Heß, der Berliner, und Gottfried Raestrup, der Leipziger Lehrstuhlinhaber, gehörten der NSDAP nicht an, aber selbst in den von ihnen nach 1945 ausgefüllten Fragebögen finden sich lediglich Klagen über gewisse Nachteile aus dieser Situation, Hinweise auf eine aktive Gegnerschaft fehlen.[49] Lediglich Prof. Dr. Heinrich Többen geriet in Münster in ernste Schwierigkeiten mit den Nazis und wurde zeitweise seines Amtes enthoben, da er »... noch in keiner Weise den Beweis dafür erbracht hat, daß er jederzeit bereit ist, rückhaltlos für den nationalsozialistischen Staat einzutreten ...«, wie der Leiter des Gaupersonalamtes in einem Schreiben an den Kurator der Universität formulierte (vgl. SIEGEL 1966, S. 56).

13.4. Das »Gesetz über die Vereinheitlichung des Gesundheitswesens« und seine Auswirkungen auf die gerichtliche Medizin

Im Jahre 1933 bestanden an den damals zu Deutschland gehörenden Universitäten 20 Lehrstühle der gerichtlichen Medizin und 17 gerichtsmedizinische Institute. Es ist erklärlich, daß von

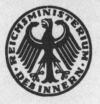

Abb. 37

Quelle: ZStA Potsdam. – Bestand REM. Nr. 939, Bl. 2

diesen Universitätseinrichtungen mit ihrem begrenzten Mitarbeiterstab nur ein Teil der praktischen gerichtsmedizinischen Arbeit bewältigt werden konnte.[50] Ein weiterer Teil der Aufgaben war den eigentlichen Gerichtsärzten übertragen, d. h. Medizinern, die keine ärztliche Praxis betrieben und amtlich angestellt waren, um medizinische Fragen im Auftrage von Gerichten zu beantworten, gerichtliche Obduktionen vorzunehmen, gerichtliche Gutachten über den Geisteszustand, über die Erwerbsfähigkeit, die Zeugungsfähigkeit und ähnliches zu erstatten, doch auch ihre Zahl war – zumindest in Preußen und Sachsen – gering. Meist fungierte der jeweilige Amtsarzt (Bezirksarzt, Kreisarzt) zugleich als Gerichtsarzt; in Bayern hingegen hatte jeder Landgerichtsbezirk seinen besonderen Gerichtsarzt, ihre Zahl war wesentlich größer. In München z. B. mit damals 700000 Einwohnern gab es 4 Landgerichtsärzte und 2 Hilfsärzte, also insgesamt 6 hauptamtlich angestellte Gerichtsärzte; im damals gleichgroßen Köln – zu Preußen gehörig – war nur ein Gerichtsarzt tätig.[51]

Mit dem »Gesetz über die Vereinheitlichung des Gesundheitswesens«, das am 1. April 1935 in Kraft trat, ging die gerichtsärztliche Tätigkeit im ganzen »Reich« auf die neugeschaffenen Gesundheitsämter über, die dort tätigen Ärzte hatten neben den ärztlichen Aufgaben »... der Gesundheitspolizei, der Erb- und Rassenpflege einschließlich der Eheberatung, der gesundheitlichen Volksbelehrung, der Schulgesundheitspflege, der Mütter- und Kinderberatung, der Fürsorge für Tuberkulöse, Geschlechtskranke, körperlich Behinderte, Sieche und Süchtige« auch die »amts-, gerichts- und vertrauensärztliche Tätigkeit ...« auszuüben.[52] In einem Runderlaß des Reichsministers des Innern wurde am 2. Juli 1935 bestimmt: »Die Professoren der gerichtlichen Medizin unterstehen bei ihrer gerichtsärztlichen Tätigkeit verwaltungsmäßig dem Amtsarzt und Leiter des Gesundheitsamtes; die Gutachtertätigkeit üben sie jedoch für das Gesundheitsamt unter eigener Verantwortung aus.«[53] (Abb. 37) Außerdem hatten sie »... nach Möglichkeit die Erb- und Rassenpflege einschließlich der Eheberatung im Gesundheitsamt zu bearbeiten ...«,[54] ihre Tätigkeit sollte auf die Universitätsstadt begrenzt bleiben.[55]

Bereits kurze Zeit nach Inkrafttreten des Gesetzes zeigten sich dessen einschneidende Auswirkungen auf die Qualität der gerichtsärztlichen Tätigkeit, so daß beim Reichsjustizminister Klagen von seiten der Gerichte und Staatsanwaltschaften eingingen, in denen besonders die mangelnde Eignung der allermeisten »Amtsärzte« für gerichtsmedizinische Gutachtertätigkeit und ihre Überlastung mit anderen Aufgaben (insbesondere denen der »Erb- und Rassenpflege«), schwerwiegende Fehlbegutachtungen bei Leichenöffnungen und zu lange Bearbeitungszeiten beanstandet wurden.[56] Es begannen längere Verhandlungen zwischen den beteiligten Ministerien: Reichsjustizministerium, Reichserziehungsministerium – als für die Universitätsinstitute zuständig – und Reichsinnenministerium – über Staatssekretär Conti für die »Gesundheitsführung« und damit auch für die faschistischen Gesundheitsämter zuständig.[57] Die Gesellschaft für gerichtliche Medizin, die insbesondere durch ihren damaligen Vorsitzenden Professor Buhtz die Belange des Fachgebietes in die Diskussion zu bringen versuchte, wurde in keiner Phase der Verhandlungen einbezogen.[58] Das Reichsinnenministerium beharrte vielmehr auf seinem Standpunkt: »Die gerichtsärztliche Tätigkeit ist ein unbedingt notwendiger Bestandteil im Aufgabenbereich der Gesundheitsämter ...« und als solche unterstehe sie dem Reichsminister des Innern.[59]

Am 1. Juni 1939 proklamierte Ministerialrat Dr. Gütt vom Reichsinnenministerium diese Position auf der »Reichstagung der Ärzte des öffentlichen Gesundheitsdienstes« in Bad Ischl in seinem Vortrag zur »Neuordnung des gerichtsärztlichen Dienstes in Deutschland«, wobei er betonte, das »... verantwortungsreiche Gebiet der Erb- und Rassenpflege« müsse »im 3. Reich vor allen Dingen für den Gerichtsarzt ...« von Interesse sein.[60] Auch der damalige Staatssekretär im Reichsjustizministerium, Roland Freisler, entwickelte in der Zeitschrift »Deutsche Justiz« ähnliche Gedanken zur Mitarbeit der gerichtlichen Medizin: »In der Erbgesundheitspflege nimmt sie die Form der unmittelbaren richterlichen Mitwirkung an der Entscheidung an.«[61]

Trotz der oben dargestellten Einbindung zahlreicher Fachvertreter in das faschistische System ist in dieser Phase der Entwicklung des Fachgebietes eine gewisse oppositionelle Haltung mehrerer prominenter Gerichtsmediziner zu bestimmten Forderungen der faschistischen Gesundheitspolitik zu konstatieren: Man wehrte sich gegen das Einverleiben der gerichtlichen Medizin – die es gerade zum »Lehr- und Prüfungsfach« gebracht hatte – in die neugeschaffenen Gesundheitsämter, bemühte sich um den Ausbau und die Aufwertung der teilweise noch im Entstehen begriffenen Universitätsinstitute und war auch gegen eine allzu weitgehende Übertragung der eigentlich als fachfremd empfundenen Aufgaben der sog. Erb- und Rassenpflege. Daneben mögen auch z. B. pekuniäre und Statusfragen eine Rolle gespielt haben.

Mehrere Monate waren vergangen, ohne daß die »Neuregelung« bereits konkrete Formen angenommen hätte, als der Vorsitzende der Fachgesellschaft am 23. Mai 1940 einen erneuten Vorstoß zur Änderung der Situation des Faches unternahm und in einem als »streng vertraulich« gekennzeichneten Schreiben »an alle Fachvertreter« recht kühn formulierte: »Ich habe die Absicht, beim Herrn Reichsinnenminister durch den Erziehungsminister den Antrag zu stellen, die gesamte gerichtsärztliche Tätigkeit aus dem Gesundheitsdienst herauszunehmen und als besonderes Gebiet zu betrachten. Ich bitte mir laufend Fehlbegutachtungen durch die Kreisärzte (auch rückwirkend) mitzuteilen, damit ich für die kommenden Verhandlungen ausreichende Unterlagen habe (immer vierfache Ausfertigung).«[62]

Mit diesen Zeilen war das Ende der Laufbahn von Buhtz als Vorsitzendem der gerichtsmedizinischen Fachgesellschaft weitgehend besiegelt. Das Schreiben gelangte über das Vorstandsmitglied Dr. Eduard Schütt, er war gleichzeitig Leiter der Abteilung Erb- und Rassenpflege im Reichsgesundheitsamt und Leiter der »Wissenschaftlichen Gesellschaft der deutschen Ärzte des öffentlichen Gesundheitsdienstes«, in die Hände von Conti.[63] In einem »Schnellbrief« vom 3. Juli 1940 wurde Buhtz von Conti für den 16. Juli 1940 in das Innenministerium geladen, Einladungen ergingen auch an das Justiz- und das Erziehungsministerium.[64]

Obwohl Buhtz noch einen letzten Versuch machte, seinen Vorstellungen von der Gestaltung des gerichtsärztlichen Dienstes zum Durchbruch zu verhelfen, indem er die Kollegen um die Beantwortung für das Fach wesentlicher Fragen bat,[65] stand er zwei Tage später auf der von Conti geleiteten Sitzung, an der auch Freisler vom Reichsjustizministerium teilnahm, auf völlig verlorenem Posten.

Auch der Vertreter des Erziehungsministeriums, Dr. Klingelhöfer, distanzierte sich von Buhtz.[66] Am 18. Juli 1940 verweigerte Conti die Bestätigung von Buhtz als Vorsitzender der Gesellschaft, dieser erklärte daraufhin seinen Rücktritt und mußte auch aus dem Vorstand ausscheiden.[67] Aus einer von dem nach Buhtz zum Vorsitzenden berufenen Professor Berthold Mueller mit »vertraulich« gekennzeichneten persönlichen »Niederschrift« wissen wir, daß von Conti zu dieser Zeit die Auflösung der Gesellschaft für gerichtliche Medizin ernsthaft erwogen wurde.[68]

Vertraulich 10. 3. 41

Niederschrift.

Den Anlass zu den Schwierigkeiten, die der frühere Vorsitzende Herr Buhtz mit dem Reichsinnenministerium hatte, gab ein vertrauliches Rundschreiben an die Lehrstuhlinhaber, das in die Hände des Reichsinnenministeriums geraten war. Hierüber entstand im Fach Beunruhigung. Es war unvermeidlich, dass man sich fragte, wie dieses vertrauliche Schreiben in das Innenministerium gelangt sein könnte. Um zu vermeiden, dass ein Fachkamerad den anderen scheel ansieht und ihn verdächtigt, hatte ich mich entschlossen, durch eine ehrenwörtliche Anfrage bei den Lehrstuhlinhabern und den damaligen Vorstandsmitgliedern, festzustellen, ob einer von diesen, vielleicht durch ein Versehen, das Schreiben in das Innenministerium gelangen liess. Es war im einzelnen Verdacht gegen Herrn Goroncy, der in diesem Schreiben persönlich angegriffen worden war, und ausserdem gegen Herrn Schütt geäussert worden. Ich beschloss, diese beiden Herren vorweg anzufragen. Von Herrn Goroncy erhielt ich prompt eine völlig negierende Antwort. Herr Schütt teilte mit, dass seine Beamtenpflicht die Beantwortung des Schreibens nicht möglich mache, und dass er zunächst den Herrn Minister fragen müsse. Etwas später teilte er mit, dass er im Innenministerium gewesen sei, den Sachbearbeiter aber nicht angetroffen habe, da er erkrankt war. Ich bemerke, dass Herr Schütt Soldat in Gotenhafen ist und daher in seinen Reisen nicht völlige Bewegungsfreiheit hat. Danach hörte ich längere Zeit nichts mehr. Äusserungen von Fachkollegen drängten jedoch auf eine weitere Klärung, ausserdem wurden mir Äusserungen überbracht, dass einige Fachkollegen aus dem Vorstand oder sogar aus der Gesellschaft austreten würden, wenn Herr Schütt nicht aus dem Vorstand oder gar aus der Gesellschaft austräte. Herr Schütt war von mir bereits als Vorstandsmitglied eingegeben worden, ich hatte damals keinerlei Verdacht gegen ihn, zumal mir Ministerialrat Ernst bei meiner ersten Unterredung mit ihm als Vorsitzender die Erklärung abgegeben hatte, dass das Rundschreiben auf den Tisch des Ministeriums geflattert sei, und dass das Ministerium nicht etwa einen Beamten, der ihm untersteht, ersucht habe, das Rundschreiben vorzulegen. Da nun aber laut Satzungen jegliche Veränderungen im Vorstande der Genehmigung des Ministers unterliegen, habe ich es als notwendig angesehen, Herrn Ernst vorzutragen, dass es uns schwer sei, unter diesen Umständen mit Herrn Schütt im Vorstand zusammen zu arbeiten, und dass ich ihn bitten würde, aus dem Vorstande oder aus der Gesellschaft auszutreten. Aus seiner Antwort, die er mir gegeben habe, werde die Volksmeinung immer den Schluss ziehen, dass das Schreiben durch ihn in das Ministerium gekommen sei. Herr Ernst schien orientiert, erklärte aber, er müsse dies vortragen und bat mich wiederzukommen. Ich wurde nunmehr von Herrn Ernst und von Ministerialdirektor Cropp zu Herrn Staatssekretär Dr. Conti geleitet. Im Vorzimmer fand sich noch der Leiter des Amtes für Wissenschaft im Reichserziehungsministerium Ministerialdirektor Dr. Mentzel ein, der gleichfalls gebeten worden war. Die Aufmachung ähnelte also völlig der Situation, der sich Herr Buhtz gegenüber gesehen hatte. Conti nahm sofort das Wort und erklärte zusammenfassend, dass er mit der früheren Führung der Gesellschaft gar nicht einverstanden gewesen sei, dass er es Buhtz insbesondere übelgenommen habe, dass er andere Behörden gegen das Innenministerium ausspielen wollte, und dass er sich des Gefühls nicht erwehren konnte, dass bei der Führung der Gesellschaft, die ja doch eine wissenschaftliche sei, auch geldliche Gesichtspunkte eine Rolle gespielt hätten. Es sei daher die Pflicht des Staates gewesen, Buhtz abzuberufen, dies sei ursprünglich noch in viel schärferer Form geplant gewesen.

Man habe sich aber schliesslich doch entschlossen, ihn nicht völlig unmöglich zu machen, auch jetzt seien die Beziehungen zu ihm, d. h. die Beziehungen der Medizinalbehörden zu ihm bezüglich örtlicher gerichtsärztlicher Tätigkeit noch nicht völlig abgebrochen. Damit sei die Angelegenheit aber auch erledigt. Wenn Beamte des Ministeriums hierbei mitgewirkt hätten, hätten sie nur ihre Pflicht getan.

Ich führte nun aus, dass jeder Beamte dem Staat gegenüber selbstverständlich seine Pflicht tun müsse; wenn er es aber für seine Pflicht halte, gegen eine bisherige Gemeinschaft vorgehen zu müssen, so verlange es die Kameradschaft, dass er dies offen sage und vorher austrete. Der Staatssekretär führte darauf aus, dass er diesen Einwand an sich gelten lasse, die Sache sei hier aber etwa so gewesen, dass man bei einem dienstlichen Vortrag auch auf die Verhältnisse in der Gesellschaft zu sprechen gekommen sei, dass hierbei Rundschreiben erwähnt worden seien, und dass dann von Herrn Schütt verlangt worden sei, dass er sofort das Rundschreiben vorlege (es lag als Photokopie bei den Akten). Er habe also keine Zeit mehr gehabt, sich mit Buhtz auszusprechen, für die Zeit nachher sei ihm ein persönlicher Verkehr mit Buhtz nicht mehr gestattet worden. Herr Schütt habe voll und ganz seine Pflicht erfüllt, ihm dürften hieraus keine Nachteile erwachsen, der Staatssekretär wünsche, dass er im Vorstand bleibe, und dass jetzt diese weiteren Nachforschungen über vergangenes aufhörten. Ich erklärte darauf, dass ich die Ausführungen und den Wunsch des Staatssekretärs zur Kenntnis nähme, ich müsste allerdings unter Umständen mit Austrittserklärungen rechnen, sobald ich sähe, dass ich die Gesellschaft nicht weiter leiten könne, würde ich es mitteilen und um meine Abberufung bitten. Ich müsse aber gleichzeitig den Herrn Staatssekretär fragen, ob er nicht meinen Rücktritt sofort entgegennehmen wollte. Conti entgegnete hierauf, wenn jetzt Austrittserklärungen erfolgten, oder wenn ich auf diese Angelegenheit hin den Vorsitz niederlegen würde, so müsse er daraus ersehen, dass die Gesellschaft nicht fähig sei, einen arbeitsfähigen Vorstand zu bilden. Er habe schon vorher die Auflösung der Gesellschaft erwogen und daher einen grösseren Kreis zusammengerufen, sobald ich ihm also die Mitteilung machen würde, dass eine Weiterarbeit des Vorstandes jetzt nicht möglich sei, müsse er die Gesellschaft auflösen. Wenn diese Sache in Ordnung komme, sei er aber bereit, mit uns ebenso zusammen zu arbeiten wie mit allen anderen wissenschaftlichen Vereinigungen. Ich erklärte, dass ich auch diese Äusserung zur Kenntnis nehmen müsse, und dass ich berichten würde, wenn ich mein Amt als Vorsitzender nicht fort führen könne. Ministerialdirektor Prof. Menzel führte aus, dass man auch nach seiner Ansicht aufhören müsse, den alten Sachen nachzugehen, es sei nun genug, wir sollten vorwärts arbeiten und nicht an das vergangene denken. Darauf wurden wir entlassen, nur Menzel blieb zurück, Cropp erklärte noch im Fortgehen, er müsse mir noch, um Mißverständnissen vorzubeugen, sagen, dass mir der Staatssekretär das Vertrauen nicht entzogen habe.

Ich verabschiedete mich trotz dieser Zusicherung nicht gerade freudig bewegt und begab mich auf das Kultusministerium zu Herrn Scheer, diesen bat ich, mir eine Unterredung mit Menzel zu verschaffen, oder wenigstens über diese Angelegenheit mit Menzel zu sprechen. Vor allen Dingen wollte ich eine Möglichkeit haben trotzdem zurückzutreten. Nachmittags teilte mir Scheer mit, Menzel würde mich gern empfangen, er habe aber eine Sitzung und könne dies zeitlich nicht möglich machen, er lasse mir bestellen, er habe den Eindruck, dass der Staatssekretär dieses Mal hauptsächlich aus »formalistischen Gründen« (mir etwas unklar, vielleicht um formell Schütt zu decken) gehandelt habe, eine Auflösung der Gesellschaft in dieser Zeit erscheine ihm gänzlich unangebracht, mein Rücktritt sei gänzlich unerwünscht, ich solle auf meine Fachkollegen dahin einwirken, dass diese alten Sachen nun ruhen sollten, auch Austritte von Mitgliedern, die Hochschullehrer sind, auf Grund dieser Vorkommnisse erschienen ihm unangebracht, wir müssten den Wunsch des Staatssekretärs, Schütt im Vorstand zu lassen, zunächst einmal als militärischen Befehl hinnehmen, er könne aber nicht von uns verlangen, dass wir die Beziehungen zu ihm besonders innig gestalten.

Es wird also zunächst nichts anderes übrigbleiben, als die Geschäfte fortzuführen, Austrittserklärungen halte ich unter den gegebenen Umständen für völlig untunlich; wenn die Gesellschaft wegen dieser Sache aufgelöst wird, so werden wir nach aussen hin keinesfalls verstanden werden, man wird uns immer nachsagen, dass es uns nicht einmal angesichts des kommenden Entscheidungssommers möglich gewesen ist, innere Streitigkeiten beseite zu lassen.

(Quelle: Karl-Marx-Universität. Institut für Gerichtliche Medizin. Schriftgutsammlung. »Mueller-Niederschrift 3.41«).

Die geplante »Neuregelung des gerichtsärztlichen Dienstes« blieb infolge des Krieges in den Anfängen stecken; immerhin gingen die Überlegungen maßgeblicher Stellen der riesenhaften Institution »Reichsinnenministerium« zur Eingliederung und Nutzung der gerichtlichen Medizin im Interesse der faschistischen Machtabsicherung auf neuen Wegen weiter. 1943 wurde »... im Zuge des Aufbaus und der Vereinheitlichung der Sicherheitspolizei ...« ein zentrales kriminalmedizinisches Institut eingerichtet.[69] »Das dem Reichskriminalpolizeiamt eingegliederte Kriminalmedizinische Zentralinstitut der Sicherheitspolizei befindet sich in Wien in den Räumen des Instituts für gerichtliche Medizin und Kriminalistik der Universität Wien, Wien IX, Sensengasse 2. Direktor des Kriminalmedizinischen Zentralinstituts der Sicherheitspolizei ist der Direktor des vorgenannten Gerichtsmedizinischen Universitätsinstituts in Wien, Prof. Dr. Philipp Schneider.«[70]

Darüber hinaus war zur »Entlastung« des Zentralinstituts geplant, daß die anderen gerichtsmedizinischen Universitätsinstitute »gleichzeitig die Aufgaben von kriminalmedizinischen Untersuchungsstellen« für die dezentralen Kriminalpolizeileitstellen wahrzunehmen hätten. Eine solche Verklammerung der gesamten Gerichtsmedizin mit der faschistischen Sicherheitspolizei kam jedoch nicht mehr zustande.[71]

13.5. Zur Tätigkeit deutscher Gerichtsmediziner im zweiten Weltkrieg

Bereits seit dem 1. Mai 1938 bestand an der Militärärztlichen Akademie in Berlin eine der pathologisch-anatomischen Abteilung angegliederte gerichtlich-medizinische Untersuchungsstelle, die von Gerhart Panning, vorher Oberarzt am Berliner Universitätsinstitut für gerichtliche Medizin, geleitet wurde. Nachdem die pathologisch-anatomische Abteilung zum Institut für Allgemeine und Wehrpathologie (Leiter: Oberfeldarzt Prof. Dr. Paul Schürmann) umstrukturiert worden war, entstand auch ein »Institut für Wehrgerichtliche Medizin«, das Panning übernahm. Bei Kriegsbeginn wurden ihm auch die Aufgaben eines »Beratenden Gerichtsmediziners beim Heeressanitätsinspekteur«, Generaloberstabsarzt Prof. Dr. Anton Waldmann, übertragen.[72]

Zum Institut für Wehrgerichtliche Medizin gehörte auch die vom Institut für Allgemeine und Wehrhygiene übernommene Blutalkoholuntersuchungsstelle, die zunächst von Oberfeldarzt Dr. med. et. phil. Wilhelm Hecksteden geleitet wurde.[73]

Die Aufgaben einer »wehrgerichtlichen Medizin« ergaben sich nach Panning »auch für den Friedensfall« aus den »Besonderheiten des Waffendienstes« mit einer »... großen Zahl von Sachverhalten, die im zivilen Sektor ungewöhnlich sind.«[74] Als »zentralsten Gegenstand einer gerichtlichen Medizin in der Wehrmacht« nannte Panning die »Lehre vom Schuß«.[75] Gerade auf diesem Gebiet hat sich Panning in besonderer, und zwar verbrecherischer Weise betätigt: Mitte August 1941 ließ er von Angehörigen des Sonderkommandos 4a der Einsatzgruppe C, die, wie alle diese Verbände, Himmler unterstand, in der Nähe von Shitomir/UdSSR an 6 sowjetischen Kriegsgefangenen Schußversuche mit sowjetischer Infanterie-Munition durchführen. Bereits damals waren dem im Januar 1945 als Widerstandskämpfer von den Faschisten hingerichteten »Sachverständigen für Völkerrecht« im OKH, Helmut James Graf von Moltke, diese Versuche bekannt geworden, und er hatte am 12. September 1941 an seine Frau geschrieben: »... Das ist doch ein Höhepunkt der Vertiertheit und Verkommenheit. Und man kann nichts machen. Ich hoffe aber, daß es doch möglich sein wird, eines Tages den meldenden Offizier und den Herrn Panning vor Gericht zu bekommen.« (STREIM 1972, S. 74).

Die Ergebnisse seiner »Schießversuche« veröffentlichte Panning – freilich unter Weglassen einer Schilderung seiner grausamen Versuchsanordnung – im Jahre 1942 in der Zeitschrift »Der Deutsche Militärarzt«.[76] 24 Jahre nach seinem Tode wurden in einem Prozeß vor dem Schwurgericht Darmstadt im Jahre 1968 gegen Callsen und andere ehemalige Angehörige des Sonderkommandos 4a weitere Einzelheiten des damaligen Verbrechens bekannt (vgl. STREIM 1982, S. 87).

Zu Beginn des Krieges erfolgte der Einsatz zur Wehrmacht einberufener Gerichtsmediziner – abgesehen von den wenigen am Institut für wehrgerichtliche Medizin tätigen Ärzten (Panning als Leiter, Oberarzt Dr. Waechter, Assistenzarzt Dr. Huber) – kaum fachspezifisch. So wurden z. B. für Professor Berthold Mueller folgende Funktionen angeführt:

- Truppenarzt,
- leitender Arzt einer Kriegsgefangenenweiterleitungsstelle, dort eingesetzt zur Bekämpfung einer Ruhrepidemie,
- medizinischer Sachbearbeiter am Wehrkreiskommando seines zivilen Dienstsitzes Heidelberg,
- Leiter der pathologisch-anatomischen Untersuchungsstelle im Wehrkreis I (Königsberg),
- Prosektor für eine Anzahl von Reservelazaretten in Königsberg und im Wehrkreis Ostpreußen (vgl. FISCHER 1983, S. 22).

Ein Entwurf für den speziellen Einsatz von Fachvertretern der gerichtlichen Medizin »in den Operationsgebieten« wurde mit der »Dienstanweisung für den Beratenden Gerichtsmediziner bei einer Heeresgruppe« vom 14. April 1942 geschaffen (vgl. ebenda, S. 23).

Für das Gebiet der »Heeresgruppe Mitte« wurden nach einer Verfügung vom 24. November 1942 der zum Stabsarzt ernannte Prof. Dr. Buhtz eingesetzt. Seine Tätigkeit erfolgte im Auftrage der Kriegsgerichte, zuständig war er für »... Gesundheitsschädigungen und Todesfälle, die nur mit gerichtsärztlichen Untersuchungsmethoden im Interesse der Wehrmachts- und Völkerrechtspflege sowie der Abwehr geklärt werden können.«[77] Die von Buhtz geleitete Untersuchungsstelle, das »Feldlaboratorium des Beratenden Gerichtsmediziners beim Heeresgruppenarzt der Heeresgruppe Mitte«, war zunächst in Smolensk/UdSSR stationiert.[78] Personell sollte eine derartige Untersuchungsstelle neben dem »Beratenden« mit einem Hilfsarzt, einem Sanitätsunteroffizier für den Sektionsdienst, einer technischen Assistentin und einem Kraftwagenfahrer für einen leichten Pkw besetzt sein (vgl. ebenda). Die instrumentelle Ausrüstung wurde z.T. unter Mitwirkung des Instituts für Wehrgerichtliche Medizin zusammengestellt und enthielt u. a. Sektionsbestecke, eine Fotoausrüstung, ein Mikroskop, ferner die notwendigsten Chemikalien und Glaswaren z. B. für Blut- und Urinalkoholbestimmungen, Blut- und Spermanachweis sowie Nachweis von Pulverschmauch.[79]

Nach dem weitgehenden Abschluß der organisatorischen Vorarbeiten besaß im Jahre 1943 jede Heeresgruppe der am Krieg gegen die Sowjetunion beteiligten Einheiten Planstellen für Beratende Gerichtsmediziner, es waren dies:
für die Heeresgruppe Nord Oberstabsarzt
Prof. Dr. Berthold Mueller,
für die Heeresgruppe Mitte Stabsarzt
Prof. Dr. Buhtz,
für die Heeresgruppe B Prof. Dr. Jungmichel,
für die Heeresgruppe Süd Dr. W. Müller,
ein Gerichtsarzt aus Berlin,
für die Heeresgruppe Don Dozent Dr. Elbel und
für die Heeresgruppe A Medizinalrat
Dr. Niedenthal (vgl. ebenda).

Auch Prof. Dr. Ponsold war Beratender Gerichtsmediziner, zuständig für die Luftwaffe (vgl. PONSOLD 1980, S. 72).

Eine stabile gerichtsärztliche Untersuchungstätigkeit hat es − der Entwicklung des Krieges und dem Verlauf der Fronten entsprechend − über einen längeren Zeitraum vermutlich nur im Bereich der Heeresguppe Nord, wo als »Beratender« Prof. Dr. Mueller und als Hilfsarzt Dr. Heinz Cortain tätig waren, gegeben. Die Tätigkeit von Buhtz bei der Heeresgruppe Mitte übernahm nach dessen Tode ab Juli 1944 der Pathologe Prof. Dr. Nordmann. Prof. Dr. Jungmichel kam nach der Zerschlagung der Heeresgruppe B und nach dem Vorstoß der siegreichen Roten Armee in die Ukraine nach Frankreich (vgl. FISCHER 1983, S. 23). Stabsarzt Dr. Müller war später, d.h. im November 1944, in Krakau für die Heeresgruppe A als Beratender Gerichtsmediziner tätig und noch später, am 8. März 1945, als Oberstabsarzt in Königgrätz (Hradec Kralowe). Als Beratender Gerichtsmediziner beim Heeresgruppenamt Nord arbeitete Cortain im Juni 1944 in Riga, vom Oktober bis 25. Februar 1945 sind seine Gutachten im »Feldlazarett 769 Libau« ausgefertigt.[80]

Auf der 2., 3. und 4. Arbeitstagung der Beratenden Fachärzte, die in den Jahren von 1942−1944 stattfanden und leitende Sanitätsoffiziere, Beratende Fachärzte und Ärzte der drei Wehrmachtteile, der Waffen-SS und der Polizei, des Arbeitsdienstes und der Organisation Todt zusammenführte, waren auch Vertreter der gerichtlichen Medizin im Rahmen einer Fachgruppe vertreten.

Die »2. Arbeitstagung Ost der Beratenden Fachärzte« fand vom 30. November bis 3. Dezember 1942 in der Militärärztlichen Akademie Berlin statt. Viktor Müller-Heß, Lehrstuhlinhaber an der Berliner Universität, und Gerhard Rommeney von der Militärärztlichen Akademie machten in einem gemeinsamen Vortrag Ausführungen »zur militärärztlichen Begutachtung von Trunkenheitsdelikten« und stellten »Richtlinien für die militärärztliche Begutachtung von Trunkenheitsdelikten« vor. Panning gab die vorbereitete Einsatzplanung zur »Organisation des gerichtsärztlichen Dienstes im Operationsgebiet« und einen Vertrag über die Sektionstätigkeit für die Wehrmacht »in der Heimat« bekannt. Weitere Vorträge, z.B. von Buhtz, befaßten sich u.a. mit der »gerichtsärztlichen Aufklärung von Völkerrechtsverletzungen«.[81]

Die Thematik der 3. Arbeitstagung − sie wurde vom 24.−26. Mai 1943 am gleichen Ort durchgeführt − war der der vorangegangenen Tagung weitgehend ähnlich, nur klagte man über den generellen Mangel an gut ausgebildeten Gerichtsmedizinern für den zivilen und militärischen Einsatz.[82]

Die 4. Arbeitstagung fand vom 16.−18. Mai 1944 im SS-Lazarett Hohenlychen statt. Schon allein die Themen der in der Fachgruppe Gerichtsmedizin gehaltenen Vorträge beinhalten bezeichnende Hinweise darauf, daß der Krieg längst nicht mehr nur an den Fronten hunderttausenden Opfer forderte, sondern − und dies noch vor den verheerenden angloamerikanischen Bombenangriffen im Sommer 1944 und vor dem Inferno von Dresden − auch in der »Heimat« grauenvolle Wirklichkeit geworden war.[83]

Die Aufgaben der Beratenden Fachärzte für gerichtliche Medizin sind in archivalischen Quellen und in entsprechenden Publikationen recht einheitlich umrissen:
• Obduktionen im Auftrage von Kriegsgerichten, meist in Fällen eines unnatürlichen oder hinsichtlich der Todesart unklaren Todesfalles;
• Begutachtungen in Fällen fraglicher Selbstbeschädigungen oder Selbstverstümmelungen;
• Prüfung etwaiger völkerrechtswidriger Handlungen im Kriegsgebiet vom ärztlichen Standpunkt aus.

In den ersten Kriegsjahren wurden Obduktionen im Auftrage von Kriegsgerichten und mit meist gerichtsmedizinischer Fragestellung in den frontnahen Gebieten fast ausschließlich von Pathologen vorgenommen (vgl. FISCHER 1981, S. 85). Auswertungen solcher Obduktionsprotokolle, die in den Jahren 1939—1941 gefertigt wurden und im Krankenbuchlager Berlin vorhanden sind, hat FISCHER mehrfach publiziert (vgl. FISCHER 1980, S. 149; 1981, S. 155).[84] Auch in späteren Kriegsjahren hat sich angesichts der geringen Anzahl der Beratenden Gerichtsmediziner deren Sektionstätigkeit in Grenzen gehalten, wie eine Sichtung der im Militärarchiv der DDR vorhandenen Sektionsprotokolle ergab.

Von besonderer Bedeutung für die Wertigkeit der gerichtsärztlichen Begutachtung während des Krieges war der §5 der Kriegssonderstrafrechtsverordnung vom 11. August 1938, der die »Zersetzung der Wehrkraft« zum Inhalt hatte und Selbstverstümmelung oder Selbstbeschädigung mit der Todesstrafe bedrohte.[85]

Zunächst war die Erkennung und Überführung von Selbstverstümmlern in erster Linie eine Aufgabe der Truppensanitätsoffiziere gewesen. Da die meisten Ärzte jedoch gerichtsmedizinisch nur mangelhaft ausgebildet waren, fielen in den ersten Kriegsjahren nur ganz offensichtliche und plumpe Fälle auf. Das änderte sich, als die Beratenden Fachärzte für gerichtliche Medizin tätig wurden und auch andere »Beratende« wie Pathologen, Chirurgen und Psychiater in die Begutachtung einbezogen wurden, d. h. gerichtsmedizinische Gutachten erstatteten. »In der Zeit vom 1. 8. 1942 bis 31. 3. 1943 wurden bei der 16. Armee 146 Soldaten der Selbstverstümmelung beschuldigt, von denen 111 Fälle gerichtsmedizinisch überprüft wurden. 66 von ihnen wurden wegen des Verbrechens verurteilt, davon 32 zum Tode. Im gleichen Zeitraum kamen beim AOK 1 1899 Soldaten unter Anklage. 88 wurden gerichtsmedizinisch überprüft und 48 verurteilt, davon 40 zum Tode.« (SEIDLER 1977, S. 264).

Durch den Beratenden Gerichtsmediziner beim Heeresgruppenarzt der Heeresgruppe Nord dürften im Jahre 1944 etwa 1 150 derartige Untersuchungen und Begutachtungen vorgenommen worden sein. Bei der Auswertung von 134 Fällen von Verdacht auf Selbstverstümmelung — 37 Soldaten wurden »gerichtsmedizinisch« untersucht — wurde festgestellt, daß in 13 Fällen ein Todesurteil erging, welches in 6 Fällen vollstreckt wurde.[86]

Der Einsatz von Gerichtsmedizinern zum Nachweis von Völkerrechtsverletzungen und Greueltaten, die den überfallenen Völkern angelastet wurden, hat in der nazistischen Propaganda einen besonderen Stellenwert gehabt. Bereits nach dem Überfall auf Polen berichtete Panning über einen solchen Einsatz: »Das Oberkommando der Wehrmacht, Heeres-Sanitätsinspektion, entsprach diesem Bedürfnis im Rahmen des Möglichen und entsandte als Gerichtsärzte Herrn Hallermann nach Posen, mich nach Bromberg, um für Mit- und Nachwelt klare, fachlich einwandfrei geprüfte Tatsachen sicherzustellen.«[87]

Das polnische Volk hat seinen verständlicherweise erbitterten und in der einzelnen Aktion sicherlich auch »brutalen« Widerstand in den von den deutschen Invasoren bedrohten und schließlich eingenommen Gebieten gegen die »deutschstämmige Bevölkerung« und insbesondere gegen »Hitleristen« mit Millionen Toten bezahlt, die, im übrigen, nicht gerichtsärztlich untersucht wurden. Die »Polengreuel« waren nicht die Ursache der Greuel an den Polen, die von den Faschisten verübt wurden, und kaum ihr Anlaß.

Ähnlich lagen die Verhältnisse im besetzten Teil der Sowjetunion: Auch dort wurden Völkerrechtsverletzungen »aufgedeckt«, gerichtsmedizinisch untersucht (Buhtz bearbeitete die Leichenfunde in Katyn, Schrader die in Winniza), von »international« zusammengesetzten Fachkommissionen, deren Vertreter fast ausschließlich aus den von den Faschisten besetzten Ländern stammten und ihre Zustimmung zu den damals unterzeichneten Dokumenten später zum Teil zurücknahmen (Markov, Hajek),[88] abgesegnet und von der Goebbels-Propaganda im »Völkischen Beobachter« ausgeschlachtet. Der internationale Erfolg dieser Aktionen war mäßig; Goebbels diktierte am 29. September 1943 in sein Tagebuch: »Leider haben wir auch Katyn aufgeben müssen. Die Bolschewisten werden sicherlich in Kürze feststellen, daß wir die 12 000 polnischen Offiziere erschossen haben. Überhaupt ist das eine Frage, die uns sicherlich in Zukunft einiges zu schaffen machen wird. Die Sowjets werden zweifellos ihr Bestreben darein setzen, möglichst viele solcher Massengräber ausfindig zu machen, um sie uns in die Schuhe zu schieben.« (GOEBBELS 1948, S. 454).

Die von den Verbrechern der SS-Einsatzgruppen stammenden »Ereignismeldungen«, die z. B. wenige Jahre später vor dem Militärgerichtshof II der Vereinigten Staaten von Amerika in Nürnberg verlesen wurden (Fall 9, 1963), belegen, wie Tausende anderer Dokumente, daß es nicht schwer wurde, auch zweifelsohne in unendlicher Zahl von den Faschisten stammende Massengräber ausfindig zu machen. Leider gab es zu diesem Zeitpunkt zu wenige »unbelastete« deutsche Gerichtsmediziner, die an der Bergung und Identifizierung der Leichen hätten teilnehmen können.

Die gerichtliche Medizin hat sich im Laufe ihrer langen Geschichte immer als Mittler zwischen Medizin und Recht, als Helfer der Rechtspflege verstanden. Obgleich »Recht« in allen Phasen der Entwicklung der menschlichen Gesellschaft im besonderen zuerst den Interessen der herrschenden Klasse zugetan war, erwuchsen ärztlicher Sachverständigentätigkeit daraus im allgemeinen keine ernsthaften Probleme.

In der vorliegenden Abhandlung kam es uns darauf an, zu einem fachhistoriographisch bisher kaum bearbeiteten Zeitabschnitt Untersuchungen anzustellen und die Anforderungen, die ein verbrecherisches System an ein der Rechtspflege sui generis dienen wollendes medizinisches Fachgebiet stellte, aufzuhellen und damit natürlich auch Haltungen von Medizinern — im speziellen Fall Gerichtsmedizinern — zu analysieren.

Eine so spektakuläre Verwicklung des Fachgebietes in faschistische Verbrechen, wie sie z. B. für das wesentlich »größere« Fach Psychiatrie nachgewiesen wurde, ist für die gerichtliche Medizin nicht festzustellen. Die Tätigkeit eines »Sachverständigen« dürfte aber spätestens dann zur aktiven Helferschaft für Verbrecher degenerieren, wenn sie, wie gegen Ende des zweiten Weltkrieges, zur massenhaften Beurteilung von »Selbstverstümmlern« in der faschistischen Wehrmacht — mit dem Effekt einer Vielzahl von Todesurteilen — herangezogen wurde. Selbstverständlich sind auch andere gutachterliche Äußerungen von Gerichtsmedizinern in mannigfaltigster Weise vom faschistischen Unrechtssystem mißbraucht worden, und sicherlich wurden Befunde, z. B. bei Obduktionen, nicht nur in Konzentrationslagern manipuliert. Bei W. Poller, einst Arztschreiber in Buchenwald, ist zu lesen: »Was der Prosektor nicht sehen, nicht finden, nicht feststellen sollte, das stellte er nicht fest, das sah und fand er nicht und umgekehrt.« (POLLER 1947, S. 91).

Trotzdem ist zu konstatieren, daß das Fachgebiet Gerichtliche Medizin dank seiner medizinisch-naturwissenschaftlichen Grundanschauung nicht ernsthaft faschisiert worden ist; es hat keine »faschistische Gerichtsmedizin« gegeben, obwohl die Mehrzahl der Fachvertreter, nicht nur auf der Ebene der Lehrstuhlinhaber, den Faschismus zweifellos bejahte und dies auch durch eine Mitgliedschaft in der NSDAP und in anderen faschistischen Organisationen zum Ausdruck brachte. Ein Opponieren gegen bestimmte Maßnahmen der faschistischen Gesundheitspolitik — fern von antifaschistischen Grundpositionen — soll nicht unerwähnt bleiben; eindeutige Ablehnung des Faschismus wurde allerdings nur in wenigen Ausnahmefällen deutlich. Repressionen und Gewalt betrafen eine Anzahl deutscher und viele ausländische, z. B. polnische, Gerichtsmediziner. Vielfältige Varianten gerichtsmedizinischer Betätigung, die den Interessen der nazistischen »Rechtswahrer« entgegenkamen, führten letztlich das gesamte Fach im Deutschland der Nachkriegszeit in eine tiefe Krise, wofür die Aktivisten, die Befürworter und die Mitläufer des Faschismus unter den Gerichtsmedizinern die Schuld trugen: Es blieben zu wenige »Unbelastete« übrig, die wichtige Aufgaben im Dienste einer antifaschistischen Rechtspflege hätten übernehmen können.

Anmerkungen

[1] In Wien war bereits 1805 ein Lehrstuhl für gerichtliche Medizin und 1818 ein Institut gegründet worden, in Kraków und in Prag – ebenfalls zur Donaumonarchie gehörig – geschah dies 1804 bzw. 1808, in Graz 1863 und in Innsbruck 1869 (Institutsgründung 1893). Im preussischen Berlin wurden hingegen erst ab 1864 gerichtsmedizinische Vorlesungen gehalten und 1886 ein »Institut für gerichtliche Medizin und Leichenschauhaus« eröffnet. Der preußische Minister der geistlichen, Unterrichts- und Medizinalangelegenheiten, Gustav von Gossler, fragte am 17. März 1887 bei den »sämtlichen Königlichen Herren Universitäts-Kuratoren« an: »Wer liest gerichtliche Medizin?« und erhielt von den meisten Antworten, welche die Ersetzbarkeit der Gerichtsmedzin durch andere, »in dieses Fach schlagende Spezialvorlesungen« (z. B. im Rahmen der Pathologie, Gynäkologie und Geburtshilfe, Psychiatrie, Chirurgie) im wesentlichen zu bestätigen schienen. Vgl. Zentrales Staatsarchiv Merseburg (im folgenden: ZStA Merseburg). – Rep. 76 Va Sekt. 1 Tit. VII Nr. 47 Bl. 1ff.

[2] Mit der Errichtung eines Lehrstuhls war zwar Kiel der preußischen Hauptstadt im Jahre 1861 vorangegangen, das zugehörige Institut konnte aber erst 1906 seinen Betrieb aufnehmen. Ähnlich verhielt es sich mit Heidelberg: 1868 Lehrstuhl, 1927 Institutsgründung. Vor der Jahrhundertwende entstanden schließlich noch Lehrstühle für gerichtliche Medizin in Greifswald (1888 – Institutsgründung 1892), in München (1891 – Institutsgründung 1909), in Leipzig (1897 – Institutsgründung 1900) und in Würzburg (1899 – Institutsgründung 1926). Weitere Lehrstühle entstanden 1901 in Bonn, Breslau, Halle und Königsberg, 1902 in Marburg, 1904 in Göttingen, 1907 in Freiburg und 1912 in Erlangen. 1919 folgte Hamburg, 1924 Münster, 1925 Jena und Düsseldorf und 1927 Frankfurt am Main. Während der Zeit des Faschismus enstanden keine neuen Lehrstühle im »Altreich«, wohl aber wurden sie an den sog. Reichsuniversitäten in Posen (Poznań) und Straßburg (Strasbourg) im Jahre 1941 eingerichtet. An der »Staatlichen Akademie für praktische Medizin« in Danzig gab es ab 1940 einen Lehrstuhl für gerichtliche Medizin. Hierzu tabellarische Zusammenstellung bei EULNER 1970, S. 499, bei DANGEL 1972, S. 17 und SCHULTE 1973, S. 7.

[3] Vgl. »Prüfungsordnung für Ärzte« vom 5. Juli 1924. – In: Regierungsblatt für das Königreich Württemberg. – Stuttgart: Scheufele, 1924 und: »Bestallungsordnung für Ärzte« vom 17. Juli 1939. – Berlin; Wien: Reichsgesundheitsverlag, 1944.

[4] Die diesbezügliche Anordnung des Dekans der Medizinischen Fakultät der Universität Leipzig trägt das Datum des 10. Juni 1943 und wurde in gedruckter Form verbreitet. Vgl. Schriftgutsammlung Gerichtsmedizin Leipzig (im folgenden: SgS GmL) E 1/1799.

[5] Beabsichtigt war, das Fach gerichtliche Medizin durch Zusammenlegen mit der Pathologie zu prüfen. In einer Sitzung im Reichserziehungsministerium, an der auch der Vorsitzende der Gesellschaft für gerichtliche Medizin, Prof. Dr. Schrader, am 16. November 1943 teilnahm, »... wurde die Frage einer Streichung der gerichtl. Med. als Prüfungsfach erörtert, die von verschiedenen Anwesenden lebhaft verfochten wurde. Es ist gelungen, diese sehr ernste Krise zu beheben.« (SgS GmL E 1/1799).

[6] Vgl. Straßmann, G.: F. Straßmann's Lehrbuch der gerichtlichen Medizin. – 2. vollst. umg. Aufl. – Stuttgart: Verlag Ferdinand Enke, 1931.

[7] Vgl. Mueller, B.; Walcher, K.: Gerichtliche und soziale Medizin einschließlich des Ärzterechts: Ein Lehrbuch für Studenten und Ärzte. – 2. verb. Aufl. – München; Berlin: J. F. Lehmanns Verlag, 1944.

[8] Die sog. preußische Denkschrift, eigentlich »Denkschrift ›Nationalsozialistische Jusitz‹«, entstand unter der Gesamtleitung der Preußischen Justizministers Hanns Kerrl und wurde in etwa 15 000 Exemplaren in den Jahren 1933/34 unter den Juristen Deutschlands vertrieben. Bei der Gesamtbearbeitung wurde Staatssekretär Dr. Roland Freisler, der spätere »Richter« am Volksgerichtshof, an erster Stelle genannt. Wie einleitend betont wurde, wollte die Denkschrift »kein Entwurf eines Strafgesetzbuches sein«, in der makaber-bildhaften Sprache der Faschisten wurde vielmehr formuliert: »Sie versucht lediglich, ein Gerippe eines nationalsozialistischen deutschen Strafrechts aufzustellen und die Umhüllung dieses Gerippes mit Fleisch und Blut anzudeuten.« Im fünften Abschnitt der Denkschrift – »»Der Schutz der Einzelperson« überschrieben – wird formuliert: »Bei der Tötung auf Verlangen ist die sog. Euthanasie unter bestimmten Sicherungen als Unrechtsausschließungsgrund neu eingeführt. Diese Regelung entspricht ebensosehr dem Wunsche unheilbar Kranker als der Forderung höherer Sittlichkeit und wahrer Menschlichkeit, die einer nutzlosen Qual, die sowohl der Kranke als dessen Angehörige empfinden, ein Ende machen will.« Vgl. Dtsch. Justiz. – **95** (1933). – S. 417–436.

[9] Auf der 22. Tagung der Deutschen Gesellschaft für gerichtliche und soziale Medizin, die im September 1934 in Hannover stattfand, beschäftigte sich B. Mueller in einem umfangreichen Referat über »Nationalsozialistische Strafgesetzgebung« ausführlich mit dem Inhalt der Denkschrift, formulierte den zitierten Satz über die Sterbehilfe und fuhr dann fort: »Auch die Vernichtung **lebensunwerten Lebens** soll nach den Vorschlägen der preußischen Denkschrift ermöglicht werden. Ich glaube, daß hiergegen weder vom völkischen noch vom ärztlichen Standpunkt Bedenken geltend zu machen sind.« (Hervor-

hebung von B. Mueller). Vgl. Dtsch. Z. gesamte gerichtl. Med. − **24** (1934). − S. 114−134, zit. S. 126.

[10] Vgl. Münch. med. Wochenschr. − **80** (1933). − S. 714 (5. 5. 1933).

[11] Pietrusky, F.: Rede, gehalten am 1. Mai 1933 zur Feier des Tages der »Deutschen Arbeit« und zur Übergabe der Studentenrechtsordnung. − Bonn: Verlag Gebr. Scheur, 1934 (Bonner Akad. Reden; 19).

[12] Zit. nach WULF 1963, S. 51.

[13] Vgl. Jungarzt. − (1935) 14. − S. 217.

[14] Zentrales Staatsarchiv Potsdam (im folgenden: ZStA Potsdam). − 49.01 P-406.

[15] Möglicherweise wurden durch das Bonner Disziplinarverfahren auch andere Aktivitäten Pietruskys gebremst, so schied er z. B. 1942 aus dem Herausgeberkollektiv der »Deutschen Zeitschrift für die gesamte gerichtliche Medizin« aus (vgl. Bd. 36/1942 der Zeitschrift).

[16] Vgl. Degener's Wer ist's? − X. Ausg. − Berlin: Verlag H. Degener, 1935. − S. 410.

[17] Vgl. Jungarzt. − (1934) 2. − S. 25.

[18] Universitätsarchiv Halle (im folgenden: UA Halle). − Zeitungsausschnitt der »M. N. Z.« in der Personalakte (im folgenden: PA) Walcher, ohne Blattangabe (im folgenden: o. Bl.).

[19] Vgl. »Völkischer Beobachter«, Münchner Ausgabe vom 17. September 1938 (in der PA Walcher).

[20] Vgl. UA Halle. − PA Schrader, o. Bl.

[21] Schrader, G.: Die Todesstrafe. − In: Münch. med. Wochenschr. − **81** (1934). − S. 605−607, zit. S. 607.

[22] Vgl. Universitätsarchiv Jena (im folgenden: UA Jena). − D 395, o. Bl.

[23] Vgl. Nachruf des Rektors der Schlesischen Friedrich-Wilhelms-Universität und des Dekans der Medizinischen Fakultät für Gerhard Buhtz (1944) (UA Jena. − D 395, o. Bl.).

[24] ZStA Potsdam. − 49.01 − 1716, Bl. 105.

[25] Vgl. Münch. med. Wochenschr. − **80** (1933). − S. 482 (24. März 1933).

[26] In die Dekanatszeit von Hey fiel die Entlassung des Psychiaters und Direktors der Universitäts-Nervenklinik Greifswald, Prof. Dr. Edmund Forster. Man bezeichnete Forster in Greifswald als »marxistische Systemgröße«, der die nationale Regierung lächerlich mache und voller Zuversicht schon vom »4. Reich« rede, auch habe er gesagt, der Reichstagsbrand sei zu Propagandazwecken für die nationale Regierung inszeniert worden. Forster erschoß sich am 11. September in seiner Wohnung. Vgl. Universitätsarchiv Greifswald (im folgenden: UA Greifswald). − PA 486 (Forster), o. Bl.

[27] Vgl. Jungarzt. − (1934). − S. 64−69.

[28] Abgesehen von der kriegsbedingten Zerstörung vieler gerichtsmedizinischer Institute oder von für die Arbeitsfähigkeit wesentlichen Teilen ihrer Ausstattung war der Ausfall der Mehrzahl der wissenschaftlichen Kader in der unmittelbaren Nachkriegszeit besonders gravierend. Dabei gab es eine hohe Kriminalität mit einer Vielzahl von Tötungsverbrechen, Sittlichkeits- und Körperverletzungsdelikten, es gab zehntausende von Fällen »stritiger Vaterschaft«, es wurden Massengräber mit getöteten oder verhungerten Kriegsgefangenen oder Konzentrationslagerhäftlingen entdeckt und unter den Schuttbergen der zerbombten Städte täglich neue Opfer gefunden, deren zweifelsfreie gerichtsmedizinische Identifizierung nicht nur im Interesse der vielleicht noch lebenden Angehörigen notwendig gewesen wäre.

[29] Vgl. UA Halle. − PA Ponsold, o. Bl.: eigenhändig ausgefüllter Personalbogen (ohne Datum).

[30] Die Tatsache, daß Berthold Mueller, den wir in keiner Phase der Zeit des Faschismus mit den »politischen Verhältnissen in Deutschland« in Konflikt geraten, sondern dessen profaschistisches Engagement wir wiederholt aufscheinen sahen, einen Nachruf für Georg Straßmann schrieb, kann verwundern. Als Georg Straßmann starb, war Mueller der unbestreitbar profilierteste Vertreter der Gerichtsmedizin in der BRD, ihm kam eine solche Würdigung vielleicht deshalb am ehesten zu. Aber Mueller war z. B. auch einer der wenigen westdeutschen Fachvertreter, die in den 50er und 60er Jahren den Kontakt zur sich entwickelnden Gerichtsmedizin in der DDR suchten. 1953 erschien Muellers bedeutendstes Werk, die über 1000 Seiten starke »Gerichtliche Medizin«. Im Unterschied zur damals auch in Fachbüchern üblichen BRD-Terminologie verwendete Mueller bei der Darstellung von Rechtsvorschriften der DDR die seit 1949 exakte Bezeichnung für unser Land und enthielt sich jeglicher polemischer Ausfälle gegen dessen Gesellschaftsordnung (vgl. MUELLER 1953, z. B. S. 26; 182; 917).

[31] Vgl. Selbstmordarten auf Grund des Sektionsmaterials des Breslauer Gerichtsärztlichen Instituts. − Med. Diss. − Breslau, 1930. − Lebenslauf.

[32] Zwillinge und »Zwerge« wurden von Mengele schon auf der »Rampe« ausgesondert, »... sie alle kommen nach rechts. Wachen begleiten sie in die eigens für sie bestimmte sogenannte Schonbaracke des Lagers. Dort ist die Verpflegung gut, die Schlafplätze sind bequem, sanitäre Anlagen vorhanden, die Behandlung ist gut. ... Von hier gehen sie immer in Begleitung hinüber zur ... Versuchsbaracke des Zigeunerlagers. Dort werden tägliche Untersuchungen an ihnen vorgenommen, alle, die am lebenden Menschen überhaupt möglich sind. Blutentnahmen, Rückenmarkpunktionen, Blutaustauschtransfusionen zwischen den Zwillingen und zahllose andere Untersuchungen, viele davon schmerzhaft und erschöpfend. Dina, die Pariser Kunstmalerin, fertigt Vergleichsbilder der Schädel-, Ohrläppchen-, Nasen-, Mund-, Arm- und Beinlinien von Zwillingen an. Alle diese Bilder gelangen in ein mit den genauen Daten der untersuchten Zwillingspaare versehenes Dossier, das auch die klini-

schen Untersuchungsergebnisse enthält. Dasselbe geschieht auch mit den Zwergwüchsigen.
Diese Versuche in vivo, also am lebenden Organismus durchgeführt, schöpfen jedoch bei weitem nicht die Gesamtmöglichkeiten der Zwillingsforschung aus. Sie enthalten zu viele Lücken und führen zu wenig Greifbarem. Es folgt also der letzte und wichtigste Abschnitt der Zwillingsforschung, die Auswertung durch eine Obduktion, der Vergleich zwischen den gesunden, abnormal funktionierenden oder kranken Organen von Zwillingen. Dazu aber braucht man Tote. Da die Obduktion sowie die Untersuchung der gefundenen Abnormitäten gleichzeitig erfolgen müssen, ist es notwendig, daß die Zwillinge auch gleichzeitig sterben.
Und so geschieht es auch. Sie sterben in einer der Versuchsbaracken des KZ Auschwitz, im Lager B III. Dr. Mengele löscht ihr Leben aus. Ein in der Geschichte der Medizin weltweit nie dagewesenes Ereignis: Zur gleichen Zeit sterben Zwillingsgeschwister und es besteht die Möglichkeit, ihre Leichen zu sezieren. Wo passiert schon im normalen Leben der an ein Wunder grenzende Zufall, daß Zwillinge am gleichen Ort, zu gleichen Zeit sterben? ... Eine vergleichende Obduktion ist also unter normalen Umständen absolut unmöglich. Im Lager von Auschwitz aber gibt es mehrere hundert Zwillingspaare, ihr Tod wiederum bietet mehrere Hundert Möglichkeiten ... Was fehlt, ist nur noch der Sektionsbefund. Ihn aufzustellen ist meine Aufgabe. Zu gleicher Zeit starben die kleinen Zwillinge. Mit ihrem Tod, mit der Öffnung ihrer kleinen, für die Forschung bestimmten Körper sollen sie dazu beitragen, das Geheimnis der Rassenvermehrung zu entschlüsseln!
Das Vorantreiben der Vermehrung der ›zur Herrschaft bestimmten Rasse‹ ist das ›große Ziel‹. Genauer: In der Zukunft soll nach Möglichkeit jede deutsche Mutter Zwillinge gebären.« (NYISZLI 1968, S. 54–56).

[33] Mit Tausenden anderer Häftlinge wurde Nyiszli Anfang 1945 von Auschwitz nach den Konzentrationslagern Mauthausen und Melk gebracht und schließlich am 5. Mai 1945 im KZ Eibensee in Oberösterreich von den amerikanischen Truppen befreit.

[34] Vgl. Index translationum: Repèrtoire international des traductions. – Paris: Unesco, 1960ff.

[35] Einzelheiten im Anhang zur ungarisch-sprachigen Ausgabe von 1966 (Bucuresti 1966, S. 197ff.).

[36] Besondere Verdienste hatte Schiff bei der Untersuchung der sog. Ausscheider-Eigenschaft, des Sekretor-Systems; die Tatsache, daß von etwa 75–78% der Mitteleuropäer AB0-Blutgruppensubstanzen in Körperflüssigkeiten (z. B. Speichel, Sperma) ausgeschieden werden, hat große kriminalistische Bedeutung.

[37] Der »Lattes«, d. h. der Nachweis sog. Isoantikörper etwa in einer angetrockneten Blutspur, ist noch heute eine wichtige spurenkundliche Untersuchung.

[38] Vgl. UA Jena. – L Nr. 383, Bl. 720.

[39] Nach der Besetzung Österreichs jubilierte Schneider im Artikel: »Der Wiener Medizinischen Gesellschaft zum Geleite!«: »Im Augenblick des gewaltigen Geschehens unserer Tage, in welchem das Alte und Morsche zerbricht, die Sehnsucht der Deutschen an der Donau und in den Bergen Erfüllung würde, da Adolf Hitler seine geliebte und niemals vergessene Heimat dem Dritten Reiche als die alte, für Deutschtum und Volk verdiente Ostmark wiedergab, findet eine Umwertung aller Werte statt. Dessen müssen auch wir uns als Ärzte und Vertreter der Wissenschaft vorerst und immer bewußt sein!« (Wien. klin. Wochenschr. – **52** (1939). – S. 105).
In einem Nachruf (vgl. HOLCZABEK 1965, S. 11) wird auch diese Publikation unter Punkt 33 des »Verzeichnisses der wissenschaftlichen Arbeiten Philipp Schneiders« angeführt.

[40] Der von BREITENECKER gewählten Formulierung: »Äußere Ehren, wie seine Ernennung zum amtsführenden Stadtrat ... und dann seine Bestellung zum Leiter der Sektion V im Bundesministerium für soziale Verwaltung ... sollten die Wunden heilen, die ihm eine unheilvolle Politik geschlagen hatte ...« (BREITENECKER 1965, S. 3), können wir unter diesem Gesichtspunkt nicht zustimmen.

[41] Vgl. Wachholz, L.: Johann Nep. Philip Rust: Beitrag zur Geschichte der medizinischen Fakultät in Krakau. – In: Sudhoffs Arch. – **31** (1938). – S. 40–51. J. Ph. N. Rust war ein Urgroßvater von Bernhard Rust, dem Reichsminister für Wissenschaft, Erziehung und Volksbildung.

[42] Vgl. Verhandlungsbericht des I. Internationalen Kongresses für gerichtliche und soziale Medizin. – Bonn: Verlag Gebr. Scheur, 1938, – S. 628.

[43] Vgl. Nova Acta Leopoldina. N. F. – **7** (1939). – S. 510–543.

[44] Vgl. SgS GmL B-Wa, Bl. 11.

[45] ZStA Potsdam. – 49.01-3121, Bl. 2.

[46] ZStA Potsdam. – 49.01-3121, Bl. 5.

[47] Einzelheiten zu dieser Aktion finden sich z. B. in: Die Wahrheit 1960, S. 93ff.

[48] Persönliche Mitteilung von Prof. Dr. Zd. Marek (Kraków).

[49] So heißt es z. B. in dem von Prof. Dr. Raestrup am 7. November 1946 unterzeichneten Fragebogen auf die Frage nach Beschränkungen durch die Nationalsozialisten: »Allenthalben steigende Schwierigkeiten wegen Nichteintrittes in die Partei und wegen Ehelosigkeit. Ständige Übergehung und Benachteiligung in dienstl. Belangen in der Univer., i. d. dtsch. Gesell. f. gerichtl. Med. u. Krim., in der Partei u. persönl. Verkehr mit Parteimitgliedern. Drohung u. ›rote Ankreuzung‹ meines Namens bei der Partei wegen zu geringer oder gar keiner Zahlung von NSV-Beiträgen. Angebl. meine beabsichtig-

te Liquidierung durch die Partei nach Kriegsende. 1944 trotz Vorschlages d. med. Fakul. Breslau nicht mehr auf den Lehrstuhl f. gerichtl. Med. Breslau berufen.« Vgl. Universitätsarchiv Leipzig (im folgenden: UA Leipzig). – PA 228, Bl. 99v.

[50] Außer einigen gut besetzten Instituten – etwa in Berlin, Bonn und Leipzig – ging es auch Jahre später den meisten Instituten etwa so, wie es Georg Straßmann am 3. Juli 1928 aus dem Gerichtsärztlichen Institut Breslau an den Preußischen Minister für Wissenschaft, Kunst und Volksbildung meldete: »... Das Personal ... besteht in dem Direktor, in zwei außerplanmäßigen Assistenten, von denen eine Stelle zur Zeit unbesetzt ist, als wissenschaftliche Hilfskraft fungiert der Unterzeichnete, ferner ist eine Schreibhilfe, ein Institutsgehilfe und eine Scheuerfrau tätig.« (ZStA Merseburg. – Rep.76 V^a Sekt. 1 Tit. VII No. 47 Bl. 308). Andere Institute bestanden nur aus dem Direktor und ein oder zwei Hilfskräften.

[51] War in Preußen selbst in größeren Städten wie Köln nur ein Gerichtsarzt unabhängig vom Kreisarzt tätig, so bestand in kleineren Städten und weniger dicht besiedelten Regionen gar Personalunion zwischen Amts- (Kreis-) arzt und Gerichtsarzt. Deshalb war gerichtliche Medizin in der Amtsarztprüfung ein wichtiges Prüfungsfach. Nicht wenige habilitierte Assistenten aus gerichtsmedizinischen Instituten besetzten Amtsarztstellen.

[52] Gesetz über die Vereinheitlichung des Gesundheitswesens vom 3. Juli 1943. – In: RGBl. I. – 1934. – S. 531ff.

[53] Gerichtsärztliche Tätigkeit für die Gesundheitsämter. Runderlaß des Reichs- und Preußischen Ministers des Innern vom 2. Juli 1935.

[54] Erlaß vom 25. März 1935 über gerichtsärztliche Tätigkeit der Professoren für gerichtliche Medizin für die Gesundheitsämter (nicht veröffentlicht).

[55] Vor diesen neuen Bestimmungen war das »Einzugsgebiet« für die Tätigkeit der gerichtsmedizinischen Institute und ihrer Professoren – und damit z. B. auch das für Lehre und Forschung zugängliche Material – zum Teil wesentlich größer.

[56] Vgl. ZStA Potsdam. – 49.01-943, Bl. 32–35.

[57] Vgl. ZStA Potsdam. – 49.01-939 (Gesundheitsämter).

[58] Bereits bei den Beratungen vor Erlaß des Gesetzes zur Vereinheitlichung des Gesundheitswesens waren Versuche des Vorsitzenden der gerichtsmedizinischen Fachgesellschaft (damals Pietrusky), im Reichsinnenministerium die Ansichten der Fachvertreter vorbringen zu dürfen, gescheitert. Vgl. ZStA Potsdam. – 49.01-943, Bl. 377.

[59] ZStA Potsdam. – 49.01-943, Bl. 183.

[60] Gütt, A.: Neuordnung des gerichtsärztlichen Dienstes in Deutschland. – In: Öffentl. Gesundh.-dienst. – **5** (1939). – S. 478–485.

[61] Freisler, R.: Zur Reichstagung der deutschen Ärzte des öffentlichen Gesundheitsdienstes. – In: Dtsch. Justiz. – **101** (1939). – S. 946–949.

[62] ZStA Potsdam. – 49.01-943, Bl. 366–371.

[63] Im engeren Kreis der Fachvertreter der gerichtlichen Medizin hat damals ein regelrechtes »Rätselraten« um die Person stattgefunden, die das Buhtzsche Schreiben an Conti weitergeleitet haben könnte. Einzelheiten zum Verhalten von Schütt hat Mueller übermittelt (vgl. SgS GmL »Mueller-Niederschrift 3.41«). Auch von einem Vertreter des Reichserziehungsministeriums ist dieses Verhalten als »grobe Indiskretion« gewertet worden, wie ein handschriftlicher Vermerk auf der entsprechenden Akte ausweist (vgl. ZStA Potsdam. – 49.01-943, Bl. 374).

[64] Vgl. ZStA Potsdam. – 49.01-943, Bl. 384f.; 389–391.

[65] Vgl. SgS GmL »Buhtz-Affäre«.

[66] Vgl. Anm. 64.

[67] Vgl. ZStA Potsdam. – 49.01-943. Bl. 368; 402.

[68] Vgl. SgS GmL »Mueller-Niederschrift 3.41«.

[69] Vgl. Kriminalmedizinisches Zentralinstitut der Sicherheitspol. RdErl. d. RMdI v. 28. 9. 1943. – In: Ministerialblatt des Reichs- und Preußischen Ministeriums des Innern. – 1940/40.

[70] Ausführungsbestimmungen zum RdErlass vom 28. 3. 43 Abschnitt A.: Sitz des Institutes. – In: Ebenda.

[71] Vgl. Abschnitt D.: Schlußvorschriften. – In: Ebenda.

[72] Nach dem späteren Ausscheiden von Panning übernahm der Berliner Ordinarius für gerichtliche Medizin, Viktor Müller-Heß, die Leitung des Institutes für Wehrgerichtliche Medizin.

[73] Im September 1942 war Hecksteden als Oberfeldarzt an der »Blutalkohol-Untersuchungsstelle beim Militärbefehlshaber in Frankreich« (Paris-Suresnes) tätig.

[74] Panning führt als Beispiele gerichtsmedizinischer Tätigkeit Untersuchungen bei »Fliegerabsturz aus großer Höhe«, Fallschirmunfällen, Überfahrungen durch Panzer und andere Gleiskettenfahrzeuge, bei Unfällen im Reit- und Fahrdienst an, wobei meist »besondere wehrdienstliche Voraussetzungen« zu berücksichtigen seien. Auch Hitzschlag- und Ertrinkungsfälle seien zumeist Gegenstand gerichtlicher Aufklärung, mindestens seien in jedem Falle Fragen der Dienstaufsicht zu prüfen. Besonders bei derartigen Todesfällen gebe es ebenso wie beim plötzlichen Tod aus unbekannter Ursache eine Überschneidung mit den Aufgaben der Pathologie, was Anlaß zur Zusammenarbeit sein müsse. Auch auf dem Gebiet der forensischen Psychiatrie könne die Wehrgerichtsmedizin, z.B. bei der Begutachtung Alkoholisierter, mitarbeiten.

[75] Panning, G.: Die Aufgaben der gerichtlichen Medizin bei der Wehrmacht und im Kriege: Antrittsvorlesung der Rhein. Friedrich-Wilhelms-Universität Bonn a. Rhein. – Bonn 1943.

[76] Vgl. Panning, G.: Wirkungsform und Nachweis der sowjetischen Infanteriesprengmunition. – In: Dtsch. Militärarzt. – **7** (1942). – S. 20–30, zit. S. 30.

[77] Vgl. SgS GmL E-1/1743.

[78] In den »Richtlinien über die Zuziehung des Beratenden Gerichtsmediziners beim Heeresgruppenarzt der Heeresgruppe Mitte«, in »O. U., den 24. 2. 1943« ausgefertigt, heißt es: »Der Beratende Gerichtsmediziner im Stab der Armee-Sanitäts-Abteilung 592 (mot.), Stabsarzt Prof. Dr. Buhtz, (Fernsprechanschluß bei Katharina), zur Zeit in Smolensk, steht allen Sanitäts-Offizieren und Unterärzten zur persönlichen, fernmündlichen und schriftlichen Beratung jederzeit zur Verfügung und kann zur Vornahme von Untersuchungen angefordert werden.« (SgS GmL E-1/1743).

[79] Durch die gerichtsärztliche Untersuchungsstelle konnten folgende Untersuchungen vorgenommen werden: »a) Alkoholbestimmung im Blut und Urin, Kohlenoxyd- und Methämoglobinfeststellungen im Blut, Blutgruppenbestimmungen, spurenkundliche Untersuchungen (Nachweis von Blut usw. am Körper, an Werkzeugen, Kleidern und anderen Gegenständen).
b) Schriftvergleichung sowie gerichtsärztliche Untersuchungen im Dienste der aktiven und passiven Abwehr (Sabotagebekämpfung, Bandenunwesen, Völkerrechtsverletzung).
c) Leichenöffnungen, Untersuchung von Leichenteilen und feingewebliche Untersuchungen von Körpergewebe.« (SgS GmL E-1/1743).

[80] Die angeführten Daten und Fakten wurden bei der Durchsicht zahlreicher im Militärarchiv der DDR in Potsdam (im folgenden: MA Potsdam) eingesehener Sachakten über Vorgänge wie Selbstverstümmelung, Suizidversuche und Suizide sowie andere gerichtsmedizinisch relevante Vorfälle erarbeitet.

[81] Vgl. Bericht über die 2. Arbeitstagung Ost der beratenden Fachärzte vom 30. November bis 3. Dezember 1942 in der Militärärztlichen Akademie Berlin. – s. l., s. t. – S. 151–171 (XVI. Verhandlungen der Fachgruppe Gerichtsmedizin).

[82] Vgl. Bericht über die 3. Arbeitstagung Ost der beratenden Fachärzte vom 24.–26. Mai 1943 in der Militärärztlichen Akademie Berlin. – s. l., s. t. – S. 67ff. (IV. Verhandlungen der Fachgruppe Gerichtsmedizin).

[83] Die Vortragsthemen: Hitzetod und Verbrennungstod (Büttner), Hitzetod (Ponsold), Hitzewirkung auf die Atemwege (Förster), Einwirkung des Feuersturmes auf den menschlichen Körper (Kraefft), Der Staubtod (Desaga), Die Ursachen der tödlichen CO-Vergiftungen bei Soldaten (Lauche), Über Kohlenoxydvergiftungen (Buhtz), Kohlenoxydnachweis (Breitenecker), Selbstverstümmelungen (Mueller), Krankheitsvortäuschungen (Baader), Psychiatrische Begutachtung bei Selbstverstümmelungen (Baeyer), Über forensisch-toxikologische Fragen allgemeiner und spezieller Art (Timm). Vgl. Bericht über die 4. Arbeitstagung der Beratenden Ärzte vom 16. bis 18. Mai 1944 im SS-Lazarett Hohenlychen. – s. l., s. t. – S. 120–138 (V. Verhandlungen der Fachgruppe Gerichtsmedizin).

[84] Über die Notwendigkeit solcher Obduktionen schreibt er: »Die einwandfreie Klärung der Todesursache ist unter den kriegsbedingten strengen Maßstäben von besonderer Bedeutung, um klare Rechtsverhältnisse zu schaffen und den Verdacht einer Mitschuld von Kameraden oder Zivilisten zu bestätigen oder zu beseitigen.« (FISCHER 1980, S. 149).

[85] §5, »Zersetzung der Wehrkraft« betreffend, lautete: »I Wegen Zersetzung der Wehrkraft wird mit dem Tode bestraft:
...
3. wer es unternimmt, sich oder einen anderen durch Selbstverstümmelung, durch ein auf Täuschung berechnetes Mittel oder auf andere Weise der Erfüllung des Wehrdienstes ganz, teilweise oder zeitweise zu entziehen.«
Verordnung über das Sonderstrafrecht im Kriege und bei besonderem Einsatz (Kriegssonderstrafrechtsverordnung) vom 11. August 1938 in der Fassung der ErgänzungsVO vom 1. November 1939 und vom 10. Oktober 1940. – In: Strafgesetzbuch, Nebengesetze, Verordnungen und Kriegsstrafrecht/Hrsg.: Schwarz, O. – 10., verb. u. verm. Aufl. – 5. Großdeutsche Ausgabe. – München; Berlin: C. H. Beck'sche Verlagsbuchhandlung, 1941. – S. 1025.

[86] Vgl. Anm. 80.

[87] Panning, G.: Der Bromberger Blutsonntag: Ein gerichtsärztlicher Bericht. – In: Dtsch. Z. gesamte gerichtl. Med. – **34** (1941). – S. 7–54, zit. S. 7.

[88] Prof. Dr. Markov (Sofia), Mitglied der »Internationalen Ärztekommission« in Katyn und Mitunterzeichner des Protokolls, widerrief später seine damalige Stellungnahme, z. B. als Zeuge im Nürnberger Prozeß; auch der Prager Professor »... Hajek, welcher an der Untersuchung von Leichen in Katyn teilnahm, berichtete über den wahren Charakter dieser faschistischen Provokation ...« schrieb AVDEEV (1959, S. 63).

Von der Begrenzung humaner Wirkungsmöglichkeiten der Medizin bis zur verbrecherischen Praxis der Humanexperimente und des Genozids unter den Bedingungen der faschistischen Kriegsführung

V.

14.
Zur Entwicklung und Wirksamkeit des Wehrmachtssanitätswesens in den Jahren von 1933 bis 1945

Im System der politischen Machtausübung der faschistischen Diktatur in Deutschland kam der Wehrmacht als einem wichtigen Instrument zur Absicherung der Herrschaft nach innen und als dem entscheidenden Mittel zur Verwirklichung der Aggressionspläne nach außen eine besondere Bedeutung zu. Ebenso wie sich die Wehrmacht als Ganzes ab 1933 willig den politischen Zielen der faschistischen Staatsführung unterordnete und an der Umsetzung der verbrecherischen Politik der Eroberung fremder Staaten und der Unterdrückung anderer Völker mitwirkte, war auch das Wehrmachtssanitätswesen als deren mit der medizinischen Betreuung der militärischen Institutionen befaßte Teilorganisation in diese Unterordnung unter das faschistische Regime einbezogen. Erklärungen dafür, warum das deutsche Offizierskorps einschließlich der im Wehrmachtssanitätswesen tätigen Ärzte, Zahnärzte und Pharmazeuten ohne ernsthafte Bedenken und überwiegend mit großen Engagement für eine solche Entwicklung eintrat, erfordern Rückbesinnungen auf die vorhergehenden Prozesse der Neuformierung der militärischen Institutionen und der Auslese und Bildung ihrer Kader in den Jahren der Weimarer Republik, in denen nationalistisch-konservative Denkhaltungen und die unbedingte Verpflichtung zur Staatsräson tragende Momente der politischen Ideologie in der Reichswehr blieben. Auf einige Aspekte der Entwicklung des Sanitätswesens der Reichswehr wird im folgenden aber auch eingegangen, um zu verdeutlichen, wie der sukzessive Aufbau eines leistungsfähigen militärmedizinischen Dienstes bereits zu einer Zeit erfolgte, in der die militante faschistische Bewegung noch ohne Einfluß auf die Staatspolitik blieb.

Eine genaue und umfassende Darstellung der Entwicklung der Struktur, der materiellen und personellen Ausstattung sowie der Wirkungsformen des Sanitätswesens der Reichswehr und der Wehrmacht ist dabei hier weder beabsichtigt noch möglich, zumal viele Aspekte dieser Entwicklung in der Forschung noch nicht ausreichend erfaßt oder wegen fehlender Quellen nur unvollständig zu rekonstruieren sind. Verzichtet wurde insbesondere auf die Charakteristik der Entwicklung der wichtigsten militärmedizinischen Teildisziplinen, auf die Analyse der materiell-technischen Voraussetzungen und auf die damals existierenden speziellen Konzepte zur Organisation und Effizienz des Abtransportes und der Versorgung Verwundeter im Kriege, da zu diesen Problemen bereits ausführlichere Darstellungen von RING (1962) und FISCHER (1982) vorliegen. Im Zentrum unserer Darstellung steht vor allem die Frage nach den besonderen Folgewirkungen, die die faschistische Indienstnahme der Wehrmacht auch für das Wehrmachtssanitätswesen und die in seinem Rahmen tätigen Ärzte hatte, wobei sowohl der Aspekt einer objektiv faßbaren sozialen Funktion als auch der der Wandlungen subjektiver Haltungen eingeschlossen wird. Daß die Tätigkeit im faschistischen Wehrmachtssanitätswesen Teilnahme am verbrecherischsten aller bisherigen Kriege, Kenntnis und Duldung antihumaner Formen des Umgangs mit den Gegnern des Systems und mit dessen Kriegsgefangenen wie z. T. auch die unmittelbare Mitwirkung an Kriegsverbrechen und Verbrechen gegen die Menschlichkeit zur Folge hatte und damit moralisch fragwürdig wurde, schließt nicht aus, daß Ärzte, Sanitäter und Schwestern im Kriegseinsatz auch selbstlose Haltungen, aufopferungsvolle Hingabe für humanitäre Hilfeleistung und persönlichen Anstand bewahrt bzw. bewiesen haben. Gerade diese fundamental widerspruchsvolle Lage des seiner Intention nach zur Lebenserhaltung und Leidensmilderung berufenen Arztes, der unter Bedingungen handeln mußte, die ihm die Wahrnehmung seines beruflichen Auftrages zunehmend erschwerten und der auch dort, wo er helfen konnte, mit dazu beitrug, die Machtpotenzen und Überlebenschancen eines zutiefst menschenfeindlichen Regimes zu erhalten bzw. zu verlängern, ist es, die klargestellt und begreiflich gemacht werden soll.

14.1. Zur Situation des Sanitätswesens der Reichswehr vor 1933

Die Unterzeichnung des Versailler Vertrages durch die Vertreter der deutschen Reichsregierung am 28. Juni 1919 setzte den formellen Schlußpunkt unter die Niederlage des deutschen Imperialismus im ersten Weltkrieg. Dieses Vertragswerk war das Ergebnis mühseliger und erbitterter Verhandlungen zwischen Siegern und Besiegten. Sein Inhalt wurde von unterschiedlichen, dem Wesen nach jedoch imperialistischen Machtinteressen bestimmt, die darauf abzielten, Deutschlands militärische Kraft für ein potentielles antisowjetisches Bündnis groß genug zu lassen, andererseits aber auch eine direkte Bedrohung Frankreichs und Englands zu verhindern (vgl. Kurzer Abriß 1977, S. 261). Die militärischen Bestimmungen des Versailler Vertrages beinhalteten die Begrenzung der deutschen Heeresstärke auf 100000 Mann – darunter maximal 4000 Offiziere – und legten die zugelassene Gesamtstärke der Marine mit 15000 Mann fest. Dem deutschen Heer waren dabei sieben Infanterie- und drei Kavalleriedivisionen gestattet, die zwei Gruppenkommandos zuzuordnen waren (vgl. ebenda). Bei der Neuformierung der Reichswehr wurde die Begrenzung der Truppenstärken zum Anlaß genommen, alle als politisch unzuverlässig geltenden Soldaten zu entlassen und vor allem im ersten Weltkrieg bewährte Offiziere zu integrieren. Unter Umgehung spezieller Bestimmungen des Versailler Vertrages wurden ehemalige Spezialabteilungen des Generalstabes in zivilen Formen erhalten, wobei es ebenfalls vorwiegend darum ging, Führungskader zu erhalten, die für den Aufbau der militärischen Einrichtungen in der Zukunft benötigt wurden.

Das Sanitätswesen der Reichswehr konnte sich in personeller und materieller Hinsicht im wesentlichen auf die im Kaiserlichen deutschen Heer reichlich vorhandenen Kräfte und Mittel stützen,[1] wobei sich sein Umfang im einzelnen aus den durch den Versailler Vertrag vorgeschriebenen personellen Höchstgrenzen der Reichswehr ergab. Am 1. 3. 1922 verfügte die Reichswehr über 292 Sanitätsoffiziere, welche in der Sanitätsinspektion des Reichswehrministeriums, als Gruppenärzte der beiden Gruppenkommandos, als Divisionsärzte sowie in den sieben Sanitätsabteilungen der Infanterie-Divisionen ihren Dienst versahen.[2] Mit einem großen Bestand erfahrener Sanitätsoffiziere des Beurlaubtenstandes konnte jederzeit der Bedarf an Militärärzten durch deren Einbeziehung als Vertragsärzte gedeckt werden (vgl. RING 1962, S. 256).

Das Verbot der Unterhaltung militärischer Bildungsanstalten stellte die Reichswehrführung hinsichtlich der Heranbildung des militärärztlichen Nachwuchses vor keine großen Probleme. Die für den aktiven Dienst vorgesehenen approbierten Ärzte durften bei der Einstellung nicht älter als 28 Jahre sein und wurden nach Ableistung einer sechsmonatigen militärischen Ausbildung als Unterärzte eingestellt (vgl. Handbuch 1970, S. 336). Die »Deutsche Militärärztliche Gesellschaft« war dabei vor allem in den ersten Jahren aktiv daran beteiligt, im militärmedizinischen Dienst bereits erfahrene jüngere Ärzte für die Reichswehr zu gewinnen. Dieser Gesellschaft gehörten einflußreiche und geachtete Persönlichkeiten der deutschen Medizin an wie etwa die Generalärzte und Universitätsprofessoren B. v. Langenbeck, E. v. Bergmann und A. Bier.[3] Mitglieder dieser Gesellschaft waren auch jene aktiven Sanitätsoffiziere, die einflußreiche Stellen in der Reichswehr innehatten und in den folgenden Jahren höchste Dienststellungen erreichen konnten.

Nach der Abschaffung der allgemeinen Wehrpflicht und der Einführung der freiwilligen Rekrutierung war es der Reichswehr möglich geworden, die generelle Altersgrenze für die Aufnahme in den aktiven Dienst auf das 21. Lebensjahr festzulegen und höhere Anforderungen an die Tauglichkeit zu stellen. Die ärztlichen Einstellungsuntersuchungen für Bewerber wurden dabei von Sanitätsoffizieren nach strengen Auswahlkriterien durchgeführt.[4] Die medizinische Betreuung in den Reichswehreinheiten war dank der materiell wie personell guten Ausstattung der Sanitätsabteilungen in der Regel sicher gut und wirkungsvoll.

Nachdem am 1. Februar 1927 die Interalliierte Militärkontrollkommission ihre Tätigkeit in Deutschland eingestellt hatte, fiel es der Reichswehrführung wesentlich leichter, ihre zunächst getarnten Rüstungs- und Erweiterungsbestrebungen zu intensivieren. Von diesem Zeitpunkt an sah sie ihre Interessen vor allem von jenen Kräften des deutschen Monopolkapitals vertreten und gefördert, die sich nun immer offener auf die Beseitigung des politischen Systems der parlamentarischen Demokratie, auf die Errichtung einer Diktatur und auf die Vorbereitung einer militärischen Korrektur der Ergebnisse des ersten Weltkrieges orientierten und deshalb die faschistische Bewegung nachdrücklich unterstützten. Die Repräsentanten der Reichswehrführung zeigten sich den politischen und militärischen Vorstellungen Hitlers gegenüber aufgeschlossen und gestatteten der NSDAP, zunehmend Einfluß auf die Reichswehrangehörigen zu nehmen. Eine große Zahl der Reichswehroffiziere besaß zu dieser Zeit bereits enge Beziehungen zu den SA-Führern, die zum Teil selbst ehemalige Offiziere waren. In den paramilitärischen und straff geführten Formationen der SA, zu denen auch spezielle »Sanitätsstürme« gehörten, sahen manche führende Kader der Reichswehr ein bedeutendes Kräftereservoir für die Realisierung ihrer weitgesteckten Mobilmachungspläne. So ist es nicht verwunderlich, daß die überwältigende Mehrheit des Offizierskorps der Reichswehr und auch der Offiziere des Sanitätsdienstes im Jahre 1933 bereit war, die neue politische Macht zu akzeptieren und deren Zielsetzungen zuzustimmen. Die recht aufschlußreiche Stellenbesetzungsliste des Reichsheeres von 1933 weist aus, daß die Inhaber der vierzehn wichtigsten Führungsstellen des Sanitätswesens der Reichswehr zwischen dem 1. 4. 1931 und dem 1. 5. 1933 sämtlich zu Generalober- bzw. Generalstabsärzten befördert worden sind. Gegenüber dem Jahre 1922 war der Personalbestand in diesen wichtigen Positionen völlig erneuert worden.[5] Aus diesen Fakten kann geschlossen werden, daß alle Anstrengungen unternommen worden sind, um jüngere Kräfte auf die Expansion der militärischen Potentiale vorzubereiten und sie fest an das bestehende System zu binden.

14.2. Die Entwicklung des Sanitätswesens der faschistischen Wehrmacht zwischen 1933 und 1939

Wenige Tage nach seinem Machtantritt versicherte Hitler am 3. Februar 1933 der Reichswehrgeneralität, den Marxismus mit »Stumpf und Stiel« auszurotten, keinen Pazifismus zu dulden, das deutsche Volk wieder kriegswillig zu machen und die allgemeine Wehrpflicht einzuführen (vgl. FÖRSTER u. a. 1966, S. 514). Einige Tage später verkündete er in einer Kabinettssitzung, »... daß für die nächsten vier bis fünf Jahre der oberste Grundsatz lauten müsse: alles für die Wehrmacht ...« (Deutschland im zweiten Weltkrieg 1974, S. 74). Er löste sein der Generalität gegebenes Versprechen mit dem »Gesetz für den Aufbau der Wehrmacht« vom 16. März 1935 ein, dem dann am 21. Mai 1935 der Erlaß des Wehrgesetzes folgte (RAHNE 1983). Auf der Grundlage dieser neuen gesetzlichen Bestimmungen rückten dann am 1. November 1935 die ersten Wehrpflichtigen zur Ableistung ihres zunächst noch zwölfmonatigen, ab August 1936 dann zweijährigen Wehrdienstes ein.

Die Wiedereinführung der allgemeinen Wehrpflicht stellte auf dem Wege zur Auslösung des zweiten Weltkrieges einen entscheidenden Schritt dar, der von einer zunehmenden Militarisierung des gesamten gesellschaftlichen Lebens und vielfältigen Maßnahmen zur politischen Einflußnahme auf die Wehrmachtsangehörigen begleitet wurde. Am 30. Januar 1936 wurde durch den Reichskriegsminister v. Blomberg die Einführung regelmäßiger nationalsozialistischer Schulungen in allen militärischen Einrichtungen angewiesen (vgl. KERN 1979, S. 111), um weitere feste Bindungen der Soldaten, Unteroffiziere und Offiziere an die herrschende Ideologie zu schaffen. Die im Offizierskorps bereits während der Weimarer Republik dominierenden und systematisch geförderten geistigen Grundhaltungen, insbesondere die nationalistische und elitäre Gesinnung, boten dabei eine gute Grundlage für die Aufnahmebereitschaft gegenüber den faschistischen Ideen von der Vorrangstellung Deutschlands und der Notwendigkeit eines diktatorischen Herrschaftssystems. Wie im sonstigen Offizierskorps gelang es der faschistischen Führung rasch und in gleichem Maße, auch die überwiegende Mehrheit der Militärärzte für ihre politische Ideologie zu gewinnen (JENTZSCH 1985).

Als ein wichtiges Moment dieser Anpassung der im Sanitätswesen tätigen Ärzte an die Zielsetzungen der neuen Machthaber kann dabei die Mitwirkung an den Aufgaben der sogenannten Erb- und Rassenpflege gelten, die repressive Haltungen gegenüber angeblich Erbkranken ebenso beinhaltete wie rassistische Grundorientierungen. Das am 14. Juli 1933 verkündete »Gesetz zur Verhütung erbkranken Nachwuchses« spielte auch bei den nach der Wiedereinführung der allgemeinen Wehrpflicht obligaten Musterungen eine bedeutende Rolle. Die bei diesen Musterungen mitwirkenden Sanitätsoffiziere, die seit dem 1. Oktober 1936 in ihren Dienstbereichen amtsärztliche Funktionen wahrzunehmen hatten,[6] waren durch einschlägige Dienstvorschriften angehalten, jede als erbkrank geltende Person den zuständigen Amtsärzten und später auch den Kreispolizeibehörden zu melden.[7] Meldepflichtig waren für sie gleichfalls erfolgte oder vorgesehene Sterilisierungen, wobei sie andererseits auch durch die Amtsärzte von solchen Entscheidungen oder Vorhaben unterrichtet wurden.[8] Gegenüber noch vereinzelt vorhandenen moralischen Bedenken zur Sterilisierungsgesetzgebung wurde in offiziellen Stellungnahmen betont, daß es sich dabei um eine »... fürsorgerische Maßnahme im Hinblick auf das Volksganze handele und das die Unfruchtbarmachung keinen entehrenden Eingriff ...« darstelle.[9] Eingehend behandelt worden sind die Funktionen der Sanitätsoffiziere der Wehrmacht als »Erbärzte« in einer Arbeit von KOLMSEE (1985), in der auch auf deren Wirksamkeit als »Soldatenfamilienarzt« und als Eheberater eingegangen worden ist.

Ein weiterer wichtiger Bereich, in dem eine zunehmend stärkere Bindung der in der Wehrmacht tätigen Ärzte an die biologistischen Doktrinen des Faschismus beobachtet werden kann, ist der der Militärpsychiatrie, da hier ebenfalls eugenische Vorstellungen mit unmittelbar repressiven Formen der Behandlung von Personen verkoppelt worden sind. 1936 vertrat beispielsweise der Nestor der deutschen Militärpsychiatrie, Generaloberarzt a. D. Prof. Stier, unwidersprochen die These, daß »... die Anreicherung der minderwertigen Elemente in der Heimat kaum geringere Gefahren in sich birgt als ihre Verwendung an der Front« und forderte dabei die Unterbringung sogenannter Psychopathen »in Konzentrationslagern der Heimat ...«.[10] Diese Kriminalisierung der sogenannten Psychopathen wurde auch in einem Vortrag von Oberstabsarzt Dr. Simon im November 1937 in München zum Thema »Das Problem der Psychopathen in der Wehrmacht« vorangetrieben, der dabei zwischen »Versagern« und »Störern« unterschied und ausführte: »Wir haben im Kriege erfahren, und besonders am Kriegsende, während der Revolution 1918 und in der Räte- und Spartakistenzeit zu fühlen bekommen, wie schlimm und wie verheerend sich die zersetzende Tätigkeit dieses linken Flügels der Psychopathen ausgewirkt hat.«[11] Simon und andere Psychiater forderten dabei die Anlegung von Überwachungslisten und Meldungen an die Staatspolizei. Die Unbestimmtheit des Begriffs der »Psychopathie« ließ dabei die Zuordnung jeder Art von Ablehnung oder Kritik an geforderten Haltungen als Ausdruck pathologischer Persönlichkeitsstrukturen zu, wobei die psychiatrische Etikettierung der Betroffenen durch Militärärzte eine rein disziplinierende und repressive Funktion zu erfüllen hatte. Eine Fülle weiterer Belege für eine solche im höchstem Maße problematische Erweiterung des militärpsychiatrischen Wirkens bereits vor dem Kriegsbeginn enthält eine Dokumentation von RIEDESSER (1974), auf die hier verwiesen wird.

Im Hinblick auf die weitgespannten Ziele des faschistischen Staates zum raschen Ausbau seines militärischen Machtapparates und der für die Zukunft geplanten Eroberungskriege wurde auch der sorgfältigen Auswahl und Vorbereitung von Kadern für das Sanitätswesen der Wehrmacht große Bedeutung beigemessen. Bereits am 1. Oktober 1934 wurde die »Militärärztliche Akademie« in Berlin als Nachfolgeeinrichtung der in den Jahren der Weimarer Republik auf Grund der Bestimmungen des Versailler Vertrages zunächst aufgelösten alten »Kaiser-Wilhelm-Akademie« eröffnet. Die Aufnahmebedingungen für die Studenten waren streng und erforderten u. a. den Nachweis der »arischen Blutreinheit«, der »Wehrwürdigkeit« und der »Einsatzbereitschaft für das nationalsozialistische Deutschland und seinen Führer«.[12] In fachlicher Hinsicht war die Ausbildung an der Militärärztlichen Akademie am normalen Medizinstudium orientiert, enthielt darüber hinaus aber neben einer militärischen Grundausbildung eine Reihe spezieller militärärztlicher Fachgebiete, die direkt auf den Truppendienst vorbereiteten (FISCHER 1976). Unmittelbar nach dem Erhalt der Approbation wurden die Absolventen dieser Akademie für einige Monate an klinische Einrichtungen kommandiert, um sich vertiefte praktische Kenntnisse in der kleinen Chirurgie, der Venerologie u. a. Teilgebieten zu erwerben. Zu dieser Weiterbildung gehörten auch Kommandierungen an Kriegsschulen, »sanitätstaktische« Reisen und mehrwöchige zentrale Fortbildungskurse. Mit dem zunehmenden Bedarf an Sanitätsoffizieren im Gefolge der verstärkten Aufrüstung wurden spezielle Ausbildungseinrichtungen für den Sanitätsdienst der Luftwaffe und der Marine geschaffen, z. B. die in Berlin-Wittenau eingerichtete »Ärztliche Akademie der Luftwaffe« und die im Jahre 1940 gebildete »Marineärztliche Akademie«, die zunächst in Kiel und ab 1941 in Tübingen existierte. Diese zentralen Ausbildungsstätten besaßen auch Forschungsinstitute, deren Direktoren namhafte Wissenschaftler und zumeist auch Mitglieder des Lehrkörpers der zivilen Hochschulen waren. Als beratendes Organ für alle Grundsatzfragen der militärmedizinischen Forschung und Ausbildung fungierte der »Wissenschaftliche Senat des Heeressanitätswesens« bei der Militärärztlichen Akademie, dem neben den leitenden Kadern des Wehrmachtssanitätswesens und Vertretern staatlicher Instanzen — wie etwa des Reichsgesundheitsamtes — auch sehr bekannte medizinische Hochschullehrer angehörten, beispielsweise die Professoren Bonhoeffer, Löhlein, v. Eicken, v. Bergmann, Rössle, Sauerbruch, Uhlenhuth und Schilling.[13] Einen besonders intensiven und breiten Ausbau erfuhr in Deutschland ab dem Jahre 1935 die der rasch expandierenden Luftwaffe unterstehende luftfahrtmedizinische Forschung, in die sowohl schon früher existierende Institute, etwa das Luftfahrtmedizinische Forschungsinstitut in Berlin, einbezogen worden sind wie auch neu geschaffene Einrichtungen, z. B. das Institut für luftfahrtmedizinische Pathologie in Freiburg (KNOCHE 1974).

Über derartige Erweiterungen des für die Zwecke der Wehrmacht und die Kriegsvorbereitung eingesetzten Potentials der deutschen Medizin wurden auch viele nicht dem Militär angehörende Ärzte in die Lösung militärmedizinischer Aufgaben einbezogen und damit Leistungsreserven für das Gesundheitswesen zunehmend begrenzt.

Das Tempo der zur Vorbereitung des zweiten Weltkrieges in Gang gebrachten Aufrüstung, für die bis 1939 etwa 90 Mrd. RM (vgl. Kurzer Abriß 1977, S. 285) aufgewendet worden sind, war enorm und bewirkte ein rasches Wachstum der Personalstärke der Wehrmacht. Unmittelbar im Anschluß an die Wiedereinführung der Wehrpflicht war die Heeresstärke bereits auf ca. 550 000 Mann erhöht worden, und im August 1939 standen dem Oberkommando der Wehrmacht 2,6 Millionen Soldaten zur Verfügung, deren Einheiten in 12 Armeekorps zusammengeschlossen waren (vgl. SCHUNKE 1966, S. 248). Im Zuge dieser Entwicklung erfuhr auch das Wehrmachtssanitätswesen einen bedeutenden Ausbau und neue Organisationsformen, deren Wandlung im einzelnen bei FISCHER (1982) dargestellt worden sind. In den neu geschaffenen Wehrkreisen wurden Wehrkreissanitätsparks sowie hygienisch-bakteriologische und chemische Untersuchungsstellen geschaffen und die Planungsunterlagen für die Mobilmachung aufgebaut (GRUNWALD 1983). Um die erforderliche Zahl von Sanitätsoffizieren für den aktiven Dienst zu gewinnen, wurden viele Sanitätsoffiziere des Beurlaubtenstandes in die Wehrmacht übernommen und neue Kräfte aus dem zivilen Bereich angeworben. Nach den Angaben von GRUNWALD war die Zahl der aktiven Sanitätsoffiziere von 273 im Jahre 1939 zum 1. 4. 1940 auf 1 861 gewachsen und erfuhr danach rasch eine weitere wesentliche Erhöhung (vgl. ebenda, S. 477). Zu einer bedeutenden Reserve für das Sanitätswesen der Wehrmacht und dessen Wirksamkeit mit Kriegsbeginn wurde das Deutsche Rote Kreuz ausgebaut, dessen Organisationsstruktur nach militärischen Mustern erneuert und einer straffen zentralisierten Führung untergeordnet worden ist. Bereits im Jahre 1936 hatte diese Organisation 1,2 Millionen Mitglieder, von denen rund 180 000 in ständig einsatzbereiten Sanitätsformationen zusammengefaßt waren (PARLOW 1977).

Die ersten Erfahrungen praktischer Art erwarben sich die neuen Einrichtungen des Wehrmachtssanitätswesens während der faschistischen Intervention gegen die spanische Republik in den Jahren 1937 und 1938, speziell durch den Einsatz von Feldlazaretten und den Abtransport von Verwundeten über den ca. 2500 km langen Luftweg (vgl. RING 1962, S. 267). Die Annexion Österreichs und die Besetzung der Tschechoslowakei, die mit Teilmobilmachungen verbunden waren, besaßen für das Wehrmachtssanitätswesen den Charakter großer Manöver, bei denen die rasche Formierung der vorgesehenen Einheiten und die Mobilisierung des Personals überprüft worden sind.

In den Jahren von 1933−1939 waren damit auch im Bereich der Militärmedizin und des Wehrmachtssanitätswesens die vom faschistischen Regime verfolgten Ziele weitgehend erreicht worden. Die in diesem Zeitraum erbrachten Leistungen umfaßten vor allem:
- die Auswahl und Gesunderhaltung des zahlenmäßig ständig wachsenden militärischen Personalbestandes;
- die Gewinnung und spezialisierte Ausbildung der militärärztlichen Kader und eines zahlreichen Sanitätspersonals;
- die Schaffung neuer Organisationsformen und der materiell-technischen Basis für ein funktionsfähiges Sanitätswesen für den Kriegsfall;
- die Erarbeitung und Erprobung neuer Formen der medizinischen Betreuung für die wesentlich bedeutsamer gewordenen militärischen Formationen der Luftwaffe, der Marine und weiterer spezieller Dienste.

Die überwiegende Mehrheit der im Wehrmachtssanitätswesen tätigen Ärzte, Zahnärzte und Apotheker waren durch eine intensive Schulung und eine relativ gute Bezahlung eng an das faschistische System gebunden und deshalb auch bereit, die ihr im Kriegsfall zugedachten Aufgaben zu erfüllen (SCHMIDEBACH 1987).

14.3. Zur Wirksamkeit und Funktion des Wehrmachtssanitätswesens unter Kriegsbedingungen in den Jahren von 1939 bis 1945

Bei der unmittelbaren Vorbereitung auf den zweiten Weltkrieg sah die faschistische strategische Planung vor, die zunächst auf die Eroberung Polens und die nachfolgende Zerschlagung der UdSSR ausgerichteten Kriegsziele durch den massierten Einsatz ihrer in personeller und technischer Hinsicht überlegenen Streitkräfte im Rahmen der sogenannten Blitzkriegsführung zu erreichen. Dieses Konzept war auch für das Wehrmachtssanitätswesen bestimmend und fand seinen Ausdruck u. a. in der Kriegssanitätsvorschrift aus dem Jahre 1938 (vgl. Medizinische Sicherstellung 1972, S. 49f.). Eine zentrale Rolle spielte dabei die Aufgabenstellung, den zügigen Vormarsch der eigenen Truppen durch den schnellen Abtransport der Verwundeten zu unterstützen. Die Erprobung der dazu im einzelnen entwickelten taktischen Vorstellungen erfolgte u. a. im Sommer des Jahres 1939 beim Armeeoberkommando 4 unter der Tarnbezeichnung »Sommerkriegsspiel« durch die Planung der Errichtung einer größeren Zahl von Reservelazaretten im grenznahen Raum zu Polen, die eine schnelle Aufnahme und Versorgung der zu erwartenden Verwundeten sichern sollten.[14] Zu diesem Zeitpunkt arbeiteten die Sanitätsdienste der drei Teilstreitkräfte noch weitgehend unabhängig voneinander (vgl. DANKERT 1983, S. 71), was in der Folgezeit zu erheblichen Reibungsverlusten führte und deshalb auch später als Mangel in der planungsmäßigen Vorbereitung angesehen wurde.[15]

Die raschen Anfangserfolge des Krieges gegen einen militärisch weit unterlegenen, wenngleich tapfer kämpfenden Gegner erlaubten dem Wehrmachtssanitätswesen zunächst die Realisierung der ihm zugewiesenen Aufgaben, zumal seine personellen und materiell-technischen Ressourcen bereits für weit umfangreichere Kriegshandlungen vorbereitet worden waren. Einen Eindruck von der Struktur und Ausstattung des anfangs hauptsächlich wirksam werdenden Heeressanitätswesens kann dabei die beigegebene schematische Übersicht vermitteln (Abb. 38). Bis zum Zeitpunkt des Überfalls auf die Sowjetunion im Sommer des Jahres 1941 ermöglichten die angedeuteten Bedingungen wie auch die noch in Grenzen bleibenden sanitären Verluste der eigenen Truppen eine in der Regel ausreichende Versorgung Erkrankter und Verwundeter.

Eine weit stärkere Belastung der Leistungspotenzen des Wehrmachtssanitätswesens begann unmittelbar nach dem Beginn der Angriffshandlungen gegen die UdSSR, wobei solche Faktoren wie die rasch ansteigende Zahl der eigenen Verluste im

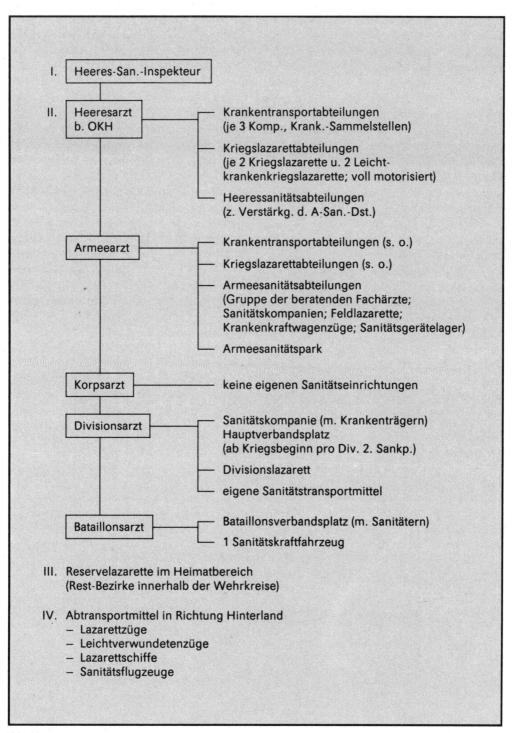

Abb. 38 Organisation und Struktur des Sanitätsdienstes des Feldheeres gemäß Kriegssanitätsvorschrift 1938
Quelle: nach Medizinische Sicherstellung 1972. — S. 50f.

Gefolge des anhaltenden Abwehrkampfes und des Einsatzes neuer wirksamer Waffen mit erhöhter Vernichtungskraft bei den Streitkräften der Alliierten und der UdSSR im besonderen, die Ausdehnung der Kriegshandlungen auf weit entfernte Kriegsschauplätze und der Einsatz der eigenen Truppen auch unter für sie ungewohnten klimatischen Bedingungen außerordentlich rasch ihre Folgen zeitigten. Das enorme Ausmaß der Verluste an Verwundeten und durch Kampfeinwirkung Erkrankter seit dem Jahre 1941 und der außerordentlich hohe Anteil dieser Verluste durch die Kriegsführung an der Ostfront geht aus einer 1944 erarbeiteten statistischen Übersicht hervor (Tabelle 11).

Erstmals in der Geschichte der Militärmedizin war damit auch eine Situation entstanden, in der die Zahl der Verwundeten die der Erkrankten weit überstieg und bei der vor allem schwere Verwundungen in erschreckend hohem Maße eine rasche medizinische und insbesondere chirurgische Versorgung erforderten.

Die bereits in der Kriegssanitätsvorschrift von 1938 festgeschriebene Forderung des raschen Abtransportes Verwundeter im Interesse der Entlastung der Fronttruppen wirkte sich unter diesen neuen Bedingungen zunehmend nachteilig auf die Versorgung vor allem Schwerverwundeter aus, da in den frontnahen Behandlungseinrichtungen vorrangig Leichtverletzte versorgt wurden, deren rasche Wiedereingliederung in die kämpfende Truppe möglich schien, und alle weitere Behandlung auf die angesichts der realen Bedingungen nur schwer abzusichernde Herstellung der Transportfähigkeit ausgerichtet war. Im September 1939 erlassene Richtlinien für die Versorgung Verwundeter in den frontnahen Sanitätseinrichtungen sahen überdies vor, die Verwundeten mit den besseren Aussichten schneller abzutransportieren als die mit schlechteren (vgl. BLEKER 1987, S. 222), da es der Führung der Wehrmacht vor allem darum ging, personelle Ressourcen für die Wiederauffüllung der Truppen zu erhalten. Die den an der Front eingesetzten Ärzten mit solchen Richtlinien aufgezwungenen Entscheidungen mußten in vielen Fällen moralisch fragwürdig sein, da der Verzicht auf dringend erforderliche Operationen, beispielsweise bei Bauchverletzungen, und die Zurückstellung Schwerverwundeter von den ohnehin immer begrenzter werdenden Rücktransporten in besser ausgestattete Behandlungsstätten die Rettungschancen für viele Menschen minimierte und bei der betroffenen Gruppe der Schwergeschädigten eine hohe Letalität

Tabelle 11 Verwundete und Kranke durch Kampfeinwirkung
Monatsverluste 1944
Gesamtverluste seit 1. 6. 1941

insgesamt bei	April	Mai	Juni	Sept.	Dez.
1. Heer	80745	99992	54762	148934	102912
(incl. Waffen-SS)	2885889	2985881	3040643	3506406	3881883
davon: Osten	73001	88387	33526	115342	50387
	2736420	2824807	2858333	3220690	3459568
Westen	224	843	13360	16679	41954
	2130	2973	16333	66539	180984
2. Kriegsmarine	553	1072	133	962	1740
	8996	9704	10986	16261	25259
3. Luftwaffe	5284	4792	5058	15827	9342
	126666	131458	136516	166892	199726
davon: Osten	1284	1392	1290	7994	3947
	89205	90597	91877	102867	114732
Wehrmacht insgesamt	88337	108013	61632	167282	115323
(1.–3.)	3031370	3139019	3201800	3708297	4128528

(Quelle: nach STANG 1973, S. 424–438)

bedingte. Diese Entscheidungspraxis bedeutete einen schwerwiegenden Bruch mit den in der vorhergehenden Entwicklung der Militärmedizin herausgebildeten Kriterien der Vorrangigkeit der Hilfeerweisung und Versorgung, nach denen zwar hoffnungslos Verletzte ohne erkennbare Überlebenschance von therapeutischen Bemühungen ausgenommen bleiben sollten, jedoch ansonsten als dringlichste Pflicht die Behandlung der lebensgefährlich Verwundeten galt. Eine offene Infragestellung dieser Grundsätze war dabei schon in der Zeit der Kriegsvorbereitung durch das faschistische Regime erfolgt, u. a. in der Neuorientierung der Kriegschirurgie auf die Vorrangigkeit der Behandlung jener Verwundeten im Kriegsfalle, bei denen die größten Heilungsaussichten gegeben sind (vgl. ebenda, S. 220f.), wobei als Begründung eines solchen selektiven Vorgehens das Interesse an der raschen Wiederverwendung der Betroffenen für den Kriegseinsatz angegeben wurde. Die Lebensinteressen der Individuen traten bei dieser Interpretation völlig hinter die des Staates bzw. seiner militärischen Machtorgane an der Wiederverwendbarkeit der Menschen für das angebliche Erfordernis der Systemerhaltung zurück. Natürlich blieb dem einzelnen Arzt in der Praxis ein Ermessensspielraum für die eigene Entscheidung erhalten und damit auch die Möglichkeit, seine eigene Kraft und die ihm sonst zur Verfügung stehenden Hilfsmittel auch für jene Verwundeten einzusetzen, deren Überleben durch sofortige Eingriffe noch gesichert werden konnte; der ideologische Druck einerseits und die zunehmend schwerer werdenden Belastungen andererseits werden jedoch die Einstellung auf die geforderte Praxis begünstigt haben. Die von Kriegsbeginn an existierende Struktur der Bindung insbesondere operativer Kapazitäten in weit von der Front entfernten Behandlungseinrichtungen bot dabei ohnehin, auch bei gutem Willen des einzelnen Arztes, kaum hinreichende Möglichkeiten zur angemessenen Betreuung Schwerverwundeter in der ersten Versorgungsetappe. Einige im Verlaufe des Krieges von der Führung des Wehrmachtssanitätswesens versuchte Umstellungen dieses Systems, dessen Funktion auch durch die zunehmend länger und schwieriger werdenden Transportwege beeinträchtigt wurde, wie etwa die Unterstellung der Feldlazarette der Divisionen unter die Verfügungsgewalt der Armeeärzte, vermochten es nicht,

»... die frühzeitige aktive chirurgische Behandlung näher an die Verwundeten heranzuführen.« (Medizinische Sicherstellung 1972, S. 52).

Ab dem Jahre 1943 erfuhren die Wirkungsbedingungen des Wehrmachtssanitätswesens weiter erhebliche Einschränkungen, die unter den nun einsetzenden Bedingungen des erzwungenen Rückzugs der Truppen der faschistischen Wehrmacht, der erheblichen Verstärkung der Angriffsgewalt der Streitkräfte der UdSSR und der mit ihr verbündeten Staaten sowie der dadurch bedingten raschen Zunahme der Zahl der zu versorgenden Verwundeten bei kaum noch auffüllbaren Verlusten der eigenen Ressourcen zu katastrophalen Verhältnissen führten. Obwohl zum Kriegsende die Erfassung der Verlustziffern bei den Teilstreitkräften der Wehrmacht nicht mehr zuverlässig erfolgte, kann davon ausgegangen werden, daß die aus dem Wehrmachtsführungsstab stammenden Angaben über die absoluten Verluste für die gesamte Kriegsdauer annähernd zutreffen (Tabelle 12).

Tabelle 12 Gesamtverluste des Heeres (einschließlich Waffen-SS und Luftwaffe) für die Zeit vom 1. 9. 1939 bis 1. 5. 1945[16]

a) Tote	rd. 2 007 000
b) Vermißte	rd. 2 610 000
Gesamtverluste	rd. 4 617 000

In diese Verluste sind auch die Verluste an Sanitätsoffizieren mit eingeschlossen, die für den annähernd gleichen Zeitraum gesondert erfaßt worden sind (Tabelle 13).

Tabelle 13 Absolute Verluste der Sanitätsoffiziere für die Zeit vom 1. 9. 1939 bis 28. 2. 1945[17]

	Sanitätsoffiziere		
	d. aktiven Dienstes	der Reserve	
Gefallene	183	1216	1399
Gefangene	40	268	308
Vermißte	205	1504	1709
Gestorbene	76	608	684
insgesamt	504	3596	4100

Die Angaben zu den Verlusten an Sanitätsoffizieren bedürfen allerdings der ergänzenden Mitteilung, daß am 1. 3. 1945 die Zahl der in der Wehrmacht tätigen Sanitätsoffiziere noch 23 817 betrug, von denen jedoch nur 2557 aus dem aktiven Sanitätsdienst kamen und auch hinsichtlich der Ausbildung eine spezielle Vorbereitung auf den Kriegseinsatz erfahren hatten.[18] Von der Gesamtzahl der bei Kriegsbeginn in Deutschland registrierten 59 454 Ärzte (vgl. RING 1962, S. 280) dürften etwa 40 % in der Wehrmacht zum Einsatz gekommen sein.[19] Im Verhältnis zum Kriegseinsatz der deutschen Ärzte im ersten Weltkrieg war der Anteil der Einberufenen geringer, wobei ein 1939 weit höherer Frauenanteil der Ärzteschaft auch mit in Rechnung zu stellen ist, das Ausmaß der Opfer jedoch größer.[20]

Bezüglich der im Wehrmachtssanitätswesen eingesetzten Unteroffiziere, Sanitäter und sonstigen Hilfskräfte gibt es nur wenige und teilweise auch widersprüchliche Angaben zu den quantitativen Dimensionen des Kriegseinsatzes und der Verluste bzw. Opfer. Aus der von KOCH vorgelegten Arbeit »Krankenpflege im nationalsozialistischen Vernichtungskrieg« (1985) geht jedoch hervor, daß im Zuge der Verschärfung des Kriegsgeschehens eine fortlaufende Ergänzung des Personalbestandes durch Hinzuziehung auch von mangelhaft oder gar nicht ausgebildeten Pflegekräften für die Verwundetenbetreuung erfolgte (Tabelle 14).

Angesichts der Ausweglosigkeit der Lage und der enormen psychischen Belastung durch das leidvolle Dasein der zu Betreuenden nahmen bei den in der Kriegskrankenpflege Tätigen »...Selbstmordversuche, Krankheit, Verweigerungen, nach einem Fronturlaub wieder an die Front zurückzukehren...« zu (KOCH 1985, S. 88). So kann man dem Autor gewiß folgen, daß trotz des enorm gesteigerten Einsatzes von Krankenschwestern und Schwesternhelferinnen (Tabelle 15) die Wehrmachtssanitätsabteilungen und die »Freiwillige Krankenpflege« in den Heimatlazaretten total überfordert waren und trotz sicher oft sehr engagierten persönlichen Einsatzes nicht imstande sein konnten, die schrecklichen Folgewirkungen der faschistischen Eroberungspolitik für das eigene Volk ernsthaft zu mildern. Das ganze Ausmaß der immer unzulänglicher werdenden Bedingungen der Verwundetenversorgung in den letzten Kriegsjahren wird vor allem in jenen Bereichen zu spüren gewesen sein, wo der Kriegsverlauf selbst die deutschen Armeen in immer stärkere Bedrängnis brachte, fortlaufende Rückwärtsverlagerungen auch der Sanitätseinrichtungen erforderte und das Mißverhältnis zwischen den rasch wachsenden Zahlen der Opfer und den zusammenschmelzenden personellen und sonstigen Potenzen des Sanitätswesens zu totalen Zusammenbrüchen der Versorgung führte. Bereits die militärische Niederlage vor Stalingrad offenbarte ein fast unvorstellbares Maß an Versagen bei der Betreuung der eigenen erkrankten und verwundeten Soldaten, was durch die bei JENTZSCH wiedergegebenen Erlebnisberichte dokumentiert wird (vgl. JENTZSCH 1973b, S. 122—125), und dann in stets rascherer Folge bei weiteren großen Desastern seine Fortsetzung fand. Etwas günstiger haben sich dagegen wohl die Betreuungsbedingungen bei den in Heimatlazaretten Behandelten gestaltet, deren Zahl jedoch ebenfalls ständig zunahm und die Leistungskapazitäten dieser Einrichtungen weit überstieg — nach einer Meldung des Oberkommandos der Wehrmacht über die Ist-Stärke des Ersatzheeres nach dem Stand vom 1. Februar 1945 betrug die Zahl der in den Lazaretten Betreuten 650000.[21]

Die maßlose Rücksichtslosigkeit, mit der die faschistische Reichsregierung und das Oberkommando der Wehrmacht den bereits deutlich sich abzeichnenden Anzeichen der vollständigen militärischen Niederlage entgegenzuwirken versuchten, bedingte auch die Einbeziehung für den Kriegsdienst nicht oder nur noch sehr bedingt tauglicher Personen in den unmittelbaren militärischen Einsatz, wobei das Heeressanitätswesen durch die Mitwirkung bei den Musterungen bei fortlaufend herabgesetzten Tauglichkeitskriterien in die Erschließung der allerletzten Reserven einbezogen wurde. Das betraf beispielsweise die im Oktober 1944 vorgenommene Musterung von 550000 »Wehrpflichti-

Tabelle 14 Statistikauszug aus den monatlichen »Nachweisungen des in Feldformation und Heimatlazaretten der Wehrmacht einschließlich der Waffen-SS abgestellten Personals der freiwilligen Krankenpflege sowie des noch zur Verfügung stehenden Personals«

Personal	1941 März	1942 Aug.	1943 Aug.	1944 Febr.
insges.:	79517	83027	83352	86448
davon:				
i. Einsatz	39777	75648	78462	82469
i. Reserve	39740	7379	4890	3979

(Quelle: KOCH 1985, S. 48f.)

gen« des Geburtsjahrganges 1928, deren Verteilung auf die Teilstreitkräfte bereits entschieden war, als die Musterungen noch liefen,[22] wie auch die Bildung der »Volkssturmeinheiten«, in die nun auch die bei früheren Tauglichkeitsüberprüfungen als völlig ungeeignet ausgeschiedenen Männer im Alter bis zu 60 Jahren und Jugendliche ab dem 16. Lebensjahr gepreßt worden sind. Im Januar 1945 wurde in Fortsetzung dieser Aktionen zum Ausgleich der personellen Verluste die Aktion »150000 Frauen für die Luftwaffe«[23] durchgeführt, deren Ziel allein darin bestand, Soldaten aus Nachrichten- und Versorgungseinheiten für den Fronteinsatz freizubekommen. Der Chef des Wehrmachtssanitätswesens sah sich zu dieser Zeit wegen des stark angewachsenen Frauenanteils in den Streitkräften veranlaßt, dafür eine »einheitliche ärztliche und Heilmittelversorgung« anzuweisen, deren Wirksamkeit praktisch gleich Null gewesen sein dürfte.[24] Zugleich wurden durch neue Bestimmungen über den Diensteinsatz und die Ausstattung von weiblichen Bediensteten in der Wehrmacht mit Waffen deren Lebensrisiken weiter belastet.[25]

Ein Zeugnis der Bedenkenlosigkeit im Umgang mit Menschenleben und der durch den Krieg bereits Geschädigten war, daß ab Anfang 1944 Feldjägerkommandos damit beauftragt wurden, in den Lazaretten angeblich »Gesunde« oder für den Fronteinsatz wieder Taugliche zu ermitteln und an die Front zu schicken.[26] Dieser Einsatz, der auf einen Befehl Hitlers vom 27. 11. 1943 zurückging, gab den Feldjägern das Recht, »mit besonders geeigneten Sanitätsoffizieren« eigene Nachuntersuchungen in den Lazaretten durchzuführen und die Diensttauglichkeit selbst zu verfügen. Da die vielen dabei erfolgten Übergriffe wohl auch Proteste von Sanitätsoffizieren gegen die Einschränkung ihrer Kompetenzen bewirkten, ist im Sommer des Jahres 1944 eine systematischere Vorgehensweise angeordnet worden, ohne jedoch das Prinzip solcher Eingriffe aufzugeben.[27]

Tabelle 15 Statistikauszüge aus den monatlichen »Nachweisungen des in Feldformation und Heimatlazaretten der Wehrmacht einschl. der Waffen-SS abgestellten Personals der freiwilligen Krankenpflege sowie des noch zur Verfügung stehenden Pesonals«

	Aug. 1941	(%)	Nov. 1944	(%)
DRK-Schwestern	6746	9,7	10318	12,4
DRK-Schwesternhelferinnen	12497			
DRK-Hilfsschwestern	4619	57,018	47045	55,339
DRK-Helferinnen	35472	(86,0)	7713	(66,0)
Kath. Mutterhausschwestern	4784	6,9	7063	8,4
Diakonissen	2482	3,6	2469	3,0
NS-Reichsbund (Vertrags-Schw.)			1282	
NS-Reichsbund (freie Schw.)	1054	1,5	1558	3,4
Sonst. Schwestern (Joh. O.)	827	1,2	1427	1,7
MTA			3085	
Krankengeh.	1431	2,0	907	4,9
Diät-Ass.			82	0,1
DRK-Helfer	4430	6,4	581	0,7
insgesamt:	69672		83530	
dav. im Einsatz:	42272		80830	
zur Verfügung:	27400		2700	
	März 1941	**Aug. 1942**	**Aug. 1943**	**Febr. 1944**
insgesamt:	79517	83027	83352	86446
dav. i. Eins.:	39777	75648	78462	82469
i. Res.:	39740	7379	4890	3979

(Quelle: Koch 1985, S. 49)

In diesem umfangreichen Komplex von Maßnahmen zur Gewinnung militärischen Ersatzes spielten auch die Tagungen der »Beratenden Fachärzte« durch das zweifelhafte Suchen nach Wegen, noch mehr Soldaten kriegsverwendungsfähig zu machen, eine nicht geringe Rolle. So befaßte sich die »3. Tagung Ost der Beratenden Fachärzte vom 24./26. 5. 1943«, die in der Militärärztlichen Akademie in Berlin stattfand,[28] ebenso mit dem Wiedereinsatz von Ulcus- und Dysenteriekranken wie das auch auf der »4. Arbeitstagung Ost der Beratenden Fachärzte vom 16./18. 5. 1944« im SS-Lazarett Hohenlychen[29] geschah. Mögen diese Beratungen anfangs noch von dem Bemühen bestimmt worden sein, solchen Kranken bessere Lebensbedingungen zu schaffen, uferten die daraus entstandenen Regelungen in die Errichtung von sogenannten »Schleusenabteilungen« in den Lazaretten und die Aufstellung von Krankenbataillonen (VALENTIN 1981) aus. Diese speziellen Bataillone für Magen- und Ohrenkranke sowie sogar Blinde sind ein beredtes Zeugnis für die gewissenlose und letztlich der Kriegsverlängerung dienende Haltung der deutschen Wehrmachtsführung. Spezielle Tauglichkeitsbestimmungen (vgl. ebenda, S. 28) sicherten die Aufnahme nur eindeutiger Befundträger in diese Spezialeinheiten und sorgten so dafür, daß sie dort weit weniger zu ihrem aus dem ärztlichen Bewahrungsauftrag hergeleiteten Schutz waren als wegen einer gezielten militärischen Weiterverwendung an Stelle kriegsverwendungsfähiger Soldaten, die sofort zum Fronteinsatz kamen. Dieses Vorgehen hing mit einer internen Beratung bei Göring zu Problemen des Sanitätswesens Ende 1943[30] zusammen. Göring erklärte sich dort ausdrücklich mit einer verschärften Anwendung der in ihren Ansprüchen erheblich reduzierten Tauglichkeitsbestimmungen einverstanden. Es wurde hier allerdings bereits eingeschätzt, daß die Zahl der Kriegsverwendungsfähigen aus den Lazaretten kaum noch zu steigern sei, da man dort inzwischen dazu übergegangen war, die Behandlungsdauer abzukürzen und die Betreffenden rascher den Genesungskompanien bzw. Ersatztruppenteilen zuzuweisen.[31]

Im Ergebnis des bereits erwähnten Fehlens einer einheitlichen Führung für das gesamte militärische Sanitätswesen, welche insbesondere nach dem konsequenzenreichen Verlust der strategischen Offensive an der Ostfront die Unfähigkeit zu einer wirkungsvollen Organisation der medizinischen Hilfe deutlich werden ließ, wurde versucht, diesem Mangel zu begegnen.

Ein Erlaß Hitlers dazu vom 28. 7. 1942, von der Presse emphatisch unter der Überschrift »Gesundheitswesen neu geregelt«[32] verkündet, sah vor, Prof. Karl Brandt als »Generalkommissar des Führers für das Sanitäts- und Gesundheitswesen« die gemeinsame Leitung des militärischen und zivilen Gesundheitswesens zu übertragen. Der Heeressanitätsinspekteur wurde als Chef des Wehrmachtssanitätswesens in Personalunion damit zum Leiter des Sanitätswesens der drei Teilstreitkräfte und der Waffen-SS,[33] was aber infolge des Fehlens einer entsprechenden Dienstanweisung für seinen neuen Tätigkeitsumfang praktisch ohne Bedeutung blieb. Die von egoistischem Partikularinteresse bestimmten »Bedenken« der Vertreter von Kriegsmarine und Waffen-SS gegen diese ausgedehnten Weisungsbefugnisse des Chefs des Wehrmachtssanitätswesens waren es, die deren Zustandekommen verhinderten (vgl. DANKERT 1983, S. 72). Erst am 7. 8. 1944, angesichts der immer deutlicher werdenden Niederlage und somit viel zu spät für wirksame Veränderungen im System der Organisation, Struktur und Taktik des Sanitätswesens, befahl Hitler eine Erweiterung des o. a. Erlasses, nunmehr verbunden mit der notwendigen Dienstanweisung. Diese regelte eindeutiger die Zuständigkeit des Chefs des Wehrmachtssanitätswesens gegenüber den Sanitätsdiensten der Wehrmachtsteile, den der Wehrmacht Unterstellten und der Waffen-SS und verlangte bei grundsätzlichen Änderungen in der Organisation des Sanitätswesens die Zustimmung des Chefs des Wehrmachtssanitätswesens.[34] Schließlich erhob Hitler am 25. 8. 1944 auch seinen Generalkommissar Brandt in den Rang eines »Reichskommissars für das Sanitäts- und Gesundheitswesen« (Abb. 39) mit Weisungsbefugnis gegenüber allen »...Dienststellen und Organisationen des Staates, der Partei und Wehrmacht, die sich mit Aufgaben des Sanitäts- und Gesundheitswesens befassen...« und machte dessen Dienststelle sogar noch zu einer »Obersten Reichsbehörde«.[35] Damit wurde zwar die Position von Brandt aufgewertet, jedoch war der Zeitpunkt für praktische Konsequenzen bereits eindeutig überschritten.

Im Zuge der Verschärfung des Krieges maß die Wehrmachtsführung auch der zunehmenden ideo-

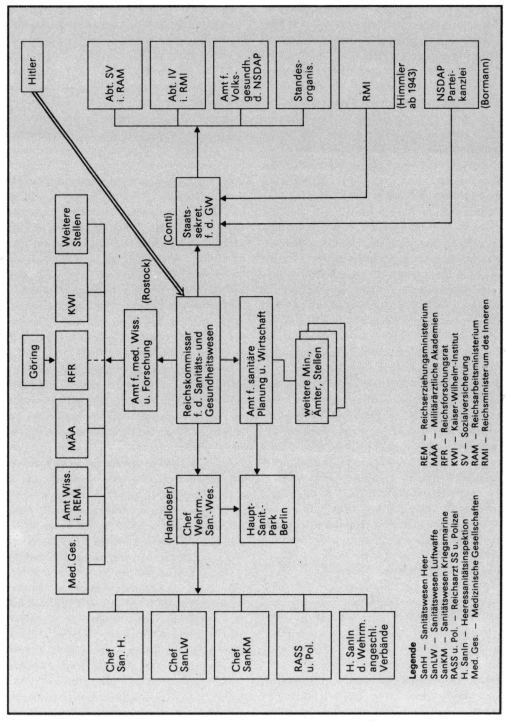

Abb. 39 Organisation des deutschen Gesundheitswesens (unter Reichskommissar Prof. Dr. Karl Brandt)
Quelle: ZStA Potsdam. – NÄP. Film-Nr. 53202/53216 P

logischen Beeinflussung des Wehrmachtssanitätswesens im Interesse der bedingungslosen Erfüllung ihrer Ziele eine große Bedeutung bei. MESSERSCHMIDT verweist in diesem Zusammenhang auf den Befehl Hitlers vom 22. 12. 1943 über die Einführung des »Nationalsozialistischen Führungsoffiziers« (NSFO), der auch im Wehrmachtssanitätswesen zum Einsatz kam, wovon die Herausgabe eines »Informationsdienstes« durch den NSFO beim Heeressanitätsinspekteur im Dezember 1944 zeugt. Dort wurde die Forderung erhoben, daß der Sanitätsoffizier als Arzt und »Gesundheitsführer« seine politische Aufgabe am Krankenbett zu erfüllen habe (vgl. MESSERSCHMIDT 1969, S. 442). Eines solchen Appelles bedurfte es eigentlich kaum, da der Krieg die Ärzte angesichts eines anhaltenden Massenanfalls von Verwundeten und Kranken, oft unter den Bedingungen eines ungeordneten Rückzuges, mit reichen Erfahrungen versehen hatte und sie so den täglichen Lazarettbetrieb routiniert und ganz im Sinne der faschistischen Durchhaltepolitik bewältigten. Der Befehl des Oberbefehlshabers Südwest (Oberkommando der Heeresgruppe C), Kesselring, für die Kriegslazarette Italiens vom 8. 2. 1945 belegt besonders eindrucksvoll das angestrebte ideologische Ziel. Dort heißt es u. a.: »Jeder Sanitäts-Offizier, der einen Verwundeten oder Kranken behandelt, hat neben der körperlichen Heilung für Erhaltung und Stärkung eines ungebrochenen Glaubens an den Sieg und eines bewußten Kampfwillens zu sorgen. Die folgenden Richtlinien zeigen den Weg dazu.

Ich mache es jedem Chefarzt zur Pflicht, alle Kräfte seines Lazarettes dem Idealziel dieser wertvollen Anregung entsprechend einzusetzen.

Grundsatz: Jeder Sanitäts-Offizier,
    jeder Sanitäts-Soldat,
        jede Schwester und jeder Genesende:
           Nationalsozialist der Tat.«[36]

Der zuständige Heeresgruppenarzt setzte Kesselrings Befehl in seiner entsprechenden Dienstanweisung ganz in dessen Sinne um: »Von der Einsatzfreudigkeit und dem Geschick der Chefärzte und ihrer Nationalsozialistischen Führungsoffiziere erwarte ich, daß sie ... ihr Lazarett zu einer Hochburg des Glaubens und Vertrauens zum Führer und des Bekenntnisses zur nationalsozialistischen Weltanschauung machen.«[37]

Die sich in 16 Punkte gliedernde Anweisung für die NS-Arbeit in den Lazaretten schloß vom Arzt bis zum Patienten jeden ein, selbst unter Einbeziehung der Eheanbahnung und des Gräberoffiziers des Lazarettes, von dem noch die Eingliederung des »Begräbnisses in die NS-Feiergestaltung« verlangt wurde.[38]

Unter diesen Umständen ist es nicht verwunderlich, wenn der Armeearzt der in Italien eingesetzten 14. Armee am 19. 2. 1945 seine Sanitätseinrichtungen in einer Dienstanweisung an den Einsatz der Geheimen Feldpolizei »gegen Zersetzungserscheinungen« erinnerte. Er betonte auch, daß »Banditen« dem Sicherheitsdienst zu übergeben seien, der »...notfalls für die Behandlung in italienischen Krankenhäusern sorgt...«.[39] Angesichts des geübten Standrechts erscheint diese »Besorgnis« als eine pure Heuchelei. Ohne daß eine generelle Aussage für das Wehrmachtssanitätswesen getroffen werden kann, wie diese Anordnungen aufgenommen und befolgt wurden, sind besonders krasse Entgleisungen von Angehörigen des Sanitätswesens in diesem Frontabschnitt bekannt geworden.[40]

Diese nunmehr stärkere Einbeziehung des Wehrmachtssanitätswesens in die verbrecherische Gestaltung der Kriegsführung führte auch zur an anderer Stelle bereits besprochenen Mitwirkung von Ärzten an moralisch unvertretbaren wissenschaftlichen Vorhaben (vgl. Kap. 15). Zu diesen im Verlaufe des Nürnberger Ärzteprozesses aufgedeckten schweren Verbrechen gehörte zweifellos auch die Vorbereitung eines bakteriologischen Krieges. Die Zeugenaussage des ehemaligen Leiters der Abteilung Wissenschaft der Lehrgruppe C an der Militärärztlichen Akademie, Generalarzt Prof. Schreiber, ließ die näheren Zusammenhänge dazu bekannt werden.[41] Danach wurde Göring 1943 von Hitler mit der Leitung und Durchführung der für einen bakteriologischen Krieg erforderlichen Maßnahmen beauftragt. Göring übertrug diese Aufgabe sofort dem stellvertretenden Reichsärzteführer, Prof. Blome, verbunden mit der Weisung, in Posen (Poznań) ein Forschungsinstitut für die Versuche mit Pesterregern einzurichten. Schreiber gab zu Protokoll, daß hierüber Handloser und dessen Chef des Stabes, Generalarzt Schmidtbrücken, informiert waren. Bemerkenswert ist auch seine Antwort auf die Frage des sowjetischen Anklagevertreters, ob jemals Gründe für die Annahme des Einsatzes bakteriologischer Kampfmittel durch die UdSSR bestanden hätten. Schreiber verneinte dies unter Verweis auf ein von ihm 1942 für den deutschen Generalstab gefertigtes Gutachten, bei dem er sich auf entsprechende Angaben der Armeeärzte zur Seuchenlage im Osten und Abwehrinformationen stützen konnte und welches von Handloser ebenso akzeptiert worden sei wie ein ähnliches aus dem Jahre 1939 von dessen Vorgänger Waldmann. Die Verwirklichung dieses folgenschweren Planes scheiterte zum Glück am schnellen Vormarsch der Roten Armee, der das Institut mitsamt seiner Einrichtung für die Humanexperimente unversehrt in die Hände fiel, und an den nicht abgeschlossenen wissenschaftlichen Voraussetzungen für den Großeinsatz, wozu u. a. auch die Bereitstellung von Impfstoffen für die eigene Armee und Bevölkerung gehörte.

Zu den vielfältigen spezifischen Beziehungen des Wehrmachtssanitätswesens zu anderen militärischen Systemen gehören auch die Militärjustiz und die Militärseelsorge. Hinsichtlich der Wirksamkeit von Sanitätsoffizieren als Gerichtsmediziner sei auf die Ausführungen von F. HERBER (vgl. Kapitel 13) verwiesen. Andererseits gibt die Mitwirkung von Sanitätsoffizieren bei Hinrichtungen oder auch im gutachterlichen Sinne bei Kriegsgerichtsverhandlungen Veranlassung zu weiterführenden Untersuchungen. Die beiden Richtungen der Militärseelsorge, die durch ihre ausgeprägten Lazarettbindungen hinsichtlich ihrer Wirksamkeit in besonderem Maße von einem positiven Verhältnis zu den Sanitätsoffizieren abhängig waren, erscheinen auch unter dem Aspekt des objektiv systemerhaltenden Effekts ihrer Tätigkeiten untersuchungswürdig.

Angesichts der nur schwer quantifizierbaren Leistungen des Wehrmachtssanitätswesens, die ihm durch die gewaltigen Verluste während der Kriegsjahre abverlangt wurden und die in so nachhaltiger Weise von den Auswirkungen der faschistischen Ideologie beeinflußt waren, stellt sich zwangsläufig die Frage nach dem Widerstand gegen das NS-Regime durch Sanitätsoffiziere. Generell kann dazu festgestellt werden, daß in dieser Zeit und im Bereich des Wehrmachtssanitätswesens punktuell antifaschistischer Widerstand existierte, wenngleich auch nur in sehr geringem Umfang. Soweit bisher bekannt wurde, ist hierbei auf die Sanitätsoffiziere Dr. Johannes Kreiselmaier (vgl. KÜHN 1973c, S. 239–248), Dr. Kurt Steude[42] und Dr. Leon Beuer[43] sowie auf die Sanitätsunteroffiziere Voigt und Wolf, letztere Studenten der 2. Studentenkompanie an der Universität Jena,[44] zu verweisen. Es ist jedoch anzunehmen, daß die Zahl jener Sanitätsoffiziere zunahm, die sich durch die Erfahrungen des Kriegsalltags in ihrer humanitären Pflichtauffassung getäuscht sahen und sich deshalb, besonders gegen Kriegsende hin, in eine innere Distanzhaltung begaben. Anders lassen sich die von JENTZSCH beschriebenen, wenn auch nicht immer einfach vollzogenen Haltungskorrekturen kriegsgefangener deutscher Sanitätsoffiziere nicht erklären (vgl. JENTZSCH 1973b, S. 122–129). Diese Beispiele ordnen sich ein in den antifaschistischen Widerstand deutscher Ärzte im weiteren Sinne, weshalb hier auf die Arbeiten von KÜHN (1973a) und FALKENBERG (1966) verwiesen wird.

14.4. Zur historischen Bewertung ärztlichen Wirkens im Sanitätsdienst der faschistischen Wehrmacht in Deutschland

Die aktive Mitwirkung von Ärzten beim Aufbau des Wehrmachtssanitätswesens unter den Bedingungen der faschistischen Diktatur und deren umfassender Einsatz während des zweiten Weltkrieges repräsentieren einen besonders herausragenden Bereich der Verantwortungsübernahme für reaktionären politischen Zwecken dienende Entwicklungen. Die historische Urteilsbildung über Schuld und Versagen ist dabei dennoch nicht einfach, muß sie doch in Rechnung stellen, daß auch in diesem ärztlichen Wirkungsfeld Motive zur Wirkung kamen, die sich von denen der politischen Machthaber erheblich unterschieden, und daß auch und gerade während des Kriegsgeschehens individuelle Entscheidungsmöglichkeiten für die Wahl von Tätigkeiten weitgehend ausgeschlossen waren.

In ethischer Hinsicht problematisch war diese ärztliche Wirkungssphäre zunächst dadurch, daß im deutlichen Unterschied zu ärztlichen Aufgaben in Kriegszeiten während des 19. Jahrhunderts sowohl die Kriegsführung selbst neue Momente aufwies, die in bezug auf die verheerenden Opfer des Einsatzes von Millionenheeren mit neuartigen Vernichtungswaffen auch die aufs beste vorbereiteten speziellen medizinischen Dienste für die Versorgung von Erkrankten und Verwundeten hoffnungslos überforderten, als auch auf deutscher Seite bedingungslosen Einsatz für Kriegsziele und Formen der Kriegsführung forderte, die eindeutig imperialistischen Machtinteressen entsprangen und von gravierenden Einschränkungen des humanitären Gehalts der ärztlichen Hilfeerweisung begleitet waren. Gerade der letztgenannte Aspekt erfuhr seine ersten Ausprägungen im militärmedizinischen Bereich bereits in den Anfangsjahren des faschistischen Regimes durch die Einbeziehung eugenisch-rassenhygienischer Aufgaben in das Verantwortungsspektrum des Sanitätswesens und erlangte rasch eine Radikalisierung während der Kriegsereignisse in einer Fülle von Entwicklungen, die sämtlich darauf abzielten, das Funktionieren des militärischen Machtpotentials unter allen Umständen und auch um den Preis der zunehmenden Begrenzung von Versorgungsleistungen zu garantieren. Unter diesen Bedingungen wurde jeder Akt der Fürsorge und Hilfeerweisung für Individuen zugleich zu einem Beitrag zur Erhaltung der Macht des Regimes und zur Sicherung der Weiterführung des Krieges selbst. Ärztliche Kader des Sanitätswesens wurden zunehmend zu Funktionen herangezogen, die die Erschließung von Ressourcen zur Kriegsführung zum Inhalt hatten und damit gegen die Lebensinteressen der Betroffenen verstießen. Sich derartigen Anforderungen zu entziehen oder gegebene Bedingungen in eigener Verantwortung dennoch primär zur humanitären Hilfeerweisung zu nutzen, war sicher nicht in jedem Falle einfach — die bis heute bekannten Daten und Sachverhalte lassen nicht annehmen, daß es zu solchen Haltungen bei der Mehrheit der Ärzte eine hinreichende Bereitschaft gegeben hat. Sie weisen vielmehr aus, daß die vorgegebenen Ziele und Bedingungen weitgehend akzeptiert, als unabänderlich gesehen und deshalb wohl auch zumeist in der Praxis beachtet worden sind; wahrscheinlich in den meisten Fällen in dem Glauben, damit nationalen Interessen dienen zu können, denen gegenüber die Bedürfnisse des einzelnen zurückzutreten haben.

Da die Führungskräfte des Sanitätswesens der Reichswehr, bereits in einer konservativen Tradition stehend, nationalistischen Ideen und der bereitwilligen Förderung der militärischen Machtorgane durch die faschistische Bewegung aufgeschlossen gegenüberstanden, ist es nicht verwunderlich, daß der Aufbau des Wehrmachtssanitätswesens in den Jahren von 1933—1939 bei rascher Anpassung an die Ideologie des neuen Regimes erfolgte und eine Kaderelite hervorbrachte, die die unmittelbare Kriegsvorbereitung mittrug und effiziente Lösungen für die medizinische Versorgung auch im Kriegsfalle zu garantieren schien. Verwunderlich und Zeichen der in der Ärzteschaft auch sonst erreichten weitgehenden Anpassung an die faschistischen Denkmuster ist, daß auch nach dem Kriegsbeginn und trotz zunehmend schwieriger werdender Bedingungen die große Mehrheit der zum Militärdienst eingezogenen Ärzte ohne Vorbehalte die ihnen zugewiesenen Aufgaben erfüllte und dabei fortwährende Restriktionen der tradierten humanistischen Berufsauffassung bereitwillig hinnahm, sofern sie als Beiträge zur Sicherung militärischer Interessen ausgegeben wurden.

Unser derzeitiges Bild des Geschehens in diesem Bereich ist dabei leider in vielen Punkten noch unvollständig. Weiterführende Untersuchungen wären deshalb von besonderem Interesse in bezug auf

• die zunehmende Begrenzung der Leistungsfähigkeit des Wehrmachtssanitätswesens durch mangelnde Bereitstellung von Arzneimitteln, Verbandmaterial, technischen Hilfs- und Transportmitteln im Kriegsverlauf;

• die mit der Sicherung der Verwundetenbetreuung einhergehenden fortlaufenden Einschränkungen der Versorgungsleistungen für die Zivilbevölkerung während des Krieges (sowohl in den besetzten Gebieten als auch in Deutschland selbst);

• die restriktiven Formen des Umgangs mit besonderen Gruppen (psychisch Kranke, Militärstrafgefangene, Angehörige von Strafbataillonen, Kriegsgefangene) u. a.

Eine Wertung kann damit vor allem den unlösbaren Widerspruch hervorheben, in dem sich der Sanitätsoffizier im Kriegseinsatz befand: die Pflicht zur Hilfeerweisung gegenüber Verwundeten und Kranken und die begrenzten Möglichkeiten, die das faschistische System dazu bot, einschließlich der damit verbundenen repressiven Auflagen. Die Existenz dieses Widerspruches zeigt, daß jeder aus imperialistischen Interessen geborene Krieg angesichts der heute gegebenen Bedingungen eine praktische Wahrnehmung des humanitären Auftrages der

Medizin zur Versorgung von Opfern des Krieges faktisch unmöglich macht — sowohl in den quantitativen Dimensionen als auch von den solchem Geschehen auferlegten Zielen her, die ärztliche Hilfe zur Systemerhaltung umfunktionieren.

Anmerkungen

[1] Vgl. Kersting: Die Leistung des deutschen Sanitätsdienstes im Weltkriege. — In: Dtsch. Militärarzt. — **1** (1936) 9. — S. 369—374.

[2] Vgl. Dienstalterliste der Sanitätsoffiziere des Deutschen Reichsheeres. 1. März 1922. 1. Jg., Charlottenburg, o. J. Die erwähnte Heeressanitätsinspektion umfaßte sieben Referate, denen erfahrene Sanitätsoffiziere vorstanden; es waren dies u. a. I: Personalreferat; II: Bearbeitung wissenschaftlicher Fragen, speziell der Hygiene; III: Organisationsreferat; Grundsatzfragen; Vorschriften; IV: Wirtschaftliche Angelegenheiten und VII: Sichtung und Auswertung der Materialien zum Sanitätswesen im I. Weltkrieg (vgl. FISCHER 1982, S. 8).

[3] Vgl. Mitgliederliste der Deutschen Militärärztlichen Gesellschaft. — Berlin: Günther u. Sohn, o. J. Da die in dieser Liste genannten Ärzte sämtlich vor dem Jahre 1935 ihre Approbation erhalten haben, könnte dieses Verzeichnis frühestens aus dem Jahre 1936 stammen.

[4] Vgl. Dienstanweisung zur Beurteilung der Dienstfähigkeit für das Heer und zur Ausstellung heeresärztlicher Zeugnisse vom 22. 3. 1929. — Berlin: Verlag »Offene Worte«, 1929. — S. 79—109.

[5] Vgl. Militärarchiv der DDR (im folgenden: MA). — Stand-Nr. 1077. — Stellenbesetzungsliste-Reichsheer 1933 II. — S. 161.

[6] Vgl. Runderlaß des Reichs- und Preußischen Ministers des Inneren vom 23. 9. 1936 mit der Festlegung, daß die amtsärztlichen Dienstgeschäfte gemäß den Bestimmungen des Gesetzes über die Vereinheitlichung des Gesundheitswesens von 1934 im Bereiche der Wehrmacht von den Sanitätsdienststellen übernommen werden. — In: Reichsgesundheitsbl. — **11** (1936) 48. — S. 885.

[7] Vgl. Müller, H.: Musterung-Aushebung-Einstellung. — 3. Aufl. — Berlin: Verlag Mittler, 1940. — S. 76. Vgl. auch die relevanten Bestimmungen der HDV 252/1, MDV 248/1 und LDV 399/1.

[8] Vgl. eine Anweisung des Reichskriegsministeriums vom 12. 7. 1937, nach der »... eine behördliche Vorladung eines aktiven Soldaten oder eine Mitteilung in Sachen eines Sterilisierungsverfahrens ... dem zuständigen Truppenarzt zuzuleiten ...« sei. MA. — WF-03/33825.

[9] Müller, H.: Vgl. Anm. 7. — S. 78.

[10] Stier, E.: Psychiatrie und Heer. — In: Dtsch. Militärarzt. — **1** (1936) 1. — S. 17.

[11] Ebenda. — **3** (1938) 1. — S. 34f.

[12] Vgl. Kittel: Die Ausbildung der Sanitätsoffiziere. — In: Ebenda. — **3** (1938) 2. — S. 45f. Vgl. auch das Merkblatt des Oberkommandos des Heeres vom November 1943 »Der aktive Sanitätsoffiziersnachwuchs des Heeres im Kriege«. — S. 46.

[13] Vgl. Dtsch. Militärarzt. — **1** (1936). — S. 42. Vorsitzender des Senats war Prof. Dr. Waldmann, Generalstabsarzt und Heeressanitätsinspekteur.

[14] Vgl. MA. — WF-03/31812, Bl. 7f.

[15] Vgl. ebenda. — F 1810: »Entwicklung der Dienststelle, Chef Wehrmachtssanitätswesen«, von Dr. P. Würfler, Generalarzt und Chef des Stabes beim Chef des Wehrmachtssanitätswesens, o. O., o. J. (Da dem 60. Geburtstag des Chefs des Wehrmachtssanitätswesens, Prof. Handloser, gewidmet, zeitlich offenbar zwischen dem 2. 9. 1944 und dem 1. 5. 1945 gelegen.) Würfler schrieb hier u. a.: »... ohne nähere Verbindung untereinander ging das Sanitätswesen der drei Wehrmachtsteile 1939 in den Krieg.« Versuche der Leitung des Heeressanitätswesens, ein einheitliches Vorgehen und eine engere Zusammenarbeit zu fordern, seien unkonsequent gewesen und stießen »schon in der Vorbereitung auf Ablehnung ...«.

[16] Vgl. ebenda. — WF-01/1 642: »OKW/WFSt/Org. Abt. (Heer) H. Q., d. 10. 5. 1945«.

[17] Vgl. ebenda. — WF-10/2 303: »Verluste der Offiziere der Sonderlaufbahnen und des Truppensonderdienstes vom 1. 9. 1939—28. 2. 1945«.

[18] Vgl. ebenda.

[19] Diese Zahlen weichen von denen ab, die JENTZSCH anführt unter Berufung auf ZEHMISCH, H.: Militärarzt und Gesellschaft. Ein Beitrag zur Geschichte der Militärmedizin in Deutschland. — In: Z. Milit.-med. — **9** (1968) 7. — S. 410. Dieser spricht dort von »... etwa 2170 aktiven und 20126 Sanitätsoffizieren der Reserve ...«.

[20] Vgl. Kersting: Vgl. Anm. 1. Nach dieser Arbeit von Kersting sind von den 33 000 in Deutschland im Jahre 1914 registrierten Ärzten zwischen 1914 und 1918 26 292 zum Kriegsdienst herangezogen worden, wobei 1 724 (ca. 6,5 %) als Sanitätsoffiziere fielen oder als vermißt gemeldet worden sind.

[21] Vgl. MA. — WF-10/13 773, o. Num.

[22] Vgl. ebenda: »Der Führer und Oberste Bh der Wehrmacht gKdos (Nr. 3294/44) OKW WFSt/Org. (II) F.H.Q., d. 27. 10. 44
2. Der Geburtsjahrgang wird wie folgt verteilt:

Heer	350000	davon	200000 Freiwillige
Kriegsmarine	40000		30000 Freiwillige
Luftwaffe	60000		45000 Freiwillige
Waffen-SS	100000		100000 Freiwillige.

i. A. Der COKW gez. Keitel.«

[23] Vgl. ebenda: »Fernschreiben OKW/WFSt/Org. (II) (1) Nr. 621/45 geh. v. 31. 1. 45. Betr.: 150000 Frauen für die Luftwaffe«.

[24] Vgl. ebenda: »Betr.: Einheitliche ärztliche und Heilmittelversorgung für die Angehörigen des Wehrmachtshelferinnenkorps, die Angehörigen der Freiwilligen Krankenpflege, die Betreuungshelferinnen der Wehrmacht und für die Gefolgschaftsmitglieder der Wehrmacht«.
Der Verteiler sah u. a. vor: OKW/WFSt, Oberkommando der Wehrmachtsteile, Reichsministerium des Inneren, Präsident des DRK, Reichsgesundheitsführer, Kassenärztliche Vereinigung Deutschlands.

[25] Vgl. ebenda: »23. 3. 45 COKW, Geheim [Nr. 1350/45 geh. WFSt/Org. (II) (1) – A/A]
Betr.: Einsatz von Frauen und Mädchen in der Wehrmacht«. Dieser Einsatz wurde von folgenden Grundsätzen bestimmt:
– ihr Einsatz durfte nicht vor den Korps-Gefechtsständen erfolgen;
– im gesamten rückwärtigen Bereich unbeschränkt, »ausgenommen in bandenverseuchtem Gebiet«;
– »Ausstattung mit Handfeuerwaffen (auch Panzerfaust) zum persönlichen Schutz ist zulässig (aber immer beim Wachdienst)«;
– eingesetzte Frauen sind mit gültigen Papieren der Deutschen Wehrmacht auszustatten (wegen entspr. Behandlung als mögliche Gefangene) »Kombattantenausweis und gelbe Armbinde (wenn ohne Uniform) mit Aufschrift Deutsche Wehrmacht. gez. Keitel«
Der Verteiler sah u. a. vor: Präsident des DRK, Reichsjugendführer, Reichsbevollmächtigter für den totalen Krieg, Reichsführer SS und Polizei, Parteikanzlei, Reichsfrauenführerin, alle Oberbefehlshaber, OKW/WFSt, Chef Wehrmachtssanitätswesen.

[26] Vgl. ebenda. – WF-03/12409 (Ligurien-Armee, Oberitalien): »Fernschreiben. OKW/WFSt/Org. (I) Nr. 2406/44 geh. v. 3. 5. 44. an ChRüst und BdE/AHA/ Ia IV«.
Dort wird im Einvernehmen mit dem Chef des Wehrmachtssanitätswesens darauf verwiesen, daß
– Feldjägerkommandos das Recht erhalten, »anläßlich ihrer Überprüfung gem. Führerbefehl v. 27. 11. 43 Nachuntersuchungen von Soldaten auf den Tauglichkeitsgrad vorzunehmen.«
– »Durch ChRüst u. BdE/AHA ist für vorgenannten Zweck den Feldjägerkommandos je ein für die Nachuntersuchung besonders geeigneter Sanitätsoffizier, Stellengruppe B/K zuzustellen. gez. Keitel.«

[27] Vgl. ebenda: »Fernschreiben. OKW/WFSt/Org. I, 3320/44 geh. v. 3. 6. 44 an CWSan, Feldjg. Kdo. I, II, III, CWStreifendienst.
Betr.: Überprüfung von Sanitätseinrichtungen.
... aufgrund von Berichten der HSanIn an CWSan wird festgestellt, daß
• Santruppen nur mit Genehmigung des höheren Befehlshabers ausgekämmt oder abgeschoben werden können;
• Eingriffe in die Behandlungsart Verwundeter/Kranker nicht stattfinden dürfen;
• zwecks Vermeidung allzu häufiger Überprüfungen (1 Lazarett in 3 Monaten 35×!) sind entsprechende Bescheinigungen an die Kontrollorgane zu übergeben.
gez. Keitel.«

[28] Vgl. Zentrales Staatsarchiv Potsdam (im folgenden: ZStA Potsdam). – Nürnberger Ärzteprozeß 99 US 11 FC (im folgenden: NÄP), Film Nr.: 53205/53219, Bl. 193.

[29] Vgl. ebenda. – Film Nr.: 53203/53217, Doc. No- 619.

[30] Vgl. MA. – Film SF-01/31520: Bericht des Reichsarztes SS und Polizei Grawitz vom 18. 12. 1943 an den Reichsführer SS Himmler über den Inhalt einer Besprechung bei Reichsmarschall Göring in Rominten. Teilnehmer: Chef Wehrmachtsanitätswesen Handloser, Chef Sanitätswesen Luftwaffe Schroeder, Chef Sanitätswesen Kriegsmarine Greul, SS-Brigadeführer Prof. Brandt sowie Göring und Grawitz.

[31] Vgl. ebenda.

[32] Vgl. ZStA Potsdam. – NÄP, Film Nr.: 53202/ 53216 P: »Der Angriff« Nr. 209 v. 28. 8. 1942. In diesem Erlaß Hitlers vom 28. 7. 1942 heißt es zur Leitung des militärischen und zivilen Gesundheitswesens:
»3. Für Sonderaufgaben und Verhandlungen zum Ausgleich des Bedarfs an Ärzten, Krankenhäusern, Medikamenten usw. zwischen dem militärischen und dem zivilen Sektor des Sanitäts- und Gesundheitswesens bevollmächtige ich Prof. Dr. med. Karl Brandt, der nur mir persönlich unterstellt ist und von mir unmittelbare Weisungen erhält.«
»4. Mein Bevollmächtigter für das Sanitäts- und Gesundheitswesen ist über grundsätzliche Vorgänge im Wehrmachtssanitätswesen und im zivilen Gesundheitswesen laufend zu unterrichten. Er ist berechtigt, sich verantwortlich einzuschalten.«

[33] Vgl. ebenda. Zur Leitung des Wehrmachtssanitätswesens wird ausgeführt:
»1. Für den Bereich Wehrmacht wird der Heeressanitätsinspekteur als Chef des Wehrmachtssanitätswesens unter Beibehaltung seiner bisherigen Aufgaben mit der Zusammenfassung aller gemeinsamen Aufgaben auf dem Gebiet des Sanitätswesens der Wehrmacht, der Waffen-SS und der der Wehrmacht unterstellten oder angeschlossenen Organisationen und Verbände beauftragt.«

[34] Vgl. MA. – Film 1810: Der Verteilerschlüssel dieser Anweisung entsprach bereits dem neugeordneten Unterstellungsverhältnis und enthielt u. a. neben dem OKW, OKH, OKM, OKL, Generalkommissar des Führers auch die Organisation Todt-Zentrale-Sanitätswesen und die RAD-Leitung (Gesundheitsdienstamt).

[35] Ebenda. – Bl. 82.

[36] Ebenda. – Film WF-03/3772.

[37] Ebenda.

[38] Vgl. ebenda. – Anweisung Nr. 2.

[39] Ebenda. – Film WF-03/12409: »Armee A 14. A Az. 50 (Ia) Nr. 209/45 geh. A.H.Q., 21. 1. 45. Betr.: Verwundet in Gefangenschaft geratene Banditen«. »Armee A 14. A Az. 14 (Ic) Tgb. Nr. 464/45 geh. A.H.Q., d. 19. 2. 45. Betr. Zersetzung in Lazaretten und Laz. Zügen«.

[40] Vgl. ebenda. – Film WF-03/12059, Bl. 79894 (Ligurien-Armee). Der Ic (3. Generalstabsoffizier für Feindaufklärung und Abwehr [F. L.]) des Armeeoberkommandos 14 erwähnt in seiner Tagesmeldung vom 23. 6. 1944 den Überfall italienischer Partisanen auf der Straße bei Fattoria Palagio auf einen Wehrmachts-PKW. Daraufhin habe Stabsarzt Dr. Hox mit einer Kampfgruppe der San.-Abteilung 4 nördlich von S. Martino eine stärkere Partisanengruppe angegriffen. Von den 38 gemachten Gefangenen seien »... 18 Banditen ... standrechtlich verurteilt und aufgehängt ...« worden. Der Stabszahlmeister Sonntag der gleichen Einheit bildete schon am 17. 6. 1944 zur Befreiung zweier Soldaten einen Stoßtrupp »... und erzielte einen Feindtoten und einen Gefangenen.«

[41] Vgl. ZStA Potsdam. – NÄP, Film Nr.: 53208/53222, S. 19: Zeugenaussage Prof. Dr. Schreiber's im Nürnberger Ärzteprozeß am 26. 8. 1946. Danach hatte er im Juli 1943 an einer Geheimbesprechung im AWA teilzunehmen, wo eine Arbeitsgruppe »Bakteriologischer Krieg« gebildet wurde, an der als Beobachter für die HSanIn Oberstabsarzt Dr. Kliewe teilnahm.

[42] OMR Prof. em. Dr. sc. med. Kurt Steude lebt jetzt in Dresden. Er studierte u. a. als Angehöriger einer Studentenkompanie der Wehrmacht in Leipzig Medizin und arbeitete eng mit der antifaschistischen Leipziger Widerstandsgruppe von Dr. med. Karl Gelbke – Bruno Plache – Gerhard Ellrodt zusammen.

[43] Vgl. MA. – Film W-11/FF 1218. Der Unterarzt Dr. med. Franz-Leon Breuer wurde durch den Sanitätsfeldwebel Rudolf Daniel wegen seiner Ansichten über den nicht gewinnbaren Krieg und Meinungen über Hitler am 23. 7. 1944 denunziert. Dr. B. scheint durch die Warnung eines Freundes der Verhaftung entgangen zu sein.

[44] Vgl. ebenda. – Film SF-01/16199. Lt. Fernschreiben Nr. 693 vom 8. 8. 43 geh. an den Reichsführer SS und Polizei hatten die Studenten der 2. Stud.-Komp. (med.) der »Friedrich-Schiller«-Universität Jena, San.-Uffz. Hans Voigt und San.-Uffz. Alfred Wolf eine Hitlerbüste zerschlagen. Das Standgericht der Wehrmacht beim Reichskriegsgericht erließ Haftbefehl.

15.
Verbrecherische Experimente in den Konzentrationslagern — Ausdruck des antihumanen Charakters einer der faschistischen Machtpolitik untergeordneten medizinischen Forschung

15.1. Zur Wertung des Humanexperiments und seiner ethischen Zulässigkeit in den Jahren vor 1933

Unter Humanexperimenten sollen im folgenden gezielte Eingriffe und Behandlungsversuche an Menschen verstanden werden, »... die zu Forschungszwecken vorgenommen werden, ohne der Heilbehandlung im einzelnen Falle zu dienen und deren Auswirkungen und Folgen aufgrund der bisherigen Erfahrungen noch nicht ausreichend zu übersehen sind.« (SCHREIBER 1986, S. 17). Von ihnen zu unterscheiden ist der Versuch einer neuartigen Heilbehandlung, worunter solche Eingriffe und Behandlungsweisen am Menschen zu verstehen sind, die der Heilbehandlung eines einzelnen Patienten dienen sollen, obwohl die Wirkungen aufgrund des gegebenen Erkenntnisstandes noch nicht vollständig übersehen werden können. Humanexperimente stellen in bestimmten Problembereichen der medizinischen Forschung ein unerläßliches Hilfsmittel der Erkenntnisentwicklung dar, deren Legitimation sich aus dem wesentlichen Zweck der Forschungsbemühungen ergibt, wobei jedoch ethisch begründete Grenzen ihrer Anwendung zu beachten sind und vor allem erhebliche Risiken einer gesundheitlichen Schädigung von Versuchspersonen ausgeschlossen werden müssen. Die ethische Problematik des experimentellen Umgangs mit Menschen ist erst relativ spät zu einem Gegenstand der systematischen Reflexion und der Ausarbeitung normativer Regelungen der medizinischen Forschungspraxis geworden, wobei bedeutsame humanistische Positionen bereits lange vor der Übernahme der nationalsozialistischen Herrschaft in Deutschland fixiert worden sind und als Maßstab der Beurteilung nachfolgender Formen des offenkundigen antihumanen Einsatzes von Humanexperimenten dienen können.

Eine erhebliche Verbreitung experimenteller Vorgehensweisen in der medizinischen Forschung erfolgte hauptsächlich in der zweiten Hälfte des 19. Jahrhunderts im Bereich der naturwissenschaftlichen Grundlagenforschung, wobei in der Pathologie, der Physiologie, der Bakteriologie und der Pharmakologie in breitem Umfange neben tierexperimentellen Verfahren auch Versuche am Menschen üblich wurden. Der auf diesem Wege erreichte Erkenntniszuwachs förderte ein neuartiges Wissenschaftsverständnis auch in den klinischen Arbeitsgebieten, in denen das Streben nach einer wissenschaftlich begründeten Diagnostik und Therapie nun ebenfalls in stärkerem Maße experimentelle Methoden zur Prüfung der Wirksamkeit von Therapiemethoden zum Einsatz kommen ließ (vgl. WINAU 1986, S. 102). Der prinzipiell progressive Charakter dieses Erkenntnisstrebens erfuhr allerdings Einschränkungen und Verbiegungen dadurch, daß die fast ausschließliche Orientierung auf naturwissenschaftliche Fragestellungen und Methoden dazu beitrug, den Forschungsgegenstand »Mensch« vorrangig unter dem Aspekt eines »Objekts« zu sehen. Einen vermutlich nicht unerheblichen Einfluß auf die zunächst erfolgte Ausblendung ethischer Überlegungen in der Forschung dürfte auch der Umstand ausgeübt haben, daß die sozialen

Entwicklungschancen für Wissenschaftler nun auch stärker von deren literarischer Produktivität abhängig wurden und stete Bekräftigungen des wissenschaftlichen Leistungsvermögens durch die Mitteilung neuer Ergebnisse der experimentell ausgerichteten wissenschaftlichen Tätigkeit erforderten. Eine öffentlich wirksame Sensibilisierung für einige problematische Seiten der ausufernden »Experimentierwut« setzte dann um die Jahrhundertwende ein, als die in München erscheinende Zeitung »Münchner Freie Presse« in einer Artikelserie zum Thema »Arme Leute in Krankenhäusern« aus den Jahren 1898/1899 auf verschiedene Formen des Mißbrauchs von sozial schwächer gestellten Patienten zu Unterrichts- und Versuchszwecken aufmerksam machte. Eine Zuspitzung erfuhr die Diskussion zu diesen Fragen kurz darauf durch die kritische Reaktion auf Mitteilungen des Breslauer Dermatologen A. Neisser zur Erprobung einer neuen Serumtherapie bei Syphilis, bei der er im Sinne eines Experimentes acht gesunden Mädchen und Frauen ein von Syphilis-Kranken gewonnenes Serum injiziert hatte, um Abwehrreaktionen von Dauer zu provozieren, wobei vier der Versuchspersonen, die nicht um ihre Zustimmung ersucht worden waren, in der Folgezeit an Syphilis erkrankten (vgl. ELKELES 1985, S. 135 ff.). Eine dazu im preußischen Abgeordnetenhaus am 11. März 1899 stattfindende Debatte führte zur Einleitung eines Ermittlungsverfahrens gegen Neisser und auch zu dessen Verurteilung, weil er es versäumt hatte, die Einwilligung der Versuchspersonen einzuholen.[1] Von wichtigerer Bedeutung als diese Verurteilung war jedoch eine aus diesem Anlaß entstandene Verfügung des preussischen Kultusministers vom 29. Dezember 1900, mit der eine Begrenzung der Humanversuche auf ethisch vertretbare Formen angestrebt wurde und die in der Form einer »Anweisung an die Vorsteher der Kliniken, Polikliniken und sonstigen Krankenanstalten« auch Verbindlichkeit beanspruchte. In dieser Verfügung wurde unter Punkt I festgelegt, daß wissenschaftliche Versuche unzulässig sind, wenn:
»1. es sich um eine Person handelt, die noch minderjährig oder aus anderen Gründen nicht vollkommen geschäftsfähig ist;
2. die betreffende Person nicht die Zustimmung zu dem Eingriffe in unzweideutiger Weise erklärt hat;
3. dieser Erklärung nicht eine sachgemäße Belehrung über die aus dem Eingriffe möglicherweise hervorgehenden nachtheiligen Folgen vorausgegangen ist.«[2]

Mit den genannten Richtlinien war erstmals von einer staatlichen Instanz eine Normierung wichtiger Voraussetzungen des experimentellen Umgangs mit dem Menschen als Forschungsobjekt versucht worden, die hinsichtlich der Forderungen nach Aufklärung und freiwilliger Zustimmung als progressiv gelten kann, allerdings zu den ethisch bedeutsamen Fragen der Nutzen-Risiko-Abwägung bei der Planung von Versuchen noch keine konkreten Orientierungen enthielt. Zu diesen neuen Normativen haben Ärzte in den nachfolgenden Jahren mehrfach Stellung genommen, wobei vor allem die von A. Moll in seiner »Ärztlichen Ethik« aus dem Jahr 1902 entwickelten Konkretisierungsvorschläge und Interpretationen Beachtung verdienen.[3] Da Molls Buch für einen langen Zeitraum als Standardwerk zu allen wichtigen Fragen der ärztlichen Ethik galt, kann angenommen werden, daß es wesentlich dazu beitrug, die normativen Festlegungen von 1900 präsent zu halten und ihnen Geltung zu sichern.

Da genaue Analysen der experimentellen Forschungspraxis der Medizin in den ersten drei Jahrzehnten unseres Jahrhunderts nicht vorliegen, sind Angaben über problematische Formen der Nutzung des Humanexperiments in dieser Zeit kaum möglich. In den 20er Jahren tauchten jedoch wieder Mitteilungen über fragwürdige Humanexperimente auf, die öffentliches Interesse an diesem Thema auslösten (STEINMANN 1975). Besonders nachdrücklich setzte sich dabei der sozialdemokratische Arzt und Reichstagsabgeordnete J. Moses für neue gesetzliche Regelungen der medizinischen Forschungspraxis ein, auf dessen Antrag hin am 14. März 1930 eine Debatte im Reichsgesundheitsrat zum Thema »Inwieweit ist die Vornahme experimenteller Untersuchungen am Menschen zulässig?« stattfand. Eine Zuspitzung erfuhren diese Auseinandersetzungen um die Zulässigkeit von Humanexperimenten und mit hohem Risiko belasteten neuartigen Heilversuchen schließlich im Jahre 1930. In diesem Jahr waren an einer Lübecker Klinik 256 gesunde Kleinkinder mit dem neuentwickelten, jedoch in der Fachwelt noch umstrittenen Calmette-Impfstoff gegen Tuberkulose geimpft worden, wobei 75 Kinder aufgrund einer Verunreinigung des Impfstoffes schwer erkrankten und verstarben.[4] Der Reichsgesundheitsrat sah sich nun durch die heftigen Reaktionen in der Presse und neuerliche Forderungen von J. Moses veranlaßt, einen Entwurf von Richtlinien zu erstellen, der dann auch nach Abstimmung mit den Ministerien des Innern und der Justiz unter der Bezeichnung »Richtlinien für neuartige Heilbehandlungen und die Vornahme wissenschaftlicher Versuche am Menschen« am 28. Dezember 1931 Rechtskraft erlangte:

Endgültiger Entwurf von Richtlinien über »Neuartige Heilbehandlung und Vornahme wissenschaftlicher Versuche am Menschen«, aufgestellt vom Reichsministerium des Innern auf Grund von Vorschlägen des Reichsgesundheitsamtes, 1931:

»1. Die ärztliche Wissenschaft kann, wenn sie nicht zum Stillstand kommen soll, nicht darauf verzichten, in geeigneten Fällen eine Heilbehandlung mit neuen, noch nicht ausreichend erprobten Mitteln und Verfahren einzuleiten. Ebensowenig kann sie wissenschaftliche Versuche am Menschen als solche völlig entbehren, da sonst Fortschritte in der Erkennung, der Heilung und der Verhütung von Erkrankungen gehemmt oder sogar ausgeschlossen würden.
Den hiernach dem Arzte einzuräumenden Rechten steht die besondere Pflicht des Arztes gegenüber, sich der großen Verantwortung für Leben und Gesundheit jedes einzelnen, den er neuartig behandelt oder an dem er einen Versuch vornimmt, stets bewußt zu bleiben.
2. Unter **neuartiger Heilbehandlung** im Sinne dieser Richtlinien sind Eingriffe und Behandlungsweisen am Menschen zu verstehen, die der Heilbehandlung dienen, also in einem bestimmten einzelnen Behandlungsfall zur Erkennung, Heilung oder Verhütung einer Krankheit oder eines Leidens oder zur Behandlung eines körperlichen Mangels vorgenommen werden, obwohl ihre Auswirkungen und Folgen auf Grund der bisherigen Erfahrungen noch nicht ausreichend zu übersehen sind.
3. Unter **wissenschaftlichen Versuchen** im Sinne dieser Richtlinien sind Eingriffe und Behandlungsweisen am Menschen zu verstehen, die zu Forschungszwecken vorgenommen werden, ohne der Heilbehandlung im einzelnen Falle zu dienen, und deren Auswirkungen und Folgen auf Grund der bisherigen Erfahrungen noch nicht ausreichend zu übersehen sind.
4. Jede neuartige Heilbehandlung muß in ihrer Begründung und ihrer Durchführung mit den **Grundsätzen der ärztlichen Ethik** und den **Regeln der ärztlichen Kunst und Wissenschaft** in Einklang stehen. Stets ist sorgfältig zu prüfen und abzuwägen, ob die Schäden, die etwa entstehen können, zu dem zu erwartenden Nutzen im richtigen Verhältnis stehen. Eine neuartige Heilbehandlung darf nur vorgenommen werden, wenn sie vorher, soweit möglich, im **Tierversuch geprüft** worden ist.
5. Eine neuartige Heilbehandlung darf nur vorgenommen werden, nachdem die betreffende Person oder ihr gesetzlicher Vertreter auf Grund einer vorangegangenen zweckentsprechenden Belehrung sich in unzweideutiger Weise **mit der Vornahme einverstanden** erklärt hat. Fehlt die Einwilligung, so darf eine neuartige Heilbehandlung nur dann eingeleitet werden, wenn es sich um eine unaufschiebbare Maßnahme zur Erhaltung des Lebens oder zur Verhütung schwerer Gesundheitsschädigung handelt und eine vorherige Einholung der Einwilligung nach der Lage der Verhältnisse nicht möglich war.
6. Die Frage der Anwendung einer neuartigen Heilbehandlung ist mit ganz besonderer Sorgfalt zu prüfen, wenn es sich um **Kinder** und **jugendliche Personen** unter 18 Jahren handelt.
7. Die ärztliche Ethik verwirft jede **Ausnutzung der sozialen Notlage** für die Vornahme einer neuartigen Heilbehandlung.
8. Bei neuartiger Heilbehandlung mit lebenden Mikroorganismen, insbesondere mit **lebenden Krankheitserregern, ist erhöhte Vorsicht** geboten. Sie ist nur dann als zulässig zu erachten, wenn eine **relative Unschädlichkeit** des Verfahrens anzunehmen und auf andere Weise die Erzielung eines entsprechenden Nutzens unter den gegebenen Verhältnissen nicht zu erwarten ist.
9. In Kliniken, in Polikliniken, in Krankenhäusern oder in sonstigen Anstalten zur Krankenbehandlung und Krankenfürsorge darf eine neuartige Heilbehandlung nur vom **leitenden Arzt selbst** oder in seinem **ausdrücklichen Auftrag** und unter seiner **vollen Verantwortung** von einem anderen Arzt ausgeführt werden.
10. Ueber jede neuartige Heilbehandlung ist eine **Aufzeichnung** zu fertigen, aus der der Zweck der Maßnahme, ihre Begründung und die Art ihrer Durchführung ersichtlich sind. Insbesondere muß auch ein Vermerk darüber vorhanden sein, daß die betreffende Person oder erforderlichenfalls ihr gesetzlicher Vertreter vorher zweckentsprechend belehrt worden ist und die Zustimmung gegeben hat. Ist bei fehlender Einwilligung eine Heilbehandlung unter den Voraussetzungen von Nr. 5 Abs. 2 vorgenommen worden, so muß der Vermerk diese Voraussetzungen eingehend darlegen.
11. Die **Veröffentlichung** der Ergebnisse einer neuartigen Heilbehandlung muß in einer Form erfolgen, die der gebotenen **Achtung vor dem Kranken und den Geboten der Menschlichkeit** in jeder Weise Rechnung trägt.
12. Die Nummern 4 bis 11 dieser Richtlinien gelten entsprechend für wissenschaftliche Versuche (Nr. 3). Außerdem gilt für solche Versuche folgendes:
a) **Die Vornahme eines Versuchs ist bei fehlender Einwilligung unter allen Umständen unzulässig.**

b) **Jeder Versuch am Menschen ist zu verwerfen, der durch den Versuch am Tier ersetzt werden kann.** Ein Versuch am Menschen darf erst vorgenommen werden, wenn zuvor alle Unterlagen beschafft worden sind, die zu seiner Klärung und Sicherung mit den der medizinischen Wissenschaft zur Verfügung stehenden biologischen Methoden des Laboratoriumsversuchs und des Tierexperiments gewonnen werden können. Unter diesen Voraussetzungen verbietet sich jedes grund- oder planlose Experiment am Menschen von selbst.

c) Versuche an **Kindern oder jugendlichen Personen** unter 18 Jahren sind unstatthaft, wenn sie das Kind oder den Jugendlichen auch nur im geringsten gefährden.

d) Versuche an **Sterbenden** sind mit den Grundsätzen der ärztlichen Ethik unvereinbar und daher unzulässig.

13. Wenn man somit von der Ärzteschaft und insbesondere von den verantwortlichen Leitern der Krankenanstalten erwarten darf, daß sie sich von einem starken **Verantwortungsgefühl** gegenüber den ihnen anvertrauten Kranken leiten lassen, so wird man doch auch bei ihnen diejenige **Verantwortungsfreudigkeit** nicht entbehren wollen, die auf neuen Wegen den Kranken Erleichterung, Besserung, Schutz oder Heilung zu schaffen sucht, wenn die bisher bekannten Mittel nach ihrer ärztlichen Ueberzeugung zu versagen drohen.

14. Schon im **akademischen Unterricht** soll bei jeder geeigneten Gelegenheit auf die besonderen Pflichten hingewiesen werden, die dem Arzt bei Vornahme einer neuen Heilbehandlung oder eines wissenschaftlichen Versuchs sowie auch bei der Veröffentlichung ihrer Ergebnisse obliegen.«[5]

Deutlich unterschieden wurden in dieser Verfügung das therapeutische und das ausschließlich wissenschaftlichen Zwecken dienende Experiment, wobei für beide Formen von Eingriffen bzw. Behandlungsweisen eine angemessene Aufklärung und die Einverständniserklärung des Patienten bzw. der Versuchsperson gefordert wurde. Gesundheitsgefährdende Versuche mit Kindern und Jugendlichen wurden ebenso verboten wie solche, die mühelos durch Tierversuche ersetzt werden können. Gegenüber der im Jahre 1900 erlassenen »Anweisung« waren diese Bestimmungen weitaus konkreter und hinsichtlich des direkten Verbotes bestimmter Arten von Versuchen auch radikaler, was als Fortschritt in der Entwicklung angesehen werden kann. Von seiten des preußischen Justizministeriums war überdies eine Zusatzverschärfung der Richtlinien vorgesehen, die die Vornahme neuartiger Heilbehandlungen oder wissenschaftliche Versuche an Gefangenen generell ausschließen sollte.

Es ist derzeit nicht bekannt, ob diese Absicht auch realisiert worden ist.[6]

Die hier nur in Umrissen skizzierte Entwicklung läßt erkennen, daß seit der Jahrhundertwende einsetzende kritische Bewertungen eines allzu leichtfertigen Einsatzes experimenteller Methoden in der medizinischen Forschung ein doch recht differenziertes Problembewußtsein gefördert haben und über die Fixierung normativer Regelungen für den wissenschaftlichen Umgang mit dem Menschen eine Begrenzung ethisch fragwürdiger Verfahrensweisen ermöglichen. Die in diesem Prozeß entstandenen staatlichen Regelungen sicherten ein höheres Maß an Mitbestimmung von Patienten und Versuchspersonen bei den ihr Leben betreffenden Eingriffen, boten bestimmten Gruppen von entscheidungsunfähigen und besonders abhängigen Personen Schutz vor der Einbeziehung in risikoreiche Behandlungsmethoden und waren zugleich so gehalten, daß nennenswerte Beeinträchtigungen des Erkenntnisfortschrittes nicht erfolgten. Bei der Mehrheit der wissenschaftlich tätigen Ärzte haben diese Normen auch durchaus Zustimmung und Anwendung gefunden, da sie dem humanen Grundanliegen der Medizin entsprachen. Obwohl die bis zum Beginn der 30er Jahre erarbeiteten ethischen Grundpositionen und normativen Vorschriften für den Einsatz des Humanexperiments auch in den Jahren der faschistischen Diktatur offiziell weder in Frage gestellt noch durch andersartige Rechtsvorschriften aufgehoben worden sind, verloren sie in dieser Zeit zunehmend an Geltung und Wirksamkeit. Vor allem unter den Bedingungen des Krieges und in den Konzentrationslagern sind erschütternde Formen des antihumanen Umgangs mit Menschen auch zum Zwecke der Erlangung neuer medizinischer Erkenntnisse praktiziert worden, die im folgenden in einer Übersicht dargestellt und hinsichtlich ihrer wissenschaftlichen Begründungen und ethischen Probleme bewertet werden sollen.

15.2. Verbrecherische Humanexperimente in den Konzentrationslagern; ihre Formen, ihre Ziele und ihre Opfer

Im Zuge der Ausdehnung und der Perfektionierung der repressiven Handhabung der politischen Macht gegenüber wirklichen und vermeintlichen Gegnern des faschistischen Regimes sowie gegen rassistisch diskriminierte Minderheiten wurde auch das System der Konzentrationslager ausgebaut und unter der Leitung der SS zu einem Bereich der totalen Entmündigung und planmäßigen Vernichtung von Menschen ausgestaltet, die als gefährlich, minderwertig und außerhalb der Rechtsordnung stehend galten. Die medizinische Versorgung dieser Lager oblag seit 1934 dem Sanitätsdienst der SS, dessen mehrere Wandlungen erfahrender organisatorischer Aufbau an anderer Stelle eingehend dargestellt worden ist (BROMBERGER; MAUSBACH 1985b). Die Leitung des Sanitätswesens der SS und der Polizei war 1936 Prof. Dr. Ernst Robert Grawitz übertragen worden, der den Titel »Reichsarzt SS und Polizei« trug (s. a. Kap. 14). Der Sanitätsdienst der Konzentrationslager besaß in diesem System eine relativ eigenständige Position und war zunächst der zentralen Inspektion der Konzentrationslager und später dem Wirtschaftsverwaltungshauptamt der SS angeschlossen. Während in den Jahren von 1933–1936 ärztliche Aufgaben in den Lagern teilweise auch noch nebenamtlich von Ärzten in anderen Tätigkeitsbereichen wahrgenommen worden sind (DROBISCH 1985), setzte ab 1936 eine zentralistische Organisation ein, in deren Gefolge nur noch der SS angehörende und für diese Aufgabe speziell ausgewählte Ärzte zu diesem Dienst verpflichtet wurden. Die Zahl der in den Konzentrationslagern eingesetzten Ärzte kann derzeit noch nicht genau angegeben werden, da viele von ihnen nur kurzzeitig hier tätig waren und dann in Funktionen der Waffen-SS überwechselten. Es sind jedoch sicher mehr als 1 000 Ärzte gewesen, die dem Sanitätsdienst der SS angehörten und ihr medizinisches Wissen fast ausnahmslos bereitwillig für die Ziele dieser verbrecherischen Organisation einsetzten. Typisch für die ärztliche Tätigkeit in den Konzentrationslagern war die vorrangige Verpflichtung zur medizinischen Betreuung der Wachmannschaften und die mehr nebenbei wahrgenommene Aufsicht über die relevante Versorgung der Häftlinge, für die in erster Linie Sanitäter und aus dem Kreis der Häftlinge rekrutiertes Hilfspersonal zuständig waren. Die für die Versorgung der Häftlinge bereitgestellten Mittel waren minimal und für die angemessene Behandlung und Betreuung schwerer Erkrankungen und lebensgefährlicher Verletzungen völlig unzureichend, obwohl die in den Lagern tätigen illegalen Widerstandsorganisationen enorme Anstrengungen unternahmen, um hier Verbesserungen zu erreichen und solidarische Hilfe zu erweisen (HINCKEL 1985; KÖHLER 1985). Das hauptsächliche Interesse der SS-Ärzte bei der Häftlingsversorgung galt der Vermeidung der Ausbreitung epidemischer Erkrankungen und der raschen Wiederherstellung der Arbeitsfähigkeit. Vor allem jüngere in dieses System einbezogene Ärzte haben dabei offensichtlich sehr schnell eine Haltung der Geringschätzung des Lebens der ihrer Macht total unterworfenen Menschen eingeübt, die es ihnen möglich machte, selbst schwerste körperliche Mißhandlungen zu sanktionieren oder Häftlinge für Tötungen auszuwählen, ohne darin einen eklatanten Widerspruch zu ihrem beruflichen Auftrag zu sehen.

Enorme Radikalisierungen erfuhr der unmenschliche Umgang mit den Konzentrationslagerhäftlingen nach dem Beginn des Aggressionskrieges gegen die UdSSR, u. a. durch die Errichtung neuer riesiger Lager in den okkupierten Ostgebieten zur verschärften Ausbeutung und »Vernichtung durch Arbeit«, durch die Vornahme von Massenhinrichtungen sowjetischer kriegsgefangener Offiziere in diesen Lagern und durch den Übergang zur systematischen Vernichtung der europäischen Juden. Unter diesen Bedingungen erweiterte sich auch das Tätigkeitsspektrum der Lagerärzte, die nun auch die Selektionen bei den eintreffenden Transporten, die Aufsicht über die Vergasungen und die Auswahl von kranken Häftlingen für die Tötung vorzunehmen hatten. Ein weiteres neues Moment in der Arbeit von Lagerärzten wurde dabei auch die Mitwirkung an medizinischen Humanexperimenten, die unter Außerachtlassung aller bis dahin anerkannten ethischen Prinzipien und ohne Rücksicht auf die Lebensinteressen der unmittelbar Betroffenen zumeist mit Berufung auf die Kriegswichtigkeit der zu klärenden Fragen in Angriff genommen worden sind. Neben einer Reihe von Versuchen, die eine unmittelbare Beziehung zu militärischen Zwecken hatten, sind dabei auch solche durchgeführt worden, die in »rassenhygienische« Forschungsvorhaben eingeordnet waren oder Techniken für die Ausmerzung anderer Völker begründen sollten. Eine deutliche Tendenz zur Schrankenlosigkeit bei der Mißachtung des Lebens von Häftlingen fand ebenso darin ihren Ausdruck, daß fanatische SS-Ärzte auch ohne staatliche Auftraggeber Menschen töten ließen, um angeblich wichtige wissenschaftliche Erkenntnisse zu gewinnen. In den meisten Fällen war die Praxis der Humanexperimente jedoch das Ergebnis planmäßigen Vorgehens des Sanitätsdienstes der SS und durch Befehle und Weisungen Himmlers und seines »Reichsarztes SS und Polizei« initiiert.

Ein typisches Beispiel für diese Praxis bilden die von Juli 1942 bis etwa September 1943 im KZ Ravensbrück durchgeführten Sulfonamidversuche. Den unmittelbaren Anlaß zu diesen an gesunden Versuchspersonen durchgeführten Experimenten soll dabei der Tod R. Heydrichs, des Leiters des Reichssicherheitshauptamtes, gegeben haben, der seinen Verletzungen nach einem im Mai 1942 in Prag auf ihn verübten Attentat erlegen war und dessen behandelnden Ärzten der Vorwurf gemacht worden ist, nicht intensiv genug Sulfonamide bei der postoperativen Behandlung eingesetzt zu haben.[7] Den Auftrag zur genaueren Überprüfung der therapeutischen Wirksamkeit von Sulfonamiden bei der Behandlung »kriegsähnlicher Wundverhältnisse« im Rahmen von Experimenten an KZ-Häftlingen erhielt dabei Prof. Dr. Karl Gebhardt, der die Funktion des »Obersten Klinikers beim Reichsarzt SS und Polizei« innehatte. In die Versuchsplanung und -durchführung wurden von Gebhardt dessen Assistenten Dr. F. Fischer und Dr. H. Oberheuser einbezogen. »Den Versuchspersonen wurden absichtlich Wunden zugefügt und mit Bakterien infiziert, wie zum Beispiel Streptokokken, Gas-Gangraene und Starrkrampf. Der Blutkreislauf wurde durch Abbinden der Blutgefäße auf beiden Seiten der Wunde unterbrochen, um einen ähnlichen Zustand wie bei einer auf dem Schlachtfeld erlittenen Wunde zu schaffen. Die Infektion wurde verstärkt, indem man Holzspäne und pulverisiertes Glas gewaltsam in die Wunden brachte.«[8] Nach dem Setzen der künstlichen Infektionen fand die Behandlung mit Sulfonamiden statt, um deren Wirksamkeit genauer beurteilen zu können. Die Versuchspersonen waren dabei in drei Gruppen eingeteilt. Die erste Gruppe umfaßte 15 Männer. Die zweite Gruppe bestand aus 36 Frauen, die von deutschen Standgerichten im sogenannten Generalgouvernement wegen der Unterstützung der polnischen Widerstandsbewegung zum Tode verurteilt waren. Die dritte Gruppe bestand schließlich aus 24 Versuchspersonen, bei denen keine Kontaktstoffe zur Verwendung kamen, sondern Abbindungen der Muskulatur vorgenommen worden sind. Erwies sich der Einsatz der Sulfonamide bei den schweren Wunden als wirkungslos, nahmen die SS-Ärzte chirurgische Eingriffe vor. Einige der Versuchspersonen verstarben dabei bereits während der Experimentierphase, andere danach. Alle Betroffenen erduldeten qualvolle Schmerzen und erlitten schwere bleibende Schädigungen. Die überlebenden Versuchspersonen sollten noch 1945 getötet werden, wobei es jedoch der Widerstandsbewegung im Lager gelang, sie dem Zugriff der SS zu entziehen (HUNGER 1985). Anläßlich der »3. Tagung Ost der Beratenden Ärzte der Wehrmacht«, die vom 24. bis 26. 5. 1943 in Berlin stattfand, berichteten Gebhardt und Fischer in der Fachgruppe Chirurgie über diese Versuche an KZ-Häftlingen, ohne dabei auf Einwände oder Protest gegen die grausame Vorgehensweise zu stoßen.[9]

In ethischer Hinsicht waren diese Versuche eindeutig unzulässig, denn sie wurden ohne Aufklärung und Einverständnis der Versuchspersonen vorgenommen und schlossen ein überschaubares Risiko des Todes und auf jeden Fall bleibender schwerwiegender Schädigungen von vornherein ein. Eine hinreichende wissenschaftliche Begründung und Gestaltung war bei diesen Versuchen ebenfalls nicht gegeben. Bei der Durchführung der Versuche wurde zwar formal eine Gruppenbildung vorgenommen, die einen Vergleich der Behandlungsergebnisse im Sinne eines kontrollierten Arzneimittelversuchs erlauben sollte, nicht in Rechnung gestellt wurde jedoch, daß die hygienischen Voraussetzungen im Lager und der durch die Haft bedingte schlechte Gesundheitszustand der Probanden (Frauen-KZ Ravensbrück 1977) sichere Ergebnisse unmöglich machten. Bei der Bewertung des Geschehens muß außerdem bedacht werden, daß hinreichend sichere Erkenntnis über den Nutzen von Sulfonamiden bei der Behandlung von infizierten Wunden bereits seit dem Jahre 1940 vorlagen. Gerhard Domagk, dem im Jahre 1939 der Nobelpreis für die Entdeckung der Sulfonamide verliehen worden ist, hatte 1940 anläßlich der Behring-Gedenkfeier auf die Notwendigkeit des Einsatzes von Sulfonamiden gerade bei Wundinfektionen öffentlich aufmerksam gemacht,[10] und 1942 lagen bereits differenzierte Einsichten in die Wirkungen und Nebenwirkungen der damals angebotenen zehn Sulfonamide vor, die die dargestellten Experimente überflüssig machten (SCHADEWALDT 1975).

Noch ausgeprägter waren die Charakteristika der Inhumanität und Unwissenschaftlichkeit bei den Unterdruck- und Unterkühlungsexperimenten, die von Dr. S. Rascher im Jahre 1942 im Konzentrationslager Dachau durchgeführt worden sind und die ebenfalls als kriegswichtige Forschungsvorhaben galten. Rascher war eine besonders skrupellose und karrieresüchtige Persönlichkeit, der seine direkte Bekanntschaft mit Himmler schon vor Beginn des Krieges im Jahre 1939 dazu genutzt hatte, die Erlaubnis zur Einbeziehung von KZ-Häftlingen in die damals von ihm betriebenen Untersuchungen der Blutzusammensetzung von Karzinom-Kranken zu erwirken (vgl. BAADER 1986, S. 43). Während seines 1939 begonnenen Dienstes bei der Luftwaffe wurde Rascher auch mit militärmedizinischen Forschungsvorhaben vertraut, beispielsweise mit den 1941 einsetzenden Höhenfluguntersuchungen, die u. a. auch am »Institut für Luftfahrtmedizin« in Berlin stattfanden und dazu dienen sollten, das Verhalten des menschlichen Organismus in Höhen bis zu 12000 m und bei plötzlich einsetzendem Druckabfall in beschädigten Flugzeugen zu studieren. Da die zunächst in Selbstversuchen und mit freiwillig teilnehmenden Probanden durchgeführten Studien wegen der starken Schmerzbelastungen nicht weitergeführt werden konnten, beantragte Rascher bei Himmler die Genehmigung, solche Versuche auch mit dem Risiko von Todesfolgen bei zum Tode verurteilten KZ-Häftlingen durchführen zu können, die ihm auch erteilt worden ist. Die geplanten Experimente führte er dann ab Februar 1942 im Konzentrationslager Dachau mit Hilfe einer von der Luftwaffe zur Verfügung gestellten Unterdruckkammer durch, wobei er im Auftrage der bereits 1935 von der SS geschaffenen »Studiengemeinschaft für Geistesgeschichte Deutsches Ahnenerbe« (KATER 1974) agierte, was ihm eine weitgehende Freizügigkeit bei der Wahl seiner Verfahrensweise erlaubte.[11] Etwa 200 Versuchspersonen aus dem KZ Dachau, die weder zum Tode verurteilt waren noch freiwillig mitwirkten, wurden dabei unter den experimentell hervorgerufenen Bedingungen des plötzlichen Druckabfalls mit Sauerstoffentzug schwersten physischen Belastungen ausgesetzt, wobei 70–80 Häftlinge während der Versuche oder an deren unmittelbaren Folgen verstarben. Dieses in ethischer Hinsicht unvertretbare Vorgehen verband sich bei Raschers Versuchen mit einem hohen Maß von Unwissenschaftlichkeit, da er lediglich die bei den Versuchen auftretenden äußerlich erkennbaren Reaktionen und Symptome beschrieb und weitgehend unqualifizierte Sektionen der Verstorbenen vornahm, mit denen Aufschlüsse über physiologische Bedingungen und mögliche Schutzmaßnahmen nicht gewonnen werden konnten. Einige der ursprünglich zur Kooperation bei diesem Projekt neigenden Vertreter der luftfahrtmedizinischen Forschungsstätten zogen sich nach den ersten teilnehmenden Beobachtungen in Dachau von dem Vorhaben zurück und lehnten auch später die Weiterführung solcher Untersuchungen ab, ohne dafür Sanktionen zu erfahren. Der vorhandene Spielraum individueller Entscheidungsmöglichkeiten bei der Wahl von Methoden für die Bearbeitung vorgegebener wissenschaftlicher Aufgaben war demnach selbst in den letzten Kriegsjahren so groß, daß extrem antihumane Praktiken vermieden werden konnten. Der SS-Arzt Rascher nutzte jedoch diesen Spielraum im negativen Sinne des Einsatzes überaus gefährlicher und die Versuchspersonen stark belastender Methoden noch bei einem weiteren Forschungsvorhaben, dessen Ziel darin bestand, im Interesse der deutschen Wehrmacht die wirksamste Methode zur Behandlung von Personen zu ermitteln, die sehr stark durchkältet oder erfroren waren, wobei es insbesondere um die Wiederbelebung in relevanten Fällen von Seenot ging. Begonnen wurden diese zunächst der Feststellung der Wirkungen der Unterkühlung auf den Warmblüter gewidmeten Untersuchungen von dem in Kiel tätigen Physiologen Prof. Dr. Ernst Holzlöhner, weitergeführt wurden sie dann im humanexperimentellen Bereich von einer speziell geschaffenen luftfahrtmedizinischen Arbeitsgruppe »Seenot«, die ebenfalls unter der Leitung von Holzlöhner stand und in die auch Rascher einbezogen wurde. Im KZ Dachau führte diese Arbeitsgruppe von August 1942 bis zum Dezember 1943 Unterkühlungsversuche an Häftlingen durch, wobei bereits in der ersten Phase der Versuche, die vom 15. August bis zum 10. Oktober 1942 reichte, etwa 50 Versuchspersonen betroffen waren, die sämtlich große Qualen erlitten und von denen unmittelbar im Gefolge der Experimente 15 verstarben (vgl.

BAADER 1986, S. 46). Zu den von Rascher zu verantwortenden besonders brutalen Verfahrensweisen heißt es in der Anklageschrift zum Nürnberger Ärzteprozeß: »In der einen Versuchsreihe wurden die Versuchspersonen gezwungen, in einem mit Eiswasser gefüllten Behälter bis zu drei Stunden zu verbleiben ... In einer anderen Versuchsreihe wurden die Versuchspersonen bei unter dem Gefrierpunkt liegenden Temperaturen viele Stunden lang nackt im Freien gehalten. Die Opfer schrien laut vor Schmerz, als sie Erfrierungen an Teilen ihres Körpers erlitten.«[12] Bestandteil dieses Untersuchungsprogramms war auch die Erprobung von Wiedererwärmungsmethoden, die von heißen Vollbädern bis zur Übertragung animalischer Wärme durch Tier- oder Frauenkörper reichten. Die Gesamtzahl der Opfer dieses Programms, die bereits während der »Unterkühlungen« verstarben oder kurz danach, ist nicht genau zu ermitteln gewesen, dürfte jedoch mindestens ein Drittel der etwa 300 betroffenen Versuchspersonen umfassen. Auch in diesem Falle hat die übergroße Mehrheit der 1942 und 1943 mit den Versuchsergebnissen vertraut gemachten Ärzte nach den in Nürnberg getroffenen Feststellungen keine Einwände oder Proteste gegen die unmenschliche Vorgehensweise erhoben. Lediglich der in Freiburg tätige namhafte Pathologe Franz Büchner, der als beratender Pathologe beim Sanitätsinspekteur der Luftwaffe von diesen Vorgehensweisen Kenntnis erhielt und selbst Wirkungen von Unterkühlungen im Tierexperiment untersuchte, berichtete später, er habe mit einem Kollegen bei einer Ende Oktober 1942 in Nürnberg stattgefundenen Beratung von Wehrmachtsärzten zu Fragen der Kälteauswirkungen Protest gegen die »sittliche Verwerflichkeit« der in Dachau durchgeführten Experimente zum Ausdruck gebracht und deren »wissenschaftliche Sinnlosigkeit« kritisiert (vgl. BÜCHNER 1961, S. 151). Der letztere Vorwurf richtete sich dabei gegen die ganz oberflächliche Vorgehensweise Raschers, der auch in diesem Falle eine allein auf Beobachtung und Zufallsergebnisse ausgerichtete Strategie verfolgte und die eigentlich bedeutsamen physiologischen Vorgänge gar nicht zu erfassen vermochte; ähnlich beurteilt wurde Raschers Vorgehensweise später auch von anderen Autoren (DEUTSCH 1979). Die nach dem Kriege auf tierexperimenteller Basis durchgeführten Untersuchungen der Unterkühlungsfolgen ergaben, daß die durch Narkose erfolgende Ausschaltung der Gegenregulation zur Temperatursenkung eine entscheidende Voraussetzung für das schadensfreie Überstehen auch starker Unterkühlungen durch den Organismus darstellt, was u. a. die Entwicklung der künstlichen Hypothermie bei Operationen am offenen Herzen ermöglicht hat.

Weniger auffällig dilettantisch als die bisher beschriebenen Formen von Humanexperimenten, jedoch nicht weniger risikovoll für die Versuchspersonen, waren jene bekannt gewordenen Humanexperimente, in denen ebenfalls mit der Berufung auf kriegswichtige militärmedizinische Erfordernisse neue Verfahren der Verhütung und Behandlung von Infektionskrankheiten ebenfalls an KZ-Häftlingen erprobt worden sind. Besonders viele Opfer forderten dabei die in Buchenwald durchgeführten Erprobungen verschiedener Fleckfieber-Impfstoffe und die in Dachau unternommenen Überprüfungen von Mitteln zur Behandlung der Malaria.

Fleckfiebererkrankungen traten im Herbst des Jahres 1941 gehäuft bei Wehrmachtsangehörigen in den besetzten Gebieten der UdSSR und in Kriegsgefangenenlagern auf. Da der damals gebräuchliche Weigl-Impfstoff, der aus Läusedarmkanälen gewonnen wurde und in speziell für diesen Zweck geschaffenen Fleckfieber- und Virusinstituten der Wehrmacht in Krakau (Kraków) und Lemberg (Lwow) hergestellt worden ist, nur in geringen Mengen zur Verfügung gestellt werden konnte, blieb die Behandlung der Erkrankung unzureichend. Um die Wirksamkeit neuer von der Industrie angebotener Impfstoffe und Therapeutika möglichst rasch zu prüfen, wurde nach mehreren Beratungen zwischen Vertretern der Medizinalabteilung des Reichsinnenministeriums, des Reichsgesundheitsamtes und namhafter Mediziner auf Drängen des »Obersten Hygienikers« der SS, Prof. Dr. Joachim Mrugowsky, im Konzentrationslager Buchenwald eine »Abteilung für Fleckfieber- und Virusforschung« geschaffen, die vom Frühjahr 1942 an unter Leitung des SS-Arztes Dr. Ding-Schuler derartige Wirksamkeitsprüfungen im Menschenversuch vornahm.[13] Einen genauen Einblick in die Art und den Umfang der in dieser Abteilung im Jahre 1943 durchgeführten Versuche gibt auch einer der erhalten gebliebenen Arbeitsberichte Ding-Schulers an Mrugowsky, in dem u. a. aufgeführt wurden:

»1. 12. 42 – 20. 2. 43: Fleckfieberimpfstoffversuch ›EM‹ der Behringwerke an 20 Versuchspersonen;
20. 1. 43 – 20. 2. 43: Fleckfiebertherapieversuch ›Akridin‹ und ›Methylenblau‹ an 47 Versuchspersonen;
10. 1. 43 – 17. 5. 43: Gelbfieberimpfstoffprüfungen an 435 Versuchspersonen;« usw.

Allein in diesem einen Jahr waren nach diesem Bericht 848 Versuchspersonen in die Arbeit dieser Abteilung einbezogen worden, wobei auch Impfstoffe und Therapeutika gegen Diphtherie, Typhus und Cholera erprobt worden sind. Erwähnt wurden weiterhin in diesem Bericht:

»11. 4. 43 – 24. 5. 43: Vorversuche mit Fleckfieberkrankenfrischblut zur Feststellung eines sicheren Infektionsmodus an 41 Personen«[14] sowie völlig unabhängig von dem Fleckfieberprogramm durchgeführte »Verbrennungsversuche mit Phosphor-Kautschuk-Brandbomben« an 5 Personen, die im November dieses Jahres stattfanden. Charakteristisch für die Vorgehensweise speziell bei den Versuchen zur Fleckfieberbehandlung war dabei, daß jeweils drei Gruppen von Versuchspersonen gebildet wurden, die sämtlich mit Fleckfiebererregern infiziert worden sind, wobei die erste Gruppe völlig unbehandelt blieb, die zweite Gruppe den jeweils zu prüfenden Impfstoff oder das in Frage stehende Therapeutikum appliziert erhielt und die dritte Gruppe für die sogenannte »Passage« diente, d. h. dazu, die Fleckfiebererregerstämme zu erhalten und für weitere Versuche Krankenfrischblut verfügbar zu haben. Von den speziell an den Fleckfieberversuchen von 1942–1944 beteiligten 450 Häftlingen sind 158 im Gefolge der Eingriffe verstorben, vornehmlich solche, die jeweils der ersten oder der dritten der genannten Gruppen zugeordnet waren. Die überwiegende Mehrheit der Versuchspersonen hat sich nicht freiwillig für diese Experimente zur Verfügung gestellt, sondern wurde von den SS-Lagerführern der genannten Abteilung zugeführt. Die in der klinischen Station dieser Abteilung gegebenen Bedingungen waren zwar ein wenig besser als die in den Häftlingskrankenrevieren, jedoch weit davon entfernt, den Versuchspersonen das Ertragen der ihnen aufgezwungenen Belastungen zu erleichtern oder deren Überleben durch angemessene Nachsorge zu gewährleisten.

Ähnlich umfangreich und rücksichtslos hinsichtlich der Lebensinteressen der Versuchspersonen waren die im Konzentrationslager Dachau von Prof. Dr. Claus Schilling durchgeführten Versuche zur Entwicklung neuer Mittel bei der Bekämpfung der Malaria, in die annähernd 1000 Häftlinge einbezogen worden sind.[15] Im Ergebnis der Malaria-Infektionen und der Überdosierung von bei der Behandlung eingesetzten Medikamenten, wie z. B. Neo-Salvarsan und Pyramidon, sind nach den Feststellungen des Dachauer Gerichtshofes noch während der laufenden Versuche 30 Personen und infolge nachträglich eintretender Komplikationen 300 – 400 Häftlinge verstorben.[16]

Im Unterschied zu den eingangs besprochenen Humanexperimenten, die alleine von Angehörigen des Sanitätsdienstes der SS initiiert und durchgeführt worden sind, haben sich an den Programmen zur Fleckfieber- und Malaria-Bekämpfung auch namhafte Mediziner ohne Bindungen zur SS beteiligt. Dies betraf u. a. auch den Leiter der Abteilung für Tropenmedizin am Robert-Koch-Institut für Infektionskrankheiten in Berlin und Generalarzt der Luftwaffe, Prof. Dr. Gerhard Rose, der im Nürnberger Ärzteprozeß wegen seiner Mitwirkung an den Fleckfieber-Impfstoff-Versuchen in Buchenwald zu lebenslänglicher Haft verurteilt worden ist (MITSCHERLICH; MIELKE 1960; BAADER 1985). Obwohl Rose anfangs Bedenken gegen den Einsatz von Humanversuchen und speziell auch gegen die Einbeziehung von KZ-Häftlingen zum Ausdruck gebracht hatte, entschloß er sich später zur aktiven Mitarbeit, wobei primär die Kriegswichtigkeit der angestrebten Ergebnisse und das Argument eine Rolle spielten, daß es sich bei den Versuchspersonen um Verbrecher gehandelt habe, von denen ein Opfer für die Allgemeinheit habe gefordert werden können. Völlig unbedacht blieb dabei, daß die vom terroristischen Regime des Faschismus in die Konzentrationslager verbrachten Menschen zum weit überwiegenden Teil wegen politischer Widerstandshaltungen, aus rassistischen Gründen und im Zuge einer willkürlichen Handhabung der Verordnungen über die unbegrenzte Sicherungsverwahrung verfolgt worden sind. Die Argumentation von der Zumutbarkeit besonderer Belastungen für Strafgefangene tauchte dann auch bei der Verteidigung der in Nürnberg angeklagten Ärzte auf, wobei u. a. auf einen Literaturbericht von H. Luxenburger und

E. H. Halbach zur Praxis medizinischer Humanexperimente in den Jahren vor 1933 Bezug genommen wurde, in dem eine größere Zahl problematischer Vorgehensweisen gerade gegenüber Strafgefangenen in anderen Ländern benannt worden ist.[17] Abgesehen von der prinzipiellen ethischen Fragwürdigkeit der Position der Mehrfachbestrafung wurde auch hier geflissentlich verschwiegen, daß es gerade in Deutschland vor 1933 weitgehend präzise und anerkannte Normen für das medizinische Humanexperiment gab, die die erzwungene Einbeziehung nicht zur freien Entscheidung fähiger Personen grundsätzlich ausschlossen.

Ein besonders trauriges Kapitel dieser Art stellen dabei die Tuberkulose-Versuche dar, die 1944 und 1945 im KZ Neuengamme stattfanden. Als Initiator fungierte dabei der am Sanatorium der SS in Hohenlychen tätige Lungenfacharzt Dr. Kurt Heißmeyer, der neue Möglichkeiten zur künstlichen Mobilisierung der Abwehrreaktionen des Organismus durch direkte Einführung von aktiven Tbk-Bakterien ermitteln wollte und mit Genehmigung Himmlers im Jahre 1944 zunächst mehr als einhundert erwachsenen Häftlingen in Neuengamme Bakterien-Aufschwemmungen und Sputum Erkrankter u. a. über die skarifizierte Haut applizierte. Viele dieser Häftlinge verstarben, ohne daß verwertbare Ergebnisse erzielt werden konnten (BRINGMANN 1982). Im Herbst 1944 erhielt Heißmeyer dann 20 Kinder verschiedener Nationalität im Alter von 5−12 Jahren aus Auschwitz zugeführt, an denen er seine Versuche von Januar bis zum März 1945 weiterführte, die im wesentlichen ebenfalls in der Infektion der klinisch gesunden Kinder mit Tuberkulosebakterien und der systematischen Beobachtung der danach einsetzenden Reaktionen bestanden (PROKOP; STELZER 1970; SCHWARBERG 1980). Um die Spuren dieser Verbrechen zu vertuschen, wurden die Kinder, 10 Mädchen und 10 Knaben, sowie die sie betreuenden zwei Häftlingspfleger und zwei Häftlingsärzte auf Anweisung des SS-Generals Pohl in Hamburg in der Nacht vom 20. zum 21. 4. 1945 getötet, indem man sie nach Morphiuminjektionen erhängte (BRINGMANN 1978).[18] In diesem Falle sowie auch noch in einigen anderen, in denen Kinder und Jugendliche in von Ärzten durchgeführten Humanexperimente einbezogen worden sind (vgl. MAUSBACH; MAUSBACH-BROMBERGER 1979, S. 252−261), handelten die Versuchsleiter absolut skrupellos und roh, als wären sie völlig unfähig gewesen, das von ihnen anderen Menschen zugefügte Leid wahrzunehmen.

Diese bei SS-Ärzten ausgeprägte Brutalität kennzeichnete gleichfalls die Humanexperimente, die der in Straßburg als Ordinarius für Anatomie tätige Prof. Dr. August Hirt im Auftrag des bereits erwähnten »Instituts für wehrwissenschaftliche Zweckforschung« der SS-Stiftung »Ahnenerbe« im November 1942 im Konzentrationslager Natzweiler vornahm. In diesem Falle ging es um die Feststellung der Auswirkungen von Lost- bzw. Senfgas, das zur Verwendung im Krieg vorgesehen war, hier jedoch zunächst als Mittel zur Rattenbekämpfung deklariert worden ist. 150 Häftlingen wurden verschiedene Mengen des Lostpräparates in flüssiger Form appliziert, wobei die betroffenen Körperpartien und alle von den Ausdünstungen des Gases erreichten Stellen nach kurzer Zeit schwere Brandwunden aufwiesen, die trotz der kolossalen Schmerzen keine Behandlung erfuhren und eine Reihe von Todesopfern forderten (vgl. BAADER 1986, S. 55 f.).

Stark zugenommen hat der Umfang und die Skrupellosigkeit der humanexperimentellen Tätigkeit von SS-Ärzten vor allem nach der Errichtung der riesigen und von vornherein zur Vernichtung von Menschen bestimmten Konzentrationslager in den besetzten Ostgebieten, wobei vor allem Auschwitz zu einem Zentrum der nun auch noch für medizinische Zwecke erfolgten Ausbeutung vorwiegend rassistischer Verfolgung ausgesetzter Menschen wurde. In Auschwitz wurden in großer Zahl Erprobungen neu entwickelter Impfstoffe und Arzneimittel vorgenommen, für die, etwa bei einem Forschungsprogramm zur Bekämpfung des Flecktyphus, ähnliche Vorgehensweisen gewählt worden sind wie in Buchenwald und bei denen auch Unternehmen der chemischen und speziell der Pharmaindustrie als Auftraggeber gegenüber dem Wirtschaftsverwaltungshauptamt der SS fungierten. Neu war in diesen Lagern jedoch eine umfängliche vererbungsbiologisch ausgerichtete »Forschungspraxis« der SS, deren grausamste Formen von dem SS-Arzt Dr. Josef Mengele entwickelt worden sind. Mengele war Schüler des Rassenbiologen Otmar Freiherr von Verschuer und seit Mai 1943 als SS-Arzt für das Frauen-Lager in Auschwitz verantwortlich. Er hat u. a. Zwillinge und kleinwüchsige Menschen eingehender anthropologisch untersuchen lassen und versucht, spezifische rassische Merkmale an ihnen zu ermitteln sowie angeblich rassisch bedingte spezifische Reaktionen auf Infektionskrankheiten im Humanexperiment nachzuweisen. Bei diesem letztgenannten Projekt infizierte er eineiige und zweieiige Zwillinge jüdischer Herkunft und aus Zigeunerfamilien mit Typhusbakterien und ließ deren in verschiedenen Stadien des Krankheitsverlaufs entnommenes Blut in Berlin serologischen Untersuchungen unterziehen. Nach den Unterlagen über die von ihm hergestellten pathologischen Präparate und Zeugenberichten hat Mengele alle in diesen Versuchen »benutzten« Opfer durch Phenolinjektionen oder Überstellungen zur Vergasung töten lassen, darunter auch eine große Zahl von Kindern (KAUL 1968; NYISZLI 1960). Bei allen diesen Versuchen stand er in ständigem Kontakt mit Verschuer, der seit 1942 das Kaiser-Wilhelm-Institut für Anthropologie, menschliche Erblehre und Eugenik in Berlin leitete (ZOFKA 1986). Von rassistisch-eugenischen Zielstellungen geprägt waren auch weitere in Auschwitz vorgenommene Untersuchungen, darunter solche, mit denen möglichst einfache und möglichst auch verdeckt einsetzbare Methoden der Sterilisation ermittelt werden sollten, deren Einsatz für die Behandlung von Zwangsarbeitern und sogenannten Fremdvölkischen in den zur Germanisierung vorgesehenen okkupierten Ostgebieten geplant war. Der Initiator und Leiter dieses mit umfangreichen und gefährlichen Humanexperimenten verbundenen Forschungsvorhabens war der Gynäkologe Prof. Dr. Carl Clauberg (Abb. 40), dem ab dem Jahre 1942 in einem Block des Konzentrationslagers Auschwitz ein »Reichsforschungsinstitut für Fortpflanzungsbiologie« eingerichtet worden ist, wo u. a. durch die Einspritzung von Formalinlösungen Verklebungen der Eileiter erreicht werden sollten und wo viele der betroffenen Frauen an den Folgen solcher Eingriffe verstarben. Auch bei diesen Ereignissen ist eine genaue Rekonstruktion aller angewandten Verfahren und aller Opfer der Versuche nicht möglich gewesen, da die relevanten Unterlagen vernichtet wurden und die meisten der Versuchspersonen im eigentlichen Vernichtungslager Auschwitz-Birkenau ermordet worden sind.

Erschreckend extreme Auswüchse erreichte die Leichtfertigkeit und Brutalität im Umgang mit Menschen, die durch die Verbringung in diese Lager faktisch zum Tode verurteilt waren, auch in jenen Fällen, in denen SS-Ärzte Häftlinge töten ließen, um sie interessierende Objekte und Materialien für Forschungs- oder Lehrzwecke zu erhalten und in denen sie sich Genehmigungen für »Tötungen zu wissenschaftlichen Zwecken« von der SS-Führung erwirkten oder solche Tötungen auch ohne derartige Zustimmungen veranlaßten. Genannt werden muß an dieser Stelle der bereits vorher erwähnte Straßburger Anatom August Hirt, der schon 1942 bei Himmler beantragte, eine »Sammlung von Schädeln bolschewistisch-jüdischer Kommissare« anlegen zu dürfen und in diesem Zusammenhang vorschlug, dafür in Frage kommende Personen anthropologisch zu vermessen, anschließend zu töten und die konservierten Köpfe dem Anatomischen Institut der Reichsuniversität Straßburg zu überlassen. Auf Weisung Himmlers und als Bestandteil der Forschungsvorhaben der »Stiftung Ahnenerbe« wurden dann auch 115 Häftlinge in Auschwitz ausgewählt und einer solchen anthropologischen Untersuchung ausgesetzt, die dann im September 1943 in das Konzentrationslager Natzweiler verbracht und dort mit Gas ermordet worden sind; ihre Leichen wurden Hirt zum Aufbau seiner Sammlung zur Verfügung gestellt (vgl. KOGON 1986, S. 271-277).

Ohne Auftrag der im faschistischen System für den Sanitätsdienst der SS zuständigen Stellen handelte der 1942 für einige Monate als SS-Arzt in Auschwitz eingesetzte Professor der Anatomie an der Universität Münster, Johannes Paul Kremer, der ebenfalls Häftlinge töten ließ, um ihn interessierendes Material für Forschungszwecke zu erhalten. Bei seinem Verhör im Juli 1947 in Kraków erläuterte er die bereits in seinem Tagebuch von 1942 beschriebene Vorgehensweise und führte aus, daß er im Krankenrevier besonders jene Häftlinge beobachtet habe, die mit der allgemeinen Diagnose »Körperschwäche« von den jeweils diensttuenden Ärzten bereits für Tötungen ausgewählt worden sind; falls einer von diesen ihn besonders interessierte, gab er an, »... befahl ich dem Sanitäter einen solchen Kranken für mich zu reservieren.« Die betreffenden Häftlinge wurden Kremer dann zur letzten Befragung vorgeführt, der sie, bereits auf dem Sektionstisch liegend, noch nach ihrem früheren Körpergewicht, durchgemachten Erkrankungen und erfahrenen Behandlungen ausfragte. »Nach Erhalt dieser Informationen trat ein Sanitätsdienstgrad an den Kranken heran und tötete ihn durch eine Injektion in

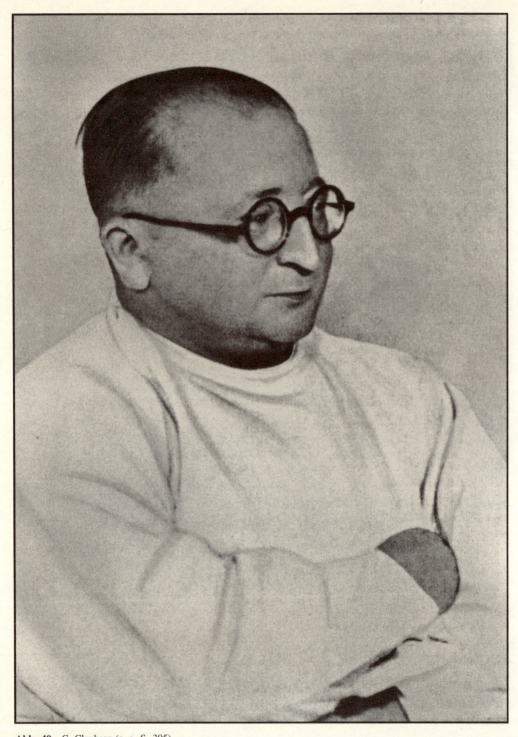

Abb. 40 C. Clauberg (s. a. S. 395)

Quelle: Schnabel, R.: Macht ohne Moral: Eine Dokumentation über die SS. – Frankfurt/Main: Röderberg-Verlag, 1957. – S. 264f.

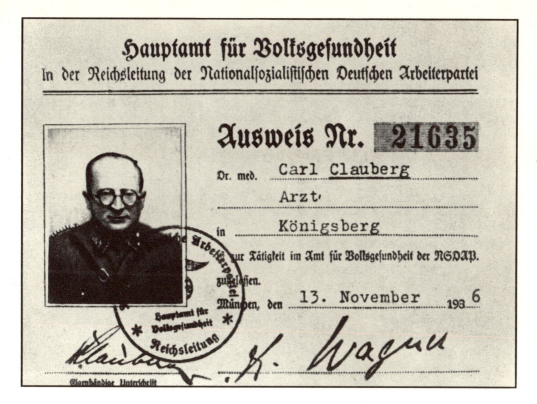

die Herzgegend.« Danach entnahm Kremer den Verstorbenen sogenanntes »lebendfrisches Material«, u. a. Leber, Milz oder Teile des Magens, das er in Alkohol mit Postpaketen nach Münster schickte, um es später eingehender untersuchen zu können (vgl. BEZWINSKA; CZECH 1981, S. 197−281).[19]

Mit der hier vornehmlich darzustellenden Praxis des Einsatzes von Humanexperimenten hatten die von Hirt und Kremer veranlaßten »Tötungen aus wissenschaftlichem Interesse« zwar nichts mehr zu tun, sie charakterisieren jedoch das entsetzliche Ausmaß der Mißachtung von Lebensrechten von Menschen im System der faschistischen Konzentrationslager und die fortschreitende Eskalation antihumaner Einstellungen gerade auch bei Ärzten, die sich diesem System verbunden fühlten. Möglich geworden sind derartige Haltungen vor allem dadurch, daß im Zuge der Durchsetzung der faschistischen Ideologie von der Minderwertigkeit bestimmter Menschengruppen und der absoluten Vorrangigkeit des Staatsinteresses gegenüber den Individuen auch die tradierten moralischen Normen des ärztlichen Berufes nunmehr für eine ausgewählte Gemeinschaft geltend angesehen wurden. Insbesondere für die in der SS tätigen Ärzte besaßen KZ-Häftlinge, Kriegsgefangene, rassistisch diskriminierte Minderheiten und »fremdvölkische« Personen keine Menschen- und keine Persönlichkeitsrechte; sie wurden ausschließlich als ausnutzbare Objekte betrachtet, deren Leiden auch emotional nicht mehr wahrgenommen worden ist. Im Rahmen einer solchen Ideologie erfuhr die humanexperimentelle Praxis als Element einer nach schnell zu gewinnenden Erkenntnissen strebenden Forschungstätigkeit mit vorwiegend militärischen Zielen dienenden Zwecksetzungen sowohl eine rasche Verbreitung als auch ihre spezifischen Charakteristika. Zu den letzten gehörten dabei:

• die zwangsweise Hinzuziehung der Versuchspersonen zu den Experimenten;
• die außerordentlich hohe Risikobereitschaft der Experimentatoren im Hinblick auf Belastungen und vitale Gefährdungen der in die Versuche einbezogenen Personen;
• eine ausgeprägte Skrupellosigkeit bei der Wahl der Methoden, für die Schmerzbelastungen und Qualen der Opfer keine Rolle spielten, und

- das Fehlen jeder Art von Fürsorge und Nachbetreuung.

Wie groß die Zahl der Menschen war, die im Verlauf oder im Gefolge solcher in ethischer Hinsicht eindeutig unzulässiger Vorgehensweisen verstarben oder schwere gesundheitliche Schädigungen erfuhren, ist nicht mehr genau zu ermitteln, sie dürfte jedoch mehrere Tausend betragen haben, von denen nur eine verschwindend kleine Minderheit überlebt hat und zur Aufdeckung dieser Formen eines verbrecherischen Mißbrauchs der Medizin beitragen konnte.

Weitgehend ungeklärt ist dabei auch heute noch die Frage, in welcher Weise und in welchem Umfange in den Jahren ab 1942 außerhalb von Konzentrationslagern und ohne direkte Beziehung zum Sanitätswesen der SS fragwürdige Formen der mit Humanexperimenten verbundenen medizinischen Forschung realisiert worden sind und Opfer forderten. Einige Hinweise auf solche Entwicklungen liegen bereits vor, wie etwa der inzwischen erbrachte Nachweis, daß die von Dr. Heinrich Berning 1949 publizierten Angaben zur »Dystrophie« mit auf Untersuchungen beruhten, die er in den letzten Kriegsjahren auch an sowjetischen Kriegsgefangenen in einem Reservelazarett in Hamburg/Wandsbeck vornahm, wobei 12 von seinen 56 Versuchspersonen verstarben (vgl. ALY 1984e, S. 184 bis 186). Als ein weiteres Beispiel können jene Forschungsunternehmen benannt werden, die in einigen der »Kinderfachabteilungen« des »Reichsausschusses zur wissenschaftlichen Erfassung von erb- und anlagebedingten schweren Leiden« realisiert worden sind und deren Darstellung in einem anderen Kapitel dieses Buches erfolgte.

15.3. Zur historischen Urteilsbildung und den Konsequenzen der Auseinandersetzung mit den faschistischen Medizinverbrechen

Die Aufdeckung schwerwiegender Verfehlungen von Ärzten in den Konzentrationslagern begann unmittelbar nach der Befreiung Deutschlands von der faschistischen Diktatur, wobei in einigen Fällen der eindeutig nachgewiesenen Teilnahme an Tötungen und schweren Mißhandlungen Kriegsgefangener und verschleppter Personen Militärgerichte auch Todesurteile aussprachen und vollstrecken ließen. Im Zuge der Vorbereitung des Prozesses gegen die Hauptkriegsverbrecher vor dem Internationalen Militärgerichtshof in Nürnberg wurden relevante Materialien auch zu diesem Geschehensbereich systematisch gesammelt, auf deren Grundlage dann vom 9. 12. 1946 bis zum 20. 7. 1947 in Nürnberg der I. Nachfolgeprozeß vor dem 1. Amerikanischen Militärgerichtshof, der sogenannte Ärzteprozeß stattfand, als dessen Hauptangeklagter Prof. Dr. Karl Brandt, der Generalkommissar für das Sanitäts- und Gesundheitswesen, galt.[20] Sowohl die im vorhergehenden Abschnitt dargestellten inhumanen Formen des Umgangs mit Menschen bei der Durchführung medizinischer Experimente als auch die an anderer Stelle eingehend besprochenen Mordaktionen an geistig Behinderten und psychisch Kranken galten dabei nach den Kontrollratsgesetzen als Verbrechen gegen die Menschlichkeit und als Kriegsverbrechen außerdem dann, wenn sie Bürger von Staaten betrafen, die sich mit Deutschland im Kriegszustand befanden. Unter den 23 Angeklagten waren sowohl Vertreter der Führungsorgane des faschistischen Systems, wie der bereits erwähnte K. Brandt und der für die sogenannten »Euthanasie«-Aktionen verantwortliche Mitarbeiter der Kanzlei des Führers, Viktor Brack, als auch leitende Mitarbeiter des Sanitätsdienstes der SS und des Wehrmachtssanitätswesens. Die Todesstrafe wurde gegen sieben der Angeklagten ausgesprochen, u. a. gegen K. Brandt, K. Gebhardt, J. Mrugowsky, W. Sievers und V. Brack; zu lebenslänglichen Haftstrafen verurteilt wurden weiterhin Prof. Dr. Siegfried Handloser, der als Heeressanitätsinspekteur und Chef des Wehrmachtssanitätswesens Mitverantwortung für die Praxis der Humanexperimente trug, die Professoren Oscar Schröder und Gerhard Rose sowie andere Angeklagte. Der Kreis der Angeklagten wäre wesentlich größer gewesen, hätten sich nicht viele der Schuldigen durch Suizid oder durch Flucht ins Ausland dem Zugriff der Justiz entzogen. Zu den wesentlichen Ergebnissen des Prozesses gehörte die Aufdeckung des immensen Umfangs und der die Qualifikation »verbrecherisch« verdienenden grausamen Formen des Umgangs mit Menschen bei den in Konzentrationslagern zu medizinischen Zwecken durchgeführten Versuchen. Mit diesen Geschehnissen auch nur annähernd vergleichbare Handlungen von Ärzten hat es in der vorhergehenden Geschichte oder außerhalb Deutschlands nirgendwo gegeben, so daß sie als ein einzigartiges und eben deshalb auch zugleich ein typisches Zeugnis des zutiefst verbrecherischen und antihumanen Charakters des deutschen Faschismus gelten müssen. Aufgedeckt durch diesen Prozeß wurde aber auch die enge Verflechtung dieser auf den ersten Blick fast als pathologisch bedingte Entgleisungen einzelner Personen anmutenden Vorgehensweisen mit der gesamten rassistisch begründeten aggressiven Politik und Herrschaftspraxis des faschistischen Systems (vgl. MAUSBACH 1985, S. 17); erwiesen sich doch eindeutig Repräsentanten der staatlichen und militärischen Macht sowie Vertreter der führenden Konzerne und Wirtschaftsunternehmen als Auftraggeber, Initiatoren oder wissende Nutzer jener Forschungsvorhaben, in denen Menschen zu bloßen Objekten degradiert, gequält und umgebracht worden sind. Die ganz herausragende Verantwortung, die für diese Praxis der SS, deren Repräsentanten H. Himmler (SCHWAN 1973) oder deren »Stiftung Ahnenerbe« zukam, schloß die Beteiligung anderer staatlicher Organe, wie etwa des Reichsgesundheitsamtes oder anderer Institutionen der Macht, wie etwa des Sanitätsdienstes der Wehrmacht und speziell der Luftwaffe, nicht aus, sondern ein. Diese Zusammenhänge wurden im Urteil vom 20.7.1947 unmißverständlich dargelegt u.a. durch die Feststellung: »Vom Ausbruch des zweiten Weltkrieges an wurden verbrecherische medizinische Experimente an nichtdeutschen Staatsangehörigen durchgeführt, an Kriegsgefangenen und Zivilisten, einschließlich Juden und sogenannten Asozialen, und zwar in großem Umfang innerhalb Deutschlands und der besetzten Gebiete. Dies waren keine vereinzelten Versuche noch gelegentliche Handlungen einzelner Ärzte und Forscher, sondern sie waren vielmehr das Ergebnis der gleichgeschalteten Formulierung einer Politik und der Planung auf hoher regierungsmäßiger, militärischer und naziparteilicher Ebene, und sie wurden durchgeführt als wesentlicher Teil des totalen Kriegseinsatzes.« (MITSCHERLICH; MIELKE 1983, S. 279).

Die auf der Basis einer sehr gründlichen Beweisaufnahme und Sachverhaltsklärung erfolgenden Verurteilungen jener Angeklagten, denen eine persönliche Mitverantwortung und Schuld nachgewiesen worden ist, hatten eine prinzipielle und weitreichende Bedeutung zur Klarstellung ethischer Grundsatzforderungen für die humanwissenschaftliche Forschungspraxis, weshalb der Prozeß selbst auch als »ethische Instanz« (vgl. MAUSBACH 1985, S. 17) charakterisiert werden kann. Im besonderen betrifft dies die klare Herausarbeitung von ethischen Zulässigkeitskriterien für Humanversuche, mit deren Hilfe die Mißachtung von Persönlichkeitsrechten von in medizinische Forschungsvorhaben einbezogenen Versuchspersonen ausgeschlossen werden kann und soll (PAPPWORTH 1973). Die in der Urteilsbegründung zum Nürnberger Ärzteprozeß enthaltenen definitiven Aussagen zu solchen »Zulässigkeitskriterien«, bei denen die Freiwilligkeit der Teilnahme, die dazu unerläßliche Aufklärung und das Verbot unzumutbarer Risiken und Belastungen im Mittelpunkt stehen, sind deshalb in den folgenden Jahren auch als international anzuerkennende Normenfestlegungen angesehen worden; in der Literatur erhielten sie die Bezeichnung »Nürnberger Kodex«:

»1. Die freiwillige Zustimmung der Versuchspersonen ist unbedingt erforderlich. Das heißt, daß der Betreffende die gesetzmäßige Fähigkeit haben muß, seine Einwilligung zu geben; in der Lage sein muß, eine freie Entscheidung zu treffen, unbeeinflußt durch Gewalt, Betrug, List, Druck, Vortäuschung oder irgendeine andere Form der Beeinflussung oder des Zwanges; und genügend Kenntnis von und Einsicht in die Bestandteile des betreffenden Gebietes haben muß, um eine verständnisvolle und aufgeklärte Entscheidung treffen zu können. Diese letzte Bedingung machte es notwendig, daß der Versuchsperson vor der Annahme ihrer bejahenden Entscheidung das Wesen, die Länge und der Zweck des Versuches klargemacht werden; sowie die Methode und die Mittel, welche angewendet werden sollen, alle Unannehmlichkeiten und Gefahren, welche mit Fug zu erwarten sind, und die Folgen für ihre Gesundheit oder ihre Person, welche sich aus der Teilnahme ergeben mögen. Die Pflicht und die Verantwortlichkeit, den Wert der Zustimmung festzustellen, obliegt jedem, der den Versuch anordnet, leitet oder ihn durchführt. Dies sind persönliche Pflichten und persönliche Verantwortungen, welche nicht ungestraft auf andere übertragen werden können.

2. Der Versuch muß derart sein, daß fruchtbare Ergebnisse für das Wohl der Gesellschaft zu erwarten sind, welche nicht durch andere Forschungsmittel oder Methoden zu erlangen sind, und welche ihrem Wesen nach nicht willkürlich und unnötig sind.

3. Der Versuch ist so zu planen und auf den Ergebnissen von Tierversuchen und einer Kenntnis des Wesens der Krankheit oder des sonstigen Problems aufzubauen, daß

die vermutlichen Ergebnisse die Ausführung des Versuchs rechtfertigen werden.
4. Der Versuch ist so durchzuführen, daß alle unnötigen körperlichen und geistigen Leiden und Verletzungen vermieden werden.
5. Kein Versuch darf durchgeführt werden, wenn a priori ein Grund besteht für die Annahme, daß der Tod oder ein dauernder, körperlicher Schaden eintreten wird, mit der Ausnahme vielleicht jener Versuche, bei welchen Versuchsleiter gleichzeitig als Versuchspersonen dienen.
6. Das Gefahrenmoment darf niemals die Grenzen überschreiten, welche sich aus der humanitären Bedeutung des zu lösenden Problems ergeben.
7. Angemessene Vorbereitungen sind zu machen und ausreichende Vorkehrungen zu treffen, um die Versuchsperson gegen selbst die geringste Möglichkeit der Verletzung, der bleibenden gesundheitlichen Schädigungen oder des Todes zu schützen.
8. Der Versuch darf nur von wissenschaftlich geschulten Personen durchgeführt werden. Die größte Geschicklichkeit und die größte Vorsicht müssen in allen Stufen des Versuches von denjenigen angewandt werden, die den Versuch leiten oder durchführen.
9. Während des Versuches muß der Versuchsperson freigestellt bleiben, den Versuch zu beenden, wenn sie körperlich oder geistig den Punkt erreicht hat, an dem ihr seine Fortsetzung unmöglich erscheint.
10. Im Verlauf des Versuches muß der Versuchsleiter jederzeit bereit bleiben, den Versuch einzustellen, wenn er bei Anwendung des von ihm geforderten guten Glaubens, besonderer Geschicklichkeit und Sorgfalt des Urteils Grund hat anzunehmen, daß eine Fortsetzung des Versuches eine Verletzung, eine bleibende gesundheitliche Schädigung oder den Tod der Versuchsperson herbeiführen könnte.«[21]

Weitergehende Präzisierungen erfuhren die seinerzeit in Nürnberg definierten Positionen in den folgenden Jahren durch neue Deklarationen des Weltärztebundes, u. a. durch die Deklaration von Helsinki aus dem Jahre 1964 und deren Revision von Tokyo 1975 (vgl. WUNDERLI; WEISSHAUPT 1977, S. 247–252), wobei jedoch die ethischen Grundlagen der normativen Forderungen die gleichen blieben und den Schutz der Persönlichkeit als maßgeblichen ethischen Wert betrachteten. Sachliche Debatten um angemessene Interpretationen einzelner Forderungen in den sich rasch entwickelnden neuen Forschungsfeldern der Medizin finden dabei notwendigerweise auch heute statt, sie richten sich aber im Regelfall ebenfalls nicht gegen die Grundaussagen der genannten Dokumente (vgl. DEUTSCH 1979, S. 25; NEUHAUS 1986; PATZIG 1986). Auch unsere Medizin sieht sich diesen international akzeptierten Konventionen verpflichtet, da sie dem humanen Grundanliegen der medizinischen Forschung und Praxis entsprechen und mit der in unserer Gesellschaft geltenden Auffassung von den zu respektierenden Persönlichkeitsrechten der Menschen übereinstimmen (vgl. TANNEBERGER 1983, S. 111). Ausdrücklich anerkannt sind in unserer Gesellschaft dabei auch die Forderungen nach einer hinreichend sicheren wissenschaftlichen Fundierung jeder Art von experimenteller Arbeit am Menschen und der von der Gesellschaft zu sichernden angemessenen Betreuung von Personen, die sich dafür zur Verfügung stellen und in diesem Rahmen auch besondere Belastungen tragen oder u. U. gesundheitliche Beeinträchtigungen erfahren (vgl. LÖTHER 1982, S. 91f.).

Ein bedeutsames Problem der angemessenen historischen Urteilsbildung zur humanexperimentellen Forschungspraxis in den Konzentrationslagern ist die Kennzeichnung der besprochenen Versuche hinsichtlich ihres wissenschaftlichen Charakters. Aufgrund der Feststellung, daß die meisten dieser Versuche entweder nicht zwingend notwendig waren, um die verfolgten Ziele der Erkenntniserweiterung zu erreichen, oder hinsichtlich ihrer Ausführung keine wissenschaftlich vertretbaren Methoden einschlossen oder schließlich auch unter den durch die Existenzbedingungen der Versuchspersonen festgelegten Voraussetzungen keine wissenschaftlich verwertbaren Ergebnisse erbringen konnten, ist in den bisherigen Stellungnahmen zu dieser Frage in der Literatur das Vorgehen der beteiligten Ärzte als »pseudowissenschaftlich« oder »unwissenschaftlich« charakterisiert worden (vgl. v. BAEYER 1966, S. 36; DEUTSCH 1978, S. 37; SEGAL 1986, S. 1977). Eine solche Wertung ist auch aus unserer Sicht erforderlich, zumal nachgewiesen werden kann, daß hinreichende Vorüberlegungen zur präzisen Festlegung der im einzelnen zu klärenden Fragen und der dazu erforderlichen Bedingungen sowie von differenzierten Versuchsplanungen nicht stattfanden bzw. vorlagen. Die in der neuesten Literatur z. T. auch vertretene Wendung gegen eine solche Wertung, die beispielsweise in Stellungnahmen von BOGUSZ und BAADER ihren Ausdruck gefunden hat (vgl. BOGUSZ 1982, S. 81f.; BAADER 1985, S. 197), zielt dabei darauf ab, die Einbeziehung der im einzelnen verfolgten Vorhaben in militärmedizinische Zwecksetzungen und ein organisiertes System von wissenschaftlichen Aktivitäten zu betonen, um sie nicht als Produkte rein individueller Versagenshaltungen einzelner Personen erscheinen zu lassen. Hier stellt sich zunächst die Frage, wie »Wissenschaftlichkeit« definiert werden kann und ob die Durchführung von Experimenten durch Personen, die formal Träger einer wissenschaftlichen Kompetenz sind, die im Rahmen übergeordneter Systeme der Organisation und Leitung von Wissenschaft agieren und deren Motiv die Erlangung von wissenschaftlichen Erkenntnissen ist, diesen Verfahren schon den Charakter der »Wissenschaftlichkeit« zu verleihen vermag. Wichtiger und letztendlich entscheidend ist nach unserer Auffassung für das »wissenschaftliche« Vorgehen die fundierte Begründung für ein Experiment durch den exakten Ausweis der zu klärenden Fragen, der dabei einsetzbaren Methoden und der zu sichernden Bedingungen, was für das Humanexperiment im speziellen auch den zwingenden Nachweis seiner Unersetzbarkeit durch Tierversuche oder andere Vorgehensweisen einschließt. Ein unbedingt zu beachtendes Moment der jeder humanexperimentellen Tätigkeit vorausgehenden Reflexion und Prüfung ist dabei die sorgsame Abwägung des zumutbaren Risikos für die Versuchspersonen, da weder ein Arzt als Person noch eine wissenschaftliche Institution das Recht beanspruchen kann, für die Gesellschaft oder bestimmte Gruppen von Menschen erstrebenswerte neue Erkenntnisse oder Handlungsmöglichkeiten auf Kosten oder zu Lasten anderer Personen zu erlangen. In bezug auf diese Kriterien und Forderungen kann bei den in den Konzentrationslagern vorgenommenen Humanexperimenten auf keinen Fall die Kennzeichnung der »Wissenschaftlichkeit« verwendet werden, ohne eine folgenreiche und gerade auch für die Gegenwart höchst problematische Vereinfachung der Bedeutung dieses wichtigen Terminus zuzulassen. Eine der entscheidenden Lehren aus dem hier besprochenen Geschehen sollte u. E. darin gesehen werden, die hohen ethischen Ansprüche an den Umgang mit dem Menschen als Gegenstand der Forschung und z. T. als deren Mittel zu erfassen und bewußt zu machen, zu klären, daß die ethische Dimension der Urteilsbildung in erster Linie und vor allem dort einsetzen muß, wo über den Sinn und die Notwendigkeit relevanter Eingriffe entschieden wird und derartige Entscheidungen auch die Berücksichtigung der Lebensinteressen von in die Forschung einzubeziehenden Versuchspersonen erfordern. Die Qualifikation der »Wissenschaftlichkeit« können im Bereich der den Menschen selbst einbeziehenden Forschungspraxis nur und ausschließlich solche Verfahrensweisen beanspruchen, die unter Ausschluß lebensgefährdender Maßnahmen und bei hinreichender Respektierung der Lebensinteressen von Versuchspersonen wissenschaftlich und gesellschaftlich vertretbare Ziele mit angemessenen Methoden und Mitteln verfolgen. Verstöße gegen ethische Grundforderungen im forschenden Umgang mit dem Menschen bedeuten nicht nur einen Verlust an Humanität, sondern disqualifizieren jene, die sie zu verantworten haben, als Wissenschaftler.

Anmerkungen

[1] Das Verfahren gegen Neisser endete mit einer Geldstrafe von 300,— RM und einem Verweis (vgl. »Die Post« vom 3. 1. 1901. — Zentrales Staatsarchiv Merseburg [im folgenden: ZStA Merseburg], Rep. 76 Va Sekt. 1 Tit. X Nr. 37 Bd. 2, Bl. 17).
Neisser hatte angegeben, auf die Einholung der Einwilligung seiner Versuchspersonen deshalb verzichtet zu haben, da es sich nicht um Personen gehandelt habe, »die in der Lage wären, durch eigene Kenntnis und Beobachtung die ganze Bedeutung eventuell vorhandener Gefahren zu erkennen.« (vgl. Verhandlung vom 2. März 1900. — ZStA Merseburg, Rep. 76 Va Sekt. 1 Tit. X Nr. 47 Bd. 2, Bl. 113).
[2] Anweisungen an die Vorsteher der Kliniken, Polikliniken und sonstigen Krankenanstalten. — ZStA Merseburg, Rep. 76 Va Sekt. 1 Tit. X Nr. 47 Bd. 2, Bl. 142.
[3] Vgl. Moll, A.: Ärztliche Ethik. — Stuttgart: Ferdinand Enke Verlag, 1902. — S. 233—240; 507.
[4] Vgl. Vollmann: Der Totentanz von Lübeck. — In: Dtsch. Ärztebl. — **60** (1931) 4. — S. 59f.
[5] Vgl. Richtlinien für die neuartige Heilbehandlung und Vornahme wissenschaftlicher Versuche am Menschen. — In: Dtsch. Ärztebl. — **60** (1931) 11. — S. 147f.
[6] Vgl. eine Mitteilung des preußischen Justizministeriums während der Erarbeitung der Richtlinien, in der es von seiten des Justizministers hieß: »Im Falle der Einführung beabsichtige ich, die Richtlinien den an den Strafanstalten und Untersuchungsgefängnissen tätigen Ärzten mit dem Ersuchen mitzuteilen, sich der Vornahme neuartiger Heilbehandlungen oder wissenschaftlicher Versuche an **Gefangenen** auch dann zu enthalten, wenn der Gefangene sein Einverständnis erklären sollte.« (Der Preußische Justizminister. Betrifft Richtlinien für neuartige Heilbehandlung für wissenschaftliche Versuche am Menschen. — ZStA Merseburg, Rep. 76 Va Sekt. 1 Tit. X Nr. 47 Bd 3, Bl. 126).

[7] Vgl. Seidl, A.: Schlußrede für den Angeklagten Dr. K. Gebhardt. – S. 31. – Zentrales Staatsarchiv Potsdam (im folgenden: ZStA Potsdam), Film-Nr. 99 Us 11 FC Nr. 53208/53222 (betr.: Nürnberger Ärzteprozeß 1946–1947).

[8] Anklageschrift zum Nürnberger Ärzteprozeß. 21. Nov. – ZStA Potsdam, Film-Nr. 99 Us 11 FC Nr. 28724/53219.

[9] Vgl. Doc. Nr. 619 des Nürnberger Ärzteprozesses. – ZStA Potsdam, Film-Nr. 99 Us 11 FC Nr. 53203/53217. Diese Konferenz zählte 324 Teilnehmer, zu denen auch Staatsrat Prof. Dr. F. Sauerbruch, Generaloberstabsarzt Prof. Dr. S. Handloser und Staatssekretär Dr. L. Conti gehörten.

[10] Vgl. Domagk, G.: Zur Chemotherapie der bakteriellen Infektionen. – In: Behring zum Gedächtnis: Reden und wissenschaftliche Vorträge anläßlich der Behring-Erinnerungsfeier. Marburg, 4.–6. Dezember 1940. – Berlin: B. Schultz, 1942. – S. 186.

[11] Die genannte Stiftung »Ahnenerbe« fungierte in den folgenden Jahren mehrfach als Trägerin solcher von der SS initiierter Humanexperimente und besaß seit Juni 1942 ein von W. Sievers geleitetes »Institut für wehrwissenschaftliche Zweckforschung«, in das Rascher als hauptamtlicher Mitarbeiter übernommen wurde.

[12] Anklageschrift. – Vgl. Anm. 8.–9. Dez. S. Rascher konnte dabei von der Anklagebehörde nicht mehr belangt werden; er ist im KZ Dachau kurz vor Kriegsende von einem SS-Kommando erschossen worden.

[13] Vgl. Zusammenfassender Schriftsatz für die Vereinigten Staaten von Amerika gegen K. Brandt aus den Materialien des Nürnberger Ärzteprozesses. – ZStA Potsdam, Film-Nr. 99 Us 11 FC Nr. 28744/47554.

[14] Materialien des Nürnberger Ärzteprozesses. Doc. Nr. 571 der Anklage. – ZStA Potsdam, Film-Nr. 99 Us 11 FC Nr. 53203/53217.

[15] Vgl. Materialien des Nürnberger Ärzteprozesses, insbesondere das Dokument Nr. 856 »Auszüge aus der Übersicht der gerichtlichen Verfahren des Haupt-Militär-Gerichtshofes in Sachen der Vereinigten Staaten contra Weiss, Rupprecht u. a. in Dachau, Deutschland«. – S. 3. – ZStA Potsdam, Film-Nr. 99 Us 11 FC Nr. 53203/53217.

[16] Vgl. Anklageschrift. – Vgl. Anm. 8.–9. Dez.

[17] Vgl. das Dokument Becker-Freyseng Nr. 60: Luxenburger, H.; Halbach, E. H.: Der Menschenversuch in der Weltliteratur. – S. 13 u. a. – ZStA Potsdam, Film-Nr. 99 Us 11 FC Nr. 53212/53226.

[18] Die an dieser Kindermordaktion in Hamburg beteiligten SS-Mitglieder konnten z. T. von der britischen Besatzungsmacht ermittelt werden und sind noch 1945 nach einem Militärgerichtsverfahren zum Tode verurteilt und hingerichtet worden. Dr. Heißmeyer, dem die unmittelbare Verantwortung für die Tötung der Kinder nicht nachgewiesen werden konnte, wurde erst 1964 in Magdeburg identifiziert und im Juni 1966 für seine Experimente mit Kindern zu lebenslangem Zuchthaus verurteilt.

[19] J. P. Kremers Tagebuch ist auch insofern ein besonders interessantes zeitgeschichtliches Dokument, als es eindeutig die auch in anderen Sphären des beruflichen und familiären Lebens zutage tretende Charakterlosigkeit eines Mannes belegt, der es immerhin zu zwei Doktortiteln, einer beachtlichen akademischen Karriere und manchen wissenschaftlichen Ehrungen gebracht hatte, ohne ein Gewissen und die Fähigkeit zur moralischen Urteilsbildung zu besitzen. Er wurde wegen seiner Vergehen in Auschwitz 1947 zum Tode verurteilt, später jedoch wegen seines Alters von der polnischen Regierung freigelassen und in der BRD nochmals zu zehn Jahren Gefängnis verurteilt; seine akademischen Titel hat ihm die Universität Münster aberkannt.

[20] Die Dokumente zu diesem wie auch zu den anderen der insgesamt 12 Nachfolgeprozesse sind in englischer Sprache in 15 Bänden unter dem Titel »Trials of War Criminals before the Nuernberg Military Tribunals« publiziert worden. Eine vollständige deutsche Übersetzung liegt bislang nicht vor. Die wichtigsten Dokumente des Ärzteprozesses waren uns über die im ZStA Potsdam befindlichen Verfilmungen der oben genannten Materialsammlung zugänglich. An dem Ärzteprozeß nahm eine von der Arbeitsgemeinschaft der Westdeutschen Ärztekammern entsandte deutsche Ärztekommission teil, deren Abschlußbericht in Buchform von Alexander Mitscherlich und Fred Mielke unter dem Titel »Wissenschaft ohne Menschlichkeit« 1949 veröffentlicht wurde, wobei die erste Auflage für die Westdeutschen Ärztekammern bestimmt war und in der Öffentlichkeit kaum Resonanz fand. Eine Neuausgabe dieses bedeutsamen, schonungslos und weitgehend umfassend berichtenden Buches ist dann 1960 erschienen. Vgl. MITSCHERLICH; MIELKE 1960.

[21] Die wiedergegebenen Teile des Urteils im Nürnberger Ärzteprozeß vom 20. 7. 1947 zum zulässigen medizinischen Versuch sind entnommen: MITSCHERLICH; MIELKE 1983, S. 273f. Abwandlungen des Textes kommen in anderen Wiedergaben in der Literatur häufig vor, da eine offizielle Version einer deutschen Übersetzung des Textes nicht vorliegt, und verschiedene Autoren eigene Übertragungen verwenden. Eine solche etwas anders und kürzer gefaßte Version findet sich beispielsweise bei KRAUSS (vgl. KRAUSS 1974, S. 138–140).

16.
Die Auswirkungen der faschistischen Okkupation auf das Gesundheitswesen Polens und den Gesundheitszustand des polnischen Volkes

16.1. Die politische Zielstellung der faschistischen Okkupation in Polen

Polen war das erste Land, in dem der deutsche Faschismus seine Unterjochungspläne gegenüber den slawischen Völkern umfassend zu verwirklichen versuchte. In einem 1934 stattgefundenen Gespräch mit Hermann Rauschning, dem damaligen Gauleiter der NSDAP in Danzig, der sich später von der Hitlerpartei trennte und in die USA auswanderte, verkündete Hitler, daß es eine der Hauptaufgabe der deutschen Staatskunst für alle Zeiten sein werde, die weitere Vermehrung der slawischen Rasse mit allen Mitteln zu verhindern. Er führte aus, daß die natürlichen Instinkte allen lebenden Wesen gebieten, ihre Feinde zu vernichten.[1] ». . . Wenn ich die Blüte des deutschen Volkes in die Hölle des Krieges ohne das geringste Mitleid für das Vergießen kostbaren deutschen Blutes schicken kann, so habe ich gewiß das Recht, Millionen einer sich wie Ungeziefer vermehrenden niedrigen Rasse zu vernichten . . .«, stellte Hitler in einem weiteren zur gleichen Zeit stattgefundenen Gespräch fest (Der Prozeß gegen die Hauptkriegsverbrecher 1948, Bd. XIX, S. 557f.).

Die besonderen langfristigen Maßnahmen zur Unterdrückung und allmählichen Vernichtung der slawischen Völker wurden von den faschistischen Machthabern ab Mai 1940 in dem sogenannten »Generalplan Ost« niedergelegt. Dieser Plan sah die Versklavung und Ausrottung der Völker Osteuropas sowie die deutsche Kolonisierung der besetzten Gebiete im Osten bis zum Ural vor. Der »Generalplan Ost« stützte sich auf die Ausarbeitung Heinrich Himmlers »Einige Gedanken über die Behandlung der Fremdvölkischen im Osten« von Ende Mai 1940 (vgl. MAUSBACH; MAUSBACH-BROMBERGER 1979, S. 50 − 52). Dessen »Neuordnungspläne« sahen die Versklavung, die Vetreibung und die physische Vernichtung von Millionen Menschen vor, die z. T. sofort und z. T. nach dem »Endsieg« und der Errichtung des »Großdeutschen Reiches« beginnen sollte. Der »Generalplan Ost« wurde im Juli 1941 von dem Leiter des Planungsamtes des »Reichskommissars für die Festigung deutschen Volkstums« und dem Direktor des Instituts für Agrarwesen und Agrarpolitik der Berliner Universität, Prof. Dr. Konrad Meyer[2], vorgelegt. Vorgesehen war dabei die Aussiedlung von 31 Millionen Menschen aus den okkupierten Gebieten. Was die Polen betraf, die als das deutschfeindlichste und gefährlichste aller im Plan erwähnten Fremdvölker betrachtet wurden, so schlug Meyer die Aussiedlung von 80 bis 85 Prozent der polnischen Bevölkerung vor (d. h. letzten Endes von etwa 20,4 Millionen Menschen). Von den gleichen Maßnahmen sollten auch 65 Prozent der Ukrainer und 75 Prozent der Belorussen betroffen werden. Für die Ausgesiedelten wurde die Errichtung eines Reservats in Sibirien vorgesehen. Es war geplant, die auf diese Weise entvölkerten Ostgebiete durch Kolonisten aus dem deutschen »Altreich«, denen besonders günstige Bedingungen der Niederlassung geboten wurden, zu besiedeln. Eine ausgewählte deutsche Minderheit sollte über die breite »fremdvölkische Sklavenmasse« regieren; die in den besetzten Gebieten noch verbleibende Bevölkerung ausgerottet oder »eingedeutscht« werden (Generalplan Ost 1961). Mit dem Beginn des Krieges gegen die Sowjetunion erfuhr der »Generalplan Ost« einige Veränderungen und wurde durch weitere konkrete Vorschläge ergänzt. Den Inhalt dieser Erweiterungen verdeutlichen z. B. die Ausführungen von Dr. Erich Wetzel, Leiter der Hauptberatungsstelle des Rassenpolitischen Amtes der NSDAP. In einer Stellungnahme zum »Generalplan Ost« im April 1942 schrieb er folgendes: »Für uns Deutsche kommt es nur darauf an, das Russentum derart zu schwächen, daß es nicht mehr in der Lage ist, den deutschen Führungsanspruch im europäischen Raum zu gefährden.« (zit. nach POSPIESZALSKI 1958a, S. 365). Wetzel schlug mehrere konkrete Maßnahmen vor, die im besetzten Polen bereits ihre breite Anwendung fanden. Zu solchen Mitteln der bewußt betriebenen »negativen« Bevölkerungspolitik im Osten gehörten seiner Meinung nach neben vielseitigen Propagandamaßnahmen gegen die Anschaffung mehrerer Kinder auch die Verbreitung und Anpreisung von Verhütungsmitteln, deren Produktion großzügig erlaubt und sogar gefördert werden sollte. Um einen radikalen Geburtenrückgang zu erzielen, sollten Abtreibungsinstitute geschaffen und Hebammen und Feldscherinnen dafür gesondert ausgebildet werden. »Auch der Arzt muß selbstverständlich zu diesen Handlungen befugt sein, ohne daß hier ein Verstoß gegen die ärztliche Standesehre in Betracht kommt. Die freiwillige Sterilisierung ist gleichfalls zu propagieren. Die Säuglingssterblichkeit darf nicht bekämpft werden. Auch Aufklärung der Mütter über Säuglingsfürsorge und Kinderkrankheiten darf nicht erfolgen. Es muß versucht werden, die Ausbildung der russischen Ärzte auf diesen Gebieten so gering wie möglich erfolgen zu lassen. Kinderheime und dergleichen dürfen nicht gefördert werden . . .«, führte Wetzel weiter aus (ebenda).

Nach der Zerschlagung des bürgerlichen Polen und dessen Besetzung durch die deutsche Armee im Herbst 1939 wurde der Großteil des polnischen Territoriums (92 000 km^2 mit etwa 10,5 Mio Einwohnern) dem »Deutschen Reich« eingegliedert (sog. »eingegliederte Ostgebiete«). Am 8. Oktober bildeten die Okkupanten aus den restlichen von ihnen besetzten polnischen Gebieten das Generalgouvernement (GG), das anfänglich in die vier Distrikte Krakau (Kraków), Lublin, Radom und Warschau (Warszawa) eingeteilt und dem Generalgouverneur Hans Frank unterstellt wurde. Anläßlich einer Besprechung mit seinen Abteilungsleitern am 19. 1. 1940 formulierte dieser als Hauptziel ». . . diesen Bereich als Kriegsgebiet und Beuteland rücksichtslos auszupowern, es in seiner wirtschaftlichen, sozialen, kulturellen, politischen Struktur sozusagen zu einem Trümmerhaufen zu machen.« (Das Diensttagebuch 1957, S. 91). Rückblickend kann festgestellt werden, daß er diese Aufgabe in den folgenden Jahren »erfolgreich« löste.

Das Lebensniveau der polnischen Bevölkerung im GG wurde so niedrig wie möglich gehalten, um polnische Bürger für freiwillige Meldungen zum Arbeitseinsatz im »Deutschen Reich« zu gewinnen. Ihr sprach man alle elementaren menschlichen Rechte, z. B. auf Bildung, nationale Kultur, eigene Sprache sowie auf Gesundheitsschutz, ab. Mit dem Beginn der Okkupation trat dabei auch eine rapide Verschlechterung der medizinischen Versorgung der polnischen Bevölkerung ein. In voller Übereinstimmung mit den rassenpolitischen Zielen der NSDAP begann ein Prozeß der Vernichtung der medizinischen Einrichtungen Polens. Die polnischen medizinischen Institutionen und sanitären Dienste wurden ihres Vermögens beraubt, ihr Eigentum ging an die deutschen Verwaltungsorgane über. Die Hauptziele der faschistischen Gesundheitspolitik in den okkupierten Gebieten Polens waren von den Vertretern des rassenpolitischen Amtes der NSDAP, E. Wetzel und I. Hecht, in der Denkschrift »Die Frage der Behandlung der ehemaligen polnischen Gebiete nach rassenpolitischen Gesichtspunkten« vom 25. November 1939 niedergelegt worden. »Die medizinische Betreuung von unserer Seite hat sich ausschließlich auf die Verhinderung oder Ausbreitung von Epidemien auf dem Territorium des Reiches zu begrenzen. Inwieweit die Betreuung der Bevölkerung durch polnische oder die vereinzelt noch vorhandenen jüdischen Ärzte realisiert wird, interessiert uns nicht — ebenso wie die Ausbildung der Ärzte. Alle Mittel, die der Senkung der Geburtenrate dienen, sind zu unterstützen oder zu tolerieren . . .«, verkündete diese Schrift (zit. nach KASZNICKI; FIJAŁEK 1980, S. 639f.). Alle Niederlassungen polnischer Ärzte in den besetzten Gebieten wurden liquidiert. Die polnischen Ärzte und Apotheker wurden zu den sogenannten polnischen führenden Personen gezählt, mit deren Vernichtung in den ersten Wochen des Krieges die berüchtigten Einsatzkommandos der Sicherheitspolizei und des Sicherheitsdienstes, unterstützt durch den von der deutschen Minderheit in Polen organisierten »Selbstschutz«, begannen (KRAUSNICK 1981). Bei den willkürlichen Massenerschießungen und Hinrichtungen im Herbst 1939 wurden auch Ärzte nicht verschont, obwohl vereinzelt Bedenken geäußert wurden, ob man die Mitarbeit dieser Personen entbehren könne (vgl. EISENBLÄTTER 1969, S. 160).[3]

Mit dem Beginn der Germanisierungspolitik in den »eingegliederten Gebieten« wurden auch viele Ärzte und Apotheker von den Zwangsumsiedlungen betroffen, da die neuen Besatzungsmächte an deren Vermögen und Eigentum interessiert waren. Während ein Teil der polnischen Ärzte und Apotheker noch begrenzte Möglichkeiten zu einer Tätigkeit im Generalgouvernement fand, war die Lage ihrer dort ansässigen jüdischen Kollegen hoffnungslos. Sie wurden beraubt, diskriminiert und der nazistischen Vernichtungsmaschinerie ausgeliefert. Bereits 1941 existierten jüdische Apotheken, mit ganz wenigen Ausnahmen in den geschlossenen Ghettos oder in ausgesprochenen jüdischen Wohnvierteln, im Generalgouvernement nicht mehr.[4] Bei der Apothekenkammer des Generalgouvernements wurde eine Stellenvermittlung eingerichtet, um die ». . . ständig wachsende Zahl von aus den Reichsgauen evakuierten arbeitslosen Apothekern . . .«[5] zu senken. Die Arbeitsplätze schuf die deutsche Verwaltung dadurch, daß sie die in den ehemaligen jüdischen Betrieben tätigen jüdischen Angestellten durch polnische Kräfte ersetzte. Alle pharmazeutischen Betriebe wurden von deutschen Unternehmern übernommen und geleitet. Das Apothekenwesen diente der bevorzugten Arzeimittelversorgung der »Reichsdeutschen«. In solchen Städten des Generalgouvernements wie Krakau, Warschau, Radom und Lublin wurde je eine »Deutsche Apotheke« eingerichtet, ». . . die alle reichsdeutschen Arzneimittel . . . führen und somit eine einwandfreie Arzneimittelversorgung der Reichsdeutschen gewährleisten. Die Einrichtung erfolgte teilweise durch Umwandlung einer bestehenden jüdischen Apotheke, teilweise durch Umsiedlung des Apothekers in einen anderen Betrieb . . .«.[6] Während in den »eingegliederten Gebieten« Polens das Gesundheitswesen dem System des Gesundheitsschutzes des »Dritten Reiches« angepaßt wurde und nach dessen Prinzipien funktionierte, entstand im Generalgouvernement ein andersartiges Gesundheitswesen. Die höchste Fachinstanz dafür war die Abteilung »Gesundheitswesen« in der Verwaltung des Generalgouvernements, die durch den Abteilungspräsidenten J. Walbaum geleitet wurde.[7] Dieser betonte, daß ». . . der Aufbau der Gesundheitsverwaltung in erster Linie den Interessen des deutschen Reiches und der Reichsdeutschen dient . . . Es ist jedoch nicht Sinn und Zweck der deutschen Generalgouvernement-Verwaltung, solange die kriegerischen Ereignisse andauern, hier im Raum die gesundheitlichen Interessen der nichtdeutschen Bevölkerung in den Vordergrund zu stellen . . .«, unterstrich er.[8] Daß auch nach dem »Endsieg« nicht beabsichtigt war, die Gesundheit der polnischen Bevölkerung zu schützen, ging aus dem »Generalplan Ost« und dessen verschiedenen Ergänzungen hervor.

16.2. Das Schicksal medizinischer Ausbildungsstätten Polens unter der faschistischen Besatzung

Die Ausbildung polnischer Ärzte und des medizinischen Personals wurde von der deutschen Besatzungsmacht für überflüssig gehalten. Beispielhaft für diesen Prozeß der Zerstörung des polnischen Gesundheitswesens und der Vernichtung der polnischen medizinischen Intelligenz ist das Schicksal der medizinischen Fakultät der berühmten Jagiellonischen Universität in Kraków. Nach der Schließung der Universität im Herbst 1939[9] begann die schamlose Ausplünderung und sinnlose Zerstörung ihrer medizinischen Einrichtungen. Die wertvollen Ausstattungen der medizinischen Kliniken, z. B. der Universitätsfrauenklinik, wurden nach Deutschland gebracht. Ämter der deutschen Besatzungsverwaltung übernahmen einzelne Gebäude der medizinischen Fakultät und nutzten sie für andere Zwecke. So wurde das Bakteriologische Institut Anfang 1940 in eine Abteilung für Fleckfieberforschung der Wehrmacht umgewandelt, das Institut für Pharmakologie dem IG Farben-Konzern eingegliedert und aus einigen Universitätskliniken, die mit dem St. Lazarus-Hospital zusammengeschlossen wurden, die »Vereinigten Staatskrankenanstalten« gebildet. Aus der medizinischen Fachschule entstand ein Hotel für Deutsche. Die medizinische Gesellschaft der Universität wurde verboten und ihres Vermögens beraubt.

Am 6. November 1939 wurden im Rahmen der sogenannten »außerordentlichen Befriedungsaktion« (Aktion AB) sämtliche Krakauer Hochschullehrer verhaftet und in das Konzentrationslager Sachsenhausen gebracht. Viele von ihnen erlebten das Kriegsende nicht mehr. Besonders schwere Verluste erlitten die medizinischen Universitätseinrichtungen in der Zeit von Ende Juli 1944 bis zu Krakaus Befreiung im Januar 1945. »Die Deutschen begannen zu dieser Zeit angesichts der unvermeidbaren Niederlage alles, was materiellen und wissenschaftlichen Wert behalten hatte, an sich zu reißen und zu verschleppen. In diesen Monaten erfuhren folgende Institute ihre vollständige Liquidierung: das Institut für Physiologie, Anatomie, Pathologie, Hygiene, Pharmakologie und Bakteriologie. Ihrer Einrichtungen total entblößt wurden ebenfalls: das Institut für Stomatologie, die Medizinische Klinik, die Klinik für Gynäkologie und das Institut für Gerichtsmedizin. Verbrannt wurden die Bibliothek und die Akten der ›Ärztegesellschaft‹ . . .« (GAWĘDA 1981, S. 33). Auf ähnliche Weise wurden auch die anderen polnischen medizinischen Einrichtungen ausgeplündert und teilweise zerstört.

Das verbrecherische Vorhaben der faschistischen Okkupanten, die gesamte polnische Intelligenz als Träger des nationalen Selbstbewußtseins zu vernichten und die nationale polnische Kultur zu beseitigen, scheiterte dank des selbstlosen Einsatzes von Vertretern verschiedener Gruppen der polnischen Intelligenz. So organisierten die polnischen Lehrer und Hochschullehrer während der Okkupationszeit unter den Bedingungen des faschistischen Terrors eine illegale Ausbildung polnischer Kinder und Jugendlicher (vgl. JAKUBOWSKI 1984, S. 650ff.). Neben dem insgeheim durchgeführten Schulunterricht für polnische Kinder gehört die Organisierung der illegalen Ausbildung der polnischen Jugend an den im Untergrund weiter wirkenden Hochschulen zu den heroischen Seiten der polnischen Widerstandsbewegung. Neben anderen Fachrichtungen wurde auch die Ausbildung in den medizinischen Disziplinen durchgeführt. Besondere Verdienste bei der Organisation des Medizinstudiums im Untergrund gebühren Hochschullehrern der medizinischen Fakultäten der bekannten polnischen Universitäten in Warschau, Poznań und Kraków. Die »Universität Zachodni« (Universität der westlichen Gebiete) in Poznań wurde nicht nur gleich nach der faschistischen Besetzung der Stadt geschlossen, sondern ihr Lehrkörper und ihre Studenten aus Poznań vertrieben. Sie wurden ins Generalgouvernement ausgesiedelt, da sich die Stadt Poznań in dem ins deutsche Reich »eingegliederten« Gebiet befand. 1941 öffnete bekanntlich hier die »Reichsuniversität Posen« ihre Pforten. Die Mehrheit der polnischen Studenten und Hochschullehrer aus Poznań kam nach Warschau. Zusammen mit den Hochschullehrern der Warschauer Universität beschlossen sie, alles zu tun, um die polnische Intelligenz zu erhalten und die Ausbildung von neuen wissenschaftlichen Kadern illegal weiterzuführen. Bereits im Sommer 1940 wurde der Unterricht für die ersten Studenten an der Warschauer Universität begonnen, und im Herbst begann das Geheimstudium an der Universität Zachodni. Die Hochschullehrer beider Universitäten arbeiteten eng zusammen. So existierte z. B. für die Medizinstudenten beider Universitäten ein geheimes Praktikum in den Krankenhäusern (vgl. Istorija Pol'ši 1958, S. 552; ZABŁOTNIAK 1989). Im Herbst 1942 begann die illegale Ausbildung an der Jagiellonischen Universität in Krakau. Die medizinische Ausbildung stand hier unter der Leitung von Prof. S. Maziarski. Die Gruppen der Medizinstudenten waren klein, um die Aufmerksamkeit der faschistischen Terrororgane nicht zu wecken. Sie bestanden gewöhnlich aus 5 bis 7 Studenten, und der Unterricht wurde oftmals in verschiedenen Privatwohnungen durchgeführt. Er begann abends um 18−19 Uhr nach dem anstrengenden Arbeitstag. Unter welchen schweren Bedingungen die polnischen Hochschullehrer die medizinische Ausbildung absicherten, zeigt uns z. B. die Organisation der Anatomie-Vorlesungen. So erinnerte sich Prof. F. X. Walter, einer der Hochschullehrer, der das Medizinstudium an der Jagiellonischen Universität mit unterstützte, daß verschiedene anatomische Präparate aus dem Anatomischen Museum entwendet wurden. Es gelang, noch einige Skelette und einzelne Knochen zu beschaffen. Die Anatomievorlesung wurde durch verschiedene von den Hochschullehrern selbst angefertigte Skizzen und Tabellen ergänzt (vgl. WALTER 1985, S. 65).

Das illegale Medizinstudium in Polen während der faschistischen Okkupation, das als eine einmalige Erscheinung in der Geschichte der medizinischen Ausbildung bewertet werden muß, ermöglichte zwischen 1939 und 1945 3 500 Studenten, eine medizinische Ausbildung zu erwerben (vgl. WANKIEWICZ 1983, S. 243). Bereits im ersten Nachkriegsjahr konnten viele polnische Studenten ihr illegales Medizinstudium mit dem Arztdiplom abschließen oder ihre medizinische Ausbildung an den wiedereröffneten Hochschulen fortsetzen. An der Jagiellonischen Universität beendeten 170 Medizinstudenten ihr Studium im ersten Jahr nach der Befreiung Polens und halfen tatkräftig beim Aufbau des polnischen Gesundheitswesens (vgl. GAWĘDA 1981, S. 104). Das war um so bedeutsamer, als die Zahl der Ärzte, die nach dem Krieg zur Verfügung stand, sehr gering war. Infolge der verbrecherischen faschistischen Politik erlitt das Gesundheitswesen Polens nicht nur gewaltige materielle Verluste, sondern verlor sehr viel medizinische Kader. Vor dem Krieg waren in Polen 12 917 Ärzte tätig, etwa 5 000 von ihnen wurden während der Okkupation getötet, also annähernd 40 Prozent der Gesamtzahl der polnischen Ärzte (vgl. SERWAŃSKI 1980, S. 725). In Warschau waren z. B. Ende des Jahres 1945 nur 818 von den 2 816 im Jahre 1938 registrierten Ärzten auffindbar und 212 von den 1 412 vor dem Krieg tätigen Zahnärzten (vgl. PODGÓRSKA-KLAWE 1989, S. 367). Die Ermordeten wurden nicht nur Opfer zielgerichteter Aktionen gegen die polnische Intelligenz, sondern angesichts des hohen Anteils jüdischer Ärzte auch der von den Okkupanten planmäßig betriebenen Vernichtungspolitik gegen Menschen jüdischen Glaubens und jüdischer Herkunft.

Der Beitrag, den die polnischen Hochschullehrer mit der Organisation des illegalen Medizinstudiums in den okkupierten Gebieten Polens während der faschistischen Besetzung leisteten, kann genau so hoch eingeschätzt werden wie der unmittelbare Kampf der polnischen Ärzte gegen den Faschismus in den Reihen der polnischen bewaffneten Kräfte sowohl an der Seite der Roten Armee als auch in den Armeen der Westalliierten. Während viele polnische Ärzte in der Emigration unmittelbar an den Kampfhandlungen gegen den Faschismus teilnahmen, versuchten patriotisch gesinnte Ärzte in den okkupierten polnischen Gebieten die Befreiung ihrer Heimat dadurch zu unterstützen und zu beschleunigen, daß sie aktiv am Kampf der polnischen Widerstandsbewegung teilnahmen. »Die in den Kliniken beschäftigten Ärzte operierten und behandelten verwundete Partisanen, verbargen sie unter falschem Namen, nahmen gesuchte Partisanenmitglieder in den Abteilungen der Kliniken als Pfleger auf und hielten Kontakte zur Untergrundbewegung.« (GAWĘDA 1981, S. 62).

16.3. Die Einschränkung der medizinischen Betreuung für die polnische Bevölkerung

Die medizinische Betreuung der polnischen Bevölkerung wurde auf ein Minimum reduziert. Man führte nur die notwendigsten medizinischen Maßnahmen durch, die die Arbeitskraft der polnischen Beschäftigten in begrenztem Umfang erhalten oder die gefährliche Ausbreitung epidemischer Erkrankungen verhindern konnten. Wie ungenügend diese medizinische Betreuung der polnischen Bürger war, zeigt uns beispielsweise die Organisation der Gesundheitsfürsorge im sogenannten Mustergau Wartheland mit dem Zentrum Łódź.[10] Bis zum Ende des ersten Quartals 1940 wurden hier die polnischen Ärzte aus allen Krankenhäusern entfernt. Im gleichen Jahr begannen auch die Entlassungen polnischer Krankenschwestern, da für sie angeblich keine Möglichkeit der weiteren Beschäftigung vorhanden war. Sie wurden durch deutsche Krankenschwestern ersetzt, die in der Mehrheit der NS-Schwesternschaft angehörten und die Überwachung des restlichen polnischen medizinischen Personals und der Patienten übernehmen konnten. Die Behandlung der polnischen Patienten in solchen Krankenhäusern wurde von seiten des deutschen Gesundheitsamtes als nicht mehr lange zu ertragender Luxus deklariert. Mitte 1941 wurde in Łódź ein spezielles Krankenhaus für Polen errichtet. Dieses Krankenhaus verfügte über zwei Abteilungen: eine chirurgische und eine gynäkologisch-geburtshilfliche. Kanalisation, Wasserleitungen, Fahrstühle und Röntgenapparaturen fehlten. Abgesehen von diesen armseligen Bedingungen, stand für jeweils 2 500 polnische Einwohner Łódź's nur ein Bett zur

Verfügung. Ende des Jahres 1944 arbeiteten in der Stadt lediglich noch 91 Ärzte, was bedeutete, daß auf 4100 Einwohner je ein Arzt kam (vgl. dazu genauer KASZNICKI; FIJAŁEK 1980, S. 639ff.). Die private Behandlung polnischer Patienten durch deutsche Ärzte war streng verboten. Die ärztlichen Sprechstunden für die polnischen Kranken lagen zu solchen Zeiten, daß ein Arztbesuch mit vielen Erschwernissen verbunden war. Polnischen Patienten wurden auch nicht alle der damals verfügbaren Medikamente verordnet. Ihre Lebensmittelversorgung im Krankenhaus wurde stark reduziert und streng normiert. Die Apotheker im Warthegau durften aufgrund einer Verordnung vom 1. 4. 1942 in der Zeit von 17.00 bis 8.00 Uhr morgens keine Rezepte von polnischen Bürgern annehmen. Ab 22. 10. 1942 wurde diese Zeit so verändert, daß ab 15.00 Uhr für die polnische Bevölkerung keine Möglichkeit mehr bestand, ein Rezept einzulösen. Die nur sehr selten erfolgten Ausnahmefälle mußten jeweils registriert und gemeldet werden. Auch die Benutzung des Krankentransportes wurde streng reglementiert (vgl. POSPIESZALSKI 1946, S. 171). Laut Weisungen des Innenministeriums vom 4. 4. 1941 und vom 30. 5. 1941 erging die Empfehlung, bei polnischen Arbeitern dann keine Röntgenuntersuchungen und keine Untersuchungen bei Tbc-Verdacht durchzuführen, wenn diese nur mit Polen Umgang haben (vgl. ebenda, S. 170).

Die Tätigkeit deutscher Gesundheitsinstitutionen illustriert besonders anschaulich die Arbeit des Staatlichen Hygienischen Instituts in Litzmannstadt (Łódź), das von Prof. H. Großmann geleitet wurde. Das Institut beschränkte seine Tätigkeit auf die Zusammenstellung von Daten und auf das Schreiben von Berichten, die den Erkrankungsstand und die Mortalitätsziffern der polnischen und jüdischen Bevölkerung registrierten; seine praktische Wirksamkeit galt ausschließlich dem Schutz der deutschen Bevölkerung vor epidemischen Erkrankungen. Die polnische Bevölkerung wurde bei solchen Schutzmaßnahmen nur dann erfaßt, wenn sie noch in von Deutschen besiedelten Vierteln wohnte. Die Ergebnisse dieser Gesundheitspolitik wurden bald sichtbar. So konnten die deutschen Ärzte »stolz« berichten, daß die Fleckfiebererkrankungen im Jahre 1940 im ganzen Generalgouvernement »...zu 92% jüdische, zu 7,9% polnische und nur zu 0,1% deutsche Menschen betroffen hatten...«.[11] Die Tätigkeit aller deutschen medizinischen Einrichtungen in den okkupierten Gebieten Polens spiegelte das wichtigste Prinzip der nazistischen Bevölkerungspolitik wider, die Schwächung und Vernichtung polnischen und die Stärkung deutschen Volkstums. So betonte z. B. der Gauleiter des sogenannten Warthegaus, Artur Greiser, daß jeder deutsche Arzt in den »eingegliederten Gebieten« ein Soldat im Völkerkampf sein müsse. Auf der Beratung vom 9. 4. 1943 aus Anlaß des Besuches des Reichsgesundheitsführers Leonardo Conti im Wartheland hob Greiser hervor, daß die Aufgaben eines Arztes hier die Grenzen des Gesundheitsdienstes überschreiten sollten; deshalb gehörten zum Gesundheitsamt im Gau nicht nur Ärzte, sondern auch Vertreter der Partei und anderer politischer Organisationen. Ein Jahr später, am 24. 2. 1944, sprach Greiser nochmals über die politischen Aufgaben des Arztes und stellte heraus, daß jeder Arzt seine Arbeit nicht nur auf das Erteilen ausschließlich ärztlicher Hilfe begrenzen sollte, sondern sich auch von politischen Ansichten leiten lassen muß (vgl. ebenda, S. 169). Die wichtigsten ethischen Normen des Arztberufes (und hier soll betont werden, daß nicht alle in den okkupierten polnischen Gebieten tätigen deutschen Ärzte Mitglieder der Wehrmacht oder SS waren) wurden als nicht mehr bindend bezeichnet; an ihre Stelle traten die nationalsozialistischen Parolen des Kampfes gegen die niederen Rassen. Viele deutsche Ärzte wurden in die verbrecherischen Vorhaben der faschistischen Rassenpolitik gegenüber der polnischen Bevölkerung einbezogen und unterstützten durch Verweigerung der ärztlichen Hilfeleistung oder deren gezielte Reduzierung die nazistischen Pläne zur Vernichtung der polnischen Bevölkerung. Die Mehrheit der in den medizinischen Einrichtungen der zeitweilig okkupierten polnischen Gebiete tätigen deutschen Ärzte und Hochschullehrer betrachtete unter dem Einfluß der Nazipropaganda polnische Bürger nur als »Untermenschen« und billigte diese faschistische Gesundheitspolitik. Typisch für eine solche Haltung ist beispielsweise die Äußerung von Prof. Hermann Voss (er war als Anatomieprofessor an der Reichsuniversität Posen von 1941 bis 1945 tätig), der am 2. 6. 1941 in sein Tagebuch schrieb: »Ich glaube, man muß diese Polenfrage ganz ohne Gefühl betrachten, rein biologisch. Wir müssen sie vernichten, denn sonst vernichten sie uns. Und deshalb bin ich froh über jeden Polen, der nicht mehr lebt.« (Das Posener Tagebuch 1987, S. 41). Dieser durch die nazistische Propaganda gezielt geförderte Haß gegen die polnische Bevölkerung führte dazu, daß die Polen als billiges und ersetzbares »Arbeitsvieh« behandelt wurden. Die deutschen Unternehmer − sei es im »Deutschen Reich« oder in den okkupierten polnischen Gebieten − strebten nach maximaler Ausbeutung der polnischen Arbeitskräfte, ohne sich für die Gesunderhaltung ihrer »Arbeitssklaven« zu interessieren. Eine gewisse Rolle spielte dabei nicht zuletzt der Glaube an die Unbegrenztheit der menschlichen Ressourcen, die in den besetzten Ländern bereits vorhanden waren oder im weiteren Verlauf des Krieges im Osten noch zur Verfügung gestellt werden sollten.

Im Oktober 1939 wurde für polnische Bürger vom 18. bis zum 60. Lebensjahr die allgemeine Arbeitspflicht eingeführt; im Dezember wurde dieser Arbeitszwang auch auf Jugendliche vom 14. bis 18. Lebensjahr ausgedehnt. Dabei verfolgten die faschistischen Okkupationsbehörden nicht nur das Ziel, noch mehr »Arbeitssklaven« zu gewinnen, sondern hofften, damit der Widerstandsbewegung entgegenzuwirken, da »... gerade die dieser Altersstufe angehörende Jugend der höheren Schulen eine Quelle des nationalen Widerstandes werden könnte.« (Das Diensttagebuch 1957, S. 78). Für ihre Arbeit bekamen polnische Arbeiter grundsätzlich nur die niedrigsten Löhne. Die Arbeitszeit betrug bis 1944 10 Stunden, ab 1944 12 Stunden am Tag. Die Lebenshaltungskosten stiegen bis zum Jahre 1942 um 70 %. Nur ein Drittel des lebensnotwendigen Kalorienbedarfs wurde durch die staatliche Lebensmittelversorgung gedeckt. Die polnische Bevölkerung hungerte. Viele polnische Arbeiterfamilien mußten ihre Wohnungen zwangsweise räumen und suchten Unterschlupf bei Verwandten oder wurden gezwungen, in Arbeitslagern oder Arbeitsghettos zu wohnen. Solche sich rapide verschlechternden Lebensbedingungen, ständiger Hunger und wachsende Ausbeutung führten dazu, daß immer mehr polnische Arbeiter ihre Gesundheit ruinierten und ernsthaft erkrankten. Da die vorhandenen Wohnbedingungen elementare hygienische Maßnahmen unmöglich machten, kam es zur raschen Verbreitung verschiedener epidemischer Erkrankungen. So wuchs 1941 die Zahl der Fleckfiebererkrankungen in Polen um das 50fache und der Tbc-Kranken um das 35fache im Vergleich zu den Vorkriegsjahren (vgl. Istorija Pol'ši 1958, S. 540). Dabei wurde die medizinische Betreuung der polnischen Beschäftigten in den Betrieben auf ein Minimum reduziert, und in jedem erkrankten Polen sah die deutsche Administration einen Saboteur. Die grenzenlose Ausbeutung der polnischen Arbeiter wurde zu einer der »effektivsten« Vernichtungsmethoden, die vom faschistischen Okkupationsregime gegen die polnische Bevölkerung angewandt wurde. Erst ab 1943 waren einige Abweichungen von diesem Kurs der sogenannten »Vernichtung durch Arbeit« zu verzeichnen. So wurden z. B. für die polnischen Bergleute die Lebensmittelrationen vergrößert, damit sie die ständig steigende Norm erfüllen konnten. Solche und ähnliche Maßnahmen hingen ohne Zweifel mit den militärischen Niederlagen der deutschen Wehrmacht in der Sowjetunion zusammen und zeigten das wachsende Bedürfnis besonders der deutschen Rüstungsindustrie nach materiellen und menschlichen Ressourcen.

16.4. Die soziale und gesundheitliche Lage der polnischen Zwangsarbeiter

Erschreckend war die Lage der polnischen Zwangsarbeiter, die in den Industriebetrieben und in der Landwirtschaft sowohl in Deutschland als auch in anderen okkupierten Ländern Europas beschäftigt waren. Die ersten Weisungen zur Einführung von Zwangsmaßnahmen bei der Gewinnung von Arbeitskräften für das Deutsche Reich in Polen erfolgten im April/Mai 1940, nachdem die nazistische Propaganda für den freiwilligen Einsatz im Deutschen Reich weitgehend erfolglos blieb. Die dann einsetzende massenhafte Verschleppung zur Zwangsarbeit, die bei den Betroffenen in den folgenden Jahren unermeßlichen physischen und psychischen Schaden verursachte, wurde nach dem Krieg vom Internationalen Militärtribunal in Nürnberg zum Verbrechen gegen die Menschlichkeit erklärt. Von der Deportation zur Zwangsarbeit wurden 2 460 000 Polen betroffen. Von jeweils zehn dieser Zwangsarbeiter erlebten nur acht das Kriegsende. Viele von ihnen kehrten nach dem Krieg mit chronischen Krankheiten und schweren Schädigungen nach Hause zurück. 1973 lebten von den aus

Polen zur Zwangsarbeit deportierten Personen noch 1 368 500 Menschen. Die ärztlichen Untersuchungen zeigten, daß der Erkrankungsgrad der ehemaligen Zwangsarbeiter doppelt so hoch wie bei der sonstigen Bevölkerung war. Unter den auftretenden Krankheiten dominierten vor allem Erkrankungen des Knochengerüstes, des Bewegungsapparates, der Verdauungsorgane und des Kreislaufsystems. Dazu kamen außerdem psychische Störungen und Erkrankungen der Atemwege (vgl. dazu u. a. Położenie polskich robotników 1975; KEMPISTY 1980; 1983).

Eine nicht unwesentliche Rolle bei solchen nicht wieder gutzumachenden Folgen der Zwangsarbeit spielte neben der verschärften Ausbeutung und den menschenunwürdigen Lebensbedingungen auch das Fehlen der ärztlichen Versorgung bzw. die ungenügende medizinische Betreuung seitens der faschistischen Behörden. Der ganze Arbeitseinsatz im »Deutschen Reich« trug für die polnischen Zwangsarbeiter nach den Worten des Generalgouverneurs Frank »...den Charakter einer der Gefangenschaft ähnlichen Freiheitsbeschränkung.« (zit. nach BROSZAT 1965, S. 107). Dieser Einsatz für Polen, Russen und die Kriegsgefangenen aus diesen Ländern wurde mit »Artfremdheit« oder politischer Feindschaft zum Naziregime begründet. Der polnische Beschäftigte erhielt dadurch eine Stellung, die es ihm unmöglich machte, an den sozialen Errungenschaften teilzunehmen, »...die der Deutsche nach langjährigen Kämpfen dem Nationalsozialismus verdankt.«[12] Sehr deutlich definierten folgende Erläuterungen diese »Sonderstellung«: »Der Pole steht außerhalb der Betriebsgemeinschaft. Er hat lediglich seine Arbeitsleistung zur Verfügung zu stellen und erhält für die tatsächlich geleistete Arbeit das festgesetzte Entgeld. Ihm gegenüber gibt es also auch keine Pflicht zu einer besonderen sozialen Fürsorge.«[13] Was diese Regelung den polnischen und anderen ausländischen Arbeitern brachte, zeigen uns folgende Tatsachen. Der Lohn der polnischen Zwangsarbeiter betrug grundsätzlich nicht mehr als 80% der Höhe des tariflichen oder betriebsüblichen Lohnes deutscher Arbeiter. In vielen Betrieben mußten die Zwangsarbeiter auch am Wochenende und an Feiertagen arbeiten. Die Verpflegung entsprach einer Hungerkost. Seit dem 31. 3. 1941 wurde den polnischen Zwangsarbeitern der Urlaub gesperrt, der vorher ohnehin nur in sehr seltenen Fällen möglich war. So gab z. B. Frank in seiner Schrift über die Behandlung der polnischen Zwangsarbeiter im Reich vom 21. 11. 1943 zu, daß in den beiden vorausgegangenen Jahren der Umfang der Beurlaubung so begrenzt war, »...daß selbst von den im vierten Jahr im Reich arbeitenden Polen der größte Teil noch nicht in den Genuß eines Heimaturlaubes gekommen ist.« (zit. nach BROSZAT 1965, S. 108). Laut Anordnung des Reichsarbeitsministeriums über die arbeitsrechtliche Behandlung der polnischen Beschäftigten vom 5. 10. 1941 wurden verschiedene soziale Zuwendungen für polnische Zwangsarbeiter als unzulässig erklärt. die Gewährung von Familien- und Kinderzulagen, Geburten- oder Heiratshilfen, Sterbegeldern,[14] Weihnachtszuwendungen, Jubiläumsgaben, Trennungsgeldern usw. unterblieb.[15]

Die Deportation zur Zwangsarbeit ins Reich führte zur Senkung der Geburtenziffern des polnischen Volkes, was der Hauptrichtlinie des »Generalplanes Ost« entsprach. Dazu trug sowohl die langjährige Trennung der Familien als auch die Tatsache bei, daß viele polnische Zwangsarbeiterinnen durch unzureichenden Mutterschutz und fehlende Säuglingsfürsorge ihre Kinder verloren oder im Rahmen des »Lebensborn«-Programms ihrer Kinder beraubt wurden. So wurde in den speziellen Erläuterungen im Reichsgesetzblatt ausdrücklich betont, daß das im Deutschen Reich geltende Gesetz zum Schutz der erwerbstätigen Mutter vom 17. Mai 1942 (das sogenannte Mutterschutzgesetz) auf die polnischen Zwangsarbeiterinnen keine Anwendung finden dürfe.[16] Diese »durften« sogar bis zu zwei Wochen vor der Niederkunft arbeiten. Jegliche soziale Unterstützung wurde ihnen versagt (siehe dazu z. B. Erlaß des Reichsministeriums für Ernährung und Landwirtschaft vom 2. 4. 1943[17]). Sie durften keinen Stoff für Windeln bekommen, keine Säuglings- und Kindernahrung erwerben und wurden gezwungen, die Neugeborenen in Heimen oder Sanitätsstuben der Werke abzugeben. Bekanntlich wurden auch die anderen sogenannten Ostarbeiterinnen auf gleiche Weise behandelt.[18] Der durch Gesetz sanktionierte Verzicht bzw. die starke Reduzierung jeglicher sozialen Fürsorge auf ein Minimum betraf auch andere Momente der Lebensgestaltung der Zwangsarbeiter. Viele polnische Zwangsarbeiter brachen vor Entkräftung am Arbeitsplatz zusammen. Die Erkrankungen unter ihnen nahmen ständig zu. Ob ein kranker Zwangsarbeiter ins Lager zurückgeschickt werden sollte und einen Arzt aufsuchen durfte, darüber hatte nicht der Betriebsarzt eine Entscheidung zu treffen, sondern der für die Zwangsarbeiter im Werk Verantwortliche, der über keine medizinischen Kenntnisse verfügte und oftmals sehr willkürlich handelte. Aber selbst im Arbeitslager konnten erkrankte Arbeiter keine effektive medizinische Hilfe bekommen. Der ehemalige Lagerarzt Dr. Wilhelm Jäger sagte in Nürnberg über die Gesundheitsverhältnisse der Zwangsarbeiter in den Krupp-Werken in Essen folgendes aus: »Die Zahl der erkrankten Ostarbeiter war doppelt so groß wie die der deutschen Arbeiter. Tbc war besonders weit verbreitet. Prozentual gab es unter den Ostarbeitern 4mal so viele Tbc-Fälle als unter den Deutschen ... Sobald sie davon betroffen wurden, brachen sie wie die Fliegen zusammen. Die Gründe dafür waren die schlechte Unterbringung, die schlechte Qualität und ungenügende Quantität des Essens, Überarbeitung und nicht genügend Ruhe. Flecktyphus war auch unter diesen Arbeitern verbreitet. Läuse, die Träger dieser Krankheit, zusammen mit unzähligen Flöhen, Wanzen und anderem Ungeziefer, plagten die Insassen dieser Lager. Als Ergebnis der schmutzigen Zustände in diesem Lager hatten fast alle Ostarbeiter Hautkrankheiten.« (zit. nach BRODSKI 1975, S. 21f.). Die medizinische Versorgung in den genannten Lagern war absolut unzureichend; es fehlte an Medikamenten, Instrumenten, Verbandszeug usw., und es mangelte an Ärzten.

Nicht besser wurde die Gesundheitsfürsorge für die Zwangsarbeiter in der Landwirtschaft organisiert. Im Winter 1941 kehrten z. B. 25 000 kranke Landarbeiter, d. h. 7 % aller dieser Arbeitskräfte in ihre Heimat zurück (vgl. Położenie polskich robotników 1975, S. IV). Neben den schon angeführten Gründen spielte hier die Tatsache eine wesentliche Rolle, daß die ärztliche Untersuchung der Arbeiter, die vor dem Zwangseinsatz erfolgen sollte, oftmals mangelhaft war. Deshalb befanden sich unter den verschleppten Arbeitskräften zahlreiche Kranke und Arbeitsunfähige. So wurde z. B. aus Potsdam mitgeteilt, daß »... von den im Bezirk Mittenwald, Krs. Teltow, eingesetzten polnischen Zivilverpflichteten nicht weniger als über die Hälfte in ärztlicher Behandlung ständen und arbeitsunfähig seien. Bei den Erkrankungen handelte es sich um Krätze, Geschlechtskrankheiten und z. T. um Tuberkulose. Bei einem großen Teil der Erkrankten sei Krankenhausbehandlung erforderlich...« (ebenda, S. 48). Da alle Zwangsarbeiter aus dem Generalgouvernement für den Fall der Erkrankung bei den zuständigen Krankenkassen des jeweiligen Beschäftigungsortes im »Deutschen Reich« versichert waren, war es billiger und einfacher, solche Kranke ins Generalgouvernement abzuschieben. Bei der Feststellung von chronischen Leiden wurde ein sofortiger Rücktransport und die Erstellung von Ersatzkräften befohlen. Nur bei akuter Lebensgefahr genehmigte man die Einweisung zur operativen Behandlung. Der Reichsbauernführer der Landesbauernschaften, Richard Walter Darré, wies weiter an, daß lediglich solche Maßnahmen durchgeführt werden sollten, die eine rasche Wiederherstellung der Leistungsfähigkeit garantierten. Diese Weisung begründete er wie folgt: »Die Besserung oder Korrektur des reinen Gesundheits- oder Leistungszustandes dieser nur zur vorübergehenden Arbeitsleistung eingebrachten Polen kann uns doch nicht soweit interessieren, daß Mittel beansprucht werden, die bei uns für solche Maßnahmen bei den eigenen Volksgenossen nur in beschränktem Maße vorhanden sind.« (ebenda, S. 92).

In den ersten Jahren des Krieges wurden die leistungsunfähigen Arbeitskräfte (z. B. erkrankte Zwangsarbeiter oder werdende Mütter) nach Hause geschickt. Im Laufe des Krieges erfuhr die Einstellung zu diesem Problem wesentliche Veränderungen. Die Zahl der Erkrankten wuchs ständig, und das führte dazu, daß die Erfüllung vieler ökonomischer Aufgaben und — was besonders wichtig war — die Produktion in der Rüstungsindustrie durch fehlende Arbeitskräfte ernsthaft gefährdet wurde. Angesichts dessen versuchten die faschistischen Behörden das Problem mit radikalen Mitteln zu lösen. So schlug z. B. Albert Speer (seit Februar 1942 Chef der Organisation Todt und Reichsminister für Bewaffnung und Munition) in einer Sitzung der Zentralen Planung im Rahmen des Vierjahresplanes am 30. 10. 1942 vor, alle krankgemeldeten Zwangsarbeiter, die er als Drückeberger und Bummelanten bezeichnete, mit Hilfe der SS und Polizei zu erfassen und die Simulanten in KZ-Betriebe zu stecken (vgl. Der Nürnberger Prozeß 1958, S. 285). An die Verbesserung der medizinischen Betreuung wurde nie gedacht, mehr beschäftigte die faschistische Administration die Frage einer schnellen und effektiven Beseitigung aller leistungsunfähigen Arbeiter. So wurden in den letzten Kriegsjahren schwerkranke Zwangsarbeiter »ausgesondert« und in spezielle sogenannte Sammel-, Entbindungs- und Abtreibungslager gebracht. Die unheilbar kranken Ostarbeiter, dort ohne medizinische Hilfe gelassen, starben oft. Um die beabsichtigte Vernichtung zu beschleunigen, überführte man einige Zwangsarbeiter in die Tötungsanstalten für Geisteskranke und brachte sie um. So wurden z. B. in der berüchtigten Vernichtungsanstalt Hadamar von Ende Juli 1944 bis Mitte März 1945 468 Zwangsarbeiter (63 polnische und 375 sowjetische) durch tödliche Injektionen ermordet. (vgl. dazu HAMANN 1985, S. 156f.; FOMIN 1978, S. 299f.).

16.5. Der Umgang mit chronisch Kranken, geistig Behinderten und anderen »leistungsunfähigen« Gruppen der polnischen Bevölkerung

Die leistungsunfähig gewordenen Menschen bekamen entsprechend dem faschistischen Konzept von der Beseitigung nutzloser Esser keine Überlebenschance. Diejenigen, die als Arbeitssklaven nicht mehr ausgebeutet werden konnten, wurden zu Opfern der faschistischen Vernichtungspolitik. So äußerte sich z. B. Martin Bormann in seinen Weisungen für die Ostgebiete sehr präzise: »Die Slaven sollen für uns arbeiten. Soweit wir sie nicht brauchen, mögen sie sterben.« (Der Prozeß gegen die Hauptkriegsverbrecher, Bd. XIX, 1948, S. 558). Die Einteilung in »leistungsfähige«, »nützliche« Arbeitssklaven und »Leistungsunfähige«, »Unbrauchbare« (zu dieser Kategorie zählte man chronisch Kranke, Behinderte, alte Menschen usw.) begann schon in den ersten Monaten der faschistischen Okkupation Polens im Rahmen der Aussiedlungsaktionen aus den sogenannten eingegliederten Gebieten und erlangte in den folgenden Jahren erschreckende Ausmaße. Die Leistungskriterien wurden durch rassenpolitische Gesichtspunkte ergänzt, die noch größeren Gruppen der polnischen Bürger das Existenzrecht absprachen. Bereits in der erwähnten Denkschrift des »Rassenpolitischen Amtes der NSDAP« über die Behandlung der Bevölkerung der besetzten polnischen Gebiete vom 25. 11. 1939 wurde gefordert, diese rassenpolitischen Gesichtspunkte verstärkt zu berücksichtigen. Personen, die nicht »eingedeutscht« werden konnten, sollten streng isoliert gehalten und am besten entfernt werden. In diesem Zusammenhang begann auch bereits in den ersten Monaten der faschistischen Okkupation die grausame Vernichtung von psychisch Kranken (als Leistungsunfähigen), Juden (als Rassenfremden) und Angehörigen der polnischen Intelligenz (als politisch gefährlicher Gruppe).

Mit der Ermordung psychisch Kranker und geistig Behinderter in den psychiatrischen Einrichtungen Polens begann man im Herbst 1939. So wurden die Patienten der psychiatrischen Kliniken und Anstalten von Owińska (in der Nähe von Poznań), von Chelm Lubelski, von Choroczsz (in der Nähe von Białystok), Obrzyce (Obrawalde) u. a. auf grausame Weise umgebracht, die Patienten des psychiatrischen Krankenhauses von Kobierzyn (bei Krakau) im Konzentrationslager Auschwitz vergast. Das Schicksal der erwachsenen Patienten teilten die geistig behinderten Kinder; viele von ihnen starben in den sogenannten »Kinderfachabteilungen« der deutschen Krankenanstalten Eichberg, Görden und Idstein im Zuge der seit 1939 in Deutschland laufenden »Kindermordaktion« (vgl. WANKIEWICZ 1983, S. 241). 221 geistig behinderte Kinder von Lublinec in Schlesien wurden durch Überdosen von Schlafmitteln umgebracht; die Sonderschüler aus der Anstalt Owińska wurden erschossen und die geistig behinderten Kinder aus Łódź in der Anstalt Kochanówka vernichtet. Exakte Zahlenangaben zu den in den psychiatrischen Einrichtungen Polens ermordeten Patienten können nicht mehr festgestellt werden, aber betroffen waren mindestens 12 000 Patienten. Viele psychisch Kranke wurden dabei auch durch Nahrungsentzug umgebracht (vgl. JAROSZEWSKI 1982, S. 13). So berichtete z. B. Dr. med. E. Hellmann in seinem Beitrag über das Problem der Geisteskranken im Generalgouvernement, daß für 13 Millionen Einwohner des Generalgouvernements nur zwei staatliche Anstalten vorhanden waren. Es waren die Kliniken Tworki in der Nähe von Warschau und Kobierzyn in der Nähe von Krakau. Hellmann schrieb, daß im Laufe des außerordentlich harten Winters 1939/1940 die Zahl der Kranken abzusinken begann und das polnische

Pflegepersonal (in Tworki etwa 1000 Kranke – 255 Angestellte und in Kobierzyn etwa 950 Kranke – 272 Angestellte noch im Herbst 1940) verringert wurde.[19] Er bedauerte, daß im ehemaligen polnischen Staat die Gedanken der Erbbiologie keine Anerkennung fanden. Was er in seiner Darstellung zu verschweigen versuchte, war die Tatsache, daß das faschistische Okkupationsregime die geistig Behinderten ohne ausreichende Verpflegung, Heizung, Fürsorge und medizinische Behandlung ließ und das polnische Pflegepersonal, das zu Zeugen dieser Verbrechen werden konnte, entließ. Auf diese Weise bereitete man die Umwandlung dieser psychiatrischen Einrichtungen in Vernichtungsanstalten vor und begann die Beseitigung ihrer Patienten (vgl. dazu BOGUSZ 1980, S. 610). Diejenigen von ihnen, die unter diesen Bedingungen noch am Leben blieben, wurden später ins Konzentrationslager gebracht. Die Anstalt Kobierzyn wurde nach der »Räumung« der »Hitlerjugend« zur weiteren Verfügung gestellt. Einige andere polnische psychiatrische Anstalten wurden von den faschistischen Okkupanten für die Tötung psychisch Kranker aus anderen Gebieten des Reiches benutzt, so z.B. die Anstalt in Obrzyce (»Provinzial-Irrenanstalt Obrawalde bei Meseritz«) (vgl. RADZICKI; RADZICKI 1980, S. 652). Zwangsarbeiter, die während des Einsatzes im Deutschen Reich psychisch erkrankten, wurden nicht in das Generalgouvernement zurückgeschickt, sondern man befahl, deren Schicksal dem Innenministerium zu überlassen, was die Aussonderung und Überweisung in die psychiatrischen Vernichtungsanstalten Deutschlands bedeutete (vgl. Położenie polskich robotników 1975, S. 312).

Beabsichtigt war von den faschistischen Machthabern auch die Vernichtung anderer Gruppen arbeitsunfähig gewordener Menschen. Es existierten Pläne zur Aussonderung aller »unbrauchbaren« Polen in sogenannte Renten-Dörfer. Hier sollten alle Kranken, Alten, Gebrechlichen und diejenigen, die nicht für die Eindeutschung in Frage kamen, zugrunde gehen (vgl. BROSZAT 1965, S. 164f.; ROTH 1984d, S. 263). Welch grausames Schicksal die faschistischen Okkupanten der ganzen polnischen Bevölkerung bereiteten und welch ungeheures Ausmaß die »Einteilung« in »Brauchbare« und »Nutzlose« nach dem »Endsieg« annehmen sollte, läßt die »Umsiedlungsaktion von Zamość« ahnen. Diese Aktion kann als erster Versuch angesehen werden, die Hauptrichtlinien des »Generalplanes Ost« noch während des Krieges in der Praxis zu verwirklichen. Im Sommer 1941, bei einem Besuch Heinrich Himmlers in Lublin, war der Plan entstanden, die Stadt Lublin und den Kreis Zamość zum ersten deutschen »Großsiedlungsgebiet« im Generalgouvernment zu gestalten. Die Stadt Zamość sollte künftig »Himmlerstadt« genannt werden. Im November 1941 begannen die Massenaussiedlungen der polnischen Bevölkerung und die gleichzeitige Ansiedlung deutscher Kolonisten aus dem Distrikt Radom auf dem »gesäuberten« Territorium. Die vertriebene polnische Bevölkerung wurde in ein Sammellager nach Zamość gebracht und dort »selektiert«. Die genauen Vorschriften zu dieser verbrecherischen Prozedur arbeitete der Gestapochef SS-Gruppenführer Heinrich Müller aus. Die Ausgesiedelten wurden in vier verschiedene Wertungsgruppen eingeordnet. Die Wertungsgruppen I bis II erfaßten Personen, die zur »Eindeutschung« geeignet erschienen. Die anderen Wertungsgruppen bestanden aus Menschen, die für die Germanisierung nicht in Frage kamen. Hinzu kamen außerdem Kinder und alte Menschen über 60 Jahre, Kranke und Gebrechliche, also alle, die nicht für Arbeitsleistungen einsatzfähig waren. Einige von ihnen wollte man in den »Renten-Dörfern« zugrunde gehen lassen, die anderen (Wertungsgruppe IV) sollten im Konzentrationslager Auschwitz vernichtet werden. Diese »Umsiedlungsaktion« zeigte, auf welche verbrecherische Weise die vom »Generalplan Ost« vorgesehene Aussiedlung von 80 bis 85 Prozent der polnischen Bevölkerung vollzogen werden sollte. 30000 Kinder von Zamość wurden der Organisation »Lebensborn« übergeben, welche die endgültige Entscheidung treffen sollte, ob diese Kinder zur Germanisierung geeignet seien (vgl. WANKIEWICZ 1983, S. 241). Nur einige Hundert der Kinder konnten durch polnische Bürger unter Einsatz ihres Lebens gerettet werden. Insgesamt wurden während des Krieges aus Polen etwa 15000–200000 Kinder nach Deutschland verschleppt (vgl. PILICHOWSKI 1980, S. 12; MADAJCZYK 1984, S. 93). Nur wenige von ihnen kehrten nach dem Krieg nach Polen zurück und fanden ihre Eltern oder Verwandten wieder. Ein Zentrum der Organisation »Lebensborn« in Polen befand sich auf dem Territorium des Warthegaus in Kalisz, die sogenannte »Polizeiliche Meldestelle II in Kalisch/Warthegau«. Hier wurden polnische Kinder im Alter von 6 Monaten bis 12 Jahren, die »arische« Merkmale aufwiesen, gesammelt. Nach Änderung aller personellen Angaben erfolgte die Überweisung dieser Kinder in entsprechende Heime im »Deutschen Reich« und in Österreich (vgl. HRABAR 1980, S. 597ff.). In diesem Kinderheim, das von Johanne Sander geleitet wurde, herrschte eine brutale Ordnung. Die hilflosen Kinder wurden nicht nur zur schweren Arbeit herangezogen, sondern auch mißhandelt und sogar totgeschlagen (vgl. KASZNICKI; FIJAŁEK 1980, S. 644). Polnische Kinder, die für die »Eindeutschung« nicht in Frage kamen, brachte man in ein spezielles Lager nach Łódź, das sogenannte »Polen-Jugendverwahrlager der Sicherheitspolizei Litzmannstadt«. Es war ein Konzentrationslager für Kinder, von dessen Insassen nur wenige das Kriegsende erlebten. In der Zeit von 1942–1944 wurden hier 13000 Kinder gequält und mißhandelt. 11000 von ihnen starben (vgl. MAUSBACH; MAUSBACH-BROMBERGER 1979, S. 111). Schwere Arbeit von 6 Uhr morgens bis 20 Uhr abends, Hungerkost, schlechte Bekleidung usw. führten zur Verbreitung verschiedener Krankheiten. »Die häufigsten Krankheiten waren Lungenentzündung, Hirnhautentzündung, Lungen-Tbc, Körpergeschwüre und Geschwüre in der Mundhöhle, Geschwüre in der Kehle, Durchfall, Kinderlähmung. Im November 1943 trat eine Epidemie des Bauch- und Flecktyphus auf. Die Sterblichkeit unter den völlig entkräfteten Kindern nahm ständig zu.« (ebenda, S. 112). Kranke Kinder bekamen im Krankenlager nur eine halbe Verpflegungsportion. Die wenigen Kinder, die dieses Lager überlebten, litten für ihr weiteres Leben unter den dort erworbenen Gesundheitsschäden.

16.6. Biologische Auswirkungen und Spätfolgen der faschistischen Okkupation

Das ganze okkupierte polnische Gebiet war in den Jahren bis zum Kriegsende zu einem gewaltigen Vernichtungslager geworden, in dem die polnische Bevölkerung terrorisiert, gequält und getötet worden ist. Von allen besetzten Ländern verlor Polen den größten Anteil seiner früheren Bevölkerungszahl. In den Jahren des Krieges kamen laut »Bericht über die Kriegsverluste in Polen in den Jahren 1939 bis 1945«, den eine spezielle Regierungskommission im Jahre 1947 veröffentlichte, 6028000 polnische Bürger ums Leben. Lediglich 644000 fanden dabei während der unmittelbaren Kriegshandlungen den Tod, die anderen 5384000 fielen dem faschistischen Terror zum Opfer. Die physische Vernichtung polnischer Bürger erfolgte in einer Vielzahl von Konzentrationslagern, Arbeitslagern, Ghettos, Gefängnissen usw., die sich sowohl auf dem Territorium Polens als auch im »Dritten Reich« und den anderen vom faschistischen Deutschland okkupierten europäischen Ländern befanden. Das erste Konzentrationslager auf dem okkupierten polnischen Territorium wurde in Stutthoff (Sztutowo) errichtet. Ihm folgten die berüchtigten Konzentrationslager, die eigentlich schon reine Todesfabriken waren, solche wie Auschwitz (Oświęcim), Majdanek, Rogoznica, Sobibór, Treblinka u. a. In den auf polnischem Boden errichteten Vernichtungslagern befanden sich 7435000 Häftlinge, 6705000 von ihnen wurden bis zum Kriegsende auf grausame Weise ermordet, darunter 4313000 polnische Bürger. Die Verbrechen der faschistischen Okkupanten auf polnischem Territorium wurden mit Hilfe der am 29. 3. 1945 vom Polnischen Nationalrat organisierten Hauptkommission zur Untersuchung der NS-Verbrechen in Polen (GKBZ HwP)[20] untersucht und auch öffentlich bekannt gemacht. Im Ergebnis der langjährigen Untersuchungsarbeiten dieser Kommission wurden unter anderem 5877 faschistische Vernichtungslager und andere Zwangsisolierungsstätten in Polen festgestellt und in einem Informationsband »Obozy hitlerowskie na ziemiach polskich 1939–1945« (1979) zusammengefaßt, der die wichtigsten Auskünfte über die Zeit des Bestehens, ihren Charakter, die Zahl der Inhaftierten usw. vermittelt.

Seit Anfang der 60er Jahre führen polnische Wissenschaftler und Ärzte umfangreiche und vielseitige Untersuchungen über die Folgen des Krieges und der Okkupation für das Gesundheitswesen und den Gesundheitszustand der polnischen Bevölkerung durch. Es werden z. B. der Gesundheitszustand ehemaliger Häftlinge der Konzentrationslager, die Häufigkeit des Auftretens verschiedener Erkrankungen wie Herz-, Kreislauferkrankungen, Hautkrankheiten, psychische Störungen usw. untersucht. Zu solchen Arbeiten gehören unter anderem die in der polnischen Zeitschrift »Przegląd

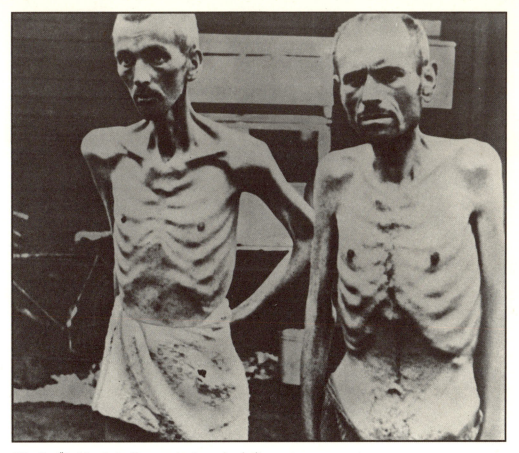

Abb. 41 Überlebende des Konzentrationslagers Auschwitz

Quelle: Velikaja Otečestvennaja 1941–1945: Fotoal'bom. — Moskva: Izd. Planeta, 1984. — S. 318

Lekarski —Zeszyty Oświęmskie« (»Medizinische Rundschau — Auschwitzhefte«) veröffentlichten Artikel von J. BOGUSZ, CZ. KEMPISTY, A. KĘPIŃSKI, St. KŁODZIŃSKI, J. PANASEWICZ, H. SZWARC und vielen anderen. Eine umfangreiche Bibliographie aller Artikel »Przeglądu Lekarskiego«, welche die medizinischen Probleme der faschistischen Okkupation behandeln, ist im Band XLII dieser Zeitschrift im Jahre 1985 erschienen und wurde von I. MASŁOWSKI zusammengestellt. Einige der Ergebnisse sollen im folgenden noch kurz dargestellt werden.

Bereits die ersten Nachkriegsjahre brachten eine hohe Sterblichkeit unter den ehemaligen Häftlingen. Sie war ungefähr um 50 bis 100 % höher als in den folgenden Jahren (vgl. SZWARC 1980, S. 762). Von jeweils 100 Häftlingen der Konzentrationslager erlebten nur 10 das Kriegsende (Abb. 41). Von diesen 10 lebten zwanzig Jahre nach der Befreiung Polens vom Faschismus nur noch 5. Nach dem Kriege wurden 5900 Personen registriert, an denen während der Inhaftierung verbrecherische medizinische Experimente durchgeführt worden waren. Die Mehrheit dieser unfreiwilligen Versuchspersonen erlitt bleibende gesundheitliche Schäden. Darüber hinaus wurden bei 54,2 % aller ehemaligen Häftlinge männlichen Geschlechts Erkrankungen des Verdauungssystems beobachtet. Bei 52 % der Männer und bei 42,6 % der Frauen wurden Erkrankungen des Knochen- und Bewegungsapparates festgestellt. 44,2 % der ehemaligen Inhaftierten wiesen Störungen des Kreislaufsystems auf. Außerdem wurde ermittelt, daß der Wahrscheinlichkeitsgrad für das Auftreten ernsthafter Erkrankungen bei den Opfern der faschistischen Gefangenschaft um ein Mehrfaches höher lag als bei den vergleichbaren Durchschnittsgruppen der polnischen Bevölkerung (vgl. KEMPISTY 1983, S. 249). Unermeßlich sind die psychischen und moralischen Leiden, die oftmals zu wesentlichen Veränderungen der Persönlichkeitsstruktur führten. Auch die nächsten Generationen bekamen derartige Folgewirkungen des Krieges zu spüren, so z. B. die Kinder der ehemaligen Häftlinge oder Kinder, die in diesen Strafstätten geboren wurden bzw. dort ihre Kindheit verbrachten. Seit 1963 wurden die Kinder der ehemaligen Häftlinge von Konzentrationslagern ärztlich untersucht. Die Beobachtungen zeigten, daß die Erkrankungshäufigkeit solcher Kinder 2—3mal größer als bei Vergleichsgruppen, bei psychischen Störungen sogar 10mal höher ist (vgl. ebenda, S. 252).

Bestandteil der Gesundheitspolitik des sozialistischen polnischen Staates ist das ausdrückliche Bemühen, die unermeßlichen Leiden und Gesundheitsschäden, welche der Faschismus dem polnischen Volk zufügte, durch gezielte und langfristig angelegte Maßnahmen im Bereich der medizinischen Betreuung zu beseitigen oder zu lindern. Von seiten des polnischen Staates wird den Betroffenen jegliche soziale, materielle und moralische Unterstützung gewährt.

Wir können feststellen, daß unter der Terrorherrschaft der deutschen Faschisten, die in Polen im Vergleich zu den anderen okkupierten Ländern am längsten dauerte, das polnische Volk unermeßliche Opfer an Menschen hatte und enorme materielle Verluste erlitt. Von 1 000 polnischen Einwohnern waren zu Kriegsende 220 gestorben (vgl. PILICHOWSKI 1979, S. 13). Eine nicht unwesentliche Rolle bei diesen grausamen Vernichtungen menschlichen Lebens spielten die zielgerichteten Zerstörungen der Einrichtungen des polnischen Gesundheitswesens schon in den ersten Monaten der faschistischen Okkupation, der unzureichend organisierte Gesundheitsschutz der polnischen Bürger, die in den Jahren bis 1944 praktisch ohne medizinische Versorgung auskommen mußten, ebenso die Ermordung polnischer Ärzte und des medizinischen Personals bei verschiedenen »Befriedungsaktionen« und im Rahmen der von den Okkupanten durchgeführten Vernichtungsaktion der polnischen Intelligenz. Die planmäßig betriebene »negative« Bevölkerungspolitik gehörte neben der Verweigerung der medizinischen Betreuung für polnische Bürger von seiten der faschistischen Okkupanten zu den »effektiven« Mitteln der Ausrottung des polnischen Volkes.

Dieser Vernichtungspolitik traten viele polnische Ärzte entgegen. So nahmen viele von ihnen unter den lebensgefährlichen Terrorbedingungen in den okkupierten Gebieten Polens an der Widerstandsbewegung teil. Sie leisteten z. B. den verwundeten Widerstandskämpfern medizinische Hilfe und versorgten die Partisanen mit Medikamenten. Von unschätzbarem Wert war der Beitrag patriotisch gesinnter Hochschullehrer bei der Organisation des illegalen Medizinstudiums an den im Untergrund arbeitenden Hochschulen Polens. Polnische Militärärzte erfüllten, als sie 1939 nach der Zerschlagung der polnischen Armee in faschistische Gefangenschaft gerieten, ihre humanistischen Pflichten trotz der unmenschlichen Bedingungen in den Kriegsgefangenenlagern (vgl. dazu POLLAK 1986, S. 186—193). Andere sich in der Emigration befindende polnische Ärzte traten sowohl der polnischen Landesarmee (Armia Krajowa), die von der in London befindlichen Exilregierung gebildet wurde, als auch der Volksgarde (Gwardia Ludowa) und der 1944 organisierten Volksarmee (Armia Ludowa) bei, die an der Spitze einer breiten Partisanenbewegung standen und von der kommunistischen Polnischen Arbeiterpartei geleitet wurden. Unabhängig von ihren politischen Ansichten kämpften diese polnischen Ärzte um die nationale Befreiung Polens und die Zerschlagung des Faschismus.

Anmerkungen

[1] Vgl. Rauschning, H.: Gespräche mit Hitler. — New York: Europa-Verlag, 1940. — S. 129f.

[2] Prof. Konrad Meyer, am 15. Mai 1901 geboren, seit 1. April 1934 Ordentlicher Professor an der Landwirtschaftlich-Tierärztlichen Fakultät der Friedrich-Wilhelm-Universität zu Berlin und Direktor des Institutes für Ackerbau und Landpolitik an der gleichen Fakultät. Er bekleidete viele wichtige Posten. Am 11. Dezember 1941 wurde er zum Honorarprofessor an der Landwirtschaftlichen Fakultät Posen ernannt, war SS-Standartenführer und wurde in dieser Eigenschaft bis Mitte 1944 auf Sonderzuweisung des Reichsführers SS freigestellt und erst im Oktober 1944 eingezogen.
Vom Nürnberger Gericht wurde er nach dem Krieg zu 25 Jahren Haft verurteilt, aber wesentlich früher entlassen (vgl. BESYMENSKI 1968, S. 237f.).

³ Die Greueltaten der SS und Polizei waren so rechtswidrig und abscheulich, daß sogar der Oberbefehlshaber Ost, Generaloberst Blaskowitz, gegen illegale Erschießungen, Festnahmen und Beschlagnahmungen bei Hitler in einer Denkschrift vom 18. November 1939 protestierte und die gesetzmäßigen Zustände wiederherzustellen bat (vgl. EISENBLÄTTER 1969, S. 161). Solche naiven Proteste konnten nichts ändern, da diese Politik den Hauptzielen der faschistischen Machthaber entsprach.

⁴ Vgl. Luckenbach, W.: Apotheken- und Arzneimittelwesen im Generalgouvernement. – In: Kampf den Seuchen! Deutscher Ärzte-Einsatz im Osten/Hrsg.: Walbaum, J. – Krakau: Buchverlag »Deutscher Osten«, 1941. – S. 129–135.

⁵ Ebenda. – S. 135.

⁶ Ebenda. – S. 133f.

⁷ Vgl. zum organisatorischen Aufbau Müller, F.: Organisatorischer Aufbau des Gesundheitswesens. – In: Ebenda. – S. 17ff.

⁸ Walbaum, J.: Das Gesundheitswesen im Generalgouvernement. – In: Ebenda. – S. 16.

⁹ Mit dem Beginn des Krieges wurden alle Hoch- und Mittelschulen Polens geschlossen. Nach den verbrecherischen Plänen der faschistischen Machthaber durfte es für die nichtdeutsche Bevölkerung des Ostens keine höhere Schule geben. Nur die vierklassige Volksschule sollte folgende Erziehungs- und Bildungsaufgaben erfüllen: »Einfaches Rechnen bis höchstens 500, Schreiben des Namens, eine Lehre, daß es ein göttliches Gebot ist, den Deutschen gehorsam zu sein und ehrlich, fleißig und brav zu sein.« (Aus: Denkschrift des Leiters des Rassenpolitischen Amtes der NSDAP, Groß, vom 28. November 1940 »Behandlung Fremdvölkischer«; zit. nach BERGSCHICKER 1981, S. 320). In seinem Diensttagebuch trug der Generalgouverneur Frank am 31. 10. 1939 folgendes ein: »Den Polen dürften nur solche Bildungsmöglichkeiten zur Verfügung gestellt werden, die ihnen die Aussichtslosigkeit ihres völkischen Schicksals zeigen.« (Das Diensttagebuch 1957, S. 53).

¹⁰ Łódź, die zweitgrößte Stadt Polens, benannten die faschistischen Okkupanten in Litzmannstadt um (Litzmann war ein deutscher General, der während des ersten Weltkrieges die Stadt Łódź besetzte). Zur Zeit der Okkupation zählte die Stadt 672000 Einwohner. Nach der Befreiung waren es nur 240000. 117000 Bewohner wurden verschleppt, 315000 fielen dem faschistischen Terror zum Opfer.

¹¹ Lambrecht, A.: Der große Treck. Umsiedlung der Volksdeutschen aus dem ehemaligen Polen. – In: Kampf den Seuchen! – Vgl. Anm. 4. – S. 190.

¹² Der ausländische Arbeiter in Deutschland: Sammlung und Erläuterung der arbeits- und sozialrechtlichen Vorschriften über das Arbeitsverhältnis nichtdeutscher Beschäftigten. – In: Staatsarchiv Leipzig (im folgenden: StAL). – Papierfabrik Fockendorf, Nr. 203, S. 674.

¹³ Ebenda. – S. 699.

¹⁴ Sogar die Überführung der Leichen der verstorbenen polnischen Zwangsarbeiter wurde untersagt (siehe dazu die Denkschrift Franks »Behandlung der im Reich eingesetzten Arbeitskräfte polnischen Volkstums« vom 21. 11. 1943, Punkt 11; abgedruckt bei BROSZAT 1965, S. 105–111).

¹⁵ Vgl. Der ausländische Arbeiter. – Vgl. Anm. 12. – S. 706.

¹⁶ Vgl. ebenda. – S. 210.

¹⁷ Vgl. ebenda. – S. 690.

¹⁸ Vgl. ebenda. – S. 209.

¹⁹ Vgl. Hellman, E.: Problem Geisteskranke. – In: Kampf den Seuchen! – Vgl. Anm. 4. – S. 108.

²⁰ Die Hauptkommission für die Untersuchung der NS-Verbrechen in Polen wurde als ein staatliches Sonderorgan von dem Polnischen Nationalrat (Krajowa Rada Narodowa) im Rahmen des Ministeriums der Justiz am 29. März 1945 gebildet. Die Aufgabe der Kommission war die Sicherstellung von Dokumenten über die Verbrechen und die Nazihauptkriegsverbrecher für den Internationalen Militärgerichtshof in Nürnberg sowie für die Prozesse vor dem Obersten Nationalgerichtshof in Polen. Jetzt führt die Kommission zur Untersuchung der NS-Verbrechen in Polen die Rechtshilfe für die ausländischen Justizorgane aus und ist ein wichtiges Dokumentationszentrum auf dem Gebiete der Nazi-Verbrechen. Sie arbeitet in diesem Bereich mit Forschungsinstituten in Polen und im Ausland zusammen (vgl. Zbrodnie i sprawcy 1980, S. 926).

17.
Zu den Folgen der faschistischen Politik für das Gesundheitswesen und den Gesundheitszustand der Bevölkerung in den zeitweilig okkupierten Gebieten der Sowjetunion

Im Dezember 1940 unterzeichnete Hitler den Plan »Barbarossa« und sanktionierte damit den Überfall auf die Sowjetunion. Als Hauptziele dieses verbrecherischen Krieges betrachtete die faschistische Regierung nicht nur die Eroberung neuer Gebiete im Osten, die Versklavung der dort ansässigen Bevölkerung, die ökonomische Ausplünderung der nationalen Reichtümer und den Raub von Kulturgütern der Sowjetunion, sondern auch die volle Zerstörung des Sowjetstaates als politisches System, die endgültige Vernichtung der kommunistischen Ideologie und der marxistischen Weltanschauung. Mit dem Ausbruch des Krieges im Juni 1941 begann ein tödliches Ringen zweier unterschiedlicher Gesellschaftssysteme, des kapitalistischen und des sozialistischen. Dieser blutige Krieg kostete die Sowjetunion 20 Millionen Leben. Es sind die größten Verluste an Menschen im Vergleich zu anderen Ländern, die vom faschistischen Deutschland überfallen worden waren. Allein auf dem zeitweilig okkupierten Territorium der UdSSR fanden mehr als 6 Millionen Sowjetmenschen durch die faschistischen Okkupanten den Tod (vgl. Der grosse Vaterländische Krieg 1975, S. 454).

Die verbrecherischen Pläne der Zerschlagung des Sowjetstaates und der Vernichtung der sowjetischen Menschen wurden in dem schon im Kapitel zu Polen erwähnten »Generalplan Ost« dargestellt (vgl. Generalplan Ost 1961; POSPIESZALSKI 1958a, S. 357−365). Große Teile der Sowjetunion bis zum Ural sollten entsprechend diesem Plan von Deutschen besiedelt und kolonisiert werden. Es wurde außerdem geplant, die dort wohnende Bevölkerung in ihrer Mehrheit physisch zu vernichten und die restlichen Bewohner teils zu versklaven, teils hinter den Ural auszusiedeln. Himmler verkündete Anfang 1941, daß eines der Hauptziele des bevorstehenden Krieges gegen die Sowjetunion in der Vernichtung von 30 Millionen Slawen bestehen wird (vgl. Der grosse Vaterländische Krieg 1975, S. 59).

Außer diesen globalen Plänen wurden bereits vor Beginn des Krieges gegen die Sowjetunion ganz konkrete Richtlinien, Anweisungen und Anordnungen für die Wehrmacht zur brutalen Behandlung und Vernichtung von Sowjetbürgern, seien es die Kriegsgefangenen oder die Zivilbevölkerung, ausgearbeitet. Zu den bekanntesten Direktiven dieser Art gehören z. B. die vom Chef des Oberkommandos der Wehrmacht W. Keitel am 13. März 1941 unterschriebenen »Richtlinien auf Sondergebieten zur Weisung Nr. 21« oder die im Mai 1941 ebenfalls von Keitel erlassene »Direktive über die Kriegsgerichtsbarkeit im Operationsgebiet ›Barbarossa‹ und besondere Maßnahmen der Truppe« (vgl. dazu Der Nürnberger Prozess 1958, Bd. 2, S. 483−485). Diese Befehle beinhalteten die Errichtung des Okkupationsregimes in den besetzten sowjetischen Gebieten und versprachen allen Angehörigen der Wehrmacht Straffreiheit bei der Ausübung verschiedener Gewalttaten gegenüber der sowjetischen Bevölkerung (vgl. ebenda, Bd. 1, S. 214ff.). Die Wehrmacht, die zu dieser Zeit die mächtigste Armee der kapitalistischen Welt war, wurde ideologisch gezielt auf die rücksichtslose Anwendung von brutalster Gewalt gegenüber der

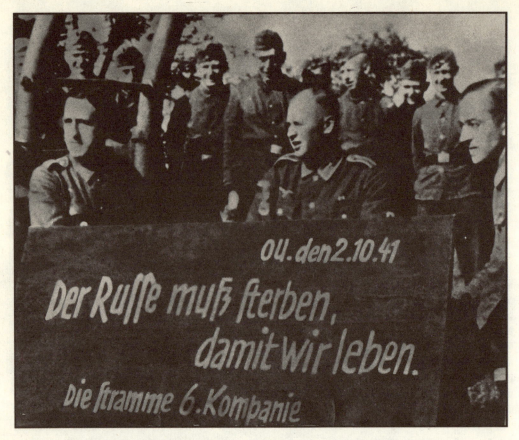

Abb. 42 »Der Russe muß sterben, damit wir leben«. »Richtlinien« für deutsche Soldaten in den okkupierten sowjetischen Gebieten
Quelle: Velikaja Otečestvennaja 1941–1945: Fotoal'bom. – Moskva: Izd. Planeta, 1984. – S. 40

friedlichen Bevölkerung, auf heimtückisches Morden und empörende Verbrechen vorbereitet. So stand z. B. in einem »Merkblatt des deutschen Soldaten«, daß dieser im Krieg gegen die Sowjetunion weder Herz noch Nerven haben dürfte. Er müsse Erbarmen und Mitleid in sich ausrotten und jeden Russen, jeden Sowjetbürger, sei es ein Greis, eine Frau oder ein Kind, erschlagen (vgl. ebenda, S. 60; Abb. 42).

Am 17. Juli 1941 erließ die Geheimpolizei einen Befehl zur Ermordung bestimmter Gruppen sowjetischer Gefangener nach politischen und rassenpolitischen Kriterien. Zu solchen Personen, deren sofortige Vernichtung angeordnet wurde, zählten insbesondere: »... alle bedeutenden Funktionäre des Staates und der Partei, insbesondere Berufsrevolutionäre ... Alle ehemaligen Politkommissare in der Roten Armee, die leitenden Persönlichkeiten der Zentral- und Mittelinstanzen bei den staatlichen Behörden ... die sowjetischen Intelligenzler, alle Juden, alle Personen, die als Aufwiegler oder fanatische Kommunisten festgestellt werden ...« (ebenda, S. 181).

Die Aussonderung und Tötung von zu diesen Gruppen gehörenden Sowjetbürgern wurde langfristig geplant. Bereits vor Kriegsbeginn wurden für die Sowjetunion genauere Fahndungslisten zusammengestellt, um die schnellere Beseitigung aller dort verzeichneten Personen zu ermöglichen. Typisch für diese von der faschistischen Regierung Deutschlands gezielt betriebene Vernichtungspolitik ist der Befehl W. Keitel's vom 16. September 1941. Um Überfälle auf die deutschen Soldaten zu verhindern, befahl er, für einen getöteten deutschen Soldaten 50 bis 100 Kommunisten hinzurichten und fügte zynisch hinzu, daß im Osten ein Menschenleben nichts gelte (vgl. ebenda, S. 242; Bd. 2, S. 488).

Schon in den ersten Kriegsmonaten wurden mehrere Tausend Sowjetbürger aus politischen oder rassenpolitischen Gründen durch die Wehrmacht und die operativen Gruppen des Sicherheitsdienstes, die sog. Einsatzgruppen, physisch vernichtet (KRAUSNICK 1981; WILHELM 1981). Zu den ersten Massenvernichtungen auf sowjetischem Territorium gehörte die Ermordung von Bewohnern der Hauptstadt der Ukrainischen Republik Kiev. Dort wurden mehr als 195 000 Menschen zu Tode gefoltert, erschossen und vergast, darunter:

»1. über 100 000 Männer, Frauen, Kinder und alte Leute in Babi Jar;
2. über 68 000 Sowjetkriegsgefangene und Zivilisten in Darniza;
3. über 25 000 friedliche Sowjetbürger und Kriegsgefangene in einem Panzerabwehrgraben in der Nähe und auf dem Gelände des Lagers Syretsk;
4. 800 Geisteskranke auf dem Gelände des Kirillov'schen Krankenhauses;
5. ungefähr 500 friedliche Zivilisten auf dem Gelände des Klosters Kieno-Petschersk;
6. 400 friedliche Bürger auf dem Friedhof von Lukjanovsk.« (Der Nürnberger Prozeß 1958, Bd. 2, S. 395).

In allen großen und kleinen Städten, Siedlungen und Dörfern wurden Exekutionen als Strafmaßnahmen und zur Abschreckung vor Widerstand durchgeführt. Die Bevölkerung stand unter dem Zwang einer Unmenge von Verboten, Anordnungen und Verpflichtungen. Um den Bau von militärisch wichtigen Objekten zu sichern, wurde die Zwangsrekrutierung von Arbeitskräften eingeführt. Die Menschen wurden oftmals auf der Straße aufgegriffen und in speziellen Arbeitslagern eingesperrt. Der Gesundheitszustand der Arbeitskräfte wurde nicht überprüft, und so befanden sich in solchen Arbeitslagern oftmals arbeitsunfähige und kranke Menschen ohne jegliche medizinische Betreuung. Im Bericht des Festung-Pionierstabes 7 an den Pionierführer der 3. Panzerarmee fand z. B. eine Gruppe von Männern und Frauen Erwähnung, die vom Arbeitslager Vitebsk in Belorußland unter der Vortäuschung einer Lazaretteinweisung zur Arbeit abgestellt wurde. Dort steht folgendes: »Unter ihnen befanden sich 78jährige, Blinde, Gelähmte, Herzkranke, die [bei] geringster Arbeit umfielen, Epileptiker, hochschwangere Frauen bis zum 9. Monat, Kranke mit schweren Abszessen, denen Eiter aus den Schuhen herauslief, und einige mit erfrorenen Gliedern.« (Okkupation 1980, S. 320).

Für jede kleinste Abweichung oder Verletzung der »neuen Ordnung« drohte die Todesstrafe oder das Gefängnis. Die Erschießungen und Hinrichtungen gehörten zum »Alltagsleben« der Bevölkerung in den okkupierten Gebieten. Sie wurden aller Bürger- und Menschenrechte beraubt, gequält und getötet. Die physische Vernichtung wurde systematisch auch in zahlreichen Konzentrationslagern, Ghettos und Gefängnissen durchgeführt.

Die Zahl der von den faschistischen Okkupanten verübten Verbrechen ist so groß, daß es nicht möglich ist, sie hier auch nur annähernd darzustellen. Im folgenden wird versucht, die Hauptmerkmale des faschistischen Okkupationsregimes kurz zu charakterisieren und die Behandlung von sowjetischen Kriegsgefangenen ebenso wie die Vernichtung psychisch Kranker und geistig Behinderter eingehender zu schildern. Zum Schluß erfolgt die Bewertung der Folgen der faschistischen Okkupation für das Gesundheitswesen und den Gesundheitszustand der sowjetischen Menschen.

17.1. Die Hauptmerkmale des faschistischen Regimes in den zeitweilig okkupierten Gebieten

In den zeitweilig okkupierten sowjetischen Gebieten lebten vor dem Krieg etwa 88 Millionen Sowjetbürger. Nach der Einberufung aller wehrpflichtigen Männer in die Rote Armee und der teilweise erfolgten Evakuierung der Zivilbevölkerung in den ersten Tagen nach dem Überfall der faschistischen Truppen auf die Sowjetunion befanden sich auf dem besetzten Territorium noch etwa 70 Millionen Menschen, die in den folgenden Jahren dem faschistischen Okkupationsregime ausgeliefert waren. Das okkupierte Gebiet erstreckte sich vom Baltikum bis zum Schwarzen Meer und schloß in sich die Territorien der Ukrainischen, Belorussischen, Estnischen, Lettischen, Litauischen, Moldawischen Republiken und einen Teil der europäischen Gebiete der RSFSR ein. Um die maximale Ausplünderung des sowjetischen Territoriums zu sichern und die versklavte Bevölkerung zu überwachen, wurde ein umfassender Verwaltungsapparat unter der Leitung des »Reichsministers für die besetzten Ostgebiete« Alfred Rosenberg geschaffen. Nach der Überlassung einiger Teile der Ukrainischen und Moldawischen SSR an das faschistische Rumänien und Teilen von Karelien an Finnland wurden das restliche besetzte Territorium in die »Reichskommissariate« Ostland und Ukraine geteilt. In die okkupierten sowjetischen Gebiete kamen nach den Wehrmachtseinheiten zahlreiche Beamte und Unternehmer aus dem Deutschen Reich, um die wirtschaftliche Ausplünderung und ökonomische Ausbeutung durchzuführen. Das »Zentrale Programm« des »Wirtschaftsführungsstabes Ost«, der im Frühjahr 1941 geschaffen wurde, sah einen Raub aller Wirtschaftsgüter der UdSSR und die Verwandlung des sozialistischen Staates in eine Agrarkolonie des deutschen Imperialismus vor. Am 16. Juli 1941 führte Hitler eine Konferenz durch, auf der die für die besetzten Ostgebiete anzuwendende Politik besprochen wurde. Hitler erklärte, daß vor der deutschen Verwaltung im Osten folgende Aufgaben stehen: »... den riesigen Kuchen unseren Bedürfnissen entsprechend aufzuteilen, um in der Lage zu sein, erstens, ihn zu beherrschen, zweitens ihn zu verwalten und drittens, ihn auszubeuten.« (Der Nürnberger Prozeß, Bd. 1, 1958, S. 248).

Das »Aussterben« eines großen Teils der Bevölkerung in den besetzten Gebieten wurde von den Verfassern der verschiedenen Richtlinien für die Führung der Wirtschaft in den neubesetzten Ostgebieten von vornherein eingeplant (vgl. dazu ebenda, Bd. 2, 1958, S. 495–498; Bericht des Wirtschaftsstabes Ost, Gruppe Landwirtschaft vom 23. Mai 1941). In der Erklärung Rosenbergs vom 20. Juni 1941 über die Verwendung von Erzeugnissen Südrußlands und des nördlichen Kaukasus für die Versorgung des deutschen Volkes stand folgendes: »Wir sehen durchaus nicht die Verpflichtung ein, aus diesen Überschußgebieten das russische Volk mit zu ernähren. Wir wissen, daß das eine harte Notwendigkeit ist, die außerhalb jeden Gefühls steht.« (ebenda, Bd. 1, S. 192).

Bereits in den Herbstmonaten 1941 setzten in den zeitweilig okkupierten Gebieten der Sowjetunion die Qualen des Hungers ein. Sogar in den fruchtbarsten Gegenden der Ukraine führte die Wirtschaftspolitik der faschistischen Administration dazu, daß die ländliche Bevölkerung verhungerte. In der Landwirtschaft wurden zwar vorgefundene Wirtschaftsformen der Kolchosen und Sovchosen beibehalten, aber in solche unter die deutsche Verwaltung gestellte »Gemeindebetriebe« umgewandelt, die eine maximale Ausbeutung der Bauern sicherten. Die verschiedenen Abgaben und Tilgungsraten waren so hoch, daß die Bauern in ihrer Existenz ständig bedroht wurden. In der Landwirtschaft wurden von den Okkupationsorganen teilweise Formen der feudalen Abhängigkeit analog zur früheren Leibeigenschaft eingeführt (vgl. Ševerdalkin 1965, S. 100f.).

Auch für die Arbeiter führten die faschistischen Okkupanten ein Regime der Sklaverei ein. In der Industrie wurden die kapitalistischen Verhältnisse wieder hergestellt. Besonders wichtige Industrie- und Handelsbetriebe leiteten die deutschen Unternehmer als Einzeltreuhänder. Die mächtigen deutschen Industrie-Konzerne rissen die wichtigsten Fabriken und Bergwerke, die große Gewinne versprachen, an sich. So z. B. übernahmen die Göring- und Krupp-Konzerne die Betriebe des Donezbekkens, und die Kontinental Öl A.G. bemächtigte sich aller Mineralölvorkommen. Nähere Angaben darüber finden sich in der Anordnung Görings über Schwerpunkte und Methoden der wirtschaftlichen Ausbeutung der okkupierten sowjetischen Gebiete vom 27. Juli 1941 (vgl. Okkupation 1980, S. 178–180). Am 19. Dezember 1941 führte die faschistische Verwaltung in den besetzten Ostgebieten die Arbeitspflicht ein. In der Ukraine und in Belorußland dauerte der Arbeitstag 14–16 Stunden, in den meisten Fällen bei sehr niedriger Bezahlung. Die Bevölkerung in den großen Städten hungerte. Die Situation in der ukrainischen Stadt Charkov verdeutlicht die lebensbedrohliche Lage in den Städten. Um die ca. 600 000 Einwohner zählende Bevölkerung der Stadt Charkov nicht völlig verhungern zu lassen, schlug das deutsche Wirtschaftskommando im Dezember 1941 folgende Maßnahmen vor: die Lieferung solcher Nahrungsmittel an die Bevölkerung, die für die Truppenversorgung nicht mehr geeignet waren, darunter erfrorene Kartoffeln und Rüben, feuchtes Getreide u. a. Das Wirtschaftskommando beabsichtigte außerdem, von Fall zu Fall Getreide, Hirse, Buchweizen von geringerer Qualität und Schlachtpferde zu liefern. Eine Evakuierung der Bevölkerung Charkovs auf das Land wurde verhindert, da die Einwohner dort mehr an Lebensmitteln verzehren konnten, als ihnen von den Okkupationsorganen zugebilligt worden war. Die Folgen einer solchen Politik ließen nicht auf sich warten. So berichteten z. B. die örtlichen Organe in Charkov, daß 1942 von der Gesamtzahl der in der Stadt registrierten Toten 58,6 % an Hunger starben (vgl. KAGAN 1948, S. 14). In der Stadt grassierten verschiedene Krankheiten, die Zahl der Toten vergrößerte sich mit jedem Tag. Die erkrankten Einwohner wurden weder medizinisch versorgt noch erhielten sie andere ärztliche Hilfe. Während der 22 Monate der Okkupation Charkovs schlossen die faschistischen Besetzer die Mehrzahl der Krankenhäuser und Polikliniken, alle Ambulanzen in den Betrieben und alle Erholungsheime. Ein ähnliches Bild war auch in anderen Städten zu beobachten.

Die Wiederherstellung kapitalistischer Verhältnisse in der Industrie und Landwirtschaft stellte die Arbeiter und Bauern in volle Abhängigkeit von den durch die faschistischen Machthaber eingesetzten Betriebsinhabern und Gutsherren auf dem Lande, die im Interesse der Erzielung von höheren Gewinnen ihre »Arbeitssklaven« grenzenlos ausbeuteten und deren Gesundheit ruinierten.

Die Bevölkerung in den zeitweilig von den Faschisten okkupierten Gebieten der UdSSR blieb ohne organisierte, allgemein zugängliche und fachgerechte medizinische Hilfe. Mit dem Beginn der Okkupation vernichteten die faschistischen Behörden alle Errungenschaften des sowjetischen Gesundheitswesens und organisierten für bestimmte Bevölkerungsgruppen eine relativ bescheidene medizinische Fürsorge auf kapitalistischer Grundlage. Diese Wiederherstellung der kapitalistischen Verhältnisse in der medizinischen Betreuung begann mit der Beseitigung solcher wichtigen Hauptmerkmale des sozialistischen Gesundheitswesens wie dessen allgemeiner Zugänglichkeit und Unentgeltlichkeit. Alle Beziehungen der Bevölkerung zum medizinischen Personal wurden auf privater Grundlage geregelt, die medizinischen Leistungen mußten bezahlt werden. Die prophylaktische Arbeit war nicht mehr gefragt, ebenso nicht der Mütter- und Kinderschutz. Fast alle Entbindungen fanden in dieser Zeit außerhalb medizinischer Einrichtungen statt. Das fachliche Niveau der medizinischen Hilfe war erheblich gesunken. Nicht nur auf dem Lande, sondern auch in den Städten praktizierten – wie im vorrevolutionären Rußland – verschiedene Medizinmänner und Kräuterweiber, die in den einzelnen Gebieten durch Kollaborateure aktive Unterstützung erfuhren, so z. B. in der Ukraine durch den ukrainisch-nationalistischen Polizeiapparat (vgl. ebenda, S. 21).

Große Opfer forderte die seit dem Herbst 1942 begonnene Verschleppung von Sowjetmenschen zur Zwangsarbeit ins »Deutsche Reich«. Diese Zwangsmaßnahmen wurden eingeführt, da die anfänglich versuchte Werbung der Arbeitskräfte in den okkupierten Gebieten der UdSSR nicht zu den gewünschten Erfolgen führte.[1] Nach deutschen Angaben wurden allein im Februar 1942 wöchentlich 8000–10000 Ostarbeiter zur Zwangsarbeit ins Reich gebracht. Die Gesamtzahl der Verschleppten betrug etwa 5 Millionen, darunter aus der Ukrainischen SSR – 2,4 Millionen, aus der Belorussischen SSR etwa 400000 Menschen (vgl. Velikaja Otečestvennaja vojna 1985, S. 738). Die unmenschlichen Bedingungen, denen die Zwangsarbeiter aus der Sowjetunion ausgesetzt waren, sind in einem Brief aus dem damaligen Chemnitz an die Ostfront anschaulich geschildert. Dort stand: »Viele russische Frauen und Mädchen arbeiten in den Astra-Werken. Man zwingt sie, vierzehn und mehr Stunden täglich zu arbeiten. Lohn erhalten sie natürlich keinen. Zur Arbeit und zurück gehen sie unter Bewachung. Die Russen sind so erschöpft, daß sie buchstäblich zusammenbrechen. Sie werden häufig von der Wache ausgepeitscht. Sie haben kein Recht, sich über Schläge oder schlechtes Essen zu beschweren.« (Der Nürnberger Prozess, Bd. 2, 1958, S. 453). Die medizinische Betreuung war entweder nicht vorhanden oder hatte ein miserables Niveau (vgl. dazu auch Kap. 16).

Trotz des grausamsten Terrors entwickelte sich in den von den Faschisten besetzten Gebieten die Widerstandsbewegung. Der Partisanenkrieg im Hinterland des Feindes wurde von Tag zu Tag stärker. Bereits im Mai 1942 wurde beim Hauptquartier des Obersten Kommandos der Roten Armee der Zentralstab der Partisanenbewegung gebildet, der die Widerstandsaktionen leitete und koordinierte. Im Herbst 1943 brachten die sowjetischen Partisanen 200000 km² okkupierten sowjetischen Territoriums unter ihre Kontrolle. Im gleichen Jahr wurde die Wehrmacht gezwungen, 25 Divisionen von der Front abzurufen und sie gegen die Partisanen einzusetzen. Ende 1943 kämpften gegen den Feind mehr als 1 Million Partisanen und Widerstandskämpfer (vgl. KASATKIN 1980, S. 5).

Die verwundeten Partisanen wurden nach den vorhandenen Möglichkeiten mit speziellen Flugzeugen ins Hinterland gebracht und dort medizinisch versorgt. Sehr oft war solche Hilfeleistung unmöglich, und die in manchen Partisaneneinheiten mitkämpfenden Ärzte und Angehörigen des medizinischen Personals versuchten, das Leben der Verwundeten zu retten. Dazu mußten sie häufig unter primitivsten Bedingungen sogar komplizierte Operationen durchführen. Unterstützt wurden sie durch die Bevölkerung, die die verwundeten Partisanen unter Einsatz des eigenen Lebens zu pflegen half.

17.2. Die Behandlung sowjetischer Kriegsgefangener

Außer der Zivilbevölkerung befand sich in den Händen der faschistischen Okkupanten eine große Zahl gefangengenommener Soldaten und Offiziere der Roten Armee. Für die Behandlung von sowjetischen Kriegsgefangenen war eine ganz besondere Unmenschlichkeit und Brutalität charakteristisch. Alle sowjetischen Kriegsgefangenen wurden als ideologische Feinde bezeichnet und unter Mißachtung der gültigen Regeln des Völkerrechts behandelt. Diese Menschen, die mit der Waffe in den Händen ihre sozialistische Heimat verteidigten, verurteilten die faschistischen Machthaber von Anfang an zur Vernichtung durch Hunger. Charakteristisch für ihre Lage war auch das Fehlen jeglicher wirksamen medizinischen Betreuung in den Kriegsgefangenenlagern. Auf bestialische Weise wurden etwa 4 Millionen Kriegsgefangene ermordet. Allein in der okkupierten Ukrainischen Republik existierten 180 Konzentrationslager für sowjetische Kriegsgefangene (vgl. Velikaja Otečestvennaja vojna 1985, S. 756). Die unmenschlichen Existenzbedingungen und der ständige Terror in solchen Kriegsgefangenenlagern wurden von sowjetischen Untersuchungsorganen dokumentiert und in Augenzeugenberichten der Überlebenden geschildert (vgl. z. B. Der Nürnberger Prozeß, Bd. 2, 1958, S. 363–378; MANAENKOV 1965, S. 330 bis 339). Diese massenhafte Ermordung sowjetischer Kriegsgefangener wurde von der faschistischen Führung durch verschiedene Gesetze sanktioniert und gesteuert. In dem am 8. September vom Chef der Abteilung Kriegsgefangene des Oberkommandos der Wehrmacht, General Reinicke, unterzeichneten Erlaß zur Behandlung von sowjetischen Kriegsgefangenen in allen Kriegsgefangenenlagern stand: »... Rücksichtsloses und energisches Durchgreifen bei den geringsten Anzeichen von Widersetzlichkeit, insbesondere gegenüber bolschewistischen Hetzern, ist daher zu befehlen. Widersetzlichkeit, aktiver und passiver Widerstand muß sofort mit der Waffe (Bajonett, Kolben und Schußwaffe) restlos beseitigt werden ... Wer zur Durchsetzung eines gegebenen Befehls nicht, oder nicht energisch genug von der Waffe Gebrauch macht, macht sich strafbar. Auf flüchtige Kriegsgefangene ist sofort ohne vorherigen Haltruf zu schießen ... Waffengebrauch gegenüber Sowjet-Kriegsgefangenen gilt in der Regel als rechtmäßig.« (ebenda, S. 181). Außer dem schon erwähnten sog. »Kommissars-Befehl« erschien im März 1944 der »Kugel-Erlaß«, der entflohene und wieder ergriffene Kriegsgefangene in Konzentrationslager nach Deutschland zu bringen befahl, wo sie – beispielsweise in Mauthausen – durch Genickschuß getötet wurden.

Hoffnungslos war die Lage der verwundeten oder erkrankten Kriegsgefangenen, da sie ohne jegliche medizinische Hilfe zum Tode verurteilt waren. Im Herbst 1941 wurde in der Stadt Slavuta für die kranken und verwundeten sowjetischen Kriegsgefangenen von den Okkupanten ein »Großlazarett« (bezeichnet auch als Teillager 301) errichtet. In Wirklichkeit war es ein Vernichtungslager, in dem alles auf die schnelle Vernichtung dieser Personen ausgerichtet war. Man brachte die an ansteckenden Krankheiten leidenden Kranken, die z. B. Flecktyphus, Tuberkulose oder Ruhr hatten, mit Schwer- und Leichtverwundeten zusammen unter. Es gab keine Medikamente, kein Verbandszeug, ebenso fehlten Bettzeug, Trinkwasser und Heizung. Das Essen war unzureichend, und die Portionen waren sogar kleiner als bei den gesunden Kriegsgefangenen. Diese Hungerkost bestand aus 2 Liter sog. »Balanda«-Suppe und 250g Ersatzbrot. Die Analysen des Zentralinstitutes für Ernährung des Gesundheitskommissariats der UdSSR, die nach der Befreiung der Stadt Slavuta durchgeführt wurden, zeigten, daß die Ernährung mit diesem Brot zu Erkrankungen des Verdauungsapparates führte. In diesem Lazarett brachen oftmals Erkrankungen unbekannten Charakters aus, die von deutschen Ärzten als »Paracholera« bezeichnet wurden. 60 bis 80 Prozent der Erkrankten starben an den Folgen dieser Krankheit und wurden von deutschen Ärzten seziert (vgl. ASLANOV 1965, S. 367; Der Nürnberger Prozeß, Bd. 2, 1958, S. 371). Während der 2jährigen Besetzung der Stadt Slavuta starben im »Großlazarett« etwa 150 000 sowjetische Kriegsgefangene (vgl. ebenda).

Auf ähnliche Weise wie in Slavuta wurden die Krankenreviere und Krankenstuben in vielen Kriegsgefangenenlagern ausgestattet. In überfüllten Räumen lagen auf den von Blut, Eiter und Exkrementen beschmutzten »Betten«, die oftmals nur aus Stroh bestanden, die Verwundeten und Kranken und warteten auf ihren Tod. Seit Ende 1941 wurde von der faschistischen Führung beschlossen, solche »lebens- und arbeitsunfähigen« Kriegsgefangenen zu töten. Den Befehl über die Tötung unterzeichnete der General von Grävenitz vom Amt für Kriegsgefangenenwesen, nachdem er in einer Ende 1941 in Berlin stattgefundenen Sitzung von mehreren anwesenden Offizieren, darunter auch Ärzten, die Meinung hörte, »... daß man solche Kriegsgefangenen im Lager oder im Lazarett konzentrieren und sie vergiften sollte ...« (ebenda, S. 366).

In den Dokumenten des Nürnberger Prozesses sind auch andere Beweise für brutale Mordaktionen an verwundeten und kranken sowjetischen Kriegsgefangenen vorhanden, die z. B. das Verbrennen verwundeter Kriegsgefangener bei lebendigem Leibe in Kerč am 4. Dezember 1943 oder die Versenkung einer Barkasse mit 2000 Verletzten im Schwarzen Meer bezeugen (vgl. ebenda, S. 369). Bekannt sind weiterhin Fälle der vorsätzlichen Verbreitung von ansteckenden Krankheiten unter gesunden Kriegsgefangenen, um sie dadurch schneller physisch zu vernichten. So wurden z. B. an Flecktyphus erkrankte Kriegsgefangene im Kriegsgefangenenlager Nr. 131 in Bobrujsk von deutschen Offizieren ausgesondert und in den Baracken mit noch gesunden Menschen untergebracht (vgl. MANAENKOV 1965, S. 338). In diesem Lager, das nur für die Aufnahme von 3000 Kriegsgefangenen vorgesehen und dementsprechend errichtet war, wurden bis zu 30000 untergebracht.

17.3. Die Vernichtung psychisch Kranker und geistig Behinderter

Zu den brutalen Vorgehensweisen der faschistischen Okkupanten gegen die sowjetische Bevölkerung in den zeitweilig besetzten Gebieten gehörte die Ermordung von psychisch Kranken und geistig Behinderten. Diesen hilfsbedürftigen Menschen sprach man entsprechend den rassenhygienischen Vorstellungen vom »lebensunwerten« Leben jegliche Existenzrechte ab. Die psychiatrischen Kliniken in den okkupierten Gebieten wurden ausgeplündert, teilweise zerstört, und die Patienten, bis auf wenige Ausnahmen, ermordet. Diesen planmäßig durchgeführten Vernichtungsaktionen fielen etwa 20 000 Menschen zum Opfer (vgl. FEDOTOV 1965, S. 445). So wurden die psychiatrischen Krankenhäuser in Poltava, Rostov und Stavropol vollkommen zerstört, und die Anstalten in Charkov, Minsk, Mogilev, Simferopol und Smolensk erlitten große materielle Verluste. Diese Tatsachen stellte der Stellvertreter des Ministers für Gesundheitswesen A. N. ŠABANOV auf dem 3. Allunionskongreß der Neuropathologen und Psychiater in Moskau im Jahre 1948 fest (vgl. ebenda).

Die Beseitigung psychisch Kranker und geistig Behinderter übernahmen spezielle Einsatzkommandos, die aus den Reihen der SS, der Gestapo, des SD und der Kripo rekrutiert wurden. Die Massenerschießungen verschiedener vom rassen-politischen Standpunkt aus »unerwünschter Elemente«, darunter auch psychisch Kranker, wirkten sogar auf die Exekutionskommandos auf eine solch deprimierende Weise, daß man nach anderen »nervenschonenden« Vernichtungsmethoden zu suchen begann. Im September 1941 forderte z. B. Arthur Nebe, SS-Gruppenführer, Leiter der Kriminalpolizei und Befehlshaber der Einsatzgruppe B in Rußland, einen Fachmann aus dem Kriminaltechnischen Institut der Kriminalpolizei in Berlin an, der die technische Seite der Beseitigung psychisch Kranker verbessern sollte. Dieser Fachmann war Dr. Albert Gottlob Widmann[2], der dann an der Ermordung psychisch Kranker durch Sprengstoff und Autoabgase teilnahm. Mit Hilfe des Sprengstoffs, den Widmann aus Deutschland mitbrachte, tötete man z. B. psychisch Kranke bei Minsk. Die andere Methode der Vergiftung durch Abgase wurde in Mogilev ausprobiert (Dokumente zur Euthanasie 1985, S. 265 ff.).

In den letzten Jahren wurden durch die Aufarbeitung von in sowjetischen Archiven vorhandenen Dokumenten neue Tatsachen und Einzelheiten des brutalen Vorgehens gegen die psychisch Kranken und geistig Behinderten bekannt. So erschoß man z. B. am 22. August 1941 700 erwachsene Patienten und 60 Kinder aus dem psychiatrischen Krankenhaus in Daugavpils (Lettische Republik). Unter den Kinder befanden sich 20 gesunde Kinder aus einem Kinderheim, die nur zeitweilig im Krankenhaus untergebracht worden waren. Am 8. Januar 1942 wurden die 425 Patienten in Elgava getötet. Ebenfalls im Jahre 1942 ermordeten die SS-Soldaten und die Polizeieinheiten die Patienten der psychiatrischen Kliniken in Riga, insgesamt 709 Kranke. Die Gesamtzahl der allein in der Lettischen Republik vernichteten psychisch Kranken betrug etwa 2000 (vgl. SOČNEVA 1985, S. 119f.).

Dieses grausame Schicksal traf auch die psychisch Kranken aus der ukrainischen Stadt Žitomir, die am 9. Juli 1941 von der deutschen Armee besetzt wurde. Bereits im August wurden etwa 90 Patienten des psychiatrischen Krankenhauses erschossen, und bei dem Rückzug der deutschen Wehrmacht im Jahre 1943 steckten die faschistischen Okkupanten das Krankenhausgebäude in Brand (vgl. ROJTELMAN 1985, S. 118). Auf die gleiche Weise wurden in den Jahren 1941–1942 in Kiev etwa 800 psychisch Kranke des Kirillovschen Krankenhauses durch SS-Sonderkommandos, die im gleichen Zuge die Stadt Kiev von Juden »säuberten«, erschossen. In Kursk wurden 350 psychisch Kranke im Dezember 1941 ohne Lebensmittel, Heizung und Kleidung gelassen. Sie verhungerten und erfroren. Auch das Krankenhaus in Kalinin wurde ausgeplündert und zerstört, nur wenige Patienten konnten durch die Bevölkerung und Ärzte gerettet werden. Ebenso wurde das psychiatrische Kaščenko-Krankenhaus bei Leningrad vollständig zerstört und fast alle Patienten und ein Teil des Personals ermordet. Es war im November 1941, als man etwa 900 Patienten dieser Einrichtung durch Injektionen umbrachte und die Ärzte, darunter die Oberärztin M. J. Dubrova, den Arzt S. S. Voločkovič, den Direktor der medizinischen Fachschule K. Šachrimanen und die Ärztin E. A. Orlova erschoß (vgl. ZAJCEV 1985, S. 113). Von den Patienten wurden etwa 120 am Leben gelassen und zur Verrichtung verschiedener Landarbeiten herangezogen. Im Frühjahr 1943 lebten von diesen Kranken nur noch 12, die anderen fielen den unmenschlichen Arbeits- und Lebensbedingungen zum Opfer.

Im August 1943 wurde nach der Befreiung der Stadt Voronež durch die Sowjetarmee die verbrecherische Ermordung von psychisch Kranken im psychiatrischen Krankenhaus »Orlovka« aufgedeckt. Man stellte fest, daß in der Zeit vom 4. Juli 1942 bis zum Januar 1943 700 Patienten des Krankenhauses (Frauen, Männer, Kinder), darunter auch zwei behandelnde Ärztinnen (S. E. Gruzd' und E. L. Reznikova; die letzte hatte ihr Kind, einen Säugling von 6 Wochen bei sich), erschossen worden waren (vgl. GUS'KOV 1985, S. 114f.).

Die Begründung für solche grausamen Verbrechen gegen psychisch Kranke und geistig Behinderte war überall die gleiche und lautete folgendermaßen: »Die Kranken bilden nicht nur eine Gefahr für die Zivilbevölkerung, sondern vor allem für die deutschen Soldaten ... Es kommt dazu, daß die Insassen der Anstalt auch im Sinne deutscher Auffassung Objekte nicht mehr lebenswerten Lebens darstellen.« (Aus dem Antrag des XXVIII. Armeekorps auf Ermordung der Geisteskranken der Heilanstalt Makarjewo unter Einsatz eines SD-Kommandos, 20. Dezember 1941, zit. in: Okkupation 1980, S. 79.). Die Patienten dieser Anstalt (etwa 230–240 Frauen), die sich in der Nähe von Ljuban' im Leningrader Gebiet befand, wurden ebenfalls ermordet.

Nur in wenigen psychiatrischen Krankenhäusern des okkupierten sowjetischen Territoriums gelang es dem Personal, einen Teil der Insassen zu retten und unter den Terrorbedingungen der faschistischen Besetzung am Leben zu erhalten, beispielsweise im 1. psychiatrischen Bezirkskrankenhaus in Odessa (vgl. PASEČNIČENKO 1985, S. 115–117).

17.4. Die Zerstörung des sozialistischen Gesundheitswesens in den okkupierten sowjetischen Gebieten und die Folgen dieser Politik für den Gesundheitszustand der Bevölkerung

Nach unvollständigen Angaben beträgt der Verlust, der von den Faschisten dem Gesundheitswesen der UdSSR zugefügt wurde, 6,6 Milliarden Rubel (vgl. VINOGRADOV 1955, S. 33).

Beweise für die Politik der Ausraubung und andere Verbrechen der Faschisten in den zeitweilig okkupierten sowjetischen Territorien werden in großer Zahl in den staatlichen Archiven der UdSSR aufbewahrt. Dies sind vor allem Dokumente der Außerordentlichen Staatlichen Kommission zur Untersuchung der Verbrechen der faschistischen Okkupanten, ihrer Kommissionen in den Republiken, Bezirken, Kreisen. Das sind ebenso auch die Materialien des Nürnberger Prozesses gegen die Hauptkriegsverbrecher.

Die deutschen faschistischen Okkupanten und ihre Helfer in den zeitweilig okkupierten sowjetischen Territorien begingen ungeheuerliche, zutiefst unmenschliche Verbrechen, Mißhandlungen, Folterungen und Tötung friedlicher Bürger. Hunderttausende Sowjetbürger wurden gewaltsam nach Deutschland und in andere Länder zur Zwangsarbeit oder sofort in Konzentrationslager deportiert.

In den von den deutschen Faschisten okkupierten Territorien gab es keine einzige Stadt und kein Dorf, in dem die faschistischen Eroberer nicht zerstörte kommunale Objekte, ausgeraubte und verbrannte medizinische Einrichtungen sowie Infektionsherde hinterließen. In jedem bewohnten Ort, der sich zeitweilig unter ihrer Herrschaft befand, hinterließen die Faschisten die blutigen Spuren ihrer »Bewirtschaftung«. Die Träger der »neuen Ordnung« in Europa vernichteten bestimmte Gruppen der Bevölkerung physisch, zerstörten das sowjetische Gesundheitswesen und beraubten Millionen Menschen jeglicher medizinischer Hilfe. Nach den Angaben der Staatlichen Außerordentlichen Kommission zur Feststellung und Untersuchung der Verbrechen der faschistischen Okkupation gibt es eine Vielzahl von Fakten, die diese Feststellungen belegen.

Da die medizinische Betreuung der Bevölkerung in den okkupierten Territorien der UdSSR in den Plänen der faschistischen Führung nicht vorgesehen war, begann bereits in den ersten Monaten des Krieges die Vernichtung der medizinischen Intelligenz und die Zerstörung medizinischer Einrichtungen.

Viele medizinische Mitarbeiter fielen während der Besetzung der Städte Minsk, Vitebsk, Kiev, Charkov, Dnepropetrovsk und anderen dieser Politik zum Opfer. In Lvov z.B. ermordeten die Faschisten etwa 500 Ärzte; erschossen wurden hier auch 14 Professoren, unter ihnen der bekannte Chirurg Ostrovski, der Internist Renskij, der Frauenarzt Solovej, der Pathologe Novickij, der Mikrobiologe und Koch-Schüler Eisenberg (vgl. KONONENKO 1945, S. 98). Besonders große personelle und materielle Verluste erlitten die medizinischen Hochschuleinrichtungen. In Leningrad wurden das medizinische Pavlov-Institut und das Kirov-Weiterbildungs-Institut für Ärzte weitgehend zerstört, in der Ukraine wurden die medizinischen Institute in Charkov, Kiev, Dnepropetrovsk und Donezk zerstört, in Belorußland die medizinischen Institute in Minsk und Vitebsk. In Voronež wurden 22 Gebäude des medizinischen Instituts in Schutt und Asche gelegt, in Smolensk waren es 17 medizinische Einrichtungen. Von den faschistischen Okkupanten wurden insgesamt 605 wissenschaftliche Forschungsinstitute vernichtet. Die Faschisten zerstörten und beraubten 6000 Krankenhäuser, 33000 Polikliniken, Dispensairestellen und Ambulanzen sowie 976 Sanatorien und 656 Erholungsheime; sie vernichteten 60 Fabriken und Werke der pharmazeutischen Industrie und der Medizintechnik. Unter den letzteren befanden sich u.a. eine Brillenfabrik in Vitebsk, die Thermometerfabrik in Poltava, pharmazeutische Fabriken in Charkov, Kiev und Odessa (vgl. Sbornik soobščenij 1946, S. 445f.). Es wurden eine Vielzahl von Sanatorien am Südufer der Krim, in den kaukasischen Heilquellengebieten, in Odessa und anderen Orten, in denen sich jährlich einige Millionen Sowjetbürger erholten und geheilt wurden, in Ruinen verwandelt. In Sevastopol zerstörten die Faschisten das bekannte Sečenov-Forschungsinstitut, das ein Allunionszentrum zur Ausarbeitung und Anwendung verschiedener physischer Heilmethoden in der Kurpraxis war.

Durch einige konkrete Angaben soll das unvorstellbare Ausmaß der Zerstörungen zu verdeutlichen versucht werden.

In der **Ukraine** wurden 18000 medizinische Einrichtungen zerstört und beraubt, d.h. fast das gesamte medizinische Versorgungssystem, das während der Sowjetmacht in dieser Republik geschaffen worden war. Nach den Materialien der II. Konferenz über die sanitären Folgen des zweiten Weltkrieges wurden in 90 Städten 45 % des gesamten Wohnraumes vollständig oder teilweise zerstört, wodurch 5 Millionen Menschen ohne Obdach leben mußten (Abb. 43). Erhalten blieben lediglich 37,2% der Kinderkrippen und 29,4% der Kindergärten. In 140 Städten, die von den Faschisten besetzt waren, existierten bei Kriegsende nur noch 40% der Krankenhäuser und 43,3% der Polikliniken und Ambulatorien. Es wurden 66,7% der epidemiologischen Stationen (Hygieneeinrichtungen), das Netz der Wasserleitungen und die Kanalisation fast vollständig zerstört (vgl. MARZEEV 1948, S. 72). Die vor dem Krieg gebauten 400 Sanatorien (mit 40000 Betten), 173 Erholungsheime (mit 26100 Betten) waren vollständig dem Erdboden gleichgemacht. Der Verlust, der von den Okkupanten nur hinsichtlich der Erholungseinrichtungen zugefügt wurde, betrug 263 Millionen Rubel (vgl. KONONENKO 1945, S. 100).

In **Belorußland** zerstörten die Faschisten 20 Städte und Kleinstädte, 9200 Dörfer und Siedlungen, 176 Krankenhäuser, 300 Ambulanzen, 25 Erste-Hilfe-Punkte, 30 städtische epidemiologische Stationen, die Mehrzahl der Kinderkrippen und Kindergärten. Somit wurden während der Besetzung 74% der Krankenhäuser, 82,7% der Polikliniken und Ambulanzen, bis zu 90,5% der Kinderkrippen, 87% der Tbc-Dispensaire sowie 84% der Hygienestationen vernichtet. Die Bevölkerung war gezwungen, Wasser aus offenen Wasserstellen zu verwenden (MIN'KO 1969; Abb. 44).

In den okkupierten Gebieten der **RSFSR** wurden etwa 1 Million Wohnhäuser vernichtet. Im Leningrader Gebiet fielen 111 Krankenhäuser mit 5700 Betten, das entsprach 85% des gesamten früheren Bettenbestandes, alle Polikliniken und Kindereinrichtungen sowie das ganze Netz an epidemiologischen und bakteriologischen Laboratorien der Zerstörung anheim.

Mit der gezielt betriebenen Zerschlagung des Gesundheitswesens einher ging eine rapide Verschlechterung des Gesundheitszustandes der Bevölkerung. Die materiellen und personellen Möglichkeiten für die prophylaktische Versorgung und die Durchführung von Maßnahmen gegen epidemische Erkrankungen wurden auf ein katastrophales Minimum reduziert. Im Ergebnis dieser Entwicklung erhöhte sich die Krankenziffer bei verschiedenen Arten von Typhus und anderen Infektionskrankheiten außerordentlich rasch. Nach den Angaben des bekannten Epidemiologen Prof. I. I. JELKIN, der 19 von den Faschisten befreite Dörfer untersuchte,

ergab sich, daß während der drei Jahre der Besetzung 73% der Bevölkerung an Flecktyphus erkrankt waren. Die Zahl der Erkrankungen an Flecktyphus erhöhte sich in in den okkupierten Gebieten der Ukraine um das 26fache im Jahre 1944 im Vergleich zu 1940, in Belorußland um das 44fache, im Kalininer Gebiet um das 32fache (JELKIN 1960). Auch in den von der faschistischen Besetzung befreiten Territorien verbreiteten sich infolge der Zerstörungen noch längere Zeit Epidemien von Flecktyphus und Malaria, wuchs die Zahl der infektiösen Darmerkrankungen sowie der Haut- und Geschlechtskrankheiten wegen der unzureichenden Ernährungs- und Hygienesituation sowie der zerstörten sanitären Anlagen.

Der vom Besatzungsregime geschaffene Mangel an Nahrungsmitteln schwächte die Widerstandskraft der Menschen und führte zu höherer Erkrankungshäufigkeit und Sterblichkeit bei der Zivilbevölkerung. Der Überfall des faschistischen Deutschland auf die UdSSR und die Okkupation eines großen Teils ihres Territoriums bedingte für die Bevölkerung der UdSSR hinsichtlich der Verpflegung und Versorgung mit Lebensmitteln eine schwierige Lage. Bis zum November 1941 hatten die faschistischen Armeen ein Gebiet besetzt, das vor dem Krieg 38% der Gesamtproduktion an Getreide sowie 34% an Zucker erbracht hatte und in dem 38% der Gesamtzahl an Rindern und 60% der an Schweinen aufgezogen worden war (vgl. GEORGIEVSKIJ; GAVRILOV 1975, S. 96; 98). Durchschnittlich verringerte sich der Verbrauch an Lebensmitteln in der UdSSR während des Krieges um 35—40% (VOZNESENSKIJ 1974). Besonders schlecht war die Verpflegung der Bevölkerung in den besetzten Gebieten und im belagerten Leningrad, wo z.B. in der Zeit vom 20. 10. — 25. 12. 1941 Arbeiter nur noch 250g, die restlichen Bürger 125g Brot pro Tag erhalten konnten. Die Bevölkerung Leningrads war gezwungen, als Speise Tischlerleim, Leder, Vaseline, Fleisch von Katzen und Hunden zu verwenden. Alle erkrankten ohne Ausnahme an alimentärer Dystrophie, Hypo- und Avitaminosen. Im belagerten Leningrad starben an der alimentären Dystrophie im November 1941 11085 Menschen, im Dezember 52881, von Januar bis Februar 1942 199887 (PAVLOV 1967). Die dadurch mitbedingte Kindersterblichkeit erreichte im Jahre 1942 74,8%.

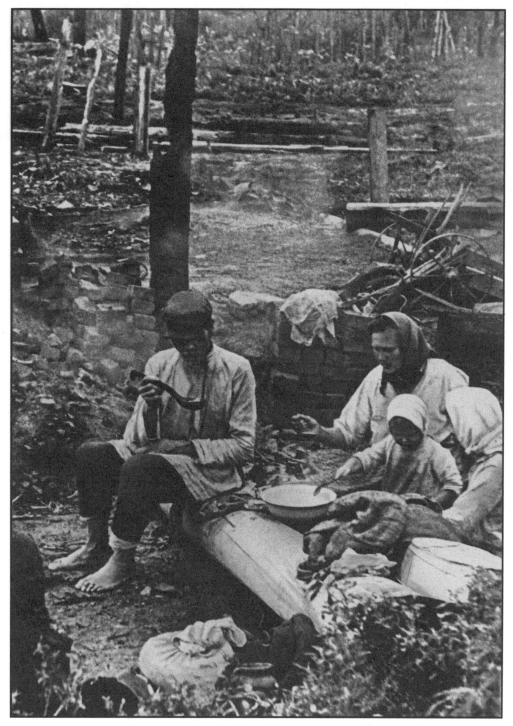

Abb. 43 Die Bevölkerung lebte unter primitivsten Bedingungen in den Trümmern ihrer zerstörten Heimstätten
Quelle: Velikaja Otečestvennaja 1941–1945: Fotoal'bom. – Moskva: Izd. Planeta, 1984. – S. 229

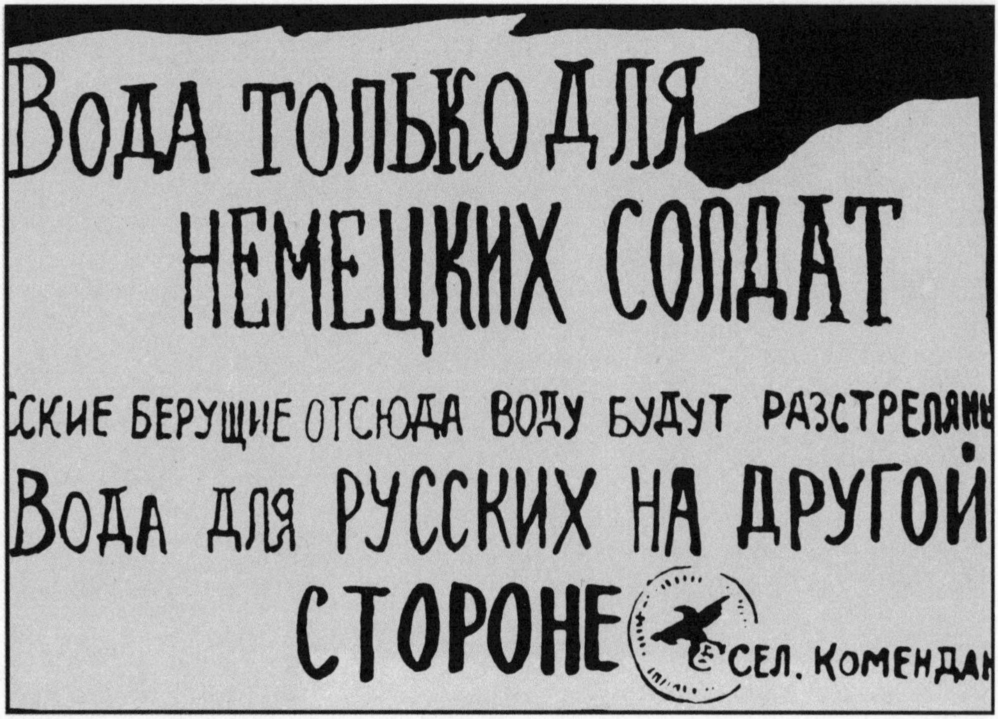

Abb. 44 »Wasser für deutsche Soldaten. Russen, die das Wasser hier entnehmen, werden erschossen«, lautete eine Anweisung der Kommandantur

Quelle: Velikaja Otečestvennaja 1941–1945: Fotoal'bom. – Moskva: Izd. Planeta, 1984. – S. 283

Der Krieg und die faschistische Besetzung hatten einen negativen Einfluß auf die physische Entwicklung der Bevölkerung. Eine Reihe sowjetischer Autoren (E. A. LOGINOVA, M. A. UMNOVA, M. V. POTECHINA, R. V. LEDNEVA) konnte bei entsprechenden Untersuchungen der Bevölkerung ausgewählter Gebiete der UdSSR nachweisen, daß die Generation der Menschen, die in den Jahren zwischen 1940 und 1948 geboren wurde, auch nach 20 bis 29 Jahren eine höhere Erkrankungshäufigkeit und Sterblichkeit aufwies als die älteren oder jüngeren Jahrgänge.

Im April 1946 begann die systematische Untersuchung der medizinisch-sanitären Folgen des Krieges und der Belagerung in Leningrad.[3] Dabei wurden im Laufe eines Jahres 15 959 Schüler (5 % der Leningrader Kinder) untersucht und die erzielten Ergebnisse mit den Angaben der Schuluntersuchungen aus den Jahren 1938–1939 verglichen. Schmalerer Körperbau, schwächere Muskulatur und andere allgemeine Rückstände in der physischen Entwicklung dieser Kinder wurden festgestellt. Das Körpergewicht bei Jungen wich um 2,3 kg und bei Mädchen um 2,4 kg vom normalen Durchschnittsgewicht für dieses Alter ab. Nicht nur die nachgewiesene Untergewichtigkeit, sondern auch die darauf zurückzuführende größere Anfälligkeit gegen verschiedene Kinderkrankheiten und ein in der Regel schwererer Verlauf solcher Erkrankungen zeichnete diese Kinder aus (vgl. BABAJANZ 1948, S. 25 f.).

Auch die Jugendlichen, die in diesen Kriegsjahren in den Industriebetrieben beschäftigt waren und dort körperlich schwere, für Erwachsene bestimmte Arbeiten verrichteten, erlitten verschiedene gesundheitliche Schädigungen (Abb. 45). Die wissenschaftliche Arbeitsgruppe unter der Leitung von Prof. N. A. VIGDORČIK untersuchte derartige Folgen des Krieges auf sanitärem Gebiet hinsichtlich der Betriebshygiene und Berufskrankheiten. Sie mußte beispielsweise feststellen, daß die meisten Betriebe den minimalsten hygienischen Normen nicht nachkommen konnte, was zu entsprechenden gesundheitlichen Beeinträchtigungen und bleiben-

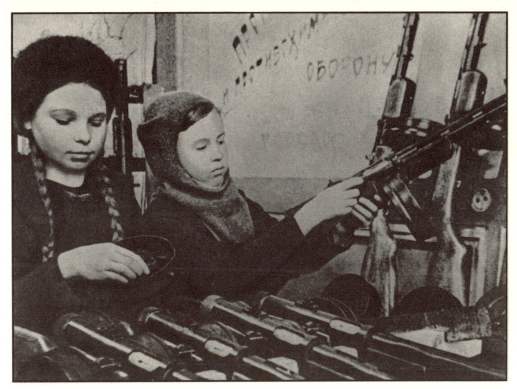

Abb. 45 Jugendliche bei der Fertigstellung von Maschinengewehren – eine schwere körperliche Arbeit
Quelle: Velikaja Otečestvennaja 1941–1945: Fotoal'bom. – Moskva: Izd. Planeta, 1984. – S. 206

den Schäden bei den dort Arbeitenden, besonders bei Jugendlichen und Frauen, führte.

Zum Schluß möchten wir noch einmal betonen, daß die planmäßig durchgeführte Vernichtung von medizinischen Einrichtungen, die Schließung aller medizinischen Ausbildungsstätten ebenso wie die Ermordung eines großen Teils der medizinischen Intelligenz in den zeitweilig okkupierten Gebieten der Sowjetunion zur praktischen Verwirklichung der im »Generalplan Ost« verkündeten Ausrottung von großen Teilen der sowjetischen Bevölkerung beitrugen. Das Fehlen einer organisierten medizinischen Versorgung und von prophylaktischen Maßnahmen für die breite Masse der Bevölkerung mit allen ihren Folgen (z. B. die rasche Verbreitung von gefährlichen epidemiologischen Erkrankungen, hohe Kindersterblichkeit usw.) beschleunigte den von den faschistischen Okkupanten geplanten »Entvölkerungsprozeß« und ist als ein wesentlicher Bestandteil der gegenüber den slawischen Völkern bewußt betriebenen Politik des Genozids zu werten.

Anmerkungen

[1] Die deutschen Arbeitseinsatzdienststellen machten bei der Anwerbung der Arbeitskräfte von vornherein unerfüllbare Versprechungen. Die betrogenen Menschen, die in diesem Arbeitseinsatz oftmals die einzige Möglichkeit sahen, dem Hungertod zu entgehen, fanden nach Ankunft in Deutschland »... völlig ungenügende Ernährung, Unterbringung hinter Stacheldraht, Trennung der Familie, durch unmögliche Steuersätze aufgezehrtes Einkommen ...« vor (Okkupation 1980, S. 286; Bericht der Rüstungsinspektion VI an das Wehrwirtschafts- und Rüstungsamt des OKW vom 9. April 1942).

[2] Dr. A. G. Widmann nahm an der Durchführung der Aktion »T4« teil und sicherte die technische Seite dieser Aktion ab. Er beschaffte z. B. Giftstoffe, die zur Ermordung psychisch Kranker in psychiatrischen Kliniken Deutschlands nach 1943 angewandt wurden.

[3] An dieser Arbeit beteiligten sich 10 wissenschaftliche Institute und 150 bedeutende sowjetische Experten. Die Ergebnisse wurden auf den speziellen Konferenzen zu den medizinisch-sanitären Folgen des Krieges und der Okkupation, die bereits schon in den ersten Nachkriegsjahren stattfanden, dargelegt.

Antifaschistischer Widerstand und humanistische Bewährung aus persönlicher Verantwortung — die Lehren der Geschichte für medizinethische Fragen unserer Zeit

VI.

18.
Erscheinungsformen und Motive progressiver Haltungen deutscher Ärzte in der Zeit des Faschismus

Im Rahmen der historischen Forschungsarbeit in der DDR sind umfangreiche und eingehende Untersuchungen des antifaschistischen Widerstandskampfes in den Jahren von 1933—1945 durchgeführt worden, die die aktive und organisierende Rolle der KPD bei der Förderung eines politisch motivierten und organisierten Widerstandes eindeutig ausweisen (LANGE u. a. 1980; MAMMACH 1984). Die seit 1933 in der Illegalität wirkende KPD war die einzige politische Partei, die auf Grund ihrer marxistisch-leninistischen Analyse des Klassencharakters des Faschismus konsequent auf dessen Überwindung und den Aufbau einer antifaschistischen Gesellschaftsordnung orientierte und vielfältige Kampfformen organisierte. Dabei spielte das Bemühen um die Herstellung der Einheitsfront der Arbeiterklasse ebenso eine wichtige Rolle wie die Orientierung zur Volksfrontpolitik. Davon zeugen solche Grundsatzdokumente wie die »Programmerklärung des Zentralkomitees der KPD zur nationalen und sozialen Befreiung des deutschen Volkes« (1930), die Resolution der Brüsseler Parteikonferenz der KPD »Der neue Weg zum gemeinsamen Kampf aller Werktätigen. Für den Sturz der Hitlerdiktatur!« (1935) und die Resolution der Berner Konferenz der KPD »Der Weg zum Sturze Hitlers und der Kampf um die neue demokratische Republik« (1939). In diesen Dokumenten wurde stets auch auf die Notwendigkeit des Bündnisses der führenden Kräfte des antifaschistischen Widerstandes mit der Intelligenz hingewiesen.

Neben dem organisierten Widerstand im Gefolge des systematischen Wirkens der Kommunisten sind jedoch auch andere Formen von gemeinschaftlichen oder einzelnen Widerstandshandlungen gegen das faschistische Herrschaftssystem wirksam geworden, die im Ergebnis der Bedrohung der Lebensinteressen von Angehörigen aller Klassen und Schichten aus unmittelbaren Konfrontationen mit dem Regime erwuchsen und die ebenfalls unsere Achtung und Anerkennung verdienen. Deren Darstellung und Würdigung hat in den letzten Jahren in der Geschichtswissenschaft breiteren Raum gefunden, wobei auch in methodologischer Hinsicht bedeutsame Erweiterungen des begrifflichen Instrumentariums stattgefunden haben, nach denen die gelegentlich erfolgende alleinige Bindung des Begriffs des »antifaschistischen Widerstandes« an die von Kommunisten geleiteten Aktionen als zu enge Interpretation erscheint (BENSER 1985; PÄTZOLD; MEINICKE 1984). In diesem Sinne heißt es in einer neueren Stellungnahme auch: »Allerdings konnten so die Motivationen und auch die Formen des nichtkommunistischen Kampfes nicht immer in ihrer ganzen Wesensart erfaßt werden, abgesehen davon, daß es in der Erforschung der sozialdemokratischen und nichtproletarischen Widerstandstätigkeit noch größere Lücken gibt. Zu geringe Aufmerksamkeit wurde bislang den Personen und Gruppen geschenkt, deren politische Zuordnung nicht bekannt oder eindeutig ist und die nicht länger bestehenden Organisationen bzw. Gruppen angehörten und doch sich dem faschistischen Regime widersetzten . . .« (BRAMKE 1985a, S. 194). Um hier zu allseitigen und differenzierten Einsichten zu gelangen, bedarf es vor allem regionaler und territorialer Untersuchungen wie auch der Analyse der Haltungen spezieller sozialer oder professioneller Gruppen gegenüber dem Faschismus und deren Bewertung nach objektiven und subjektiven Möglichkeiten, Motivationen, Formen und Ergebnissen.

Ebenso notwendig wie eine solche differenzierte Erfassung der realen Vielzahl von antifaschistischen Widerstandshandlungen ist dabei jedoch auch die weitere Präzisierung bei deren Unterscheidung und historischen Bewertung. Dabei ist auch uferlosen Erweiterungen der Kategorie »Widerstand« entgegenzutreten, etwa im Sinne der Subsumierung schlechthin aller gegen Maßnahmen des Regimes gerichteten Einzelhandlungen, die teilweise einfach individualistischen Motiven entsprangen oder in bestimmten Fällen lediglich andere Spielarten der Ausübung faschistischer Gewaltherrschaft anstrebten.

In der folgenden Übersichtsdarstellung kann noch nicht der Anspruch erhoben werden, alle wichtigen Erscheinungsformen des Widerstandes von Ärzten und anderen Mitarbeitern medizinischer Einrichtungen und Dienste zu charakterisieren; die angedeutete Breite und Vielfalt soll jedoch möglichst weitgehend sichtbar gemacht werden. Dabei ist es für die Einschätzung der Haltung der deutschen Ärzteschaft gegenüber dem Faschismus unumgänglich, einige Besonderheiten ihrer Situation vor 1933 und in den ersten Jahren nach der faschistischen Machtübernahme zu beachten, da nur von diesen Ausgangsbedingungen her erklärbar wird, warum gerade in der Medizin, einem Tätigkeitsfeld mit ausgesprochen humanistischen Traditionen und Handlungsnormen, eine relativ rasche und umfassende Anpassung an die politischen Ziele des Regimes erfolgte und nur ein vergleichsweise geringes Maß an Widerstandshaltungen gegenüber dem seinem Wesen nach zutiefst antihumanen Faschismus in Erscheinung trat.

Etwa seit Beginn unseres Jahrhunderts stand die Medizin unter dem zunehmenden Einfluß sozialdarwinistischer und rassistischer Ideen, die sie mehr und mehr von ihrem humanistischen Anliegen zu entfernen und in den Dienst imperialistischer Herrschaftsinteressen zu stellen geeignet waren und funktional gebraucht worden sind. Die systemkonforme Haltung des Bürgertums, aus dem der überwiegende Teil der Ärzte stammte, bestimmte weitgehend die Ausbildung an den Hochschulen. Das zu berücksichtigen ist außerordentlich wichtig; denn: »Bei keiner Schicht ist der Bildungsweg von so großem Gewicht für die weltanschauliche und politische Haltung im Leben wie bei der Intelligenz.« (BRAMKE 1985b, S. 57). Nicht zuletzt spielte die widerspruchsvolle sozialpolitische Situation, insbesondere nach dem ersten Weltkrieg, bei der politischen Gesinnungsbildung eine bedeutsame Rolle. Die starke Orientierung eines Großteils der Ärzteschaft an spezifischen standespolitischen Interessen und die genannten ideologischen Einstellungen ermöglichten in Verbindung mit der Unterdrückung jeder Kritik ein rasches Wirksamwerden der faschistischen Lehren und die weitgehende Zustimmung zu Hitlers Politik der »nationalen Erneuerung«. Innerhalb kurzer Zeit vollzog sich deshalb auch nahezu problemlos die organisatorische »Gleichschaltung« (BAADER 1984a). Als Beleg für diese Entwicklung kann gelten, daß der Nationalsozialistische Deutsche Ärztebund, der 1929 mit 50 Mitgliedern gegründet worden ist (vgl. PARLOW 1984, S. 92), im Januar 1935 bereits 15 500 Mitglieder zählte (vgl. MAMMACH 1984, S. 33). Die hier nur angedeuteten und in den ersten Kapiteln dieses Buches eingehender dargestellten Bedingungen führten dazu, daß ». . . die Ärzte, eine Berufsgruppe mit einem in besonderem Maße humanen Inhalt, die primitiven und barbarischen Auffassungen einer Verbrecherbande akzeptierte, Vorstellungen, die sich im äußersten Gegensatz zu den uralten ethischen Normen des Arzttums befanden.« (WINTER 1973, S. 34). Gegen die sich abzeichnende Entwicklung zum Faschismus vor 1933 traten am entschiedensten die Mitglieder des »Vereins sozialistischer Ärzte« auf, der 1924 aus dem im Jahre 1913 von Berliner Ärzten gegründeten »Sozialdemokratischen Ärzteverein« hervorging. Der VSÄ zählte 1924 etwa 1 500 Mitglieder in Deutschland, davon etwa 150 bis 200 in Berlin (vgl. THOMANN 1985, S. 161). Diese Zahlen belegen den relativ geringen Einfluß, den die Mitglieder des Vereins auf die gesamte Ärzteschaft haben konnten. Der Verein setzte sich zu etwa 50 % aus Mitgliedern der SPD, zu 20 % aus Mitgliedern der KPD und aus 30 % Parteilosen zusammen (vgl. BÜTTNER; MEYER 1984, S. 204).[1] Er bildete ». . . eine Einheitsfront gegen den aufkommenden Nationalsozialismus von Sozialdemokraten bis hin zu Kommunisten« und war »der politisch aktivste Teil des linken Spektrums . . .« (BAADER 1984b, S. 68). Vielfältig waren die Bemühungen vieler seiner Mitglieder, vor der aufziehenden Gefahr des Faschismus zu warnen. So führten sie die propagandistisch höchst wirksame Floskel, die Krankenversicherung sei ein Produkt des Marxismus, das beseitigt werden würde, sobald die Nationalsozialisten an die Macht kämen, ad absurdum (vgl. WINTER 1973, S. 34). Das Engagement kommunistischer Ärzte wie G. Benjamin, E. Marcusson oder R. Schmincke war dabei besonders stark ausgeprägt. Sie vor allem waren es, die konsequent die Gesundheitspolitik der KPD vertraten. Der VSÄ stellte auch Beziehungen zu Vertretern des sowjetischen Gesundheitswesens her, deren Auftreten in Veranstaltungen des Vereins ein wahrheitsgetreues Bild der Entwicklung des Gesundheitswesens in der UdSSR vermittelte und damit gleichzeitig über den unmittelbaren Kontakt hinaus auch Auswirkungen auf andere Gremien hatte, in denen Ärzte des VSÄ aktiv mitwirkten. Gedacht sei nur an den »Klub der Geistesarbeiter« in Berlin, zu dessen Gründern R. Schmincke gehörte,[2] oder an Berichte von R. Schmincke über die sowjetische Sozialhygiene und die Sowjetmedizin im Rahmen von Veranstaltungen der »Gesellschaft zur Pflege der ärztlichen Beziehungen zwischen der UdSSR und dem Ausland« und des »Bundes der Freunde der Sowjetunion«.[3] Wenn es auch unterschiedliche Auffassungen bei Mitgliedern der SPD und KPD darüber gab, wie die gesellschaftlichen Verhältnisse zu ändern seien, in einem war man sich einig: in der Ablehnung der reaktionären und antisozialen Standespolitik und in dem Verständnis für die Lage der Arbeiterklasse. Viele SPD-gebundene Mitglieder des VSÄ lernten aus eigener Erfahrung Not und Elend der arbeitenden Massen kennen. Das ist vor allem am Beispiel von Berlin nachweisbar, wo eine nicht geringe Zahl von Ärzten als Stadtärzte in Arbeiterbezirken, als Fürsorgeärzte tätig war oder in Ambulanzen arbeitete (LEIBFRIED; TENNSTEDT 1980; BAADER 1984b). Bei alldem darf aber nicht übersehen werden, daß es sich um einen vergleichsweise kleinen Personenkreis handelte, der sich auf unterschiedlichste Weise unter Bewahrung seiner humanistischen Überzeugung gegen die sich immer deutlicher abzeichnende Gefahr des zur Macht drängenden Faschismus auflehnte. Durch die massive Verfolgung aller progressiven Kräfte nach der sogenannten Machtergreifung des Faschismus verringerte sich diese Gruppe um die große Zahl derer, die, nunmehr aus rassischen wie politischen Gründen verfolgt, größtenteils zur Emigration gezwungen wurden. Nicht wenige der in Deutschland verbliebenen Mitglieder des VSÄ, in dem sich die Differenzen zwischen KPD- und SPD-Angehörigen Anfang der 30er Jahre verstärkten, haben sich dann auch aus ihrem politischen Engagement zurückgezogen, so daß nur der geringste Teil weiterhin aktiv blieb, nun aber nicht mehr im Rahmen des verbotenen VSÄ, sondern auf andere Art und Weise. »Die Appelle der ›Radikalen‹ der oppositionellen Medizin im ›Verein sozialistischer Ärzte‹ (VSÄ) — die nicht nur in den gesundheitspolitischen Auseinandersetzungen vor 1933 gegen den opportunistischen Kurs der reaktionären und konservativen ärztlichen Standesorganisationen Stellung bezogen hatten, sondern wiederholt auch zum politisch organisierten Kampf gegen die Nazis aufgerufen hatten — wurden von der schweigenden Mehrheit ihrer Kollegen nicht beachtet . . . Die Geschlossenheit der deutschen Ärzte unter Kontrolle der RÄK und KVD wurde zu einem stabilisierenden Element der Naziherrschaft.« (MÜLLER-BUSCH 1980, S. 210).[4]

Obwohl nur ein sehr geringer Teil der deutschen Ärzte während des faschistischen Regimes organisierten und politisch motivierten Widerstand leistete, ist die Haltung der Mediziner zu den nun gegebenen Bedingungen ihres Wirkens differenziert zu sehen. Dazu müssen jedoch Begriffe wie »antifaschistischer Widerstand« und »humanistische Bewährung«, die im weiteren Anwendung finden sollen, genauer charakterisiert werden, da ihre Verwendung oft mehrdeutig ist und zu Unklarheiten führen kann.[5] »Bei der Darstellung ärztlichen Widerstandes gegen das NS-Regime erheben sich Fragen der Begrifflichkeit und Verständigung: Was kann als Widerstand bezeichnet werden? Allein die Teilnahme an der Opposition oder auch schon der gelegentliche Protest gegen einzelne Maßnahmen, ihr stiller Boykott, die aus der Situation entstehende Hilfeleistung für Betroffene, Gefährdete und Verfolgte? . . . Mag auch der Wortsinn naheliegen, was politischer Widerstand und was Hilfe für Verfolgte ist, es wird sich dennoch nicht immer trennen lassen . . .« (BROMBERGER; MAUSBACH 1985a, S. 266f.). Die hier anklingende Vielfalt von Formen der Hilfe und Unterstützung für vom Naziregime verfolgte Personen verdeutlicht, daß auch diese Momente des Zuwiderhandelns in Betracht zu ziehen sind. Dies steht der an sich richtigen Aussage, daß die Verteidigung des Humanismus ein tragendes Moment des antifaschistischen Kampfes war,[6] nicht entgegen. Vorrangig wichtig für die historische Urteilsbildung ist aus unserer Sicht innerhalb einer wohl immer zu beobachtenden Vielfalt von Motiven die jeweils dominierende Motivation solcher Handlungen, die in dieser oder jener Weise den Intentionen der faschistischen Herrschaft entgegengestellt wurden und deren partielle Ablehnung, Eingrenzung oder Aufhebung zum Gegenstand bzw. Ziel hatten. Unter diesem Aspekt lassen sich Ärzte in der antifaschistischen Bewegung annäherungsweise in drei Gruppen einordnen.[7]

Die erste Gruppe bilden die Ärzte, die humanistischen Normen des Verhaltens folgten und sich dabei in Gegensatz zur herrschenden politischen Macht stellten. Unter humanistischer Bewährung von Medizinern sind daher alle Handlungen zu verstehen, die sich gegen einzelne gesetzliche Regelungen oder Anordnungen des faschistischen Staates richteten, vorrangig auf medizinrelevantem Gebiet, aber auch darüber hinaus. Das konnten einmalige ablehnende Stellungnahmen sein, etwa gegen den Massenmord an psychisch Kranken, der Protest gegen die Rassengesetzgebung und andere nazistische Programme, die Verweigerung der Teilnahme an Verbrechen innerhalb der Medizin, die Aufnahme und der Schutz rassisch und politisch Verfolgter u. a. m. Die Motivation für eine solche hoch anzuerkennende Handlungsweise lag dabei zumeist in der Bindung an Ideale des bürgerlichen Humanismus, in religiösen Überzeugungen und in der Anerkennung tradierter Normen der ärztlichen Ethik, also in der Bewahrung von Wertorientierungen, die durch das faschistische Regime aufgehoben worden waren. Dieser partielle oder punktuelle Widerstand war Kritik an Einzelnem, nicht am System (vgl. KUDLIEN 1980, S. 215). Jene Ärzte waren in ihrem Selbstverständnis unpolitisch, d. h. ihre Handlungen erfolgten ohne politische Motivation oder gar Einsichten. Sie waren teilweise sogar Anhänger und Verfechter der ideologischen Positionen des Nationalsozialismus. Diese Tatsache erschwert eine angemessene Beurteilung und Wertung. Es ist deshalb unumgänglich, bei der Nachzeichnung eines den Realitäten entsprechenden Lebensweges viele die jeweilige Wissenschaftlerpersönlichkeit prägende und charakterisierende Faktoren in Betracht zu ziehen, was auf Grund der z. T. minimalen Quellenbasis oft kompliziert ist. Objektiv sind die Ärzte mit ihrem jeweiligen Protest jedoch zumeist der antifaschistischen Bewegung zuzuordnen.

Eine zweite Gruppe, die in ähnlicher Weise von humanistischen Idealen geprägt war, brachte dazu jedoch bürgerlich-liberales, politisch bewußtes Denken ein. Dadurch ergaben sich weitreichendere Formen ihres Handelns, ein Grad an Organisiertheit, wie er in der ersten Gruppe nicht möglich war. Exemplarisch mag dafür die Berliner Gruppe »Onkel Emil« stehen, die sich im antifaschistischen Widerstandskampf bewährte und auf die später eingegangen wird.

Die dritte Gruppe umfaßt dann jene Ärzte, die sich eng mit der Arbeiterklasse verbunden fühlten. Für sie war neben dem ärztlichen Ethos politische Einsicht in Ursachen und Wesen des Faschismus kennzeichnend. Ihren deutlichsten Ausdruck fand diese Haltung in der Mitarbeit von Ärzten in organisierten antifaschistischen Widerstandsgruppen, die unter Führung von KPD-Mitgliedern standen. Gerade deshalb war es ihnen über das ärztliche Tätigkeitsfeld hinaus möglich, antifaschistische Aufklärungsarbeit zu leisten, das Zusammenwirken mit ausländischen Zwangsarbeitern zu ermöglichen und schließlich organisiertes und koordiniertes Handeln zu initiieren und zu unterstützen.

Eine solche Einteilung darf nicht starr aufgefaßt werden. Im realen historischen Geschehen dominieren Übergänge, sowohl von der ersten zur zweiten als auch von der zweiten zur dritten Gruppe. Das ist verständlich; denn: »Am Anfang steht überdies bei den meisten nichtkommunistischen antifaschistischen Kräften im Vordergrund nicht die antifaschistische **Aktion,** sondern die ablehnende **Position,** eine den Faschismus oder einzelne seiner Seiten ablehnende Haltung.« (GOSSWEILER 1981, S. 652). Der Übergang zum Handeln erfolgte nicht zuletzt durch Maßnahmen des faschistischen Staates selbst, die seinen inhumanen Charakter offenbarten oder den einzelnen, also auch den Arzt selbst, unmittelbar betrafen und existentiell bedrohten. Das zeigte sich beispielsweise, als der deutsche Faschismus den zweiten Weltkrieg vom Zaune brach, noch deutlicher nach dem Überfall auf die Sowjetunion und vor allem, als die Rote Armee und ihre Verbündeten ihren Siegeszug antraten und nunmehr Deutschland zum Kriegsschauplatz wurde. Einig waren sich alle diese Gegner des Faschismus im Eintreten für die Bewahrung humanistischer Werte; Unterschiede traten im Grad der Gegnerschaft auf, der abhängig war vom Verständnis der Ursachen, der Hintergründe und des Wesens der faschistischen Diktatur. Aber gerade ihr Engagement für den Humanismus machte diese Ärzte zu potentiellen Bündnispartnern im antifaschistischen Widerstandskampf und für die Zeit nach der Zerschlagung des Faschismus;[8] und die Geschichte zeigt, wann, unter welchen Voraussetzungen und aus welchen Gründen ein solches Bündnis — wenn auch vergleichsweise selten — zustande kam.

18.1. Humanistische Bewährung und antifaschistischer Widerstand von Ärzten in Deutschland in den Jahren 1933 bis 1939

Mit der Errichtung der faschistischen Diktatur des Monopolkapitals am 30. Januar 1933 änderte sich die Situation auch für die deutsche Ärzteschaft grundlegend. Über eine hierarchisch aufgebaute organisatorische Struktur wurde sie fest in das faschistische System integriert und immer deutlicher auf das Ziel orientiert, mit aller Macht und jeglichen Mitteln der Intensivierung der Ausbeutung der Werktätigen, vor allem aber der Profitmaximierung der monopolkapitalistischen Industrie zu dienen. Dabei geschah dieses nicht offen, sondern auf eine sich bis zur Perversität gegenüber allen humanistischen Idealen steigernde demagogische Weise. Dieser Zielrichtung dienten sowohl neue Forschungsschwerpunkte innerhalb der medizinischen Wissenschaft, die bis zu den unmenschlichen pseudowissenschaftlichen Experimenten in den Konzentrationslagern reichten, als auch der Aufbau eines dem faschistischen Herrschaftssystem entsprechenden Apparates zur politischen und staatlichen Lenkung des Gesundheitswesens sowie die Vorbereitung des Einsatzes von Medizinern in einem geplanten Krieg, was in entsprechenden Beiträgen des vorliegenden Buches dargelegt wurde (THOM; SPAAR 1985). Mit dem Austritt aus dem Völkerbund 1933 schuf sich das faschistische Regime Handlungsfreiheit für die Wiederaufrüstung, die sie konsequent und unter Einbeziehung auch der Medizin betrieb und die 1939 mit dem Ausbruch des zweiten Weltkrieges ihren deutlichen Ausdruck fand.

Welche Möglichkeiten bestanden in dieser Situation für die Tätigkeit der Ärzte? Ein beträchtlicher Teil hatte sich den bestehenden Machtverhältnissen angepaßt, verfolgte eine scheinbar unpolitische, wissenschaftliche Arbeit, die so verhängnisvolle Folgen hatte, wie es am Beispiel der Mitwirkung an Aktionen zur Zwangssterilisation oder der »Vernichtung lebensunwerten Lebens« — letzteres demagogisch mit dem Begriff der Euthanasie verschleiert — deutlich wird. Eine zahlenmäßig nicht überaus große, aber in ihrer Wirkung auf die Ärzteschaft ungeheuer einflußreiche Gruppe von Ärzten wurde unmittelbarer und direkter politischer und ideologischer Wegbereiter und Organisator des Faschismus (vgl. BROMBERGER; MAUSBACH 1985b, S. 213). Die Universitätsausbildung stand ganz im Zeichen der Faschisierung der Lehre. »Von den medizinischen Fakultäten Deutschlands sind alle Sozialhygieniker und die meisten Hygieniker verschwunden«, berichtete die »Baseler Rundschau« vom 27. 1. 1938 (SCHMIDT 1958, S. 197f.). Dafür traten die Lehrstühle für Rassenhygiene auf den Plan. Durch sie »... und durch die nach 1933 an die Hochschulen berufenen Günstlinge der NSDAP wurde rassistischer Sozialdarwinismus an vielen medizinischen Fakultäten Bestandteil der Lehre.« (BROMBERGER; MAUSBACH 1985b, S. 206f.). Aber nicht nur die Rassenhygiene trug dazu bei, die jungen Mediziner Schritt für Schritt und für sie unmerklich in das faschistische System zu integrieren. Die Analyse von Vorlesungsverzeichnissen und Studienplänen macht deutlich, daß auch in viele traditionelle Fächer langsam nationalsozialistisches Gedankengut eindrang. Durch diesen Inhalt der Ausbildung an den Universitäten, durch das gesamte gesellschaftlich-ideologische Vor- und Umfeld wurden Mediziner herangezogen, die, teils aus ehrlicher Überzeugung, teils aus Karrierismus — man denke an die sozialökonomisch ungünstige Situation der Ärzte vor 1933 und deren verbesserte Berufschancen infolge der Vertreibung jüdischer und anderer unliebsam gewordener Mediziner auf Grund der 1933 und später erlassenen Rassengesetze —, teils aus politischer Naivität und teils aus heute nicht mehr erkennbaren Gründen zu gläubigen, angepaßten, gleichgeschalteten »Volksgenossen« wurden und, wenn sie bereits im Hochschuldienst standen, die faschistische Ideologie an die akademische Jugend weitergaben. Diese aus ganz unterschiedlichen Gründen systemkonformen Mediziner bildeten die überwiegende Mehrheit der in Betracht kommenden professionellen Gemeinschaft. Eine weitere Gruppe von Medizinern hing der faschistischen Ideologie an in dem Glauben, daß die neue Regierung einen »besonderen nationalen Sozialismus« bringen würde. Sie wandte sich aber gegen von ihr getroffene extreme Maßnahmen, ohne freilich den Zusammenhang zwischen der Hitlerpartei, dem Nazistaat und der Diktatur des Monopolkapitals zu erkennen. Von hier kamen in der Zeit zwischen 1933 und 1939 auch die Stimmen, die sich z. B. gegen die Zwangssterilisation im Ergebnis des »Gesetzes zur Verhütung erbkranken Nachwuchses«, aber auch und vor allem gegen die Auswirkungen des »Gesetzes zur Wiederherstellung des Berufsbeamtentums« vom 7. 4. 1933 und die nachfolgenden Nürnberger Rassengesetze wandten. Als Hitler seine auf den 1. 9. 1939 zurückdatierte Weisung zur Tötung von psychisch Kranken und geistig schwer Behinderten unterzeichnet hatte und damit die Mordaktion T 4 in Gang gesetzt wurde, erhoben sich aus dieser Gruppe die — allerdings äußerst wenigen — Proteststimmen.

Gewiß gibt es in der Geschichte der medizinischen Fakultäten der deutschen Universitäten eine Vielzahl von Beispielen der Bewahrung des ärztlichen Ethos und des Handelns nach humanistischen Maximen. Gerade hier sind jedoch noch viele Möglichkeiten der Erforschung des historischen Geschehens offen, die das Bild dieser Form des Protestes deutlicher darzustellen erlauben. Exemplarisch auch für die Kompliziertheit der Wertung mag dafür die Person Prof. Franz Schede's stehen, seit dem 1. 10. 1923 a. o. Professor für Orthopädie an der medizinischen Fakultät der Universität Leipzig, seit 1929 ordentlicher Professor. Ihm wurde im Rahmen der Entnazifizierung bereits am 25. 4. 1946 vom Sonderausschuß des Antifaschistisch-demokratischen Blocks Sachsen bestätigt, daß er durch entsprechende Gutachten Zwangssterilisationen bei angeborener Hüftverrenkung und angeborenem Klumpfuß[9] verhindert habe.[10] Als dem Oberarzt der Klinik, Privatdozent Dr. Ernst Bettmann, im Zusammenhang mit dem »Gesetz zur Wiederherstellung des Berufsbeamtentums« nach vorläufiger Rücknahme 1933 im Jahre 1935 doch die Lehrbefugnis an der Universität entzogen wurde,[11] unterstützte Prof. Schede ihn beim Wiederaufbau einer neuen Existenz in New York, da Bettmann 1937 wegen seiner jüdischen Herkunft aus Deutschland emigrierte.[12]

Derartige anerkennenswerte Haltungen verbanden sich jedoch bei F. Schede wie bei vielen anderen namhaften deutschen Hochschullehrern der Medizin auch mit öffentlichen Zustimmungsbekundungen zur faschistischen Politik der »nationalen Erneuerung«, die er als Vorsitzender der Deutschen Orthopädischen Gesellschaft abgegeben hat (vgl. MATTHES; ROHLAND; SPAAR 1981, S. 15; PAUL 1985, S. 70f.).

Anders verhielt es sich bei Prof. Rainer Fetscher, der 1933 seines Amtes als Dozent am Pädagogischen Institut in Dresden enthoben wurde, 1934 eine Privatpraxis eröffnete und hier sowohl aus dem Konzentrationslager entlassene Antifaschisten behandelte als auch den für die damalige Zeit außergewöhnlichen Mut hatte, einem ehemaligen Häftling seine im KZ Hohnstein und Königstein-Halbestein erlittenen Verletzungen zu attestieren (HEIDEL; LIENERT 1985).[13]

Das Wirken Rainer Fetschers zeigt auch — wenn man auf die Jahre des zweiten Weltkrieges einmal vorgreift —,wie sich ein Mediziner, der zunächst nur bestrebt war, das Humane des Arztberufes und des Lebens zu bewahren, durch das historische Geschehen sowie persönliche Kontakte mit antifaschistischen Widerstandskämpfern bedingt, zu einem politisch aktiv auftretenden Gegner des Faschismus entwickelte.

Neben diesen einzelnen Persönlichkeiten, die den Mut zum Handeln entsprechend ihrem ärztlichen Ethos und ihrer humanistischen Gesinnung aufbrachten, entstanden bereits vor 1939 Gruppen, in denen Ärzte mitwirkten bzw. die nur aus Medizinern bestanden.

Eine dieser Gruppen, an der sich die damalige Schülerin und spätere Studentin der Medizin Margaretha Rothe beteiligte, hatte sich in Hamburg gebildet. Ihre Mitglieder kamen größtenteils aus der Lichtwark-Schule, deren Lehrer, z. B. Erna Stahl[14], bemüht waren, die Schüler zu aufgeschlossenen und kritischen Menschen zu erziehen. »Die humanistische Erziehung und Bildung an der Lichtwark-Schule fiel um so mehr auf fruchtbaren Boden, als ein großer Teil der Schüler aus liberalen und sozialistischen Elternhäusern kamen.« (HOCHMUTH; MEYER 1980, S. 77). Auch M. Rothe war Lichtwark-Schülerin, mußte diese Schule aber 1937 verlassen und legte an einer anderen Schule Hamburgs ihr Abitur ab. Bereits Ende 1936 hatte sie sich einem oppositionellen Kreis von Lichtwark-Schülern angeschlossen, der sich um Heinz Kucharski[15] gebildet hatte und »... u. a. gesellschaftliche und tagespolitische Themen erörterte, ausländischen Rundfunk – insbesondere den ›Deutschen Freiheitssender‹ – abhörte und dessen Nachrichten, z. B. über den Bürgerkrieg in Spanien, an Gesinnungsfreunde weitergab.« (ebenda, S. 81). Sie bildeten den Kern der späteren sog. »Weißen Rose« Hamburg, die mit der bekannteren »Weißen Rose« in München um die Geschwister Scholl Kontakte unterhielt. In ihrer Tätigkeit wie in ihrer Wirksamkeit gingen die jungen Menschen um Heinz Kucharski jedoch über das hinaus, was z. B. bei Prof. Schede zu erkennen war. Durch die Erziehung in Elternhaus und Schule geformt, traten sie dem faschistischen System bewußt entgegen. In der Anklageschrift des Volksgerichtshofes gegen H. Kucharski, E. Stahl, M. Rothe, Dr. R. Degkwitz[16] u. a. heißt es dazu: »Die Angeschuldigten Kucharski, Rothe, Stahl und Degkwitz haben etwa von 1936 an bis zu ihrer Festnahme in Hamburg und Berlin auf Leseabenden, in zahlreichen Gesprächen und in sonstiger Weise ein mit der nationalsozialistischen Weltanschauung nicht zu vereinbarendes Gedankengut bewußt gepflegt, eine innenpolitische Umwälzung im Reich erörtert und dadurch während des Krieges das Vertrauen zur Führung und den deutschen Widerstandswillen zersetzt sowie dem Feind genützt ... Sämtliche Angeschuldigten haben ferner die Nachrichten feindlicher Auslandssender abgehört und verbreitet.«[17]

Von ihrer Zusammensetzung wie von den Formen ihrer Protesthaltung her unterschied sich dazu im Vergleich eine Gruppe von Medizinern, die sich in der IV. Medizinischen Universitätsklinik Berlin-Moabit zusammenfand. Aus ihr ging die »Europäische Union« hervor, auf die weiter unten eingegangen werden wird. In Moabit arbeiteten im Bereich der Suchtkrankenfürsorge und der Jugendberatung ehemalige Mitglieder des »Vereins sozialistischer Ärzte« wie Lilly Ehrenfried[18], Ernst Heese und Ernst Joel. In der Klinik war ein Großteil jüdischer Ärzte tätig, was gewiß neben anderem an der toleranten Leitung durch Prof. Georg Klemperer lag, der im übrigen bereits sehr weitsichtig schon 1931 die Offenheit seiner Schule und der Medizin bedroht sah (vgl. PROSS 1984, S. 119). Am 14. 4. 1933, unmittelbar nach dem Erlaß des »Gesetzes zur Wiederherstellung des Berufsbeamtentums«, schrieb die davon betroffene Ärztin Dr. Hertha Nathorff-Einstein erschüttert in ihrem Tagebuch: »Sie ›schalten gleich‹, aus allen Berufen schalten sie die Juden aus, Goebbels und Göring wüten. Wer hat bisher gefragt, ob ich Jude oder Christ, wenn ich geholfen habe? ... ›Der jüdische Arzt ist die Inkarnation der Lüge‹, ›der jüdische Arzt vergiftet seine Patienten‹, ›der jüdische Arzt hilft nur für Geld‹, schwarz auf weiß ist es zu lesen. Das Volk liest es und schweigt dazu. Vor allem die führenden Ärzte, die prominenten Professoren – was tun sie für ihre verratenen Kollegen?« (Nicht mißhandeln 1984, S. 147). In der Tat hielten sich die Prominenten zurück, und das Gros der Ärzteschaft begrüßte diese Regelung. Aber es gab unter den Ärzten auch Kräfte, die auf der Seite der rassisch Verfolgten standen. Darin lag eines der wichtigsten Tätigkeitsfelder der Nazigegner an der I. Inneren Abteilung am Krankenhaus Moabit, die sich in der Mitte der 30er Jahre zusammenfanden und zu denen auch der im Dezember 1934 als Assistenzarzt an die Klinik gekommene Georg Groscurth gehörte. Zunächst hatte sich diese Gruppierung rein humanitäre Aufgaben gestellt. Sie bemühte sich um Menschen jüdischen Glaubens, die sie versteckte, ihnen Lebensmittelkarten besorgte, sie mit gefälschten »arischen« Pässen versah, um ihnen die Flucht aus Deutschland zu ermöglichen.[19] Dabei nutzten die Mitglieder der Gruppe oft die Klinik als schützenden Aufenthaltsort; Groscurth brachte auch mehr als einmal verfolgte Menschen in seiner Privatpraxis unter. Es ist jedoch falsch anzunehmen, Groscurth hätte – ähnlich wie Schede – allein gehandelt. Zwischen ihm und den anderen auf diese Weise humanistisch eingestellten Medizinern – auch medizinsch-technische Assistentinnen wie Ina Meyer oder Hedwig Lagodszinski gewährten wichtige Hilfe – gab es sorgfältig aufeinander abgestimmte Absprachen. Wichtig für die weitere Entwicklung der Gruppe war, wie sich zeigen wird, daß mit dem Architekten Herbert Richter-Luckian ein Kommunist an den Hilfeleistungen beteiligt war, dessen Wirken später den Charakter der Tätigkeit wesentlich mit beeinflußte. Ein zweites Feld humanitären Handelns lag auf spezifisch medizinischer Ebene. Um junge Menschen, deren gegen die Naziherrschaft gerichtete Denkweise Groscurth kannte oder erkannte, vor dem Militärdienst zu schützen, entwickelte er ein Spezialpräparat, dessen Einnahme Krankheitssymptome hervorrief, die zu einem Wehrunfähigkeitsnachweis führten.[20] Verbindungen wurden auch zum »Antifaschistischen Vertrauenskreis« der Neurologischen Abteilung der Moabiter Klinik unterhalten, in dem der Oberarzt Dr. Max Burger und der Assistenzarzt Dr. Hermann Hilterhaus vor allem als Gegner der Zwangssterilisation wirksam waren und, wie Erinnerungen von H. Hilterhaus und Rosemarie Burger, der Frau M. Burgers, zeigen, in ihren fachärztlichen Gutachten die von den Amtsärzten erhobenen (und damit zur Sterilisation führenden) Diagnosen wie »angeborener Schwachsinn« und »angeborene Epilepsie« korrigierten, die Erkrankungen als erworben klassifizierten und damit viele Menschen vor diesem inhumanen Eingriff retteten (vgl. ebenda, S. 222).

Überblickt man den Zeitraum 1933–1939 unter dem Aspekt des Widerstandes von Ärzten gegen den Faschismus in Deutschland, lassen sich einige Verallgemeinerungen treffen:

1. Aus humanistischen Haltungen, religiösen Überzeugungen und der Bindung an die ärztliche Ethik heraus formierte sich ein vor allem auf die Gesetzgebung des faschistischen Staates (medizinrelevante Gesetze, Rassengesetze) gerichteter Protest. Er wurde jedoch vielfach nur in den Aktionen Einzelner deutlich verbalisiert bzw. führte zu angemessener Handlung, die zumeist auch nur ein einmaliges Geschehen darstellte.

2. Hatten sich Gleichdenkende zusammengefunden, wurde der Widerstand organisierter und mit anderen Methoden durchgeführt und erweitert. Dabei wuchsen die Erkenntnisse der historischen Zusammenhänge zwischen Nazipartei, staatlicher faschistischer Reglementierung und Interessen des Monopolkapitals prozeßhaft in dem Maße, wie sich die Widerstandstätigkeit vom nur einzelnen auf gemeinsame Aktionen erweiterte, die Mitglieder neben ihrer humanitären Einstellung bürgerliches politisch bewußtes Denken charakterisierte und in die Gruppe ideologisch geschulte, der KPD nahestehende oder als ihr Mitglied wirkende Teilnehmer integriert waren.

3. Es gelang jedoch – vor allem in der sozialen Herkunft begründet – zunächst nur sehr wenigen Medizinern, die Verbindung zu den konsequentesten Kämpfern gegen den Faschismus, den Kommunisten, herzustellen. Das war nicht zuletzt auch das Ergebnis des jahrelangen Schürens von Vorbehalten gegenüber den Ideen und Zielen der Kommunisten, eines wütenden Antikommunismus.

4. Der Kampf der illegalen KPD um das Bündnis mit der Intelligenz, hier speziell der medizinischen, war in diesen Jahren zwangsläufig eingeschränkt. Die große Verhaftungswelle nach dem als Provokation angelegten Reichstagsbrand riß spürbare Lücken in die Reihen der führenden Genossen. So wurde bis Anfang 1935 von 422 Mitgliedern des Zentralkomitees, leitenden Funktionären der Bezirke und der Massenorganisationen etwa die Hälfte verhaftet (vgl. Geschichte der SED 1978, S. 57). Bis zum Sommer 1939 hatte die KPD durch Verhaftung und Ermordung schätzungsweise etwa 60% ihres erfahrenen Kaderstammes verloren (vgl. MAMMACH 1984, S. 297). Daß dennoch unter diesen komplizierten Bedingungen der antifaschistische Widerstandskampf kommunistischer Ärzte nicht endgültig unterbunden werden konnte, beweist z. B. die Tätigkeit von Karl Gelbke (LEMMENS 1984) in Leipzig, von Georg Benjamin (BENJAMIN 1977) oder Elfriede Paul (vgl. Ärzte 1973, S. 125–144; 510–512) in Berlin.

18.2. Schicksale progressiver Ärzte in Deutschland von 1939–1945

Mit dem Überfall auf Polen am 1. September 1939 entfesselte der deutsche Imperialismus und Militarismus den zweiten Weltkrieg. Er entstand aus den antagonistischen Widersprüchen des imperialistischen Systems und leitete eine neue Etappe der allgemeinen Krise des Imperialismus ein. Wieder einmal, wie schon 1914, kämpfte Deutschland um die Neuaufteilung der Welt zu seinen Gunsten, jetzt jedoch durch die Existenz der Sowjetunion als erstem sozialistischen Land unter einer wesentlich anders gelagerten internationalen Kräftekonstellation.

Die Anfangserfolge der deutschen Streitkräfte als Resultat einer zeitweiligen militärischen und ökonomischen Überlegenheit hatten bei der Mehrheit der Bevölkerung Begeisterung und Illusionen geweckt. Eine geschickte Propaganda erhärtete die Mär von der Unbesiegbarkeit deutscher Waffen. Besonders die Jugend wurde über die wahren Kriegsziele des deutschen Imperialismus getäuscht, und die Überzeugung, daß der Kampf um die Existenz Deutschlands und des deutschen Volkes geführt wurde, war bei Millionen Deutschen fest verwurzelt. Das war neben anderem für die illegal arbeitende KPD ein überaus großes Hindernis für ihre Widerstandtätigkeit.

Hinsichtlich der Stärkung der eigenen Positionen gelang es, durch die Schaffung illegaler Parteiorganisationen auf Bezirksebene und in Berlin eine operative Leitung der KPD zu bilden, die über Beziehungen zur Auslandsleitung in Stockholm mit der Parteiführung in Moskau Verbindung hielt. Gerade die organisatorische Führung auf der unteren Ebene ermöglichte es, Kontakte mit Widerstandsgruppen aufzunehmen, in denen Ärzte wirkten bzw. in kommunistische Widerstandsgruppen Ärzte zu integrieren. Erlag der weitaus größere Teil der Mediziner zunächst der Hochstimmung, die die Erfolge der faschistischen Blitzkriegsstrategie hervorrief, hatte sich doch bei einigen Ärzten eine gewisse Abneigung gegen den Krieg herauskristallisiert. Sie war zumeist darin begründet, daß unter den Kriegsbedingungen die Versorgung einer wachsenden Zahl schwerer und schwerster Verwundungen zunehmend schwieriger wurde und die Wahrnehmung des ärztlichen Auftrages deutlich erschwerte. Diese bereits während des ersten Weltkrieges gewonnene Erfahrung hat dazu geführt, daß beispielsweise progressiv eingestellte Ärzte bereits vor 1933 den Weltkongreß gegen den imperialistischen Krieg, der vom 27.–29. August 1932 in Amsterdam tagte, nachdrücklich unterstützten, unter ihnen der damalige Chefarzt des Berliner Hufelandkrankenhauses Dr. Felix Boenheim. Seiner Initiative war der Aufruf zur Bildung eines Internationalen Ärztekomitees zur Unterstützung des Antikriegskongresses zu danken, den bedeutende Mediziner aus dem In- und Ausland unterzeichneten (vgl. SCHUMANN 1985, S. 31); und unter seiner Leitung fand bereits am ersten Kongreßtag eine Sonderkonferenz der teilnehmenden Ärzte statt (vgl. ebenda, S. 121–124). F. Boenheim wurde damals als Vertreter der Ärzteschaft in das Weltkomitee gegen den imperialistischen Krieg gewählt und gründete im September 1932 das Deutsche Kampfkomitee gegen den imperialistischen Krieg, dem u. a. auch Dr. Max Hodann angehörte.[21] In der »Illegale(n) Rote(n) Post« Nr. 37 vom August/September 1932 schrieb Dr. Wilhelm Swienty, ein Berliner Fichte-Arzt (vgl. BENJAMIN 1977, Bild 34), unter der Überschrift »Mit Jod für Kaiser und Vaterland. Aerzte für und Aerzte gegen den Krieg«: »Alle die Bemühungen der bürgerlichen Luftschutz- und Gasabwehrorganisationen, die Aerzte ihres jeweiligen kapitalistischen Landes zusammenzufassen, sind nur eine versteckte Vorbereitung dieses kommenden Krieges, von dessen Furchtbarkeit und Grausamkeit wir uns trotz der Erfahrungen des Völkermordens 1914–1918 auch nicht den leisesten Begriff machen können.«[22] Wie wahr diese vorausschauenden Aussagen waren, bewies der zweite Weltkrieg aufs Grausamste. Viele Berichte von Ärzten, vor allem von jenen, die nach der Schlacht um Stalingrad in sowjetische Kriegsgefangenschaft gerieten und teilweise später aktiv im Nationalkomitee »Freies Deutschland« mitwirkten, betonen, daß es gerade das Kriegsgeschehen und das auch in ihren Augen sinnlose Opfern deutscher Soldaten gewesen sei, das sie zu einer Haltung gegen den Krieg, gegen das faschistische System und damit an die Seite der Antifaschisten führte.

Eine weitere Quelle der Motivierung zum Widerstand, die gerade auch bei Ärzten häufig eine bedeutende Rolle gespielt hat, ist das Handeln aus religiöser Überzeugung.[23] Von solchen Überzeugungen ist die Bewahrung einer humanistischen Haltung oft mit getragen worden. Dabei kann die adäquate Handlung von ganz »einfachem« menschenwürdigen Verhalten wie beispielsweise dem Ignorieren des staatlicherseits oktroyierten Boykotts gegen jüdische Bürger bis zum organisierten antifaschistischen Widerstandskampf reichen.[24] Daß es sich dabei um mehr als »innere Opposition«, »passiven Widerstand« handeln konnte, zeigt das Beispiel der Widerstandsgruppe »Weiße Rose« in München, der die Geschwister Scholl (Hans Scholl war Medizinstudent), die Medizinstudenten Christof Probst, Alexander Schmorell und Willi Graf sowie der Professor für Psychologie und Philosophie Kurt Huber angehörten.[25] Die seit 1942 von der Münchener Gruppe, vor allem von H. Scholl und A. Schmorell verfaßten Flugblätter erregten großes Aufsehen. In ihnen kritisierten die Studenten nicht nur den Faschismus und dessen Kriegspolitik, sondern forderten auch zum Widerstand auf. »Ausgehend von religiösen und ethischen Grundpositionen ... gelangten sie zu einer grundsätzlichen Verurteilung des faschistischen Systems.« (BROMBERGER; MAUSBACH 1985a, S. 294). Die Ergebnisse der Tätigkeit der Münchener Studenten, von denen Hans und Sophie Scholl und Christof Probst am 22. 2. 1943 hingerichtet wurden (A. Schmorell und K. Huber wurden kurze Zeit danach ermordet), drang auch nach Saarbrücken und Freiburg (über W. Graf), nach Berlin und nach Hamburg (über den Studenten der Chemie Hans Leipelt und Traute Lafrenz).[26] Besondere Wirkung erzielte das Flugblatt vom Januar 1943 mit der Überschrift »Aufruf an alle Deutsche!«[27], das weit über den Münchener Raum ausstrahlte und beispielsweise die Mitglieder der Berliner Widerstandsgruppe »Onkel Emil« so tief beeindruckte, daß sie dieses Flugblatt von Hand vervielfältigten und verteilten.

An der Gruppe »Onkel Emil« läßt sich ebenfalls der Nachweis führen, wie religiös begründete Humanität in einem derart antihumanen Staat wie dem faschistischen deutschen zu Handlungsweisen und -formen führen kann, die weit über den einfachen Protest hinausführten. Ihr gehörte seit 1940 Dr. Walter Seitz an; im April 1945 stieß Dr. Joseph Schunk, Stabsarzt bei der Luftwaffe, hinzu, der desertiert war und illegal lebte. Ruth Andreas-Friedrich, die von Anfang an in der Gruppe mitarbeitete, schrieb am 16. 4. 1945 in ihr Tagebuch, gleichsam als Credo für ihre und ihrer Freunde Tätigkeit: »Niemand von uns hat einer politischen Partei angehört. Wir wollten immer nur Menschen sein.« (ANDREAS-FRIEDRICH 1977, S. 244). Anlaß für den Zusammenschluß Gleichgesinnter um den Dirigenten Leo Borchard, Ruth Friedrich, Dr. Heinrich Mühsam (1944 als rassisch Verfolgter in Dachau ermordet) und Landesgerichtsrat a. D. Dr. Günter Brandt waren die Ereignisse und Folgen der sogenannten »Kristallnacht« vom 9./10. 11. 1938. So galten auch die ersten Hilfeleistungen den rassisch Verfemten. Seit Ende 1943 arbeitete die Gruppe eng mit dem Gefängnispfarrer von Plötzensee, Dr. Harald Poelchau, zusammen, unterstützte seit 1944 auch — unter dem Eindruck des 20. Juli stehend — politisch Verfolgte, die sich wegen faschistischer Repressalien im Zusammenhang mit dem Attentat auf Hitler verbergen mußten. Die Ärzte der Gruppe halfen durch vorgetäuschte Krankheiten oder falsche Diagnosen und mittels Attesten vielen Rüstungsarbeitern und sabotierten wegen der damit verbundenen notwendigen Arbeitsbefreiung der Betroffenen den Zwangsarbeits- und Volkssturmeinsatz sowie den Wehrmachtsdienst. Ein nicht datierter Tätigkeitsbericht der Gruppe gibt einen Einblick in die Vielfalt der Formen des Widerstandes.[28] Interessant und aufschlußreich ist die Tatsache, daß Ende 1942 Kontakte zu Dr. Wolfgang Kühn bestanden, der der Gruppe der KPD um Anton Saefkow und Franz Jacob angehörte. W. Seitz sagte über ihn: »Sein Kreis ist ein anderer als der unsrige. Doch wenn wir uns nötig haben, sind wir für einander da. Immer häufiger haben wir uns in diesen Wochen nötig.« (DROBISCH 1970, S. 11). Über Ruth Friedrich bestand 1943 lockere Kontakte zur Gruppe »Europäische Union« um Dr. Groscurth, die wiederum Verbindungen zur KPD-Organisation unter Robert Uhrig hatte (Kontaktmann war der Graphiker Oscar Fischer).[29] Im April 1945 ordnete sich die Gruppe »Onkel Emil« in die Berliner Widerstandsfront ein, als sie unter der Leitung der Gruppe »Ernst« antifaschistische Losungen in Berliner Straßen anbrachte (ANDREAS-FRIEDRICH 1977). So kann man die Tätigkeit dieser bürgerlichen Gruppe mit folgenden Worten kennzeichnen: »Von humanitärer Hilfe über das geschriebene Wort bis zum Einsatz von Waffen reichten die Kampfmittel der Steglitzer Intellektuellengruppe ...« (DROBISCH 1970, S. 13).

Verfolgen wir jetzt eine Gruppe weiter, über deren erste Phase ihrer Tätigkeit bereits berichtet worden ist. In der Widerstandsgruppe um Georg Groscurth und Robert Havemann hatte insbesondere Herbert Richter-Luckian[30] Einfluß auf die politische Entwicklung vor allem von Georg Groscurth. 1933/34 war Richter-Luckian Teilnehmer eines illegalen marxistischen Zirkels, der von dem Kommunisten Hans Seigewasser geleitet wurde. »Er (Richter-Luckian [S. F.]) half Groscurth seine schon in jungen Jahren erworbenen humanistischen demokratischen und gegen Nazipartei und Nazistaat gerichteten Auffassungen bis zu der Erkenntnis zu führen, daß nicht nur geistige Opposition, sondern aktiver Kampf gegen den Faschismus notwendig ist.« (KÜHN 1973a, S. 219 f.).[31] Durch den Kriegsausbruch intensivierte sich die Arbeit, vor allem in Hinblick auf die Hilfe für Antifaschisten, die zum Kriegsdienst einberufen worden waren. Wesentliche Impulse erhielt die Arbeit der Gruppe um Groscurth im Jahre 1941, als eine Verbindung zwischen Robert Uhrig und ihm sowie seinen Freunden hergestellt werden konnte (KRAUSHAAR 1981). R. Uhrig, der wiederum mit der Schulze-Boysen/Harnack-Gruppe und der Gruppe um F. Jacob und A. Saefkow Kontakt hatte, sprach 1941, ein Jahr vor seiner Verhaftung, mit den Freunden Groscurths vor allem über die Frage der Bündnispolitik der Arbeiterklasse mit der Intelligenz, erläuterte die in Brüssel und Bern entwickelten Gedanken zur Volksfrontpolitik und erörterte die Frage der weiteren Entwicklung Deutschlands nach dem Krieg. Dabei spielte auch die Stellung zur Sowjetunion eine wichtige Rolle. Zunächst hatte diese Zusammenkunft ganz praktische Auswirkungen: Groscurth, zu dessen Patienten auch führende Nazipolitiker gehörten, gab von ihnen gesprächsweise erhaltene Informationen an Uhrig weiter. 1942 gelang ihm die Kontaktaufnahme mit ausländischen Zwangsarbeitern, die kommunistischen Widerstandsgruppen angehörten. Im Jahre 1943 wurde dann als feste organisatorische Verbindung die Gründung einer Widerstandsgruppe, nach dem Vorschlag Groscurths »Europäische Union« genannt, beschlossen. Ihrer Leitung gehörten G. Groscurth, der Physikochemiker Dr. Robert Havemann,[32] der Zahnarzt Paul Rentsch und H. Richter-Luckian an. Die »Europäische Union« entwarf, vervielfältigte und verteilte Flugblätter, die auf die Zerschlagung des Faschismus und die notwendige Arbeit danach orientierten und von denen mindestens drei (als Abschrift) in den Gestapounterlagen enthalten sind.[33] Im September 1943 wurden die führenden Persönlichkeiten der »Europäischen Union« verhaftet und in Brandenburg-Görden in Untersuchungshaft genommen. Die Vernehmungsprotokolle offenbaren, daß in diesem Zusammenhang mindestens 30 Beschuldigte unter Anklage standen, das Verfahren gegen Groscurth, Havemann, Richter-Luckian und Rentsch aber getrennt von den anderen durchgeführt wurde.[34] Am 16. 12. 1943 verhängte der Volksgerichtshof unter R. Freisler gegen alle vier Angeklagten das Todesurteil. Während R. Havemann noch im Zuchthaus an wichtigen Forschungsaufgaben arbeitete, seine Hinrichtung dadurch so weit hinausgeschoben wurde, daß er 1945 befreit werden konnte, starben G. Groscurth, H. Richter-Luckian und P. Rentsch am 8. Mai 1944 im Zuchthaus Brandenburg. Auch die mutigen Eingaben von Prof. Heubner, Leiter des Pharmakologischen Institutes der Universität Berlin, und Prof. Dennig, Direktor der IV. Medizinischen Universitätsklinik Berlin und Vorgesetzter Groscurths, die der Verteidigung übergeben wurden mit dem Ziel, ihn vor der Hinrichtung zu retten, waren erfolglos (vgl. KÜHN 1973a, S. 218 f.) Lakonisch heißt es in einem Schreiben des Dekans der Medizinischen Fakultät der Universität Berlin an den Reichsminister für Wissenschaft, Erziehung und Volksbildung vom 10. 5. 1944: »Mir ist vertraulich bekannt geworden, daß der Dozent für Innere Medizin Dr. med. Georg Groscurth wegen Hochverrat zum Tode verurteilt ist. Daher beantrage ich, den Dozent Dr. Groscurth sofort aus den Listen der Universität zu streichen.«[35]

Dem Werdegang der «Eurpäischen Union« ist deshalb so viel Platz eingeräumt worden, weil an ihm deutlich ablesbar ist, wie sich die Formen des Widerstandes gegen den Faschismus im Zusammenhang mit dessen zunehmend sichtbar werdender Dehumanisierung des Lebens vor allem unter dem Einfluß der KPD wandelten, was auch einen Umdenkungsprozeß unter den Mitgliedern bzw. klarere Einsichten in politische und gesellschaftliche Zusammenhänge und eine entsprechende Fundierung ideologischer Positionen hervorrief. Das war ein überaus komplizierter, schwerer, keineswegs geradlinig verlaufender Prozeß, der oftmals mit der Aufgabe tradierter Überzeugungen einhergehen mußte. Und – wie das Beispiel der Gruppe »Onkel Emil« zeigt – es war ein derartiger Entwicklungsprozeß, wie ihn die »Europäische Union« zeigte, keineswegs typisch. Die Widerstandskämpfer um Leo Borchard und Walter Seitz vertraten durchgängig bürgerlich-liberale Positionen, was sie jedoch nicht daran hinderte, im antifaschistischen Widerstand teilweise gemeinsam mit Kommunisten zu kämpfen. In der »Europäischen Union« vollzog sich bei deren Mitgliedern Schritt für Schritt ein Umdenken und Reifen politischer Ansichten, das wohl am deutlichsten in ihren Flugblättern zu erkennen ist.

Über die Wirksamkeit von Ärzten in Widerstandsgruppen, die von den einzelnen Bezirksorganisationen der KPD aufgebaut wurden, ist bereits sehr viel publiziert worden. Deshalb sollen sie im Rahmen dieses Beitrages zwar genannt, im wesentlichen jedoch auf die relevante Literatur hingewiesen werden (SCHMIDT 1958; KÜHN 1973a; GEHRKE; DÜCKERT 1983; BROMBERGER; MAUSBACH 1985a). In der Widerstandsgruppe um G. Schumann und G. Kresse in Leipzig (KRAUSE 1960) wirkten u. a. die Ärzte Margarethe Blank[36], Fritz Gietzelt[37], Karl Gelbke und Werner Seyfert mit. M. Blank arbeitete als praktische Ärztin in Panitzsch bei Leipzig, und es war bekannt, daß sie sich öffentlichen Zustimmungen zum faschistischen Staat fernhielt, Kriegsgefangene und Zwangsarbeiter wie jeden anderen Patienten behandelte und die Gefangenen mit dringend notwendigen Medikamenten versorgte. Darüber hinaus hörte sie den Sender Moskau ab und gab die so erhaltenen Informationen an ausländische Patienten weiter. Das am 24. 11. 1944 gegen sie im Rahmen des Prozesses gegen Georg Schumann und andere verhängte Todesurteil rief unter ihren Patienten Proteste hervor. Mehr als 200 Unterschriften wurden für ein Gesuch um Haftentlassung gesammelt – ein für die damalige Zeit ungewöhnlicher Schritt –, aber vergeblich. Am 8. Februar 1945 wurde Margarethe Blank hingerichtet.

Fritz Gietzelt, der seit 1939 für die Mitglieder der Schumann/Engert/Kresse-Gruppe seine Praxis als Treffpunkt zur Verfügung stellte, kam durch seine Hilfe für Zwangsarbeiter auch mit Widerstandsgruppen sowjetischer Kriegsgefangener in Beziehung. Seine Mitgliedschaft zu einer kommunistischen Widerstandsorganistion konnte ihm jedoch bei Gestapoverhören nie nachgewiesen werden. Dem gegen ihn ausgesprochenen Todesurteil entging er durch einen Zufall. Er war zur Vollstreckung nach Dresden überführt worden, konnte dort aber während der Bombenangriffe, die auch das Gefängnis trafen, fliehen. So überlebte F. Gietzelt und widmete sich nach 1945 in Leipzig dem Aufbau eines demokratischen und später sozialistischen Gesundheitswesens, wobei er besonders das Fach Röntgenologie förderte.

Mitglieder der A. Saefkow/F. Jacob/B. Bästlein-Gruppe (NITSCHE 1957) waren W. Kühn[38], Johannes Kreiselmaier[39], Helmut Müller, Rudolf Neubert (NEUBERT) 1974) und Gerhard Pagel, wobei die drei Letztgenannten um W. Kühn im Paul-Gerhard-Stift in Berlin eine Gruppe des Nationalkomitees »Freies Deutschland« bildeten, sowie Kurt Fürstenheim (BRÜCK 1964). Besonders eindrucksvoll ist die Entwicklung des Oberstabsarztes Dr. Johannes Kreiselmaier. Er, Sohn einer evangelischen Pfarrersfamilie, 1937 Mitglied der NSDAP geworden und streng der bürgerlichen Ideologie verhaftet, wandelte seine Auffassung vor allem unter dem Eindruck der Schlacht um Stalingrad. Die Niederlage der deutschen Wehrmacht und vor allem die sinnlose Opferung ungezählter Soldaten hatten seinem Umdenkungsprozeß ganz starke Impulse verliehen und ihn zu der Erkenntnis geführt, daß jeder, der nicht gegen Hitler aufträte, nationalen Verrat üben würde. Einmal bis dahin vorgedrungen, half ihm der Kontakt mit Kommunisten wie Wilhelm Moll oder Anton Saefkow, diese seine politische Überzeugung zu begründen und zu festigen. Kreiselmaiers Mitwirken in der Berliner antifaschistischen Widerstandsgruppe zeugt von der praktischen Umsetzung seiner oft unter großen Mühen erworbenen ideologischen Einsichten. Er übernahm beispielsweise auch die Ausarbeitung einer Denkschrift über die Seuchenbekämpfung für die Zeit nach dem erwarteten Sturz des faschistischen Regimes. Am 19. September 1944 wurde vor dem Volksgerichtshof gegen J. Kreiselmaier das Todesurteil ausgesprochen und am 27. 11. 1944 vollstreckt.

Aus der Schulze-Boysen/Harnack-Organisation (Die Schulze-Boysen/Harnack-Organisation 1970) sind die Ärzte John Rittmeister (SCHULZ 1974; 1981), Elfriede Paul sowie die Zahnärzte Hans-Helmut Himpel (MADER 1980) (hingerichtet 13. 3.1943) und Kurt Heß (JÜRGS 1985) bekannt. John Rittmeister, 1898 in Hamburg geboren, handelte zunächst aus humanistischer Überzeugung gegen den faschistischen Staat. Schon während seiner ärztlichen Tätigkeit in der Schweiz versuchte er, dort über einzelne ihm bekannte Seiten des faschistischen Terrors aufzuklären. Das setzte er in Berlin in einem Kreis von Intellektuellen nach seiner 1938 erfolgten Rückkehr nach Deutschland fort. Rittmeister, am Deutschen Institut für Psychotherapie in Berlin tätig, sammelte Geld für rassisch Verfolgte und politische Gefangene und schuf französischen Zwangsarbeitern die Möglichkeit, in seiner Wohnung ihre Heimatsender zu hören. 1941 lernte er Harro Schulze-Boysen kennen. Von nun an wurde die Arbeit beider Gruppierungen zusammengeführt. J. Rittmeister erhielt von H. Schulze-Boysen Informationsmaterial und war wohl auch an der geistigen Vorbereitung der »Agis«-Flugblätter beteiligt.[40] Nach der 1942 erfolgten Verhaftung ermordeten ihn die Faschisten am 13. 5. 1943.

Rainer Fetscher schließlich stand in enger Beziehung zu einer Dresdner Widerstandsgruppe, in der Herrmann Eckardt mit tätig war und in deren Auftrag er an der Übergabe der Stadt an die Rote Armee teilnahm und noch am 8. 5. 1945 dabei durch die SS getötet wurde (HEIDEL; LIENERT 1985).

Neben diesen in Gruppen wirkenden Ärzten gab es eine — gewiß in bislang nicht hinreichender Weise erfaßte — Vielzahl von Medizinern, die auch ohne feste Bindung an Gleichgesinnte versuchten, ihrem ärztlichen Eid und ihrer humanistischen Gesinnung treu zu bleiben. Dabei gingen sie oft über eine »innere Emigration« hinaus und zu aktivem Handeln über. Größtenteils waren ihre Aktivitäten jedoch zeitlich begrenzt und oft nur auf eine bestimmte Seite des faschistischen Machtapparates bezogen; zunehmend gegen Kriegsende verstärkte sich die Gegenwehr dieser Ärzte gegen unsinnige »Durchhaltebefehle« und weitere sinnlose Zerstörung und Verwüstung.[41]

Im Vergleich zum Zeitraum bis 1939 ergeben sich einige Gesichtspunkte, die für den Kampf von Medizinern gegen den Faschismus wichtig erscheinen und von denen folgende hervorgehoben werden sollen:

1. Der Ausbruch des zweiten Weltkrieges und seine Eskalierung durch den Überfall auf die UdSSR 1941 ließ eine vergleichsweise größere Zahl von Ärzten zumindest insofern aktiv werden, als sie sich gegen diesen Krieg aussprachen, ohne daß damit immer die Erkenntnis seines imperialistischen Charakters verbunden war. Sein weiterer Verlauf und die sich abzeichnende Niederlage Deutschlands mobilisierte auch Ärzte, alles Mögliche zu tun, die schlimmsten Folgen abzuwehren und einen Neubeginn zu ermöglichen (z. B. R. Degkwitz[42], G. Katsch [vgl. DITTRICH 1985, S. 76] oder A. Steinert [vgl. MIETHE 1974, S. 108f.]). Vereinzelt sind Handlungen bekannt, bei denen sich offiziell im Dienst des faschistischen Staates stehende Mediziner aus humanistischen Gründen gegen geplante Aktionen der Machthaber aussprachen. Dr. Wilhelm Hagen, Amtsarzt von Warschau und Bezirksleiter des Reichstuberkuloseausschusses im Generalgouvernement, wandte sich am 7. 12. 1942 in einem Brief an Hitler gegen die geplante Tötung von etwa 70000 Polen (vgl. MAUSBACH; MAUSBACH-BROMBERGER 1979, S. 119; WANKIEWICZ 1985, S. 192). Wie gefahrvoll in diesem Fall für den Betroffenen eine solche Haltung war, zeigt sich daran, daß der Reichsführer-SS Himmler Dr. Hagen für die Dauer des Krieges seiner staatsgefährdenden Ansichten wegen in ein Konzentrationslager »einweisen« wollte und anscheinend nur auf Fürsprache von Dr. Conti davon absah.[43] Das darf jedoch nicht darüber hinwegsehen lassen, daß Ärzten, die eine derartige Protesthaltung zeigten, ansonsten aber — mehr oder weniger deutlich — systemangepaßt waren, zumeist keine lebensbedrohenden Sanktionen drohten, wie eine Vielzahl von Beispielen beweist.[44]

2. Einfluß hatten die Kriegsereignisse auch auf jene Mediziner, die ihr ärztliches und humanistisches Ethos auf Grund ihrer religiösen Überzeugung bewahrten und nun oftmals aktiv in den Kampf gegen den Faschismus eingriffen. Inwiefern dabei beispielsweise die Predigt des Kardinals von Galen am 3. 8. 1941 in der Lambertikirche zu Münster, in der er sich gegen die Grausamkeiten im Zusammenhang mit der »Euthanasie«-Aktion aussprach[45] und die gewiß im Zusammenhang mit vielfältigen Formen des Protestes seitens führender Geistlicher und religiös gebundener Ärzte seit 1940 zu sehen ist (Akten 1983), Wirkung gerade auch in der Ärzteschaft hinterließ, läßt sich bislang nicht feststellen.

3. Charakteristisch für die Zeit von 1939—1945 ist die Tatsache, daß sich bei manchen der bereits vorher bestehenden Verbindungen die Motive für ihren Widerstandskampf änderten bzw. vermischten. Für einen Teil der aktiv gegen den Faschismus auftretenden Mediziner wurde die Erkenntnis des Wesens des Faschismus, der Notwendigkeit seiner Zerschlagung und der Ausrottung seiner Wurzeln

bis hin zu Überlegungen, was danach geschehen solle, wichtiges Motiv des Handelns. Dadurch veränderten sich auch die Formen und Methoden des Widerstandskampfes; von durch Humanität geprägten, oftmals im Bereich der ärztlichen Tätigkeit liegenden Handlungsweisen ging man über zu organisiertem Widerstand auch auf anderen Gebieten. Je ausgeprägter die politische Motivation war, desto breiter war auch die Palette ihrer Handlungen, die von Diskussionsrunden, Denkschriften, Flugblättern bis zu Kontakten mit ausländischen Zwangsarbeitern und gemeinsamem Handeln mit ihnen reichte (»Europäische Union«).

4. Die Ursache für einen solchen, oftmals außerordentlich komplizierten und für den einzelnen schweren Umdenkungsprozeß (J. Kreiselmaier) lag vor allem in der Wirksamkeit der KPD, die durch ihre Organisationsstruktur Möglichkeiten der Einflußnahme auf Kreise der Intelligenz, die sich gegen das faschistische Regime stellten, hatte und sie nutzte. In Berlin wurde das besonders deutlich. Viele der dort wirkenden Widerstandsorganisationen, und in ihnen die Ärzte, traten durch Vermittlung einzelner Genossen der KPD (Wilhelm Moll) miteinander in Verbindung.

Am erfolgreichsten war die Wirksamkeit der Ärzte dann, wenn sie, entweder als Kommunisten, als der KPD sehr nahestehend oder sich zumindest im wesentlichen mit deren Vorstellungen und Zielen identifizierend, in kommunistischen Widerstandsgruppen mitwirkten. Das beweist die Richtigkeit der von der internationalen kommunistischen Bewegung und der KPD entwickelten Volksfrontpolitik.

18. 3. Deutsche Ärzte in der Emigration

Bei der Betrachtung des Widerstandes deutscher Ärzte in der Emigration[46] ist zunächst von entscheidender Bedeutung, in welchem Land die Emigranten Aufnahme fanden. K. PEARLE hat in ihrer Arbeit diese Frage für die USA, speziell für New York, untersucht und ist zu der Aussage gekommen, daß, wenn auch von Bundesland zu Bundesland unterschiedlich, etwa ab 1937 ein deutlicher Stop für Zulassungen immigrierter Ärzte sichtbar wurde, den man teilweise sogar durch gesetzliche Bestimmungen untermauerte. Ursachen dafür waren u. a. der Nationalismus der US-amerikanischen Ärzte und ein diffuser Antisemitismus (vgl. PEARLE 1984, S. 116). Immerhin waren die USA mit 18 % das zweitgrößte Aufnahmeland (vgl. MÖLLER 1984, S. 5) für insgesamt etwa 780 emigrierte Mediziner, Pharmakologen, Sozialmediziner, Psychiater, Psychologen, Psychoanalytiker und Psychotherapeuten (Biographisches Handbuch 1983).[47] Real waren weitaus mehr Mediziner gezwungen, im Exil zu leben. PEARLE spricht von ca. 6000 zwischen 1933 und 1942 in die USA emigrierten Ärzten, von denen 60–65 % deutsche oder österreichische Staatsbürger waren (vgl. PEARLE 1984, S. 113). Diese große Differenz in den Zahlenangaben liegt zum einen an den unterschiedlichen Kriterien, die der Erfassung von Emigranten zugrunde gelegt wurden, zum anderen an der letztlich heute nicht mehr exakt nachzuvollziehenden Rekonstruktion des damaligen Geschehens auf Grund der unzureichenden Quellenlage. So sind die Aussagen zumeist nur als Näherungswerte aufzufassen. Für unser Anliegen erscheint diese Frage jedoch von untergeordneter Bedeutung; wichtig ist es vielmehr, die Situation deutscher Mediziner in der Emigration darzustellen. In vielen Fällen wurde es den vor ihrer erzwungenen Flucht aus Deutschland engagiert auftretenden, vor den drohenden Gefahren des aufkommenden Faschismus warnenden und zum Kampf gegen ihn aufrufenden Ärzten denkbar schwer gemacht, sich im Exil weiter auf diese Weise zu betätigen, z. T. allein deshalb, weil ihnen oftmals die Arbeit als Arzt (und damit auch die Sicherung ihrer Existenz) untersagt blieb. Erinnert sei nur an Käte Frankenthal, die bis 1933 in verschiedenen Funktionen politisch wirksam war und im öffentlichen Gesundheitsdienst arbeitete. 1932 wurde ihr Artikel »Aerzteschaft und Faschismus« in der Zeitschrift »Der sozialistische Arzt«[48] veröffentlicht, in dem sie zum gemeinsamen Handeln gegen den Faschismus aufrief. Im März 1933 mußte sie Deutschland verlassen und emigrierte über viele Zwischenstationen 1936 in die Vereinigten Staaten. Zwar erhielt sie 1937 eine Zulassung für eine medizinische Praxis; doch die Einkünfte waren so gering, daß sie über ein Jahr als Eisverkäuferin und als Wahrsagerin ihr Geld verdiente (vgl. BAADER 1984b, S. 79). Sie gehört jedoch zu den wenigen Ärzten, die auch in den USA weiterhin antifaschistisch tätig blieben. So arbeitete sie am Internationalen Ärztebulletin über »Gesundheitspolitisches aus dem Neuen Deutschland« mit, war Mitglied des 1944 gegründeten »Council for a democratic Germany« und dort im Fürsorgeausschuß[49] und arbeitete gemeinsam mit Felix Boenheim und Kurt (Hugo?) Glaser ein Programm zur Gestaltung des Gesundheitswesens in einem demokratischen Deutschland aus (vgl. THOM 1982, S. 19).[50]

Felix Boenheim ist bereits des öfteren erwähnt worden. 1933 emigrierte er zunächst nach Paris, dann über Jerusalem in die USA, wo er als praktischer Arzt wirkte. Auch hier schloß er sich der antifaschistischen Bewegung an. Als es Anfang 1944 um die Frage der Bildung eines Komitees »Freies Deutschland« in den USA ging, nahmen er und Albert H. Schreiner als Vertreter der linksorientierten Kräfte an den am 13. 1 1944 in New York City geführten Verhandlungen teil. Im dann gegründeten »Council« arbeitete er im Amerika- und Europaausschuß mit und war Vorsitzender (Chairman) des Fürsorgeausschusses. Wichtig waren für ihn vor allem Anstrengungen zur Verbreitung dieses Gremiums, um einen größeren Einfluß zu erreichen.[51]

Gleichfalls restriktiv ging man in **Schweden** gegen die emigrierten Mediziner vor. Nur sehr selten erhielten sie vor 1947 Gelegenheit, ihrer eigentlichen Tätigkeit nachzugehen. So wurde der Bakteriologe und Virologe der Universität Hamburg, Prof. Viktor Kafka, nach seiner Ankunft in Schweden als Archivarbeiter beschäftigt. Der Hals-Nasen-Ohrenarzt Alfred Peyser aus Berlin, der 1938 direkt nach Schweden emigrierte, nahm eine Stellung als Berater einer Arzneimittelfirma an (vgl. MÜSSENER 1974, S. 273f.; 504; 505f.). Peyser war Mitglied des 1944 gegründeten »Freien Deutschen Kulturbundes«, ebenso wie Max Hodann.[52]

Max Hodann, vor 1933 Mitglied des »Vereins sozialistischer Ärzte«, aktiv im »Bund der Freunde der Sowjetunion« (vgl. LANGE; RICHTER 1986, S.69)[53] tätig, dann Mitkämpfer im spanischen Bürgerkrieg, emigrierte über Norwegen nach Schweden, war dort jedoch nicht mehr als Sexualwissenschaftler (er hatte in Berlin am Institut für Sexualwissenschaften bis 1933 die Sexualberatungsstelle geleitet) wirksam, sondern arbeitete zunächst im Heinrich-Mann-Kreis (1939), dann im »Freien Deutschen Kulturbund« mit. Zeitweilig war er Vorsitzender dieser mit 500 Mitgliedern größten deutschsprachigen Emigrantenvereinigung in Schweden. Max Hodann, ». . . der in eben dieser Zeit an der Kraft der deutschen Widerstandsbewegung, ja an der Existenz eines politisch bedeutungsvollen anderen Deutschland zweifelte und deshalb ernste Vorbehalte gegenüber dem Nationalkomitee Freies Deutschland hatte . . .« (PETERS 1984, S. 166; vgl. auch S. 114; 165; 168; 180−185), legte allerdings noch vor dem Mai 1945 den Vorsitz nieder und trat dann aus dem Kulturbund aus.[54] Neben den bereits Genannten waren noch einige andere Ärzte Mitglieder des Kulturbundes.[55]

Ähnlich sah es in **Mexiko** aus, wo gleichfalls emigrierte Mediziner eine zweite Heimat fanden. In der Bewegung »Freies Deutschland« in Mexiko, deren erster Landeskongreß 1943 unter Vorsitz von Ludwig Renn stattfand, wirkte der Zahnarzt Dr. Ernst Cohn mit. E. Cohn, seit 1926 Mitglied der KPD, floh 1936 über die ČSR nach Frankreich, nahm aktiv am spanischen Bürgerkrieg teil, kam danach in ein französisches Internierungslager und emigrierte im April 1942 nach Mexiko. Seit dieser Zeit war er Sekretär der Bewegung »Freies Deutschland« in Puebla, 1943 Mitglied ihres Ausschusses und Leiter des Heinrich-Heine-Klubs in Puebla (Biographisches Handbuch 1980).

Diese Tatsachen belegen, daß sich auch in der Emigration ein − wenn auch kleiner − Teil der Ärzteschaft im antifaschistischen Sinne betätigte. Das fand seinen Ausdruck u. a. in der direkten öffentlichen Kritik am faschistischen System, in der Verbreitung der Wahrheit über seine Machtausübung mit Mitteln des Terrors und der Unterdrückung, in der Unterstützung der Alliierten Streitkräfte und nicht zuletzt in der Mitwirkung in Gremien, die demokratische Programme für den Neuaufbau eines befreiten Deutschland erarbeiteten.

Die Zusammensetzung innerhalb dieser Gremien war hinsichtlich der politischen und ideologischen Standpunkte ihrer Mitglieder sehr heterogen. Die ebenfalls in der Emigration tätigen deutschen Kommunisten versuchten, im Sinne einer vom Volksfrontgedanken geprägten Bündnispolitik auch hier Einfluß zu nehmen, doch gelang das auf andere Weise und wesentlich später als in Deutschland. Erklärlich ist dieses Faktum vor allem durch die sich erst allmählich vollziehende Stabilisierung und organisatorische Festigkeit in den eigenen Reihen; und an erster Stelle stand natürlich die Herstellung von Kontakten zu den Klassengenossen der Aufnahmeländer. Erst als sich diese Verbindungen gefestigt hatten, konnte man sich intensiver auch den Beziehungen zur Intelligenz widmen. Eine weitere Besonderheit des Kampfes im Exil war neben der Auseinandersetzung mit tagespolitischen Fragen die ausgeprägte Beschäftigung mit dem Neuaufbau eines demokratischen Deutschland nach der Zerschlagung des Faschismus.[56] Hier wurden die Mediziner vor allem als Gesundheitspolitiker gefordert. Um jedoch zu gültigen Aussagen darüber zu kommen, wie ein neues Gesundheitswesen zu gestalten sei, bedurfte es ideologischer Klarheit darüber, was dieses »neu« bedeutet; »neu« im Sinne von antifaschistisch-demokratischer Ordnung oder im Sinne von Beibehaltung der tradierten gesundheitspolitischen Strukturen, also einer bürgerlichen Gesellschaft ohne Faschismus. Die Erkenntnis des Wesens des Faschismus und der historischen Notwendigkeit seiner Zerschlagung, des Aufbaus eines nur unter diesen Voraussetzungen möglichen antifaschistisch-demokratischen Deutschland unter Führung der Arbeiterklasse – das waren Fragen, die mit langen Umdenkungsprozessen verbunden waren, wenn man nur an die soziale Herkunft der Ärzte denkt, und die deshalb auch nicht immer einhellig beantwortet werden konnten.

Anders gestaltete sich die Situation bei den Ärzten, die in der **Sowjetunion** wirkten. Die UdSSR bot ihnen im wesentlichen die Möglichkeit, in ihrem Beruf tätig zu sein. Auf diese Weise konnten die in die Sowjetunion emigrierten deutschen Mediziner zunächst ziemlich unbehindert ihrer ärztlichen Tätigkeit nachgehen. Nicht jeder in die Sowjetunion Emigrierte tat das jedoch mit einem festen Klassenstandpunkt und von der Bedeutsamkeit und Mission des ersten sozialistischen Landes der Erde überzeugt. Ein Teil der Emigranten, zum größten Teil rassisch Verfolgte, waren bürgerliche Humanisten, die oftmals den sie existentiell bedrohenden Vorgängen in Deutschland fassungslos gegenüberstanden. Allerdings wird ihnen, selbst unter Hinzuziehung aller Momente des Zufälligen, eine gewisse Aufgeschlossenheit gegenüber der Entwicklung in der UdSSR nicht abzusprechen sein; eine Aufgeschlossenheit, die ihre Wurzeln bereits in den zwanziger Jahren unseres Jahrhunderts hatte, als es zum Aufbau von freundschaftlichen Beziehungen zwischen deutschen und sowjetischen Ärzten kam.

Zu den hierzu gehörenden Ärzten darf man beispielsweise den Medizinhistoriker und Balneologen Richard Koch rechnen, der aus rassischen Gründen 1933 sein Lehramt verlor und seit dem Sommer 1937 in der Sowjetunion lebte.[57] Zweifellos hat die Politik der Sowjetunion, insbesondere auf dem Gebiet des Gesundheitswesens, auf direkte oder indirekte Weise Eindruck auf solche Ärzte hinterlassen, die sie, wie R. Koch von bürgerlichen Positionen kommend und auf ihnen beharrend, kennengelernt haben. Aber nicht diese Mediziner sind es, denen wir uns zuwenden wollen, sondern jenen, die als Emigranten in der Sowjetunion unter verschiedensten Voraussetzungen und auf unterschiedlichste Weise aktiv gegen den Hitlerfaschismus kämpften. Das waren vor allem bereits in Deutschland der KPD angehörende oder mit ihr sympathisierende Angehörige der Ärzteschaft. Ihnen waren die Prinzipien einer sozialistischen Gesundheitspolitik nicht fremd, hatten sie doch selbst in ihrer Heimat für deren Durchsetzung gerungen. Zu jenen Medizinern ist Erwin Marcusson zu rechnen, der 1930 Mitglied der KPD geworden war, nach der Machtergreifung des Faschismus verfolgt, verhaftet, jedoch wieder freigelassen wurde und im Einverständnis mit der Partei 1934 Deutschland verließ. 1936 reiste er als Emigrant in die Sowjetunion, wo er gerade auf dem Gebiet der Sozialhygiene viel Bewundernswertes und seinen Ideen und Vorstellungen Entsprechendes vorfand. Er arbeitete als Arzt und lernte nach dem Überfall Deutschlands auf die UdSSR Not und Grauen des Krieges und seiner Folgen kennen. Als er 1947 in seine Heimat zurückkehrte, stellte er sich sofort dem Neuaufbau zur Verfügung und begann seine Arbeit in der Deutschen Zentralverwaltung für das Gesundheitswesen (MARCUSSON 1980).

Maxim Zetkin wirkte ebenfalls als deutscher Kommunist in der Sowjetunion; er allerdings war bereits 1920 dorthin gekommen, um dem jungen Sowjetstaat als Arzt helfend zur Seite zu stehen. Anfangs arbeitete er als Chirurg in Moskau, war dann bis 1922 im Auftrage der Kommunistischen Internationale, der Internationalen Arbeiterhilfe und des Volkskommissariats für das Gesundheitswesen mit verschiedenartigen Aufgaben betraut.[58] 1936 eilte er, wieder als Internationalist handelnd, nach Spanien, um den Kampf der Internationalen Brigaden zu unterstützen. Beim heimtückischen

Überfall auf die Sowjetunion stellte er sich sofort für die Verteidigung seiner zweiten Heimat zur Verfügung und arbeitete, vorwiegend als beratender Chirurg, in sowjetischen Lazaretten. Nach der Befreiung des deutschen Volkes vom Faschismus war er einer der ersten, der sich dem Aufbau eines demokratischen Gesundheitswesens widmete und dabei viele seiner Erfahrungen aus der Tätigkeit in der UdSSR einbringen konnte (BURMEISTER; LANGE-PFAUTSCH 1983; STEINER; KOLMSEE 1983).

Eine Gruppe von Ärzten soll noch Erwähnung finden, deren Nichtbeachtung ein unvollständiges Bild des Kampfes deutscher Ärzte geben würde. Angesprochen sind jene Mediziner, die in der sowjetischen Kriegsgefangenschaft umzudenken begannen, sich in den Kriegsgefangenenlagern engagierten, und die zu den Mitinitiatoren und Mitgliedern des im Juli 1943 gegründeten Nationalkomitees »Freies Deutschland« wurden (JENTZSCH 1973b; BROMBERGER; MAUSBACH 1985a). Aus den Berichten dieser Ärzte geht immer wieder hervor, daß die Niederlage vor Stalingrad einen Großteil von ihnen zum Nachdenken anregte. Deutsche und sowjetische Kommunisten arbeiteten in den Kriegsgefangenenlagern, um dieses Nachdenken zu einem Begreifen und entsprechenden Handeln zu führen. Die medizinische Versorgung in den Kriegsgefangenenlagern durch sowjetische Ärzte und Ärztinnen, die fast alle persönliches Leid und materielle Verluste durch die deutschen Besatzer erfahren hatten und dennoch alles in ihrer Macht Stehende taten, um Epidemien und anderen Krankheiten Einhalt zu gebieten, beeindruckte die Gruppe der aufgeschlossenen deutschen Ärzte zutiefst und begann ihre vorerst nur emotionale Ablehnung des Faschismus in neue Bahnen zu lenken. Langsam setzte sich bei ihnen die Erkenntnis durch, was der Faschismus sei, welche Ursachen und Wurzeln er habe, daß es diese zu beseitigen gelte, wollte man eine neues demokratisches Deutschland aufbauen. Aus den Reihen dieser Ärzte sind später Aktivisten beim Aufbau unseres Staates und seines Gesundheitswesens hervorgegangen wie z. B. Erich Koch, Rudolf Pallas, Horst Rocholl oder Georg Pietruschka (FAHRENBACH 1972).

Bislang sind nur wenige Ärzte bekannt, die sich in anderen von den Faschisten okkupierten Ländern der antifaschistischen Bewegung anschlossen. W. Kühn kämpfte zeitweilig an der Seite der jugoslawischen Partisanen gegen die deutschen Eroberer. Edith Leffmann schloß sich der französischen Résistance an, in deren Auftrag sie dann als »französische Fremdarbeiterin« nach Deutschland ging (vgl. BROMBERGER; MAUSBACH 1985a, S. 303f.). Gleichfalls für die französische Widerstandsorganisation arbeitete Siegesmund Kaplan, der 1933 nach Frankreich emigrierte, dort zunächst nur inoffiziell als Arzt arbeiten konnte, nach dem Einmarsch der Deutschen unter dem falschen Namen Auguste Joseph Larousserie in der Nähe von Limoges untertauchte und als Helfer der Résistance verwundete Kämpfer in ihren Verstecken versorgte (vgl. Nicht mißhandeln 1984, S. 176f.).

Theodor Auerbach, der 1933 nach Belgien emigrierte, arbeitete dort illegal als Arzt, behandelte mittellose Emigranten kostenlos und übernahm dann auch die Betreuung jüdischer Bürger in einem von der jüdischen Gemeinde in Brüssel errichteten Ambulatorium. Aber er ging noch einen Schritt weiter und versorgte auf Bitten der »Roten Hilfe« auch politische Flüchtlinge medizinisch. Diese Begegnungen führten dazu, daß Th. Auerbach an verschiedene Patienten die »Rote Fahne« und andere illegale Schriften verteilte – und daß bei ihm ein Umdenken einsetzte, das ihn vom bürgerlichen Demokraten schließlich zum bewußten Kommunisten werden ließ. 1935, immer wieder bedroht von der Verweigerung der weiteren Aufenthaltserlaubnis, emigrierte Th. Auerbach in die UdSSR (vgl. JÜRGS 1981, S. 9).

18.4. Humanistische Bewährung und antifaschistischer Kampf im spanischen Bürgerkrieg 1936–1939

Als am 18. Juli 1936 unter Führung General Francos in Spanien ein Putsch faschistischer Generale begann, der sich rasch zum Bürgerkrieg ausweitete, rief er verschiedene Kräfte auf den Plan. Bekannt ist die Beteiligung des faschistischen Deutschland, dessen Legion »Condor«, unermeßlichen Schaden anrichtend, auf seiten der spanischen Faschisten mitkämpfte und praktisch für den zweiten Weltkrieg »Generalprobe« abhielt. Bekannt ist aber auch die internationalistische Hilfe und Solidarität, die dem spanischen Volk aus allen Teilen der Erde entgegengebracht wurde. Zu den Kämpfern an der spanischen Front gehörten etwa 5000 deutsche Interbrigadisten, unter ihnen auch Ärzte. Diese kamen ihrer humanistischen Verantwortung als Arzt nach – aber sie setzten sie um in ein politisches Bekenntnis. Nicht die Tatsache allein, helfen zu wollen, bewog sie, unter oft komplizierten Bedingungen nach Spanien zu gelangen; sie hatten die Konfrontation zwischen Demokratie und Faschismus, wie sie in Spanien offen zutage trat, erkannt und wußten um die Bedeutung des national-revolutionären Kampfes des spanischen Volkes, dem sie sich an die Seite stellten.

Bereits am 13. Oktober 1936 kamen die ersten sechs Ärzte nach Spanien, darunter zwei deutsche Mediziner. Zu den ersten, die sich dem Aufbau eines Sanitätsdienstes der Interbrigaden widmeten, gehörte neben Ursula Amann Dr. Günter Bodek, der 1937 als Chefarzt des Hospitalzentrum Benicasim starb (vgl. AMANN 1985, S. 205; 211). Etwa 20 deutsche Ärzte arbeiteten im Sanitätsdienst der Internationalen Brigaden.[59] Am 25. 7. 1937 waren 21 deutsche Mediziner in Spanien tätig,[60] u. a. Carl und Rosa Coutelle. C. Coutelle stand später – wie Rolf Becker (vgl. Ärzte 1973, S. 91–111; 493–495) – dem chinesischen Volk bei seinem Kampf gegen die japanischen Invasoren zur Seite. Weitere Ärzte in Spanien waren beispielsweise Kurt Winter und Maxim Zetkin. Neben Dr. Bodek starben Dr. Heilbrunn 1937 an der Front, Dr. Feldmann an Typhus, Dr. Blank im Hospitalzentrum Murcia. Dr. Rudolf Neumann emigrierte später nach Mexiko (vgl. SPIRA-RUSCHIN 1984, S. 189). Dr. Serelmann fiel in den Kämpfen der Résistance in Frankreich.

Alle die Genannten – und nicht zu vergessen die Schwestern und anderes Pflegepersonal – bewahrten, stets unter Einsatz ihres Lebens, in dieser Lage ihr ärztliches Ethos, das sie mit politischer Verantwortung verbunden hatten. Sie bewiesen durch ihr Handeln aufs eindringlichste, daß die Losung vom unpolitischen Ärzttum und von der Unvereinbarkeit des ärztlichen Berufes mit aktiver politischer Betätigung unhaltbar ist.

Abschließend soll noch kurz auf die Tätigkeit deutscher Ärzte in Konzentrationslagern hingewiesen werden. Gemeint sind in diesem Zusammenhang jene Ärzte, die sich, sei es als Lagerarzt oder Häftling, ihr ärztliches Ethos bewahrt hatten. Es scheint dazu bisher recht wenig Material zu geben.

Das mag sich zum einen daraus erklären lassen, daß Lagerärzte, die in den Häftlingsrevieren wirkten, nur in Ausnahmefällen ihrem Gewissen folgten. Walter Poller, selbst knapp zwei Jahre Häftling in Buchenwald, berichtet, daß ein Arzt aus Offenbach, der kurze Zeit im Häftlingsrevier arbeitete, seine ärztliche Aufgabe ohne Ansehen der Person versah (vgl. POLLER 1947, S. 191). Demzufolge wird er auch Häftlinge in angemessener Weise behandelt haben. Das war bei der »Achtung«, die den KZ-Insassen entgegengebracht wurde, gewiß eine Ausnahme und verdient hohe Achtung; denn schließlich standen die Konzentrationslager unter Führung der SS, und es hätte den Betreffenden notfalls die physische Vernichtung gedroht, wenn eine solche humane Einstellung offensichtlich erkennbar geworden wäre. Deshalb wird auch die Quellenlage zu dieser Frage wenig aussagekräftig sein.

Der andere Fakt, der die Untersuchung dieses Detailproblems erschwert, ist der, daß es – zumindest in späteren Jahren – deutschen Ärzten untersagt war, als Häftlinge im Krankenrevier Dienst zu tun. In der frühen Zeit der Konzentrationslager schien das noch nicht in dem Maße der Fall gewesen zu sein (vgl. DROBISCH 1985, S. 189f.). W. LANGHOFF schreibt dazu, daß während seiner Haftzeit in Börgermoor (1933/34) auch Prof. A. Kantorowicz, vor allem bekannt durch sein Wirken im Rahmen einer sozialen Zahnheilkunde, als Häftling in Börgermoor festgehalten worden war und zeitweilig Lazarettdienst geleistet habe (vgl. LANGHOFF 1981, S. 220; KIRCHHOFF 1983). Kantorowicz emigrierte später in die Türkei und kehrte 1950 in seine frühere Heimat, den Bonner Raum, zurück. Dr. Felix Königsberger, der 1923/24 Chefarzt der Kassenambulatorien in Berlin war, emigrierte 1933 nach Paris, wurde dort nach dem Überfall auf Frankreich jedoch verhaftet und 1944 nach Auschwitz und Dachau transportiert. In Dachau ermordete ihn die SS am 28. 3. 1945, weil er sich weigerte, an Experimenten bei jüdischen Kindern mitzuwirken (vgl. BAADER 1984b, S. 76). Dr. Fritz Lettow wird als einer derjenigen Ärzte benannt, die trotz der schwersten Bedingungen des Konzentrationslagers – er war im KZ Sachsenhausen inhaftiert – durch ihre solidarische Haltung ihrem humanistischen Berufsauftrag treu blieben (vgl. SCHEKLAKOW 1985, S. 215). Sicher haben auch andere eingekerkerte deutsche Ärzte mit den ihnen zur Verfügung stehenden begrenzten Möglichkeiten versucht, sich an solidarischen Hilfeleistungen für die Mithäftlinge zu beteiligen; bislang liegen darüber jedoch zu wenig Untersuchungen vor.

Den Medizinern, die sich in den Jahren der faschistischen Barbarei den antihumanen Zielen und Machenschaften des Regimes entgegenstellten, gebührt unsere größte Achtung und Anerkennung. Nicht wenige von ihnen gehörten nach der Zerschlagung des Faschismus zu denen, die unter oft unsagbaren Mühen ein funktionstüchtiges Gesundheitswesen aufbauen halfen (Im Dienst am Menschen 1985). Daran knüpft nicht zuletzt das politische Selbstverständnis der heutigen sozialistischen Intelligenz in der DDR an. Wir tun gut daran, wenn wir uns diese Tatsache des öfteren ins Gedächtnis rufen und dabei auch die ideologischen Umdenkungsprozesse jener Aktivisten der ersten Stunde mit all ihren Schwierigkeiten und oft mit großen inneren Kämpfen verbunden in Betracht ziehen.

Anmerkungen

[1] Über das Einwirken der KPD auf den »Verein sozialistischer Ärzte« für die Herstellung von Bündnisbeziehungen zur medizinischen Intelligenz und die Propagierung einer proletarischen Gesundheitspolitik haben in jüngster Zeit L. BÜTTNER und B. MEYER Untersuchungsergebnisse vorgelegt (vgl. BÜTTNER; MEYER 1984, bes. S. 204−209).

[2] Vgl. Institut für Marxismus-Leninismus beim ZK der SED. Zentrales Parteiarchiv (im folgenden: IML, ZPA), St. 10/149/Bd. 1.

[3] Vgl. IML, ZPA, St. 10/65/Bd. 1.

[4] Vgl. zu dieser Problematik, die hier nur in gebotener Kürze dargestellt werden konnte, neben der bisher aufgeführten Literatur und den relevanten Beiträgen des vorliegenden Bandes auch KÜHN 1973b; BENJAMIN 1977; KUDLIEN 1980; SCHMIEDEBACH 1980; PROSS 1984; THOM; SPAAR 1985.

[5] Nicht eingegangen werden kann in diesem Rahmen auf weitere in der Literatur in diesem Zusammenhang verwendete Begriffe. Dazu gehören u. a. innere und äußere Emigration, aktiver und passiver Widerstand, Verweigerung, Protest, Opposition, Nonkonformität oder Resistenz. Im Rahmen der bürgerlichen Geschichtsschreibung ist wohl insbesondere der Resistenzbegriff z. Z. gebräuchlich, den BROSZAT u. a. als strukturgeschichtlich definieren und ihn dem »moralisch-politischen Legitimationsbegriff ›Widerstand‹« entgegensetzen, »um (neben der Herrschaftsdurchsetzung) die wirksam gewordene Herrschaftsbegrenzung des Nationalsozialismus sichtbar zu machen...« (Bayern in der NS-Zeit, Bd. 1, 1977, S. 11 f.).

[6] »Als Antifaschismus kann nur eine solche Haltung und als antifaschistisch nur ein solcher Kampf bezeichnet werden, die den Faschismus von einer Position prinzipieller Verteidigung des Humanismus ablehnen und bekämpfen.« (GOSSWEILER 1986, S. 655).

[7] Einschränkend muß angemerkt werden, daß die vorliegende Darstellung hinsichtlich der zu berücksichtigenden Personen keinen Anspruch auf Vollständigkeit erhebt. Angestrebt wurde, einige getroffene Aussagen mit Beispielen zu belegen; noch mehr geht es darum, dem Leser zu zeigen, wie Mediziner ihrem ärztlichen Eid und ihrer humanistischen Verpflichtung treu geblieben sind, um ein den historischen Gegebenheiten und Bemühungen adäquates Traditionsverständnis und -bewußtsein zu fördern.

[8] »Diese Frage (spricht man nur dann von Antifaschismus, wenn der Faschismus als Ganzes bekämpft wird [S. F.]) zu bejahen, heißt den Antifaschismus auf die Kommunisten zu beschränken, heißt also gerade das **Wesentliche** am Antifaschismus − seinen Charakter als quer durch Klassen und Schichten gehende, verschiedenartigste politische Richtungen auf ein gemeinsames Ziel hin einigende **Bündnismöglichkeit** − von vornherein abzutöten.« (GOSSWEILER 1986, S. 652).

[9] Entsprechend dem »Gesetz zur Verhütung erbkranken Nachwuchses« vom 14. 7. 1933 .

[10] Vgl. Karl-Marx-Universität Leipzig. Universitätsarchiv (im folgenden: UAL). − PA, 164, Bl. 203.

[11] Vgl. UAL. − PA, 1263, Bl. 57/58.

[12] Vgl. UAL. − PA, 164, Bl. 232.

Die Quellenlage bezüglich solcher Handlungen ist gewiß noch nicht ausreichend untersucht worden. Andererseits darf man dabei ein gewisses Maß an quellenkritischem Herangehen nicht unterschreiten; zumeist ergeben sich solche Befunde erst über die Entnazifizierungsgutachten bzw. persönlichen Stellungnahmen der Wissenschaftler in diesem Zusammenhang. Mit Sicherheit sind gerade sie subjektiv gefärbt und oft − vielleicht auch unbewußt − dem Zweck der Rehabilitierung untergeordnet. Im individuellen Verständnis des Wissenschaftlers werden dadurch Handlungsweisen als Widerstand gegen das faschistische System gesehen und dementsprechend hoch bewertet. Das soll keineswegs den Mut zum Handeln wider offizielle Vorschriften schmälern, sondern lediglich auf die Einbettung dieser Entscheidungen in den geschichtlichen Zusammenhang hinweisen und betonen, die Wissenschaftlerpersönlichkeit in ihrer Totalität zu erfassen.

[13] Die Darlegungen von HEIDEL und LIENERT beruhen auf z. T. neu aufgefundenem Quellenmaterial und bringen neben der Wertung der Leistungen R. Fetschers, die er

auf dem Gebiet der Eugenik erbrachte und die teilweise von den faschistischen Rassenhygienikern mißbraucht wurden, auch einen belegbaren Einblick in seine auf humanistischer Einstellung beruhenden weiteren Aktivitäten (HEIDEL; LIENERT 1985, bes. Nr. 16; auch KÜHN 1973a).

[14] Erna Stahl, Studienrätin, geb. am 15. 2. 1900 in Hamburg, Lehrerin an .der Lichtwark-Schule, verhaftet am 4. 12. 1943. Vgl. IML, ZPA, St. 62/5/63.

[15] Heinz Kucharski, geb. am 22. 7. 1919 in Hamburg, studierte ab 1939 in Hamburg und Berlin Philosophie, Indologie und Völkerkunde, verhaftet am 9. 11. 1943. Vgl. IML, ZPA, St. 62/5/63.

[16] Hier ist der Sohn von Prof. R. Degkwitz gemeint.

[17] IML, ZPA, St. 62/5/63.

[18] Bei BAADER wird als Vorname Lydia angegeben. Sie übernahm die Leitung der ersten Ehe- und Sexualberatungsstelle in Berlin am Prenzlauer Berg (vgl. BAADER 1984a, S. 68).

[19] Vgl. IML, ZPA, NJ 1720/1

[20] Vgl. IML, ZPA, NJ 1720/4

[21] Vgl. IML, ZPA, St. 10/65/ Bd. 2; vgl. auch SCHUMANN 1985, S. 152; 168.

[22] IML, ZPA, St. 10/65/ Bd. 1. Über Dr. W. Swienty sind bislang keine weiteren Angaben bekannt.

[23] Ausdrücklich ausgeklammert wird der Bereich des kirchlichen Widerstandes im Faschismus. Zur Haltung der evangelischen und katholischen Kirche gegenüber der Euthanasie und Zwangssterilisation vgl. NOWAK 1984a, bes. S. 91 – .177.

[24] Vgl. zum breitgefächerten Spektrum der Zuwiderhandlungen Widerstand aus Glauben 1985.

[25] Da der studentische Widerstand nicht Gegenstand der Darstellung ist, sei vor allem verwiesen auf: Wir schweigen nicht 1968; JAHNKE 1969; Deutsche Widerstandskämpfer 1970; SCHOLL 1982.

[26] Vgl. IML, ZPA, St. 65/5/63.

[27] Abgedruckt in BROMBERGER; MAUSBACH 1985a, S. 293f.

[28] Dieser Tätigkeitsbericht ist abgedruckt in: Der lautlose Aufstand 1953, S. 105f. Der Bericht muß aus den letzten Kriegstagen stammen.

[29] Oscar Fischer wird bei RUTH ANDREAS-FRIEDRICH genannt (vgl. 1977, S. 110f.); in den Darstellungen und Quellen zur »Europäischen Union« findet er jedoch keine Erwähnung.

[30] Herbert Richter-Luckian, geb. am 5. 8. 1901 in Halle, war der Sohn eines Kunstmalers. 1916–1918 ging er in Hannover bei einem Architekten in die Lehre. 1918 eröffnete er gemeinsam mit seinem Vater eine Werkstatt für Innenarchitektur und Malerei. Über den Schauspieler Paul Wegener wurde er 1922 als Architekt bei der Ufa angestellt. 1926/27 war er beratender Architekt der Stadt Berlin für Ausstellungswesen, ab Mitte 1942 im Auftrag des Reichshandwerksmeisters für die Behebung von Fliegerangriffsschäden an zentraler Stelle eingesetzt. Nach den Ermittlungen der Gestapo hatte er vor 1933 keiner Partei angehört. 1934 unter dem Verdacht der Teilnahme an kommunistischen Umtrieben festgenommen, jedoch mangels Beweisen freigesprochen. Vgl. IML, ZPA, NJ 1720/1.

[31] Es gibt in der Literatur über G. Groscurth nur einen Hinweis darauf, daß er 1932 bereits Mitglied der KPD gewesen sei. Vgl. KLEMPERER 1960, S. 585.

[32] Groscurth und Havemann hatten sich 1932 am Kaiser-Wilhelm-Institut kennengelernt und Freundschaft geschlossen. Nach ihrer Entlassung 1933 und der Anstellung Groscurths im Krankenhaus Moabit blieben die freundschaftlichen Kontakte erhalten. Havemann, der am Pharmakologischen Institut der Berliner Universität arbeitete, war forschungsmäßig an Arbeiten des OKH beteiligt und im Institut selbst Abwehrbeauftragter, so daß wahrscheinlich ist, daß auch von hier aus wichtige Informationen an die kommunistische Organisation in Berlin weitergeleitet wurden. In der Anklage vor dem Volksgerichtshof wurde festgestellt, daß er bis zuletzt Beziehungen zu kommunistisch eingestellten Personen unterhielt und über den Stiefbruder von Ilse Stöbe (Schulze-Boysen/Harnack-Organisation), Kurt Müller, Kontakte zu kommunistischen Gruppen gesucht habe. Außerdem hätte er im Einverständnis mit Richter-Luckian und Groscurth ein Informationsblatt über die Auswirkungen des feindlichen Luftterrors auf Berlin geplant. Vgl. IML, ZPA, NJ 1720/1.

[33] Vgl. IML, ZPA, NJ 1720/1.

[34] Vgl. IML, ZPA, NJ 1720/2.

[35] Humboldt-Universität Berlin. Universitätsarchiv, Personalakte Doz. Dr. med. Georg Groscurth, Bl. 40.

[36] Vgl. IML, ZPA, NJ 1641.

[37] Vgl. IML, ZPA, NJ 1575/1.

[38] Vgl. IML, ZPA, NJ 1538/1, 1538/2.

[39] Vgl. IML, ZPA, NJ 1507. Vgl. auch ZEHMISCH 1968.

[40] Vgl. dazu SCHEEL 1985. Im Zusammenhang mit der Agis-Flugschrift »Die Sorge um Deutschlands Zukunft geht durch das Volk!« wird J. Rittmeister nicht erwähnt.

[41] »Die Mitarbeit von Ärzten ist in einer Reihe von Widerstandsgruppen nachweisbar. Nicht selten leisteten sie trotz der damit verbundenen Gefahr individuelle Hilfe, auch für jüdische Kollegen. Es hat den Anschein, als ob neben der Tendenz, sich politischen Entscheidungen zu entziehen, die in diesem Berufszweig besonders betonte Verpflichtung, Menschen zu helfen, weiter wirkte und – vielfach ungewollt – zu letztlich politischen Entscheidungen führten. Für solche Hilfen mag auch die häufig bei Medizinern anzutreffende christliche Grundeinstellung motivbildend gewesen sein.« (BRAMKE 1985b, S. 66; vgl. auch Deutsche Demokraten 1981, S. 319; 329).

⁴² Vgl. HOCHMUTH; MEYER 1980, S. 552f. (Dok. 33; Brief von R. Degkwitz an Prof. Jacoby, Ordinarius für Philosophie an der Universität Greifswald, vom 23. 8. 1943).

⁴³ Vgl. BUCHHEIM 1965, S. 359. Auszüge des erwähnten Briefes sind hier auf den S. 357—359 abgedruckt. Der gesamte Briefwechsel, der mit dieser Handlung verbunden ist, widerspiegelt, daß W. Hagen, zumindest in den Einschätzungen seiner Vorgesetzten, schon immer dadurch auffiel, daß er als Arzt in Warschau gegenüber der polnischen Bevölkerung eine vergleichsweise humane Haltung eingenommen hatte. Hagen wurde, nachdem er diesen Brief geschrieben hatte, von seinen Funktionen im Generalgouvernement entbunden und zu praktischer ärztlicher Tätigkeit ins »Altreich« notdienstbeordert (POSPIESZALSKI 1958b).

⁴⁴ Diese Überlegung ist spätestens dann von Wichtigkeit, wenn die Frage der Verantwortung der deutschen Ärzte für die grauenhaften Verbrechen, die im »Volksinteresse« begangen worden sind, zur Debatte steht.

⁴⁵ Abdruck u. a. in Der Krieg 1980, S. 112—124.

⁴⁶ Die Emigration jüdischer Ärzte nach 1933 wurde nicht als eigenständiges Problem betrachtet. Nur in solchen Fällen, wo neben der Verfolgung auf Grund der Gesetzgebung des faschistischen Staates auch ein deutliches medizinalpolitisches Engagement nachweisbar war und die betreffenden Mediziner in der Emigration ebenfalls aktiv gegen den Faschismus auftraten, fand sie Berücksichtigung. Vgl. dazu u. a. BAADER 1984b; MÖLLER 1984; PEARLE 1984. Daraus folgt, daß die Erklärung der Emigration als eine Form des antifaschistischen Widerstandes in dieser Pauschalität eine unzulässige Verallgemeinerung darstellt.

⁴⁷ Eine Auszählung der Berufsgruppe Medizin einschließlich Pharmakologie und Sozialmedizin ergab 515 Emigranten, die der Gruppen Psychiatrie, Psychoanalyse, Psychotherapie und Psychologie 290. In 31 Fällen lag eine Doppelaufführung vor, so daß man auf eine Gesamtzahl von 774 emigrierten Ordinarien bzw. habilitierten Wissenschaftlern kommt. Die reale Ziffer wird wesentlich höher liegen, wenn man an den im »Handbuch« nicht erfaßten Personenkreis denkt. Zu beachten ist auch, daß sich keinesfalls alle Mediziner im Sinne des Widerstandes gegen den Faschismus in Deutschland engagierten, sondern nur der geringste Teil.

⁴⁸ Abdruck in BROMBERGER; MAUSBACH 1985a, S. 323 bis 330.

⁴⁹ Vgl. IML, ZPA, NL 198/80.

⁵⁰ Die Unsicherheit hinsichtlich des Vornamens rührt daher, daß in den Archivmaterialien ein Dr. Hugo Glaser genannt wird, der sowohl im »Council« als auch, gemeinsam mit F. Boenheim und K. Frankenthal, im Fürsorgeausschuß tätig war. Vgl. IML, ZPA, NL 198/80.

⁵¹ Vgl. IML, ZPA, NL 198/80.

⁵² Vgl. PETERS 1984, S. 205. Kurz nach der Gründung des Nationalkomitees »Freies Deutschland« trafen sich etwa 30 deutsche Emigranten der verschiedensten politischen Richtungen, von denen die Mehrzahl einen »Aufruf zur Sammlung der Deutschen in Schweden« unterschrieb, der als Brief an Erich Weinert (Moskau), Dr. Kuczynski (London) und Thomas Mann (USA) gerichtet war. Zu den Unterzeichnern dieses Aufrufes gehörten u. a. ebenfalls A. Peyser und M. Hodann. Vgl. MÜSSENER 1974, S. 199.

⁵³ Vgl. auch IML, ZPA, St. 10/65/Bd. 1.

⁵⁴ Eine umfassende Charakterisierung und Wertung der Persönlichkeit Max Hodanns zu geben ist außerordentlich kompliziert. Dazu wird es intensiver Forschungen bedürfen; außerdem würde es den Rahmen dieses Beitrages überschreiten. Verwiesen sei vielleicht noch auf die Darstellung Hodanns bei PETER WEISS. Vgl. WEISS 1983.

⁵⁵ Z. B. Dr. med. Johanna Hellmann, Dr. phil. Fritz-Günther Keitel (Bakteriologe), Dr. med. Katharina Klapper, Dr. med. dent. Jenny Philipps. Vgl. MÜSSENER 1974, S. 199; PETERS 1984, S. 205. Bei Jenny Philipps dürfte es sich um Jenny Cohen handeln, die 1947 in die damalige sowjetische Besatzungszone zurückkehrte und in leitenden Funktionen des Gesundheitswesens am Aufbau eines sozialistischen deutschen Staates teilnahm. Vgl. Ärzte 1973, S. 112—124; 497f. Zu den anderen genannten Personen konnten bislang keine weiteren Angaben ermittelt werden.

⁵⁶ Das heißt freilich nicht, daß diese Fragen der Perspektive unter den antifaschistischen Widerstandskämpfern in Deutschland nicht diskutiert worden sind.

⁵⁷ In einem Brief aus Jessentuki an Karl Sudhoff vom 29. 10. 1937 berichtete er über seine ersten Eindrücke. »Ich bin hier Konsultant an der Biologischen Klinik, d. h. an dem Sanatorium, daß außer seinem unmittelbaren Zweck der wissenschaftlichen Erforschung der hiesigen Heilquellen in ihrer Wirkung auf den Organismus und in ihrer therapeutischen Verwendbarkeit dient . . . Ein Vorgesetzten- und ein Untergebenenverhältnis besteht nur in administrativen Dingen und zudem in der Organisation der wissenschaftlichen Arbeit. In dieser Beziehung sind die Sanatorien in ein zentralisiertes System für das ganze Gebiet der Union eingeordnet . . . Der kollegiale Verkehr ist ganz besonders reibungslos und angenehm. Das Niveau der Ärzte ist ganz besonders hoch. So etwas wie Prätention gibt es hier überhaupt nicht. Ich habe noch an keiner Krankenanstalt eine so entspannte Zusammenarbeit gesehen. Ebenso reibungslos ist das Verhältnis zu den Patienten.« (zit. nach SCHWANN 1982, S. 100f.).

⁵⁸ Vgl. IML, ZPA, NL 5/117.

⁵⁹ Vgl. die Namensaufstellung bei JENTZSCH 1973a, S. 205. Bei BROMBERGER/MAUSBACH (1985b, S. 302f.) sind insgesamt 18 Ärzte genannt. E. Cohn findet keine Erwähnung; auf seine Teilnahme am spanischen Befreiungskampf wurde bereits hingewiesen.

⁶⁰ Vgl. IML, ZPA, NL 24/8.

19.
Die grundlegenden Merkmale der faschistischen Deformierung des humanen Sinnes der Medizin — die Lehren der Geschichte für die soziale Verantwortung des ärztlichen Berufes und die medizinische Ethik in unserer Zeit

Bei allen in diesem Buch behandelten Erscheinungsformen der Entwicklung der Medizin und des Gesundheitswesens unter den Bedingungen der faschistischen Diktatur in Deutschland ist von den Autoren versucht worden, die Spezifik der eingetretenen Wandlungen in der Zielsetzung und in der Art und Weise der Ausübung der ärztlichen Tätigkeit herauszuarbeiten, die mit diesen Wandlungen verbundenen Zwecksetzungen und sozialen Folgewirkungen zu charakterisieren, die Motive zu kennzeichnen, die Ärzte zur Mitwirkung an oder zur Hinnahme von ihnen neu auferlegten Pflichten veranlaßten, und einige der sich aus der bisherigen Debatte abzeichnenden Lehren für die Gegenwart zu benennen. Die hier nun abschließend vorzunehmende verallgemeinernde Wertung des historischen Geschehens soll sich vorrangig ebenfalls auf diese Fragen beziehen, wobei jedoch bei der Begründung der dazu eingenommenen Positionen auf das in den Sachkapiteln dargestellte Material verwiesen werden muß und nur noch in sehr begrenztem Umfang auf neue Gesichtspunkte und bislang noch nicht erwähnte Arbeiten eingegangen werden kann.

Bei der Bestimmung der wesentlich neuen, dem Faschismus eigenen und speziell diesem System dienenden Momente der durch die »nationalsozialistische Erneuerung« hervorgebrachten Existenzbedingungen und Wirkungsformen der Medizin und des Gesundheitswesens in Deutschland gehen wir davon aus, daß die faschistische Machtausübung in allen ihren bedeutsamen Komponenten letztlich von den Interessen der in dieser Zeit auch die ökonomische Macht besitzenden Kräfte geleitet worden ist und darauf abzielte, die imperialistisch geprägte sozialökonomische Ordnung zu erhalten und zu stabilisieren. Diese Interessen, die sowohl die rücksichtslose Unterdrückung aller politischen Gegner wie auch die Errichtung eines diktatorischen Instrumentariums der Steuerung aller sozialen Lebensprozesse als Mittel für den eigentlichen Zweck bedingten, lagen auch dem Umgang dieses Regimes mit der Wissenschaft zugrunde, dessen Kern die totale Indienstnahme aller der Wissenschaft eigenen Leistungspotenzen für die Machtabsicherung bildet.

Für die Medizin als Wissenschaft und soziale Institution erwies sich dabei deren Vermögen zur Förderung der Leistungsfähigkeit von Individuen als einer der bedeutsamsten Ansatzpunkte für den zielstrebigen Aufbau neuer Wirkungsrichtungen und Tätigkeitsformen des ärztlichen Handelns im Interesse der faschistischen Herrschaft, da damit ein bis dahin weitgehend ungenutztes Potential an Möglichkeiten zur Erhöhung des Nutzeffektes der menschlichen Arbeit und damit auch der Profitmaximierung zur Entfaltung gebracht werden sollte. Die dabei im einzelnen verfolgten Strategien wechselten in bezug auf Schwerpunktbildungen der Gesundheitspolitik zu verschiedenen Zeiten; die mit ihnen verbundenen praktischen Maßnahmen sind jedoch gut überschaubar. Zu ihnen gehörten der Aufbau der betriebsärztlichen Wirkungssphäre mit neuen Techniken der Kontrolle des rationellen Arbeitseinsatzes und des Gesundheitsverhaltens, das System der sogenannten »Gesundheitsführung« mit stark ausgebauten gesundheitserzieherischen Komponenten und einigen Formen prophylaktischen Wirkens bei der Früherfassung und -behandlung bestimmter Erkrankungen, der umfassende Versuch zur Nutzung naturheilkundlicher Erfahrungen und Vorgehensweisen sowie die Entwicklung und der Einsatz leistungsstimulierender Pharmaka und Wirkstoffe. Für die Medizin bedeutete diese Orientierung eine erhebliche Ausweitung ihres sozialen Wirkungsraumes in Sphären hinein, die bei einer vorher fast ausschließlich kurativen und fürsorgerischen Ausrichtung gar nicht wahrgenommen worden sind, wobei in diesem Prozeß für einen großen Teil der Ärzteschaft gesicherte, sozial anerkannte und einen Zuwachs an professioneller Kompetenz repräsentierende Einsatzgebiete entstanden. Da diese Leistungsorientierung an real existierenden Möglichkeiten der Einflußnahme auf individuelles Verhalten ansetzte und partiell durchaus auch den Interessen der Menschen an Gesunderhaltung, Krankheitsvermeidung und Leistungsförderung entsprach, blieb für viele Ärzte der eigentliche Sinn der gesundheitspolitischen Zielstellungen des faschistischen Regimes verdeckt. Offen zutage trat die Differenz zwischen den systemeigenen gesundheitspolitischen Intentionen und den wirklichen Lebensinteressen der Menschen erst dort, wo Leistungsforderung und Leistungsstimulierung problematische Langzeitfolgen für die individuelle Gesundheit bewirkten, was vor allem unter den Bedingungen des Krieges in den Vordergrund trat, und zwar dort, wo physisches Leistungsvermögen zum alleinigen oder entscheidenden Kriterium von Gesundheit wurde und andere Lebensinhalte und Bedürfnisse rigide Abwertungen erfuhren, sowie an jenem Punkte, wo damit begonnen wurde, den Wert des individuellen Lebens nach Leistungskriterien zu bemessen und jenen Menschen sukzessive Fürsorge- und Betreuungsleistungen zu entziehen, bei denen die Wiederherstellung von Leistungspotenzen nicht mehr erwartet worden ist. Die durch den Faschismus in diesem Problemfeld bewirkte Destruktion des humanen Sinngehalts der ärztlichen Tätigkeit bestand nicht einfach darin, daß die Medizin diesen neuen Wirkungsraum zugewiesen erhielt und in ihm wirksam wurde, sondern darin, daß diese Wirksamkeit an begrenzten und einseitigen Werturteilen über menschliche Lebensbedürfnisse orientiert und ausgerichtet blieb. Dies muß ausdrücklich betont werden, um kurzschlüssige negative Wertungen der Zuwendung der Medizin zur Leistungsproblematik zu vermeiden, vor allem aber, um auf das dringende Erfordernis einer differenzierten und kritischen Prüfung der jeweils für Individuen eintretenden Folgen bei der Übernahme von auf den ersten Blick gesellschaftlich geboten scheinenden Aufgaben im außerkurativen Bereich zu verweisen. Während der Zeit des Faschismus erfolgtes Versagen der moralischen Urteilsbildung in dem oben genannten Sinne beruhte wesentlich auf der unkritischen Übernahme von scheinbar im gesellschaftlichen Interesse gelegenen Pflichten bzw. darauf, daß keine klaren Grenzen für vergewaltigende und Persönlichkeitsrechte mißachtende Entscheidungen bedacht und fixiert worden sind. Das Interesse der Gesellschaft oder einzelner ihrer Gruppen kann nicht als Abstraktum dem der Individuen entgegengesetzt werden; in der Medizin erst recht nicht, da diese ihren ersten und hauptsächlichen Zweck darin hat, dem einzelnen für Schutz und Hilfe bei Gefährdungen seines Lebens zur Verfügung zu stehen.

Noch viel krasser und deutlicher fand der Widerspruch zwischen dem faschistischen Gebrauch der Medizin und den Lebensbedürfnissen der Menschen seinen Ausdruck in einem weiteren für die Gesundheitspolitik dieses Regimes charakteristischen Bereich, der in einem totalen Bruch mit dem überlieferten Funktionsverständnis des Arzttums seine Strukturierung und Ausprägung erfuhr und den vielfältigen Einsatz der medizinischen Kompetenz für die Begründung und Umsetzung rassistischer und rassenhygienischer Ideen umfaßt. In diesem Feld der breiten Ausnutzung der Medizin für die quasi-wissenschaftliche Kennzeichnung, für die Erfassung, für die diskriminierende Ausgrenzung und schließlich auch Beschränkung von Lebensmöglichkeiten von als »minderwertig« und »lebensunwert« angesehenen Menschengruppen ging es um eine völlig neuartige und dem Wesen nach eindeutig antihumane Funktionalisierung des ärztlichen Handelns, die vom Ansatz her verwerflich war und in ihrem Charakter hätte erkannt werden müssen. Den faschistischen Machthabern war die Medizin hier nicht nur deshalb nützlich, weil die ergriffenen Maßnahmen die Einsparung von Betreuungs- und Fürsorgekosten versprachen, sondern vor allem deshalb, weil sie auf ihre Weise zu einem tagtäglich und massenhaft wirksamen Moment der Einübung und Bekräftigung von Denkmustern für den repressiven Umgang mit Menschen wurde, die aus verschiedenen Gründen als Feinde der eigenen Gemeinschaft galten. Viele namhafte und anerkannte Vertreter der Medizin jener Zeit gaben vor oder meinten, mit radikalen Eingriffen in die Reproduktion und der verschärften Ausgrenzung der sozialen Normen nicht entsprechenden Personen eine weitgehend von Krankheit und Leid freie Gemeinschaft auserlesen leistungsfähiger Individuen schaffen zu können. Mit dieser lächerlichen Utopie verbunden war wiederum die These von der Bedeutungslosigkeit der individuellen Interessen und Lebensrechte gegenüber den vorgeblichen Erfordernissen der Erhaltung der Gemeinschaft, die sich als zentrale Achse der ideologischen Anpassung der Medizin an das faschistische System erwies und mit den an sie gebundenen Konsequenzen den substantiellen Gehalt des ärztlichen Bewahrungsauftrages hier nun schon eindeutig negierte. Auch für diesen neuen Wirkungsbereich der Medizin gilt, daß die sukzessive Erweiterung der »rassenpflegerischen« und rassenhygienischen Eingriffe in den sozialen Lebensprozeß mit der Gründung einer Vielzahl neuer Institutionen und damit auch der Schaffung neuer Tätigkeitsfelder und von Karrieren verbunden war, u. a. in dem stark ausgebauten Sektor der »erbbiologischen Erfassung«, bei der Praxis der Sterilisierungen und schließlich im Rahmen des neuen Netzes der öffentlichen Gesundheitsverwaltung. Auch nicht unmittelbar in diese Sphäre integrierte Ärzte wurden in deren praktischen Ausbau in großem Umfange einbezogen, beispielsweise durch eine Fülle von Meldepflichten, durch die Begrenzungen der Hilfeerweisung für »nichtarische« Menschen und auf andere Weisen. Der in der politischen Terminologie in der Gegenüberstellung von »Ausmerze« und »Aufartung« gefaßte innere Widerspruch der der Medizin zugewiesenen Aufgabe wirkte bis in die Praxis des Allgemeinmediziners hinein, der ständig dazu gedrängt wurde, seine ärztliche Leistung nach nichtärztlichen Kriterien zu verteilen und an Diskriminierungen und Ausschließungen von Hilfeleistungen mitzuwirken.

Ein drittes für den Faschismus typisches und tragendes Moment der gezielten Indienstnahme der Medizin für die politischen Zwecke des Regimes bestand schließlich darin, daß in einem früher nie gekannten Ausmaß Ärzte auch in die Absicherung der Tätigkeit von politischen Organisationen und Institutionen der staatlichen Gewalt einbezogen worden sind, was insbesondere über den Aufbau spezieller medizinischer Dienste mit paramilitärischem oder militärischem Charakter erfolgte. Hier sind zu nennen die Sanitätsdienste der SA, der SS, der Hitlerjugend, aber auch die des Reichsarbeitsdienstes und der rasch zu einem immensen Machtpotential aufgebauten Wehrmacht, die vor allem jungen Medizinern gesicherte Stellungen, rasche Aufstiegsmöglichkeiten und als attraktiv geltende äußere Symbole der Teilhabe an der Macht boten, dafür aber strenge Disziplin, vollständige Identifizierung mit der politischen Ideologie und bedingungslose Einsatzbereitschaft verlangten. Auch in diesen neu geschaffenen ärztlichen Wirkungsbereichen blieben originär ärztliche Aufgaben prophylaktischer und kurativer Art eine Komponente des beruflichen Einsatzprofils und konnten sogar unter besonders günstigen Voraussetzungen wahrgenommen werden; neben diesen gewannen aber auch Pflichten anderer Art zunehmendes Gewicht, durch deren Ausführung die hier Tätigen unmittelbar an der Erhaltung des Herrschaftssystems mitwirkten, etwa im Bereich der staatspolitischen Schulung durch die Verbreitung der rassistischen Leitideen, bei Aktionen der Erfassung und Selektion diskriminierter Menschengruppen oder durch die Übernahme anderer organisatorischer Funktionen. Das in diesen Institutionen erreichte Maß der Integration von Ärzten in den Herrschaftsapparat erwies sich im Laufe der Entwicklung als ein beachtlicher Stabilisierungsfaktor für den Faschismus im ganzen, was sowohl für die Erhaltung der Funktion der betreffenden Institutionen als auch die ständige Reproduktion der in ihnen in besonders extremer Weise ausgebildeten Formen der zur Macht gelangten Ideologie betraf.

Die in allen drei genannten Bereichen erfolgte Absorption von personellen und sonstigen Ressourcen der Medizin in Deutschland ließ dringend nötige Erweiterungen des Leistungsprofils in der alltäglichen und für die Masse der Werktätigen bedeutsamen kurativen Praxis kaum zu und hat zu einer in bezug auf den eigentlich entscheidenden Handlungsauftrag der Medizin unverhältnismäßigen Aufblähung von quasi-medizinischen Aktivitäten geführt. Die Medizin stand in der Gefahr, aus einer heilenden und helfenden Instanz zu einer der sozialen Kontrolle und repressiven Steuerung von menschlichen Lebensformen dienenden Einrichtung zu werden. Die damit verbundenen Risiken hat sie nicht einmal kritisch wahrzunehmen vermocht.

Natürlich blieb, um an dieser Stelle noch einmal auf das Thema der Mitverantwortung und Schuld einzugehen, die für alle diese Entwicklungen letztlich entscheidende Verantwortung bei jenen Trägern und Repräsentanten der faschistischen Diktatur, die diese Umfunktionierung der Medizin nutzten, und insbesondere bei jenen Personen, die definitive Entscheidungen treffen konnten und über die Mittel verfügten, deren Durchsetzung zu erzwingen. Zu dem letztgenannten Kreis gehörten jedoch bereits in nicht unerheblicher Zahl auch Ärzte, denen wegen ihrer politischen Einstellungen und Bewährungen staatliche und politische Entscheidungsbefugnisse übertragen worden sind, d. h. Ärzte als unmittelbare Funktionsträger des faschistischen Machtapparates. In vielen der speziell untersuchten Bereiche der Entwicklung der Medizin und des Gesundheitswesens in dieser Zeit ist überdies klar nachweisbar, daß es vor allem Angehörige des Ärztestandes waren, die antihumane Formen des Umgangs mit Menschen initiierten, radikalisierten oder in effizienten Organisationsformen perfektionieren halfen, sei es, daß sie in Beratergremien verschiedener Art relevante Vorschläge einbrachten oder durch persönliche Beziehungen zu den Entscheidungsträgern der faschistischen Diktatur anregten. Die Vorstellung, alle in diesen Jahren praktizierten Formen des offenkundigen Mißbrauchs der Medizin seien von fanatischen Vertretern der NSDAP oder des Staates erfunden und den Ärzten gewaltsam aufgezwungen worden, ist eindeutig falsch und irreführend; sie entstand als Produkt von Verteidigungsstrategien der Beteiligten nach der beginnenden Auseinandersetzung mit den Ereignissen und wurde besonders sorgsam von jenen Standespolitikern genährt, die — wie bereits in der Einführung dargestellt — eine konsequente historische Urteilsbildung deshalb zu vermeiden trachten, weil sie darin das Risiko einer Begrenzung des Einflusses ihrer Organisationen und einer Infragestellung enger Bindungen der Standespolitik an die konservativen politischen Kräfte sehen. Im Gefolge dieser Legendenbildung und speziell der in der Bundesrepublik bald nach dem Kriege erfolgten Restauration der Machtausübung des Monopolkapitals ist es leider vielen der wahrhaft Schuldigen gelungen, sich der strafrechtlichen und moralischen Verurteilung zu entziehen (GUSKI; WORMUTH 1962; PRZYBILSKI 1983). Für die überwiegende Mehrheit der in den Jahren der Herrschaft des Faschismus in Deutschland tätigen Ärzte und Zahnärzte ist bei der Beurteilung von Verantwortlichkeit und partieller Schuld dabei in Rechnung zu stellen, daß sie ihre beruflichen Pflichten in einem streng strukturierten Handlungsraum ausüben mußten, für den Freiräume persönlicher Entscheidungsmöglichkeiten zunehmend begrenzt worden sind, daß Verweigerungen der Mitwirkung an problematischen Vorhaben zumeist nicht geduldet wurden und berufliche Sanktionen verschiedenster Art zur Folge hatten und daß ein massiver Druck der staatlichen Propaganda sowie der Indoktrination durch die eigenen Standesinstitutionen auf ihnen lastete. Das für die historische Urteilsbildung wichtige Problem ist nicht das der immer nur konkret und auf den Einzelfall bezogenen möglichen Schuldzuweisung, sondern die Frage, wieso gerade Vertreter eines Berufes, der in einer stabilen historischen Tradition der Verpflichtung zum Schutze kranker und leidender Individuen zu stehen schien und dessen professionelle Spezifik auf die individuelle lebensbewahrende Hilfeerweisung ausgerichtet war, in starkem Maße zu Handlungen gewonnen werden konnten, die auf den Ausschluß von Menschen aus sozialer Fürsorge abzielten und Eingriffe in fundamentale Lebensrechte von Personen ohne therapeutische Funktion darstellten. Damit bedarf ein weiteres Thema der Reflexion, bei dem nach den für Ärzten maßgeblich gewordenen Motiven ihrer Zuwendung zur faschistischen Ordnung und deren gesundheitspolitischen Intentionen bzw. zu deren weitgehend unkritischer Hinnahme zu fragen ist.

Zu den mit diesem Thema verbundenen Fragen ist verständlicherweise in der bisherigen Diskussion um das Faschismus-Phänomen bereits sehr häufig Stellung genommen worden, wobei eine starke emotionale Betroffenheit von besonders extremen Erscheinungsformen antihumaner Praktiken von Ärzten bewirkt, daß vorrangig individuelle Merkmale der psychischen Verfassung der Täter Aufmerksamkeit finden, während eine ausschließlich objektivierende Betrachtungsweise die Neigung begünstigt, die den Subjekten vorgegebenen Bedingungsgefüge so stark zu betonen, daß die Erklärungsversuche zu Rechtfertigungen geraten. Erschwert wird die Urteilsbildung hier überdies dadurch, daß das komplizierte Zusammenwirken verschiedener Faktoren und der eigentliche Prozeß der Bildung politischer und moralischer Überzeugungen ohnehin nur schwer überschaubar ist und deshalb unterschiedliche Erklärungsmuster begünstigt.

Aus unserer Sicht ist zunächst zu betonen, daß die spezifischen Beziehungen und Bindungen, die Angehörige der Ärzteschaft zum faschistischen System besaßen oder eingingen, das Produkt politischer Urteilsbildungen und Entscheidungen waren, die ihrerseits in starkem Maße von weltanschaulichen Überzeugungen und von berufsspezifischen Erwartungshaltungen bestimmt worden sind. Bei diesen Überzeugungen spielten Wertmaßstäbe zur Beurteilung ökonomischer, sozialer und politischer Strukturen und Gegebenheiten hinsichtlich ihrer Bedeutung für die sinnvoll erscheinende Gestaltung der menschlichen Lebensprozesse und ganz besonders hinsichtlich ihrer Folgen für die Gesundheitssicherung, die Krankheitsbehandlung, die Entwicklung der medizinischen Wissenschaft und die Schaffung günstiger Bedingungen für die ärztliche Berufsausübung eine herausragende Rolle. Soweit es der mit immensem propagandistischen Aufwand betriebenen und durchweg demagogischen Selbstdarstellung der faschistischen Bewegung gelang, sich als Trägerin eines Programms der nationalen Erneuerung zu präsentieren, die auch für drängende und schwierige Probleme in diesem Sektor neue Lösungen zu schaffen bereit war, fand sie bei großen Teilen der Ärzteschaft Anklang, denen viele der relevanten Forderungen sinnvoll erschienen, zumal deren Konsequenzen und die Art ihrer Verwirklichung zunächst nicht vollständig überschaubar waren. Wirksam wurde hier allerdings neben der Verkennung des eigentlichen Wesens der faschistischen Diktatur und einer Menge von Illusionen über deren Bereitschaft zur Einlösung gegebener Versprechungen der Umstand, daß in der Ärzteschaft lange vor 1933 Einstellungen und Urteilsweisen verbreitet waren, die zentralen Losungen der faschistischen Programmatik weitgehend entsprachen oder ihnen doch sehr nahestanden. Vor allem gehörten dazu der ausgeprägte Nationalismus, die Illusion von einer überparteilichen Stellung eines autoritär gestalteten Staates, der bereits weit verbreitete, wenngleich auch nicht ganz so radikale Antisemitismus, das Streben nach einer sogenannten »ständischen« Ordnung und schließlich die Bereitschaft zur biologistischen Deutung sozialer Entwicklungsprozesse.

Nachdem das faschistische Regime installiert war und mit der radikalen Umsetzung seiner politischen Zielsetzungen zunächst bei der Unterdrückung seiner wirklichen Gegner und aller ihm potentiell gefährlich scheinenden liberalen Kräfte begann, zeichneten sich durchaus partielle Konflikte mit Teilen der Ärzteschaft ab, die sich nun ebenfalls der Forderung nach der totalen Unterordnung gegenübersah, wobei jedoch die Mehrheit bei der Illusion beharrte, daß im Laufe der Stabilisierung der neuen Ordnung Arrangements gefunden werden könnten und allzu schnell bereit war, auch brutalen Terror gegen Andersdenkende als vorübergehende Ausnahmeerscheinung zu tolerieren.

Dort, wo von der faschistischen Bewegung im Bereich der politischen Gewaltausübung gegen wirkliche oder vermeintliche Gegner der offen als notwendig verkündete tiefe Bruch mit den Prinzipien der Gleichwertigkeit und der gleichen bürgerlichen Rechte der Menschen vollzogen wurde, ist er als radikaler Einschnitt in die Gestaltung sozialer Beziehungen von der anpassungsbereiten Mehrheit nicht einmal ernsthaft wahrgenommen, geschweige denn als Ausgangspunkt einer Negation der bis dahin noch dominierenden ethischen Grundpositionen ärztlichen Handelns bedacht worden. Bestimmend für diesen Bruch mit Wertmaßstäben für den Umgang mit Menschen, die unter den Bedingungen des Kapitalismus der freien Konkurrenz ihre Anerkennung gefunden hatten und die Basis jeder Form von wenigstens partieller Demokratie darstellten, war dabei die extreme Fassung der These von der Ungleichwertigkeit von Menschen aufgrund ihrer rassischen Herkunft und biotischen Verfassung, die Behauptung, daß die Ungleichheit der Anlagen und Leistungspotenzen eine Ungleichheit der Lebensrechte begründe und damit auch das Recht der einen, die anderen aus der Gemeinschaft auszuschließen, ihrer Persönlichkeitsrechte zu berauben, sie unbarmherziger Ausbeutung zu unterwerfen und sie unter Berufung auf höhere Interessen auch zu töten. Die volle Tragweite dieser neuen Wertmaßstäbe blieb anfangs dadurch verdeckt, daß sie nicht in dieser Radikalität in der Öffentlichkeit vertreten wurden oder in der Verkopplung mit Forderungen auftraten, die auf ökonomische oder politische Zwänge Bezug nahmen — dennoch war sie konsequenten Demokraten und Antifaschisten bewußt und hätte bei einem höheren Grad von politischer Bildung und Kultur auch in der Ärzteschaft begriffen werden können, zumal diese sowohl auf der standespolitischen Ebene im Zusammenhang mit den antisemitischen Repressionsmaßnahmen als auch im unmittelbar beruflichen Wirkungsfeld im Zusammenhang mit der Einführung der Zwangsanwendung bei den Sterilisierungen mit den Konsequenzen recht rasch und umfassend konfrontiert worden ist. Zu diesem Zeitpunkt erwies sich die Vorprägung entsprechender Denkmuster, die in den vorhergehenden Jahren bereits stattgefunden hatte, als ebenso verhängnisvoll wie der Umstand, daß in der Ärzteschaft selbst die entscheidenden Fürsprecher der rassistisch verstandenen »Ausmerze« aller vorgeblich »minderwertigen« Lebensformen entscheidenden politischen Einfluß gewannen, was zusammen mit der gewaltsamen Unterbindung jeder offenen Kritik an den neuen Wertmaßstäben zu deren raschen Annahme wesentlich beitrug. War dieses Prinzip der Ungleichwertigkeit der Menschen erst einmal akzeptiert, konnte auf seiner Grundlage die moralische Billigung aller möglichen Eingriffe in menschliche Lebensrechte erfolgen, die der »Ausschaltung« der Juden ebenso wie die der schrankenlosen Ausbeutung von »Fremdarbeitern«, aber natürlich auch jeder Form von Gewaltanwendung gegen »Minderwertige« in der Medizin, sofern sich nur ein jeweils plausibel scheinender Grund für diese »Minderwertigkeit« und ein spezieller Nutzen für die Gemeinschaft der »Hochwertigen« angeben ließen. Die in sehr viel verschiedenen Formen real erfolgte Destruktion des Humanen in der Medizin hatte diese Aufteilung der Menschen in solche mit mehr und mit weniger Lebensrechten zur unmittelbaren Voraussetzung — ohne sie wäre eine moralische Legitimation für den einzelnen wie für die Gemeinschaft unmöglich gewesen.

In den Sachkapiteln des Buches sind viele Beispiele dafür genannt worden, wie sich diese Grundeinstellung bei der Umsetzung verschiedener gesundheitspolitischer Ziele des faschistischen Regimes im ärztlichen Wirkungsfeld, immer gebunden an spezielle Motive der erbbiologisch begründeten »Höherzüchtung«, der Einsparung von Fürsorgekosten oder auch der Gewinnung neuer wissenschaftlicher Erkenntnisse, niedergeschlagen hat und dabei sukzessive ihre destruierende Wirkung entfalten konnte. Dieses Denkmuster wirkte darüber hinaus geradezu vergiftend auf die allgemeine politische Urteilsbildung großer Teile der Ärzteschaft, denen zunehmend aggressive und haßvolle Einstellungen zu den jeweils als Feinden angegebenen Menschengruppen anerzogen worden sind, wodurch schließlich auch die schlimmsten Formen des Umgangs mit diesen in den Konzentrationslagern oder im Rahmen der »Germanisierung« der besetzten Gebiete im Osten vertretbar schienen. Mit welcher Intensität und wie breit diese Haltungen bei Ärzten ausgeprägt waren, kann heute nur noch vermutet werden und läßt sich am ehesten noch aus vielen überlieferten Zeugnissen der Gleichgültigkeit und Herzlosigkeit ableiten, die viele von ihnen bei der Konfrontation mit solchen Praktiken zeigten.

Besonders traurige Beispiele für diese Einstellung bieten auch einige der wenigen erhalten gebliebenen authentischen Tagebücher und Briefe von durchaus gebildeten und besondere Verantwortung tragenden Medizinern jener Zeit, wie beispielsweise die bereits an anderer Stelle genannten Selbstreflexionen des Anatomieprofessors Johannes Paul Kremer und des Psychiaters Friedrich Mennecke. Als weiterer relevanter Beleg für diese Gefühllosigkeit gegenüber Angehörigen rassistisch verfemter Völker kann auch das Tagebuch von Hermann Voss angesehen werden, der von 1941 bis 1945 als Direktor des Anatomischen Instituts der damals neu gegründeten »Reichsuniversität Posen« tätig war. In diesem für den Zeitraum vom Oktober 1932 bis zum August 1942 geführten Tagebuch, das 1945 in Poznań aufgefunden und inzwischen in entscheidenden Teilen publiziert worden ist, finden sich im Sommer 1941 beispielsweise Eintragungen wie: »Hier im Institutsgebäude ist auch im Kellergeschoß eine Verbrennungseinrichtung für Leichen. Sie steht jetzt ausschließlich im Dienst der Geheimen Staatspolizei. Die von ihr erschossenen Polen werden hier nachts eingeliefert und verbrannt. Wenn man doch nur die ganze polnische Gesellschaft so veraschen könnte. Das polnische Volk muß ausgerottet werden, sonst gibt es hier keine Ruhe im Osten.«; oder: »Die Polen sind augenblicklich wieder sehr frech und infolgedessen hat unser Ofen viel zu tuen. Wie schön wäre es, wenn man die ganze Gesellschaft durch solche Öfen jagen könnte. Dann gäbe es endlich einmal Ruhe im Osten für das deutsche Volk.« (POSPIE-SZALSKI 1955; Das Posener Tagebuch 1987, S. 41; 44). Erschreckend ist bei diesen Äußerungen nicht nur die Gefühllosigkeit gegenüber jenen Menschen, die hier zu Opfern einer brutalen Besatzungswillkür geworden waren, sondern auch die blinde Verkehrung der Logik der Geschichte, die ja Deutsche als Eroberer und nicht als ungerecht Angegriffene in dieses Land geführt hatte. Voss, der zwar nicht zur Kategorie jener Ärzte zählt, die unmittelbar an Verbrechen gegen die Menschlichkeit beteiligt waren, und der auch in den Jahren nach 1945 am Wiederaufbau der medizinischen Hochschulausbildung teilgenommen hat, verkörpert mit diesen damals eingenommenen Haltungen, die hier nur ganz andeutungsweise charakterisiert werden konnten, die oben in allgemeiner Form benannten Wirkungen der erfolgten »Umwertung aller Werte« im Bereich der moralischen Urteilsbildung. Der funktionale Sinn der neuen vom faschistischen System endgültig und radikal durchgesetzten Idee der Ungleichwertigkeit erwies sich in der Freisetzung von Aggressivität in solche kanalisierten Richtungen, die die Herrschaftspraxis direkt zu stützen vermochten.

Allerdings blieb eine vorwiegend negative Fassung dieser Grundidee ein nur unvollkommenes Mittel zur ideologischen Absicherung faschistischer Herrschaftsinteressen; sie bedurfte eines Pendants, das auch die gewünschten und sozial geforderten Eigenschaften und Verhaltensweisen in überschaubaren Idealnormen auswies und zu positiven Werten resp. konkreten Indikatoren der »Höherwertigkeit« (der Zugehörigkeit zur arischen Rasse, des Deutschtums oder der nationalsozialistischen Volksgemeinschaft) strukturierte. Sehr anregende Beiträge zu diesem Aspekt des übergreifenden Themas der spezifischen Konstituierung der im Faschismus angestrebten und auch zur Massenwirksamkeit gebrachten Subjekteigenschaften sind von W. F. HAUG (1983; 1986) vorgelegt worden, wobei dieser um eine Ideologietheorie bemühte Autor allerdings mit einer unnötig komplizierten Terminologie operiert und beispielsweise den Ausdruck »Psy-Agenturen« benutzt, um solche Institutionen zu benennen, die mit ideologischen Inhalten auf die Psyche der Menschen einwirken. Das für die Medizin relevante Ergebnis dieses Konzepts von der Eigenart der faschistischen Subjektformierung (bzw. der »Subjektion«) besteht in der Feststellung, daß die auch in unserer Analyse als charakteristisch hervorgehobenen Momente der einseitigen Leistungsorientierung, der moralischen Abwertung des Krankseins und der rigiden Handhabung von Normalitätskriterien in der Psychiatrie und Psychotherapie sowohl Folgewirkungen der faschistischen Idealnormierung als auch Mittel zu deren Durchsetzung waren und insofern nahtlos in das gesamte System der faschistischen Ideologieproduktion eingeordnet worden sind. Schärfer noch als dies bislang geschehen ist, muß jedoch zwischen solchen Momenten der Ansprüche an die Subjekte und deren Bewertungen unterschieden werden, die partiell an deren berechtigten Interessen anknüpften und deshalb unter bestimmten Bedingungen auch ohne Verbiegungen und Destruktionen verarbeitet werden konnten, und jenen, die radikal und dem Wesen nach Wendungen zur Antihumanität im mitmenschlichen Umgang begünstigen mußten. Klargestellt werden muß überdies, daß auch unter den im Faschismus existierenden Bedingungen Freiräume der Entscheidung und persönlichen Verantwortungen existierten, die trotz nahezu perfekter Nutzung von Propaganda und Erziehungsinstrumentarien einen Automatismus der Faschisierung der Subjekte ausschließen. Auf diese komplizierten Probleme, die weit über den Rahmen der Medizin hinausreichen, kann hier jedoch nicht weiter eingegangen werden.

Bedenkenswerte Überlegungen zum wesentlichen Inhalt und den Hintergründen jener Denkmuster, die faschistisches Verhalten in der Medizin ermöglicht und weitgehend moralisch legitimiert haben, sind in einer Vielzahl anderer neuer Arbeiten vorgestellt worden, die an dieser Stelle mindestens genannt werden müssen, um das Spektrum der möglichen Interpretationen anzudeuten.

R. DEGKWITZ (1985) sieht diesen wesentlichen Inhalt in der als technokratisch bezeichneten Idee von der Produzierbarkeit des normierten Menschen, die heute eine noch größere Gefahr für Entgleisungen der Wissenschaft zur Ahumanität hin darstelle als in der Zeit der faschistischen Diktatur. Ähnlich argumentiert G. MANN (1983), der bei Betonung der Vorreiterrolle biologistischer

Konzepte für das Geschehen im Faschismus diesen technokratischen Grundzug ebenfalls deutlich hervorhebt. B. MÜLLER-HILL (1983) akzentuiert dagegen stärker ein distanziert-objektivierendes Verhältnis der Medizin zu den von ihr betreuten Menschen als Basisbedingung für die große Anziehungskraft des Faschismus auf die Ärzteschaft und den ahumanen Gebrauch der medizinischen Kompetenz, trifft aber damit letztlich ebenfalls eine Einstellung, die als technokratische Intention bezeichnet werden könnte.

Mit besonders deutlichem Bezug auf die Psychiatrie hat eine andere Gruppe von Autoren hingegen das utopische Streben nach der Ausschaltung von Krankheit und Leid und insbesondere nach der Eliminierung psychischer Erkrankungen und geistiger Behinderungen aus dem sozialen Lebensprozeß als ein zentral bedeutsames Motiv faschistischer Ahumanität benannt und dagegengestellt, daß Kranksein als anthropologische Möglichkeit ebenso akzeptiert werden müsse wie die Sterblichkeit der Individuen. Verschiedene Ausformungen dieser ebenfalls bedenkenswerte Aspekte treffenden Argumentationen finden sich u. a. in Arbeiten von DÖRNER (1983), NOWAK (1986), SEIDEL (1983; 1984) und STOFFELS (1983), wobei vor allem hervorgehoben wird, daß viele der unter der faschistischen Diktatur eingesetzten repressiven Maßnahmen gegen kranke Menschen mit der weitreichenden Zielstellung der Sicherung der Gesundheit künftiger Generationen begründet worden sind und das Recht der Medizin voraussetzten, um solcher Zukunftsideale willen in die Lebensrechte von Menschen einzugreifen.

Sowohl der Verweis auf den technokratischen Impetus als auch die Betonung des Utopismus in dem angedeuteten Sinne treffen Einstellungen, die nicht nur der »faschistischen Medizin«, d. h. jenen Ärzten eigen waren, die faschistische Wertmaßstabe total übernommen und eigenem Handeln zugrunde gelegt haben, wiewohl sie zugleich auch in deren Vorstellungswelten eine spezifische Rolle gespielt haben dürften. Unabhängig davon, welcher Stellenwert solchen Einstellungen aus historischer Sicht beigemessen werden kann, tendiert eine nur diese Aspekte hervorhebende Problemsicht dazu, den sozialhistorischen Hintergrund im Dunkeln zu lassen, der faschistische Gesundheitspolitik konstituierte und damit auch einen breiten Entfaltungsraum für solche und ähnliche Intentionen bot, die allerdings auch außerhalb faschistisch strukturierter Ordnungen in der Medizin aus verschiedenen Gründen entstanden und weiterhin existieren. Ausdrücklich betont werden muß allerdings auch, daß den genannten Autoren nicht die Absicht unterstellt werden darf, die Verantwortung konkret zu benennender gesellschaftlicher Kräfte zu verdecken; vielmehr geht es ihnen vor allem darum, die Lehren herauszuarbeiten, die sich aus ihrer Sicht gegenüber Haltungen ergeben, die über den Faschismus hinaus anthropologische Möglichkeiten des Verfehlens humaner Wirkungsformen der Medizin darstellen. Damit ist eine weitere spezifische und bedeutsame Problematik angesprochen, auf die abschließend noch kurz eingegangen werden soll.

Die Breite und Intensität des in der Zeit des Faschismus erfolgten Mißbrauchs der Medizin und der Ärzteschaft für reaktionäre und antihumane Zwecke hat gezeigt, daß die der Medizin eigene und bedeutende Macht auch in Wirkungsrichtungen und -formen eingesetzt werden kann, die im deutlichen Widerspruch zu den Traditionen einer humanen Interpretation des Bewahrungsauftrages stehen. Am deutlichsten ausgeprägt waren dabei solche Formen der Destruktion des Humanen in neuartigen Tätigkeitsbereichen der Medizin außerhalb des kurativen Handelns, die aus dem Bestreben heraus konstituiert worden sind, medizinische Erkenntnisse und ärztliche Kompetenzen für die Optimierung von Lebensformen der Gesellschaft zu nutzen, wobei richtige Idealnormen der anzustrebenden Veränderungen und überaus einseitige Auffassungen von den zu beachtenden gesellschaftlichen Erfordernissen den eigentlichen Grund für relevante Verfehlungen darstellten. Das für die Medizin fundamental bedeutsame ethische Gebot, mit den jeweils verfügbaren Mitteln und Erkenntnissen Leben zu bewahren, Krankheit, wo irgend möglich, zu heilen und an Krankheiten sowie Behinderungen leidenden Menschen Hilfe zu erweisen, zielt zunächst auf die Lebensinteressen von Individuen und schließt Maßnahmen aus, die sich letzten Endes gegen Personen richten, die die Hilfe und den Schutz der Medizin benötigen und beanspruchen. Die zwingende Folgerung aus diesen Grundorientierungen besteht in der Verpflichtung, bei jeder auf die durchaus mögliche und z. T. sogar unerläßliche Mitwirkung an der sinnvollen Gestaltung sozialer

Lebensbedingungen gerichteten Form des Einsatzes der Medizin die gesellschaftliche Interessenlage ebenso sorgfältig zu prüfen, wie die sich daraus ergebenden unmittelbaren und mittelbaren Folgen bzw. Auswirkungen für die einer Gesellschaft angehörenden Individuen, die in bezug auf ihre Lebensrechte sämtlich als gleichberechtigt anzusehen sind. Abzulehnen und auszuschließen sind dabei Eingriffe, die wichtige Lebensrechte von Individuen negieren und die deshalb genaugenommen auch nicht im wirklich akzeptablen Interesse einer Gesellschaft gelegen sein können. Eindeutig sind dabei die relevanten Folgerungen, die sich diesbezüglich für die Erhaltung individuellen menschlichen Lebens ergeben; eine ethische Rechtfertigung der Tötung von Menschen mit dem Insistieren auf die Interessen von sozialen Gemeinschaften der verschiedensten Art ist für eine humane Medizin unannehmbar, wie auch mit dem Rückgriff auf solche Interessen zwangsweise Eingriffe in das Reproduktionsverhalten nicht begründet werden können. In vielen anderen Bereichen ist es allerdings weitaus schwieriger, die den Individuen zustehenden Rechte zu fixieren, was eine ständige kritische Reflexion zu diesen Fragen in der Medizin selbst und im Dialog mit denen erfordert, die von relevanten Absichten betroffen werden. Dieser stete Besinnungsprozeß wird angesichts der heute bereits existierenden umfassenden Möglichkeiten der steuernden Eingriffe in das Lebensgeschehen und der dynamischen Erkenntnisentwicklung immer dringender, wobei sich das Forschungsfeld der medizinischen Ethik zunehmend als Sphäre erweist, in der eine solche Reflexion differenziert und gründlich gefördert werden kann.

Während der Jahre der faschistischen Diktatur war jedoch nicht nur die einseitige Unterordnung der Lebensinteressen von Individuen unter die vorgeblichen Erfordernisse der Höherentwicklung einer fiktiven Gemeinschaft ein Moment der Rechtfertigung antihumanen Handelns auch in der Medizin, sondern ebenso die damit verbundene Geringschätzung und Mißachtung von Mitbestimmungsrechten von Menschen über die ihre ureigensten Lebensangelegenheiten betreffenden Entscheidungen. Ein dabei unter spezifischen historischen Bedingungen gewachsenes und bereits weitgehend vorgeprägtes Idealbild von einer hierarchischen Struktur der Arzt-Patient-Beziehungen ist dabei im Faschismus zu extremen Ausformungen gelangt, bei denen dem Arzt eine autoritär wahrzunehmende alleinige Entscheidungskompetenz abgefordert wurde, was in der fortwährenden Apostrophierung seiner »Führer«- oder »Offiziers«funktion auch in der Öffentlichkeit seinen Ausdruck fand. Begünstigt wurde dadurch eine einseitige Wahrnehmung des Patienten als verfügbarem Objekt und der Verlust der Fähigkeit zur Wahrnehmung der individuellen Ausprägungen und Bewältigungsformen von Krankheit und Behinderung. Eine der wichtigen Lehren aus dieser neueren Entwicklungsgeschichte der Medizin muß deshalb darin gesehen werden, solche hierarchischen Strukturen im mitmenschlichen Umgang in der Medizin grundsätzlich in Frage zu stellen. Die für eine humane ärztliche Praxis grundlegend bedeutsame Respektierung von Mitbestimmungsrechten entscheidungsfähiger Personen über alle ihr Leben und ihre Gesundheit betreffenden Fragen muß sich in definitiven und anerkannten moralischen und juristischen Normen für eine angemessene Aufklärung wie für die Beachtung von Zustimmungs- und Verweigerungsrechten niederschlagen, deren ständige Fortentwicklung im Zuge sich verändernder sozialer und kultureller Bedingungen ebenfalls im Dialog von Medizin und Gesellschaft garantiert sein sollte. Eine solche Struktur der Beziehungen, die die Beachtung der besonderen Interessen und Intentionen der Patienten erfordert und ermöglicht, läßt die berufliche Aufgabenbewältigung des Arztes und anderer in der Medizin Tätigen nicht leichter, sondern eher erschwerter erscheinen, da medizinisch Gebotenes auch auf Angst, Unverständnis und starrsinnige Widerstände stoßen kann und viele Konflikte nur mit Mühe befriedigend gelöst werden können. Dennoch bleibt die Forderung unverzichtbar und legitim, da nur über eine solche neue Einstellung zu den Rechten von Subjekten anderen, viel gravierenderen Gefahren des Abgleitens in eine vergewaltigende Form des Einsatzes der Macht der Medizin vorgebeugt werden kann.

Die zum Bewahrungsauftrag und zur Respektierung der Mitbestimmungsrechte von Menschen in der Medizin generell vertretenen Positionen sehen wir durchweg auch als Leitideen in den verschiedenen Darstellungen zur medizinischen Ethik anerkannt, die im Laufe der letzten Jahre im Rahmen intensiver Bemühungen um die differenzierte Begründung normativer Handlungsorientierungen in der DDR, der UdSSR, der VR Polen und auch in weiteren sozialistischen Staaten vorgelegt worden sind (Etiko-psichologičeskie problemy 1978; Etyka i deontologia 1985; Ethik in der Medizin 1986; Grenzsituationen 1982; HAHN; THOM 1983; KÖRNER 1986). Da die ständig neu erforderliche geistige Aneignung dieser Positionen durch die heranwachsenden Ärztegenerationen und neu auftretende Fragen der humanen Nutzung wissenschaftlicher und technischer Innovationen eine dynamische Reflexionsform auch für die Zukunft erzwingen, kann dabei die Besinnung auf historische Erfahrungen weiterhin Nutzen bringen. Widerspruchsvoller und damit erst recht und dringlich auf die Einbeziehung der Lehren der Geschichte angewiesen stellt sich uns die Problemsituation des medizinisch-ethischen Erkenntnisbemühens in einer Reihe der entwickelten kapitalistischen Staaten dar, wo sich allerdings erfreulicherweise humanistischen Wertauffassungen verpflichtete Standpunkte deutlich artikulieren und in vielen Orientierungen für die medizinische Ausbildung und Praxis zum Ausdruck kommen (ILLHARDT 1985).

Die Geschichte lehrt uns allerdings ebenso wie die Praxis des Lebens, daß die Möglichkeiten humanen ärztlichen Wirkens nicht nur und oft nicht einmal in nennenswertem Maße von den ethischen Überzeugungen der Ärzte bestimmt werden, sondern von den sozialen Existenzbedingungen konkreter Gesellschaften, von den in ihnen dominierenden Machtstrukturen, ihren ökonomischen Ressourcen und den in ihnen erreichten Niveaus der kulturellen Entwicklung. Vom Standpunkt des Marxismus-Leninismus ist es schon fast banal, auf diese Zusammenhänge zu verweisen, die natürlich auch eine besondere politische und soziale Verantwortung für jeden Vertreter des ärztlichen Berufes bedingen, am Kampf um den gesellschaftlichen Fortschritt mit den ihm eigenen Möglichkeiten teilzunehmen. Da es leider auch gegenwärtig noch gesellschaftliche Verhältnisse gibt, in denen – etwa bei der Handhabung diktatorischer Herrschaftsformen in Chile oder anderen Staaten oder durch die Praxis der Apartheitpolitik in Südafrika – faschistische Züge deutlich erkennbar sind und die neue Formen des antihumanen Mißbrauchs der Medizin provozieren (CONCHA 1985; CAREGORODCEV 1985), sollte die Auseinandersetzung mit dem Thema »Medizin im Faschismus« auch dazu beitragen, eine einheitliche Front des Protestes und der Abwehr gegen derartige, den humanen Sinn und die Würde des ärztlichen Handelns entwertende Erscheinungen zu fördern.

Anhang

Vorbemerkungen

Im **Abkürzungsverzeichnis** sind die im Text benutzten Abkürzungen zusammengestellt, wobei auf die Aufnahme von dudengerechten Kürzungen verzichtet wurde.

Im **Zeitschriftenverzeichnis** sind alle in den einzelnen Kapiteln vorkommenden Zeitschriften aufgenommen worden. Verwendete Abkürzungen werden aufgelöst; die für das Thema vorrangig wichtigen Jahrgänge einschließlich der Erscheinungsorte sollen dem interessierten Leser ein rasches Wiederauffinden ermöglichen. Es war jedoch nicht möglich, alle Angaben in ihrer Vollständigkeit anzuführen (z. B. Wechsel der Erscheinungsorte, bestimmte Jahrgangszählungen, Einstellen des Erscheinens, in Einzelfällen auch über den Titel hinausreichende Informationen).

Das **Literaturverzeichnis** ist eine Zusammenstellung der von den Autoren benutzten Beiträge, die nach 1945 erschienen. Es erhebt nicht den Anspruch einer vollständigen Bibliographie zum Thema.

Um von einem Autor Arbeiten aus demselben Jahr unterscheiden zu können, wurden diese zusätzlich mit kleinen Buchstaben gekennzeichnet. Einige wenige Arbeiten wurden sowohl in der ersten als auch in weiteren Auflagen benutzt.

Das **Personenregister** enthält alle für die jeweils behandelte Thematik wichtigen und im Text erscheinenden Persönlichkeiten einschließlich ihres Geburts- und Sterbejahres. Die Ermittlung dieser Daten war äußerst schwierig und gelang nicht immer. Dennoch fanden auch jene einflußreichen Gelehrten und andere Personen Aufnahme in diesem Register, von denen nur ein oder auch kein Datum ermittelt werden konnte.

Die Autoren des vorliegenden Werkes sind für jeden Hinweis dankbar, der die Vervollständigung des Personenregisters unterstützt.

Das Personenregister umfaßt bewußt nicht **alle** im Text auftauchenden Namen; so wurden grundsätzlich Autoren von nach 1945 erschienenen Arbeiten nicht aufgenommen, ausgenommen jene, die für die Ereignisse von 1933–1945 Relevanz besaßen.

Abkürzungsverzeichnis

A Armee
AfzF Akademie für zahnärztliche Fortbildung
AHA Allgemeines Heeresamt
A.H.Q. Armeehauptquartier
AOG Gesetz zur Ordnung der nationalen Arbeit (Arbeitsordnungsgesetz)
AOK Allgemeine Ortskrankenkasse
AWA Allgemeines Wehrmachtsamt (im OKW)
Az Aktenzeichen
BdE Befehlshaber des Ersatzheeres
BDM Bund Deutscher Mädel
Bh Befehlshaber
ChRüst. Chef Rüstung
COWH Chef Oberkommando der Wehrmacht
CSanH Chef Sanitätswesen des Heeres
CSanKM Chef Sanitätswesen der Kriegsmarine
CSanLW Chef Sanitätswesen der Luftwaffe
CW Chef Wehrmacht
CWSan Chef Wehrmachtssanitätswesen
DAF Deutsche Arbeitsfront
DDP Deutsche Demokratische Partei
DEK Deutsche Evangelische Kirche
DNVP Deutschnationale Volkspartei
DVP Deutsche Volkspartei
DZ Deutsche Zahnärzteschaft
Feldjg. Kdo. Feldjägerkommando
F.H.Q. Führerhauptquartier
Forrog Forschungsgemeinschaft für Roggenbroternährung
geh. geheim
Gestapa Geheimes Staatspolizeiamt
Gestapo Geheime Staatspolizei
GG Generalgouvernement
gKdos Geheime Kommandosache
HDV Heeresdienstvorschrift
HJ Hitlerjugend
HSanIn Heeressanitätsinspektion

H.Q. Hauptquartier
IAH Internationale Arbeiterhilfe
IRK Internationales Rotes Kreuz
KdF Kraft durch Freude
KPD Kommunistische Partei Deutschlands
Kripo Kriminalpolizei
KVD Kassenärztliche Vereinigung Deutschlands
KZ Konzentrationslager
KZVD Kassenzahnärztliche Vereinigung Deutschlands
Laz. Lazarett
LDV Luftdienstvorschrift
LS Luftschutz
MDV Marinedienstvorschrift
m. p. manu propria
NS Nationalsozialistisch
NSDAP Nationalsozialistische Deutsche Arbeiterpartei
NSDÄB Nationalsozialistischer Deutscher Ärztebund
NSDStB Nationalsozialistischer Deutscher Studentenbund
NSKK Nationalsozialistisches Kraftfahrerkorps
NSV Nationalsozialistische Volkswohlfahrt
OKH Oberkommando des Heeres
OKL Oberkommando der Luftwaffe
OKM Oberkommando der Kriegsmarine
OKW Oberkommando der Wehrmacht
Preugo Preußische Gebührenordnung
RAD Reichsarbeitsdienst
RdErl. Runderlaß
RGBl. Reichsgesetzblatt
RKPA Reichskriminalpolizeiamt
RM Reichsmark
RMdI (auch RMI) Reichsministerium des Inneren
RSHA Reichssicherheitshauptamt
RStGB Reichsstrafgesetzbuch
RTA Reichstuberkuloseausschuß
RTR Reichstuberkuloserat

RV   Reichsverband der Zahnärzte Deutschlands e. V.
RVO   Reichsversicherungsordnung
SA   Sturmabteilung
San   Sanitäts-
SD   Sicherheitsdienst
SPD   Sozialdemokratische Partei Deutschlands

SS   Schutzstaffel
StGB Strafgesetzbuch
uk   unabkömmlich
VSÄ   Verein Sozialistischer Ärzte
WFSt Wehrmachtsführungsstab
WV   Weimarer Verfassung

Zeitschriftenverzeichnis

Ärztl. Mitt. *Ärztliche Mitteilungen.* – 1914–1948: Leipzig; 1949 ff.: Gießen; Köln. Ab **61** (1964) u. d. T.: Deutsches Ärzteblatt

Akademie-Echo *Akademie-Echo.* Organ der SED-Hochschulparteiorganisation der Medizinischen Akademie Dresden. – **1**(1959) ff.: Dresden

Akademie für zahnärztliche Fortbildung *Akademie für zahnärztliche Fortbildung.* Beil. zu: Zahnärztl. Mitt. (1934)

Allg. Z. Psychiatr. *Allgemeine Zeitschrift für Psychiatrie und psychisch-gerichtliche Medizin.* – **70** (1913) ff.: Berlin; (1921)–(1949): Berlin; Leipzig

Annals of Science *Annals of Science.* A Review of the History of Science Since The Thirteenth Century. – **1** (1936) ff.: Basingstoke

Antifasch. Magazin *Antifaschistisches Magazin:* Der Mahnruf/Hrsg.: Vorstand der VVN Westberberlin. – Berlin (West)

Arbeiterschutz *Arbeiterschutz.* Zeitschrift für soziale Gesetzgebung. Organ der österreichischen Krankenkassen. – (1913)–(1936): Wien

Arbeitseinsatz und Arbeitslosenhilfe *Arbeitseinsatz und Arbeitslosenhilfe.* – **4** (1937)–**11** (1944): Berlin. Bis **3** (1936) u. d. T.: Arbeitslosenhilfe. Fachzeitschrift für Arbeitsvermittlung

Arbeitsphysiol. *Arbeitsphysiologie.* Zeitschrift für die Physiologie des Menschen bei Arbeit und Sport. – **1** (1928) ff.: Berlin

Arch. exp. Pathol. Pharmakol. *Archiv für experimentelle Pathologie und Pharmakologie.* – **71** (1913) ff.: Leipzig

Arch. Gewerbepathol. *Archiv für Gewerbepathologie und Gewerbehygiene.* – **1** (1930) ff.: Berlin

Arch. Psychiatr. *Archiv für Psychiatrie.* – **1** (1868/69) ff.: Berlin. Ab **118** (1948) vereint mit: Z. gesamte Neurol.

Arch. Soz.-gesch. *Archiv für Sozialgeschichte* (Jahrb. der F.-Ebert-Stiftung). – **2** (1962) ff.: Hannover

Arch. soz. Hyg. *Archiv für soziale Hygiene mit besonderer Berücksichtigung der Gewerbehygiene und Medizinalstatistik.* – **7** (1912)–**15** (1920); N. F. **1** (1921)–(1933): Leipzig. Ab **8** (1916) u. d. T.: Arch. soz. Hyg. und Demographie

Artikulator *Der Artikulator.* Diskussionsforum zahnmedizinischer Berufe. – **1** (1977) ff.: Bonn

Beitr. gerichtl. Med. *Beiträge zur Gerichtlichen Medizin.* – **2** (1914) ff.: Leipzig; Wien

Beitr. Klin. Tuberk. *Beiträge zur Klinik der Tuberkulose und spezifischen Tuberkuloseforschung.* – **25** (1912) ff.: Berlin

Ber. Wiss.-gesch. *Berichte zur Wissenschaftsgeschichte.* – **1** (1978)–**5** (1982): Wiesbaden; **6** (1983) ff.: Weinheim

Biol. Heilk. *Biologische Heilkunde.* – **15** (1938) – **18** (1941): Regensburg; Leipzig. Davor u. d.T.: Monatsschrift für Komplexhomöopathie

Böttcherstraße *Die Böttcherstraße.* Internationale Zeitschrift. – **1** (1928) ff.: Bremen

Bundesgesundheitsblatt *Bundesgesundheitsblatt*/Hrsg.: Bundesgesundheitsamt. – **1** (1958)–**13** (1970): Berlin (West); Göttingen; Heidelberg; **14** (1971)–**16** (1973): Berlin (West); **17** (1974) ff.: Köln

Centr. Europ. Hist. *Central European History.* – **1** (1968) ff.: Atlanta

Christenkreuz und Hakenkreuz *Christenkreuz und Hakenkreuz.* Monatsblatt für Deutsche Christen – **1** (1933)–**9** (1941): Dresden

Demokr. Gesundh.-wes. *Das Demokratische Gesundheitswesen.* Zeitschrift für Gesundheits- und Sozialberufe. – 1980 ff.: Köln

Dr. med. Mabuse *Dr. med. Mabuse.* – **1** (1976) ff.: Berlin (West); Bremen

Dtsch. Ärztebl. *Deutsches Ärzteblatt.* Amtsblatt der Reichsärztekammer und der Kassenärztlichen Vereinigung Deutschlands. − **59** (1930)−**75** (1945): Berlin. Ab **40** (1913)−**58** (1929) u. d. T.: Aerztliches Vereinsblatt für Deutschland

Dtsch. Apoth.-Ztg. *Deutsche Apothekerzeitung*/Hrsg.: Deutscher Apotheker-Verein. − **49** (1934)−**60** (1945): Berlin

Dtsch. Gesundh.-wes. *Das Deutsche Gesundheitswesen.* Organ der Gesellschaft für Klinische Medizin der DDR. − **1** (1946)−**39** (1984): Berlin. Ab **40** (1985) u. d. T.: Z. klin. Med.

Dtsch. Heilwesen *Deutsches Heilwesen.* − **1** (1933): München (Nr. 1 − 6); dann aufgegangen in: Volksgesundheitswacht

Dtsch. Jugendzahnpflege. *Deutsche Jugendzahnpflege.* Beil. zu: Zahnärztl. Mitt. (1937)

Dtsch. Justiz *Deutsche Justiz.* − **95** (1933) ff.: Berlin. Bis **95** (1933) u. d. T.: Justiz-Ministerial-Blatt für die preußische Gesetzgebung und Rechtspflege

Dtsch. med. Wochenschr. *Deutsche medizinische Wochenschrift.* − **1** (1875) ff.: Leipzig; **71** (1945) ff.: Stuttgart

Dtsch. Militärarzt *Der Deutsche Militärarzt.* Monatsschrift für die Sanitätsoffiziere des Heeres, der Kriegsmarine und der Luftwaffe. − **1** (1936) ff.: Berlin

Dtsch. Tuberk.bl. *Deutsches Tuberkuloseblatt.* Tuberkulose-Praxis − **8** (1934)ff.: Leipzig. Bis **7** (1933) u. d. T.: (Scheidegger) Prakt. Tuberk.bl.

Dtsch. Z. gesamte gerichtl. Med. *Deutsche Zeitschrift für die gesamte gerichtliche Medizin.* − **1** (1922) ff.: Göttingen. Ab **67** (1970) u. d. T.: Z. Rechtsmed.

Dtsch. Z. Philos. *Deutsche Zeitschrift für Philosophie.* − **1** (1953) ff.: Berlin

Erbarzt *Der Erbarzt.* Beil. zu: Dtsch. Ärztebl. − **1** (1934) − **12** (1944): Leipzig

Ethik *Ethik.* Sexual- und Gesellschaftsethik. − N. F. **2** (1926)−**14** (1937): Halle. Bis (1925) u. d. T.: Ethik. Pädagogik und Hygiene des Geschlechtslebens

Forrog-Blätter *Forrog-Blätter.* Beil. zu: Zahnärztl. Mitt. (1934−1936)

Fortschr. Med. *Fortschritte der Medizin.* Die Zeitschrift des praktischen Arztes. − **31** (1913) ff.: Berlin

Fortschr. Neurol. Psychiatr. *Fortschritte der Neurologie, Psychiatrie und ihrer Grenzgebiete.* − **1** (1929) ff.: Leipzig; **26** (1958) ff.: Stuttgart

Fortschr. Ther. *Fortschritte der Therapie.* − **1** (1925)ff.: Berlin

Freiburger Univ.-blätter *Freiburger Universitätsblätter.* − **1** (1962) ff.: Freiburg

Das freie Wort *Das freie Wort.* Sozialdemokratisches Diskussionsorgan. − **1** (1929) − **5** (1933): Berlin

Gerichtssaal *Der Gerichtssaal.* Zeitschrift für Zivil- und Militär-Strafrecht und Strafprozeßrecht sowie die ergänzenden Disziplinen. − **80** (1913) ff.: Stuttgart

German Studies Review *German Studies Review.* − **1** (1978) ff.: Arizona

Gesundheit und Erziehung *Gesundheit und Erziehung.* Zeitschrift für Schulgesundheitspflege. − **45** (1932) ff.: Leipzig; Hamburg. Bis (1931) u. d. T.: Zeitschrift für Schulgesundheitspflege

Gesundheitsführung *Die Gesundheitsführung.* Monatsschrift des Hauptamtes für Volksgesundheit der NSDAP. − (1939)−(1945): Berlin; Wien. Bis (1939) u. d. T.: Ziel und Weg

Gesundheitsfürsorge *Gesundheitsfürsorge.* Organ des Gesamtverbandes der Deutschen Evangelischen Kranken- und Pflegeanstalten. − **4** (1930)−**12** (1938): Berlin. Bis (1929) u. d. T.: Mitteilungen des Deutschen Evangelischen Krankenhausverbandes

Hippokrates *Hippokrates.* Zeitschrift für praktische Heilkunde. Organ für die Einheitsbestrebungen in der Medizin. − **1** (1928) ff.: Stuttgart

Hist. Z. *Historische Zeitschrift.* − (1949) ff.: München

Hoppe-Seyler's Z. physiol. Chem. *Hoppe-Seyler's Zeitschrift für physiologische Chemie.* − **89** (1919) ff.: Berlin; Leipzig

humanitas *humanitas.* Zeitung für Medizin und Gesellschaft. − **1** (1961) ff.: Berlin

Die innere Mission *Die innere Mission.* Monatsblatt des Central-Ausschusses für die Innere Mission der deutschen evangelischen Kirche. − **27** (1932) ff.: Hamburg. Bis **26** (1931) u. d. T.: Die innere Mission im evangelischen Deutschland

J. Cont. Hist. *Journal of Contemporary History.* − **1** (1966) ff.: London

J. Mod. Hist. *Journal of Modern History.*

Jungarzt *Der Jungarzt.* Zeitschrift der deutschen Mediziner. Amtliches Organ der deutschen Studentenschaft. − **1** (1933/1934)−**7** (1936/1937): Leipzig

Jurist. Wochenschr. *Juristische Wochenschrift.* − **8** (1879) ff.: Berlin

Kampf der Karies! *Kampf der Karies!* Beil. zu: Zahnärztl. Mitt. (1936)

Klin. Wochenschr. *Klinische Wochenschrift.* − **1** (1922) ff.: Berlin

Krimin. forens. Wiss. *Kriminalistik und forensische Wissenschaften.* − 1967 ff.: Berlin (Wiss. Schr.-reihe der Humboldt-Univ.)

Med.-hist. J. *Medizinhistorisches Journal.* − **1** (1966) ff.: Hildesheim; **7** (1974) ff.: Hildesheim; New York

Med. Klinik *Medizinische Klinik.* Wochenschrift für praktische Ärzte. − **1** (1905)−**43** (1948): Berlin

Med. Mon.-schr. *Medizinische Monatsschrift.* Zeitschrift für allgemeine Medizin und Therapie. − **1** (1947) ff.: Stuttgart

Med. Welt *Die medizinische Welt.* Ärztliche Wochenschrift. − **1** (1927) ff.: Berlin; (1951) ff.: Stuttgart

Mitt.-bl. Arb.-gem. ehem. Offiziere *Mitteilungsblatt der Arbeitsgemeinschaft ehemaliger Offiziere.* – 1958 ff.: Berlin

Mitteilungen der Zahnärztekammer für Preußen *Mitteilungen der Zahnärztekammer für Preußen.* Beil. zu: Zahnärztl. Mitt. (1925–1932)

Mon.-hefte NS. Sozialpol. *Monatshefte für N. S.-Sozialpolitik.* – (1935) ff.: Berlin. Bis (1934) u. d. T.: N. S.-Sozialpolitik

Mon.-schr. Kriminalbiol. *Monatsschrift für Kriminalbiologie und Strafrechtsreform.* – **28** (1937) ff.: Heidelberg. Bis **27** (1936) u. d. T.: Mon.-schr. Kriminalpsychol.

Mon.-schr. Kriminalpsychol. *Monatsschrift für Kriminalpsychologie und Strafrechtsreform.* – **1** (1904/1905) ff.: Köln. Ab **28** (1937) u. d. T.: Mon.-schr. Kriminalbiol.

Das monistische Jahrhundert *Das monistische Jahrhundert.* Wochenschrift für wissenschaftliche Weltanschauung und Weltgestaltung. – **1** (1912/1913)–**4** (1915): Leipzig

Münch. med. Wochenschr. *Münchener medizinische Wochenschrift.* – **47** (1900) ff.: München

Nationalsoz. Bild.-wesen *Nationalsozialistisches Bildungswesen.* – **1** (1936) ff.: München

Nationalsoz. Wiss. *Nationalsozialistische Wissenschaft.* Schriftenreihe der N. S.-Monatshefte. – **1** (1935) ff.: München

Natur und Gesundheit *Natur und Gesundheit.* Offizielles Mitteilungsblatt der Reichsarbeitsgemeinschaft der Verbände für naturgemäße Lebens- und Heilweise e. V. – **1** (1940) ff.: Stuttgart

Naturärztl. Rdsch. *Naturärztliche Rundschau.* Physiatrie. – **3** (1931)–(1939): Berlin. Bis **3** (1931) u. d. T.: Der Arzt. Zeitschrift für wissenschaftliche Naturheillehre und Naturheilkunde

Naturarzt *Der Naturarzt.* Bundesorgan des Deutschen Bundes für naturgemäße Lebens- und Heilweise. – **40** (1912) ff.: Berlin

Nervenarzt *Der Nervenarzt.* Monatsschrift für das Gesamtgebiet der nervenärztlichen Tätigkeit. Mit besonderer Berücksichtigung der psychosomatischen Beziehungen. – **1** (1928) ff.: Berlin

Nr. 1999 *Nr. 1999.* Zeitschrift für die Sozialgeschichte des 20. und 21. Jahrhunderts. – **1** (1986) ff.: Hamburg

NTM *NTM.* Schriftenreihe für Geschichte der Naturwissenschaften, Technik und Medizin. – **1** (1964) ff.: Leipzig

Öffentl. Gesundh.-dienst *Der öffentliche Gesundheitsdienst.* Zeitschrift des Reichsausschusses für Volksgesundheitsdienst. – **1** (1935) ff.: Leipzig; Stuttgart

Pflügers Arch. *Pflügers Archiv für die gesamte Physiologie des Menschen und der Tiere.* – **149** (1913) ff.: Bonn; (1918) ff.: Berlin

Prakt. Tuberk.bl. *(Scheidegger) Praktische Tuberkulose-Blätter.* – **1** (1927): Leipzig; **2** (1928) ff.: Stuttgart. Ab **8** (1934) u. d. T.: Dtsch. Tuberk.bl.

Przegląd lekarski *Przegląd lekarski.* – Kraków

Przegląd Zachodni *Przegląd Zachodni.* – **1** (1945)ff.: Poznań

Psyche *Psyche.* Tiefenpsychologie und Seelenkunde in Forschung und Praxis. – **1** (1947) ff.: Stuttgart

Psychiatr. Neurol. med. Psychol. *Psychiatrie, Neurologie und medizinische Psychologie.* – **1** (1949) ff.: Berlin; Leipzig

Psychiatr.-neurol. Wochenschr. *Psychiatrisch-neurologische Wochenschrift.* Zentralblatt für das gesamte Irrenwesen und den praktischen Anstalts- und Klinikbetrieb. – **14** (1912/1913)–**47** (1945): Halle

Psychol. Med. *Psychologie und Medizin.* Vierteljahresschrift für Forschung und Anwendung auf ihren Grenzgebieten. – **1** (1925/1926)–**4** (1930/1931): Stuttgart

Recht Psychiatr. *Recht und Psychiatrie*/Hrsg.: Arbeitskreis Recht und Psychiatrie in der Deutschen Gesellschaft für Soziale Psychiatrie. – **1** (1983) ff.: Rehburg-Loccum

Reichsarbeitsbl. *Reichsarbeitsblatt.* Amtsblatt des Reichsarbeitsministeriums und der Reichsarbeitsverwaltung. – (1903) ff.: Berlin

Reichsgesundheitsbl. *Reichsgesundheitsblatt.* – **1** (1926)–**20** (1945): Berlin

Schr.-reihe Arb.-Leistungsmed. *Schriftenreihe für Arbeits- und Leistungsmedizin.* – **1** (1941) ff.: Stuttgart

Schulungsbrief *Der Schulungsbrief.* Das zentrale Monatsblatt der NSDAP und DAF – **1** (1933)–**11** (1944): Berlin

Schulzahnpflege *Schulzahnpflege.* Beil. zu: Zahnärztl. Mitt. (1912–1922)

Sozialist. Arzt *Der sozialistische Arzt.* Vierteljahreszeitschrift des »Vereins sozialistischer Ärzte«. – **1** (1925)– **9** (1933): Berlin

Sozialpsychiatr. Inf. *Sozialpsychiatrische Informationen.* – **1** (1971) ff.: Rehburg-Loccum; Bonn

Soz. Praxis *Soziale Praxis und Archiv für Volkswohlfahrt.* – **27** (1918) ff.: Jena; **44** (1935) ff.: Berlin

Soz. Sicherheit *Soziale Sicherheit.* Zeitschrift für Sozialpolitik. – **1** (1952) ff.: Köln

Vertrauensarzt und Krankenkasse *Vertrauensarzt und Krankenkasse.* Monatsschrift für soziale Medizin. Organ des Reichsverbandes deutscher Vertrauensärzte. – **1** (1933) ff.: Berlin; Wien

Vierteljahresh. Zeitgesch. *Vierteljahreshefte für Zeitgeschichte.* – **1** (1953) ff.: Stuttgart

Volksgesundh. *Volksgesundheit.* Fachliches Schulungsblatt der DAF. – **1** (1936)–(1939): Berlin. Aufgegangen in: Deutschlands freie Berufe

Volksgesundheitswacht *Volksgesundheitswacht.* – **1** (1933): München; **2** (1934)–(1939): Berlin

Volk und Gesundheit *Volk und Gesundheit.* Monatsschrift für naturgemäße Heil- und Lebensweise. — **1** (1942) ff.: Berlin

Wege zum Menschen *Wege zum Menschen.* Monatsschrift für Arzt und Seelsorger, Erzieher, Psychologen und soziale Berufe. — **6** (1954) ff.: Göttingen. Bis (1953) u. d. T.: Weg zur Seele

Wehrmed. Mon.-schr. *Wehrmedizinische Monatsschrift.* — **9** (1965) ff.: München. Davor u. d. T.: Wehrmedizinische Mitteilungen

Wien. med. Wochenschr. *Wiener medizinische Wochenschrift.* — **63** (1913) ff.: Wien

Wiss. Z. . . . G. R. *Wissenschaftliche Zeitschrift der . . . Gesellschafts- und sprachwissenschaftliche Reihe*

Wiss. Z. . . . M. R. *Wissenschaftliche Zeitschrift der . . . Mathematisch-naturwissenschaftliche Reihe*

Würzburger med.-hist. Mitt. *Würzburger medizinhistorische Mitteilungen.* — **1** (1983) ff.: Pattensen

Zahnärztl. Mitt. *Zahnärztliche Mitteilungen.* Organ des Wirtschaftlichen Verbandes Deutscher Zahnärzte. — **4** (1913)−(1919): Frankfurt/M.; (1920)−**36** (1945): Berlin

Z. ärztl. Fortbild. *Zeitschrift für ärztliche Fortbildung.* Organ der Berliner Akademie für ärztliche Fortbildung. — **10** (1913) ff.: Jena

Z. Biochem. *Zeitschrift für Biochemie.* Organ des Biochemischen Bundes Deutschlands. — (1908) ff.: Idensee; **37** (1938) ff.: Potsdam

ZfG *Zeitschrift für Geschichtswissenschaft.* — **1** (1953) ff.: Berlin

Z. gesamte Hyg. *Zeitschrift für die gesamte Hygiene und ihre Grenzgebiete.* Organ der Gesellschaft für die gesamte Hygiene. — **1** (1955) ff.: Berlin

Z. gesamte inn. Med. *Zeitschrift für die gesamte innere Medizin und ihre Grenzgebiete.* — **1** (1946) ff.: Leipzig; Berlin

Z. gesamte Neurol. Psychiatr. *Zeitschrift für die gesamte Neurologie und Psychiatrie: Originalien.* — **14** (1913) ff.: Berlin

Z. Gewerbehyg. *Zeitschrift für Gewerbe-Hygiene, Unfall-Verhütung und Arbeiter-Wohlfahrts-Einrichtungen.* — **20** (1913)−**45** (1938): Wien

Z. Kirchengesch. *Zeitschrift für Kirchengeschichte.* — **34** (1913) ff.: Gotha; **50** (1931) ff.: Stuttgart

Z. klin. Med. *Zeitschrift für klinische Medizin.* — (1913) ff.: Berlin

Z. Kreislaufforsch. *Zeitschrift für Kreislaufforschung.* — **20** (1928) ff.: Dresden; Leipzig. Bis **19** (1927) u. d. T.: Zent.-bl. für Herz- und Gefäßkrankheiten

Z. Milit.-gesch. *Zeitschrift für Militärgeschichte.* — **1** (1962) ff.: Berlin

Z. Milit.-med. *Zeitschrift für Militärmedizin.* — **1** (1960) ff.: Berlin

Z. psych. Hyg. *Zeitschrift für psychische Hygiene.* Offizielles Organ des deutschen Verbandes für psychische Hygiene. — **1** (1928)−**17** (1944): Berlin

Z. Rechtsmed. *Zeitschrift für Rechtsmedizin.* — **67** (1970) ff.: Göttingen. Bis **66** (1969) u. d. T.: Dtsch. Z. gesamte gerichtl. Med.

Z. Sozialreform *Zeitschrift für Sozialreform.* — **1** (1955) ff.: Wiesbaden

Z. Tuberk. *Zeitschrift für Tuberkulose.* — **19** (1912) ff.: Leipzig

Ž. Nevropat. Psichiatr. *Žurnal nevropatologii i psichiatrii imeni S. S. Korsakova.* — **1** (1900) ff.: Moskva

Zent.-bl. gesamte Neurol. Psychiatr. *Zentralblatt für die gesamte Neurologie und Psychiatrie. Referatenteil der Z. gesamte Neurol. Psychiatr.* — **19** (1922) ff.: Berlin. Bis **19** (1921) u. d. T.: Z. gesamte Neurol. Psychiatr.: Referate und Ergebnisse

Zent.-bl. Gewerbehyg. *Zentralblatt für Gewerbehygiene und Unfallverhütung.* — **12** (1924) ff.: Leipzig. Bis **10** (1922) u. d. T.: Zentralblatt für Gewerbehygiene mit besonderer Berücksichtigung der Unfallverhütungstechnik und Unfallheilkunde

Zent.-bl. Psychother. *Zentralblatt für Psychotherapie und ihre Grenzgebiete.* — **3** (1930)−**16** (1944): Leipzig. Bis **2** (1929) u. d. T.: Allgemeine ärztliche Zeitschrift für Psychotherapie und psychische Hygiene einschließlich der klinischen und sozialen Grenzgebiete.

Ziel und Weg *Ziel und Weg.* Zeitschrift des Nationalsozialistischen Deutschen Ärztebundes e. V. — **2** (1932)−**9** (1939): München. Ab (1939) u. d. T.: Gesundheitsführung

Literaturverzeichnis

»Abgabe asozialer Justizgefangener an die Polizei« – eine unbekannte Vernichtungsaktion der Justiz: Eine Dokumentation/Zsstl.: ROTH, K.-H. – In: Heilen und Vernichten 1984. – S. 21–25.

ADAM, U. D.: Hochschule und Nationalsozialismus: Die Universität Tübingen im Dritten Reich. – Tübingen: J. C. B. Mohn, 1977.

Ärzte an der Seite der Arbeiterklasse/Hrsg.: KÜHN, K. – Berlin: Verlag Volk und Gesundheit, 1973.

Ärzte: Erinnerungen Erlebnisse Bekenntnisse/Hrsg.: ALBRECHT, G.; HARTWIG, W. – Berlin: Buchverlag Der Morgen, 1972.

Ärzte in der Entscheidung: Die medizinische Intelligenz in der BRD – Traditionen, Realitäten, Perspektiven/Autorenkoll. u. d. Ltg. v. SPAAR, H. – Berlin: Verlag Volk und Gesundheit, 1984 (Med. u. Gesellsch.; 24).

Akten der Parteikanzlei der NSDAP: Rekonstruktion eines verlorengegangenen Bestandes. – 2 Teile. – T. 1. B. 1. – Regesten/Bearb.: HEIBER, H. – München (u. a.): R. Oldenbourg-Verlag; K. G. Saur, 1983.

Akten deutscher Bischöfe über die Lage der Kirche 1933–1945. – 6 Bde. – Bd. 5: 1940–1942/Bearb.: VOLK, L. – Mainz: M. Grünewald-Verlag, 1983 (Veröff. d. Komm. f. Zeitgesch.; A34).

Aktion T 4 1939–1945: Die Euthanasie-Zentrale in der Tiergartenstraße 4/Hrsg.: ALY, G. – Berlin (West): Edition Hentrich, 1987.

ALTNER 1981: s. Darwinismus 1981.

ALTNER, P.; LAITKO, H.: KPD und Wissenschaftsentwicklung: Ansatzpunkte und Fragestellungen. – In: KPD und Wissenschaftsentwicklung 1986. – S 12–35.

[ALY, G.:] Die »Aktion T 4« – Modell des Massenmordes. – In: Aktion T 4 1987. – S. 11–20.

ALY, G.: Anstaltsmord und Katastrophenmedizin 1943–1945: Die Aktion Brandt. – In: Fortschritte der Psychiatrie 1984. – S. 33–55 (**a**).

ALY, G.: Euthanasie im Luftkrieg. – In: Antifasch. Magazin. – 28 (1984) 193. – S. 8–13 (**b**).

ALY, G.: Medizin gegen Unbrauchbare. – In: Aussonderung und Tod 1985. – S. 9–74 (**a**).

ALY, G.: Die Menschenversuche des Doktor Heinrich Berning. – In: Heilen und Vernichten 1984. – S. 184–186 (**e**).

ALY, G.: Der Mord an behinderten Hamburger Kindern zwischen 1939 und 1945. – In: Heilen und Vernichten 1984. – S. 147–155 (**c**).

ALY, G.: Der saubere und der schmutzige Fortschritt. – In: Reform und Gewissen 1985. – S. 9–78 (**b**).

ALY, G.: Tuberkulose und »Euthanasie« – ein Hinweis für weitere Forschung. – Unv. Mskr., 1986.

ALY, G.: Die wissenschaftliche Abstraktion des Menschen. – In: Wege zum Menschen. – **36** (1984). – S. 272–287 (**d**).

ALY, G.; ROTH, K.-H.: Die restlose Erfassung: Volkszählen, Identifizieren, Aussondern im Nationalsozialismus. – Berlin (West): Rotbuch-Verlag, 1984.

AMANN, U.: Der antifaschistische Kampf deutscher Ärzte und Angehöriger des Sanitätsdienstes im nationalrevolutionären Krieg in Spanien 1936–1939. – In: Medizin im Faschismus 1985. – S. 209–213.

Anatomie des SS-Staates/Hrsg.: BUCHHEIM, H. u. a. – 2 Bde. – Bd. 1. – Olden; Freiburg/Br.: Walter Verlag, 1965.

ANDREAS-FRIEDRICH, R.: Der Schattenmann. – 2. Aufl. – Berlin: Union-Verlag, 1977.

ANGERSTEIN, W.: Über die Geschichte von Röntgenuntersuchungen und die Entwicklung von kleinformatigen Aufnahmeverfahren. – In: Dtsch. Gesundh.-wes. – **36** (1981). – S. 1558–1561.

ANKERSTEIN, u. a. 1985: s. Heilen und Vernichten im Nationalsozialismus 1985.

ASLANOV, A. S.: Nacistskie vrači – součastniki prestuplenij germanskogo fašizma. – In: Nemecko-fašistskij okkupacionnyj režim 1965. – S. 361–378.

AUGUST, J.: Das Grab Nr. 17 im Wald von Piaśnica: Die Tötung der Geisteskranken begann im besetzten Polen. – In: Antifasch. Magazin. – **28** (1984) 193. – S. 6–8.

Ausgewählte Dokumente zur Geschichte des Nationalsozialismus 1933–1945/Hrsg.: JACOBSEN, H.-A.; JOCHMANN, W. – Bielefeld: Verlag Neue Gesellschaft, 1961–1963.

Aussonderung und Tod: Die klinische Hinrichtung der Unbrauchbaren/Red.: ALY, G. – Berlin (W): Rotbuch-Verlag, 1985 (Beitr. z. nationalsoz. Gesundh.- und Sozialpolitik; 1).

»Autonomie« 1980: s. Medizin und Nationalsozialismus 1980 (Autonomie).

AVDEEV, M. I.: Kurs der gerichtlichen Medizin. – Moskva: Gosjurisdat, 1959 (russ.).

AYASS, W.: Vom »Pik As« ins »Kola-Fu«: Die Verfolgung der Bettler und Obdachlosen durch die Hamburger Sozialverwaltung. – In: Verachtet-verfolgt-vernichtet 1986. – S. 153–171.

BAADER, G.: Ärzte und medizinische Verbrechen: Menschenexperimente. – In: KUDLIEN 1985b. – S. 175–196.

BAADER, G.: Das »Gesetz zur Verhütung erbkranken Nachwuchses« – Versuch einer kritischen Deutung. – In: Zusammenhang 1984. – S. 865–875 (**c**).

BAADER, G.: Die Medizin im Nationalsozialismus: Ihre Wurzeln und die erste Periode ihrer Realisierung 1933–1939. – In: Nicht mißhandeln 1984. – S. 61–107 (**a**).

BAADER, G.: Medizinische Menschenversuche im Nationalismus. – In: Versuche mit Menschen 1986. – S. 41–82.

BAADER, G.: Politisch motivierte Emigration deutscher Ärzte. – In: Ber. Wiss.-gesch. – **7** (1984) 2. – S. 67–84 (**b**).

BABAJANZ, R. A.: O chode izučenija i likvidacii mediko-sanitarnych posledstvij vojny i blokady v Leningrade. – In: Mediko-sanitarnye posledstvija 1948. – S. 25–37.

BACH, O.: Zur Zwangssterilisierungspraxis in der Zeit des Faschismus im Bereich der Gesundheitsämter Leipzig und Grimma. – In: Medizin im Faschismus 1985. – S. 157–161.

BAEYER, W. v.: Die Bestätigung der NS-Ideologie in der Medizin unter besonderer Berücksichtigung der Euthanasie. – In: Nationalsozialismus und die deutsche Universität. – Berlin (West): W. de Gruyter, 1966. – S. 63–75.

BAUMANN, J.: Paragraph 175: Über die Möglichkeit, die einfache, nichtjugendgefährdende und nichtöffentliche Homosexualität unter Erwachsenen straffrei zu lassen. – Berlin (West); Neuwied: Luchterhand, 1968.

BAURIEDL, T.: Geht das revolutionäre Potential der Psychoanalyse verloren? – In: Psyche. – **38** (1984) 6. – S. 489–515.

Bayern in der NS-Zeit: Soziale Lage und politisches Verhalten der Bevölkerung im Spiegel vertraulicher Berichte/Hrsg.: BROSZAT, M.; FRÖHLICH, E.; WIESEMANN, F. – 6 Bde. – München; Wien: R. Oldenbourg-Verlag. – Bd. 1: 1977. – Bd 2: 1979.

BAYERTZ, K.: Darwinismus als Ideologie: Die Theorie Darwins und ihr Verhältnis zum Sozialdarwinismus. – In: Darwin und die Evolutionstheorie/Red.: BAYERTZ, K.; HEIDTMANN, B.; RHEINBERGER, H. J. – Köln: Pahl-Rugenstein-Verlag, 1982. – S. 105–119 (Dialektik 5).

BEDNARECK, H.: Gewerkschaften im Kampf gegen die Todfeinde der Arbeiterklasse und des deutschen Volkes: Zur Geschichte der deutschen Gewerkschaftsbewegung 1933–1945. – Berlin: Verlag Tribüne, 1966 (Beitr. z. Gesch. d. dt. Gewerkschaftsbewegung; 8).

Befehle der sowjetischen Militäradministration in Deutschland zum Gesundheits- und Sozialwesen: Dokumentensammlung. – Berlin: Verlag Volk und Gesundheit, 1976 (Veröffentl. d. Koordinier.–Rates der med.- wiss. Gesellschaften d. DDR; 2).

Beiträge zur Geschichte der Deutschen Caritas in der Zeit der Weltkriege: Zum 100. Geburtstag von Benedict Kreutz (1879–1949)/Hrsg.: WOLLASCH, H.-J. – Freiburg/Br.: Deutscher Caritas-Verband, 1978.

BENJAMIN, H.: Georg Benjamin. – Leipzig: S. Hirzel Verlag, 1977.

BENSER, G.: Antifaschistischer Widerstand und Überwindung des Faschismus als europäisches Problem. – In: ZfG. – **33** (1985) 5. – S. 403–415.

BENZ, W.: Emil J. Gumbel: Die Karriere eines deutschen Pazifisten. – In: 10. Mai 1933. Bücherverbrennung 1983. – S. 160–198.

BERG, G.: Einst und Jetzt: Tuberkulosetherapie seit Krehl. – In: Münch. med. Wochenschr. – **103** (1961). – S. 2525–2529.

BERGSCHICKER, H.: Deutsche Chronik 1933–1945: Ein Zeitbild der faschistischen Diktatur. – Berlin: Verlag der Nation, 1981.

BERNAL, J. D.: Die soziale Funktion der Wissenschaft. – Berlin: Akademie-Verlag, 1986.

BESYMENSKI, L.: Sonderakte »Barbarossa«: Dokumente, Darstellung, Deutung. – Stuttgart: Deutsche Verlags-Anstalt, 1968.

Bethel-Arbeitsheft 1: Eine Schriftreihe der von Bodelschwinghschen Anstalten. – 4. Aufl. – Bielefeld; Bethel: Bethel-Verlag, 1979.

BETHGE, E.: Dietrich Bonhoeffer: Christ – Theologe – Zeitgenosse. – München: Ch.-Kaiser-Verlag, 1967.

BEYERCHEN, A.: Der Kampf um die Besetzung der Lehrstühle für Physik im NS-Staat. – In: Erziehung und Schulung 1980. – S. 77–86.

BEZWINSKA, J.; CZECH, D.: KL Auschwitz in den Augen der SS: Höss, Brandt, Kremer. − Katowice: Krajowa Agencja Wydawnicza, 1981.

BIEDERICH, P. H.: § 175: Homosexualität. − Regensburg; Wien: Verlag für Sexualliteratur, 1951.

Biedermann und Schreibtischtäter: Materialien zur deutschen Täterbiographie/Red.: ALY, G. − Berlin (West): Rotbuch-Verlag, 1987 (Beitr. z. nationalsoz. Gesundh.- und Sozialpolitik; 4).

Biographisches Handbuch der deutschsprachigen Emigration nach 1933. − 3 Bde./Hrsg.: STRAUSS, H. A.; RÖDER, W. − München (u. a.): KG Saur, 1980−1983.

Biologismus im 19. Jahrhundert/Hrsg.: MANN, G. − Stuttgart: F. Enke-Verlag, 1973.

BLASIUS, D.: Bürgerliche Kultur und NS-Psychiatrie. − In: BLASIUS 1986c. − S. 149−162 (a).

BLASIUS, D.: Psychiatrischer Alltag im Nationalsozialismus. − In: BLASIUS 1986c. − S. 109−125 (b).

BLASIUS, D: Umgang mit Unheilbarem: Studien zur Sozialgeschichte der Psychiatrie. − Bonn: Psychiatrie-Verlag, 1986 (c).

BLASIUS, D.: Der verwaltete Wahnsinn: Eine Sozialgeschichte des Irrenhauses. − Frankfurt/M.: Fischer-Taschenbuch-Verlag, 1980.

BLEKER, J.: Vom »Sortiergeschäft im Großen« zur »Triage«: Das Problem der Krankensicherung im Krieg. − In: Medizin und Krieg 1987. − S. 211−255.

BLEUEL, H. B.: Das saubere Reich: Die verheimlichte Wahrheit; Eros und Sexualität im 3. Reich. − Bergisch-Gladbach: Bastei-Lübbe, 1979.

BLEUEL, H. P.: Deutschlands Bekenner: Professoren zwischen Kaiserreich und Diktatur. − Bonn; München; Wien: Scheiz-Verlag, 1968.

BOCHALLI, R.: Die Geschichte der Entwicklung des Tuberkulose-Fürsorgewesens in Deutschland. − In: Med. Mon.-schr. − **7** (1953). − S. 815−817.

BOCK, G.: Sterilisationspolitik im Nationalsozialismus: Die Planung einer heilen Gesellschaft durch Prävention. − In: Fortschritte der Psychiatrie 1984. − S. 88−104.

BOCK, G.: Zwangssterilisation im Nationalsozialismus: Studien zur Rassenpolitik und Frauenpolitik. − Opladen: Westdeutscher Verlag, 1986 (Schriften d. Zentralinst. f. sozialwiss. Forsch. d. Freien Univ. Berlin; 48).

BODELSCHWINGH, F.: Vortrag zu Fragen der Eugenik. − In: Lesetexte 1983. − S. 57−68.

BODENSTEIN, L.: Der Kampf um die Anerkennung ärztlicher psychotherapeutischer Leistungen durch die Sozialversicherung in der Zeit der Weimarer Republik. − Dipl.-Arbeit Sektion Psychologie. − Leipzig 1986.

BOGUSZ, J.: Experimente am Menschen. − In: Medizin im Nationalismus 1982. − S. 78−86.

BOGUSZ, J.: Pojęcie eutanazji oraz zbrodnicze praktyki stosowane w III. rzeszy niemieckiej. − In: Zbrodnie i sprawcy 1980. − S. 608−617.

BONHOEFFER, D.: Ethik. − 3. Aufl. − München: Ch.-Kaiser-Verlag, 1956.

BONHOEFFER, K.: Ein Rückblick auf die Auswirkung und die Handhabung des nationalsozialistischen Sterilisierungsgesetzes. − In: Nervenarzt. − **20** (1949). − S. 1−5.

BRAINER, E.; KAMINER, J. J.: Pschoanalyse und Nationalsozialismus. − In: Psyche. − **36** (1982) 11. − S. 989−1008.

BRAMKE, W.: Intelligenz zwischen Faschismus und Widerstand im Deutschland der dreißiger Jahre, − In: Bulletin des Arbeitskreises »Zweiter Weltkrieg«. − Nr. 1−4, 1984/Hrsg.: Akademie der Wissenschaften der DDR. Zentralinstitut für Geschichte. Wissenschaftsbereich Deutsche Geschichte 1917−1945, − s. l. (1985). − S. 57−71 (b).

BRAMKE, W.: Der unbekannte Widerstand in Westsachsen 1933−1945: Zum Problem des Widerstandsbegriffs. − In: Wiss. Z. Karl-Marx-Univ. Leipzig. G. R. − **34** (1985) 2. − S. 190−206 (a).

BRAUNE, P. G.: Denkschrift für Adolf Hitler vom 9. Juli 1940. − In: Aktion T 4 1987. − S. 23−32.

BRECHT, K. u. a. 1985: s. »Hier geht das Leben . . .« 1985.

BREITENECKER, L.: In memoriam emer. Prof. Dr. Fritz Reuter. − In: Beitr. gerichtl. Med. − **23** (1965). − S. 1−7.

BRINGMANN, F.: Kindermord am Bullenhuser Damm. − Frankfurt/M.: Röderberg-Verlag, 1978.

BRINGMANN, F.: KZ Neuengamme: Berichte, Erinnerungen, Dokumente. − Frankfurt/M.: Röderberg-Verlag, 1982.

BRODSKI, I. A.: Im Kampf gegen den Faschismus. − Berlin: VEB Deutscher Verlag der Wissenschaften, 1975.

BROMBERGER, B.: Lebensborn e. V.: Aus dem »Fall 8« des Nürnberger Prozesses. − In: Informationen (Studienkreis Widerstand 1933−1945). − (1985) 2/3. − S. 12−16.

BROMBERGER, B.; MAUSBACH, H.: Ärzte im Widerstand. − In: BROMBERGER; MAUSBACH; THOMANN 1985. − S. 263−340 (a).

BROMBERGER, B; MAUSBACH, H.: Die Tätigkeit von Ärzten in der SS und in Konzentrationslagern. − In: BROMBERGER; MAUSBACH; THOMANN 1985. − S. 186−262 (b).

BROMBERGER, B.; MAUSBACH, H.; THOMANN, K. D.: Medizin, Faschismus und Widerstand: Drei Beiträge. − Köln: Pahl-Rugenstein-Verlag 1985 (Kleine Bibliothek; 305).

BROSZAT, M.: Nationalsozialistische Polenpolitik 1939−1945. − Frankfurt/M.: Fischer-Taschenbuch-Verlag, 1965.

BROSZAT, M.: Plädoyer für eine Historisierung des Nationalsozialismus (1985). − In: Nach Hitler: Der schwierige Umgang mit unserer Geschichte/Hrsg.:

GRAML, H.; HENKE, K. D. — München: R. Oldenbourg-Verlag, 1986. — S. 159—173.

BRÜCK, C. v.: Im Namen der Menschlichkeit: Bürger gegen Hitler. — Berlin: Buchverlag Der Morgen, 1964.

BRÜCKS, A.: Zwangssterilisierung gegen »Ballastexistenzen«. — In: Verachtet — verfolgt — vernichtet 1986. — S. 103—108.

BRÜCKS, A.; ROTHMALER Ch.: »In dubio pro Volksgemeinschaft«: Das »Gesetz zur Verhütung erbkranken Nachwuchses« in Hamburg. — In: Heilen und Vernichten 1984. — S. 30—36.

BRUHN, L.: Entwicklung der stomatologischen Betreuung in Mecklenburg bis zum Jahre 1945. — Med. Diss. — Schwerin 1974.

BÜCHERL, E. S.: Entwicklung und Bedeutung der experimentellen Chirurgie. — In: Experimente am Menschen 1971. — S. 42—53.

BUCHHEIM, H.: Die SS als Herrschaftsinstrument: Befehl und Gehorsam. — Olden; Freiburg/Br.: Walter Verlag, 1965 (=Anatomie 1965)

BUCHHEIM, M.: Bearbeitung des Sachgebietes »Homosexualität« durch die Gestapo. — In: Gutachten des Instituts für Zeitgeschichte in München. — München: Institut für Zeitgeschichte, 1958.

BÜCHNER, F.: Die Medizin im Dritten Reich. — In: Von der Größe und Gefährdung der modernen Medizin/ Hrsg.: BÜCHNER, F. — Freiburg; Basel; Wien: Herder Verlag, 1961. — S. 139—156.

BÜTTNER, L.; MEYER, B.: Gesundheitspolitik der revolutionären deutschen Arbeiterbewegung. — Berlin: Verlag Volk und Gesundheit, 1984 (Med. u. Gesellsch.; 25).

BURMEISTER, K.-J.; LANGE-PFAUTSCH, R.: Maxim Zetkin — Kommunist und Arzt. — In: Z. ärztl. Fortbild. — **77** (1983). — S. 695—697.

CHROUST, P.: Friedrich Mennecke: Innenansichten eines medizinischen Täters im Nationalsozialismus. — In: Biedermann und Schreibtischtäter 1987. — S. 67—122 **(a)**.

CHROUST, P.: Friedrich Mennecke: Innenansichten eines medizinischen Täters im Nationalsozialismus. — 2 Bde. — Hamburg: Institut für Sozialforschung, 1987 (Mskr.-Druck) **(b)**.

CLAASEN, E.: Ich, die Steri. — Bonn: Psychiatrie-Verlag, 1987.

CLEVER, U.: Die Geschichte der Standesorganisationen und ihre oppositionellen Alternativen. — In: Medizin und Nationalsozialismus 1980. — S. 75—82.

COCKS, G. F.: The Professionalization of Psychotherapy in Germany, 1928—1949. — Unv. Mskr. (1988)

COCKS, G. F.: Psychoanalyse, Psychotherapie und Nationalsozialismus. — In: Psyche. — **37** (1983) 12. — S. 1057—1106.

COCKS, G. F.: Psychotherapy in the Third Reich — The Göring Institute. — New York: Oxford Univ. Press, 1985.

CONCHA, C.: Grundtendenzen der Faschisierung in der imperialistischen Welt und deren Auswirkungen auf die Gesundheitspolitik, insbesondere in Lateinamerika. — In: Medizin im Faschismus 1985. — S. 277—284.

CZARNIKOW, R.: Der Antikommunismus — wesentlicher Bestandteil der Politik standesärztlicher Führungsgremien in der BRD (untersucht im Zeitraum 1945—1984). — Phil. Diss. B. — Dresden 1985 **(a)**.

CZARNIKOW, R.: Die Haltung der westdeutschen Ärztekammern zwischen 1945 und 1949 zu den faschistischen Medizinverbrechen. — In: Medizin im Faschismus 1985. — S. 264—268 **(b)**.

CZARNIKOW, R.; ROLAND, B.: Zum Einfluß des Antikommunismus auf die Gesundheits- und Standespolitik konservativer Ärztekreise und bei der Bekämpfung der Friedensbewegung im Gesundheitswesen. — In: Ärzte in der Entscheidung 1984. — S. 109—119.

CZECH, D.: Die Rolle des Häftlingskrankenbaulagers im KL Auschwitz II. — In: Hefte von Auschwitz. — **15** (1975). — S. 5—112 (Oświęcim).

DAHM, V.: Die nationalsozialistische Schrifttumspolitik nach dem 10. Mai 1933. — In: 10. Mai 1933. Bücherverbrennung 1983. — S. 36—83.

DAHMER, H.: Psychoanalyse und Konformismus. — In: Psyche. — **38** (1984) 10. — S. 927—942.

DANGEL, U.-J.: Deutschsprachige Gerichtsmediziner: Ein sammelbiographischer Beitrag mit bibliographischem Anhang zur Geschichte der Gerichtlichen Medizin von 1800 bis heute. — Med. Diss. — Tübingen 1972.

DANKERT, D.: Der deutsche und alliierte Sanitätsdienst während des II. Weltkrieges unter besonderer Berücksichtigung der Invasion 1944. — In: Wehrmed. Mon.-schr. — **27** (1983) 2. — S. 68—84.

Der Darwinismus: Geschichte einer Theorie/Hrsg.: ALTNER, G. — Darmstadt: Wissenschaftliche Buchgesellschaft, 1981.

DAUM, M.: Arbeit und Zwang: Das Leben der Hadamaer Patienten im Schatten des Todes. — In: Psychiatrie im Faschismus 1986. — S. 173—213.

DEBUS, D.; KALKOWSKY, B.; SCHMIDT-V. BLITTERSDORF, H.: Neuere Überlegungen zur Vorbereitung und Organisation der Verbrechen der Psychiatrie in der NS-Zeit. — In: Psychiatrie im Faschismus 1986. — S. 38—57.

DEGKWITZ, R.: Medizinisches Denken und Handeln im Nationalsozialismus. — In: Fortschr. Neurol. Psychiatr. — **53** (1985). — S. 212—225.

DEUTSCH, E.: Medizin und Forschung vor Gericht: Kunstfehler, Aufklärung und Experiment im deutschen und amerikanischen Recht. — Heidelberg; Karlsruhe: C. F. Müller Juristischer Verlag, 1978.

DEUTSCH, E.: Das Recht der klinischen Forschung am Menschen: Zulässigkeit und Folgen der Versuche am Menschen, dargestellt im Vergleich zu dem amerikanischen Beispiel und den internationalen Regelungen. – Frankfurt/M.; Bern; Las Vegas: Peter Lang Verlag, 1979.

Deutsche Demokraten: Die nichtproletarischen demokratischen Kräfte in der deutschen Geschichte 1830 bis 1945/Autorenkoll. u. d. Ltg. v. FRICKE, D. – Berlin: Akademie-Verlag, 1981.

Die deutsche Universität im Dritten Reich. – München: R. Piper & Co. Verlag, 1966.

Deutsche Widerstandskämpfer 1933–1945. – 2 Bde. – Bd. 1. – Berlin: Dietz Verlag, 1970.

Deutschland: Porträt einer Nation. – Bd. 5: Bildung –Wissenschaft – Technik. – Gütersloh: Bertelsmann Lexikothek-Verlag, 1985.

Deutschland im II. Weltkrieg. – Bd. 1: Vorbereitung, Entfesselung und Verlauf des Krieges bis zum 22. Juni 1941/Autorenkoll. u. d. Ltg. v. SCHUMANN, W.; HASS, G. – Berlin: Akademie-Verlag, 1974.

Das Diensttagebuch des deutschen Generalgouverneurs in Polen 1939–1945/Hrsg.: PRÄG, W.; JACOBMEYER, W. – Stuttgart: Deutsche Verlags-Anstalt, 1957.

DIMITROFF, G.: Die Offensive des Faschismus und die Aufgaben der Kommunistischen Internationale im Kampf für die Einheit der Arbeiterklasse gegen den Faschismus (1935). – In: PIECK; DIMITROFF; TOGLIATTI 1957. – S. 85–178.

DITTRICH, H.-M.: Die Rolle der wissenschaftlichen Schule von Gerhard Katsch (1887–1961) für die Entwicklung der Diabetesforschung. – Med. Diss. B. – Greifswald 1985.

DÖRING, H. J.: Die Motive der Zigeunerdeportation vom Mai 1940. – In: Vierteljahresh. Zeitgesch. – **7** (1959) 4. – S. 418–428.

DÖRNER 1980: s. Der Krieg gegen die psychisch Kranken 1980.

DÖRNER 1984 c: s. Fortschritte der Psychiatrie 1984.

DÖRNER 1985: s. Gestern minderwertig 1985.

DÖRNER, K.: Diagnosen der Psychiatrie. – Frankfurt/M.: Campus-Verlag, 1975. – S. 59–95.

DÖRNER, K.: Nationalsozialismus und Lebensvernichtung. – In: Vierteljahresh. Zeitgesch. – **15** (1967) 2. – 121–152.

DÖRNER, K.: NS-Euthanasie: Zur Normalisierung des therapeutischen Tötens. – In: Fortschritte der Psychiatrie 1984. – S. 105–115 **(a)**.

DÖRNER, K.: Psychiatrisches Handeln im »Dritten Reich« und heute. – In: Sozialpsychiatr. Inf. – **13** (1983) 77/78. – S. 103–108.

DÖRNER, K.: Wege der Psychiatrie. – In: DÖRNER, K.; PLOG, U.: Irren ist menschlich: Lehrbuch der Psychiatrie/Psychotherapie. – 2. Aufl. – Rehburg-Loccum: Psychiatrie-Verlag, 1984. – S. 460–480 **(b)**.

DÖRNER, K.: Wie können Ärzte den Überlebenden noch helfen? – In: Dtsch. Ärztebl. – **83** (1986). – S. 2587–2590.

Dokumente zur »Euthanasie«/Hrsg.: KLEE, E. – Frankfurt/M.: Fischer-Taschenbuch-Verlag, 1985.

DRÄGER, K.: Einige Bemerkungen zu den Zeitumständen und zum Schicksal der Psychoanalyse und der Psychotherapie in Deutschland zwischen 1933 und 1949. – In: Psychoanalyse in Berlin 1970. – S. 40–49.

DROBISCH, K.: Im Dienste der Menschlichkeit und des Friedens: Dokumentarbericht über die Nazigegner um Leo Borchard, Ruth Friedrich und Dr. Walter Seitz. – In: Mitt.-bl. Arb.gem. ehem. Offiziere. – (1970) 9. – S. 9–13.

DROBISCH, K.: Mediziner in frühen Konzentrationslagern 1933–1936. – In: Medizin im Faschismus 1985. – S. 186–191.

DÜX, H.: Über die juristischen Aspekte einer Auseinandersetzung mit der NS-Psychiatrie. – In: Sozialpsychiatr. Inf. – **13** (1983) 77/78. – S. 81–90.

EBBINGHAUS, A.: Kostensenkung, »Aktive Therapie« und Vernichtung: Konsequenzen für das Anstaltswesen. – In: Heilen und Vernichten 1984. – S. 136–146.

EDERLE, W.: Somatische Therapie der Psychosen. – In: Psychiatrie/Hrsg.: KRETSCHMER, E. – Wiesbaden: Dieterichsche Verlagsbuchhandlung, 1948. – S. 152–167 (Naturforsch. u. Medizin in Deutschland 1939–1946; 83).

Einführung in die Psychomatik/Hrsg.: BREDE, C. – Frankfurt/M.: Fischer-Verlag, 1977.

150 [Einhundertfünfzig] Berliner Jahre Orthopädie/Hrsg.: PAUL, U. – Berlin: Humboldt-Univ., 1985 (Wiss. Schriftenreihe der Humboldt-Univ. Berlin).

EISENBLÄTTER, G.: Grundlinien der Politik des Reiches gegenüber dem Generalgouvernement 1939–1945. – Phil. Diss. – Frankfurt/M. 1969.

EISSLER, W. U.: Arbeiterparteien und Homosexuellenfrage: Zur Sexualpolitik von SPD und KPD in der Weimarer Republik. – Berlin (West): Verlag rosa Winkel, 1980 (Sozialwiss. Studien z. Homosexualität).

ELIASBERG, W. G.: Die Psychotherapie unserer Zeit – geschichtlich betrachtet. – In: Handbuch der Neurosenlehre und Psychotherapie. – Bd. 1. – München; Berlin (West): Urban&Schwarzenberg, 1959. – S. 1–34.

ELKELES, B.: Medizinische Menschenversuche gegen Ende des 19. Jahrhunderts und der Fall Neisser. – In: Med.-hist. J. – **20** (1985) 1/2. – S. 135–148.

ELLERSDORFER, R.: Auswirkungen der Machtergreifung des Nationalsozialismus auf das Gesundheitswesen in Deutschland im Spiegel der »Münchener Neuesten Nachrichten« von 1933 bis 1938. – Med. Diss. – München 1977.

ELSNER, G.: Arbeitsmedizin im Nationalsozialismus: einige Aspekte und ihre Kontinuität. – In: Vorbeugen statt Krankschreiben 1986. – S. 56–76 **(a)**.

ELSNER, G.: Die Betriebsärzte der IG-Farben-Werke im Dienste einer Menschenvernichtung durch Arbeit für rüstungspolitische Ziele. – Mskr. (inzwischen veröffentlicht in: Pax Medica 1986. – S. 42–62) **(b)**.

ELSNER, G.; KNAKE-WERNER, H.: Der vertrauensärztliche Dienst: Ein Beitrag zur Erforschung schichtenspezifischer Versorgungsprobleme im Gesundheitswesen. – Bremen: Arbeitskammer, 1984.

Erfassung zur Vernichtung/Hrsg.: ROTH, K.-H. – Berlin (West): Verlagsgesellschaft Gesundheit, 1984.

Erziehung und Schulung im Dritten Reich. – Teil 2: Hochschule, Erwachsenenbildung/Hrsg.: HEINEMANN, M. – Stuttgart: Klett-Cotta, 1980.

Ethik in der Medizin/Hrsg.: LUTHER, E. – Berlin: Verlag Volk und Gesundheit, 1986.

Etiko-psichologičeskie problemy mediciny/Red.: CAREGORODCEV, G. I. – Moskva: Medizina, 1985.

Etyka i deontologia lekarska/Red.: KRELANOWSKI, T. – Warszawa: Państwowy Zakład Wydawnistw Lekarskich, 1985.

EULNER, H.-H.: Die Entwicklung der medizinischen Spezialfächer an den Universitäten des deutschen Sprachgebietes. – Stuttgart: F. Enke-Verlag, 1970.

Experimente am Menschen: Was ist machbar, notwendig, erlaubt? – Stuttgart: Radius-Verlag, 1971.

FAHRENBACH, S.: Georg Pietruschka – eine biographische Skizze. – Dipl. Arbeit Sektion Geschichte. – Rostock 1975.

FALKENBERG, R.: Militärärzte in der Bewegung »Freies Deutschland«. – In: Z. Milit.-med. – **7** (1966) 6. – S. 323–328.

Fall 9: Das Urteil im SS-Einsatzgruppenprozeß, gefällt am 10. April 1949 in Nürnberg vom Militärgerichtshof II der Vereinigten Staaten von Amerika/Hrsg.: LESZCZYNSKI, K. – Mit e. Einl. v. QUILITZSCH, S. – Berlin: Rütten & Loening, 1963.

Faschismusforschung: Positionen, Probleme, Polemik/Hrsg.: EICHHOLTZ, D.; GOSSWEILER, K. – Köln: Pahl-Rugenstein-Verlag, 1980.

FAUST, A.: Professoren für die NSDAP: Zum politischen Verhalten der Hochschullehrer 1932/33. – In: Erziehung und Schulung 1980. – S. 31–49.

FEDOTOV, D. D.: O gibeli duševnobol'nych na territorii SSSR, vremenno okkupirovannoj fašistskimi zachvatčikami, v gody Velikoj Otečestvennoj vojny. – In: ROCHLIN, L. H.: Voprosy social'noj kliničeskoj psichonevrologii. – Moskva 1965. – S. 445ff.

FEITIN, W.: Der Nationalsozialistische Lehrerbund: Entwicklung und Organisation. – Weinheim; Basel: Beltz, 1981.

FICHTNER, G.: Die Euthanasiediskussion in der Zeit der Weimarer Republik. – In: Suizid und Euthanasie als human- und sozialwissenschaftliches Problem/Hrsg.: ESER, A. – Stuttgart: F. Enke-Verlag, 1976. – S. 24–40.

FINZEN, A.: Auf dem Dienstweg: Die Verstrickung einer Anstalt in die Tötung psychisch Kranker. – Rehburg-Loccum: Psychiatrie-Verlag, 1983 **(a)**.

FINZEN, A.: Massenmord und Schuldgefühl. – In: Sozialpsychiatr. Inf. – **13** (1983) 77/78. – S. 91–101 **(b)**.

FISCHER, H.: Erfahrungen deutscher Pathologen im Kriege 1939–1945. – Stuttgart: G. Thieme Verlag, 1981.

FISCHER, H.: Gerichtsmedizinische Obduktionen bei der deutschen Wehrmacht im Kriege. – In: Wehrmed. Mon.-schr. – **24** (1980). – S. 149f.

FISCHER, H.: Der deutsche Sanitätsdienst 1921–1945: Organisation, Dokumente und persönliche Erfahrungen. – 4 Bde. – Osnabrück: Biblio Verlag. – Bd. 1: 1982. – Bd. 4: Ärzte, Spezialeinheiten, Militärärztliche Akademie u. a., 1985.

FISCHER, H.: Die militärärztliche Akademie 1943–1945: Bildband. – München: Gedeon und Reuss, 1976.

FISCHER, H.: Zur Tätigkeit deutscher Gerichtsmediziner im 2. Weltkrieg (1939–1945). – In: Fortschritte der Rechtsmedizin: Festschrift für Georg Schmidt. – Berlin; Heidelberg; New York: Springer-Verlag, 1983. – S. 21–29.

FLOSBACH, H.-H.: Die zahnärztliche Versorgung der Deutschen Wehrmacht im Zweiten Weltkrieg. – Med. Diss. – Düsseldorf 1969.

FÖRSTER, G. u. a.: Der preußisch-deutsche Generalstab 1640–1945: Zu seiner politischen Rolle in der Geschichte. – Berlin: Dietz Verlag, 1966.

FOMIN, V. T.: Fašistskaja Germanija vo vtoroj mirovoj vojne sept. 1939 – ijun' 1941. – Moskva: Izd. Nauka, 1978.

Fortschritte der Psychiatrie im Umgang mit Menschen/Hrsg.: DÖRNER, K. – Rehburg-Loccum: Psychiatrie-Verlag, 1984.

Frauen – KZ Ravensbrück/Autorenkoll. u. d. Ltg. v. ZÖRNER, G. – Berlin: VEB Deutscher Verlag der Wissenschaften, 1977.

FREI, N.: Der Führerstaat: Nationalsozialistische Herrschaft 1933 bis 1945. – München: Deutscher Taschenbuch Verlag, 1987.

FREUNDEL, A.: Die Anstaltsbehandlung von Alkoholkranken im Zeitraum von 1928 bis 1936 in Deutschland unter besonderer Berücksichtigung der damaligen Landes- Heil- und Pflegeanstalt Leipzig-Dösen. – Med. Diss. – Leipzig 1986.

FRIEDLANDER, H.: Jüdische Anstaltspatienten im NS-Deutschland. – In: Aktion T 4 1987. – S. 34–44.

FRIEDRICH, W.; HOFFMANN, A.: Persönlichkeit und Leistung. – Berlin: VEB Deutscher Verlag der Wissenschaften, 1986.

FRIESE, G.: Anspruch und Wirklichkeit des Sports im Nationalsozialismus. – Ahrensburg b. Hamburg:

Czwalina, 1974 (Schriftenr. f. Sportwiss. u. Sportpraxis; 25).

FRITSCHE, Ch.: Wandlungen in Funktion und Struktur der Psychotherapie ab 1933. – In: Z. gesamte Hyg. – **29** (1983) 1. – S. 115–117.

GASPAR, M.: Ärzte als Kritiker der NS-»Bewegung«. – In: KUDLIEN 1985 **b**. – S. 35–53.

GAWĘDA, St.: Die Jagiellonische Universität in der Zeit der faschistischen Okkupation 1939–1945. – Jena: Friedrich-Schiller-Univ., 1981 (in Zus.arb. mit dem Urania-Verlag Leipzig).

GEHRKE, H.; DÜCKERT, M.: Gesundheitspolitik der deutschen Arbeiterklasse und ihre Unterstützung durch die fortschrittlichsten Vertreter der medizinischen Intelligenz – In: Z. ärztl. Fortbild. – **77** (1983). S. 530–534.

Generalplan Ost. – In: Przegląd Zachodni. – **17** (1961) 3. – S. 66–103.

GEORGIEVSKIJ, A. S.; GAVRILOV, O. K.: Social'nogigieničeskie problemy i posledstvija vojn. – Moskva: Izd. Medicina, 1975.

Geschichte der Sozialistischen Einheitspartei Deutschlands: Abriß. – Berlin: Dietz Verlag, 1978.

Gestern minderwertig – heute gleichwertig? Folgen der Gütersloher Resolution; Dokumentation und Zwischenbilanz des Menschenrechtskampfes um die öffentliche Anerkennung der im 3. Reich wegen seelischer, geistiger und sozialer Behinderung zwangssterilisierten oder ermordeten Bürger und ihrer Familien als Unrechtsopfer und NS-Verfolgte/Hrsg.: DÖRNER, K. – Gütersloh: Verlag Jakob von Hoddis. – Bd. 1: 1985. – Bd. 2: 1986.

GEUTER, U.: Die Professionalisierung der deutschen Psychologie im Nationalsozialismus. – Frankfurt/M.: Suhrkamp-Verlag, 1984.

GIERDE, B.: Zur sozialdarwinistischen Vorgeschichte des NS-Gesundheitswesens. – In: Medizin und Nationalsozialismus 1980 (Autonomie). – S. 65–69.

GIERSCH, R.: Die »Deutsche Arbeitsfront« (DAF) – ein Instrument zur Sicherung der Herrschaft und zur Kriegsvorbereitung des faschistischen deutschen Imperialismus (1933–1938). – Phil. Diss. B. – Jena 1981.

GIRRA, D.: Die soziale Demagogie der NSDAP (1920–1933). – Phil. Diss. – Berlin 1978.

GOEBBELS, J.: Tagebücher aus den Jahren 1942–1943; mit anderen Dokumenten/Hrsg.: LOCHNER, L. P. – Zürich: Atlantis Verlag, 1948.

GÖHLER, A.: Theoretische Definitionen und klinische Handhabungen des Begriffes »Psychopathie« in der deutschen Psychiatrie der zwanziger und dreißiger Jahre unseres Jahrhunderts unter besonderer Berücksichtigung der Praxis der Heil- und Pflegeanstalt Leipzig-Dösen in den Jahren 1929–1939. – Med. Diss. – Leipzig 1986.

GOGUEL, R.: Über die Mitwirkung deutscher Wissenschaftler am Okkupationsregime in Polen im Zweiten Weltkrieg, untersucht an drei Instituten der deutschen Ostforschung. – Phil. Diss. – Berlin 1964.

GOSSWEILER, K.: Aufsätze zum Faschismus. – Berlin: Akademie-Verlag, 1986.

GOSSWEILER, K.: Die bürgerliche Faschismustheorie und Faschismusforschung in der Krise (1974). – In: GOSSWEILER 1986. – S. 369–413.

GOSSWEILER, K.: Faschismus, Imperialismus und Kleinbürgertum (1977). – In: GOSSWEILER 1986. – S. 349–368.

GOSSWEILER, K.: Über Ursprünge und Spielarten des Faschismus (1980). – In: GOSSWEILER 1986. – S. 576–619.

GOSSWEILER, K.: Ursprünge, Funktion und Erfolgsbedingungen faschistischer Bewegungen (1978). – In: GOSSWEILER 1986. – S. 513–532.

GOSSWEILER, K.: Was ist Antifaschismus? Welche Bedeutung hat er heute? (1981). – In: GOSSWEILER 1986. – S. 647–658.

GRAESSNER, S.: Gesundheitspolitik unterm Hakenkreuz. – In: Medizin und Nationalsozialismus 1980 (Autonomie). – S. 2.–19 (**a**).

GRAESNER, S.: Leistungsmedizin im Nationalsozialismus. – In: Medizin im Nationalsozialismus 1982. – S. 189–199.

GRAESSNER, S.: Neue soziale Kontrolltechniken durch Arbeits- und Leistungsmedizin. – In: Medizin und Nationalsozialismus 1980. – S. 145–151 (**b**).

GRAESSNER, S.: Neue soziale Kontrolltechniken durch Arbeits- und Leistungsmedizin. – In: Medizin und Nationalsozialismus 1983. – S. 145–151.

GRAF, H.: Die Situation der Patienten und des Pflegepersonals der rheinischen Heil- und Pflegeanstalten in der Zeit des Nationalsozialismus. – In: Verlegt nach unbekannt 1987. – S. 39–52.

GRAU, C.; SCHLICKER, W.; ZEIL, L.: Die Berliner Akademie der Wissenschaften in der Zeit des Imperialismus. – Teil III: Die Jahre der faschistischen Diktatur. – Berlin: Akademie-Verlag, 1979.

GREGER, R.: Die Organisation der ärztlichen Fortbildung von 1933 bis 1945. – Med. Diss. – München 1984.

Grenzsituation ärztlichen Handelns/Autorenkoll. u. d. Ltg. v. KÖRNER, U.; SEIDEL, K.; THOM, A. – Jena: VEB Fischer-Verlag, 1981 (Med. u. Gesellsch.; 13).

Große Nervenärzte/Hrsg.: KOLLE, K. – 3. Bde. – Bd. 1 – Stuttgart: G. Thieme Verlag, 1956.

Das große Tabu: Zeugnisse und Dokumente zum Problem der Homosexualität/Hrsg.: SCHLEGEL, W. S. – München: Rütten & Loening, 1967.

Der Große Vaterländische Krieg der Sowjetunion/ Hrsg.: SHILIN, P. A. – 2. Halbbd. – Berlin: Militärverlag der DDR, 1975.

GRUCHMANN, L.: Euthanasie und Justiz im Dritten Reich. – In: Vierteljahresh. Zeitgesch. – **18** (1971). – S. 235–279.

GRUNERT, J.: Zur Geschichte der Psychoanalyse in München. – In: Psyche. – **38** (1984) 10. – S. 865–904.

GRUNWALD, E.: Die Gliederung der Sanitätstruppe und die personelle Ergänzung der Sanitätsoffiziere im Heer 1914/18 und 1934/36. – In: Wehrmed. Mon.-schr. – **27** (1983) 10. – S. 430–433. – 11. – S. 474–477.

Grußworte und Vorträge anläßlich der Einweihungsfeier eines Neubaus des Instituts für Rechtsmedizin der Freien Universität Berlin am 26. Oktober 1984. – Berlin (West): Zentrale Universitätsdruckerei, 1984.

GÜSE, H. G.; SCHMACKE, N.: Psychiatrie und Faschismus. – In: Medizin und Nationalsozialismus 1980. – S. 86–94.

GÜSE, H. G.; SCHMACKE, N.: Psychiatrie zwischen bürgerlicher Revolution und Faschismus. – 2 Bde. – Kronberg: Athenäum-Verlag, 1976.

GUGGENBICHLER, N.: Die weltanschauliche Schulung der deutschen Zahnärzteschaft im nationalsozialistischen III. Reich 1933/34. – In: Artikulator. – (1986) 17. – S. 19–23.

GUSKI, H.; WORMUTH, M.: Zum Problem der Rehabilitierung faschistischer Ärzte in Westdeutschland. – In: Wiss. Z. Humboldt-Univ. Berlin. – M. R. – **11** (1962) 4. – S. 579–585.

HABRECHT, S.: Das Institut für Arbeits- und Leistungsmedizin an der Universität Leipzig. – Dipl.-Arbeit Karl-Sudhoff-Institut. – Leipzig 1986.

HAFNER, K. H.; WINAU, R.: Die Freigabe der Vernichtung lebensunwerten Lebens. – In: Med.-hist. J. – **9** (1974). – S. 227–254.

HAHN, S.: Ethische Grundlagen der faschistischen Medizin, dargestellt am Beispiel der Tuberkulosebekämpfung. – In: Medizin im Faschismus 1985. – S. 122–131 **(a)**.

HAHN, S.: Schwerpunkte ethischer Diskussionsentwicklung um die Tuberkulosebekämpfung in fachwissenschaftlichen Veröffentlichungen von 1900–1933. – In: Z. gesamte Hyg. – **28** (1982). – S. 193–201.

HAHN, S.: Zur Herausbildung von Positionen zu medizinisch-ethischen Fragen in der deutschen Arbeiterbewegung. – In: Z. klin. Med. – **40** (1985). – S. 1811–1814 **(b)**.

HAHN, S.; THOM, A.: Sinnvolle Lebensbewahrung – humanes Sterben. – Berlin: VEB Deutscher Verlag der Wissenschaften, 1983.

HAINLEIN, B.-U.: Zur Geschichte der Gerichtlichen Medizin an der Universität Würzburg mit Personalbibliographien der Lehrer des Faches von 1876–1968. – Med. Diss. – Erlangen-Nürnberg 1970.

HAMANN, M.: Die Morde an polnischen und sowjetischen Zwangsarbeitern in deutschen Anstalten. – In: Aussonderung und Tod 1985. – S. 121–187.

HANAUSKE-ABEL, H. M.: From Nazi Holocaust to Nuclear Holocaust: A Lesson to Learn. – In: The Lancet. – 2. 8. 1986. – S. 271–273.

HANAUSKE-ABEL, H. M.: Die Unfähigkeit zu trauern: Erziehungsziel für junge deutsche Ärzte? Gegenrede wider Dr. K. Vilmars weitverbreitete Einlassungen. – In: Rundbrief: Ärzte warnen vor dem Atomkrieg. – (1987) November (Sondernummer). – S. 25–44.

Handbuch zur deutschen Militärgeschichte 1648 bis 1939. – Bd. VI (1918–1933)/Hrsg.: MEIER-WELCKER, H.; GROOTE, W. v. – Frankfurt/M.: Bernard und Graefe Verlag für Wehrwesen, 1970.

HANSEN, E. u. a.: Seit über einem Jahrhundert ...: Verschüttete Alternativen in der Sozialpolitik. – Köln: Bund-Verlag, 1981.

HARTHAUSER, W.: Der Massenmord an Homosexuellen im Dritten Reich. – In: Das große Tabu 1967. – S. 7–37.

HAUG, A.: Die Führerschule der deutschen Ärzteschaft in Alt-Rhese. – In: KUDLIEN 1985 **b**. – S. 122–129.

HAUG, A.: Neue Deutsche Heilkunde. – In: Medizin im Nationalsozialismus 1982. – S. 90–116.

HAUG, A.: Die Reichsarbeitsgemeinschaft für eine Neue Deutsche Heilkunde (1933–1936): Ein Beitrag zum Verhältnis von Schulmedizin, Naturheilkunde und Nationalsozialismus. – Med. Diss. – Marburg 1984 **(a)**.

HAUG, A.: Die Reichsarbeitsgemeinschaft für eine Neue Deutsche Heilkunde (1935–1936). – In: Würzburger med.– hist. Mitt. – **2** (1984). – S. 117–130 **(b)**.

HAUG, W. F.: Die Faschisierung des bürgerlichen Subjekts: Die Ideologie der gesunden Normalität und die Ausrottungspolitiken im deutschen Faschismus. – Berlin (West): Argument-Verlag, 1986 (Argument. SB; AS 80).

HAUG, W. F.: Medizin und Psychiatrie als ideologische Mächte des Faschismus und ihre Mitwirkung an den Ausrottungspraktiken. – In: Sozialpsychiatr. Inf. – **13** (1983) 77/78. – S. 8–25.

HEGER, H.: Die Männer mit dem rosa Winkel: Der Bericht eines Homosexuellen über seine KZ-Haft von 1939–1945. – Hamburg: Merlin-Verlag, 1979.

HEIDEL, G.; LIENERT, M.: Er starb auch für Deine Freiheit: Zum 40. Todestag und 90. Geburtstag von Rainer Fetscher. – In: Akademie-Echo. – **27** (1985). – T. 1: Nr. 15. – S. 6. – T. 2: Nr. 16. – S. 6. – T. 3: Nr. 17. – S. 6.

Heilen und Vernichten im Mustergau Hamburg – Bevölkerungs- und Gesundheitspolitik im Dritten Reich/Hrsg.: EBBINGHAUS, A. u. a. – Hamburg: Konkret Literatur Verlag, 1984.

Heilen und Vernichten im Nationalsozialismus: Köln und das Rheinland; Katalog zur Ausstellung/Hrsg.: ANKERSTEIN, H. S. u. a. – Köln 1985.

HEIM, S.; ALY, G.: Ein Berater der Macht: Helmut Meinhold oder der Zusammenhang zwischen Sozialpolitik und Judenvernichtung. – Hamburg: Institut f. Sozialforschung, 1986.

HEINRICH, K.: Öffentlichkeit und »reine Lehre« in der Psychiatriegeschichte. – In: Fortschr. Neurol. Psychiatr. – **53** (1985). – S. 177–184.

HENNERMANN, H.: Werner Heyde und seine Würzburger Zeit. – In: Psychiatrie auf dem Wege zur Wissenschaft 1985. – S. 55–61.

HERBERT, U.: Fremdarbeiter: Politik und Praxis des »Ausländer-Einsatzes« in der Kriegswirtschaft des Dritten Reiches. – Berlin (West); Bonn: Verlag J. H. W. Dietz Nachf., 1985.

HERMANNS, L. M.: Bemerkungen zur Geschichte der deutschen Psychotherapie im Nationalsozialismus. – In: Medizin im Nationalsozialismus 1982. – S. 163–169.

HERNECK, F.: Albert Einstein: Ausgebürgertes Gewissen. – In: Sturz ins Dritte Reich 1985. – S. 158–161 **(a)**.

HERNECK, F.: Max von Laue: Von der Widerstandskraft des menschlichen Anstandes. – In: Sturz ins Dritte Reich 1985. – S. 345–351 **(b)**.

HERZER, M.: Homosexualität als Gegenstand der Sexualwissenschaft unter dem Nationalsozialismus. – In: PFÄFFLIN; SCHORSCH 1987. – S. 29–33.

»Hier geht das Leben auf eine sehr merkwürdige Weise weiter ...«: Zur Geschichte der Psychoanalyse in Deutschland; Ausstellungskatalog/Hrsg.: BRECHT, K. u. a. – Hamburg: Verlag M. Kellner, 1985.

HILBERG, R.: Die Vernichtung der europäischen Juden: Die Gesamtgeschichte des Holocaust. – 1. Aufl. – Berlin (West): Olk und Walter, 1961. – 2. Aufl. – Frankfurt/M.: Büchergilde Gutenberg, 1982.

HIMMLER, H.: Geheimreden 1933–1945 und andere Ansprachen/Hrsg.: SMITH, B. F.; PETERSEN, A. F. – Berlin (West): Propyläen Verlag, 1974.

HINKEL, O.: Über den antifaschistischen Widerstandskampf im Krankenbau des Konzentrationslagers Dachau. – In: Medizin im Faschismus 1985. – S. 217 bis 221.

Hitlers Reden und Proklamationen 1932 bis 1945/ Hrsg.: DOMARUS, M. – Bd. 1. – München: Süddeutscher Verlag, 1962.

HOCHMUTH, U.; MEYER, G.: Streiflichter aus dem Hamburger Widerstand 1933–1945. – Frankfurt/M.: Röderberg-Verlag, 1981 (Nachdruck der Ausgabe von 1961).

Hochschule und Wissenschaft im Dritten Reich/Hrsg.: TRÖGER, J. – Frankfurt/M.; New York: Campus-Verlag, 1984.

HOCKERTS, H. G.: Die Sittlichkeitsprozesse gegen katholische Angehörige und Priester 1936–1937. – Mainz: M. Grünewald-Verlag, 1971.

HÖLLEN, M.: Katholische Kirche und NS-Euthanasie: Eine vergleichende Analyse neuer Quellen. – In: Z. Kirchengesch. – **91** (1980). – S. 53–82.

HÖRSTER-PHILIPPS, U.: Großkapital und Faschismus 1918–1945: Dokumente. – Köln: Pahl-Rugenstein-Verlag, 1981.

HOFFMANN, C.: Der Inhalt des Begriffes »Euthanasie« im 19. Jahrhundert und seine Wandlung in der Zeit bis 1920. – Med. Diss. – Berlin 1969.

HOFFMANN, D.; SCHLICKER, W.: Wissenschaft unter dem braunen Stiefel 1933–1945. – In: Wissenschaft in Berlin: Von den Anfängen bis zum Neubeginn nach 1945/ Hrsg.: Autorenkoll. u. d. Ltg. v. LAITKO, H. – Berlin: Dietz Verlag, 1987. – S. 502–591.

HOFFMANN-AXTHELM, W.: Die Geschichte der Zahnheilkunde. – 2. Aufl. – Berlin (West): Quintessenz-Verlags-GmbH, 1985.

HOLZCABEK, W.: In memoriam Philipp Schneider. – In: Beitr. gerichtl. Med. – **23** (1965). – S. 8–11.

HOMZE, E.: Foreign Labor in Nazi Germany. – Princeton 1967.

HOSS, Ch.: Die jüdischen Patienten in den rheinischen Anstalten zur Zeit des Nationalsozialismus. – In: LEIPERT; STYRNAL; SCHWARZER 1987. – S. 60–77.

HRABAR, R.: Grabież dzieci w działalności organizacji »Lebensborn«. – In: Zbrodnie i sprawcy 1980. – S. 596–607.

HUBENSTORF, M.: »... und wurden von den Nazis ins Altreich verlegt und dort aus dem Leben befördert« – eine österreichische Geschichtslüge. – In: Medizin im Nationalsozialismus 1980. – S. 102–112.

HÜPPER, B.: Geschichte der Jugendzahnpflege in Deutschland. – Med. Diss. – Köln 1971.

HUNGER, I.: Kampf und Solidarität der Antifaschistinnen im ehemaligen Konzentrationslager Ravensbrück gegen die Medizinverbrechen an Frauen und zur Rettung der Kinder. – In: Medizin im Faschismus 1985. – S. 222–227.

HURST, A.: Die Homosexualität, ihre Behandlung und Bestrafung vor und nach der Strafrechtsnovelle vom 28. Juni 1935. – Jur. Diss. – Freiburg/Br. 1949.

JAHNKE, K. H.: Weiße Rose contra Hakenkreuz: Der Widerstand der Geschwister Scholl und ihrer Freunde. – Frankfurt/M.: Röderberg-Verlag, 1969.

JAKUBOWSKI, J.: Problemy oświaty i wychowania u programach partii i organizacji konspiracyjnych (1939–1944). – In: Wojna i okupacja 1984. – S. 650–683.

JANTZEN, W.: Nicht human – bloß humanitär: Zwangssterilisation bei Behinderten und psychisch Kranken. – In: Demokr. Gesundh.-wes. – (1985) 7/8. – S. 38–41.

JAROSZEWSKI, Z.: Die Vernichtung psychisch Kranker unter deutscher Besetzung. — In: Sozialpsychiatr. Inf. — 12 (1982). — S. 6—17.

JAWORSKI, M.: Ludwik Hirszfeld: Sein Beitrag zur Serologie und Immunologie. — Leipzig: BSB B. G. Teubner Verlagsgesellschaft, 1980 (Biographien hervorragender Naturwissenschaftler, Techniker und Mediziner; 44).

Ideas into Politics: Aspects of European History 1880—1950/Ed.: BULLEN, R. J. — London 1984.

JELKIN, I. I.: Očerki teorii epidemiologii. — Moskva: Medgiz 1960.

JENNER, H.: Friedrich Lensch und die Alsterdorfer Anstalten 1930—1945. — In: WUNDER; GENKEL; JENNER 1987. — S. 127—154.

JENTZSCH, H.: Ärztliche Verantwortung und politische Tat — das humanistische Anliegen der Ärzte der Internationalen Brigaden im nationalrevolutionären Krieg des spanischen Volkes. — In: Ärzte 1973. — S. 102—110 (a).

JENTZSCH, H.: Zur Entwicklung des Bündnisses der Arbeiterklasse mit der medizinischen Intelligenz in der Bewegung »Freies Deutschland« und in der antifaschistischen Arbeit nach 1945 in der sowjetischen Kriegsgefangenschaft. — In: Ärzte 1973. — S. 111—191 (b).

JENTZSCH, H.: Zur ideologischen Manipulierung von Militärärzten der faschistischen deutschen Wehrmacht. — In: Medizin im Faschismus 1985. — S. 138—143.

IG-Farben Auschwitz, Experimente: Über die Blutschuld der IG Farben; Dokumente, III, zum Auschwitz--Prozeß. — Berlin: Komitee der antifaschistischen Widerstandskämpfer in der DDR, Arbeitsgruppe der ehemaligen Häftlinge des Konzentrationslagers Auschwitz, 1965.

ILLHARDT, I.: Medizinische Ethik: Ein Arbeitsbuch. — Berlin (West) (u. a.): Springer-Verlag, 1985.

Im Dienst am Menschen: Erinnerungen an den Aufbau des neuen Gesundheitswesens 1945—1949/Hrsg.: SEIDEL, K.; BÜTTNER, L.; KÖHLER, C. — Berlin: Dietz Verlag, 1985.

Index wissenschaftshistorischer Dissertationen (IWD). Nr. 2: 1981—1986/Bearb.: FICHTNER, G. — Tübingen: Institut für Geschichte der Medizin, 1987.

Inhalt der bisher erschienenen Hefte des »Przegląd Lekarski« (Medizinische Rundschau), die medizinischen Problemen der Nazi-Okkupation gewidmet sind/Bearb.: MASŁOWSKI, J. — In: Przegląd lekarski. — 44 (1987) 1. — S. 228—252.

Interview mit Dr. Karsten Vilmar: Die »Vergangenheitsbewältigung« darf nicht kollektiv die Ärzte diffamieren. — In: Dtsch. Ärztebl. — 84 (1987) 18. — B-847—859.

JONAS, W.: Das Leben der Mansfeld-Arbeiter. — Berlin: Verlag Tribüne, 1957.

Istorija Pol'ši. — Bd. 3 — Moskva: Izd. AN SSSR, 1958.

JÜRGS, A.: Begegnungen mit einem Widerstandskämpfer und Aktivisten der ersten Jahre. — In: humanitas. — 25 (1985) 12. — S. 9

JÜRGS, A.: Der Weg des Dr. Auerbach. — In: humanitas. — 21 (1981) 3. — S. 9

Justiz und NS-Verbrechen: Sammlung deutscher Strafurteile wegen nationalsozialistischer Tötungsverbrechen 1945—1966. — 21 Bde. — Amsterdam: Univ. Press. —
Bd. 1. — 1968
Bd. 3. — 1969
Bd. 8. — 1972
Bd. 11. — 1974
Bd. 12. — 1974
Bd. 20. — 1979

KAGAN, S. S.: Pervye itogi likvidacii posledstvij vojny i germano-fašistskoj okkupacii USSR v oblasti ochrany narodnogo zdorov'ja. — In: Mediko-sanitarnye posledstvija 1948. — S. 13—24.

KAISER, J.-C.: Sozialer Protestantismus zwischen Republik und Diktatur: Studien zur Geschichte der Inneren Mission. — Habil.-Schr. — Münster: Historisches Seminar, 1986.

KAISER, W.: Vor fünfzig Jahren : Emigration und Immigration von Wissenschaftlern. — In: Ber. Wiss.-gesch. — 6 (1983). — S. 234—239.

KAISER, W.; SIMON, A.: Die Geschichte der Gerichtsmedizin an der Universität Halle—Wittenberg. — Halle: Martin-Luther-Universität, 1978 (Wiss. Beitr. Martin-Luther-Univ. Halle—Wittenberg [T25]).

KAISER, W.; VÖLKER, A.: Die faschistischen Strömungen an der Medizinischen Fakultät der Universität Halle. — In: Medizin im Faschismus 1985. — S. 68—76.

KARBE, K.-H.: Das Betriebsarztsystem und zum Schicksal der Arbeitsmedizin im faschistischen Deutschland. — In: Medizin im Faschismus 1985. — S. 104—112.

KASATKIN, M. A.: V tylu nemecko-fašistskich armij »Centr«. — Moskva: Izd. Mysl, 1980.

KASZNICKI, J.; FIJAŁEK, J.: Hitlerowska służba zdrowia w okupowanej Polsce na przykładzie tzw. Kraju Warty. — In: Zbrodnie i sprawcy 1980. — S. 637—649.

KATER, M. H.: Das »Ahnenerbe« der SS 1935—1945: Ein Beitrag zur Kulturpolitik des Dritten Reiches. — Stuttgart: Deutsche Verlags-Anstalt, 1974.

KATER, M. H.: The Burden of the Past: Problems of a Modern Historiography of Physicians and Medicine in Nazi Germany. — In: German Studies Review. — 10 (1987) 1. — S. 31—56 (a).

KATER, M. H.: Doctor Leonardo Conti and His Nemesis: The Failure of Centralized Medicine in the Third Reich. — In: Cent. Europ. Hist. — 18 (1985). — S. 299—325 (a).

KATER, M. H.: Gesundheitsführung des deutschen Volkes. – In: Medizin im Nationalsozialismus 1982. – S. 120–147.

KATER, M. H.: Die »Gesundheitsführung« des Deutschen Volkes. – In: Med.-hist. J. – **18** (1983). – S. 349–375.

KATER, M. H.: Hitlers Early Doctors: Nazi Physicians in Predepression Germany. – In: J. Mod. Hist. – **59** (1987) 1. – S. 25–52 (c)

KATER, M. H.: Medizin und Mediziner im Dritten Reich: Eine Bestandsaufnahme. – In: Hist. Z. – **244** (1987). – S. 299–352 **(b).**

KATER, M. H.: Medizinische Fakultäten und Medizinstudenten. – In: KUDLIEN 1985 **b.** – S. 82–104 **(b).**

KATER, M. H.: The Nazi Physician's League of 1929: Causes and Consequences. – In: The Mobilization of Nazi Support 1918–1933/Ed.: CHILDERS, Th. – London; Sidney: Croom Helm, 1986. – S. 147–181 **(a).**

KATER, M. H.: Physicians in Crisis at the End of the Weimar Republic. – In: Unemployment and the Great Depression in Weimar Germany/Ed.: STACHURA, P. D. – Basingstoke; London: Macmillan, 1986. – S. 49–77 **(b).**

KATER, M. H.: Professionalization and Socialization of Physicians in Wilhelmine and Weimar Germany. – In: J. Cont. Hist. – **20** (1985). – S. 667–701 **(c).**

KATER, M.: Studentenschaft und Rechtsradikalismus in Deutschland 1918–1933: Eine sozialgeschichtliche Studie zur Bildungskrise in der Weimarer Republik. – Hamburg: Hoffmann und Campe, 1975 (Historische Perspektiven; 1).

KAUFMANN, H.; SCHULMEYER, K.: Die polnischen und sowjetischen Zwangsarbeiter in Hadamar. – In: Psychiatrie im Faschismus 1986. – S. 256–282.

KAUL, F. K.: Ärzte in Auschwitz. – Berlin: Verlag Volk und Gesundheit, 1968 **(a).**

KAUL, F. K.: Nazimordaktion T 4: Ein Bericht über die erste industriemäßig durchgeführte Mordaktion des Nazi-Regimes. – Berlin: Verlag Volk und Gesundheit, 1973.

KAUL, F. K.: Das »SS-Ahnenerbe« und die jüdische Schädelsammlung an der ehemaligen »Reichsuniversität Straßburg«. – In: ZfG. – **16** (1968) 11. – S. 1460–1474 **(b).**

KAUPEN-HAAS, H.: Eine deutsche Biographie: der Bevölkerungspolitiker Hans Harmsen. – In: Heilen und Vernichten 1984. – S. 41–45.

KAWCZYNSKI, R.: Hamburg soll »zigeunerfrei« werden. – In: Heilen und Vernichten 1984. – S. 45–53.

Kein Recht auf Leben: Beiträge und Dokumente zur Entrechtung und Vernichtung »lebensunwerten Lebens« im Nationalsozialismus. – Berlin (West): Wissenschaftlicher Autorenverlag, 1984.

KELLY, R. C.: Die gescheiterte nationalsozialistische Personalpolitik und die mißlungene Entwicklung der nationalsozialistischen Hochschulen. – In: Erziehung und Schulung 1980. – S. 61–76.

KELTING, K.: Das Tuberkuloseproblem im Nationalsozialismus. – Med. Diss. – Kiel 1974.

KEMPISTY, C.: Die Bilanz von Verlusten und biologischer Folgewirkungen der faschistischen Ausrottungspolitik für das polnische Volk. – In: Medizin im Faschismus 1983. – S. 247–253.

KEMPISTY, C.: Die Bilanz von Verlusten und biologischer Folgewirkungen der faschistischen Ausrottungspolitik für das polnische Volk. – In: Medizin im Faschismus 1985. – S. 197–201.

KEMPISTY, C.: Realizacja programy eksterminacji narodu polskiego w świetle powojennych badań lekarskich. – In: Zbrodnie i sprawcy 1980. – S. 775–788.

Kennzeichen J: Bilder, Dokumente, Berichte zur Geschichte der Verbrechen des Hitlerfaschismus an den deutschen Juden 1933–1945/Hrsg.: ESCHWEGE, H. – Berlin: VEB Deutscher Verlag der Wissenschaften, 1981.

KERN, W.: Die innere Funktion der Wehrmacht 1933–1945. – Berlin: Militärverlag der DDR, 1979.

KIMMEL, G.: Das Konzentrationslager Dachau – eine Studie zu den nationalsozialistischen Gewaltverbrechen. – In: Bayern in der NS-Zeit. – S. 349–413.

KIRCHHOFF, W.: Prof. Kantorowicz als Moorsoldat im KZ Börgermoor. – In: Artikulator. – **7** (1983) Sondernummer »Zahnmedizin und Faschismus« (im folgenden SNr.) – S. 33–38.

KLEE 1985: s. Dokumente zur Euthanasie 1985.

KLEE, E.: »Euthanasie« im NS-Staat: »Vernichtung lebensunwerten Lebens«. – Frankfurt/M.: Fischer-Taschenbuch-Verlag, 1983.

KLEINSCHMIDT, H.: Das Lübecker Tuberkuloseunglück: Eine Reminiszenz an die Zeit vor 20 Jahren. – In: Münch. med. Wochenschr. – **92** (1950). – S. 161 bis 163.

KLEMPERER, I.: Der Antifaschist Georg Groscurth. – In: Forschen und Wirken. – 2 Bde. – Bd. 1. – Berlin: Deutscher Verlag der Wissenschaften, 1960. – S. 585–594.

KŁODZIŃSKI, St.: Pierwcza oświęcimska selekcja do gasu transport do »Sanatorium Dresden« (Die erste Selektion ins Gas in Auschwitz: Der Transport in das »Sanatorium Dresden«). – In: Przegląd lekarski. – **26** (1970). – S. 39–50 (Übers. a. d. Polnischen v. J. AUGUST).

KLUGEL, E.: Die lutherische Landeskirche Hannovers und ihr Bischof 1935–1945; nebst Dokumenten. – Berlin (West); Hamburg: Lutherisches Verlagshaus, 1964/65.

KNOCHE, H.: Die Entwicklung und Organisation des Sanitätswesens der deutschen Luftwaffe 1933–1945. – Med. Diss. – Düsseldorf 1974

KOCH, F.: Die Beteiligung von Schwestern und Pflegern an Massenverbrechen. – In: STEPPE; KOCH; WEISBROD-FREY 1986. – S. 93–137.

KOCH, F.: Krankenpflege im Nationalsozialismus: Die Bedeutung der Krankenpflege für den nationalsozialistischen Vernichtungskrieg. – In: Dr. med. Mabuse. – **10** (1985) 39. – S. 46–49.

KOCH, G.: Oskar Weski – sein Leben und Wirken vor allem als Pionier der Parodontologie-. – Med. Diss. – München 1969.

KOCH, G.: Euthanasie, Sterbehilfe: Eine dokumentierte Bibliographie. – Erlangen: Verlag Palm und Enke, 1984.

KÖHLER, K.: Der Kampf der Antifaschisten zur Erhaltung des Lebens der Häftlinge im Krankenbau des ehemaligen Konzentrationslagers Buchenwald. – In: Medizin im Faschismus 1985. – S. 228–232.

KÖHLER, L.: Entwicklungsprobleme im Fachgebiet Neurologie/Psychiatrie im Land Brandenburg in der Zeit von Mai 1945 bis 1952. – Med. Diss. – Leipzig 1986.

KOELSCH, F.: Die Arbeitsmedizin in Westdeutschland. – In: Münch. med. Wochenschr. – **106** (1959). – S. 1014–1016.

KÖRNER, U.: Vom Sinn und Wert menschlichen Lebens. – Berlin: Dietz Verlag, 1986.

KOGON 1986: s. Nationalsozialistische Massentötung 1986.

KOGON, E.: Der SS-Staat: Das System der deutschen Konzentrationslager. – Frankfurt/M.: Verlag der Frankfurter Hefte, 1946.

KOGON, E.: Zahnbehandlung im KZ – Auszug aus »Der SS-Staat«. – In: Artikulator. – 7 (1983) SNr. – S. 39.

KOLMSEE, P.: Der Sanitätsoffizier der Wehrmacht als »Erbarzt«. – In: Medizin im Faschismus 1985. – S. 144–151.

KONONENKO, I. F.: Zdravoochranenie Ukrainy na puti k polnomy vozroždeniju. – In: Vračebnoe delo. – (1945) 3/4.

KORTE, K. R.: Die Geschichte des zahnärztlichen Sanitätsdienstes der deutschen Heere seit 1870. – Med. Diss. – Münster 1986.

KPD und Wissenschaftsentwicklung 1919–1945/ Hrsg.: ALTNER, P.; KRÖBER, G. – Berlin: Dietz Verlag, 1986.

KRATZ, D.; KRATZ, H.-M.: »Neue Deutsche Medizin« und »Neue Deutsche Heilkunde« – Erscheinungsformen der Anpassung an ideologische und politische Zielsetzungen der faschistischen Diktatur von 1933–1945. – Med. Diss. – Leipzig 1985.

KRAULAND, W.: Zur Geschichte der deutschen Gesellschaft für gerichtliche Medizin. – In: Beitr. gerichtl. Med. – **27** (1970). – S. 16–36.

KRAUS, A.: In der Barbarei: Universitäten und Hochschulen während der Herrschaft des Faschismus. – In: Magister und Scholaren, Professoren und Studenten: Geschichte deutscher Universitäten und Hochschulen im Überblick. – Leipzig; Jena; Berlin: Urania-Verlag, 1981. – S. 173–194.

KRAUSE, I.: Die Schumann-Engert-Kresse-Gruppe. – Berlin: Dietz Verlag, 1960.

KRAUSHAAR, L.: Berliner Kommunisten im Kampf gegen den Faschismus 1936–1942: R. Uhrig und Genossen. – Berlin: Dietz Verlag, 1981.

KRAUSNICK, H.: Die Einsatzgruppen vom Anschluß Österreichs bis zum Feldzug gegen die Sowjetunion: Entwicklung und Verhältnis zur Wehrmacht. – In: KRAUSNICK; WILHELM 1981. – S. 13 bis 280.

KRAUSNICK, H.; WILHELM, H. H.: Die Truppe des Weltanschauungskrieges: Die Einsatzgruppe der Sicherheitspolizei und des SD 1938–1942 – Stuttgart: Deutsche Verlags-Anstalt, 1981 (Quellen u. Darstell. z. Zeitgesch.; 22).

KRAUSS, P.: Medizinischer Fortschritt und ärztliche Ethik. – München: Verlag C. H. Beck, 1974.

KRETSCHMER 1948: s. Psychiatrie 1948.

Der Krieg gegen die psychisch Kranken/Hrsg.: DÖRNER, K. u. a. – Rehburg-Loccum: Psychiatrie-Verlag, 1980.

KUCZYNSKI, J.: Geschichte des Alltags des deutschen Volkes. Studien 5: 1918–1945. – Berlin: Akademie-Verlag. 1982.

KUCZYNSKI, J.: Geschichte der Lage der Arbeiter unter dem Kapitalismus. – Bd. 16. – Berlin: Akademie-Verlag, 1963.

KUDLIEN, F.: Ärzte als Anhänger der NS-»Bewegung«. – In: KUDLIEN 1985 **b**. – S. 18–34 **(a)**.

KUDLIEN, F.: Ärzte im Nationalsozialismus. – Köln: Kiepenheuer & Witsch, 1985 **(b)**.

KUDLIEN, F.: Ärzte in der Bewegung. – In: Medizin im Nationalsozialismus 1982. – S. 20–61.

KUDLIEN, F.: Widerstand deutscher Ärzte gegen das Dritte Reich. – In: Medizin und Nationalsozialismus 1980. – S. 212–218.

KUDLIEN, F.; ANDREE, Ch.: Sauerbruch und der Nationalsozialismus. – In: Med.-hist. J. – **15** (1980). – S. 201–222.

KÜHN, K.: Deutsche Mediziner im Kampf gegen den Faschismus – dargestellt an Lebensbildern antifaschistischer Ärzte. – In: Ärzte 1973. – S. 212–248 **(a)**.

KÜHN, K.: Johannes Kreiselmaier. – In: Ärzte 1973. – S. 239–248 **(c)**.

KÜHN, K.: Zu Problemen der ärztlichen Spitzenverbände und Reichsärztekammer sowie der medizinischen Intelligenz im Hitlerfaschismus (1933–1945). – In: Ärzte 1973. – S. 60–92 **(b)**.

KÜHNRICH, H.: Der KZ-Staat: Die faschistischen Konzentrationslager 1933–1945. – Berlin: Dietz Verlag, 1980.

KÜMMEL, W. F.: Die Ausschaltung rassisch und politisch mißliebiger Ärzte. – In: KUDLIEN 1985 **b**. – S. 56–81.

KUHLBRODT, D.: »Verlegt nach . . . und getötet«.: Die Anstaltstötungen in Hamburg. – In: Heilen und Vernichten. 1984. – S. 156–161.

Kurzer Abriß der Militärgeschichte von den Anfängen der Geschichte des deutschen Volkes bis 1945/Autorenkoll. u. d. Ltg. v. FÖRSTER, G. – 2. Aufl. – Berlin: Militär-Verlag der DDR, 1977.

LABISCH, A.; TENNSTEDT, F.: 50 Jahre »Gesetz über die Vereinheitlichung des Gesundheitswesens«. – In: Soz. Sicherheit. – **33** (1984) 7. – S. 193–201.

LANGE, B.; RICHTER, J.: Zu einigen Einflüssen der KPD auf die Gestaltung der deutsch-sowjetischen Wissenschaftsbeziehungen in der Weimarer Republik. – In: KPD und Wissenschaftsentwicklung 1986. – S. 61–70.

LANGE, D. u. a.: Forschungen zur deutschen Geschichte 1933–1945. – In: Historische Forschungen in der DDR 1970–1980: Analysen und Berichte. – ZfG. Sonderband 1980. – S. 279–309.

LANGHOFF, W.: Die Moorsoldaten. – Zürich: Schweizer Spiegel-Verlag, 1981 (Reprint der 1935 erschienenen Originalausgabe).

Laufende wissenschaftshistorische Dissertationen (LWD).Nr. 2: 1981–1986/Bearb.: FICHTNER, G. – Tübingen: Institut für Geschichte der Medizin, 1987.

Der lautlose Aufstand: Bericht über die Widerstandsbewegung des deutschen Volkes 1933–1945/Hrsg.: WEISENBORN, G. – Hamburg: Rowohlt-Verlag, 1953.

LAUTMANN, R.: »Hauptdevise: bloß nicht anecken«: Das Leben homosexueller Männer unter dem Nationalsozialismus. – In: Terror und Hoffnung 1980. – S. 366–390.

LAUTMANN, R.: Der Zwang zur Tugend: Die gesellschaftliche Kontrolle der Sexualitäten. – Frankfurt/M.: Suhrkamp-Verlag, 1984.

LAUTMANN, R.; GRIKSCHAT, W.; SCHMIDT, E.: Der rosa Winkel in den deutschen Konzentrationslagern. – In: Seminar 1977. – S. 325–365.

LEIBFRIED, S.: Das Schicksal der weiteren Eigenbetriebe der Ortskrankenkassen. – In: Artikulator. – **7** (1983) SNr. – S. 68–73.

LEIBFRIED, S.; TENNSTEDT, F.: Berufsverbote und Sozialpolitik 1933: Die Auswirkungen der nationalsozialistischen Machtergreifung auf die Krankenkassenverwaltung und die Kassenärzte. – Bremen: Univ., 1980 (Arbeitspapiere des Forschungsschwerpunktes Reproduktionsrisiken, soziale Bewegungen und Sozialpolitik; 2)

LEIBFRIED, S; TENNSTEDT, F.: Sozialpolitik und Berufsverbote im Jahre 1933 (Die Auswirkungen der nationalsozialistischen Machtergreifung auf die Krankenkassenverwaltung und die Kassenärzte). – In: Z. Sozialreform. – **25** (1979) 3. – S. 129–153; 4. – S. 211–238.

LEIPERT, M.: Die Beteiligung der Rheinischen Provinzial- Heil- und Pflegeanstalt Galkhausen an der Vernichtung Kranker und Behinderter im Nationalsozialismus. – In: LEIPERT; STYRNAL; SCHWARZER 1987. – S. 22–38 **(a)**.

LEIPERT, M.: Die Schritte zum »Euthanasie«-Programm der Nationalsozialisten gegen psychisch Kranke. – In: LEIPERT; STYRNAL; SCHWARZER 1987. – S. 89–95 **(b)**.

LEIPERT, M.; STYRNAL, R.; SCHWARZER, W.: Verlegt nach unbekannt: Sterilisation und Euthanasie in Galkhausen 1933–1945. – Köln: Rheinland-Verlag GmbH, 1987 (Dok. u. Darst. z. Gesch. d. Rhein. Provinzialverw. u. d. Landschaftsverbandes Rheinland; 1).

LEMMENS, F.: Karl Gelbke: Biographie eines antifaschistischen Arztes, Gesundheitspolitikers, Militärarztes und Hochschullehrers. – Phil. Diss. – Leipzig 1984.

Lesetexte zum Problemkreis »Eugenik, Sterilisation, Euthanasie«. – Bielefeld: v. Bodelschwinghsche Anstalten, 1983.

LESKE, M.: Zur Stellung und Demagogie der Naziphilosophie im »Dritten Reich«. – In: Dtsch. Z. Philos. – **31** (1983) 1. – S. 1294–1301.

LILIENTHAL, G.: Der »Lebensborn e. V.«: Ein Instrument nationalsozialistischer Rassenpolitik. – Stuttgart; New York: G. Fischer-Verlag, 1985 **(a)**.

LILIENTHAL, G.: Der Nationalsozialistische Deutsche Ärztebund (1929 bis 1943/1945): Wege zur Gleichschaltung und Führung der deutschen Ärzteschaft. – In: KUDLIEN 1985 **(b)**. – S. 105–121 **(b)**.

LILIENTHAL, G.: Rassenhygiene im Dritten Reich: Krise und Wende. – In: Med.-hist. J. – **14** (1979). – S. 114–134.

LILIENTHAL, G.: Zum Anteil der Anthropologie an der NS-Rassenpolitik. – In: Med.-hist. J. – **19** (1984). – S. 148–160.

LOCKOT, R.: Erinnern und Durcharbeiten: Zur Geschichte der Psychoanalyse und Psychotherapie im Nationalsozialismus. – Frankfurt/M.: Fischer-Taschenbuch-Verlag, 1985.

LÖTHER, R.: Ethische und erkenntnistheoretisch-methodologische Probleme der experimentellen Medizin. – In: Experiment – Modell – Theorie/Hrsg.: HÖRZ, H.; OMEL'JANOVSKIJ, M. E. – Berlin: VEB Deutscher Verlag der Wissenschaften, 1982. – S. 90–99.

LOHMANN, H.-M.:Psychoanalyse und Nationalsozialismus. – Frankfurt/M.: Fischer-Verlag, 1984.

LOHMANN, H.-M.; ROSENKÖTTER, L.: Psychoanalyse in Hitlerdeutschland: Wie war es wirklich? – In: Psyche. – **36** (1982) 11. – S. 961–988.

LOHMANN, H.-M.; ROSENKÖTTER, L.: Psychoanalyse in Hitlerdeutschland: Wie war es wirklich? Ein Nachtrag. — In: Psyche. — **37** (1983) 12. — S. 1107—1115.

LOSEMANN, V.: Zur Konzeption der NS-Dozentenlager. — In: Erziehung und Schulung 1980. — S. 87—109.

LUDWIG, V.: Personalbibliographien von Professoren und Dozenten des Institutes für Gerichtliche Medizin der Ludwig-Maximilians-Universität zu München im ungefähren Zeitraum von 1890—1971: Mit biographischen Angaben und Überblicken über wichtige bearbeitete Sachgebiete sowie einen kurzen geschichtlichen Überblick. — Med. Diss. — Erlangen-Nürnberg 1972.

MADAJCZYK, C.: Politika okupanta hitlerowskiego na ziemiach polskich 1939—1945. — In: Wojna i okupacja 1984. — S. 78—99.

MADER, E. T.: Das erzwungene Sterben von Patienten der Heil- und Pflegeanstalt Kaufbeuren-Irsee zwischen 1940 und 1945 nach Dokumenten und Berichten von Augenzeugen. — Blöcktasch: Verlag an der Säge, 1982.

MADER, J.: Ärzte in der Roten Kapelle. — In: humanitas. — **20** (1980) 17. — S. 9.

MAMMACH, K.: Widerstand 1933—1939. — Berlin: Akademie-Verlag, 1984.

MANAENKOV, A. K.: Grubnoe narušenie zakonovi obyčaev vojny v obraščenii s voennoplennymi. — In: Nemecko-fašistskij okkupacionnyi režim 1965. — S. 330—338.

MANN, G.: Biologie und der »Neue Mensch«: Denkstufen und Pläne zur Menschenzucht im Zweiten Kaiserreich. — In: Medizin, Naturwissenschaft, Technik und das Zweite Kaiserreich/Hrsg.: MANN, G.; WINAU, R. — Göttingen: Vandenhoeck & Ruprecht, 1977. — S. 172—188.

MANN, G.: Dekadenz — Degeneration — Untergangsangst im Lichte der Biologie des 19. Jahrhunderts. — In: Med.-hist. J. — **20** (1985). — S. 6—35.

MANN, G.: Neue Wissenschaft im Rezeptionsbereich des Darwinismus: Eugenik — Rassenhygiene. — In: Ber. Wiss.-gesch. — **1** (1978). — S. 101—111.

MANN, G.: Rassenhygiene-Sozialdarwinismus. — In: Biologismus im 19. Jahrhundert 1973. — S. 73 bis 93.

MANN, G.: Sozialbiologie auf dem Wege zur unmenschlichen Medizin des Dritten Reiches. — In: Unmenschliche Medizin (Bad Nauheimer Gespräche der Landesärztekammer Hessen). — Mainz: Verlag Kirchheim, 1983. — S. 22—43.

MARCUSSON, H.: Erwin Marcusson. — In: humanitas. — **20** (1980) 9. — S. 9.

MARZEEV, A. N.: Sanitarnye posledstvija razrušenija gorodov Ukrainy v period vojnyi okkupacii. — In: Materialy 2-oj konferencii po sanitarnym posledstvijam vtoroj mirovoj vojny. — Bd. 2. — Moskva 1948.

MASON, T. W.: Arbeiterklasse und Volksgemeinschaft: Dokumente und Materialien zur deutschen Arbeiterpolitik 1936—1939. — Opladen: Westdeutscher Verlag, 1975 (Schriften des Zentralinst. f. Sozialwiss. Forschung d. Freien Univ. Berlin; 22).

MASUHR, K. F.; ALY, G.: Der diagnostische Blick des Gerhard Kloos. — In: Reform und Gewissen 1985. — S. 81—106.

MATTHES, T.; ROHLAND, L.; SPAAR, H.: Die medizinisch-wissenschaftlichen Gesellschaften der DDR: Geschichte — Funktion — Aufgaben. — 2 Teile. — T. 2. — 2. überarb. Aufl. — Berlin: Verlag Volk und Gesundheit, 1981 (Veröffentl. d. Koordinier. — Rates der med.-wiss. Gesellschaften d. DDR; 4).

MAUSBACH, H.: Der Nürnberger Ärzteprozeß: Anstoß zur Erneuerung der medizinischen Ethik und zur Überwindung sozialdarwinistischer Tendenzen in Medizin und Psychiatrie. — In: Studienkreis zur Erforschung und Vermittlung der Geschichte des deutschen Widerstandes 1933—1945 (Informationen). — Frankfurt/M. 1985. — S. 17—19.

MAUSBACH, H.: Zur Situation und Rolle der ärztlichen Standesorganisationen unter der Herrschaft des deutschen Faschismus. — In: Artikulator. — **7** (1983) SNr. — S. 6—10.

MAUSBACH, H.; MAUSBACH-BROMBERGER, B.: Feinde des Lebens: NS-Verbrechen an Kindern. — Frankfurt/M.: Röderberg-Verlag, 1979.

MAUSBACH, H.; MAUSBACH-BROMBERGER, B.: Zur heutigen Stellung des antifaschistischen Widerstands der Ärzte im Bewußtsein und Traditionsverständnis der Bundesrepublik Deutschland. — In: Medizin im Faschismus 1985. — S. 269—276.

Mediko-sanitarnye posledstvija vojny i meroprijatija po ich likvidacii. — T. 1. — Moskva: Izd. AMN SSR, 1948.

Medizin im Faschismus: Symposium über das Schicksal der Medizin in der Zeit des Faschismus in Deutschland 1933—1945; Protokoll/Hrsg.: THOM, A.; SPAAR, H. — Berlin: Akademie für Ärztliche Fortbildung der DDR, 1983. — Berlin: Verlag Volk und Gesundheit, 1985 (Med. u. Gesellsch.; 26).

Medizin im Nationalsozialismus: Ein Arbeitsbuch/ Hrsg.: WUTTKE-GRONEBERG, W. — Tübingen: Schwäbische Verlagsgesellschaft, 1980. — 2. Aufl. — 1982.

Medizin im Nationalsozialismus: Tagung vom 30. 4. bis 2. 5. 1982 in Bad Boll. — Bad Boll: Evangelische Akademie, 1982 (Protokolldienst 23/82).

Medizin und Krieg: Vom Dilemma der Heilberufe 1865 — 1985/Hrsg.: BLEKER, J.; SCHMIEDEBACH, H. P. — Frankfurt/M.: Fischer-Verlag, 1987.

Medizin und Nationalsozialismus: Referate und Dokumente zum Berliner Gesundheitstag. — Tübingen; Kollar: IVA-Verlag; Prollit, 1980 (Autonomie. N. F.; SH 2).

Pax Medica: Stationen ärztlichen Friedensangagements

Medizin und Nationalsozialismus: Tabuisierte Vergangenheit – Ungebrochene Tradition ?/Hrsg.: BAADER, G.; SCHULTZ, U. – Berlin (West): Verlagsgesellschaft Gesundheit mbH, 1980. – 2. verb. Aufl. – 1983.

Medizinische Sicherstellung im Kriege/Autorenkoll. u. d. Ltg. v. STEINER, E. – Berlin: Militär-Verlag der DDR, 1972 (Handbuch für Militärmedizin).

MEHRTENS, H.: Das »Dritte Reich« in der Naturwissenschaftsgeschichte: Literaturbericht und Problemskizze. – In: Naturwissenschaft 1980. – S. 15–87.

MEIXNER, M.; SCHWERDTNER, H. B.: Die Entwicklung der Rassenhygiene in Deutschland und das Gesetz zur Verhütung erbkranken Nachwuchses. – Med. Diss. – Leipzig 1985 (a).

MEIXNER, M.; SCHWERDTNER, H. B.: Das »Gesetz zur Verhütung erbkranken Nachwuchses«, seine wissenschaftlichen und politischen Voraussetzungen und Folgewirkungen. – In: Medizin im Faschismus 1985. – S. 152–156 (b).

MERSMANN, I.: Medizinische Ausbildung im Dritten Reich. – Med. Diss. – München 1978.

MESSERSCHMIDT, M.: Die Wehrmacht im NS-Staat. – Hamburg: Decker Verlag, 1969.

MIETHE, A.-D.: Gedenkstätten: Arbeiterbewegung, antifaschistischer Widerstand, Aufbau des Sozialismus. – Leipzig; Jena; Berlin: Urania-Verlag, 1974.

MILLES, D.: Pathologie des Defektes oder Ökonomie der Arbeitsfähigkeit: Zur Dethematisierung arbeitsbedingter Erkrankungen in der Soziogenese der Arbeitsmedizin. – In: MÜLLER; MILLES 1984. – S. 123–179.

MILLES, D.: Zur Geschichte der Betriebsärzte in Deutschland. – In: Vorbeugen statt Krankschreiben 1986. – S. 32–43.

MIN'KO, L. J.: Narodnaja medicina Belorussii. – Minsk: Izd. AN BSSR, 1969.

Mitmachen, Zustimmen, Hinnehmen, Widerstehen: Die Krankenmorde zwischen »Geheimer Reichssache« und Privatangelegenheit; eine Dokumentation. – In: Aktion T 4 1987. – S. 47–72.

MITSCHERLICH, A.; MIELKE, F.: Medizin ohne Menschlichkeit: Dokumente des Nürnberger Ärzteprozesses. – Frankfurt/M.: Fischer-Taschenbuch-Verlag, 1960. – 1978. – 1983.

MITSCHERLICH, A.; MIELKE, F.: Wissenschaft ohne Menschlichkeit. – Heidelberg 1949.

MÖLLER, H.: Wissenschaft in der Emigration: Quantitative und geographische Aspekte. – In: Ber. Wiss.-gesch. – 7 (1984). – S. 1–9.

MOSCHKE, G.: Die Stellung der KPD zur Berufskrankheitengesetzgebung in der Weimarer Republik. – In: Z. gesamte Hyg. – 28 (1982). – S. 471–473.

MÜLLER, A.: Die zahnärztliche Versorgung der deutschen Kriegsmarine im Zweiten Weltkrieg (mit einem Überblick über die zahnärztliche Versorgung der Royal Navy im Zweiten Weltkrieg). – Düsseldorf: Triltsch Druck und Verlag, 1978 (Düsseld. Arb. z. Gesch. d. Med.; 50).

MUELLER, B.: Gerichtliche Medizin. – Berlin; Göttingen; Heidelberg: Springer-Verlag, 1953.

MUELLER, B.: Nachruf auf Georg Straßmann. – In: Z. Rechtsmed. – 74 (1974). – S. 159f.

MÜLLER, J.: Sterilisation und Gesetzgebung bis 1933. – Husum: Matthiesen-Verlag, 1985 (Abh. z. Gesch. d. Med. u. d. Naturwiss.; 49).

MÜLLER, R.; MILLES, D.: Beiträge zur Geschichte der Arbeiterkrankheiten und der Arbeitsmedizin in Deutschland. – Dortmund: Wirtschaftsverlag NW, 1984.

MÜLLER-BUSCH, Ch.: Weshalb die Frage nach ärztlichem Widerstand? – In: Medizin und Nationalsozialismus 1980. – S. 209–211.

MÜLLER-HILL, B.: Tödliche Wissenschaft: Die Aussonderung von Juden, Zigeunern und Geisteskranken 1933–1945. – Reinbek: Rowohlt-Verlag, 1984. – [2. Aufl. – 1985.]

MÜLLER-HILL, B.: Über die der Psychiatrie und Anthropologie innewohnende Destruktionskraft. – In: Sozialpsychiatr. Inf. – 13 (1983) 77/78. – S. 61–81.

MÜSSENER, H.: Exil in Schweden: Politische und kulturelle Emigration nach 1933. – München: C. Hauser-Verlag, 1974.

Nationalsozialistische Massentötung durch Giftgas: Eine Dokumentation/Hrsg.: KOGON, E. u. a. – Frankfurt/M.: Fischer-Taschenbuch-Verlag, 1986.

Naturforschung und Medizin in Deutschland 1939–1946: für Deutschland bestimmte Ausgabe der Fiat Review of German Science. – 84 Bde. – Bd. 1. – Wiesbaden: Dieterichsche Verlagsbuchhandlung, 1948.

Naturwissenschaft, Technik und NS-Ideologie/Hrsg.: MEHRTENS, H.; RICHTER. S. – Frankfurt/M.: Suhrkamp-Verlag, 1980.

Nemecko-fašistskij okkupacionnyj režim. – Moskva: Izd. Politliteratury, 1965.

NEMITZ, K.: Antisemitismus in der Wissenschaftspolitik der Weimarer Republik: Der »Fall Ludwig Schemann«. – In: Jahrbuch des Instituts für Deutsche Geschichte/Hrsg.: GRAB, W. – Bd. 12. – Univ. Tel. Aviv, 1983. – S. 377–407.

NEUBERT, R.: Mein Arztleben: Erinnerungen. – Rudolstadt: Greifenverlag, 1974.

NEUGEBAUER, W.: Zur Psychiatrie in Österreich 1938 bis 1945: »Euthanasie« und Sterilisierung. – In: Symposium »Schutz der Persönlichkeitsrechte am Beispiel der Behandlung von Geisteskranken 1780–1982«; Okt. 1982. – Wien 1983. – S. 197–285.

NEUHAUS, G. A.: Versuche an kranken Menschen – der kontrollierte klinische Versuch. – In: Versuche mit Menschen 1986. – S. 108–132.

Nicht mißhandeln: Das Krankenhaus Moabit/Hrsg.: PROSS, Ch.; WINAU R. – Berlin (West): Edition Hentrich, Frölich und Kaufmann, 1984 (Stätten der Geschichte Berlins; 5).

NIESSEN, M. H.: Wie es zu den Bücherverbrennungen kam: Politische Entwicklung und geistiges Klima vor der sogenannten Machtergreifung. – In: 10. Mai 1933. Bücherverbrennung 1983. – S. 11–34.

NIPPERDEY, T.; SCHMUGGE, L.: 50 Jahre Forschungsförderung in Deutschland: Ein Abriß der Deutschen Forschungsgemeinschaft 1920–1970. – Bonn; Bad Godesberg: Deutsche Forschungsgemeinschaft, 1970.

NITSCHE, G.: Die Saefkow-Jacob-Bästlein-Gruppe. – Berlin: Dietz Verlag, 1957.

NOAKES, J.: Nazism and Eugenics: The Background of the Nazi Sterilisation Law of the 14 July 1933. – In: Ideas 1984. – S. 75–94.

NOWAK, K.: Der deutsche Protestantismus und die Unfruchtbarmachung der Erbkranken: Kritische Erwägungen zur humanitären Dimension christlicher Existenz im »Dritten Reich«. – In: Zwischen Bekenntnis 1985. – S. 178–192.

NOWAK, K.: »Euthanasie« im Dritten Reich. – In: Leiden, Sterben und Tod/Hrsg.: GEYER-KORDESCH, J. u. a. – Münster: Aschendorffsche Verlagsbuchhandlung, 1986. – S. 102–116 (Schr.reihe d. Westfäl. Wilhelms-Univ. N. F.; 17).

NOWAK, K.: »Euthanasie« und Sterilisation im »Dritten Reich«: Die Konfrontation der evangelischen und katholischen Kirche mit dem Gesetz zur Verhütung erbkranken Nachwuchses und der »Euthanasie«-Aktion. – Halle: Niemeyer-Verlag, 1977. – 3. Aufl. – Weimar: Hermann Böhlaus Nachfolger, 1984 (a).

NOWAK, K.: Die Kirchen und das Gesetz zur Verhütung erbkranken Nachwuchses vom 14. Juli 1933. – In: Kein Recht 1984. – S. 101–119 (b).

NS-Presseanweisungen der Vorkriegszeit: Edition und Dokumentation/Hrsg.: Inst. f. Zeitungsforschung d. Stadt Dortmund. – 7 Bde. – 1:1933. – München: K. G. Saur-Verlag, 1984.

NS-Prozesse: Nach 15 Jahren Strafverfolgung – Möglichkeiten – Grenzen – Ergebnisse/Hrsg.: RÜCKERL, A. – Karlsruhe: Verlag C. F. Müller, 1972.

Der Nürnberger Prozeß: Aus den Protokollen, Dokumenten und Materialien des Prozesses gegen die Hauptkriegsverbrecher vor dem Internationalen Militärgerichtshof/Hrsg.: STEINIGER, P. A. – 2 Bde. – Berlin: Rütten & Loening, 1958.

NYISZLI, M.: Auschwitz: A Doctor's Eyewitness Account. – New York: Frederick Fell Inc., 1960.

NYISZLI, M.: Pracownia Doktora Mengele. – Warschau: Czytelnik, 1966.

NYISZLI, M.: Orvos voltam Auschwitzban. – Bukarest: Irodalmi Könyvkiado, 1968.

Obozy hitlerowskie na ziemiach polskich 1939–1945/ Hrsg.: GKBZH w P. Rada Ochrony Pomników Walki i Meczeństwa. – Warszawa 1979.

Okkupation, Raub, Vernichtung: Dokumente der Besatzungspolitik der faschistischen Wehrmacht auf sowjetischem Territorium 1941 bis 1944/Hrsg.: MÜLLER, N. – Berlin: Militärverlag der DDR, 1980.

PÄTZOLD, K.: Von der Vertreibung zum Genozid: Zu den Ursachen, Triebkräften und Bedingungen der antijüdischen Politik des faschistischen deutschen Imperialismus. – In: Faschismusforschung 1980. – S. 181–208.

PÄTZOLD, K.; MEINICKE, W.: Der Kampf gegen den Faschismus. – In: ZfG. – **32** (1984) 8. – S. 718–722 (Berichte u. Bemerkungen).

PÄTZOLD, K.; WEISSBECKER, M.: Hakenkreuz und Totenkopf: Die Partei des Verbrechens. – Berlin: Deutscher Verlag der Wissenschaften, 1982.

PANZER, D.; WILDNER, G. P.: Die Organisation der Geschwulstbekämpfung in Berlin von 1900 bis 1945. – In: Dtsch. Gesundh.-wes. – **39** (1984). – S. 196–199.

PAPPWORTH, M. H.: Menschen als Versuchskaninchen: Experiment und ärztliches Gewissen. – München: König Verlag, 1973.

PARLOW, S.: Ärzte und ihr politisches Verhältnis zum Imperialismus in Vergangenheit und Gegenwart. – In: Ärzte in der Entscheidung 1984. – S. 71–108.

PARLOW, S.: Zum Faschisierungsprozeß innerhalb der deutschen Ärzteschaft (1933–1945). – In: Medizin, Menschenbild und sozialbiologisches Problem/Autorenkoll. u. d. Ltg. v. LÖTHER, R. – Berlin: Verlag Volk und Gesundheit, 1974. – S. 163–172.

PARLOW, S.: Zur Entwicklung und Tätigkeit des Deutschen Roten Kreuzes in der Zeit des Faschismus (1933–1945). – In: Beiträge zur Geschichte des Deutschen Roten Kreuzes (1863–1945), des Arbeitersamariterbundes Deutschlands (1909–1933) und des Proletarischen Gesundheitsdienstes (1921–1926). – Dresden: Präsidium des DRK, 1977. – S. 176–288.

PARLOW, S.: Zur Integration ärztlicher Standesorganisationen in das faschistische Machtgefüge. – In: Medizin im Faschismus 1985. – S. 77–85.

PASCHER, J.: Das Dritte Reich, erlebt an drei deutschen Universitäten. – In: Die deutsche Universität im Dritten Reich 1966. – S. 46–69.

PASEČNIČENKO, A. M.: Odesskaja oblastnaja psichiatričeskaja bol'nica N. 1 v 1941–1945 gg. – In: Sovetskaja psichiatrija 1985. – S. 115–117.

PATZIG, G.: Ethische Aspekte des Versuchs mit Menschen. – In: Versuche mit Menschen 1986. – S. 354–375.

PAUL, E.: Ein Sprechzimmer der Roten Kapelle. – Berlin: Militärverlag der DDR, 1981.

PAUL, U.: 150 Jahre Berliner Orthopädie: Der Weg der Berliner Orthopädie und der gesellschaftlichen Bedingtheit ihres Wandels. – In: 150 Jahre Berliner Orthopädie 1985. – S. 9–97.

Paulus, G.: Zum Verhältnis von Militarismus und Faschismus im imperialistischen Deutschland. – In: Z. Milit.-gesch. – **22** (1983) 3. – S. 261–279.

Pavlov, D. V.: Leningrad v blokade. – Moskva: Voenizdat, 1967.

Pax Medica: Stationen ärztlichen Friedenengagements und Verirrungen ärztlichen Militarismus/Hrsg.: Beck, W.; Elsner, G.; Mausbach, H.: – Hamburg: VSA-Verlag, 1986.

Pearle, K. M.: Ärzteemigration nach 1933 in die USA: Der Fall New York. – In: Med.-hist. J. – **19** (1984). – S. 112–137.

Peschke, P.: Geschichte der deutschen Sozialversicherung. – Berlin: Verlag Tribüne, 1962.

Peters, J.: Exilland Schweden: Deutsche und schwedische Antifaschisten 1933–1945. – Berlin: Akademie-Verlag, 1984.

Peters, U. H.: Die Situation der deutschen Psychiatrie bei Beginn der psychiatrischen Emigrationsbewegung 1933. – In: Zusammenhang 1984. – S. 865–875.

Petzold, J.: Die Demagogie des Hitler-Faschismus. – Berlin: Akademie-Verlag, 1982.

Petzold, J.: Die Entstehung der Niziideologie. – In: Faschismusforschung 1980. – S. 261–278.

Pfäfflin, F.: Hamburger Wohlfahrt: Die würdigen und die unwürdigen Insassen der Fürsorgeheime. – In: Aussonderung und Tod 1985. – S. 108–120.

Pfäfflin, F.; Schorsch, E.: Sexualpolitische Kontroversen. – Stuttgart: F. Enke-Verlag, 1987 (Beitr. z. Sexualforsch.; 63)

Pieck, W.; Dimitroff, G.; Togliatti, P.: Die Offensive des Faschismus und die Aufgaben der Kommunisten im Kampf für die Volksfront gegen Krieg und Faschismus; Referate auf dem VII. Kongreß der Kommunistischen Internationale. – Berlin: Dietz Verlag, 1957.

Pietrowiak, W.: Die Reichsversicherung im faschistischen Machtgefüge und bei der Vorbereitung und Durchführung des Zweiten Weltkrieges. – In: Medizin im Faschismus 1985. – S. 78–86.

Pilichowski, C.: Hitlerowskie obozy i ośrodki przymusowego odosobnienia oraz ich roła w realizacji programu ludobojstwa i zakłady narodu polskiego. – In: Obozy 1979. – S. 11–85.

Plant, R.: The Pink Triangle: The Nazi War against Homosexuals. – New York: Henry Holt and Company, 1986.

Platen-Hallermund, A.: Die Tötung Geisteskranker in Deutschland (Aus der deutschen Ärztekommision beim amerikanischen Militärgericht), – Frankfurt/M.: Verlag der Frankfurter Hefte, 1948.

Podgorska-Klawe, Z.: Organisatorische Probleme in der medizinischen Ausbildung – Warschau im Jahre 1945. – In: Z. ärztl. Fortbild. – **83** (1989) 7 – S. 367–369.

Pollak, J.: Jeńcy polscy w hitlerowskiej niewoli. – Warszawa: Wydawnictwo Ministerstwa Oborony Narodowej, 1986.

Poller, W.: Arztschreiber in Buchenwald. – Hamburg: Phönix-Verlag, 1947.

Położenie polskich robotników przymusowych w rzeszu. 1939–1945/Hrsg.: Łuczak, C. – Poznań: Instytut Zachodni, 1975 (Dokumenta Occupationis; 9).

Pommerin, R.: Sterilisierung der Rheinlandbastarde: Das Schicksal einer farbigen deutschen Minderheit 1918–1937. – Düsseldorf: Droste-Verlag, 1979.

Ponsold, A.: Der Strom der Newa: Aus dem Leben eines Gerichtsmediziners. – St. Michel: J. G. Bläschke Verlag, 1980.

Popielski, B.: Zakład medycyny sądowej uniwersytetu Jagiellońskiego podczas okupacji hitlerowskiej. – In: Przegląd lekarski. – (1968) 1. – S. 92–98.

Das Posener Tagebuch des Anatomen Hermann Voss/ Erl. v. Aly, G. – In: Biedermann und Schreibtischtäter 1987. – S. 15–66.

Pospieszalski, K. M.: Hitlerowska polemika z »Generalplan Ost« Reichsführera SS. – In: Przegląd Zachodni. – **14** (1958) 2. – S. 346–369 (**a**).

Pospieszalski, K. M.: Polska pod niemieckim prawem 1939–1945: Badania nad okupacja niemiecka w Polsce. – Poznań: Instytut Zachodni, 1946.

Pospieszalski, K. M.: Protest dla Wilhelma Hagena przeciw zamierzonemu wymordowaniu części ludności zamojszczyzny w latach 1942/43. – In: Przegląd Zachodni. – **14** (1958) 1. – S. 117–126 (Dokumenty) (**b**).

Pospieszalski, K. M.: Z pamiętniku professora »Reichsuniversität Posen«. – In: Przegląd Zachodni. – **11** (1955). – S. 275–298.

Prokop, O.; Stelzer, E.: Die Menschenexperimente des Dr. med. Heißmeyer. – In: Krimin. forens. Wiss. – (1970) 3. – S. 67–104.

Pross, Ch.: Das Krankenhaus Moabit 1920–1930–1945. – In: Nicht mißhandeln 1984. – S. 109–132.

Der Prozeß gegen die Hauptkriegsverbrecher vor dem Internationalen Militärgerichthof. – 42 Bde. – Bd. 19. – Nürnberg 1984.

Przybilski, P.: Zwischen Galgen und Amnestie. – Berlin: Dietz Verlag, 1983.

Psychiatrie/Hrsg.: Kretschmer, E. – Wiesbaden: Dieterichsche Verlagsbuchhandlung, 1948 (Naturforschung und Medizin in Deutschland 1939–1946; 83).

Psychiatrie auf dem Wege zur Wissenschaft/Hrsg.: Nissen, G.; Keil, G. – Stuttgart; New York: G. Thieme Verlag, 1985.

Psychiatrie im Faschismus: Die Anstalt Hadamar in den Jahren 1933–1945/Hrsg.: Roer, D.; Henckel, D. – Bonn: Psychiatrie-Verlag, 1986.

Psychoanalyse in Berlin: Beiträge zur Geschichte, Theorie und Praxis; 50-Jahr-Gedenkfeier d. Berl. Psychoanal. Instituts. – Meisenheim: Hain, 1971.

Psychologie im Nationalsozialismus/Hrsg.: GRAUMANN, O. T. – Berlin (West): Springer-Verlag, 1985.

RADZICKI, J.; RADZICKI, J.: Zbrodnicza działalność hitlerowskiej służby sanitarnej w zakładzie dla obłąkanych w Obrzycach (Obrawalde bei Meseritz). – In: Zbrodnie i sprawcy 1980. – S. 650–655.

RAHNE, H.: Mobilmachung. – Berlin: Militärverlag der DDR, 1983

RAPOPORT, S. M.: Medizinische Biochemie. – 7. Aufl. – Berlin: Verlag Volk und Gesundheit, 1977.

REEG, P.: »Deine Ehre ist Leistung« – Zur Geschichte der Arbeitsmedizin in der Weimarer Republik und im Nationalsozialismus – In: Dr. med. Mabuse. – **12** (1987). – S. 30–33.

Reform und Gewissen: »Euthanasie« im Dienst des Fortschritts/Red.: ALY, G. – Berlin (West): Rotbuch-Verlag, 1985 (Beitr. z. nationalsoz. Gesundh.- u. Sozialpolitik; 2).

REHSE, H.: Euthanasie, Vernichtung lebensunwerten Lebens und Rassenhygiene in Programmschriften vor dem 1. Weltkrieg. – Med. Diss. – Heidelberg 1969.

REICHENBACH, H.: Der Einfluß der »Rassenhygiene« und der Psychiatrie auf die Beurteilung und das soziale Schicksal der »Asozialen« in der faschistischen Diktatur in Deutschland. – In: Medizin im Faschismus 1985. – S. 167–172.

»Reichsausschußkinder«: Eine Dokumentation. – In: Aktion T 4 1987. – S. 121–135.

RICHARDZ, B.: Heilen, pflegen, töten: Zur Alltagsgeschichte einer Heil- und Pflegeanstalt bis zum Ende des Nationalsozialismus. – Göttingen: Verlag für Medizinische Psychologie im Verlag Vandenhoeck & Ruprecht, 1987.

RICHTER, G.: Schlaglichter zum Verhältnis von Zahnmedizin und Nationalsozialismus. – In: Artikulator. – **7** (1983) SNr. – S. 25–29.

RIEDESSER, P.: Militär und Medizin: Materialien zur Kritik der Sanitätsmedizin am Beispiel der Militärpsychiatrie. – In: Entwicklung und Struktur des Gesundheitswesens. – Berlin (West): Argument-Verlag, 1974. – S. 231 bis 279 (Argumente f. e. soziale Med.; 5) (Argument. SB; 4).

RIEDESSER, P.; VERDERBER, A.: Militärpsychiatrie in Deutschland und in den USA. – In: RIEDESSER, P.; VERDERBER, A.: Aufrüstung der Seelen: Militärpsychiatrie und Militärpsychologie in Deutschland und Amerika. – Freiburg/Br.: Dreisam-Verlag, 1985. – S. 8–57.

RING, F.: Zur Geschichte der Militärmedizin in Deutschland. – Berlin: Deutscher Militärverlag, 1962.

RITTMEISTER, J. F.: Voraussetzungen und Konsequenzen der Jungschen Archetypenlehre – In: Psyche. – **36** (1982) 11. – S. 1032–1042.

ROCHLIN, L. L.; ŠEREŠEVSKIJ, A. M., THOM, A.: Znamenitel'nye i jubilejnye daty nevropatologii i psichiatrii 1982. – In: Ž. Nevropat. Psichiatr. – **82** (1982). – S. 120–140.

ROER; HENCKEL 1986: s. Psychiatrie im Faschismus 1986.

ROER, D.; HENCKEL, D.: Funktion bürgerlicher Psychiatrie und ihre besondere Form im Faschismus. – In: Psychiatrie im Faschismus 1986. – S. 13–37.

ROHLAND, B.: Der Mißbrauch der ärztlichen Fortbildung im Faschismus zur Vorbereitung wissenschaftsfeindlicher Konzeptionen und Herausbildung einer »Elite ärztlicher Führer«. – In: Medizin im Faschismus 1985. – S. 91–96.

ROJTELMAN, A. G.: Iz istorii psichiatričeskogo dela na Žitomirščime (1941–1945 gg). – In: Sovetskaja psichiatrija 1985. – S. 118 f.

ROMEY, S.: Asylierung – Sterilisierung – Abtransport: Die Behandlung geistig behinderter Menschen im Nationalsozialismus am Beispiel der Alsterdorfer Anstalten. – In: Sie nennen es Fürsorge 1982. – S. 43 bis 64.

ROMEY, S.: Zu Recht verfolgt? Zur Geschichte der ausgebliebenen Entschädigungen. – In: Verachtet – verfolgt – vernichtet 1986. – S. 221–245.

ROST, L.: Sterilisation und Euthanasie im Film des Dritten Reiches. – Med. Diss. – Berlin (West) 1986.

ROTH 1984 **b**: s. Abgabe 1984.

ROTH, K.-H.: »Auslese« und »Ausmerze«: Familien- und Bevölkerungspolitik unter der Gewalt der nationalsozialistischen »Gesundheitsfürsorge«. – In: Medizin und Nationalsozialismus 1983. – S. 152–164.

ROTH, K.-H.: »Erbbiologische Bestandsaufnahme« – ein Aspekt »ausmerzender« Erfassung vor der Entfesselung des zweiten Weltkrieges. – In: Erfassung zur Vernichtung 1984. – S. 57–108 **(c)**.

ROTH, K.-H.: Filmpropaganda für die Vernichtung der Geisteskranken und Behinderten im »Dritten Reich«. – In: Reform und Gewissen 1985. – S. 125–193 **(a)**.

ROTH, K.-H.: Gesundheitspolitik unterm Hakenkreuz – Familien- und Bevölkerungspolitik unter der Gewalt der nationalsozialistischen Gesundheitsführung. – In: Medizin und Nationalsozialismus 1980 (Autonomie). – S. 20–47.

ROTH, K.-H.: Das Leben an seinen Rändern: Asoziale und nationale Minderheiten. – In: Wege zum Menschen. – **36** (1984) 5. – S. 260–271 **(d)**.

ROTH, K.-H.: Leistungsmedizin: Das Beispiel Pervitin. – In: KUDLIEN 1985 b. – S. 167–174 **(b)**.

ROTH, K.-H.: Die Modernisierung der Folter in den beiden Weltkriegen: Der Konflikt der Psychotherapeuten und Schulpsychiater um die deutschen »Kriegsneurotiker« 1915–1945. – In: Nr. 1999. – **2** (1987) 3. – S. 8–75.

ROTH, K.-H.: Pervitin und »Leistungsgemeinschaft«. – In: Medizin im Nationalsozialismus 1982. – S. 200–226.

ROTH, K.-H.: Schein-Alternativen im Gesundheitswesen: Alfred Grotjahn (1869–1931) – Integrationsfigur etablierter Sozialmedizin und nationalsozialistischer »Rassenhygiene«. – In: Erfassung zur Vernichtung 1984. – S. 31–56 (a).

ROTH, K.-H.; ALY, G.: Das »Gesetz über die Sterbehilfe bei unheilbar Kranken«: Protokolle der Diskussion über die Legalisierung der nationalsozialistischen Anstaltsmorde in den Jahren 1938–1941. – In: Erfassung zur Vernichtung 1984. – S. 101–179.

ROTH, H.: Die »Behandlung« von Homosexuellen im Nationalsozialismus. – In: Schriftenreihe Konkret Sexualität/Hrsg.: GREMLIZA, H. L.; SIGUSCH, V. – Hamburg: Konkret-Verlag, 1985. – S. 26–29.

ROTHE, C.: Zum Einfluß der gewerblichen Vergiftungen auf die Entwicklung der Gewerbehygiene. – In: MÜLLER; MILLES 1984. – S. 264–316.

ROTHMALER, C.: Die »Volksgemeinschaft« wird ausgehorcht und »wichtiges Material« der Zukunft zusammengetragen. – In: Verachtet – verfolgt – vernichtet 1986. – S. 109–117.

RUBERG, G.: Die zeitgenössische Zahnheilkunde im Spiegel der »Deutschen Zahnärztlichen Wochenschrift«. – Med. Diss. – Düsseldorf 1977.

RUPRECHT, T.: Einzelgänger und Außenseiter: Tradition und Beispiel politischen Engagements von Ärzten für den Frieden. – In: Pax medica 1986. – S. 10–14.

SAAR, H.: Professor Pietrusky zum 65. Geburtstag. – In: Med. Welt. – **31** (1958). – S. 250 f.

Sachwörterbuch zur Geschichte Deutschlands und der deutschen Arbeiterbewegung. – Berlin: Dietz Verlag, 1969.

Sbornik soobščenij Črezvyčajnoj Komissii o zlodejanijach nemecko-fašistskich zachvatčikov. – Moskva: Gospolitizdat, 1946.

SCHABEL, E.: Zwischen den Weltkriegen: Kritik des imperialistischen Krieges und die Gaskriegsdebatte im Verein Sozialistischer Ärzte 1924–1936. – In: Medizin und Krieg 1987. – S. 173–190.

SCHADEWALDT, H.: Die Entdeckung der Sulfonamide. – In: Dtsch. med. Wochenschr. – **100** (1975) 51. – S. 2617–2620.

SCHEEL, H.: Die »Rote Kapelle« und der 20. Juli 1944. – In: ZfG. – **33** (1985) 4. – S. 325–337.

SCHEER, R.: Die nach § 42 RStGB verurteilten Menschen in Hadamar. – In: Psychiatrie im Faschismus 1986. – S. 237–255.

SCHEKLAKOW, N. D.: Die brüderliche Zusammenarbeit der Ärzte und Internationalisten als Häftlinge im Konzentrationslager Sachsenhausen. – In: Medizin im Faschismus 1985. – S. 214–216.

SCHENK, P.: Die zahnmedizinische Versorgung bei der deutschen Kriegsmarine 1935–1945. – Med. Diss. – Berlin (West) 1979.

SCHENKEL, S.: Zur Entwicklung des zahnärztlichen Instituts der Universität Leipzig und der deutschen Zahnheilkunde in der Zeit der faschistischen Diktatur. – Med. Diss. – Leipzig 1984.

SCHERF, W.: Die Verbrechen der SS-Ärzte im KZ-Buchenwald – der antifaschistische Widerstand im Häftlingskrankenhaus. – 2. Beitrag: Juristische Probleme. – Jur. Diss. – Berlin 1987.

SCHLEVOGT, E.: Heilkunde im Wandel der Zeiten. – Stuttgart: Curt und Schwab, 1950.

SCHLICKER, W.: Eugen Fischer: Faschisierung in Hochschule und Wissenschaft. – In: Sturz ins Dritte Reich 1985. – S. 259–265.

SCHLICKER, W.: Zum Ringen der KPD um das antifaschistische Bündnis mit Wissenschaftlern und um die Grundlagen einer demokratischen Wissenschaft nach dem Sturz des Hitlerfaschismus. – In: KPD und Wissenschaftsentwicklung 1986. – S. 127–145.

SCHLICKER, W.; GLASER, J.: Tendenzen und Konsequenzen faschistischer Wirtschaftspolitik nach dem 30. Januar 1933. – In: ZfG. – **31** (1983). – S. 881–895.

SCHMACKE, N.; GÜSE, H. G.: Zwangssterilisiert – verleugnet – vergessen: Zur Geschichte der nationalsozialistischen Rassenhygiene am Beispiel Bremen. – Bremen: Brockkamp Verlag, 1984.

SCHMID, H.: Apokalyptisches Wetterleuchten: Ein Beitrag der evangelischen Kirche zum Kampf im »Dritten Reich«. – München: Verlag der Evangelisch-lutherischen Kirche in Bayern, 1947.

SCHMIDT, G.: Selektion in der Heilanstalt 1939–1945. – Frankfurt/M.: Suhrkamp-Verlag, 1983.

SCHMIDT, G.: Vom Rassenmythos zu Rassenwahn und Selektion. – In: Nervenarzt – **56** (1985). – S. 337–347.

SCHMIDT, H.: Zur territorialen Verteilung der Mitglieder des »Vereins sozialistischer Ärzte« von 1925 bis 1932 unter besonderer Berücksichtigung Thüringens. – In: Beiträge zur Hochschul- und Wissenschaftsgeschichte Erfurts. – Leipzig: J. A. Barth, 1987. – S. 257–263 (Bd. 21. – 1987/1988).

SCHMIDT, J.: Darstellung, Analyse und Wertung der Euthanasiedebatte in der deutschen Psychiatrie von 1920–1933. – Med. Diss. – Leipzig 1983.

SCHMIDT, J.: Zur Entwicklung der Psychotherapie in Deutschland. – Med. Diss. – Freiburg/Br. 1982.

SCHMIDT, W. A.: Damit Deutschland lebe: Ein Quellenwerk über den deutschen antifaschistischen Widerstandskampf 1933–1945. – Berlin: Kongress-Verlag, 1958.

SCHMIDT-V. BLITTERSDORF, H.; DEBUS, D.; KALKOWSKY, B.: Die Geschichte der Anstalt Hadamar von 1933 bis 1945 und ihre Funktion im Rahmen von T 4. – In: Psychiatrie im Faschismus 1986. – S. 58–120.

SCHMIEDEBACH, H. P.: Ärztliche Standeslehre und Standesethik 1918–1945. – In: Medizin und Nationalsozialismus 1980. – S. 64–83.

SCHMIEDEBACH, H. P.: Der Arzt als Gesundheitsoffizier – die systematische Militarisierung der Medizin von 1933 bis zum Zweiten Weltkrieg. – In: Medizin und Krieg 1987. – S. 191–210.

SCHNECK, P.: Die Entwicklung der Eugenik als soziale Bewegung in der Epoche des Imperialismus. – In: Eugenik: Entstehung und gesellschaftliche Bedingtheit/Autorenkoll. u. d. Ltg. v. DIETL, H. M. – Jena: G. Fischer-Verlag, 1984. – S. 24–58 (Med. u. Gesellsch.; 22).

SCHNECK, P.: Über den Exodus medizinischer Hochschullehrer der Berliner Universität während des deutschen Faschismus (1933–1945). – In: Wiss. Z. Humboldt-Univ. Berlin. – M. R. – **36** (1987). – S. 120–122.

SCHNECK, P.: Zur Frage des Exils von Wissenschaftlern deutscher medizinischer Fakultäten in der Zeit des Faschismus: Eine quantifizierende Untersuchung. – In: Z. gesamte Hyg. – **31** (1985). – S. 306–309.

SCHÖNE, R.; SCHÖNE, D.: Zur Entwicklung und Anwendung neuer somatischer Therapiemethoden der Psychiatrie in den 30er Jahren des 20. Jahrhunderts unter besonderer Berücksichtigung der Schocktherapien und deren Nutzung in den deutschen Heil- und Pflegeanstalten. – Med. Diss. – Leipzig 1987.

SCHOLL, I.: Die weiße Rose. – Erw. Neuausg. – Frankfurt/M.: Fischer-Verlag, 1982.

SCHOLZ, S.; SINGER, R.: Die Kinder in Hadamar. – In: Psychiatrie im Faschismus 1986. – S. 214–236.

SCHOPPMANN, C.: NS-Bevölkerungspolitik und weibliche Homosexualität. – Phil. Diss. – Berlin (West) 1988.

SCHREIBER, H. L.: Rechtliche Regeln für Versuche mit Menschen. – In: Versuche mit Menschen 1986. – S. 15–33.

SCHRÖDER, C.: Die Entwicklungsgeschichte der Psychotherapie im Zeitraum von 1800 bis 1932 unter besonderer Berücksichtigung der in Deutschland wirksamen Konzepte und Organisationsformen. – Phil. Diss. B. – Leipzig 1986.

SCHRÖDER, C.: J. F. Rittmeister. – In: Wissenschaftler im Kampf um den Frieden. – Berlin: Akademie-Verlag (1988) (im Druck).

SCHRÖDER, H.: Medizinisch-psychologische und philosophisch-ethische Aspekte und Bewertung menschlichen Leistungsverhaltens in der sozialistischen Gesellschaft (Kritische Bemerkungen zum Konzept des sog. Streßtyps »A«). – In: Z. gesamte Hyg. – **30** (1984). – S. 565–571.

SCHULTE, K.-H.: Geschichte des Lehrstuhles und des Institutes für gerichtliche Medizin (Rechtsmedizin) an der Universität Marburg. – Med. Diss. – Marburg/L. 1973.

SCHULTZ, U.: Dichtkunst, Heilkunst, Forschung: Der Kinderarzt Werner Catel. – In: Reform und Gewissen 1985. – S. 107–124.

SCHULZ, E.: Leben und Werk des Hygienikers Martin Hahn (1865–1934). – Med. Diss. – Erfurt 1986.

SCHULZ, M.: Dr. J. F. Rittmeister – ein Neuropsychiater und Widerstandskämpfer. – Dipl.-Arbeit Bereich Medizin. – Berlin 1974.

SCHULTZ, M.: Dr. J. Rittmeister: Nervenarzt und Widerstandskämpfer. – Med. Diss. – Berlin 1981.

Die Schulze-Boysen/Harnack-Organisation/Hrsg.: BIERNAT, K. H.; KRAUSHAAR, L. – Berlin: Dietz Verlag, 1970.

SCHUMANN, R.: Amsterdam 1932: Der Weltkongreß gegen den imperialistischen Krieg. – Berlin: Dietz Verlag, 1985.

SCHUMANN, R.: Die soziale und politische Arbeit fortschrittlicher Ärzte in den letzten Jahren der Weimarer Republik. – In: KPD und Wissenschaftsentwicklung 1986. – S. 120–127.

SCHUNGEL, W.: Alexander Tille (1866–1912): Leben und Ideen eines Sozialdarwinisten. – Husum: Matthiesen-Verlag, 1980 (Abh. z. Gesch. d. Med. u. d. Naturwiss.; 40).

SCHUNKE, J.: Die Kriegsplanung des deutschen Imperialismus in Vorbereitung des zweiten Weltkrieges. – Phil. Diss. – Leipzig 1966.

SCHWAN, H.: Himmlers Anregungen für die medizinische Forschung. – Med. Diss. – Kiel 1973.

SCHWANN, H.: Richard Kochs Beziehungen zum Karl-Sudhoff-Institut: Archivstudie ähnlich seines 100. Geburtstages. – In: NTM. – **19** (1982) 1. – S. 94–103.

SCHWANN, H.; WILKE, J.: Zur Frage der Zwangssterilisierung bei erblicher Taubheit. – In: Medizin im Faschismus 1985. – S. 162–166.

SCHWARBERG, G.: Tuberkulose-Experimente an Erwachsenen und Kindern. – In: Medizin und Nationalsozialismus 1980. – S. 181f.

SCHWARZ, H.: Ein Gutachten über die ärztliche Tätigkeit im sogenannten Erbgesundheitsverfahren. – Halle: Marhold-Verlag, 1950.

SEEMANN, U.: Über das politische Verhalten der Ärzteschaft im Kampf des deutschen Volkes um die Lösung der nationalen Frage während der Zeit der Weimarer Republik. – Phil. Habil.-Schr. – Rostock 1963.

SEGAL, L.: Medizin im Dienste der Unmenschlichkeit. – In: Z. klin. Med. – **41** (1986). – S. 1973–1978.

SEIDEL, R.: Euthanasie zwischen Mord und künstlichem Leben. – In: Wege zum Menschen. – **36** (1984). – S. 287–297.

SEIDEL, R.: Psychiatrie und Nationalsozialismus. – In: Sozialpsychiatr. Inf. – **13** (1983) 77/78. – S. 26 bis 34.

SEIDEL, R.: Von der notwendigen Fragwürdigkeit psychiatrischen Beistandes: Gedanken zur medizinischen Ethik nach Hadamar und Auschwitz. – In: LEIPERT; STYRNAL; SCHWARZER 1987. – S. 77–83.

SEIDLER, E.: Alfred Hoche (1865–1943): Versuch einer Standortbestimmung. – In: Freiburger Univ. – Blätter. – **25** (1986) 94. – S. 65–75.

SEIDLER, E.: Die Freiburger Gobineau-Vereinigung und die Verbreitung des Arier-Gedankens in Deutschland. – In: Bausteine zur Medizingeschichte (H. Schipperges zum 65. Geburtstag)/Hrsg.: SEIDLER, E.; SCHOTT, H. – Stuttgart: F. Steiner-Verlag, 1984. – S. 121–129.

SEIDLER, E.; NAGEL, G.: Georges Vacher de Lapouge (1854–1936) und der Sozialdarwinismus in Frankreich. – In: Biologismus im 19. Jahrhundert 1973. – S. 94–107.

SEIDLER, F.: Prostitution – Homosexualität – Selbstverstümmelung: Probleme der deutschen Sanitätsführung 1939–1945. – Neckargemünd: Kurt Vowinkel Verlag, 1977.

SEIDLER, H.; RETT, A.: Das Reichssippenamt entscheidet: Rassenbiologie im Nationalsozialismus. – Wien; München: Jugend und Volk-Verlagsgesellschaft, 1982.

Seminar Gesellschaft und Homosexualität/Hrsg.: LAUTMANN, R. – Frankfurt/M.: Suhrkamp-Taschenbuch-Verlag, 1977.

SERVAŃSKI, E.: Problematyka strat obosowych inteligencji polskiej w latach II. wojny światowej i okupacji hitlerowskiej w Polsce. – In: Zbrodnie i sprawcy 1980. – S. 721–731.

SEVERDALKIN, P. R.: Zverstva nemecko-fašistskich okkupantov na leningradskoj zemle. – In: Nemeckofašistskij okkupacionnyj režim 1965. – S. 95–105.

Sich der Wahrheit stellen: Medizinhistoriker kritisieren Dr. Vilmar. – In: Die Zeit. – 6. 11. 1987 (Nr. 46). – S. 47.

SICK, D.: Euthanasie im Nationalsozialismus am Beispiel des Kalmenhofes in Idstein, Taunus. – Frankfurt/M. 1983 (Mskr.)

Sie nennen es Fürsorge: Behinderte zwischen Widerstand und Vernichtung/Hrsg.: WUNDER, M.; SIERCK, U. – Berlin (West): Verlagsgesellschaft Gesundheit, 1982.

SIEGEL, W.: Aus der Geschichte der Gerichtsmedizin in Münster seit 1850. – Med. Diss. – Münster 1966.

SIEGMUND-SCHULTZE, R.: Theodor Vahlen – zum Schuldanteil eines deutschen Mathematikers am faschistischen Mißbrauch der Wissenschaft. – In: NTM. – **21** (1984) 1. – S. 17– 32.

SIEMEN, H. L.: Widersprüche der Psychiatrie, dargestellt an ihrer Entwicklung in der Weimarer Republik und im Nationalsozialismus. – Phil. Diss. – Hamburg 1986.

SOČNEVA, Z. G.: Psichiatričeskaja pomošč v Latvii v gody Velikoj Otečestvennoj vojny. – In: Sovetskaja psichiatrija 1985. – S. 119–121.

Das Sonderrecht für Juden im NS-Staat: Eine Sammlung der gesetzlichen Maßnahmen und Richtlinien – Inhalt und Bedeutung/Hrsg.: WALK, J. – Heidelberg; Karlsruhe: C. F. Müller Juristischer Verlag, 1981.

Sovetskaja psichiatrija v gody Velikoj Otečestvennoj vojny. – Leningrad: Leningradskij naučno-issledovatel'skij psichonevrologičeskij institut im. V. M. Bechtereva, 1985,

SPAAR, H.: Standespolitische Funktion und systemintegrativer Einfluß ärztlicher Organisationen in der BRD. – In: Ärzte in der Entscheidung 1984. – S. 37–54.

SPÄTE, H. F.: Faschistische Massenvernichtung psychisch Kranker – Traditionspflege als Mahnung. – In: Medizin im Faschismus 1985. – S. 259–263.

SPÄTE, H. F.; THOM, A.: Psychiatrie im Faschismus – Bilanz der historischen Analyse. – In: Z. gesamte Hyg. – **26** (1980). – S. 553–560.

SPIRA-RUSCHIN, S.: Trab der Schaukelpferde. – Berlin; Weimar: Aufbau-Verlag, 1984.

STANG, W.: Zahlenmaterial zur personellen Lage der faschistischen Wehrmacht im zweiten Weltkrieg. – In: Z. Milit.-gesch. – **12** (1973) 4. – S. 424–438.

STEINER, E.; KOLMSEE, P.: Maxim Zetkin, der Kommunist und Arzt, ein würdiger Sohn seiner Mutter – unser revolutionäres Vorbild. – In: Z. Milit.-med. – **24** (1983) 3. – S. 98–101.

STEINMANN, R.: Die Debatte über medizinische Versuche in der Weimarer Zeit. – Med. Diss. – Tübingen 1975.

STEPPE, H.: Krankenpflege im Nationalsozialismus. – In: STEPPE; KOCH; WEISBROD-FREY 1986. – S. 33–49.

STEPPE, H.; KOCH, F.; WEISBROD-FREY, H.: Krankenpflege im Nationalsozialismus. – 3. erw. Aufl. – Frankfurt/M.: Verlag Dr. med. Mabuse, 1986.

STOFFELS, H.: Die Gesundheitsutopie der Medizin im Nationalsozialismus. – In: Sozialpsychiatr. Inf. – **13** (1983) 77/78. – S. 55–67.

STOLZ, P.: Die Rolle der Irrenanstalten im Faschisierungsprozeß der deutschen Psychiatrie. – In: Recht Psychiatr. – **1** (1983) 2. – S. 65–70.

STRÄTZ, H. W.: Die geistige SA rückt ein: Die studentische Aktion wider den »undeutschen Geist« im Frühjahr 1933. – In: 10. Mai 1933. Bücherverbrennung 1983. – S. 84– 114.

STREIM, A.: Sowjetische Kriegsgefangene in Hitlers Vernichtungskrieg: Berichte und Dokumente. – Heidelberg: C. F. Müller Juristischer Verlag, 1982.

STREIM, A.: Zum Beispiel: Die Verbrechen der Einsatzgruppen in der Sowjetunion. – In: NS-Prozesse 1972. – S. 65–106.

STÜMKE, H. G.; FINKLER, R.: Rosa Winkel, rosa Listen: Homosexuelle und »gesundes Volksempfinden« von Auschwitz bis heute. – Reinbek bei Hamburg: Rowohlt-Taschenbuch-Verlag, 1981.

STÜRZBECHER, M.: Hans Reiter (1881–1969). – In: Med. Welt. – **34** (1983). – S. 3f.

STÜRZBECHER, M.: Von der Staatsarzneikunde zur Rechtsmedizin. – In: Grußworte und Vorträge 1984. – S. 10–23.

Sturz ins Dritte Reich: Historische Miniaturen und Porträts 1933/35/ Hrsg.: BOCK, H.; RUGE, W.; THOMS, M. – 2. Aufl. – Leipzig; Jena; Berlin: Urania-Verlag, 1985.

SUESSE, T.; MEYER, H.: Die Konfrontation niedersächsischer Heil- und Pflegeanstalten mit den »Euthanasiemaßnahmen« des Nationalsozialismus. – Med. Diss. – Hannover 1984.

SZUSZKIEWICZ, R.: Die Zahnbehandlung im Konzentrationslager Auschwitz. – In: Internationales Auschwitzkomitee. – Bd. 2. T. 1. – Warszawa 1970. – S. 166–177.

SZWARC, H.: Stan zdrowia i sytuacja społeczna oraz materialna byłych więźniów hitlerowskich obozów koncentracyjnych na tle innych grup kombatanckich. – In: Zbrodnie i sprawcy 1980. – S. 760–774.

TANNEBERGER, S.: Fragen der Ethik in der medizinischen Forschung. – In: Die Bedeutung der Marxschen Lehre für die Entwicklung des sozialistischen Gesundheitsschutzes; Wissenschaftliche Konferenz des Gesundheitswesens, Potsdam 1983. – Berlin 1983. – S. 109–111 (Mskr.).

TELEKY, L.: Mine and Factory Hygiene. – Princeton 1948.

TELLER, C.: Die »aktivere Heilbehandlung« der 20er und 30er Jahre: z. B. Hermann Simon und Carl Schneider. – In: Fortschritte der Psychiatrie 1984. – S. 77–87.

TELLER, C.: »Ich muß wirken, solange es Tag ist«: Biographische Anmerkungen zu Hermann Simon. – In: SIMON, H.: Aktivere Krankenbehandlung in der Irrenanstalt (1929). – Reprint Bonn: Psychiatrie-Verlag, 1986. – S. 168–186 (Werkstattschriften z. Sozialpsychiatr.; 41).

TENNSTEDT, F.: Sozialgeschichte der Sozialversicherung. – In: Handbuch der Sozialmedizin. – Bd. 3: Sozialmedizin in der Praxis/Hrsg.: BLOHMKE, M. u. a. – Stuttgart: F.-Enke Verlag, 1976. – S. 385–492.

TEPPE, K.: Zur Sozialpolitik des Dritten Reiches am Beispiel der Sozialversicherung. – In: Arch. Soz.-gesch. – **17** (1977). – S. 195–204.

Terror und Hoffnung in Deutschland 1933–1945: Leben im Faschismus/Hrsg.: BECK, J. u. a. – Reinbek bei Hamburg: Rowohlt-Taschenbuch-Verlag, 1980.

THOM, A.: Felix Boenheim (1890–1960). – In: Namhafte Hochschullehrer der Karl-Marx-Universität Leipzig; 2. – Leipzig: Karl-Marx-Universität, 1982. – S. 18–22.

THOM, A.: Das Schicksal der Medizin in der Zeit der faschistischen Diktatur in Deutschland – Ergebnisse und Probleme bisheriger historischer Analysen und Wertungen. – In: Medizin im Faschismus 1985. – S. 35–46 **(a)**.

THOM, A.: Das Schicksal der Psychiatrie in der Zeit der faschistischen Diktatur: Zum 40. Jahrestag der Befreiung und zum Gedenken der Opfer einer destruktiv gewordenen Wissenschaft. – In: Psychiatr. Neurol. med. Psychol. – **37** (1985). – S. 245–254 **(b)**.

THOM, A.; HAHN, S.: Euthanasie im Dritten Reich – nur ein Problem der Psychiatrie? Zur Entwicklung der Sterbehilfe-Debatte in den Jahren von 1933–1941 in Deutschland. – In: Z. gesamte inn. Med. – **41** (1986) 2. – S. 44–48.

THOM, A.; SPAAR, H.: Einführung: Bedeutsame neue Trends und Ergebnisse der Forschungsarbeit zur Stellung der Medizin im faschistischen Herrschaftssystem in Deutschland von 1933–1945 und ihre Folgewirkungen. – In: Medizin im Faschismus 1985. – S. 11–31.

THOMANN, K. D.: Auf dem Wege in den Faschismus: Medizin in Deutschland von der Jahrhundertwende bis 1933. – In: BROMBERGER; MAUSBACH; THOMANN 1985. – S. 15–185 **(a)**.

THOMANN, K. D.: Otmar Freiherr von Verschuer – ein Hauptvertreter der faschistischen Rassenhygiene. – In: Medizin im Faschismus 1985. – S. 57–67 **(b)**.

THOMANN, K. D.: Das Reichsgesundheitsamt und die Rassenhygiene: Ein Rückblick anläßlich der Verabschiedung des »Gesetzes zur Verhütung erbkranken Nachwuchses«. – In: Bundesgesundheitsblatt. – **26** (1983). – S. 206–213.

THOMANN, K. D.: Von der Entwicklung der Orthopädie zur Gründung großer orthopädischer Heilanstalten. – In: Tradition und Fortschritt 1985. – S. 9–53 **(c)**.

Tod und Sterben/Hrsg.: WINAU, R.; ROSEMEIER, H. P. – Berlin (West); New York: W. de Gruyter Verlag, 1984.

Tradition und Fortschritt in der Orthopädie/Hrsg.: THOMANN, K. D. – Stuttgart: G. Thieme Verlag, 1985.

TUTZKE, D.: Alfred Grotjahn. – Leipzig: BSB Teubner-Verlagsgesellschaft, 1979 (Biographien bedeutender Naturwiss., Techniker und Mediziner; 36).

TUTZKE, D.: Zur Entwicklung der Berliner Medizinischen Fakultät von 1900 bis 1945. – In: Charité-Annalen/Hrsg.: GROSSER, G. – Berlin: Akademie-Verlag, 1986. – S. 243–248 (N. F.; 5).

VALENTIN, R.: Die Krankenbataillone: Sonderformationen der deutschen Wehrmacht im Zweiten Weltkrieg. – Düsseldorf: Droste-Verlag, 1981.

Velikaja otečestvennaja vojna 1941—1945: Enciklopedija. — Moskva: Sovetskaja Enciklopedija, 1985.

Verachtet — verfolgt —vernichtet: Zu den »vergessenen« Opfern des NS-Regimes/Hrsg.: Projektgruppe für die vergessenen Opfer des NS-Regimes in Hamburg e. V. — Hamburg: VSA-Verlag, 1986.

Verein demokratischer Ärztinnen und Ärzte: Programm vom 9. Nov. 1986 mit Satzung. — Frankfurt/M. (1986) (Mskr.).

Verfolgung, Vertreibung, Vernichtung: Dokumente des faschistischen Antisemitismus 1933 bis 1942/Hrsg.: PÄTZOLD, K. — Leipzig: Reclam-Verlag, 1983.

Versuche mit Menschen in Medizin, Humanwissenschaft und Politik/Hrsg.: HELMCHEN, H.; WINAU, R. — Berlin (West); New York: W. de Gruyter Verlag, 1986.

VINOGRADOV, N. A.: Zdravoochranenije v gody Velikoj Otečestvennoj vojny (1941—1945). — Moskva: Medgiz, 1955.

VISMAR, E.: Perversion und Verfolgung unter dem deutschen Faschismus. — In: Seminar 1977. — S. 308—325.

VOIGT, D.: Die Entwicklung der Schul- und Jugendzahnpflege in Altenburg von 1928 bis 1945 unter besonderer Berücksichtigung des Wirkens von Erwin Marcusson — ein Beitrag zur neueren Entwicklungsgeschichte der Stomatologie in Deutschland. — Med. Diss. — Leipzig 1986.

Vorbeugen statt krankschreiben: Betriebsärzte in der Praxis/Hrsg.: ELSNER, G. — Hamburg: VSA-Verlag, 1986.

VORLÄNDER, H.: NS-Volkswohlfahrt und Winterhilfswerk des deutschen Volkes. — In: Vierteljahresh. Zeitgesch. — **34** (1986) 3. — S. 341—380.

Die Wahrheit über Oberländer: Braunbuch über die verbrecherische faschistische Vergangenheit des Bonner Ministers/Hrsg.: Ausschuß für deutsche Einheit. — (Berlin West) (1960).

WALTER, F. X.: Uwagi o tajnym nauczaniu medycyny w Kralowie. — In: Przegląd lekarski. — **35** (1935) 1. — S. 64—56.

WANKIEWICZ, R.: Die Folgen der faschistischen Okkupation für das Gesundheitswesen und die Medizin in Polen. — In: Medizin im Faschismus 1983. — S. 240—246.

WANKIEWICZ, R.: Die Folgen der faschistischen Okkupation für das Gesundheitswesen und die Medizin in Polen. — In: Medizin im Faschismus 1985. — S. 192—196.

WEINDLING, P.: Die preußische Medizinalverwaltung und die „Rassenhygiene", 1905—1933. - In: Medizin im Faschismus 1985. — S. 48—56 (**a**).

WEINDLING, P.: Soziale Hygiene: Eugenik und Medizinische Praxis — Der Fall Alfred Grotjahn. — In: Krankheit und Ursachen. — Berlin (West): Argument-Verlag, 1984. — S. 6—20 (Jahrbuch f. kritische Med.; 10).

WEINDLING, P.: Weimar Eugenics: The Kaiser Wilhelm Institute for Anthropology, Human Heredity and Eugenics in Social Context. — In: Annals of Science. — **42** (1985). — S. 303—318 (**b**).

WEINGARD, P.: Wissenschaft im Dritten Reich. — In: Deutschland 1985. — S. 307—315.

WEISBROD-FREY, H.: Krankenpflegeausbildung im 3. Reich. — In: STEPPE; KOCH; WEISBROD-FREY 1986. — S. 50—75.

WEISS, P.: Ästhetik des Widerstandes. — 3 Bde. — Berlin: Henschel-Verlag, 1983.

WETTLAUFER, A.: Die Beteiligung von Schwestern und Pflegern an den Morden in Hadamar. — In: Psychiatrie im Faschismus 1986. — S. 283—330.

Widerstand aus Glauben: Christen in der Auseinandersetzung mit dem Hitlerfaschismus/Zsgst. u. hrsg. v. DROBISCH, K.; FISCHER, G. — Berlin: Union-Verlag, 1985.

WILHELM, H. H.: Die Einsatzgruppe A der Sicherheitspolizei und des SD 1941/1942: eine exemplarische Studie. — In: KRAUSNICK; WILHELM 1981. — S. 281—636.

WINAU, R.: Ärzte und medizinische Verbrechen: Sterilisation, Euthanasie, Selektion. — In: KUDLIEN 1985b. — S. 197—208.

WINAU, R.: Die Freigabe der Vernichtung lebensunwerten Lebens. — In: Tod und Sterben 1984. — S. 26—40.

WINAU, R.: Natur und Staat oder: Was lernen wir aus den Prinzipien der Deszendenztheorie in Beziehung auf die innerpolitische Entwicklung und Gesetzgebung der Staaten? — In: Ber. Wiss.-gesch. — **6** (1983). — S. 123—132.

WINAU, R.: Vom kasuistischen Behandlungsversuch zum kontrollierten klinischen Versuch. — In: Versuche mit Menschen 1986. — S. 83—107.

WINTER, I.: Ärzte und Arbeiterklasse in der Weimarer Republik. — In: Ärzte 1973. — S. 25—37.

WINTER, I.: Der Verein Sozialistischer Ärzte (Ein Beitrag zur Geschichte des Ärztestandes). — In: Z. ärztl. Fortbild. — **58** (1964). — S. 1140—1143.

Wir schweigen nicht!/Hrsg.: DROBISCH, K. — Berlin: Union-Verlag, (1968).

WÖLFFLING, S.: Zur Verfolgung und Vernichtung der mitteldeutschen Zigeuner (unter dem Nationalsozialismus). — In: Wiss. Z. Martin-Luther-Univ. Halle—Wittenberg. — G. R. — **14** (1965). — S. 501—508.

WÖLFING, A.: Entstehung und Bedeutung des Begriffes Schulmedizin. — Med. Diss. — Freiburg/Br. 1974.

Wojna i okupacja na ziemiach polskich 1939—1945/ Hrsg.: GÓRY, H. — Warszawa: Książka i wiedza, 1984.

Wollasch, H.-J.: Kirchliche Reaktionen auf das »Gesetz zur Verhütung erbkranken Nachwuchses« vom 14. Juli 1933. – In: Beiträge 1978. – S. 208–224.

Wulf, J.: Literatur und Dichtung im Dritten Reich. – Gütersloh: S. Mohn Verlag, 1963.

Wunder, M.: »Ausgesuchte, abgelaufene, sekundäre Demenzen ...«: Die Durchführung des »Euthanasie«-Programms in Hamburg am Beispiel der Alsterdorfer Anstalten. – In: Verachtet – verfolgt – vernichtet 1986. – S. 84–101.

Wunder, M.; Genkel, I.; Jenner, H.: Auf dieser schiefen Ebene gibt es kein Halten mehr: Die Alsterdorfer Anstalten im Nationalsozialismus. – Hamburg: Kommissionsverlag des Rauhen Hauses GmbH, 1987.

Wunderli, J.; Weisshaupt, K.: Medizin im Widerspruch: Für eine humane und an ethischen Werten orientierte Heilkunde. – Olten; Freiburg/Br.: Walter Verlag, 1977.

Wuttke, W.: Homosexuelle im Nationalsozialismus: Ausstellungskatalog. – Ulm: Selbstverlag, 1987.

Wuttke, W.: Das Schicksal jüdischer Ärzte in Deutschland: Herbert Lewin. – In: Demokr. Gesundh.-wes. – (1986) 7/8. – S. 42–45.

Wuttke-Groneberg, W.: Leistung, Vernichtung, Verwertung – Hat NS-Medizin eine innere Struktur? – In: Medizin im Nationalsozialismus 1982. – S. 227–246 (**a**).

Wuttke-Groneberg, W.: Leistung, Vernichtung, Verwertung: Überlegungen zur Struktur der nationalsozialistischen Medizin. – In: Volk und Gesundheit 1982. – S. 27–35 (**b**).

Wuttke-Groneberg, W.: Die Zerschlagung fortschrittlicher (zahn-) medizinischer Einrichtungen der Weimarer Republik durch die Nationalsozialisten und die Auswirkungen auf heutiges Kassenarztrecht. – In: Artikulator. – **7** (1983) SNr. – S. 10–14.

Zabłotniak, R.: Das geheime Medizin- und Pharmaziestudium in Polen in den Jahren 1939 bis 1945. – In: Z. ärztl. Fortbild. – **83** (1989) 7. – S. 363 bis 366.

Zajcev, A. P.: Leningradskaja psichiatričeskaja bol'nica im. P. P. Kaščenko v voennye gody. – In: Sovetskaja psichiatrija 1985. – S. 111–114.

Zapp, A.: Untersuchungen zum Nationalsozialistischen Deutschen Ärztebund. – Med. Diss. – Kiel 1979.

Zapp, G.: Psychoanalyse und Nationalsozialismus. – Med. Diss. – Kiel 1980.

Zaregorodzew, G. I.: Faschismus und antihumane Medizin der Gegenwart. – In: Medizin im Faschismus 1985. – S. 285–288.

Zbrodnie i sprawcy: ludobojstwo hitlerowskie przed sądem ludzkości i historii/Hrsg.: Pilichowski, C. – Warszawa 1980.

Zehmisch, A.: Militärarzt und Gesellschaft: Ein Beitrag zur Geschichte der Militärmedizin in Deutschland. – In: Z. Milit.-med. – **9** (1968) 7. – 407–420.

10. Mai 1933: Bücherverbrennung in Deutschland und die Folgen/Hrsg.: Walberer, U. – Frankfurt/M.: Fischer-Taschenbuch-Verlag, 1983.

Zofka, Z.: Der KZ-Arzt Josef Mengele: Zur Typologie eines NS-Verbrechers. – In: Vierteljahresh. Zeitgesch. – **34** (1986) 2. – S. 245–267.

Zomack, M.: Die faschistische Hochschulberufungspolitik und deren Auswirkungen im Bereich der Psychiatrie. – In: Medizin im Faschismus 1985. – S. 97–103.

Zürn, G.: »A. ist Prostituiertentyp«: Zur Ausgrenzung und Vernichtung von Prostituierten und moralisch nichtangepaßten Frauen im nationalsozialistischen Hamburg. – In: Verachtet – verfolgt – vernichtet 1986. – S. 129–151.

Zusammenhang: Festschrift für Marielene Putscher/Hrsg.: Baur, O.; Glaudien, O.: – 2 Bde. – Bd. 2. – Köln: Wienand-Verlag, 1984.

Zwischen Bekenntnis und Anpassung/Hrsg.: Norden, G. van – Köln: Rheinlandverlag, 1985.

Personenverzeichnis

Abderhalden, Emil (1877–1950) 171, 345
Adam, Curt (1875–1941) 61
Adler, Alfred (1870–1937) 290, 294, 298
Allers, Rudolf (1883–1963) 305
Amann, Ursula (beg. 1909) 450
Ammon, Otto (1842–1915) 66
Andreas-Friedrich, Ruth (1901–1977) 442, 452
Aschaffenburg, Gustav v. (1866–1942) 139f., 160
Astel, Karl (1898–1945) 74, 87, 200
Auerbach, Theodor (1899–?) 449
Axhausen, Georg (1877–1960) 314, 326, 332, 335
Axmann, Artur (geb. 1913) 316
Baader, Ernst Wilhelm (1892–1962) 359
Bästlein, Bernhard (1894–1944) 444
Bartels, Friedrich Georg (Fritz) (1892–1968) 48, 200f., 209f., 212–214, 216, 219, 221, 229–234, 236, 239, 241
Bary, Auguste de (1874–1954) 60
Bauer, Karl-Heinrich (1890–1978) 124
Bebel, August (1840–1913) 106
Beck, Werner (geb. 1910) 346
Becker, Karl (1879–1940) 28, 192, 202
Becker, Rolf (geb. 1906) 450
Beers, Clifford (1876–1943) 158
Benjamin, Georg (1895–1942) 40, 57, 126, 235, 435, 440
Berg, Ragnar (1873–1956) 321
Berger, Hans (1873–1941) 140
Bergmann, Ernst v. (1836–1907) 364
Bergmann, Gustav v. (1878–1955) 367
Beringer, Kurt (1893–1949) 140
Bernal, John Desmond (1901–1971) 32
Berning, Heinrich (geb. 1908) 396
Bertram, Adolf (1859–1945) 174, 178
Bettmann, Ernst (1899–?) 438
Bier, August (1861–1949) 261, 277, 364

Bilz, Rudolf (1898–?) 292, 303
Binding, Karl (1841–1920) 119f., 126, 130, 158, 171, 178
Bini, Luigi (1908–1964) 138
Bircher-Benner, Max (1867–1939) 276, 304
Blank, Margarethe (1901–1945) 444
Blaskowitz, Johannes (1883–1948) 415
Blomberg, Werner v. (1879–1946) 365
Blome, Kurt (1894–1969) 49, 61f., 114, 123, 186, 200, 230, 234, 259, 276f., 376
Bockhacker, Werner (1893–?) 195, 200f., 203f., 213 bis 215, 230–233
Bodek, Günther (1895–1937) 450
Bodelschwingh, Friedrich v. (1877–1946) 169, 174, 176–179
Boehm, Rudolf (1844–1926) 204
Boenheim, Felix (1890–1960) 24, 40, 441, 447, 453
Boeters, Gustav (1869–1942) 87
Bohne, Gerhard (geb. 1902) 145
Bonhoeffer, Dietrich (1906–1945) 177
Bonhoeffer, Karl (1868–1948) 92, 117, 124, 130, 140, 179, 367
Borchard, Leo (1899–1945) 442f.
Bormann, Martin (1900–1945) 410
Bornstein, Karl (1863–?) 333
Bosch, Robert (1861–1942) 272, 278
Bostroem, August (1866–1944) 140, 179
Bouhler, Philipp (1899–1945) 142, 164, 172, 178
Brack, Viktor (1904–1948) 144, 162, 164, 178f., 396
Brandt, Günter (1894–1968) 442
Brandt, Karl (1904–1947) 50, 61, 142, 152, 164, 172, 178, 200, 315, 374f., 380, 396, 400
Bratz, Emil (1868–1934) 158
Brauchle, Alfred (1898–1964) 267, 274, 276, 278, 294, 304
Braun, Ernst (1893–?) 140

Braun, Heinrich (1862–1934) 275
Braune, Paul Gerhard (1885–1954) 160, 169, 174, 179
Brecht, Bertolt (1898–1956) 24
Breitenecker, Leopold (1902–1981) 345, 357, 359
Brunn, Walter v. (1876–1952) 124
Büchner, Franz (geb. 1895) 390
Bürger-Prinz, Hans (1897–1976) 110, 140
Buhtz, Gerhard (1896–1944) 340f., 345, 348f., 350 bis 353, 356, 358f.
Bumke, Oswald (1877–1950) 130, 139f., 157, 179
Burger, Max (1906–1977) 440
Calmette, Albert (1863–1933) 384
Carus, Carl Gustav (1789–1869) 287
Catel, Werner (1894–1981) 142, 161
Cerletti, Ugo (1877–1963) 138
Chudoba, Karl Franz (1898–1976) 339
Cimbal, Walter (1887–1964) 286, 301f., 304
Clauberg, Carl (1898–1957) 83, 393f.
Cohen, Jenny s. Philipps, Jenny
Cohn, Ernst (1901–?) 447, 453
Cohn, Konrad (1866–1938) 332
Conti, Leonardo (1900–1945) 48, 50, 58, 61f., 83, 175, 178f., 185, 193, 200, 217, 223, 229, 242, 265, 273, 277, 279, 303, 322, 341, 348–350, 358, 400, 406, 445
Cortain, Heinz (1901–1980) 352
Coué, Émile (1857–1926) 304
Coutelle, Carl (geb. 1908) 450
Coutelle, Rosa (geb. 1907) 450
Creutz, Walter (1889–1971) 148, 155, 160, 162, 165
Creutzfeld, Hans-Gerhard (1885–1964) 140
Crinis, Max de (1889–1945) 139f., 142, 144, 152, 160f.
Curschmann, Fritz (1879–1961) 216f., 235, 237
Darré, Richard Walter (1895–1953) 409
Darwin, Charles (1809–1882) 65f.
Degkwitz, Rudolf (sen.) (1889–1973) 445, 452f.
Degkwitz, Rudolf (jun.) (geb. 1920) 439, 461
Dennig, Helmut (1895–1973) 443
Deussen, Julius (geb. 1906) 97, 108
Diem, Hermann (1900–1975) 173
Dimitroff, Georgi (1882–1949) 18
Ding-Schuler, Erwin (1912–1947) 390
Dohnanyi, Hans v. (1902–1945) 177
Domagk, Gerhard (1895–1964) 388, 400
Dresel, Gerhard (1885–1964) 193, 233
Eckardt, Hermann (1901–1965) 445
Eckhardt, Karl-August (geb. 1901) 97, 107
Ederle, Wilhelm (1901–1966) 160
Ehrenfried, Lilly (geb. 1896) 439
Eicken, Karl v. (1873–1960) 367
Einstein, Albert (1879–1955) 23f., 26
Elbel, Herbert (1907–1986) 352
Eliasberg, Wladimir (1887–1969) 300

Ellrodt, Gerhard (1909–1949) 381
Engert, Otto (1895–1945) 444
Ernst, Konrad (geb. 1903) 160
Ewald, Gottfried (1888–1963) 140, 155, 165
Fabian, Ewald (1885–1944) 57, 311, 331
Faltlhauser, Valentin (1876–?) 158, 160
Fetscher, Rainer (1895–1945) 438, 445, 451
Fischer, Eugen (1874–1967) 51, 87
Fischer, Herwart (1885–1937) 339f.
Flügel, Fritz (1897–1971) 140
Förster, Augustin (1895–1963) 359
Forster, Edmund (1878–1933) 139, 160, 356
Fränkel, Fritz (1892–1944) 56
Fraenkel, Paul (1874–1941) 57, 342
Franck, James (1882–1964) 26
Franco, Franciso (1892–1975) 449
Frank, Hans (1900–1946) 402, 408, 415
Frankenthal, Käte (1889–1976) 58, 446, 453
Freisler, Roland (1893–1945) 97, 331, 341, 348, 355, 358, 443
Freud, Sigmund (1856–1939) 25, 290, 296, 299, 301, 338
Frick, Constantin (1877–1949) 174, 176, 178
Frick, Wilhelm (1877–1946) 21, 93
Friedrich, Ruth s. Andreas-Friedrich, Ruth
Fünfgeld, Ernst (1895–1948) 140
Fürstenheim, Kurt (1886–1975) 444
Gajewski, Fritz (1885–?) 216–218, 236f.
Galen, Clemens August v. (1878–1946) 174, 445
Galton, Francis (1822–1911) 65f., 87
Gauger, Kurt (1899–1959) 69, 288f., 302
Gaupp, Robert (1870–1953) 69, 87, 132, 139f., 159
Gebhardt, Karl (1897–1947) 388, 396, 400
Gelbke, Karl (1899–1965) 381, 440, 444
Giese, Ernst (1865–1956) 340
Gietzelt, Fritz (1903–1968) 444
Glaser, Kurt (Hugo) (1892–1982) 447, 453
Gobineau, Joseph Arthur de (1816–1882) 68f., 86
Goebbels, Josef (1897–1945) 100, 108, 192, 249, 334, 354, 439
Göring, Hermann (1893–1946) 21, 29, 192, 234, 324, 334, 374, 376, 380, 420, 439
Göring, Matthias Heinrich (1879–1945) 286–288, 292, 296, 298, 301–305
Goldschmidt, James (1874–1940) 106
Goldschmidt, Richard (1878–1958) 104
Gossler, Gustav v. (1838–1902) 355
Graf, Willi (1918–1943) 442
Grawitz, Ernst Robert (1899–1945) 105, 280, 387
Greiser, Arthur Karl (1897–1946) 406
Groh, Wilhelm (1890–1964) 340
Gros, Franz Jacob Oskar (1877–1947) 197, 204, 232
Groscurth, Georg (1904–1944) 439f., 442f., 452
Groß, Eberhard (Gross) (1888–1976) 216f., 232, 237

Groß, Walter (1904–1945) 415
Grossmann, Hans (1895–1973) 406
Grote, Heinrich (1888–1945) 230
Grote, Louis R. (1886–1960) 274, 276
Grotjahn, Alfred (1869–1931) 69, 87
Günther, Hans Friedrich Karl (1891–1968) 87
Gürtner, Franz (1884–1941) 107, 331
Gütt, Arthur (1891–1949) 60, 72, 81, 87, 348, 358
Gumbel, Emil (1891–1966) 24, 201f.
Haase, Ernst (1894–1961) 439
Haeberlin, Carl (1870–1954) 286, 300
Haeckel, Ernst (1834–1919) 86
Haedenkamp, Karl (1889–1955) 57, 124
Hagen, Wilhelm (1893–1982) 445, 453
Hahn, Martin (1865–1934) 58
Hahn, Otto (1879–1968) 29
Hajek, František (1886–?) 354, 359
Halbach, Hans (geb. 1909) 392, 450
Hallermann, Wilhelm (1901–1975) 353
Hallervorden, Julius (1882–1965) 144
Handloser, Siegfried (1884–1945) 376f., 379f., 396, 400
Harmsen, Hans (geb. 1899) 167–171, 177f.
Harnack, Arwid (1901–1942) 443f., 452
Hattingberg, Hans v. (1879–1944) 304
Hauptmann, Alfred (1881–1948) 140
Hauschild, Fritz (1908–1974) 203
Havemann, Robert (1910–1983) 442, 452
Hebestreit, Hermann (geb. 1904) 216, 229–234, 237, 243
Hecksteden, Wilhelm (1900–?) 351, 358
Hefelmann, Hans (geb. 1906) 142, 161
Hegar, Alfred (1830–1914) 68, 86
Heine, Heinrich (1797–1856) 338, 447
Heinrich, Erich (1895–1982) 267, 277, 320, 333
Heinze, Hans Bruno (1895–1983) 142, 144, 161
Heißmeyer, Kurt (geb. 1905) 392, 400
Heß, Kurt (geb. 1909) 444
Heß, Rudolf (Hess) (1894–1987) 27, 45, 51, 192, 334
Hess, Viktor Franz (1883–1964) 26
Heubner, Wolfgang (1877–1957) 443
Hey, Rolf (1892–1940) 341, 356
Heyde, Werner (1902–1964) 139f., 142, 144f., 149, 153, 161, 178
Heydrich, Reinhard (1904–1942) 99, 120, 388
Heyer, Gustav R. (1890–1967) 286, 303–305
Hilgenfeldt, Bruno (1898–?) 217f., 235, 238, 249f.
Hilgenfeldt, Erich (1897–1945) 47, 201
Hilpert, Paul (1892–1939) 140
Himmler, Heinrich (1900–1945) 83, 89, 97–99, 101f., 108, 110, 186, 192, 249, 336, 351, 380, 388f., 393, 397, 401
Himpel, Hans-Helmut (1907–1943) 444
Hindenburg, Paul v. (1847–1937) 21

Hirschfeld, Magnus (1868–1935) 92, 95f., 107
Hirszfeld, Ludwik (1884–1954) 343
Hirt, August (1898–1954) 392f., 395
Hitler, Adolf (1889–1945) 20–23, 27, 39, 45, 50f., 60f., 78, 86, 88, 97, 101, 120f., 142f., 148, 152, 160, 164f., 172–174, 178, 185, 192, 201f., 230, 244, 261, 264, 276, 315, 318f., 327, 339f., 357, 364, 373f., 376, 380, 401, 414f., 417, 420, 434, 438, 442, 444f.
Hoche, Alfred (1865–1943) 119f., 126, 130, 139f., 158, 160f., 171f., 178
Hochrein, Max (1897–1973) 195, 197–200, 203f., 213
Hodann, Max (1894–1946) 40, 441, 447, 453
Höß, Rudolf, (1900–1947) 328
Hoffmann, Hermann F. (1891–1944) 132, 140, 158
Holzlöhner, Ernst (1899–1945) 389
Honigmann, Georg (1863–1930) 254, 275f.
Hopstein, F. 311, 319, 321, 324, 331f.
Horoszkiewicz, Stefan (1874–1945) 346
Huber, Kurt (1893–1943) 351, 442
Huber, Oswald (geb. 1908) 352
Hübner, Arthur (1878–1934) 140
Jacob, Franz (1906–1944) 442–444
Jacobi, Walter (1889–1937) 140
Jacoby, Günther (1881–1969) 453
Jäger, Wilhelm 245f., 248, 409
Joel, Ernst (1893–1929) 439
Jung, Carl Gustav (1875–1961) 286, 290, 296f., 299, 301, 304f.
Jungmichel, Gottfried (1902–1981) 352
Kästner, Erich (1899–1974) 25
Kafka, Viktor (1881–1955) 447
Kahl, Wilhelm (1849–1932) 106f.
Kantorowicz, Alfred (1880–1962) 308, 311, 329, 450
Kaplan, Siegesmund (1904–?) 449
Katsch, Gerhard (1887–1961) 445
Kauffmann, Franz (1889–1945) 140
Kautsky, Karl (1854–1938) 25
Kehrer, Ferdinand (1883–1966) 139f.
Keitel, Fritz-Günther (geb. 1902) 453
Keitel, Wilhelm (1882–1946) 379f., 417f.
Kerr, Alfred (1876–1948) 25
Kerrl, Hanns (1887–1941) 107, 171f., 331, 355
Kesselring, Albert (1885–1960) 376
Kientopf, Jean (1874–?) 311, 316, 332
Kihn, Berthold (1895–1964) 139f., 144, 158
Klapper, Katharina (1906–?) 453
Klare, Kurt (1885–1954) 121, 123f.
Klare, Rudolf Paul (geb. 1913) 97, 107
Kleist, Karl (1879–1960) 139f.
Klemperer, Georg (1865–1946) 439
Kliewe, Heinrich (1892–1969) 381
Kloos, Gerhard (1906–1988) 162
Kneipp, Sebastian (1821–1897) 265
Koch, Erich (1896–1945) 449

Koch, Karl (1897–1945) 221
Koch, Richard (1882–1949) 448
Kockel, Richard (1865–1934) 337
Koelsch, Franz (1876–1970) 215, 233, 235
Königsberger, Felix (1884–1945) 450
Kötschau, Karl (1892–?) 193, 200f., 203, 229 235, 239, 256, 261f., 265–267, 270, 277f.
Kolb, Gustav (?–1938) 128, 157f.
Kolle, Kurt (1898–1975) 111, 140
Koller, Siegfried (geb. 1908) 80, 89
Kraepelin, Emil (1856–1926) 92, 107, 158, 185, 200
Krafft-Ebing, Richard v. (1840–1903) 92
Kranz, Heinrich Wilhelm (1897–1945) 62, 75, 80, 87, 89
Krauch, Carl (1887–1968) 28
Krauland, Walter (1912–1988) 341f.
Kreiselmaier, Johannes (1892–1944) 377, 444, 446
Kremer, Johannes Paul (1883–1967) 393, 395, 400, 460
Kresse, Georg (1904–1945) 444
Kretschmer, Ernst (1888–1964) 139f., 165, 286, 301
Kronfeld, Arthur (1886–1941) 284, 300f.
Krupp, Gustav (1870–1950) 245f., 249
Kucharski, Heinz (geb. 1919) 439, 452
Kuczynski, René Robert (1876–1947) 453
Kühn, Wolfgang (1906–1958) 442, 444, 449
Künkel, Fritz (1889–1956) 286, 296, 298, 300, 302–305
Küppers, Egon (1887–1980) 160, 303
Lafrenz, Traute (geb. 1921) 442
Lammers, Hans-Heinrich (1879–1962) 88, 175
Lang, Theo 103f., 109f., 130
Lange, Johannes (1891–1939) 139f., 158f.
Langenbeck, Bernhard v. (1810–1887) 334, 364
Langhoff, Wolfgang (1901–1966) 450
Lapouge, Georges Vacher de (1854–1936) 69, 86
Lattes, Leone (1887–1956) 343, 357
Laue, Max v. (1879–1960) 26
Leffmann, Edith (1894–1984) 449
Leibniz, Gottfried Wilhelm (1646–1716) 287
Leipelt, Hans (1921–1945) 442
Lemke, Rudolf (1906–1957) 104, 109f.
Lensch, Friedrich (1898–1976) 177, 179
Lenz, Fritz (1887–1976) 87, 124
Lersch, Philipp (1898–1972) 195
Lesser, Adolf (1851–1926) 337
Lettow, Fritz (geb. 1904) 450
Leu, Alfred (geb. 1909) 162
Lewin, Herbert (1899–1982) 44, 59
Ley, Robert (1890–1945) 61, 185f., 195, 202, 207, 209f., 215, 221, 230f., 233–235
Liebl, Ludwig (1874–1940) 57
Liek, Erwin (1878–1935) 37, 57, 201, 254, 275
Lilienthal, Karl v. (1853–1927) 106

Linden, Herbert (?–1945) 102–104, 110, 144, 149, 179, 303
Liszt, Franz v. (1851–1919) 106
Löhlein, Walter (1882–1954) 367
Loewi, Otto (1873–1961) 26
Luxenburger, Hans (1894–1976) 158f., 303, 391, 400
Mann, Heinrich (1871–1950) 24, 25, 447
Mann, Thomas (1875–1955) 453
Marchesani, Oswald (1900–1953) 124
Marcuse, Max (1877–1963) 95
Marcusson, Erwin (1899–1976) 57, 434, 448
Marx, Karl (1818–1883) 25, 338
Mauz, Friedrich (1900–1979) 140
Maziarski, Stanisław (1873–1956) 404
Meduna, Ladislaus v. (1896–1964) 137, 160
Meggendorfer, Friedrich (1880–1953) 140
Meiser, Hans (1881–1956) 174, 178
Meisinger, Josef (1899–1947) 98
Meitner, Lise (1878–1968) 29
Meltzer, Ewald (1869–1940) 121, 126, 130, 158, 163
Mengele, Josef (1911–1979) 343, 356, 392f.
Mennecke, Friedrich (1904–1947) 149, 163, 460
Meyer, Konrad (1901–1973) 401, 414
Meyerhof, Otto (1884–1951) 26
Mielke, Fred (1922–1959) 10, 119, 161, 189, 391, 397, 400
Miller, Willougby Dayton (1853–1907) 307, 321, 328
Mitscherlich, Alexander (1908–1982) 10, 119, 161, 189, 391, 397, 400
Mohr, Fritz (1874–1957) 105, 110
Moll, Albert (1862–1939) 92, 107, 126, 300, 384, 399, 446
Moll, Wilhelm (1900–1944) 107, 444
Moltke, Helmut James v. (1907–1945) 351
Moniz, Egaz (1874–1955) 160
Morawitz, Paul (1879–1936) 61, 116
Morell, Theo (1886–1948) 120
Moses, Julius (1868–1942) 86, 123, 126, 384, 385
Mrugowsky, Joachim (1905–1948) 390, 396
Mühsam, Heinrich (?–1944) 442
Mueller, Berthold (1898–1976) 337f., 343, 349, 350–352, 355f., 358f.
Müller, Heinrich (1900–1945) 411
Müller, Kurt (1903–1944) 452
Müller, Walter (1907–1973) 352
Müller-Heß, Viktor (1883–1960) 346, 352, 358
Mutschmann, Martin (1879–1945) 195, 197
Nathorff-Einstein, Hertha (geb. 1895) 439
Nebe, Arthur (1894–1945) 423
Neisser, Albert (1855–1916) 384, 399
Neubert, Rudolf (geb. 1898) 444
Neukamp, F. 121, 126
Neumann, Rudolf (1899–1962) 450
Nicolai, Georg Friedrich (1874–1964) 36

Niedenthal, Rolf (geb. 1904) 352
Nitsche, Hermann Paul (1876–1948) 142, 151f., 161, 163
Nyiszli, Nikolaus (Miklos) (1901–1956) 343f., 357, 393
Oberheuser, Hertha (geb. 1911) 388
Olbrycht, Jan Stanisław (1886–1968) 346
Osenberg, Werner (geb. 1900) 192
Ossietzky, Carl v. (1889–1938) 25, 338
Ostwald, Wilhelm (1853–1932) 126
Pallas, Rudolf (geb. 1907) 449
Panning, Gerhard (1900–1944) 351–353, 358f.
Panse, Friedrich (1899–1973) 134, 159
Paul, Elfriede (1900–1981) 440, 444
Payr, Erwin (1871–1946) 61
Peschel, Ulrich (geb. 1910) 227
Peyser, Alfred (1870–1955) 447, 453
Pfannenstiel, Wilhelm (1890–?) 51
Pfannmüller, Hermann (1904–1961) 134, 159, 161
Philipps, Jenny (1905–1976) 453
Pietruschka, Georg (geb. 1914) 449
Pietrusky, Friedrich (1893–1971) 338f., 345, 346, 356, 358
Plache, Bruno (1908–1949) 381
Placzek, Siegfried (1866–193?) 82, 107
Ploetz, Alfred (1860–1940) 68, 86f.
Poelchau, Harald (1903–1972) 442
Pohl, Oswald (1892–1951) 392
Pohlisch, Kurt (1893–1955) 134, 139f.
Poller, Walter (1900–1975) 353, 450
Ponsold, Albert (1900–1983) 341f., 346, 352, 356, 359
Preysing, Konrad von (1880–1950) 178
Prießnitz, Vincenz (1799–1851) 265
Prinzhorn, Hans (1886–1933) 300
Probst, Christof (1919–1943) 442
Puppe, Georg (1867–1925) 337
Puvogel, Hans (geb. 1911) 102, 109
Raestrup, Gottfried (1889–1955) 346, 357
Rascher, Sigmund (1909–1945) 388–390, 400
Rauschning, Hermann (1887–1982) 401, 414
Reich, Wilhelm (1897–1957) 95
Reichardt, Martin (1874–1966) 140
Reiter, Hans (1881–1969) 48, 60, 61, 88, 123f., 186, 200f., 214, 229–231, 233f., 243, 244, 277, 312, 315
Remarque, Erich Maria (1898–1970) 25
Renn, Ludwig (1889–1979) 447
Rentsch, Paul (1898–1944) 443
Reuter, Fritz (1875–1959) 345
Reuter, Karl (1873–1953) 343
Richter, Max (1867–1932) 337
Richter-Luckian, Herbert (1901–1944) 440, 442f., 452
Ritter, Robert (1901–1951) 79, 89
Rittershaus, Ernst (1881–1945) 157
Rittmeister, John F. (1898–1943) 299, 304, 444f., 452

Rocholl, Horst (geb. 1908) 449
Röhm, Ernst (1887–1934) 95, 97
Roemer, Hans (1878–?) 129, 131, 158
Röse, Carl (1864–1947) 312, 321, 333
Rössle, Robert (1876–1956) 367
Rommeney, Gerhard (1907–1974) 352
Rose, Gerhard (1896–?) 391, 396
Rosenberg, Alfred (1883–1946) 23, 61, 192, 288, 420
Rosenfeld, Max (1871–1956) 140
Rothe, Margaretha (1919–1945) 438f.
Rothschuh, Karl Eduard (1908–1964) 268, 278
Ruben-Wolf, Martha (1887–?) 57
Rüdin, Ernst (1874–1952) 69, 72, 87f., 103, 130, 152, 161, 301
Rust, Bernhard (1883–1945) 27, 192, 338, 357
Rust, Johann Nepomuk (1775–1840) 345, 357
Ruttke, Falk (1894–1955) 72, 87f.
Saar, Heinrich (1907–1961) 339
Saefkow, Anton (1903–1944) 442–444
Sakel, Manfred (1900–1957) 137, 160
Sauerbruch, Ferdinand (1875–1951) 51, 60, 121, 179, 186, 200, 261, 288, 367, 400
Schallmayer, Wilhelm (1857–1919) 68, 86, 126
Schaxel, Julius (1887–1943) 23
Schede, Franz (1882–1976) 438f.
Schemann, Ludwig (1852–1938) 69, 86
Schenck, Ernst Günther (geb. 1904) 265, 277–279
Schiff, Fritz (1889–1940) 343, 357
Schilling, Claus (1871–1946) 391
Schilling, Victor (1883–1960) 367
Schirrmeister, Paul (1896–1945) 271, 273, 276, 278
Schittenhelm, Alfred (1874–1954) 51
Schlegelberger, Franz (1876–1970) 165
Schmidt-Ott, Friedrich (1860–1956) 192, 202
Schmincke, Richard (1875–1939) 57, 435
Schmorell, Alexander (1917–1943) 442
Schneider, Carl (1891–1946) 139, 140, 142–144, 152f., 162–164, 168, 177
Schneider, Christian (1887–?) 217, 237
Schneider, Philipp (1896–1954) 345, 350, 357
Scholl, Hans (1918–1943) 439, 441f.
Scholl, Sophie (1921–1943) 439, 441f.
Schrader, Gerhard (1900–1949) 340, 353, 355f.
Schreiner, Albert H. (1892–1979) 447
Schrickel, Eduard (1897–?) 321, 332f., 334
Schröder, Paul (1873–1941) 103f., 109f., 139f.
Schrödinger, Erwin (1887–1961) 26
Schürmann, Paul (1895–1941) 351
Schütt, Eduard (1875–1948) 88, 348–350, 358
Schultz, Johannes Heinrich (1884–1970) 283, 284, 286, 287f., 298, 300, 302, 305
Schultz-Hencke, Harald (1892–1953) 286, 301f.
Schultze, Ernst (1865–1938) 140
Schulze-Boysen, Harro (1909–1942) 443–445, 452

Schumann, Georg (1886–1945) 444
Schunk, Joseph (geb. 1910) 442
Schwarzacher, Walther (1892–1958) 345
Schwinge, Erich (geb. 1903) 97
Seif, Leonhard (1866–?) 286
Seigewasser, Hans (1905–1979) 442
Seitz, Ludwig (1872–1961) 87, 443
Seitz, Walter (geb. 1905) 442
Sellheim, Hugo (1871–1946) 61
Siebeck, Richard (1883–1956) 121, 201, 230, 277
Sieradzki, Wlodzimierz (1870–1941) 346
Sievers, Wolfram (1905–1947) 396, 400
Simmel, Ernst (1882–1947) 57f.
Simon, Hermann (1867–1947) 129, 158
Sioli, Franz (1882–1949) 139f.
Skutsch, Felix (1861–1951) 44, 59
Sommer, Robert (1865–1937) 129, 284, 301
Specht, Gustav (1860–1940) 140
Speer, Albert (1905–1983) 29, 241 (†1981)
Speer, Ernst (1889–1964) 221, 303, 305, 409
Staemmler, Martin (1890–1974) 38, 57, 73, 87, 313, 331, 341
Stahl, Erna (1900–1980) 438f., 452
Stauder, Alfons (1878–1937) 45, 59
Steinert, Albert (1886–1945) 445
Stertz, Georg (1878–1959) 140
Steude, Kurt (geb. 1914) 377, 381
Stier, Ewald (1874–1954) 366, 379
Stöbe, Ilse (1911–1942) 452
Storck, G. F. (1885–1949) 221, 239f.
Straßmann, Fritz (1858–1940) 337, 342f., 355
Straßmann, Georg (1890–1972) 339, 343, 355, 356, 358
Straub, Walter (1874–1944) 202
Streicher, Julius (1885–1946) 276, 277
Stuck, Ernst (1893–?) 311, 312–314, 319f., 327, 331–336
Sudhoff, Karl (1853–1938) 453
Swienty, Wilhelm (1900–?) 441, 452
Teleky, Ludwig (1872–1957) 215, 235
Thiele, Rudolf (1888–1960) 140
Thierack, Otto Georg (1889–1946) 97, 249
Tille, Alexander (1866–1912) 66
Timm, Friedrich (1895–1985) 359
Többen, Heinrich (1880–1951) 346
Tucholsky, Kurt (1890–1935) 25, 338

Uhlenhuth, Paul (1870–1957) 367
Uhrig, Robert (1903–1944) 442f.
Ulbrich, Martin (1863–1935) 121, 126, 167, 171, 177f.
Ungar, Emil (1849–1934) 337
Unger, Helmuth (1891–1953) 87
Vaernet, Carl (d. i. Carl Peter Jensen) (1903–?) 105
Väth, Oskar (1881–?) 259, 261f., 278, 320, 333
Vahlen, Theodor (1869–1945) 27
Verschuer, Otmar v. (1896–1969) 87, 124, 168, 177, 392f.
Villinger, Werner (1887–1961) 140, 178, 298, 305 [9.8.]
Voss, Hermann (1894–1987) 406, 460f.
Wachholz, Leon (1867–1942) 345f., 357
Wagner, Gerhard (1888–1939) 45, 47f., 51, 57f., 60f., 65, 73, 75, 78, 86–88, 172f., 178, 199f., 209f., 214, 230f., 234, 255–258, 261f., 264f., 272, 276–278, 315
Wagner-Jauregg, Julius v. (1857–1940) 158
Walbaum, Jost (1889–?) 403, 415
Walcher, Kurt (1891–1973) 337, 340, 355f.
Waldmann, Anton (1878–1941) 335, 351, 377, 379
Wegener, Georg Gustav (1885–?) 262f., 273, 278f.
Weinert, Erich (1890–1953) 453
Weizsäcker, Viktor v. (1886–1957) 305
Wendelin, Adolf (1877–1952) 173, 178
Wentzler, Ernst 142, 161
Werkgartner, Anton (1890–1970) 345
Werner, Friedrich (1897–1955) 174, 178
Wetzel, Erich (Gerhard) (geb. 1903) 402
Weygandt, Wilhelm (1870–1939) 129, 132, 139, 140, 159
Widmann, Albert Gottlob (geb. 1912) 423, 429
Wienken, Heinrich (1883–1961) 178
Wilm, Ernst (geb. 1901) 173
Wilmanns, Karl (1873–1945) 139, 160
Winter, Kurt (1910–1987) 450
Wirz, Franz (1886–1969) 61
Wolf, Friedrich (1888–1953) 123, 275
Wolff-Eisner, Alfred (1877–1948) 44, 59
Woltmann, Ludwig (1871–1907) 68, 86
Wurm, Theophil (1868–1953) 174, 176f.
Zapel, E. (geb. 1906) 229–231, 234, 242
Zeiss, Heinrich (1888–1949) 58
Zetkin, Maxim (1883–1965) 448, 450
Ziemke, Ernst (1867–1935) 337

Medizin unterm Hakenkreuz/Hrsg.: Achim Thom;
Genadij Ivanovič Caregorodcev. –
Berlin: Verl. Volk u. Gesundheit, 1989. –
504 S.: 45 Abb.

ISBN 3-333-00400-3

1. Auflage
Alle Rechte vorbehalten
© VEB Verlag Volk und Gesundheit Berlin 1989
Lizenz-Nr.: 210(700/84/89)
LSV: 2005
Lektor: Heinz-Jürgen Deimel
Schutzumschlag und Einband: Frank Schneider
Typographische Gestaltung: Frank Schneider
Printed in the German Democratic Republic
Gesamtherstellung: Druckerei »Magnus Poser« Jena,
Betrieb des Graphischen Großbetriebes
INTERDRUCK Leipzig, Betrieb der
ausgezeichneten Qualitätsarbeit
Schrift: 9/11 p Times
Redaktionsschluß: Mai 1988
Bestell-Nr.: 534 695 3
04800